雷公藤研究

秦万章　主编

科学出版社

北京

内 容 简 介

　　本书重点介绍雷公藤研究的历史、现状和展望，阐述雷公藤研究在中国的情况。其中基础内容包括生药学、植物化学、制剂学、活性成分药理学、毒理学及药代动力学多篇；临床应用内容系统地介绍雷公藤在自身免疫病、皮肤病、消化道疾病、儿科疾病等20余个病种中的研究经验和成果，同时对雷公藤的不良反应及毒副作用提出处理措施和防治对策。

　　本书是一本关于雷公藤研究的专著，资料丰富、精练、翔实，图文并茂，显示其科学性、充实性和生动性。全书含图片500幅，参考文献3 000篇，是一本以雷公藤研究精华为主，又概括全面的书籍。目的是提高对雷公藤的认识水平，宣传中国研究雷公藤的成果，扩大雷公藤研究的影响，进一步提高雷公藤研究的水平，发展雷公藤研究辉煌形象。其读者对象为广大医药人员、雷公藤研究工作者及对雷公藤感兴趣的广大读者。

图书在版编目（CIP）数据

雷公藤研究 / 秦万章主编. — 北京：科学出版社，2019.3
　ISBN 978-7-03-060611-2

　Ⅰ. ①雷…　Ⅱ. ①秦…　Ⅲ. ①雷公藤－研究　Ⅳ.
①R282.71

　中国版本图书馆 CIP 数据核字 (2019) 第 033497 号

责任编辑：陆纯燕 / 责任校对：谭宏宇
责任印制：黄晓鸣 / 封面设计：殷　靓

科　学　出　版　社 出版
北京东黄城根北街 16 号
邮政编码：100717
http: // www.sciencep.com

南京展望文化发展有限公司排版

上海锦佳印刷有限公司印刷
科学出版社发行　各地新华书店经销
*

2019 年 3 月第　一　版　　开本：787 × 1092　1/16
2019 年 3 月第一次印刷　　印张：41
字数：900 000

定价：260.00 元
（如有印装质量问题，我社负责调换）

《雷公藤研究》
编辑委员会

序

秦万章教授是临床皮肤病学领域在国际上享有盛誉
的医学家，是临床运用补虚活血兼治法则与方药治疗皮肤
科疾病屡获显效的全国先驱者。他精通现代医学及传统
中医药学，并能应用现代科学技术理念融汇中西医学，取
得令人瞩目的业绩，深受病家爱戴。秦万章教授运用中西
医结合理念和方法有效地治疗了一系列难治性皮肤病，他
以养阴补肾方药有效地治疗红斑狼疮疾病获全国科学大
会奖及中国医师协会杰出贡献奖等多种奖项；他巧妙地应
用辨证论治法则，总结出硬皮病、混合性结缔组织病、复发
性冻疮及雷诺病多属肾阳虚衰型；干燥综合征、黄褐斑及
红斑狼疮多属肾阴虚亏型，对此分别施以辨证治疗，获得
良好疗效。

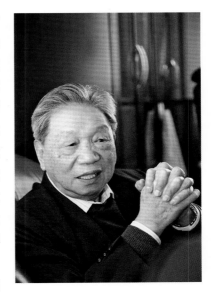

秦万章教授在雷公藤研究、开发，应用于治疗一系列
自身免疫性疾病方面，善于开拓创新，其应用该药及其演化出的多种复方及有效成分，在治疗
红斑狼疮、类风湿关节炎、肾炎及多种皮肤病如Behcet综合征、银屑病、过敏性紫癜等方面获
得优异的成绩，且能合理减毒应用，不愧为雷公藤开发研究的领军医学科学家。

秦万章教授不仅热爱皮肤病专业，终生不渝，而且对促进学术界的交流推广，也充满责
任心，受到朋辈的赞扬，值此万章新著即将面世，谨以此序祝贺他的成功。

教授，中国科学院院士，国医大师

陈可冀

2017年立秋于北京

前　言

　　雷公藤研究在我国具有悠久的历史，可以说是家喻户晓，尽人皆知。回顾近代雷公藤研究情况，可以总括："半世纪兴旺，半世纪沧桑，半世纪发展，半世纪辉煌。"雷公藤是中医中药中一颗灿烂的明珠，近半个多世纪来研究甚广，很有前途，很有希望。为此中国中西医结合学会也召开了六届全国雷公藤学术会议，对雷公藤研究都起着很好的总结和促进作用。我们知道"科技的发展，知识的创新，越来越决定着一个国家、一个民族的发展进程""科研要瞄准世界科学最前沿""要创造世界一流成果""要做原创性研究"。我们认为雷公藤的研究正符合这一要求，它是我国的医药学特色和创造。雷公藤疗效肯定，作用机制多样，其毒性可以驾驭，具有很大的发掘潜力，这正是我们共同坚持不懈努力的研究方向。

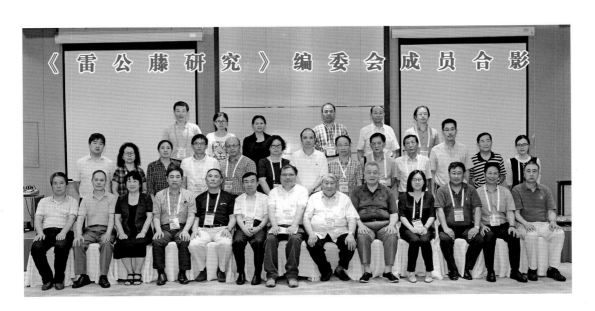

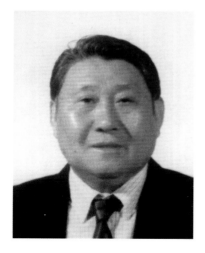

从研究现状来看，中国雷公藤研究是在总结民间治疗麻风反应和类风湿关节炎基础上，对雷公藤进行全面系统的研究。在临床上，从治疗类风湿关节炎发展到治疗红斑性狼疮、免疫性肾病、皮肤病、肿瘤等多种常见病和疑难杂病的研究。几乎涉及内科、风湿科、肾病科、皮肤科、外科、移植科、内分泌科、神经科、肿瘤科等广泛生命科学领域。临床已涉及200多个病种，被誉为"中草药一朵奇葩""祖国医药宝库中的一个瑰宝""中药激素"等美称。在基础研究方面，研究人员在生药学、制剂学、植物化学、药理学、毒理学等方向进行了大量工作，在化学研究中已分离380多个化学单体，其中有130多个被证实为具有活性的单一化合物。雷公藤的药理作用亦是多方面的，有着多靶点、多方位的功能，具有抗炎、免疫调节、抗肿瘤、抗生育、抗微生物、骨保护、抗排斥、肾保护、神经保护等多种药理功能。由于雷公藤治疗窗比较狭窄，毒副反应亦为本药的研究重点，大家对增效减毒、存效控毒等预防措施和对策亦做了大量工作，如炮制减毒、活性成分的结构修饰、中西医结合配伍用药等。现已发表的雷公藤研究方面的论文18 000多篇，专利800多个和成果贡献奖800多个，涌现出50余名雷公藤研究的理论家和实践家，在国内形成了福建、湖北、江苏、上海、天津、北京、云南、四川，以及东北等地区的研究和应用中心及团队，取得了成绩卓著。

多年来我们想编著一本关于雷公藤研究的书，几经反复而未能成书，甚为遗憾。这次趁第六届全国雷公藤学术会议的东风，更由于雷公藤研究诸多热心精英的呼吁和捧托，决定编写《雷公藤研究》。本书撰写的宗旨和要求：① 主要是写"雷公藤研究在中国"，先出版中文版，后出版英文版；② 重点面向广大读者；③ 要求注意历史性、系统性和翔实性，希望广泛搜集已发表的参考文献，并一一编录在册，以供读者参考；④ 书写篇幅内容等可以"去粗存精""去伪存真"；⑤ 要求图文并茂，书写内容显示科学性、充实性和生动性（图片包括植物图考、研究历史照片、获奖成果记录、病种形象照，以及相关会议照片、流程图等）；⑥ 旨在提高对雷公藤研究的学术水平，宣传中国研究雷公藤的成果，扩大雷公藤研究的影响，进一步提高研究雷公藤的水平，树立雷公藤研究发展的辉煌形象。

《雷公藤研究》共分九篇，即① 历史，② 地理分布及人工栽培，③ 生药及制剂，④ 化学成分，⑤ 活性成分药理及机制，⑥ 毒理学及药代动力学，⑦ 临床应用，⑧ 不良反应及其对策，⑨ 未来方向，以飨读者。

由于本书涉及专业较多，内容又十分广泛，因种种原因致使资料收集可能欠完整，加之在短期内完成，又限于水平，漏误之处在所难免，诚请诸位专家、读者不吝批评和赐教。

秦万章

2017 年 10 月 1 日

目　录

第六篇　毒理学及药代动力学

第八篇　不良反应及其对策
595

第九篇　未　来　方　向
617

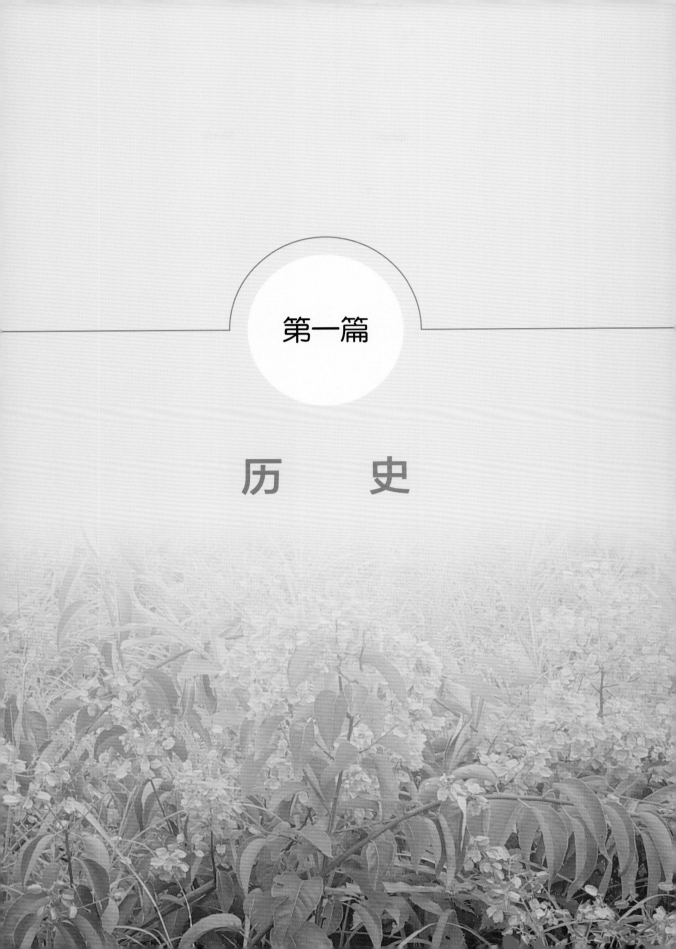

第一篇

历　史

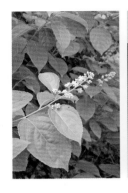

第一章
中国历史文献中的雷公藤

雷公藤（图1-1-1～图1-1-3）（*Tripterygium wilfordii* Hook f.）是卫矛科（Celastraceae）雷公藤属（*Tripterygium*）植物木质藤本的干燥根（图1-1-4、图1-1-5），在我国主产于福建、台湾地区、浙江、安徽、湖南、江西、湖北、广东等地。雷公藤属植物有四种，除雷公藤外，还有昆明山海棠〔*Tripterygium hypoglaucum* (Levl.) Hutch〕（图1-1-6～图1-1-8）、东北雷

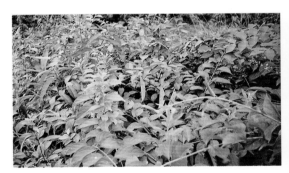

图1-1-1　生长茂盛的雷公藤

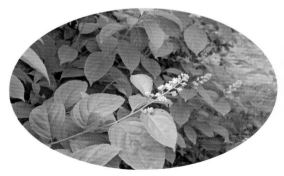

图1-1-3　雷公藤花和叶

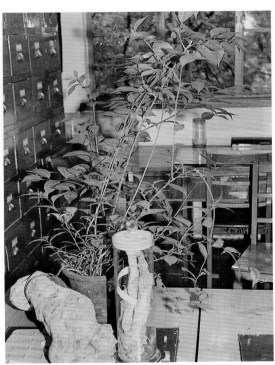

图1-1-2　办公室内的雷公藤，左下为野生100多年的雷公藤去皮根（民间称震龙根）

作者：本章由秦万章、李斌编写。

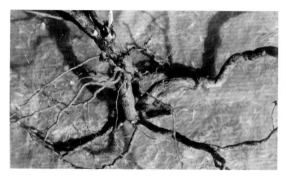

图1-1-4　雷公藤全根

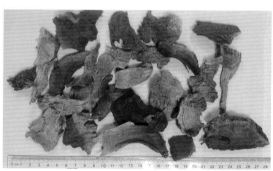

图1-1-5　雷公藤去皮根

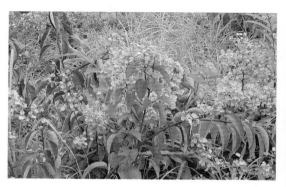

图1-1-6　昆明山海棠红色翅果

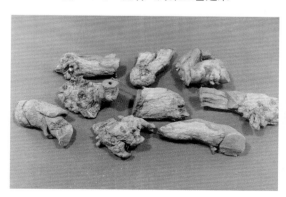

图1-1-8　昆明山海棠根

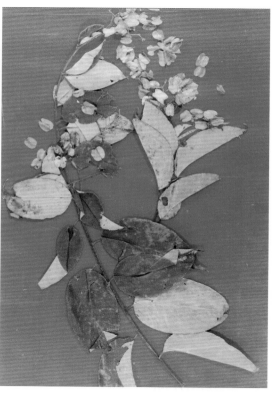

图1-1-7　昆明山海棠叶子背面附白粉又称粉背雷
公藤

公藤（黑蔓）（图1-1-9）(*Tripterygium regelii* Sprague et Takeda)和苍山雷公藤(*Tripterygium forretii* Dicls)（图1-1-10）。其中昆明山海棠广泛分布于长江以南及西南地区，如云南、贵州、四川、广西、河南、湖南等省（自治区）。东北雷公藤分布在我国东北地区、朝鲜和日本。苍山雷公藤分布在我国西南部分地区，云南的西双版纳[1]是其主要的集中产地。

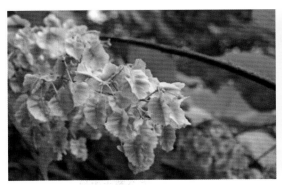

图 1-1-9　东北雷公藤

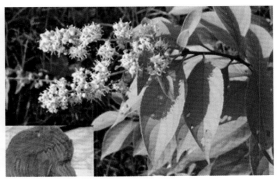

图 1-1-10　苍山雷公藤

第一节　雷公藤名称的由来

　　雷公藤之所以用"雷公"命名,与其药性猛烈、严峻相关。"雷公"名始见于《楚辞》,又传说"雷公"是上古医家,黄帝和雷公共论医药而创立医学。《黄帝内经》中的"着至教论""示从容论""疏五过论""征四失论"等多篇,就是以黄帝与雷公讨论医药的问答形式叙述写成。后世托"雷公"之名的医药书籍亦很多,如《雷公炮制论》《雷公本草集注》《雷公药对》等。以"雷公"命名的天然植物药,除了雷公藤以外,尚有雷公头(香附)和雷公墨等药名亦然[2]。总的推测雷公藤命名的由来与其发自医家渊源、药性猛烈、方用敬畏等不无关系。

第二节　雷公藤的别名

　　雷公藤家族中的相关植物,它们在民间和历代古书中都还有其他名称,其中有些名称与其他植物的名称相同。了解这些,可以防止误用和带来不必要的麻烦。

　　雷公藤的其他名称:黄藤、黄藤根、黄藤木、黄藤草、黄腊藤、黄药、水莽草、水莽兜、水莽藤、水脑子根、红药、红紫根、震龙根、菜虫药、蝗虫药、横虫药、断肠草、烂肠草、八步倒、山砒霜、菜子草、茅子草、南蛇根、三棱花和旱禾花等。

　　昆明山海棠的其他名称:火把花、野火把花、火把花根、紫金皮、紫荆皮、紫荆藤、紫金藤、胖关藤、红毛山藤、雷公藤、金刚藤、黄藤根、洋道藤、九团花、过山彪、杀虫药、山砒霜、断肠草、掉毛草、六方藤、粉背雷公藤等。

　　东北雷公藤又称黑蔓、蔓草、修行者蔓草。

　　苍山雷公藤,科学家又称它为福莱氏雷公藤;云南西双版纳民间称版纳山海棠。

除了昆明山海棠也叫雷公藤外，扛板归、厚果鸡血藤有时也被称为雷公藤，应避免混淆；黄藤是雷公藤的别名，钩吻、古山龙有时也被称作黄藤；叫断肠草的除了雷公藤外，还有钩吻，应注意鉴别，以防错用[3, 4]。

第三节　古代医籍关于雷公藤的记载

据考证，雷公藤在我国具有悠久的历史，早在明清医书中就有关雷公藤的记载。

一、昆明山海棠最早记载

明朝兰茂所著的《滇南本草》（公元1476年）中描述昆明山海棠为"味辛、性温、有毒。入肝脾十二经，行十二经络，治筋骨疼痛，风寒湿痹，麻木不仁，瘫痪痿软，湿气流痰，吃之良效，用烧酒炒。"这可能是昆明山海棠的最早记载[5]。

二、雷公藤最早记载

公元1578年，明朝李时珍所著的《本草纲目》在"钩吻"条下描述雷公藤与昆明山海棠是[6]："野葛、毒根、胡蔓草、断肠草、黄藤、火把花""滇人谓之火把花，因其花红而性热如火也。岳州谓之黄藤"。对植物形态的描述则为"叶如葛、赤茎大如箭而方，根黄色，正月采之""丛生。花扁如栀子而稍大，不成朵，色黄白，其叶稍黑""胡蔓草叶如茶，其花黄而小""蔓生，叶圆而光，春夏嫩苗毒甚，秋冬枯老稍缓，五六月开花似樗柳花，数十朵作穗，生岭南者花黄，生滇南者花红，呼为火把花"。《本草纲目》所记"钩吻"，既有与钩吻相似之处又有与雷公藤植物相似之处，看来是将两者混淆了。令人生疑的是，雷公藤属植物，钩吻并无有花红者，何以谓之似火把而名"火把花"？唯昆明山海棠翅果赤红色，果熟期8～9月，恰与钩吻花期于时间上一致，是否因此搞错，尚待深入研究。而今湖南岳阳（古称岳州）、临湘一带民间广称雷公藤为黄藤，显系古之俗名沿袭相传，与"岳州谓之黄藤"之称一致。

三、雷公藤准确记载

公元1848年，清朝吴其濬在所著的《植物名实图考》中记载雷公藤为"江西、湖南极多，通呼为水莽子，根尤毒，长至尺余，俗曰水莽兜，亦曰黄藤，浸水如雄黄色，气极臭。园圃中渍以杀虫，用之颇及，其叶亦毒。南赣呼为大茶叶，与断肠草无异……江右产者，其叶如茶，故俗称大茶叶。湘中用其根以毒虫，根长数尺，故谓之黄藤，而水莽则通呼也。"对照特征描述与雷公藤植物图可以确定《植物名实图考》所载的莽草为卫矛科雷公藤属植物雷公藤[7]。

四、关于雷公藤首载还有两种说法

其一首载于清代赵学敏所著的《本草纲目拾遗》在卷七(藤部)雷公藤项下。言其"生阴山脚下,立夏时发苗,独茎蔓生,茎穿叶心,茎上又发叶,叶下圆上尖如犁耙,又类三角风,枝梗有刺……一名霹雳木、方胜板、倒金钩、烙铁草、倒挂紫金钩、河白草、犁尖草、括耙草、龙仙草、鱼尾花、三木棉,出江西者力大,土人采之毒鱼,凡蚌螺之属亦死,其性最烈"。又引用汪连仕方:"蒸龙草即震龙根,山人呼为雷公藤,蒸酒服,治风气,合巴山虎为龙虎丹,入水药鱼,人多服即昏。"在第三卷《救生苦海》中的经方里,如白火丹,雷公藤作为其中的一味药出现。但雷公藤植物图与《本草纲目拾遗》中雷公藤的植物形态描述并不相符,其所载的莽草,应为蓼科植物杠板归及卫矛科植物雷公藤两种,所列举的方胜板等别名,为杠板归的别名[8]。其二首载于《神农本草经》[9],名莽草。"莽草,味辛,温。主头风;痈肿;乳痈;疝瘕;除结气;疥瘙;杀虫鱼。生山谷。"案中山经云:朝歌之山有草焉,名曰莽草,可以毒鱼,又山有木焉,其状如棠而赤,叶可以毒鱼……周礼云,剪氏掌除蠹物,以薰草莽之。《神农本草经》中描述莽草植物形态的句子寥寥无几,因此无从考证,但根据叶三多对莽草的品名考证[10]《神农本草经》中所载莽草为雷公藤属的一种植物。故上述《本草纲目拾遗》和《神农本草经》叙述均有不准确的地方,有待商榷和进一步考证[11]。

古代医书对雷公藤和昆明山海棠的形态、产地、采收加工、异名、性味、归经、功效、毒性及预防措施等均做了一定描述,本文不再赘述。

参 考 文 献

[1]秦万章.雷公藤研究过去、现在和未来[C].第六届全国雷公藤学术会议,徐州,2017:3-21.
[2]江澄.植物药雷公藤从民间到明星之路——关于雷公藤研究初、中期历史拾零[C].第五届全国雷公藤学术会议,泰宁,2008:143-151.
[3]秦万章.雷公藤治病顾问[M].上海:文汇出版社,1995:2,3.
[4]李瑞林,舒达夫.雷公藤研究与临床应用[M].北京:中国科学技术出版社,1989:1-46.
[5]兰茂.滇南本草[M].昆明:云南人民出版社,1978:138.
[6](明)李时珍.本草纲目(校点本第二册)[M].北京:人民卫生出版社,1979:1212-1229.
[7](清)吴其浚.植物名实图考[M].北京:商务印书馆,1957,(24):613.
[8](清)赵学敏.本草纲目拾遗[M].北京:中国中医药出版社,2007:217,218.
[9](梁)陶弘景.本草经集注[M].北京:人民卫生出版社,1994,(5):325.
[10]叶三多.莽草的品名考证[J].南京药学院学报,1962,12(8):82,83.
[11]高伟,刘梦婷,程其庆,等.雷公藤的本草考证[J].世界中医药,2012,7(6):360-362.

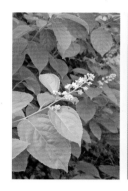

第二章
应用和研究中的重要事件

　　雷公藤是中草药中一个瑰宝,一颗明珠,具有悠久的历史。近半个多世纪以来,有关雷公藤的研究逐渐成为热点。古人有句名言:"一味单方,气死名医。"我们曾经研究过中草药几味名药,"一味丹参,功同四物""一味黄芪,功效十全",就我们现在对雷公藤的认识来说:"一味雷公藤,功盖百药"则一点也不过分。我们对雷公藤的研究已经有了相当的深度和广度,但雷公藤真谛、雷公藤实质还需要广大的临床和基础研究工作者不断地深入研究和探讨。

　　回顾雷公藤的临床和基础研究,有几件重要大事件,值得记载和叙说。

第一节　早期雷公藤临床研究

一、麻风反应的研究

　　早在1962年,福建古田县麻风防治院徐致銮老中医,根据民间应用雷公藤治疗风湿病有效的经验,尝试用去皮雷公藤根煎剂治疗麻风反应,并获得了显著的疗效。他认为麻风乃"风湿",两者引起疼痛和结节反应的病机相同,且症状相似,故而"异病同治"。他发现雷公藤不仅能使神经痛、关节疼痛减轻甚至消失,而且能使结节红斑消退,这是雷公藤在临床应用上最早的病种,并由此揭开了我国雷公藤临床应用研究的序幕,随后很快成立了全国雷公藤研究协作组,中国医学科学院皮肤病研究所等单位积极参与,并做了大量出色的工作。

二、类风湿关节炎的研究

　　福建省三明市第二医院(图1-2-1)于1969年就成立了雷公藤药物科研小组,是国内第

作者:本章由秦万章、温海编写。

一个开展雷公藤去皮根治疗类风湿关节炎（rheumatoid arthritis，RA）的临床研究。1974年，湖北省洪湖县人民医院的周承明医师采用雷公藤带皮全根的复方制剂（黄藤合剂）治疗RA亦获得显著疗效。1976年湖北省成立了雷公藤研究协作组，对雷公藤治疗RA的药理、药物化学、毒性及剂型进行了多方位的研究，并获得了可喜的进展。至此，雷公藤治疗RA的显著疗效和其他研究成果已经引起国内外同行的关注。

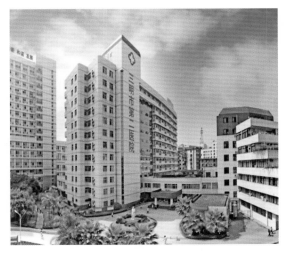

图1-2-1　福建省三明市第二医院

三、红斑狼疮的研究

秦万章教授（图1-2-2）是探索应用雷公藤治疗红斑狼疮的第一人。1977年起，秦万章教授就先后在复旦大学附属华山医院（图1-2-3）和中山医院（图1-2-4）用自制的各种雷公藤制剂（雷公藤糖浆、三藤合剂等）治疗各型红斑狼疮，经过长达30年的临床应用，先后治疗各型红斑狼疮1 107例，不仅取得了很好的疗效，更重要的是积累了不少成功的经验，并由此将雷公藤用于其他结缔组织病的治疗，如皮肌炎、硬皮病、干燥综合征、Behcet综合征等，亦获得满意效果。

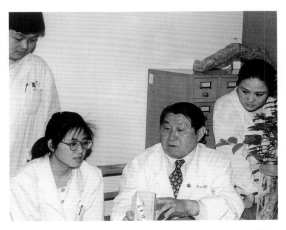

图1-2-2　秦万章教授在复旦大学附属中山医院办公室和研究组同道们讨论雷公藤的临床应用

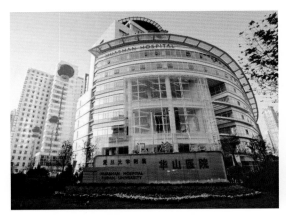

图1-2-3　复旦大学附属华山医院

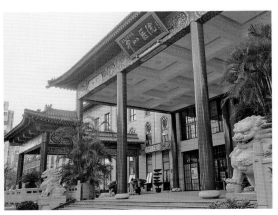

图1-2-4　复旦大学附属中山医院

四、肾炎的研究

1978年,南京军区南京总医院肾脏病研究所黎磊石院士(图1-2-5、图1-2-6)等首先将雷公藤引入肾脏病的治疗[1,2],证实雷公藤对肾小球肾炎有减少蛋白尿、消水肿的作用。黎磊石院士分别于1981年和1982年相继发表了雷公藤提取物TⅡ,即目前的雷公藤多苷(tripterygium wilfordii glycosides, TWG)片,治疗肾炎的临床及实验研究报告。此后,全国又有大量应用雷公藤治疗肾炎的临床验证及实验研究工作,文献众多,影响甚广。

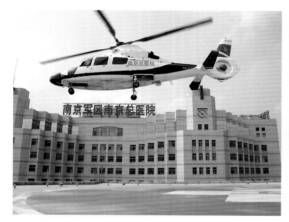

图1-2-5　南京军区南京总医院

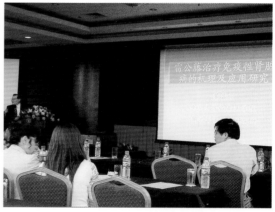

图1-2-6　南京军区南京总医院黎磊石院士做关于免疫性肾病的演讲

五、其他皮肤病的研究

1975年,福州市皮肤病防治院(图1-2-7)潘伙玉院长首先用雷公藤片治疗银屑病并获得了1978年福建省科学大会奖。同期福建省皮肤病防治所邵康蔚所长对血管炎做了报道。1979年中国医学科学院皮肤病研究所靳培英教授(图1-2-8、图1-2-9)首先报道了用雷公藤总苷治疗银屑病在内的一些皮肤病的临床观察。1982年,该所又陆续报道了对200余例各种皮肤病的治疗观察,包括sweet综合征、变应性血管炎、湿疹、痒疹等,临床疗效确切。同期复旦大学附属华山医院和中山医院采用雷公藤糖浆治疗多种皮肤病,包括红斑鳞屑性皮肤病(如银屑

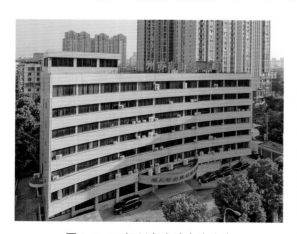

图1-2-7　福州市皮肤病防治院

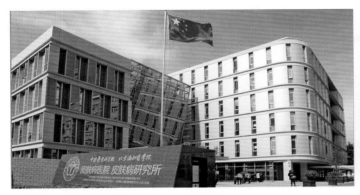
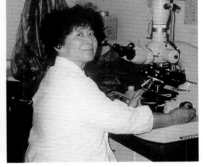

图1-2-8　中国医学科学院皮肤病研究所　　　图1-2-9　靳培英教授在实验室

病、副银屑病、玫瑰糠疹、毛发红糠疹、红皮病等）、各型血管炎（如变应性结节性血管炎、过敏性紫癜、结节性红斑等）均获得了较好的疗效。

第二节　早期上市的几个雷公藤产品

一、雷公藤片

由湖北省中西医结合研究所研制，湖北黄石制药厂生产，1980年通过省级鉴定，1985年湖北省卫生厅批准生产，所编的鉴定会资料——《雷公藤研究》，是国内第一本雷公藤研究的资料。

二、雷公藤多苷片

由中国医学科学院皮肤病研究所研制，江苏泰州美通药业生产（图1-2-10），于1982年

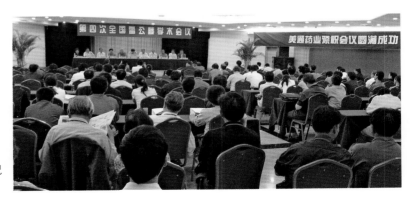

图1-2-10　泰州美通药业祝会议圆满成功

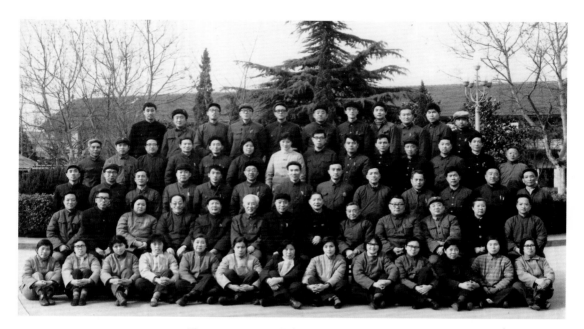

图1-2-11　雷公藤多苷科技成果鉴定会

通过省级鉴定（图1-2-11），1984年由江苏省卫生厅批准生产，成为国内第一个上市销售的雷公藤制剂，上市后迅速热销大江南北，销售量高达上千万瓶。以后有关雷公藤的临床及实验研究的厂家不断增多。现已有包括浙江、湖南、湖北、江西、广东、福建、上海、贵州等地30余家厂商仿制。

三、昆明山海棠片

由云南省昆明医科大学第一附属医院（图1-2-12）于1978年研制并通过省级鉴定。

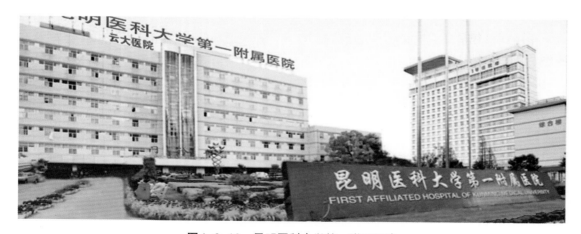

图1-2-12　昆明医科大学第一附属医院

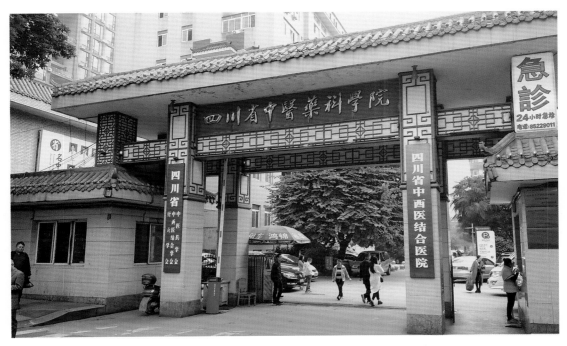

图1-2-13　四川省中医药科学院

其鉴定资料选编《昆明山海棠专辑》，对雷公藤研究也很有启发。四川省中医药科学院（图1-2-13）研制的火把花根片（昆明山海棠片）亦先后上市，以后亦有多家药厂仿制。

四、雷公藤软膏

1981年福建省医学科学研究院（图1-2-14）邓福孝研究员研制了雷公藤甲素软膏，即雷公藤内酯醇软膏，邀请上海银屑病研究协作组，组织8家医院（包括复旦大学附属中山医院、附属华山医院、附属华东医院，上海交通大学医学院附属瑞金医院，上海中医药大学附属曙光医院等）进行了多中心临床观察，共治疗303例银屑病，取得了较好的疗效。该药由福建太平洋制药厂生产。这一成就开创了雷公藤化学单体外用治疗银屑病的先河[3]。

20世纪90年代以后，雷公藤制剂研究发展迅猛，特别在缓释、控释及复方等方面的研究。这对提高疗效、降低毒副作用发挥了重

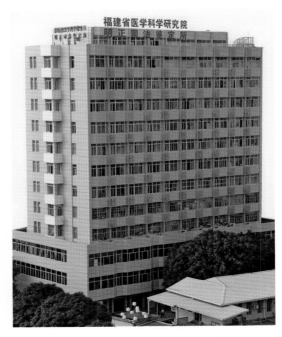

图1-2-14　福建省医学科学研究院

要作用。雷公藤总萜片、雷公藤微囊片、雷公藤滴丸、雷公藤双层片、雷公藤巴布剂等剂型相继问世,亦有许多院内制剂大大拓宽了雷公藤的应用范围。

第三节　雷公藤活性化学单体的发现和研究

一、雷公藤红素

1936年,赵承嘏(图1-2-15)、梅斌夫首先报道[4]从雷公藤中提取到雷公藤红素(tripterine, celastrol),又称南蛇藤素,系雷公藤三萜类化合物的一种重要单体(图1-2-16)。20世纪80年代开始,上海医科大学张罗修教授和继后的张登海教授(图1-2-17,图1-2-18)等进行雷公藤红素

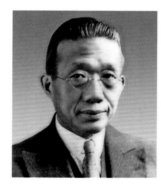
图1-2-15　赵承嘏研究员

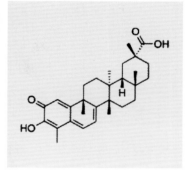
图1-2-16　雷公藤红素结构图

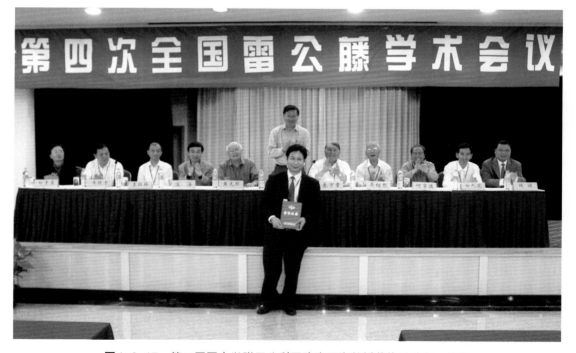
图1-2-17　第二军医大学附属公利医院张登海教授获优秀论文一等奖

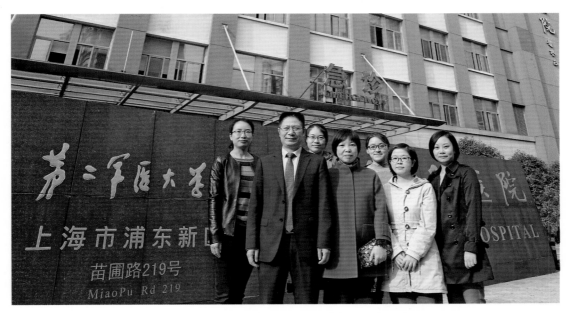

图1-2-18　张登海教授的雷公藤红素研究团队

对免疫系统影响的研究,开创了雷公藤药理研究先河。进入21世纪后,研究甚速,有数十个国家和地区开展了雷公藤红素的研究,在PubMed上检索到已发表论文400余篇(表1-2-1)。

表1-2-1　发表雷公藤红素论文和数量的国家

国家	中国	美国	韩国	加拿大	意大利	印度	英国	西班牙	日本	法国	瑞士	德国
数量（篇）	91	79	14	9	9	7	7	7	7	6	6	4

　　研究显示雷公藤红素有抗氧化、抗炎、抗癌、抗病毒、杀虫、免疫调节及细胞保护等作用,可用于自身免疫疾病、感染、肿瘤、神经元性疾病治疗,此外对于肥胖等代谢性疾病亦有很好的治疗价值。

二、雷公藤内酯醇

　　雷公藤内酯醇(雷公藤甲素,triptolide,TP),系雷公藤二萜类化合物的一种重要单体,1972年,美国学者Kupcan SM等[5]首先从我国台湾地区所产的雷公藤根中提取发现了TP。其后我国学者吴大刚、邓福孝等从雷公藤及昆明山海棠中也分离提取得到TP,并应用于临床。我国目前已合成、半合成了几十种甲素衍生物,TP的研究在临床和基础研究如火如荼,其药理作用有很多靶点和通路,有明显抗炎、免疫调节、抗艾滋病、抗肿瘤、抗生育、抗排斥、肾保护、骨保护、神经保护等多种功能,具有很好的应用前景。

三、去甲泽拉木醛

20世纪80年代末90年代初,复旦大学附属中山医院和日本津村株式会社进行雷公藤研究的全面协作。日本学者诸田隆(Takashi Morota)和中国学者杨春欣(图1-2-19)等于1991年从雷公藤提取得到的单一化合物去甲泽拉木醛(demethylzeylasteral)是一种三萜类化合物(图1-2-20)[6],它具有较强的免疫抑制作用,有抗排斥及抗肿瘤功能。去甲泽拉木醛的免疫抑制作用与TP的细胞毒作用机制所致的免疫抑制效应有着明显的不同,去甲泽拉木醛这种抑制作用可能通过作用于免疫反应的多个环节而获得,而不是直接的细胞毒作用引起。去甲泽拉木醛抑制免疫反应的作用比TP作用更强,是值得进一步研究和开发的重要单体。

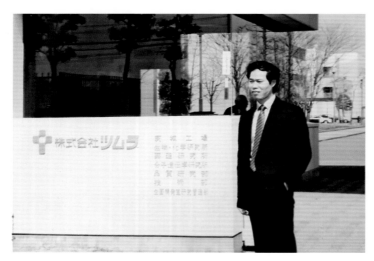
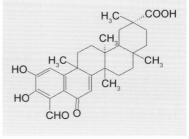

图1-2-19　杨春欣副主任药师在日本津村中央研究所进行雷公藤化学成分的研究　　**图1-2-20**　去甲泽拉木醛结构图

到目前为止,已经发现了380多个雷公藤化学单体及其衍生物,其中有130多个活性单体,TP及其衍生物、雷公藤红素及其衍生物,以及去甲泽拉木醛等是研究最多的单体,但仍有许多方面值得进一步探讨和研究。回顾多年来对化学成分研究的过程,我国学者研究最早,涉及领域广泛,有些研究内容已达到世界领先水平。

第四节　早期雷公藤研究团队的大协作

自20世纪七八十年代起,随着雷公藤在临床上的广泛应用,其临床适应证不断增多,显示出其独特的疗效,使医药界不得不重新评价它的作用和地位,促进和推动了其基础学科的研究进展,因而在早期就建立了许多雷公藤研究协作组和雷公藤研究中心。

一、南京团队

1972年,中国医学科学院皮肤病研究所建立雷公藤研究组,随着队伍壮大遂改为研究室。1979年与南京药学院、南京医学院、南京军区南京总医院等单位协作形成研究团队,开始对雷公藤进行了全面研究,包括新药开发及有效单体提取,成果颇丰。他们首先发现雷公藤具有明确的可逆的雄性抗生精活性,其作用最敏感的靶位为后期生精细胞,研究结果引起国内外男性节育药研究者的极大兴趣,代表人物有郑家润教授、吕燮余教授等诸多专家。

二、福建团队

1976年以福建省医学科学研究所为中心建立了雷公藤研究室,对雷公藤化学、药理及毒理做了深入的研究,代表人物有邓福孝研究员、邵蔚康院长,他们对麻风反应和二萜类化合物做了深入的研究。

三、湖北团队

1977年,以湖北省中医药研究院中西医结合研究所为主建立了湖北省雷公藤研究协作组,从植物化学、药理、毒理及临床,对雷公藤进行了较全面的系统研究,代表人物有舒达夫教授(图1-2-21)、李瑞林院长(图1-2-22)等。

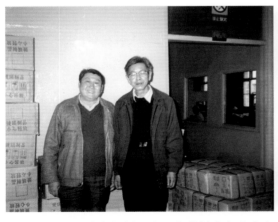

图1-2-21 舒达夫教授和秦万章教授在湖北省中医药研究院中西医结合研究所药厂

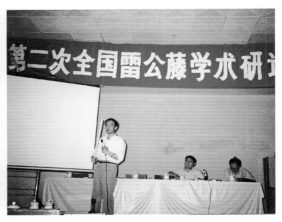

图1-2-22 李瑞琳院长在武汉第二届雷公藤学术会议上做特邀演讲

四、上海团队

1977年，上海的雷公藤研究团队以上海医科大学（图1-2-23）和中国科学院上海药物研究所（图1-2-24）为中心，前者以生药、种植、化学、药理和临床为主进行了广泛而系统的研究，特别是系统性红斑狼疮的系列研究、雷公藤红素的系列研究等，代表人物有秦万章教授、张罗修教授、匡彦德教授等；后者则重点研究了化学、毒理质量控制和药

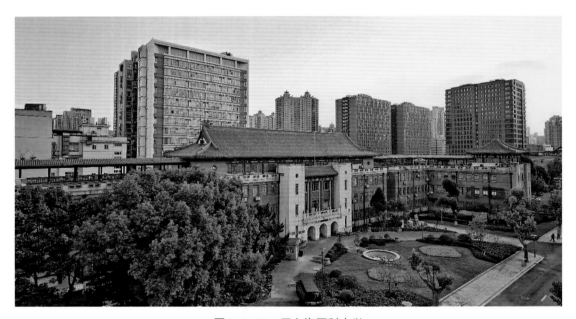

图1-2-23　原上海医科大学

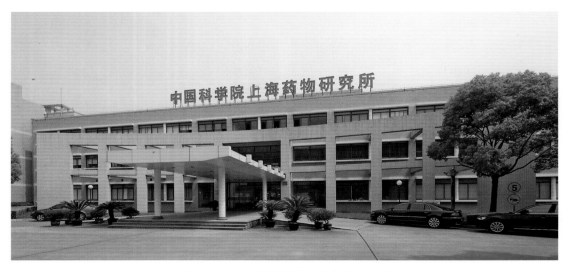

图1-2-24　中国科学院上海药物研究所

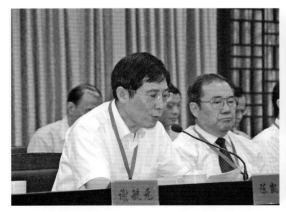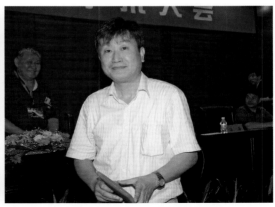

图1-2-25　陈凯先院士在雷公藤研究大会上致辞　　图1-2-26　左建平研究员做雷公藤药理研究报告

理。他们对化学分离到的TP完成了结构修饰,在抗艾滋病方面做了很多工作,代表人物早期有秦国伟研究员、何直昇研究员、陈凯先院士(图1-2-25),近期有左建平研究员(图1-2-26)。

五、昆明山海棠团队

在昆明山海棠的研究团队方面,有云南省昆明医学院、四川省中医药科学院,他们对昆明山海棠都做了很多研究。代表人物前者有舒尚义教授,后者有邓文龙教授等。

第五节　全国雷公藤学术会议

中国中西医结合学会举办召开过六届全国雷公藤学术会议,前三届由风湿病专业委员会主办,后三届由皮肤性病专业委员会主办,均非常活跃,这几次会议对雷公藤研究都起到了很好的促进作用。

一、第一届全国雷公藤学术会议

1987年11月7日～10日洪湖会议(图1-2-27)。

二、第二届全国雷公藤学术会议

1991年6月18日～21日武汉会议(图1-2-28)。

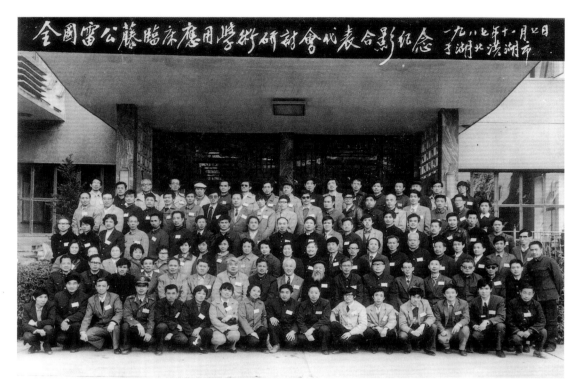

图1-2-27　第一届全国雷公藤学术会议在湖北省洪湖市举办

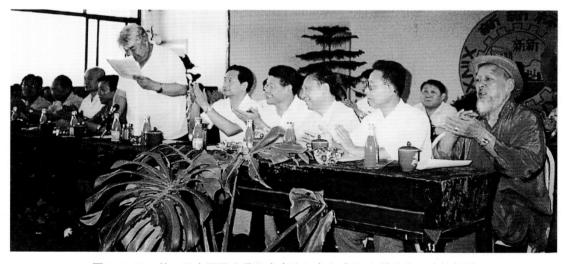

图1-2-28　第二届全国雷公藤学术会议主席台盛况,主持人为王兆铭教授

三、第三届全国雷公藤学术会议

1995年11月15日～17日南京会议（图1-2-29）。

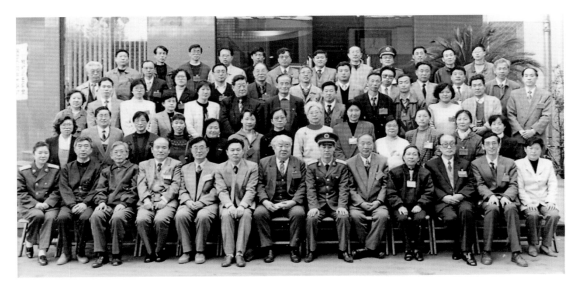

图1-2-29 第三届全国雷公藤学术研讨会在南京举行

四、第四届全国雷公藤学术会议

2004年5月12日～15日上海会议（图1-2-30～图1-2-32）。

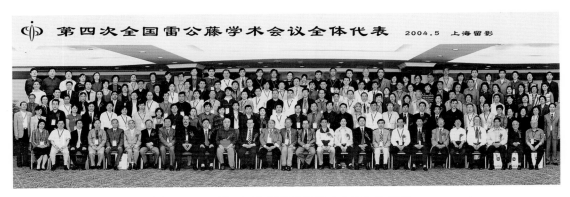

图1-2-30 第四届全国雷公藤学术会议全体代表

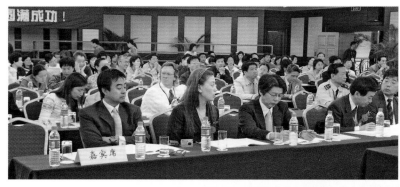

图1-2-31　第四次全国雷公藤学术会议嘉宾云集

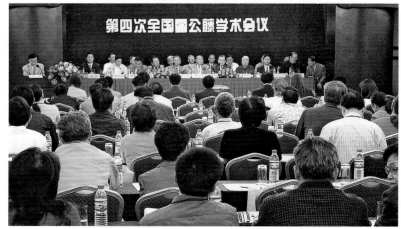

图1-2-32　第四届全国雷公藤学术会议主席团

五、第五届全国雷公藤学术会议

2008年9月18日～22日福建泰宁会议（图1-2-33～图1-2-36）举行。

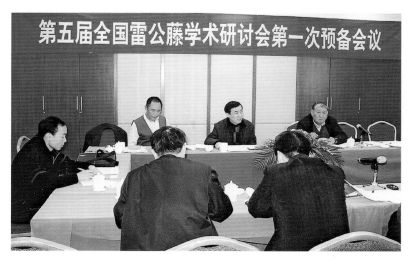

图1-2-33　第五届全国雷公藤学术研讨会第一次预备会议

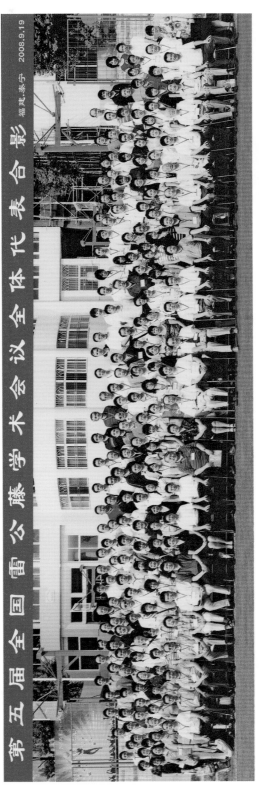

图1-2-34　第五次全国雷公藤学术会议全体代表合影

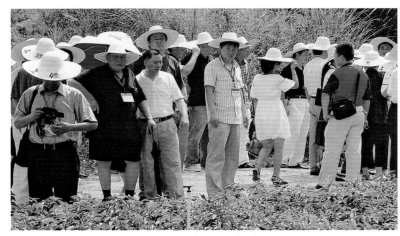

图1-2-35　参会代表参观种植基地

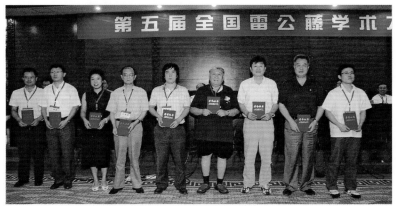

图1-2-36　雷公藤研究突出贡献奖获得者

六、第六届全国雷公藤学术会议

2017年6月22日～26日徐州会议（图1-2-37～图1-2-40）

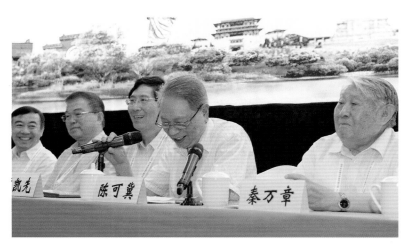

图1-2-37　中国中西医结合学会名誉会长陈可冀院士在第六届全国雷公藤学术会议上致辞祝贺大会圆满成功

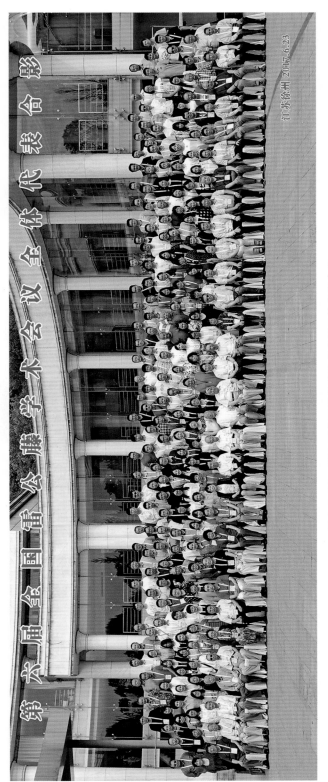

图1-2-38 第六届全国雷公藤学术会议全体代表合影

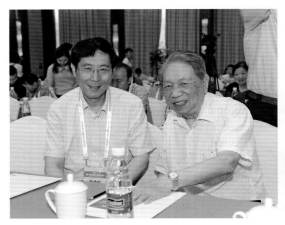
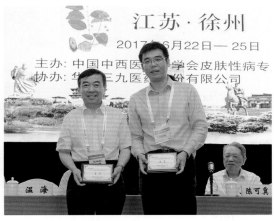

图1-2-39　陈凯先院士(左)、陈可冀院士(右)在雷公藤大会上　　图1-2-40　温海教授、吴若飞总监被聘为雷公藤研究会负责人

第六节　雷公藤研究相关书籍和汇编

一、《雷公藤的研究与临床应用》

李瑞林、舒达夫主编,1989年由中国科技出版社出版(图1-2-41)。

二、《雷公藤治病顾问》

秦万章主编,1995年由上海文汇出版社出版(图1-2-42)。

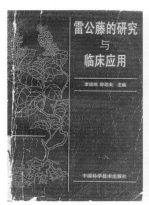
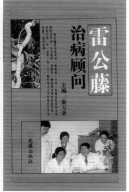

图1-2-41　《雷公藤研究与临床应用》　　图1-2-42　《雷公藤治病顾问》

三、《第四届全国雷公藤学术会议论文汇编》

中国中西医结合学会皮肤性病专业委员会编写,2004年(图1-2-43)。

四、《第五届全国雷公藤学术会议论文汇编》

中国中西医结合学会皮肤性病专业委员会编写,2008年(图1-2-44)。

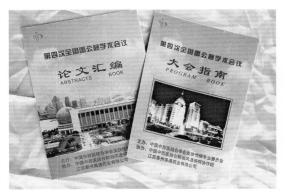

图1-2-43 第四届全国雷公藤学术会议论文汇编及大会指南

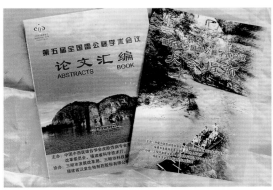

图1-2-44 第五届全国雷公藤学术会议论文汇编及大会指南

五、《第六届全国雷公藤学术会议论文汇编》

中国中西医结合学会皮肤性病专业委员会编写,2017年(图1-2-45)。

六、《回顾、展望》

画册刊载了雷公藤历史和发展的主题,描述生动形象,中国中西医结合学会皮肤性病专业委员会,2010年(图1-2-46)。

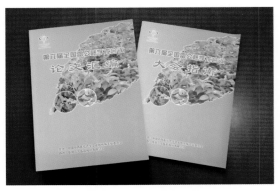

图1-2-45 第六届全国雷公藤学术会议论文汇编及大会指南

七、雷公藤学术交流会

中国中西医结合学会皮肤性病专业委员会于2016、2017年,组织了5次雷公藤巡讲学术交流会。学会派出巡讲团先后在青岛、上海、沈阳、重庆和昆明对雷公藤进行学术交流,内容丰富,气氛活跃,对促进雷公藤临床应用与基础研究都发挥了很好的作用。

此外,全国各地举办的雷公藤研究专题学习班也对雷公藤推广与研究起到了推动和促进作用。

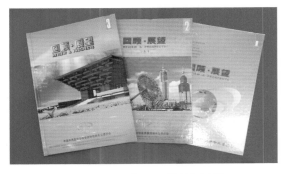

图1-2-46 《回顾、展望》画册

-------------------------------- 参 考 文 献 --------------------------------

[1] 黎磊石,张训.雷公藤治疗肾小球肾炎的临床观察[J].中华内科杂志,1981,20(4): 216-220.

[2] 黎磊石,刘志红.雷公藤在肾脏病领域应用的前景[J].肾脏病与透析肾移植杂志,1997,6(3): 203,204.

[3] 上海市雷公藤内酯软膏治疗银屑病协作组.雷公藤内酯醇软膏治疗银屑病[J].中华皮肤科杂志,1998,214(6): 381-384.

[4] Chou T Q, Mei P F. The prineiples of chinese drug lei kung teng *Tripterygium wilfordii* Hook f. the coloring substance and the sugars[J]. Chin. J. Physiol, 1936, 10(4): 529.

[5] Kupehen S M. Triptolide and tripdiolige. nover antileukemic diterpenoid tripoxides form tripterygium wilfordii[J]. J. Am. chem. socl., 1972, 94(20): 7194, 7195.

[6] Morota T, Yang C X, Qin W Z, et al. D: A-friedo-24-noroleanane tyiterpnoids form *Tripterygum wilfordii* [J]. Phytochemistry. 1995, 39(5): 1159-1163.

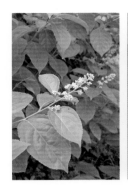

第三章
历史中的贡献人物

　　随着雷公藤的临床应用和基础研究的进展和深入,也涌现出众多的雷公藤热心研究者、理论家和实践家。他(她)们对雷公藤研究都做了多方面杰出的贡献。由于本领域涉及范围颇广,对此研究人员亦有很多。

　　研究雷公藤的杰出专家的贡献分临床和基础两大部分,临床部分涉及风湿科、皮肤科、肾病科、内分泌科、肿瘤科、妇科、儿科、眼科、口腔科、神经科、外科等各科。其中研究较深、疗效较好、为大家公认的病种尚有麻风反应、RA、免疫性肾病、红斑狼疮等结缔组织病,皮肤病、口腔黏膜病、肝炎、肿瘤等疾病;在基础研究方面有生药、化学、制剂、药理、毒理、药物代谢动力学等相关专业。此外,在社会活动方面,这些研究专家主持全国性学术交流会、宣扬雷公藤的优越性,推动雷公藤的研究发展,著书立说等方面亦做出了突出贡献。

第一节　临床研究杰出贡献者

一、麻风反应

　　麻风反应为当代雷公藤临床应用最早的而有效病种,1962年福建省古田县麻风病防治院徐致鋆老中医开临床试治麻风反应之先河。1965年福建省白沙麻风防治院郭仁贤医师力挺重上临床研究,该院巫光宗医师1972年底在扬州全国麻风防治学习班上进行经验交流。中国医学科学院皮肤病研究所吕燮余药师率先引进福建建宁药材,着手药物研制与推动临床试用。1973年成立福建、江苏省雷公藤研究协作组,揭开雷公藤跨地区、多学科协作研究的序幕。1974年福建白沙麻风防治院邵康蔚院长及中国医学科学院皮肤病研究所叶

作者:本章由秦万章、郑家润编写。

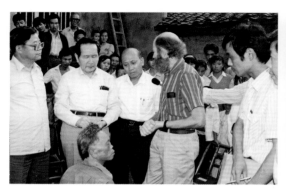

图1-3-1 邵康蔚院长（左一）、叶干运所长（左二）、杨理合教授（左三）陪同WHO专家考察麻风病院

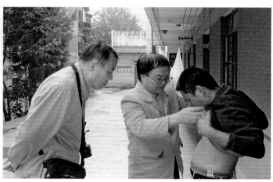

图1-3-2 沈建平教授（左二）在麻风病院检查麻风病患者

干运、杨理合教授（图1-3-1），分别组织福建、江苏二十余单位，用初级提取物及总生物碱等制剂验治，疗效优于沙利度胺（反应停）。四川省皮肤病研究所胡鹭芳研究员与袁明忻教授最早开展昆明山海棠对麻风反应的治疗研究。中国医学科学院皮肤病研究所研制出雷公藤总苷/雷公藤多苷。1979年起江苏泰兴县滨江医院冯璧医师、泰县溱湖医院张永发医师首先进行临床观察。2013年，中国医学科学院皮肤病研究所沈建平教授（图1-3-2）再以雷公藤多苷进行麻风结节性红斑（Ⅱ型反应）疗效观察。诸研究均证实，雷公藤对各型麻风反应都有效，特别对Ⅰ型反应优于沙利度胺。中国医学科学院皮肤病研究所江澄教授（图1-3-3）对雷公藤初中期史料，尤其是治疗麻风反应的全过程进行系统研究总结。至此，雷公藤成为目前治疗麻风反应较理想的药物载入史册，风靡全国。1978年，雷公藤研究在全国医药卫生科学大会上获奖（图1-3-4）。上海市皮肤病医院姜文成医师（图1-3-5）对此进行总结亦做了一定工作。

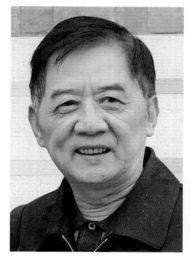

图1-3-3 江澄教授

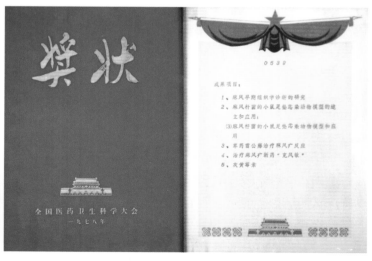

图1-3-4 雷公藤治疗麻风反应获全国医药卫生科学大会奖

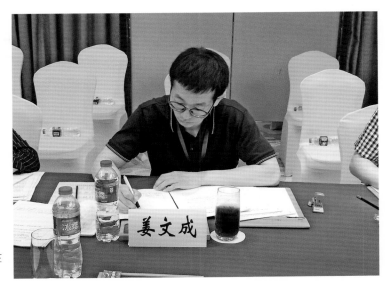

图1-3-5 姜文成副主任医师在
撰写雷公藤研究论文

二、类风湿关节炎

雷公藤治疗类风湿关节炎(RA)首先报道的(1965年)为福建省三明市第二人民医院郭英祥院长。继后湖北省洪湖市中医院周承明名中医(图1-3-6)采用雷公藤带皮根治疗RA获得成功。该院的马志雄、李瑞琳等专家亦做了大量工作。随后湖北省成立了雷公藤治疗RA研究协作组,在洪湖市全国首届雷公藤学术交流会前后,雷公藤治疗RA更为重视,造就了众多雷公藤研究杰出专家:湖北省有湖北省中西医结合研究所舒达夫所长、华中科技大学同济医院刘沛霖教授(图1-3-7)、胡永红教授(图1-3-8)、涂胜豪教授(图1-3-9);天津市中西医结合津华风湿病医院王兆铭院长,天津骨科医院白人骁

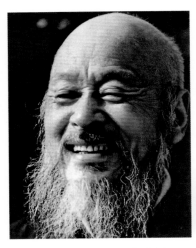

图1-3-6 周承明名中医

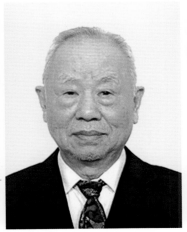

图1-3-7 刘沛霖教授

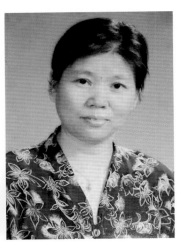

图1-3-8 胡永红教授

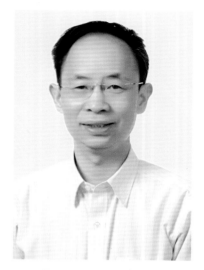

图1-3-9　涂胜豪教授

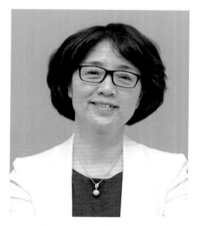

图1-3-10　刘志红院士

主任,南京军区南京总医院的于德勇教授[1],上海市光华中西医结合医院劳志英主任,第一军医大学中医科严碧玉主任,武汉市第四医院李志铭教授等。值得提出的是,北京协和医院风湿免疫科张乃峥教授及其弟子们采用雷公藤多苷进行循证医学双盲对照治疗RA亦是可圈可点的事件。近代雷公藤治疗常以RA为模板,在实验研究中亦涌现出不少少壮派专家。实际上雷公藤对风湿病如风湿性关节炎、强直性脊柱炎等,均有较好的疗效,上述一些专家亦都很擅长。

三、肾脏疾病

　　南京军区南京总医院黎磊石教授等于1977年首次成功应用雷公藤治疗各型肾炎,为雷公藤做出了出色的贡献,相关成果获1991年国家级科学技术进步二等奖。他的学生们如蒋炜研究员、刘志红院士(图1-3-10)对雷公藤治疗肾病亦颇有心得。相继上海第二医科大学附属仁济医院陈梅芳教授、张庆怡教授(图1-3-11),北京解放军301医院陈香美院士(图1-3-12),上海市第二人民医院董兴刚教授(图1-3-13)等对免疫性肾病也做了较多前瞻性研究。在继发性肾炎研究中,以上诸多专家和复旦大学附属中山医院秦万章教授对狼疮性肾炎、紫癜性肾炎都做了一定开拓性工作。关于雷公藤治疗糖尿病肾炎的事,近代引起热潮,也是继发性肾炎的发病首位。北京大学附属第一人民医院

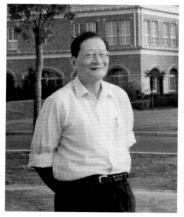

图1-3-11　张庆怡教授

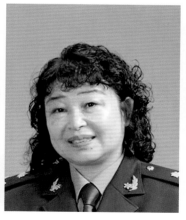

图1-3-12　陈香美院士

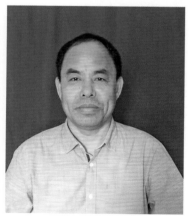

图1-3-13　董兴刚教授

谢海英教授做了较早报道,疗效亦十分明确。河南中医药大学第一附属医院丁樱教授(图1-3-14)对雷公藤治疗小儿肾病亦颇有心得,特别是小儿雷公藤用量及儿科疾病亦有一定见解。

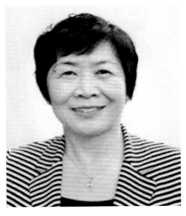

图1-3-14　丁樱教授

四、红斑狼疮及相关结缔组织病

(一)红斑狼疮

复旦大学附属中山医院的秦万章教授及其团队(图1-3-15)采用多种雷公藤自制制剂治疗各型红斑狼疮40余年,颇有建树,开雷公藤治疗红斑狼疮及相关结缔组织病之先河。继后南京医科大学第一附属医院薛筑云教授[3]、黑龙江中医药大学附属医院王玉玺教授(图1-3-16),以及复旦大学附属华山医院韩堃元教授、冯树芳教授,附属中山医院向熙瑞教授(图1-3-17)、吴文媛(图1-3-18)、李明、吴惠琍(图1-3-19)、秦立模(图1-3-20)、吴国勤(图1-3-21)、隗祎(图1-3-22)诸教授对雷公藤治疗红斑狼疮均做了不懈努力。北京协和医院张乃峥教授擅长用雷公藤多苷治疗系统性红斑狼疮,昆明医科大学附属医院王正文教授(图1-3-23)、何黎教授采用昆明山海棠制剂治疗红斑狼疮及相关皮肤病亦颇有心得。

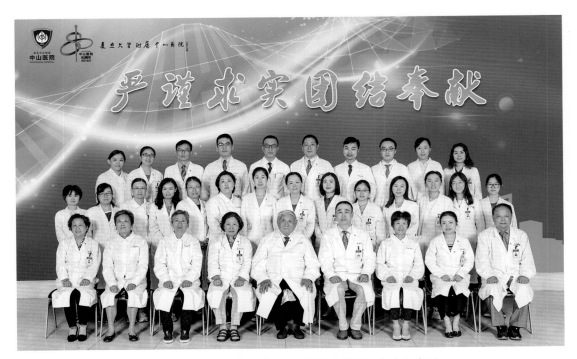

图1-3-15　复旦大学附属中山医院皮肤科全体人员合影

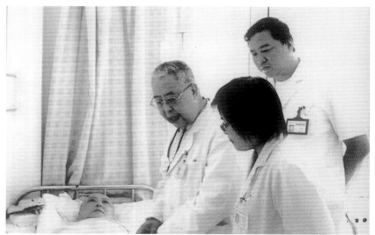

图1-3-16　王玉玺教授在查房

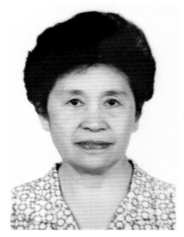

图1-3-17　向熙瑞教授

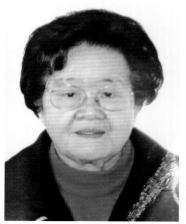

图1-3-18　吴文媛教授

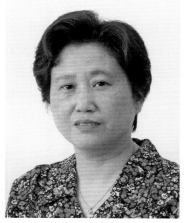

图1-3-19　吴惠琍教授

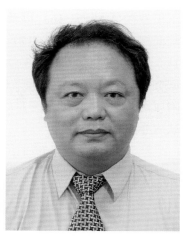

图1-3-20　秦立模教授

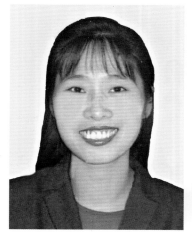

图1-3-21　吴国勤教授

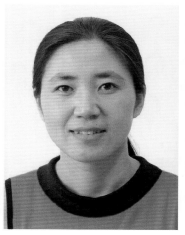

图1-3-22　隗祎教授

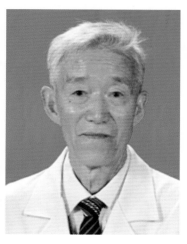

图1-3-23　王正文教授

（二）系统性硬皮病

上海市中西医结合医院硬皮病科苏立德主任首次报告雷公藤多苷片治疗系统性硬皮病,疗效满意;近年来复旦大学附属中山医院李明教授(图1-3-24)除了采用雷公藤治疗各种胶原病外,对雷公藤治疗系统性硬皮病亦颇有心得。

（三）皮肌炎

皮肌炎也是雷公藤较早研究的病种,秦万章教授在红斑狼疮取得疗效的同时,采用三藤糖浆等复方雷公藤制剂治疗皮肌炎取得成功。继后上海天平医院单一君主任亦系统地报告了雷公藤治疗皮肌炎的文章,特别对小儿皮肌炎疗效更为满意。复旦大学附属中山医院杨骥教授(图1-3-25)亦具卓见。

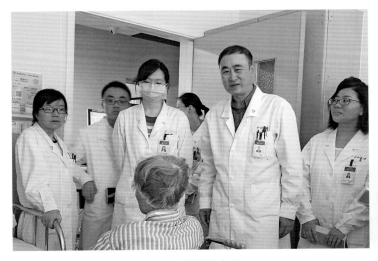

图1-3-24 李明教授在查房

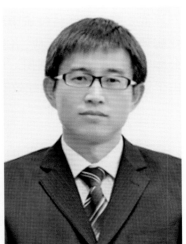

图1-3-25 杨骥教授

（四）干燥综合征

自1985年复旦大学附属中山医院向熙瑞教授首次报告用雷公藤片剂、糖浆治疗原发性干燥综合征及继发性干燥综合征,随之该院的秦万章教授用复方雷公藤糖浆做了相应治疗均取得较好的成绩。对此长海医院顾军教授(图1-3-26)对干燥综合征进行总结,亦做出了一定贡献。

（五）白塞病

白塞病,即Behcet综合征(Behcet disease),系胶原病的近缘病,临床亦有一定危害性。中国医学科学院皮肤病研究

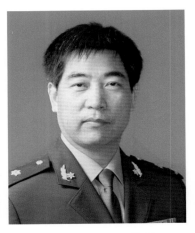

图1-3-26 顾军教授

所靳培英教授等分别于1979年及1982年首次用雷公藤总苷（多苷）治疗Behcet综合征获得成功，随之南京市口腔医院郑际烈教授等采用雷公藤制剂对Behcet综合征进行了系统的观察，同时对雷公藤治疗Behcet综合征免疫机制的研究进行探索亦很有见解。复旦大学附属华山医院黄正吉教授用雷公藤糖浆治疗Behcet综合征亦做出一定贡献[4]，上海长征医院温海教授（图1-3-27）采用三藤糖浆治疗Behcet综合征并对近代40年来雷公藤治疗Behcet综合征的进展进行总结亦颇有心得。

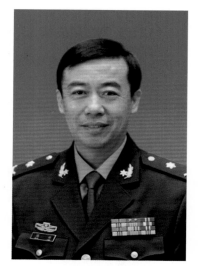

图1-3-27 温海教授

五、皮肤病

雷公藤在皮肤科领域中应用有着十分悠久的历史，治疗病种最早，如麻风反应、各型胶原病；治疗病种最多，初步统计约50种，也造就了诸多雷公藤突出贡献者和专家们。早期集中在三大地区，包括福建地区、南京地区及上海地区。由于雷公藤治疗皮肤病疗效明确，后来在皮肤科领域内十分普及。

（一）银屑病

最早的研究者是福州市皮肤病防治院泮伙玉院长（图1-3-28），他采用雷公藤浸膏片治疗寻常型银屑病获得满意疗效[5]；几乎同时中国医学科学院皮肤病研究所靳培英教授在早期杂志《皮肤病防治通讯》上以雷公藤治疗各种皮肤病为题重点总结了治疗银屑病的经验；复旦大学附属华山医院刘承煌教授（图1-3-29）、方栩教授（图1-3-30）全面系统地采用雷公藤糖浆治疗各型银屑病的研究，包括红皮病型银屑病亦获得成功。该院的施守义

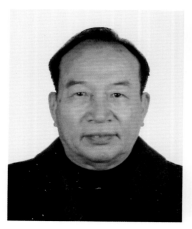

图1-3-28 泮伙玉院长

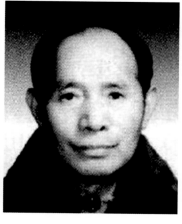

图1-3-29 刘承煌教授

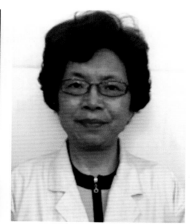

图1-3-30 方栩教授

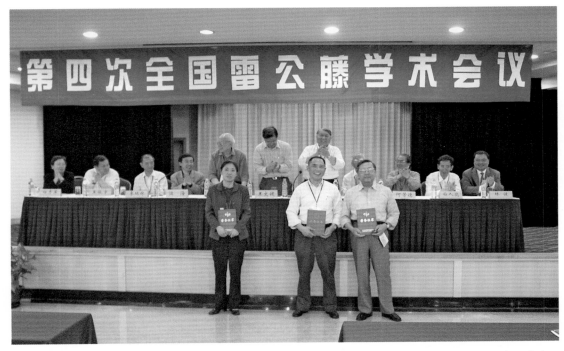

图1-3-31　隗祢教授(左一)、李援朝教授(中)、郑家润教授(右)获优秀论文二等奖的雷公藤研究工作者

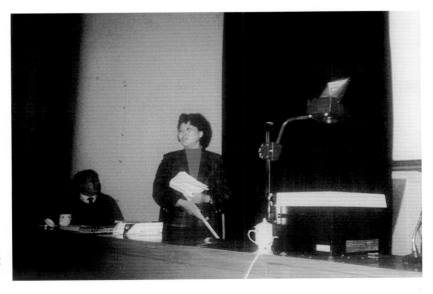

图1-3-32　李君蕙教授
在做银屑病的学术报告

教授采用雷公藤糖浆治疗关节型银屑病亦取得经验；复旦大学附属中山医院吴文媛教授、金岚主任、隗祢教授对复方雷公藤糖浆研究银屑病都取得很好的成绩。隗祢教授对雷公藤内服、外用治疗各型银屑病进行全面总结，获得中国中西医结合学会优势论文二等奖(图1-3-31)。复旦大学附属金山医院李君蕙教授(图1-3-32)、伊和姿教授(图1-3-33)对雷公藤红素及去甲泽拉木醛外用治疗银屑病做了较多临床及实验研究(图1-3-34)。

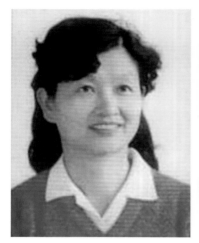
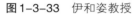

图1-3-33　伊和姿教授

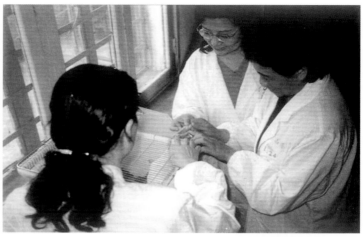

图1-3-34　李君蕙、伊和姿教授在做雷公藤相关的动物实验

（二）特应性皮炎

特应性皮炎即异位性皮炎、先天性遗传性过敏性湿疹，在临床上非常棘手。天津长征医院张玉环院长（图1-3-35）是用雷公藤研究治疗特应性皮炎的第一人，毕生从事雷公藤治疗特应性皮炎的疗效、安全性和作用机制研究颇有成绩。复旦大学附属中山医院王强教授（图1-3-36）对特应性皮炎也很有心得，他对近40年雷公藤治疗皮炎湿疹的临床和基础研究进行了全面总结和展望，获全国第六届雷公藤大会的褒奖和表扬。

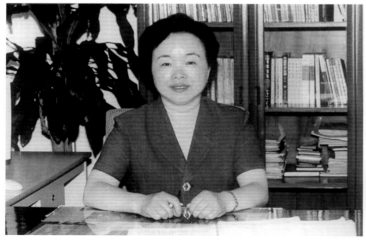

图1-3-35　张玉环院长在著书立说

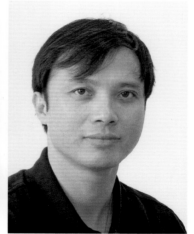

图1-3-36　王强教授

（三）天疱疮与类天疱疮

大疱性皮肤病中影响最大的当属天疱疮与类天疱疮，他们与自身免疫紊乱有着密

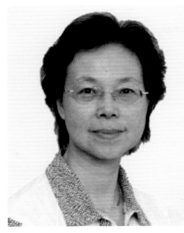

图1-3-37 王月华教授

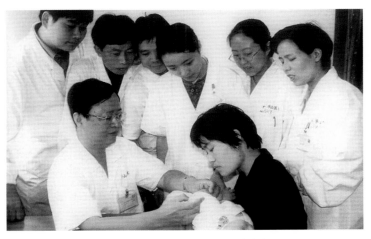

图1-3-38 翁孟武教授进行临床教学

切关联,也是雷公藤治疗有效的病种。上海市第一人民医院朱光斗教授[6]较早地用雷公藤糖浆治疗各型天疱疮取得较好的疗效;随之复旦大学附属华山医院王月华教授(图1-3-37)对天疱疮与类天疱疮采用雷公藤进行了系统地观察并取得可喜的疗效,奠定了雷公藤是大疱性皮肤病重要药物的基础。复旦大学附属华山医院的翁孟武教授(图1-3-38)对雷公藤治疗天疱疮与类天疱疮的作用机制进行了研究,并确认调节免疫的作用原理。北京大学第一附属医院朱学骏教授(图1-3-39)对天疱疮与类天疱疮应用雷公藤多苷治疗亦做了一定贡献。近年来沈阳市第七人民医院李铁男院长(图1-3-40)对雷公藤多苷治疗天疱疮与类天疱疮做了系统全面的临床和基础的研究,他曾多次呼吁雷公藤是一颗祖国医学的瑰宝,大有发展前途,对推动雷公藤的整体研究和进一步研究发挥了极好的影响。

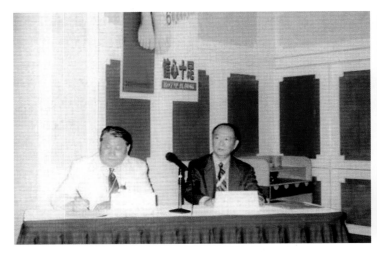

图1-3-39 朱学骏教授在主持会议

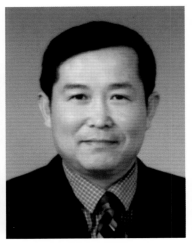

图1-3-40 李铁男院长

（四）血管炎

皮肤血管炎是一组以血管炎症为主的皮肤病，亦是早期雷公藤探索治疗的病种，中国医学科学院皮肤病研究所靳培英教授和福建省皮肤病防治院邵康蔚院长（图1-3-41）可以说是雷公藤治疗皮肤血管炎奠基人和开拓者，于1979～1983年治疗各型血管炎，包括变应性血管炎、过敏性紫癜、sweet综合征、结节性血管炎、荨麻疹性血管炎、结节性红斑等12个病种。四川省皮肤病研究所胡露芳所长采用昆明山海棠水煎剂治疗各型血管炎亦获得许多很好的经验。复旦大学附属中山医院的秦万章教授（图1-3-42）前瞻性回顾治疗771例各型血管炎亦获得可喜的疗效。上海中医药大学附属岳阳中西医结合医院李斌教授全面地总结和治疗各型血管炎，获得2017年中国中西医结合学会雷公藤研究突出贡献奖。

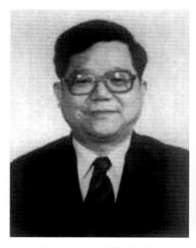 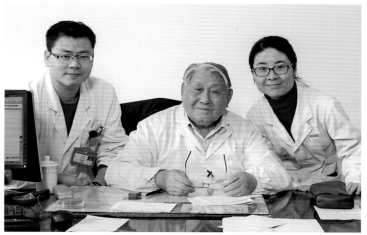

图1-3-41　邵康蔚院长　　图1-3-42　秦万章教授（中）带教研究生赵淮波（左）、张亚南（右）研究血管炎的治疗

六、妇科疾病

根据雷公藤对卵巢抑制的启示，化其副作用为治疗作用，用于子宫出血、子宫肌瘤、子宫内膜异位症等妇科疾病收到较好效果。

（一）子宫出血

洪湖市洪湖中医院李瑞琳院长（1983年）采用雷公藤浸膏片治疗子宫出血，多为功能性子宫出血；该院的李木兰主任（1987年）治疗本病均获得较好效果。

（二）子宫肌瘤

华中科技大学同济医学院附属同济医院舒沪英教授（1987年）采用酒剂和片剂治疗子

宫肌瘤获得成功。以上三位学者对子宫内膜异位的雷公藤治疗亦颇有心得。

七、儿科疾病

南京儿童医院内科李效吾和江苏人民医院儿科姜新猷最早发现和认定雷公藤总苷治疗儿童难治性肾病的价值，并写出了报告。中国人民解放军85医院茶来云主任采用雷公藤治疗小儿支气管哮喘、毛细支气管炎很有心得；河南中医药大学第一附属医院丁樱教授用雷公藤治疗小儿过敏性紫癜及紫癜性肾炎，以及相关风湿类疾病亦颇擅长，并对儿童使用雷公藤多苷的效益及风险做了有创见的再评价和建议，以及对应用剂量做了一定探讨。

八、重症肝炎和慢性活动性肝炎

南京市钟阜医院何田医师首先报告雷公藤总苷对抢救亚急性重症肝炎有与糖皮质激素媲美的效果。首都医科大学附属北京佑安医院刘德恭教授用雷公藤多苷治疗慢性活动性肝炎的研究及北京市解放军第302医院宋喜秀主任用雷公藤多苷治疗重症肝炎亦有较好心得。

九、神经科疾病

哈尔滨医科大学附属第一医院神经科孙嘉斌教授对雷公藤治疗多发性硬化症进行了研究；该院的承恒维和中国人民解放军251医院陈恒年及李春光两位主任对雷公藤治疗变态反应脑脊髓炎均颇有研究；湖北省洪湖市中医院李拥主任对雷公藤治疗神经痛和神经炎亦具有一定擅长。

十、口腔黏膜病

南京口腔医院郑际烈、上海牙病中心防治所谢道孚最早报道雷公藤总苷对顽周复发性口疮、Behcet综合征、盘状红斑狼疮等口腔黏膜病的疗效。

十一、其他疾病

浙江中医药大学附属第一医院消化内科钦丹萍教授、上海新华医院眼科吴念祖教授、福建医科大学附属协和医院血液科吕联煌教授等分别对消化疾病、眼科疾病、肿瘤等疾病都做出有益的贡献。

第二节 基础研究突出贡献者

不少临床专家重点开展雷公藤疗效观察的同时也做了大量的机制等基础研究,同样基础研究工作者同时都对药理、药物化学及制剂等进行了综合研究均各有建树。为撰写方便起见,作者对雷公藤基础研究工作、研究者做分门别类的叙述。

一、生药学研究者

湖北省中医学院黄先石教授首先研究雷公藤全根的性状与组织构造;继后又做了雷公藤与昆明山海棠主要生药学特征比较。

福建省泰宁县戴贤陶工程师对雷公藤地上部分如茎、叶做全面生药学研究。对人工栽培亦颇多实践。

浙江农林大学斯金平教授(图1-3-43)、福建省杉阳雷公藤公司姜建国主任(图1-3-44)、江锦红主任(图1-3-45)等对雷公藤植物中国地理分布、人工培育分布、植物生长特性及人工栽培等雷公藤生药学都做了大量工作。

上海医科大学戴克明教授、康云讲师(图1-3-46)对四种雷公藤植物(雷公藤、昆明山海棠、东北雷公藤、苍山雷公藤)做了大体(宏观)和微观(电镜)形态学观察和鉴定等

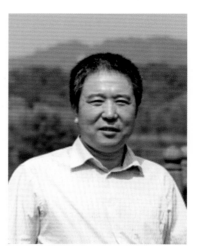

图1-3-43 斯金平教授

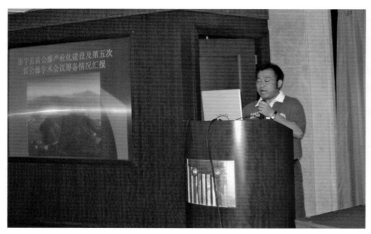

图1-3-44 姜建国主任在做雷公藤人工栽培报告

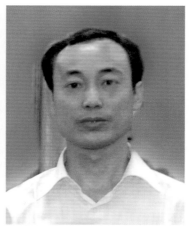

图1-3-45 江锦红主任

全面的生药学研究。

第一军医大学于留荣教授对雷公藤植物分类学颇有体会,1988年采用薄层层析扫描方法测定不同产地雷公藤内酯醇及雷公藤碱的含量。

黄先石和程自珍教授对不同季节根中所含部分成分进行了初步测定。

二、制剂学研究者

(一)雷公藤多苷的研究

雷公藤多苷是上市的第一代经层析提出有效组分的雷公藤产品,为中国医学科学院皮肤病研究所吕燮余研究员(图1-3-47)、郑家润带领项目组集体研究的成果,其中、张崇璞、马鹏程等教授都做了大量工作,继后由泰州制药厂(江苏美通制药有限公司前身)生产。江苏美通制药有限公司林健董事长和张凤喜副总经理(图1-3-48)对雷公藤多苷质量控制等方面亦做了一定工作。

(二)雷公藤片的研究

雷公藤片系湖北省雷公藤研究协作组的协作研究成果,在制剂研究方面湖北省中西医结合研究所的程自珍、张汉贞、袁泽蛟、陈殿玉等研究者做了特殊贡献。该所的李乐真、陈芍芳等研究员,以及湖北中医学院中草药研究室张世芳、张丽仙等教授配合制剂在药理方面进行了有益的探索,湖北省的七所医院进行了雷公藤片治疗RA的临床研究。著名研究者有舒达夫、李瑞琳(图1-3-49)、李志铭、刘沛霖、周承明等专家。关于雷公藤片乙酸乙酯提取的工艺湖北省黄石制药厂龚达林工程师亦做了一定研究。

(三)昆明山海棠片及昆仙胶囊的研究

昆明山海棠片由昆明医学院第一附属医院舒尚义(图1-3-50)、王正文和何黎等教授(图1-3-51)研制;火把花根片(昆明山海棠片)和昆仙胶囊(复方昆明山海棠片)研制者为四川省中医药科学院邓文龙研究员和他的团队包括吴懋芳(图1-3-52)、易进海等研究员。他们从1973年

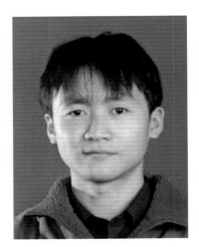

图1-3-46　康云讲师

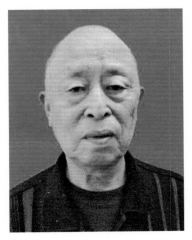

图1-3-47　吕燮余研究员

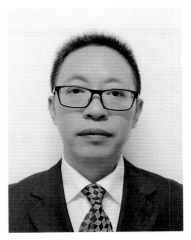

图1-3-48　张凤喜副总经理

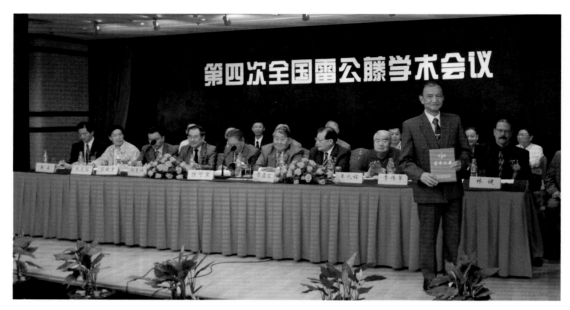

图1-3-49 李瑞琳院长获雷公藤突出贡献奖

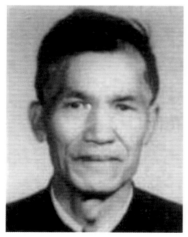

图1-3-50 舒尚义教授

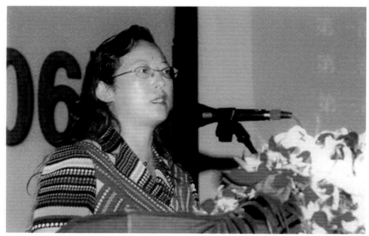

图1-3-51 何黎教授在大会上发言

即开始研究昆明山海棠,从生药、工艺、药理、毒理和临床进行系列研究至1985年生产"火把花根片"供应市场;2006年取得了昆仙胶囊(风湿平胶囊)的生产批文,由陈李济药厂(图1-3-53)生产,为了减低毒性,应用"大孔树脂药用标准""微克级中药限量标准"等研究而获得国家表彰。

(四)三藤胶囊的研制

三藤胶囊是复旦大学附属中山医院的秦万章教授研制治疗红斑性狼疮等结缔组织病三藤糖浆的新型制剂,是该院的集体研究成果,主要研究者有杨春欣、吕迁洲(图1-3-54)、张建中

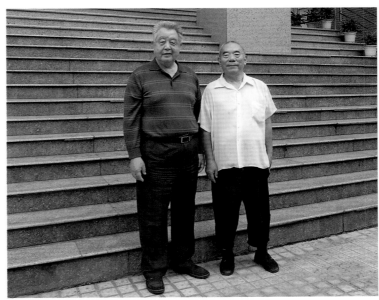

图1-3-52 邓文龙研究员和吴
懋芳研究员在一起

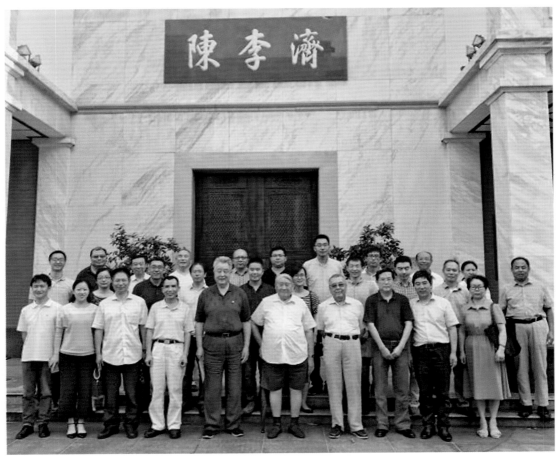

图1-3-53 《雷公藤研究》编辑委员会参观陈李济药厂

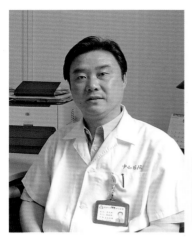
图1-3-54　吕迁洲主任药师

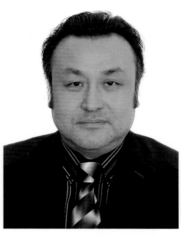
图1-3-55　张建中主任药师

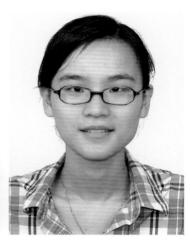
图1-3-56　梁健主管药师

（图1-3-55）、梁健（图1-3-56）等诸药师。王强、李明、秦万章诸教授亦做了临床观察及相关的药理等实验研究，安全性好，疗效确切，治疗前途广阔。

（五）雷腾舒的研制

雷腾舒是TP新的衍生物，系中国科学院上海药物所的集体研究成果，主要研究者有李援朝、左建平、任进等研究员。该制剂系国家1类创新制剂，目前已完成Ⅱ期临床研究，有着广阔的应用前途。

（六）雷公藤内酯醇软膏

雷公藤内酯醇软膏，又称雷公藤软膏，是雷公藤化学单体TP制成的外用软膏，主要用于银屑病。雷公藤内酯醇软膏由福建省医学科学研究院邓福孝研究员创制，参与者尚有郑幼兰、夏志林、林绥等研究员。临床研究由秦万章教授牵头组织上海市银屑病协作组七家医院进行多中心系统观察完成。此药由福建太平洋制药厂生产上市。

总的来说，诸多雷公藤研究者都有各自的研究制剂和产品等待或已经上市，并造福于人民。其中值得一提的是第二军医大学长海医院药学部刘继勇教授（图1-3-57）对雷公藤外用制剂的研究颇有心得。

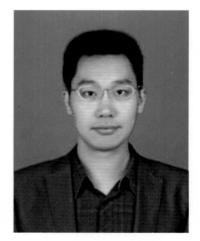
图1-3-57　刘继勇教授

三、化学研究者

雷公藤植物化学研究者是雷公藤研究重中之重，造就了许多著名的化学家。

（一）赵承嘏

赵承嘏系中国科学院上海药物研究所所长。他系统研究了雷公藤的30多种化学成分。1936年首次从雷公藤根部分离到雷公藤中的第一个单体雷公藤红素，开创了雷公藤化学单体研究的先河，为雷公藤植物研究奠定了基础。

（二）徐任生

徐任生（图1-3-58）系中国科学院上海药物研究所研究员。他对雷公藤二萜类化合物进行了系统的研究，分离出包括TP等多个二萜化合物及一个全新结构Tripterinin，并致力于提高生物利用度，制备了多种药物。对雷公藤抗癌、器官移植等方面做了深入的研究。

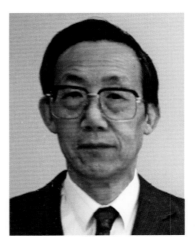

图1-3-58 徐任生研究员

（三）秦国伟

秦国伟为中国科学院上海药物研究所研究员。他分离出两种新三萜内酯，创制雷公藤粗提取物提高治疗RA、红斑狼疮的水平。参与WHO支持和资助的江苏省计划和生育委员会男性抗生育攻关项目，发现二萜类化合物和雷公藤红素在大鼠实验上有一定作用。

（四）李援朝

李援朝为中国科学院上海药物研究所研究员，以研发创新新药为主要方向，已从雷公藤中分离和鉴定约20个全新化合物。他带领其团队以雷公藤内酯醇作为先导物，进行结构的修饰改造，获得系列新的雷公藤衍生物，结合系统药效学评价，揭示构效关系。代表新药：雷腾舒，是自主知识产权的1.1类化学创新药。他的同事和研究生刘博（图1-3-59）、杨光忠、杨亚玺等专家对雷公藤化学分离、合成、成分分析都做了较多贡献。

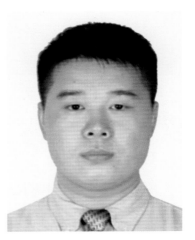

图1-3-59 刘博研究员

（五）吕燮余

吕燮余为中国医学科学院皮肤病研究所工程师[7]。最早从福建引进雷公藤，结合解决麻风反应治疗难题推动有效成分的分离和筛选，首先在江苏地区试用于治疗麻风反应，进而促进研制成雷公藤第一代治疗免疫炎症疾病的实用制剂有特色的、贡献颇大的雷公藤多苷片并完成成果转化工作，产生巨大社会效益和经济效益。其后他还从中成功分离出单一活性化合物雷公藤氯内酯醇，并完成人工制备其合成路线，与陈沄研究员一起研究雷公藤有效成分的综合利用，向成药方面做了很多可持续的实用研究。

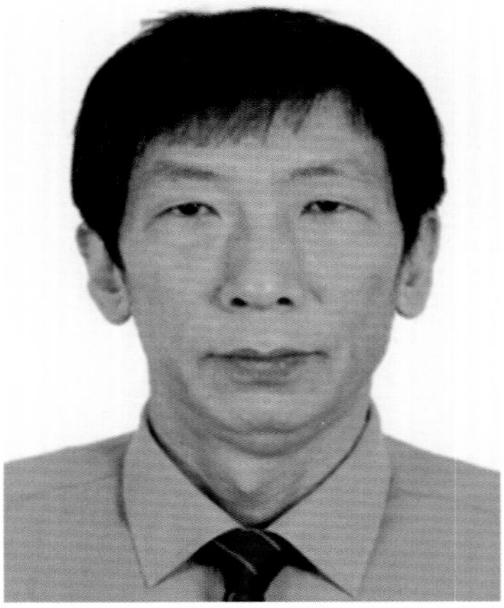

图1-3-60 马鹏程研究员

（六）马鹏程

马鹏程（图1-3-60）为中国医学科学院皮肤病研究所研究员，参与吕燮余分离研究等，他们报道了雷公藤中雷公藤氯内酯醇的半合成研究，雷公藤内酯醇的分离与结构改造。从雷公藤中分离鉴定出雷公藤内酯三醇、16-羟基雷公藤内酯醇、新雷公藤内酯四醇等化合物。在药理方面报道了雷公藤内酯醇对人黑色素细胞的增殖与凋亡的影响。

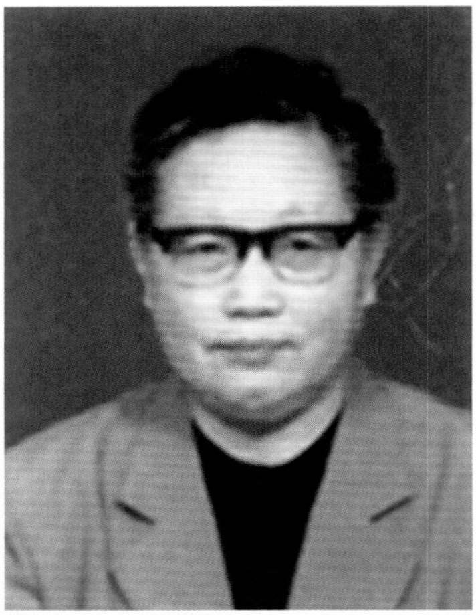

图1-3-61 张崇璞研究员

（七）张崇璞

张崇璞（图1-3-61）为中国医学科学院皮肤病研究所研究员，对雷公藤根心、叶及雷公藤多苷有效单体的提取进行了研究，参与国家计划和生育委员会“七五”“八五”攻关课题。提取、分离和鉴定了9个二萜类化合物，其中有2个新化合物；5个三萜类化合物，其中3个是新化合物。

（八）吴大刚

吴大刚为中国科学院昆明植物研究所研究员[8]，在国内首先从雷公藤和昆明山海棠中提取二萜主要成分雷公藤内酯醇、雷公藤类酯二醇、雷公藤内酯酮；并在昆明山海棠根皮中首先发现雷公藤异内酯，于1979年首先报告在4种雷公藤植物（雷公藤、昆明山海棠、东北雷公藤、苍山雷公藤）中均含有雷酚内酯。1981年还确定多种生物碱的活性，并在抗癌药理方面做了一定工作。

（九）陈昆昌

陈昆昌为中国科学院昆明植物研究所研究员[9]，是该所吴大刚研究员的紧密协作者，对生物碱、三萜及倍半萜做了一定工作。1986年首次从雷公藤中得到一个双环倍半萜内酯，定名雷公藤素。

（十）邓福孝

邓福孝为福建省医学科学院研究员，是国内雷公藤二萜类颇早的研究者，包括其环氧二萜类、雷酚内酯类、雷酚萜类均做了不少工作，对三萜及生物碱的分离和鉴定亦颇有建树，将雷公藤内酯醇用于临床实践亦取得一定成就。

（十一）夏志林

夏志林为福建省医学科学研究院研究员。他较早的开展雷公藤和昆明山海棠茎叶的二萜内酯类、生物碱类和三萜类化学成分的研究，分别获得3种二萜类酯化合物、4个三萜类化合物、3个倍半萜生物碱化合物。另外，对雷公藤内酯醇进行半合成研究。

（十二）林绥

林绥（图1-3-62）为福建省医学科学研究院研究员。他对雷公藤倍半萜、二萜成分及生物碱等化合物进行了分离和测定，亦参与雷公藤硫氰酸基内酯醇的半合成研究，对雷公藤中木脂素成分亦做了研究。他主持20多个雷公藤植物中新化物的发现和命名工作，授权的发明专利10余项；获得多项省部级成果奖。

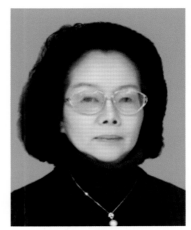

图1-3-62 林绥研究员

（十三）程自珍

程自珍为湖北省中西医结合研究所研究员[10]，是较早期的雷公藤化学研究家，在雷公藤片研究中为了减低毒性、提高疗效、稳定制剂质量，对雷公藤化学成分分析做了很多前期工作，并对生物碱、二萜类酯及甾醇三萜物质做了研究。对不同季节的雷公藤所含成分进行了细致分析。

（十四）张纬江

张纬江为上海医科大学药学院教授，为早期的雷公藤化学研究生，重点从事雷公藤萜类研究，从福建雷公藤的去皮根部分离得到7种三萜成分，6种二萜成分；又从湖北产的根部提取2个二萜成分，分别为雷公藤内酯醇和雷公藤内酯酮，并做了深入研究。对其三萜热点之一的雷公藤红素药理亦做了很多工作。

（十五）杨春欣

杨春欣为复旦大学附属中山医院主任药师。他全面地对雷公藤二萜、雷公藤三萜、雷公藤生物碱进行了化学分离，有较充实的雷公藤化学单体库，并提供众多雷公藤研究者做了相关的临床和药理工作。在与日本津村株式会社协作研修期间共同发现了三萜类新单体去甲泽拉木醛，并具有较佳的药理活性。

（十六）高其品

高其品为长春中医药大学教授。重点从事东北雷公藤的化学研究，从黑蔓木质部中分得雷公藤内酯甲、雷公藤内酯乙、β-谷甾醇和卫矛醇等物质。

四、药理研究者

（一）顾芝萍

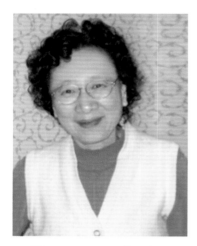

图1-3-63　顾芝萍研究员

顾芝萍（图1-3-63）为中国科学院上海药物研究所研究员。以体外细胞培养技术对雷公藤的雄性抗生精作用、睾丸毒性做了深入的研究。对雷公藤的二萜和三萜化合物研究表明，抗生育作用与其对睾丸间质细胞和支持细胞的毒性无关，与其杀精作用也不相关。证明可影响生精过程中精子细胞发育，对精子获能、顶体反应和精卵结合有抑制作用。

（二）左建平

左建平为中国科学院上海药物研究所研究员。重点成就在于研究新型免疫抑制剂——（5R）-5-羟基雷公藤内酯醇（LLTD-8）的作用机制研究，证明LLTD-8具有抗移植排斥作用、免疫抑制功能等，是一种具有我国自主知识产权治疗多种自身免疫性疾病的新型免疫抑制剂。

（三）郑家润

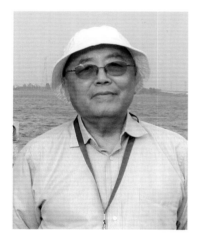

图1-3-64　郑家润半身照

郑家润（图1-3-64）为中国医学科学院研究所研究员。20世纪70年代初，从临床药理开始着手研究，配合雷公藤制剂的研制进行药效及毒性安全检测，结合雷公藤几大类化合物的分离做药理、毒理筛选，确定抗炎免疫抑制活性的有效部位，全过程参与雷公藤多苷的研制，发现雷公藤抗生精活性，率先研究了雷公藤总苷对雄性和雌性大鼠生殖系统的影响，确证雷公藤对雄性生殖上皮最敏感部分为成熟精子，参与国家计划和生育委员会"七五""八五"攻关课题相关项目。这对临床各科的促进很有裨益。

（四）张罗修

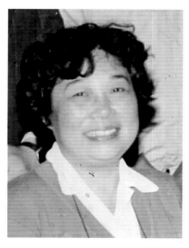

图1-3-65　张罗修教授

张罗修（图1-3-65）为上海医科大学药学院教授[11]。他比较早期地开展了雷公藤红素的药理研究，可以说是"雷公藤红素药理研究的第一人"，重点是研究雷公藤红素对胶质性关节炎的作用，并证明雷公藤红素对IL-1、IL-2

等活性及 PGE_2 释放的抑制作用。张罗修对雷公藤多苷治疗自身免疫反应鼠的疗效机制的研究亦颇有心得。

（五）张登海

张登海为第二军医大学附属公利医院研究员。其团队的徐莉敏（图1-3-66）和彭彬（图1-3-67）医师重点从事雷公藤红素药理研究。他们发现雷公藤红素能治疗多种白血病和实体癌症；防治术后认知功能障碍；改善实验性过敏性脑脊髓炎；改善胰岛素抵抗和治疗肥胖。研究表明 HSP90 和 MD2 可能是雷公藤红素的直接靶点。

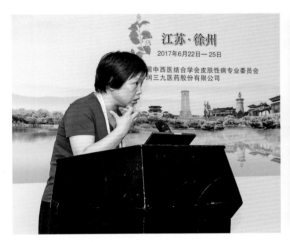

图1-3-66　徐莉敏主任在做学术报告

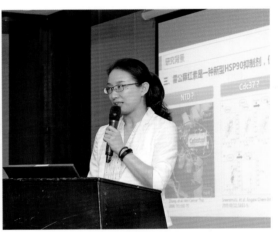

图1-3-67　彭彬副主任医师在做学术报告

（六）邓文龙

邓文龙为四川省中医药科学院研究员。自20世纪70年代他就系统地研究了昆明山海棠药理，结合火把花根片及昆仙胶囊的研制对免疫功能的影响，抗炎作用，治疗恶性肿瘤、慢性肾炎、银屑病的作用等药理均进行了探讨。

（七）林健

林健为上海交通大学生命科学院兼职教授，江苏美通制药有限公司董事长。多年来结合雷公藤多苷和 TP 进行了药理研究，并发现有许多药理靶点，包括免疫抑制、抗炎效应，特别对治疗多发性硬化、狼疮性肾炎、恶性肿瘤作用做了很多实验药理工作。

（八）李乐真

李乐真为湖北省中医研究院中西医研究所研究员。他结合 RA 的治疗做了较广泛的药理研究工作，对雷公藤抗肿瘤实验亦颇擅长。他对雷公藤根、茎、叶、花的免疫药理，TP 的抗炎镇痛及免疫药理亦做了深入研究。

（九）黄添友

黄添友为第一军医大学中医系中西医结合研究室教授，是早年对雷公藤药理的研究者。他除了抗炎、镇痛、免疫调节药理研究之外，对雷公藤与垂体-肾上腺皮质轴的关联颇有创建，对胸腺萎缩与雷公藤之间的关联免疫应答亦颇有见解。

（十）左冬梅

左冬梅为白求恩医科大学微生物教研室教授[12]。他对东北雷公藤进行了广泛的药理研究，且说明东北雷公藤的抗炎与免疫调节的药理活性，对东北雷公藤与胸腺形态与结构的影响，对胸腺功能的影响及对胸腺萎缩的可逆性等都做了详细的观察。

（十一）匡彦德

匡彦德为上海医科大学生理教研室教授[13]，是早年雷公藤免疫药理研究者。他结合系统性红斑狼疮等免疫发病机制进行研究。早期的雷公藤对IL-2的产生和IL-2受体表达的抑制作用（1988年）受到同行的赞许。

（十二）陈凯先

陈凯先（图1-3-68）为中国科学院上海药物所院士。1992年陈凯先院士首先报告三萜类化合物萨拉子酸对艾滋病病毒HIV-1具有显著的生物活性，他还发现萨拉子酸对HIV-1重组逆转录酶相关的逆转录有抑制活性，此后还发现雷公藤福定和新雷公藤福定同样有显著的抗HIV-1活性。北京协和医院艾滋病治疗中心应用雷公藤多苷治疗艾滋病患者成功的报道，显示雷公藤抗艾滋病有广阔的研究空间。

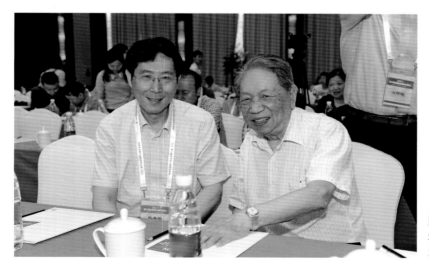

图1-3-68　陈凯先院士和陈可冀院士在雷公藤学术会议上

（十三）虞海燕

虞海燕为浙江医科大学附属邵逸夫医院教授,较早的免疫药理研究者,特别是对雷公藤治疗红斑性狼疮免疫机制研究。他采用雷公藤碱戊、去甲泽拉木醛等单一化合物对系统性红斑狼疮患者B细胞免疫功能的体外实验研究有很好的发现。

（十四）吴京海

吴京海(图1-3-69)原在上海医科大学附属中山医院工作,现在美国俄亥俄州州立大学肿瘤研究中心任研究员。他对雷公藤治疗红斑狼疮体液免疫的研究有一定体会,注重红斑狼疮B细胞功能的研究。应用雷公藤红素对相关免疫实验做了有意义的工作,对黏附分子、补体水平的影响亦做了探讨。

（十五）郑幼兰

郑幼兰(图1-3-70)为福建省医学科学研究所研究员[14]。他较早地从事雷公藤药理工作,对雷公藤内酯醇的抗炎及免疫调节早期即有全面的研究;对雷公藤碱、雷公藤新碱、"碱C"的免疫功能及其毒性亦有详细的观察;对相关雷公藤制剂及其单一化合物及其粗提取物亦做了较多研究,其重点放在抗炎及免疫抑制等方面。

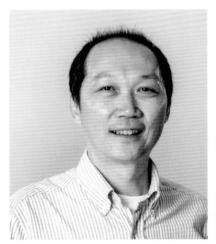

图1-3-69 吴京海研究员

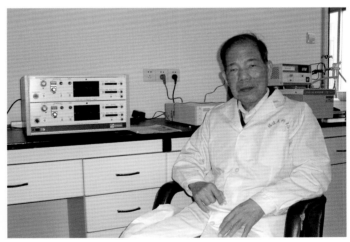

图1-3-70 郑幼兰在实验室

（十六）张陆勇、江振洲

中国药科大学安登魁、张正行、李世壮等教授早期参加雷公藤总苷的结构鉴定和质量控制工作及参与雷公藤氯内酯醇的结构定性工作。近年来张陆勇(图1-3-71)、江振洲(图1-3-72)二位教授研究了TP对肝脏、肾脏及两性生殖系统毒性作用的分子机制、二萜类、三

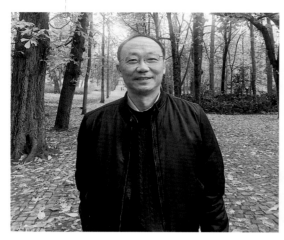

图1-3-71　张陆勇研究员

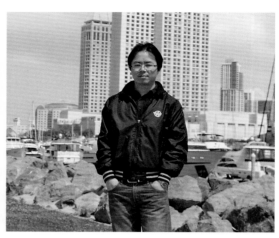

图1-3-72　江振洲研究员

萜类和生物碱类成分的毒理作用做了总结工作,并且对其TP的药代动力学和毒代动力学也做了前瞻性研究。后德辉教授,1980年开始从事雷公藤的药理研究。早期证实雷公藤总苷能明显抑制大鼠琼脂性关节肿胀;雷公藤总苷具有阻断组胺与5-羟色胺对豚鼠回肠的兴奋作用。

(十七)钦丹萍

钦丹萍为浙江中医药大学附属第一医院消化内科教授。他在以溃疡性结肠炎大鼠模型为对象,发现调控TLR4/MyD88依赖途径及TLR4/MyD88非依赖途径是雷公藤多苷抗炎机制之一,同时发现6个miRNA与大鼠肠道炎症发病密切相关,分别是miR-146a-5p、miR-146b-5p、miR-126a-3p、miR-21-5p、miR-200b-3p和miR-145-5p,而雷公藤多苷对这些miRNA具有上调或下调作用。

五、毒理学及药代动力学研究者

(一)毒性作用的研究

许多雷公藤药理工作者都进行了毒性作用的研究,其中值得提出的有湖北省中西医结合研究所许静亚研究员对雷公藤急慢性毒性试验,特殊的毒性试验如致畸试验、致突变试验、致癌作用等早期做了许多示范性工作,对雷公藤的进一步研究做了许多贡献。

(二)毒性的病理学研究

同济医科大学法医学系黄光照教授(图1-3-73)和李玲教授在雷公藤研究早期即做了许多开拓性毒理工作,包括对免疫器官的损害,对心、肝、肾的影响,对骨髓和血液系统的损害,对生殖系统的损害等。其研究生及弟子目前已是雷公藤毒理学研究的骨干力量,他们中有宁波大学医学院病理学教研室韦登明教授、张东教授，复旦大学上海医学院法医系陈龙教授，同济医科大学法医系刘良教授等。

（三）其他相关研究

中国科学院上海药物所任进研究员（图1-3-74）对TP及其衍生物的代谢和转化特征在其毒性中的作用研究很有造诣，曾获全国第六届雷公藤学术会议优秀论文一等奖。

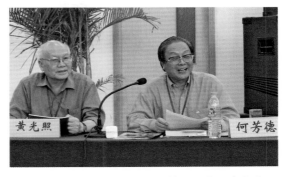

图1-3-73　黄光照教授在主持雷公藤学术会议

复旦大学附属中山医院徐力红和陈秋潮二位教授、福建省医学科学研究所郭舜民教授等对TP都做了药代动力学研究。复旦大学附属华山医院冯树芳、杨勤萍（图1-3-75）、黄岚等教授在研究雷公藤对红斑狼疮所致女性内分泌毒性及骨密度减低同时，他（她）们对"增效减毒"亦做了全面的总结。

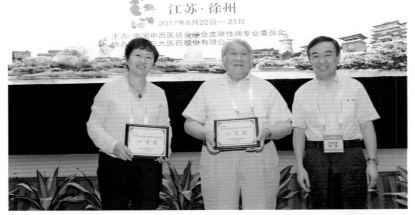

图1-3-74　任进研究员（左一）获优秀论文一等奖

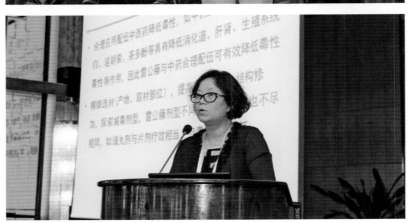

图1-3-75　杨勤萍教授在做雷公藤不良反应的学术报告

21世纪以来，众多海外华人学者与国内不少少壮派精英借助新技术、新方法对雷公藤的基础理论和实验研究亦做出了出色贡献，对雷公藤进一步研究发挥了重大作用。

第三节　社会活动、行政管理和著书立说

一、社会活动

（一）雷公藤学术会议组织者

以中国中西医结合学会名义主持召开过六届全国雷公藤学术会议。前三届由中国中西医结合学会风湿病专业委员会主办，组织者有天津市中西医结合津华风湿类疾病医院王兆铭院长，河北唐山市华北煤炭医学院中西医结合医院郭晓庄院长（图1-3-76），哈尔滨医科大学第二临床医学院副校长张凤山教授（图1-3-77）等；复旦大学附属中山医院皮肤科主任秦万章教授，上海国际医疗咨询中心王绪辉教授（图1-3-78），湖北省地质医院风湿病治疗中心李瑞琳主任。主持、主办组织第一至三届会议的尚有湖北省中医药研究院中西医结合研究所所长舒达夫教授，南京军区南京总医院中医科主任于德勇教授。近三届由中国中西医结合学会皮肤性病专业委员会主办，组织者有复旦大学附属中山医院秦万章教授，上海长征医院温海教授，长海医院顾军教授，上海中医药大学附属岳阳中西医结合医院李斌教授。同时诸多企业家及相关行政领导，为组织第四至六届全国雷公藤学术会议亦花费了很多心血和财力。他（她）们有江苏美通制药有限公司林健董事长，福建省汉堂生物制药股份有限公司姜建国总经理（图1-3-79），华润三九医药股份有限公司市场部吴若飞总监（图1-3-80）等都做出杰出贡献。他（她）们不仅是雷公藤事业的社会活动家，同时又是

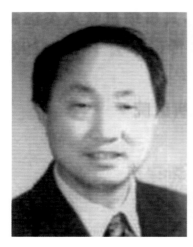
图1-3-76　郭晓庄院长

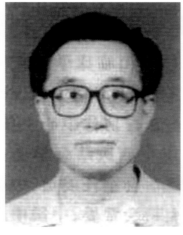
图1-3-77　张凤山教授

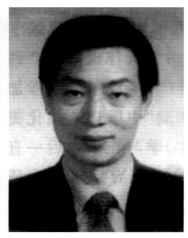
图1-3-78　王绪辉教授

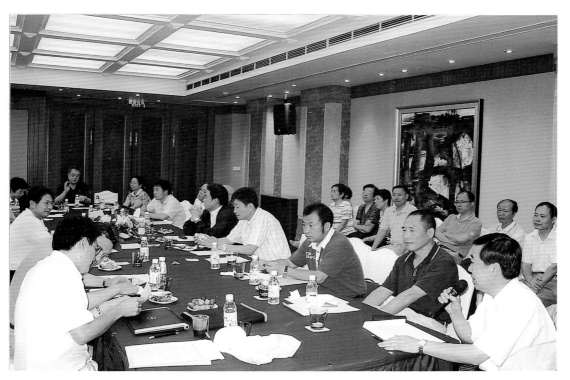

图 1-3-79 姜建国总经理（右三）在雷公藤会议审稿会上

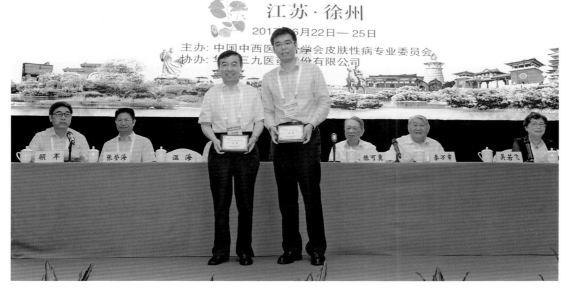

图 1-3-80 吴若飞总监（右）获中国中西医结合学会突出贡献奖

雷公藤研究的实干家。

（二）雷公藤研究会

　　中国中西医结合学会雷公藤研究会历经六届,其前身是中国雷公藤研究协作组,曾更名中国雷公藤研究组,隶属于中国中西医结合学会。这一社会团体可以说是全国雷公藤杰出研究者集中之家,孕育和造就许多新的雷公藤研究精英,亦是雷公藤研究者的摇篮。早期中国雷公藤研究协作组人才辈出,先逝的首创雷公藤去皮根治疗RA的周承明国医大师,著名的雷公藤治疗麻风反应的研究者之一的福建省皮肤病研究所邵康蔚所长,雷公藤社会活动家、实践家洪湖市中医院李瑞琳院长,雷公藤治疗肾脏病先贤黎磊石院士,著名风湿病大师北京协和医院张乃峥教授,中国中西医结合风湿病专业委员会主任委员中国雷公藤研究协作组组长、天津津华风湿类疾病医院王兆铭院长,对他们逝世和功绩表示深切怀念和崇高敬意。领导成员中尚有雷公藤病理之父同济医科大学法学系黄光照教授,雷公藤治疗风湿病前辈南京军区南京总医院于德勇教授,湖北省中医研究院中医结合研究所风湿病专家兼理论家舒达夫所长曾编著第一本雷公藤专著《雷公藤研究与临床应用》,该所尚有雷公藤研究药理专家李乐真、化学家程自珍研究员等,并对雷公藤片的开发研究贡献很大精力。于2017年在徐州成立的新一届中国中西医结合雷公藤研究会,荣誉主任委员及正副主任委员有秦万章、温海、张登海、李援朝、郑家润、林健、顾军、李斌、李明等教授;秘书长为杨春欣、杨勤萍、朱红梅等教授。主要委员尚有李铁男、斯金平、邓文龙、何黎、吴绍熙、涂胜豪、任进、董兴刚、钦丹萍、吴若飞、王强、张凤喜、许爱娥、李春英、郑志忠、陈达灿、范瑞强、张玉环、刘玮、李恒进、涂彩霞、万屏、王秀丽、王宏伟、施伟民、姜文成、彭勇、吕迁洲、张理涛、宋坪、宋秀祖等全国委员共53人(图1-3-81),他(她)们对组织雷公藤研究协作攻关,踊跃参加雷公藤专

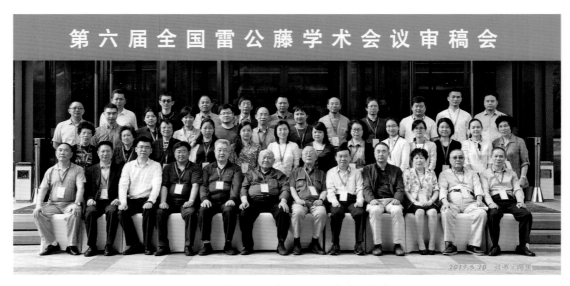

图1-3-81　中西医结合雷公藤研究会全体成员

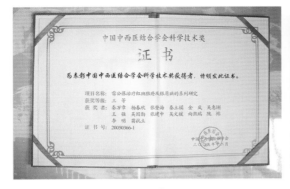

图1-3-82　获奖证书

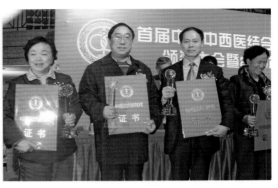

图1-3-83　获雷公藤研究成果奖

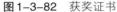

图1-3-84　获雷公藤研究突出贡献奖委员

题的学术交流、著书立说并积极参与雷公藤基础和临床研究实践,都取得较多成果和奖励(图1-3-82、图1-3-83)。第六届全国雷公藤学术会议召开之时,有18名委员获得中国中西医结合学会突出贡献奖(图1-3-84、图1-3-85),12名委员获优秀论文一至三等奖。因雷公藤研究获全国、省部级科技奖的亦屡见不鲜。他(她)们中几乎都是雷公藤研究相关项目的领军人物,正在为雷公藤研究发展和开拓发挥应有的贡献。

(三)学会及相关领导

中国中西医结合学会领导、荣誉会长陈可冀院士和陈凯先院士十分关切雷公藤研究的发展和成长,亲自为大会汇编题词,亲临大会致辞、指导,并详细聆听会议的发言,对雷公藤研究者是一个很大的促进和鼓励。众多院士、领导和专家们为大会题词,代表总会颁发突出贡献奖和优秀论文奖,他们中有中国中西医结合学会副会长沈自尹院士(图1-3-86),中国科学院上海药物

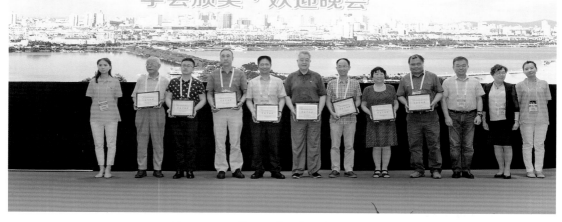

图1-3-85　获雷公藤研究突出贡献奖委员

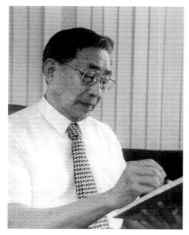

图1-3-86　沈自尹院士

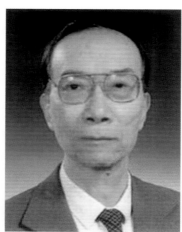

图1-3-87　谢毓元院士

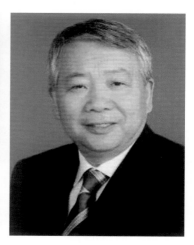

图1-3-88　丁健院士

所谢毓元院士（图1-3-87），丁健院士（图1-3-88），上海长征医院廖万清院士（图1-3-89），上海中医药大学原校长施杞教授（图1-3-90），现任校长徐建光教授（图1-3-91），上海科协副主席、复旦大学附属中山医院原院长杨秉辉教授（图1-3-92），中国中西医结合学会副会长王文健教授（图1-3-93）等，他们为雷公藤大会召开和研究均增添了荣耀与光彩，很受大家鼓舞。

（四）雷公藤研究巡讲团

中国中西医结合皮肤性病专业委员会和华润三九医药股份有限公司共同组织雷公藤巡讲团分别去上海、沈阳、青岛、重庆等城市去演讲，很有成效。组织者有秦万章、温海、李

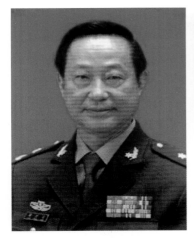

图1-3-89　廖万清院士

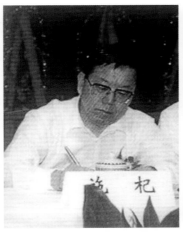

图1-3-90　施杞教授

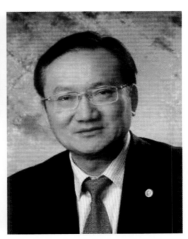

图1-3-91　徐建光教授

铁男、杨春欣、李明、李斌等
教授，企业家杨金兵市场总
监。这些社会活动对推动雷
公藤研究的发展、宣扬雷公
藤研究的特色和成就都发挥
着极佳的作用。

二、行政管理

江苏省卫生厅副厅长的
盛天任同志（图1-3-94），20

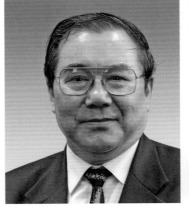

图1-3-92　杨秉辉教授

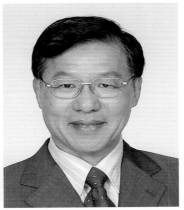

图1-3-93　王文健教授

世纪70年代任中国医科学院皮肤病研究所一把手，他深入调研，具体领导，关心、鼓励、支持
雷公藤研究，协调解决该所雷公藤研究攻坚时期各种困难，支持并组织、推动江苏、福建两省
协作研究，推进雷公藤总苷的研制与鉴定，组织雷公藤多学科协作研究，在雷公藤研究进程

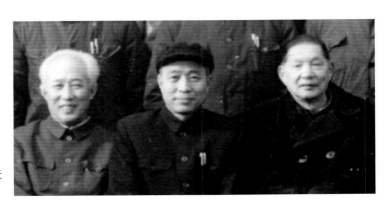

图1-3-94　张乃峥（左）、盛天
任（中）、李洪迥（右）

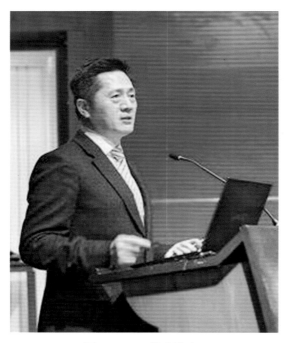

图1-3-95　樊嘉院士

中发挥过重要和关键的作用。复旦大学附属中山医院杨秉辉院长对中日雷公藤研究协作及现任的樊嘉院长（图1-3-95）对雷公藤进一步深入研究都发挥了有力领导和支持作用。素有"雷公藤之乡"的福建泰宁县县长廖小华女士（图1-3-96）对组织第五届全国雷公藤学术会议花费了很多心血，对领导全县雷公藤种植、炮制和开发亦付出很多精力。

三、著书立说

（1）由中国科学技术出版社出版，李瑞琳、舒达夫主编的《雷公藤研究与临床应用》。主要骨干尚有湖北省中医研究院中西医结合研究所的许静亚教授、李乐真教授、程

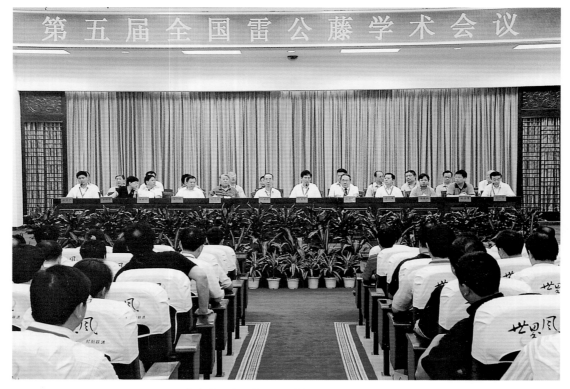

图1-3-96　廖小华县长（左二）主持第五届全国雷公藤学术会议

志珍教授；同济医科大学附属同济医院刘沛霖教授、李玲教授、黄光照教授等。

（2）由文汇出版社出版，秦万章主编的《雷公藤治病顾问》。主要编写人员有王强、向熙瑞、李明、吴文媛、吴京海、徐力红、杨春欣、秦立模、吴国勤、隗祎等教授及主任。

（3）由湖北省雷公藤研究协作组主编的《雷公藤研究——治疗类风湿关节炎资料汇编》。编写者有湖北省中西医结合研究所程自珍、张汉贞、李乐真、陈芍芳、舒达夫等研究员；湖北省中医学院张世芳、张丽仙等诸教授；洪湖市中医院周承明、马志雄、李瑞琳等主任。

（4）由中国农业出版社出版，涂育全、许可明、姜建国、江锦红编著的《雷公藤——栽培与利用》。该书对雷公藤野生转家种，雷公藤的生物学特性与生理特性等做了全面的叙述，作者均为福建武夷山区雷公藤之乡的雷公藤植物研究实践家。

第二篇

地理分布及人工栽培

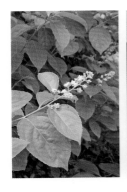

第一章
雷公藤属植物的中国地理分布

药用雷公藤包括卫矛科雷公藤属植物雷公藤、昆明山海棠和东北雷公藤[1,2]。雷公藤和昆明山海棠在化学、药理和临床方面有大量的研究，并有中成药制剂生产，因此是本章论述的重点。

第一节　药用雷公藤植物地理分布与分类

通过系统地收集相关文献，在查阅网络标本馆和实体标本馆馆藏标本的基础上，开展了雷公藤资源调查（图2-1-1）。考察区域涉及12省30余市（县）[3,4]，结果如下。

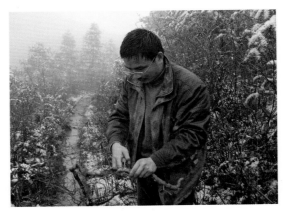

图2-1-1　科技人员野外采样

一、雷公藤

雷公藤产于我国浙江、安徽、湖南、福建、湖北、江西、安徽、台湾、江苏、广西等地，日本、朝鲜也有分布。多生长于海拔300～500 m以下背阴多湿稍肥的山坡、山谷、溪边灌木林、次生杂木林、毛竹林中，在田头、地角、田坎上也有分布。以散生为主，未见大面积群落。有的产区现在很难找到该种植物，如浙江青田石门洞林场，方圆10平方千米范围内，只发现2株；浙江舟山市朱家尖、桃花岛等地，该种植物已基本绝迹；湖北通城曾经是雷公藤原料主要供给地，现在采样都十分困难；浙江、福建、江西、湖北等地区，野生雷公藤资源也逐渐面临枯竭（图2-1-2）。

作者：本章由斯金平、康云编写。

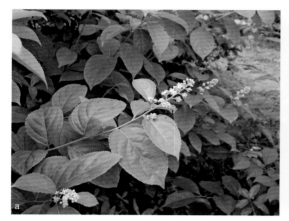 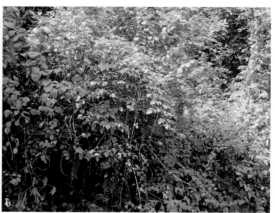

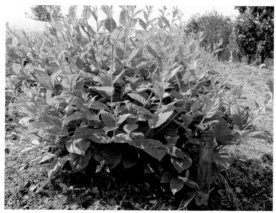

图2-1-2　雷公藤

a.雷公藤花　b.野生雷公藤(宁波天童寺)　c.雷公藤嫩叶形态(丽水莲都)

二、昆明山海棠

昆明山海棠产于四川、云南、贵州,以及浙江、安徽、湖南、广西、江西海拔500～800 m以上山地,野生资源比较丰富,四川德昌、江西遂川等地均有大面积的野生群落。但该种资源破坏十分严重,如遂川县戴家埔乡,原产药材其根粗常在10 cm以上,但现在5 cm以上的也已经很少见,该种在四川的资源情况也不容乐观(图2-1-3)。

三、东北雷公藤

东北雷公藤分布中心在吉林和辽宁的长白山,生长于1 100～2 100 m山地,朝鲜和日本也有分布,长白山上有较大面积的野生群落。东北雷公藤尚未完全开发,野生资源保护得比较好,由于分布区较狭小,资源蕴藏总量不足(图2-1-4)。

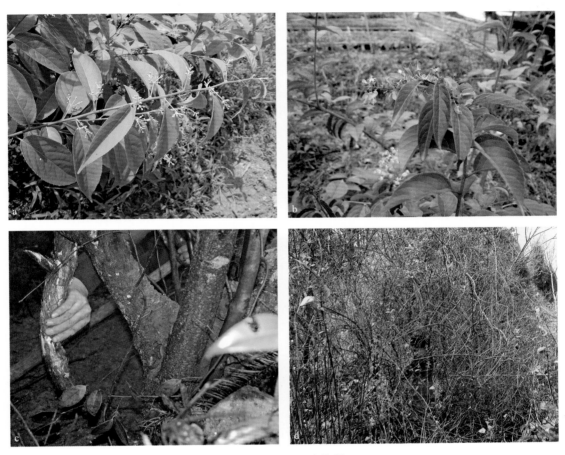

图2-1-3　昆明山海棠

a. 昆明山海棠花　b. 昆明山海棠果　c. 野生昆明山海棠（湖南新宁）　d. 昆明山海棠群落（云南）

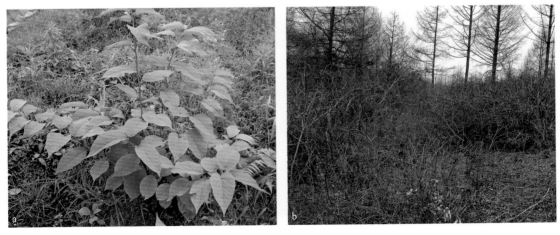

图2-1-4　东北雷公藤

a. 东北雷公藤　b. 东北雷公藤群落（吉林通化）

四、药用雷公藤的分类[4]

除雷公藤、昆明山海棠和东北雷公藤外,分布于浙江和福建等地海拔300～500 m的雷公藤属植物,其形态特征介于雷公藤与昆明山海棠之间,暂且将这些雷公藤属植物定义为中间型雷公藤,其正式的分类学地位留待后续研究[5]。

(一)药用雷公藤检索表

1. 一年生小枝红棕色,叶片纸质,叶背无白粉,萌蘖性好,幼期灌木状明显、藤蔓性差
   ……………………………………………………………………………… 雷公藤
1. 一年生枝暗红棕色,叶片薄革质,叶背白粉明显或少或无,幼期灌木性状差、藤蔓性好
2. 叶背白粉少或无,翅果果体较宽大,占全长的1/2以上,中央脉及2侧脉共5条,分离较疏,占翅宽2/3 ……………………………………………………… 中间型雷公藤
2. 叶背白粉明显,翅果果翅宽大,果体短窄,果体约占翅果全长的1/2,中央脉及侧脉共3条,中脉明显,侧脉稍短,与中脉密接 ……………………………… 昆明山海棠

(二)雷公藤

落叶藤本灌木,高3 m,小枝红棕色,具4～6棱,密被瘤状皮孔及锈色短毛。根皮橙黄色。单叶互生,叶片椭圆形或宽卵形,长4.5～13.6 cm,宽3～8 cm,先端急尖或短渐尖,基部近圆形或阔楔形,边缘具锯齿,叶脉4～7对,稍凸出,达叶缘后稍上弯,脉上疏生锈褐色柔毛,叶柄长3～15 mm,密被锈色毛。聚伞圆锥花序顶生或腋生,长1.5～18 cm,花序、分枝及小花梗均被锈色毛,花序梗长0.5～10 mm,小花梗长3～5 mm;花白色或白绿色,直径3～5 mm;萼片先端急尖;花瓣长方卵形,边缘微蚀;花盘略5裂;雄蕊插生花盘外缘,花丝长达3 mm;子房具3棱,花柱柱状,柱头稍膨大,3裂。翅果长圆形,长1～1.5 cm,直径1～1.2 cm,中央脉及2侧脉共5条,分离较疏,占翅宽2/3,小果梗细圆,长达5 mm;种子黑色,细柱状(图2-1-2)。

(三)昆明山海棠

与雷公藤的主要区别:一年生枝暗红棕色,叶片薄革质,叶背白粉明显,翅果果翅宽大,果体短窄,果体约占翅果全长的1/2,中央脉及侧脉共3条,中脉明显,侧脉稍短,与中脉密接,幼期灌木性状差、藤蔓性好(图2-1-3)。

(四)中间型雷公藤

与雷公藤的主要区别:一年生枝暗红棕色,叶片薄革质,幼期灌木性状差、藤蔓性好(图2-1-5)。

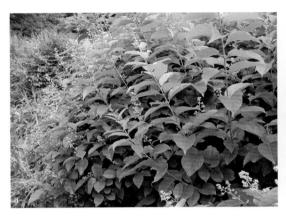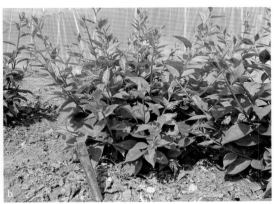

图2-1-5 中间型雷公藤

a. 中间型雷公藤花 b. 中间型雷公藤嫩叶形态（泰宁）

（五）药用雷公藤的生物特性及化学成分分析

1. 生物特性

雷公藤植株萌蘖能力强，苗木幼林直立性（灌木性状）好，在浙江低海拔地区种植药材产量最高（2年生植株全根鲜重达1 303 g，比中间型雷公藤高41.6%，比昆明山海棠高382.6%）；中间型雷公藤植株萌蘖能力中等，苗木幼林直立性（灌木性状）差，藤蔓性好，适合在浙江及类似地区生长；昆明山海棠植株萌蘖能力弱，苗木幼林直立性（灌木性状）差，藤蔓性好，不适合在浙江及类似地区生长（表2-1-1）。

表2-1-1 药用雷公藤的区别与地理分布

类型	主要形态特征及生物特性	地理分布
雷公藤	叶片较小，叶背无白粉，叶面起皱不平；1年生枝条红棕色。枝较细、髓心小，皮孔细密。 植株萌蘖能力强，苗木幼林直立性（灌木性状）好，适合在浙江及类似地区生长。	浙江莲都、缙云、云和、青田、松阳、鄞州、新昌、上虞、义乌、永康、平阳、乐清，湖北通城，通常分布在海拔500 m以下。
中间型雷公藤	叶片大小不一，叶背白粉少或无，接近典型雷公藤；1年生枝条暗红棕色，与典型昆明山海棠一致。 植株萌蘖能力中等，苗木幼林直立性（灌木性状）差，适合在浙江及类似地区生长。	浙江景宁、缙云、庆元、遂昌、松阳、永康、江山、开化，福建泰宁，安徽黄山，江西萍乡，通常分布在海拔300 m以上。
昆明山海棠	叶片较大，叶背白粉明显；1年生枝条暗红棕、粗壮、髓心大，皮孔粗大。 植株萌蘖能力弱，苗木幼林直立性（灌木性状）差，不适合在浙江及类似地区生长。	四川德昌，江西遂川，云南昆明，贵州雷山，湖南新宁，通常分布在海拔800 m以上。

2. 化学成分分析

HPLC指纹图谱显示，不同药用雷公藤主要化学成分基本一致，各种化学成分的质量分数及其稳定性存在差异(表2-1-2)。从TP在木质部和根皮的平均质量分数看,雷公藤、昆明山海棠及其中间类型之间没有明显差异,雷公藤个体间的变异幅度较小,昆明山海棠个体间的变异幅度较大,中间型雷公藤的变异幅度最大[6~8]。

表2-1-2　雷公藤植物类型与TP质量分数的关系

类型	样本数	木质部TP质量分数($\mu g/g$)		根皮TP质量分数($\mu g/g$)	
		均值	变幅	均值	变幅
雷公藤	42	9.8	1.9～24.9	34.4	8.3～69.0
中间型雷公藤	56	12.5	1.0～47.0	34.6	2.3～135.8
昆明山海棠	16	13.7	2.0～58.3	30.3	5.4～103.0

第二节　雷公藤遗传多样性

在种质资源调查的基础上,丽水市林业科学研究院完成浙江莲都区、景宁县、缙云县、云和县、青田县、庆元县、遂昌县、松阳县、鄞州区、新昌县、义乌市、武义县、江山市、开化县、平阳县、乐清市、临安市,以及福建泰宁,江西萍乡、遂川,安徽黄山,云南昆明,贵州雷山,湖南新宁,湖北通城,四川德昌,吉林通化等10省27个县市雷公藤种质资源的收集、保存,建立了种质资源库,开展了遗传多样性研究[9~12]。样品来源详见表2-1-3。

表2-1-3　雷公藤遗传多样研究样品来源及编号

类型	种源	样本编号
雷公藤	浙江莲都(LD)	14、19、20、30、56
	湖北通城(TC)	142、144、145、149、151
	浙江江山(JS)	40、41、42、43、44
	浙江苍南(CN)	72、73、74、75、76
	浙江乐清(LQ)	67、68、69、70、71
	浙江义乌(YW)	78、79、80、81、82
	浙江云和(YH)	50、51、52、53、54
	浙江松阳(SY1)	57、58
	浙江缙云(JY1)	33、34、37

（续表）

类型	种源	样本编号
中间型雷公藤	浙江开化（KH）	45、46、47、48、49
	浙江景宁（JN）	24、85、87、90、91
	浙江遂昌（SCH）	62、63、64、65、66
	浙江庆元（QY）	22、23、95、96、97
	浙江武义（WY）	98、99、100、101、102
	浙江松阳（SY2）	59、60、61
	浙江缙云（JY2）	35、36
	江西萍乡（PX）	190、191、192、193、195
	安徽黄山（HS）	206、207、208、209、217
	福建泰宁（TN）	109、112、113、114、115
昆明山海棠	云南昆明（KM）	119、120、122、123、124
	湖南新宁（XN）	126、129、132、134、138
	贵州雷山（LSH）	158、159、164、168、169
	江西遂川（JGS）	196、197、198、200、203
东北雷公藤	吉林通化（DB）	172、179、180、182、H

通过10条随机引物对雷公藤属植物进行RAPD（随机扩增DNA片段多态性）分析，共检测到128个位点，位点扩增片段长度在200～2 000 bp之间，其中123个为多态性位点，占总位点的96.09%，用POPGENE32软件计算各遗传参数，居群的聚类图见图2-1-6。

在昆明山海棠与雷公藤种的水平上考察，昆明山海棠4个居群多态性位点97个，占全部位点的75.78%，各居群间的基因多样度（Ht）0.237 7，大于居群内遗传多样度（Hs）0.101 1，居群间分化指数 $Gst=0.574\ 6$；雷公藤（含中间型）的多态性位点为107，占全部位点的83.59%，各居群间的基因多样度（Ht）0.225 8，也大于居群内遗传多样度（Hs）0.060 2，居群间分化指数 $Gst=0.574\ 6$。有趣的是，Nei's遗传一致性在0.883 0～0.969 5之间的浙江产雷公藤各居群间也有较强的遗传分化（$Gst=0.584\ 2$）。说明了在这两个种下各居群间产生了非常高的分化，种内存在着丰富的遗传多样性。这为进一步寻找优良种质资源提供了理论依据。

所得到的全部个体遗传关系聚类图（图2-1-7）与所有居群UPGMA聚类图在遗传结构与遗传关系上有比较好的一致性。通过后者可以清楚地将整个群体分为3个部分，5个东北雷公藤个体聚在一起；昆明山海棠聚在一起；浙江产雷公藤与中间类型聚在一起。

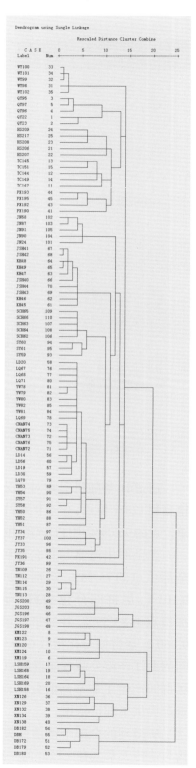

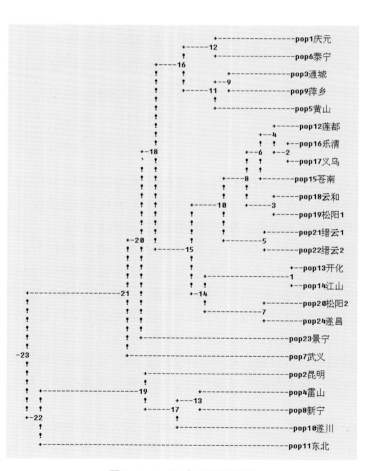

图2-1-6　24个居群聚类图

图2-1-7　全部雷公藤个体的聚类图

第三节　雷公藤与昆明山海棠形态变异规律[4]

一、叶片大小

传统的分类学把叶片大小作为雷公藤与昆明山海棠分类的主要依据,认为雷公藤叶片较小,通常在 8 cm 以下;昆明山海棠叶较大,长多在 10～16 cm 之间。我们对 20 个不同种源的雷公藤、昆明山海棠单株叶片进行了研究。结果表明不同种源雷公藤、昆明山海棠叶片存在明显差异,特别是叶片大小和叶柄长度(图2-1-8),但这些差异是连续的(图2-1-9)。进一步研究与生存环境相关性发现,海拔高度对叶片大小有显著的影响,海拔高的种源叶片比低海拔的要大。

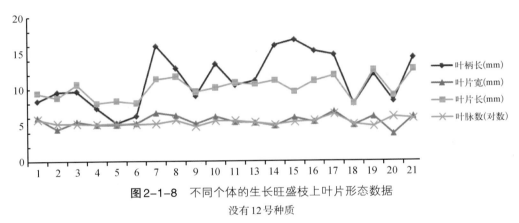

图2-1-8　不同个体的生长旺盛枝上叶片形态数据
没有12号种质

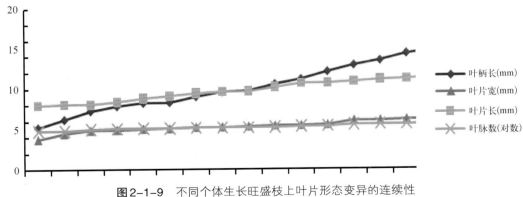

图2-1-9　不同个体生长旺盛枝上叶片形态变异的连续性

二、花序大小

花序大小也是传统分类学区分雷公藤与昆明山海棠的主要依据,《中国植物志》记载,

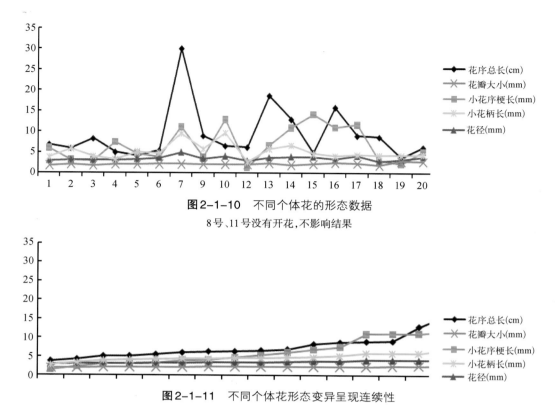

图2-1-10 不同个体花的形态数据

8号、11号没有开花,不影响结果

图2-1-11 不同个体花形态变异呈现连续性

雷公藤花序多短小,长多在5～7 cm之间;昆明山海棠花序长大,长通常在8 cm以上。开白花的昆明山海棠与雷公藤比较,花序总长、小花花柄长度、小花序梗长确实存在明显差异(图2-1-10),但这些差异也是连续的(图2-1-11)。

三、叶背白粉

叶背白粉是区分雷公藤与昆明山海棠的主要依据,《中国植物志》记载雷公藤叶背没有白粉,昆明山海棠叶背常被白粉呈灰白色,偶为绿色。《中国高等植物图鉴》认为白粉是昆明山海棠区别于雷公藤的主要依据。据我们的观察,叶背白粉从无到有也是连续的。126、129、134、156、159号样本白粉很厚,12、46、148、153、103号样本叶背无白粉,其余为中间类型。进一步研究表明,白粉的有无与海拔高度存在显著的相关性,海拔越高白粉越多。

四、叶片厚度

不同种源雷公藤、昆明山海棠叶片厚度也存在较大差异,但其厚度从纸质到薄革质也存在渐变过程。昆明山海棠与中间型雷公藤叶片较厚,雷公藤叶片较薄(图2-1-12)。

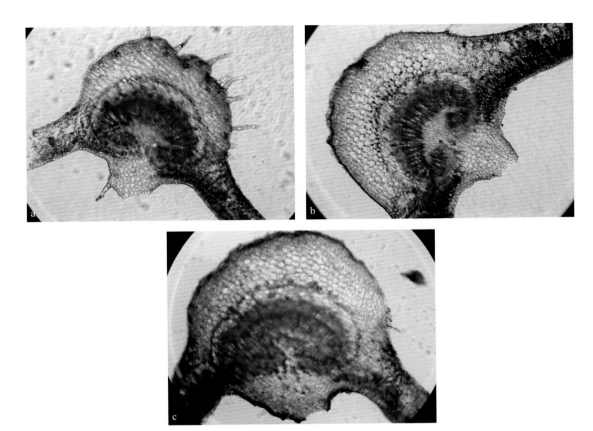

图2-1-12 不同种源雷公藤、昆明山海棠叶脉与叶肉比较
a.雷公藤叶片厚度 b.中间型雷公藤叶片厚度 c.昆明山海棠叶片厚度

五、叶片气孔

不同种源雷公藤、昆明山海棠叶片皮孔也存在较大差异,但其也存在渐变过程(图2-1-13)。

六、嫩叶颜色

通过对10省27个县市219个单株雷公藤、昆明山海棠嫩叶进行比较,雷公藤嫩叶颜色有嫩绿、紫红、草绿等颜色(如109号、117号),均来自福建泰宁。109号嫩叶紫红色,117号嫩叶嫩绿色,两者差异十分明显。

七、种翅颜色

雷公藤、昆明山海棠种翅颜色有嫩绿、棕红2种颜色,浙江、福建、江西、安徽、贵州、湖南、湖北等地其种翅颜色为嫩绿色,四川德昌、昆明其种翅颜色为棕红色,俗称"火把花"。

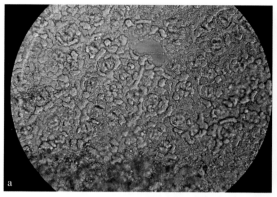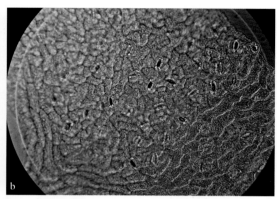
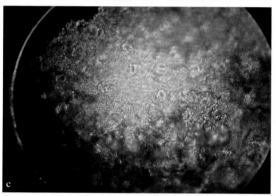

图2-1-13　不同种源雷公藤、昆明山海棠叶片气孔比较
a.雷公藤气孔　b.中间型雷公藤气孔　c.昆明山海棠气孔

参 考 文 献

［1］中国科学院中国植物志编辑委员会.中国植物志(第45卷3分册)［M］.北京：科学出版社,1999：178.

［2］中国科学院植物研究所.中国高等植物图鉴(第二册)［M］.北京：科学出版社,1988：686.

［3］斯金平,阮秀春,郭宝林,等.雷公藤资源现状及可持续利用的研究［J］.中药材,2005,28(1)：10,11.

［4］刘超,格小光,郝庆秀,等.雷公藤与昆明山海棠采样调查报告［J］.中药材,2015,38(2)：249-253.

［5］斯金平,阮秀春,郭宝林,等.雷公藤和昆明山海棠形态变异的研究［J］.浙江林业科技,2005,25(1)：1-42.

［6］朱精英.雷公藤药材HPLC特征图谱研究［D］.福州：福建中医药大学,2011.

［7］黄文华,郭宝林,斯金平,等.雷公藤属3种植物不同群体与个体中雷公藤甲素的研究［J］.中草药,
　　2005,36(7)：1065-1068.

［8］斯金平,黄文华,郭宝林,等.雷公藤药材中雷公藤甲素变异规律［J］.中国中药杂志,2006,31(24)：
　　2026-2030.

［9］陈丽雅.雷公藤优良种源选择［D］.杭州：浙江农林大学,2010.

［10］郭宝林,刘万水,黄文华,等.影响总DNA提取因素的探讨［J］.中国中药杂志,2006,31(11)：924-926.

［11］刘万水,郭宝林,陈玉婷,等.雷公藤属3种植物遗传关系与遗传多样性的RAPD分析［J］.中国中药
　　杂志,2007,32(16)：1615-1620.

［12］林光美.雷公藤种质资源的遗传多样性及主要活性成分研究［D］.福州：福建农林大学,2011.

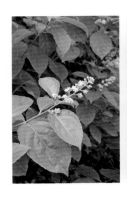

第二章
雷公藤属植物生长特性[1]

　　在我国多地对雷公藤的生长特性进行了研究,其中浙江省丽水市林业科学研究院先后完成了浙江莲都、景宁、缙云、云和、青田、庆元、遂昌、松阳、鄞州、新昌、义乌、永康、江山、开化、平阳、乐清,四川德昌,福建泰宁,江西萍乡、遂川,安徽黄山,云南昆明,贵州雷山,湖南新宁,湖北通城,吉林通化等10省27个市(县)雷公藤母本的收集,种植在浙江省丽水市林业科学研究院内,东经119°50′,北纬28°25′,海拔65 m,沙质壤土、土层深厚。丽水市林业科学研究院百果园基地进行子代测定,海拔150 m,砂质红壤山地,坡向朝南。这些地方属中亚热带季风气候,年平均气温18.3℃,极端高温达42.3℃,极端低温−7.9℃,年有效积温5 600℃;平均年日照1 800 h;无霜期250天左右;年均降水1 700 mm左右。

　　选择有代表性21株雷公藤、昆明山海棠植物(表2-2-1)系统地研究花序总长、花直径大小、小花序梗长、花瓣大小,生长旺盛枝和正常一般枝条叶片长度、叶片宽度、叶柄长度、叶脉对数,以及叶背白粉和种翅颜色等情况,每个因子实测15个样品。

表2-2-1　雷公藤生物特性观察样本来源

编号	种源	编号	种源	编号	种源
1	浙江莲都12号	8	浙江景宁91号	15	湖南新宁126号
2	浙江庆元22号	9	浙江景宁93号	16	湖南新宁129号
3	浙江开化46号	10	浙江庆元95号	17	湖南新宁134号
4	浙江松阳59号	11	浙江武义98号	18	湖北通城148号
5	浙江遂昌65号	12	浙江临安103号	19	湖北通城153号
6	浙江遂昌66号	13	福建泰宁109号	20	贵州雷山156号
7	浙江景宁90号	14	福建泰宁117号	21	贵州雷山159号

作者:本章由斯金平编写。

定期对雷公藤种质资源圃中的132个单株萌芽期、现蕾期、初花期、盛花期、末花期、果实成熟期、休眠期等各个物候进行观测记录。春梢生长量观测则是从每个单株生长势较好的一年生母枝上选取中部的新发嫩梢做生长量观测枝,定期测量生长长度;秋梢生长量观测,就是对从当年春梢上萌发的秋梢中选取一个生长势中等的做生长量观测枝,定期测量生长长度。

第一节　雷公藤属植物母本生态适应性及生长情况

2003～2004年连续2年对种质资源库的观察结果表明,东北雷公藤不适应丽水的气候条件,不能正常越夏,雷公藤、中间型雷公藤、昆明山海棠均能在种质资源收集库内较好地生长发育,但不同类型的雷公藤萌蘖性能及地上部分生长量存在显著差异(表2-2-2)。

表2-2-2　不同类型雷公藤母本萌蘖及生长情况比较

生长情况	雷公藤		中间型雷公藤		昆明山海棠	
	平均数	变幅	平均数	变幅	平均数	变幅
样本数(n)	56	56	43	43	25	25
萌蘖条数(条)	33.8	8～69	23.0	7～53	5.3	1～14
最长枝(cm)	147.7	100～205	184.5	125～370	156.6	65～270
最粗枝(mm)	8.8	5.7～14.3	9.8	7.0～17.7	8.6	5.0～12.8
枝条生物量(g)	640.2	100～1 925	792.3	225～3 550	177.0	50～550

从表2-2-2可见,雷公藤萌蘖性能好,中间型雷公藤居中,昆明山海棠最差,雷公藤每个母本移栽后第2年可产生萌蘖33.8个(最多的达69个),约为昆明山海棠的6倍,这一结果与各种类型雷公藤在原产地野生植株的表现基本一致。

枝条长与粗生长,中间型雷公藤最好,但差异不大;2年生地上部分的生物量(枝条鲜重),雷公藤与中间型雷公藤分别达到640.2 g和792.3 g,明显优于昆明山海棠,中间型雷公藤是昆明山海棠的4.5倍。

第二节　雷公藤年生长规律[2]

一、雷公藤枝条年生长期

雷公藤生长以春梢为主,典型雷公藤3月中旬开始萌芽、露芽抽梢,4月上旬进入速生期,5月上旬至6月中旬春梢顶芽陆续自剪,集中发生期为5月下旬至6月上旬,春梢自剪后停止生长,8月中旬近半数的单株会萌发秋梢,但萌发量极少,10月上中旬顶芽陆续自剪停止生长,11月上中旬叶片脱落。中间型雷公藤生长规律与典型雷公藤基本一致。昆明山海棠春梢生长比典型雷公藤迟20天左右,3月下旬至4月初开始萌芽、露芽抽梢,4月下旬进入速生期,速生期较典型雷公藤和中间型雷公藤长20天,直至6月底生长基本停止,其生长量也比典型雷公藤和中间型雷公藤大得多;8月中旬大多数的单株会萌发秋梢,11月上中旬顶芽陆续自剪停止生长,12月上旬叶片脱落。3种类型雷公藤春梢生长规律见图2-2-1。

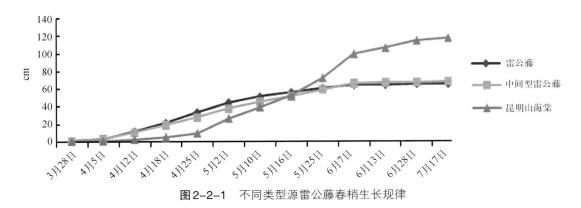

图2-2-1 不同类型源雷公藤春梢生长规律

二、雷公藤开花结实

典型雷公藤4月下旬现蕾,5月中旬始花,5月下旬盛花,6月下旬谢花期;单花花期3~5天,整个花序花期因所含单花数量不同从7~35天不等;果实10月上中旬成熟。中间型雷公藤花期比典型雷公藤迟10天左右,5月初现蕾,5月下旬始花,6月上中旬盛花,7月上中旬谢花期,果实10月中旬成熟。昆明山海棠花期与中间型雷公藤基本一致。

三、利用雷公藤年生长节律指导栽培管理

雷公藤枝条1年生长2次,以春梢为主。丽水主要栽培雷公藤和中间型雷公藤,第1次在4月上旬至5月上旬,第2次在8~9月,其中又以第1次生长量最大,为了适应和配合枝条生长盛期的到来,抚育时间应在两个生长高峰期即将来临之前,即4月和8月为好。同时这一时期正值杂草生长繁茂,抚育对于消灭杂草,减少土壤的水分和养分消耗,增加土壤的通气性,促进土壤微生物的活动等方面均有显著的作用。此外,雷公藤栽培的主要目的产物是根部,及时摘除花蕾和徒长枝能减少营养消耗,促进根系生长,丽水主栽的雷公藤5月中旬始花,5月下旬盛花,管理上应在5月开花前及时摘除花蕾和徒长枝。

---------------------------------- 参 考 文 献 ----------------------------------

［1］ 阮秀春,斯金平.雷公藤物候观察初报［J］.浙江林业科技,2006,26(1):39,40.
［2］ 阮秀春,斯金平,吴健,等.雷公藤属植物生物学特性与生态适应性的初步研究［J］.浙江林学院学报,
　　　2006,23(5):595-598.

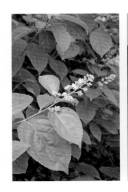

第三章
雷公藤属植物种苗繁育及人工种植

第一节　育　苗　技　术

　　雷公藤传统用的繁殖方法主要是扦插繁殖、种子育苗,近些年国内外学者对雷公藤的组织培养进行了一定的研究。

一、扦插繁殖

　　斯金平等通过浙江莲都、景宁、缙云、云和、青田、庆元、遂昌、松阳、鄞州、新昌、义乌、永康、江山、开化、平阳、乐清,福建泰宁,云南昆明,贵州雷山,湖南新宁,湖北通城等种源,包括雷公藤、中间型雷公藤和昆明山海棠3种类型,统一在浙江省丽水市林业科学研究所内扦插育苗,扦插密度4 cm×20 cm,插条长8~12 cm,插条下剪口在节下0.5 cm处45°斜剪,上剪口在节上2~3 cm处平剪。浙江本地种源扦插成苗率达到70%以上,湖南、贵州等种源扦插成苗率不到40%,不同种源存在显著的差异(表2-3-1)。研究结果表明:雷公藤具有明显的区域适应性,来自丽水及其周边的种源,扦插成苗率明显高于湖南、贵州等种源,丽水栽培雷公藤其种质应优先选用原产丽水及其周边的种源。从形态特征看,中间型雷公藤、雷公藤2个类型明显高于昆明山海棠[1]。

表2-3-1　不同种源雷公藤扦插成苗率比较表

类型	种源	插条数(条)				成苗数(株)				成苗率(%)			
		I	II	III	合计	I	II	III	合计	I	II	III	合计
雷公藤	义乌	45	45	45	135	26	31	39	96	57.8	68.9	86.7	71.1
	新昌	45	45	45	135	36	32	34	102	80.0	71.1	75.6	75.6

作者:本章由斯金平编写。

（续表）

类型	种源	插条数（条）				成苗数（株）				成苗率（%）			
		I	II	III	合计	I	II	III	合计	I	II	III	合计
中间型雷公藤	景宁	45	45	45	135	25	36	42	103	55.6	80.0	93.3	75.6
	泰宁	45	45	45	135	34	32	28	94	75.6	71.1	62.2	68.9
昆明山海棠	雷山	45	45	45	135	20	19	12	51	42.2	26.7	37.8	37.8
	新宁	45	45	45	135	22	18	13	53	48.8	40.0	28.9	39.2

不同种源雷公藤扦插苗木地径存在显著的差异，浙江种源地径生长量最大，与试验点相距较远的湖南新宁、贵州雷山等种源生长最小（表2-3-2）。不同种源地径4 mm以上优质苗比例差异更大，浙江义乌和新昌的雷公藤种质地径4 mm以上优质苗均超过50%，浙江景宁中间型雷公藤达37%，湖南新宁、贵州雷山等昆明山海棠不到15%。同为浙江种源，雷公藤类型不同，苗木地径也存在明显的差异，典型雷公藤明显优于中间型雷公藤。

表2-3-2　不同种源苗木地径生长量比较表

类型	种源	苗木（株）	苗木地径（mm）		＜3 mm		3.0～3.9 mm		4.0～4.9 mm		＞5.0 mm	
			平均	变幅	株数	%	株数	%	株数	%	株数	%
雷公藤	义乌	96	4.2	1.5～8.6	24	25.0	22	22.9	19	19.8	31	32.3
	新昌	102	4.2	1.5～8.7	23	22.5	21	20.6	33	32.4	25	24.5
中间型雷公藤	景宁	103	3.9	2.0～6.6	22	21.4	43	41.7	24	23.3	14	13.6
	泰宁	94	3.7	1.8～6.8	22	23.4	38	40.4	21	22.3	13	13.8
昆明山海棠	雷山	51	3.1	2.0～5.1	18	35.3	25	49.0	6	11.8	2	3.9
	新宁	53	2.7	1.5～5.5	35	66.0	10	18.9	4	7.5	4	7.5

不同种源雷公藤扦插苗木长度存在显著的差异，浙江种源明显优于省外种源，新昌雷公藤苗木长于50 cm的优质苗占保存苗木总数的64.7%，占插条总数的48.9%，湖南新宁昆明山海棠生长最差，苗木长度大于50 cm的比例占保存苗木总数的20.8%，占插条总数的8.1%，但中间型雷公藤与昆明山海棠一些单株苗木长度超过典型雷公藤，并表现出明显的藤蔓性（表2-3-3）。

表2-3-3　不同种源苗木长度比较表

类型	种源	苗木（株）	苗木长度（cm）		＜30 cm		30～39 cm		40～49 cm		＞50 cm	
			平均	变幅	株数	%	株数	%	株数	%	株数	%
雷公藤	义乌	96	57	10～136	14	14.6	15	15.6	10	10.4	57	59.4
	新昌	102	58	10～124	13	12.7	6	5.9	17	16.7	66	64.7

（续表）

类型	种源	苗木（株）	苗木长度（cm）		<30 cm		30～39 cm		40～49 cm		>50 cm	
			平均	变幅	株数	%	株数	%	株数	%	株数	%
中间型雷公藤	景宁	103	49	8～160	27	26.2	15	14.6	11	10.7	50	48.5
	泰宁	94	43	5～103	34	36.2	11	11.7	16	17.0	33	35.1
昆明山海棠	雷山	51	46	9～144	16	31.4	8	15.7	3	5.9	24	47.1
	新宁	53	29	5～100	34	64.2	6	11.3	2	3.8	11	20.8

不同种源雷公藤萌蘖性能存在明显的差异（表2-3-4），浙江义乌、新昌种源萌蘖性能最好，湖南新宁最差，但产生差异的主要原因是品种类型，典型雷公藤萌蘖性能明显优于其他2个类型，中间型雷公藤居中，昆明山海棠最差，野生植株、种质资源收集库内母本、苗木均表现一致，说明雷公藤的萌蘖能力具有明显的遗传稳定性。

表2-3-4 不同种源苗木萌蘖情况比较表

类型	种源	苗木（株）	萌蘖数（个）		1个萌蘖		2个萌蘖		3个萌蘖		>4个萌蘖	
			平均	变幅	株数	%	株数	%	株数	%	株数	%
雷公藤	义乌	96	2.1	1～5	42	43.8	26	27.1	15	15.6	13	13.5
	新昌	102	2.4	1～6	32	32.4	25	24.5	24	23.5	21	20.6
中间型雷公藤	景宁	103	1.7	1～6	67	65.0	20	19.4	10	9.7	6	5.8
	泰宁	94	1.6	1～4	50	53.2	32	34.0	10	10.6	2	2.1
昆明山海棠	雷山	51	1.8	1～5	22	43.1	18	35.3	9	17.6	2	3.9
	新宁	53	1.3	1～4	43	81.1	7	13.2	1	1.9	2	3.8

此外，沈宇峰等提出采集1～2年生，健壮、无病虫害的枝条，截成10～15 cm长的插穗，每段带3～4个节，将插穗按100段为单位绑成捆，应避免上下头颠倒；或采挖种植3年以上的雷公藤根，剪取直径2～4 cm，长10～15 cm进行扦插[2]。江锦红研究发现，在2年生和多年生的枝条上剪取的插条成活率较高，分别为90.3%、89.3%。在当年生的枝条上剪取的插条成活率相对较低，仅为72%。长度10 cm左右，粗度0.5 cm以上，入土深度6～8 cm扦插的生根率较高，雷公藤扦插容易生根，可以不需要生长素进行处理，基质为壤土的雷公藤生根率较高，而珍珠岩和细砂较差[3]。林照授等运用主成分分析、平均值-标准差法和聚类分析等方法，探讨雷公藤扦插苗的苗木分级标准，提出以主枝长、主根粗和地径作为雷公藤苗木分级的质量指标[4]。不同的扦插时间对苗木的存活率影响显著，而对其愈伤组织的形成，根茎生长、根长、根粗等影响不显著。扦插的时间宜选择6、9或10月[5]。

二、种子育苗

雷公藤的种子9月左右成熟,一般表现为种子的顶部由绿色变为橘黄色或黑褐色。这时就应该适时采收,过早种子发育不成熟,影响发芽率;过晚种子会自然脱落。采收完种子后应及时晾晒与储藏。首先将成熟的果实带翅采回后晒二三天,搓去蒴果种翅,除掉果皮,晒干后簸去杂质即可得到其纯种,将纯种放置在阴凉通风处晾干贮藏。晾干后应及时收藏并放入严密不漏气的罐内,加以密封,防止虫蛀,可在容器内放入适量的干燥剂效果更佳。在冬贮过程中,要定期测定种子水分,以确保种子的含水量在其安全范围内,防止坏种。在贮藏种子的过程中,不能将种子在室外和室内随意突然地搬动;否则,温度的骤然变化也会降低雷公藤种子发芽率[6]。

播种时苗圃地的土质要疏松透气、不板结,以砂质壤土、轻壤土和壤土为宜。秋季进行深翻,次年春季进行整地,并对土壤进行农药处理,并整平苗床。对干藏的种子用温水浸种法或湿沙贮藏法进行催芽。在3月初时进行播种。此种方法由于种子难收集,且发芽率低,生长较慢,一般很少采用。

三、组织培养

组织培养指利用植物的器官或细胞等,通过无菌操作,在人工条件下进行离体培养,从而获得再生的完整植株,雷公藤的种皮较硬,自然条件下不容易萌发,用组织培养法快速地繁殖出新的雷公藤植株的意义重大,前景广阔。20世纪70年代,日本、加拿大等国家就开始进行雷公藤的组织培养和工业化生产的研究,并对雷公藤的次生代谢物进行研究。国内雷公藤的组织培养研究起步相对较晚。

在组织培养过程中,最先遇到的问题就是污染问题,如何降低污染程度,保证无菌培养,关系到组织培养成败。相关学者对外植体与消毒方法对组织培养的影响进行研究,得出雷公藤组织培养最佳外植体和最佳消毒方式为先用70%的乙醇浸泡无病害的绿色嫩叶30 s,再用10%的次氯酸钠(NaClO)消毒15 min[7]。将消毒好的叶片进行切片并接种到MS+1.5 mg/L 2, 4-D+1.5 mg/L NAA+0.1 mg/L KT的培养基中进行愈伤组织诱导。在不定芽诱导阶段,使用MS+0.2 mg/L IAA+0.5 mg/L KT+1.5 mg/L 6-BA的培养基诱导出的芽最多,长势最好。在芽体继代增殖阶段,使用MS+0.1 mg/L NAA+0.1 mg/L KT+1.0 mg/L 6-BA培养基,芽生长旺盛,平均月增殖系数最高。在生根培养阶段,使用1/2 MS+2.0 mg/L NAA+0.1 mg/L KT的培养基,生根率最高[8]。也有学者研究显示最优诱导培养基为MS+0.01 mg/L NAA;最佳增殖培养基为1/2 MS+1 mg/L 6-BA+0.2 mg/L NAA;最佳生根培养基为1/2 MS+0.6 mg/L ABT-1+0.3 mg/L IBA[9]。

不同的外植体,愈伤组织诱导率及TP含量都会有所不同,有学者研究显示诱导出的愈伤组织细胞活力和诱导率最高的是叶,其次是茎,最后是根。愈伤组织TP质量最好的是叶,其次是根,最后是茎[10]。

第二节　雷公藤栽培技术

一、不同雷公藤种质幼林生长情况

通过对雷公藤无性系测定林观察,不同种质的雷公藤造林成活率与生长势存在显著差异(表2-3-5),雷公藤与中间型雷公藤造林成活率分别达到95.9%和92.8%,明显高于昆明山海棠(40.3%);雷公藤与中间型雷公藤幼林生长势也明显好于昆明山海棠,雷公藤与中间型雷公藤生长优良的植株达到76.4%和66.0%,昆明山海棠仅占23.2%。造林成活率与幼林生长研究结果表,明昆明山海棠不适合丽水低海拔的环境条件[11,12]。

表2-3-5　雷公藤3种类型造林成活率与幼林生长势

类型	种源	样本数（株）	长势好		长势中等		长势差		死亡	
			绝对数（株）	相对数（%）	绝对数（株）	相对数（%）	绝对数（株）	相对数（%）	绝对数（株）	相对数（%）
雷公藤	宁绍	15	10	66.7%	4	27.7%	0	0	1	6.6%
	丽水	84	36	42.9%	28	33.3%	16	19.0%	4	4.8%
	温州	27	8	29.6%	12	44.5%	5	18.5%	2	7.4%
	金华	18	7	38.9%	5	27.8%	6	33.3%	0	0
	湖北	48	18	37.5%	21	43.8%	8	16.6%	1	2.1%
	平均	192	79	41.9%	70	36.5%	35	18.2%	8	4.2%
中间型雷公藤	丽水	87	34	39.1%	26	29.9%	22	25.3%	5	5.7%
	金衢	45	2	4.5%	23	51.1%	15	33.3%	5	11.1%
	泰宁	21	13	61.9%	4	19.0%	3	14.3%	1	4.8%
	平均	153	49	32.0%	53	34.6%	40	26.1%	11	7.2%
昆明山海棠	云贵	99	12	12.1%	11	11.1%	17	17.2%	59	59.6%
	平均	99	12	12.1%	11	11.1%	17	17.2%	59	59.6%

雷公藤无性系幼林萌蘖性能明显优于中间型雷公藤与昆明山海棠,中间型雷公藤居中,昆明山海棠最差,雷公藤种植1年后平均可产生萌蘖4.3个(最多的达13个),约为昆明山海棠的2倍;枝条长与粗生长,各种类型雷公藤差异不大。

不同种质雷公藤在同一地点栽植、根系及枝条等主要经济性状存在显著的差异(表2-3-6)。不同类型的雷公藤全根鲜重,雷公藤达1 303 g,中间型雷公藤为920 g,昆明山海棠仅270 g。雷公藤产量比中间型雷公藤高41.6%,比昆明山海棠高382.6%。枝条鲜重雷公藤也明显优于中间型雷公藤和昆明山海棠,雷公藤为652 g,中间型雷公藤为546 g,昆明山海棠为341 g。植株的萌蘖能力,雷公藤最好,中间型雷公藤次之,昆明山海棠最差,每丛枝条数分别为11条、9条和3条。主要枝条的长度,雷公藤最短,中间型雷公藤次之,昆明山海棠最长,最长枝条的长度分别为183 cm、208 cm和272 cm,而主要枝条的粗度差异不大。根系的条数,雷公藤最多,中间型雷公藤次之,昆明山海棠最少,分别为18条、13条和5条。主要根系的长度,雷公藤最长,中间型雷公藤次之,昆明山海棠最短,分别为96 cm、88 cm和65 cm,而主要根系的粗度差异不大。将相同类型的雷公藤以地级市为单位划分种源进一步比较种源对雷公藤主要经济性状的影响,结果表明丽水当地的种源生长最好,其中最主要的经济性状全根鲜重雷公藤比同类型其他种源均值高22.5%,中间型雷公藤比同类型其他种源均值高53.8%。上述结果表明,在丽水发展雷公藤药材基地应优先选用当地种源,在低海拔山地应优先选用典型雷公藤,其目标产物雷公藤根生物量大(1 511 g/株),比当地中间型雷公藤种源(1 058 g/株)高42.8%,植株萌蘖能力强,主要枝条相对较短,便于栽培管理。

此外,浙江省中药研究所有限公司以新昌野生雷公藤为种源,经过多年驯化选育出浙藤1号(浙认药2008005)。小枝呈红褐色,分枝多;叶椭圆形,叶面不平,长8～10 cm,宽3～5 cm;圆锥状聚伞花序顶生及腋生,长5～7 cm,花淡绿色,杯盘状,直径4～5 mm,雄蕊着生于花盘裂片之间;翅果不裂,淡绿色,长圆形,长约1.5 cm,具3翅;种子1粒,细柱状,黑色。花期5～6月,果期9～10月。根系发达,须根多。3年生植株根直径可达1 cm,TP含量达107.6 μg/kg[2]。

枝条鲜重除与全根鲜重存在极显著相关外,与枝条数、枝条长度、枝条粗度、根系条数、根粗、根长之间均存在显著的相关性(表2-3-7)。枝条数多、枝条粗长枝条生物量大,枝条生物量越大,根系条数越多、根越粗长;枝条数量除与全根鲜重、枝条鲜重存在极显著相关外,还与根系条数存在极显著相关性,枝条多的植株根系条数也多;在同一类型雷公藤中,枝条长度除与全根鲜重、枝条鲜重存在极显著相关外,还与枝条粗度、根系的粗度与长度存在极显著相关,枝条越长的植株,枝条越粗,根系也越粗长;枝条粗度除与全根鲜重、枝条鲜重、枝条长度存在显著相关外,也与根系的粗度与长度存在极显著相关,枝条越粗根系越粗长;根系地下部分之间除根系条数与粗度相关不显著外,其余因素之间均存在极显著相关。上述结果表明,雷公藤植株地上部分生长优良是地下部分获得高产的基础,其中枝条生物量与全根鲜重相关关系最大,在一定的条件下可以利用雷公藤枝条生物量预测根系生物量。

表2-3-6　不同种质雷公藤主要经济性状生长情况

类型	种质	样本数(株)	全根鲜重(g) 均值(变幅)	枝条鲜重 g 均值(变幅)	分枝数(条) 均值(变幅)	最长枝(cm) 均值(变幅)	最粗枝(mm) 均值(变幅)	根数(条) 均值(变幅)	最粗根(mm) 均值(变幅)	最长根(cm) 均值(变幅)
雷公藤	宁绍	4	1 481(685~2 085)	865(485~1 150)	12(8~19)	179(145~210)	13.5(10.4~19.2)	19(11~25)	12.6(10.0~15.3)	100(80~122)
	丽水	21	1 511(560~2 935)	844(195~1 625)	13(5~28)	190(115~320)	12.3(9.2~15.2)	21(7~40)	12.3(7.7~17.2)	98(58~140)
	温州	10	1 072(135~2 400)	428(100~1 000)	12(4~34)	165(125~200)	10.5(7.6~14.8)	14(4~28)	10.9(7.4~14.4)	86(43~120)
	金华	4	1 390(1 275~1 605)	686(540~810)	11(7~14)	190(185~200)	10.6(9.5~13.0)	19(14~26)	12.5(8.8~16.2)	108(85~150)
	湖北	15	989(785~1 365)	406(225~705)	6(4~10)	162(141~210)	11.8(8.5~14.5)	17(8~25)	12.7(10.2~18.0)	99(85~120)
	平均	55	1 303(135~2 935)	652(100~1 625)	11(4~34)	183(115~320)	11.5(7.4~19.2)	18(4~40)	12.1(7.4~20.8)	96(43~150)
中间型雷公藤	丽水	20	1 058(105~1 880)	643(40~1 900)	11(2~30)	215(100~410)	11.3(5.7~18.6)	14(5~27)	12.3(7.9~16.4)	91(60~140)
	金衢	11	790(130~1 365)	419(85~900)	8(3~17)	192(155~250)	9.7(5.7~14.2)	13(4~26)	10.7(7.5~14.9)	86(60~120)
	泰宁	4	586(225~895)	413(165~545)	6(4~12)	220(200~240)	9.5(8.1~10.9)	8(3~13)	12.8(11.8~14.4)	79(65~90)
	平均	35	920(105~1 880)	546(40~1 900)	9(2~30)	208(100~410)	10.6(5.7~18.6)	13(3~27)	11.8(7.5~16.4)	88(60~140)
昆明山海棠	云贵	6	270(38~550)	341(15~855)	3(1~5)	272(45~465)	10.7(8.5~17.1)	5(2~10)	9.9(6.1~16.5)	65(35~105)
	平均	6	270(38~550)	341(15~855)	3(1~5)	272(45~465)	10.7(8.5~17.1)	5(2~10)	9.9(6.1~16.5)	65(35~105)

表2-3-7a　雷公藤主要经济性状之间的相关系数表

生长性状	枝条鲜重	枝条数	最长枝	最粗枝	根条数	最粗根	最长根
全根鲜重	0.854 5**	0.691 5**	0.509 7**	0.500 4**	0.686 5**	0.614 7**	0.571 0**
枝条鲜重		0.627 5**	0.577 1**	0.583 7**	0.635 7**	0.548 5**	0.441 7**
枝条数			0.193 0	0.138 3	0.493 8**	0.245 5	0.190 1
最长枝				0.321 0*	0.341 9**	0.372 4**	0.416 0**
最粗枝					0.278 2*	0.403 2**	0.340 6**
根条数						0.260 5	0.334 0*
最粗根							0.458 5**

注：** 为 $R_{0.01}(55)=0.339\ 5$，* 为 $R_{0.05}(55)=0.261\ 6$。

表2-3-7b　中间型雷公藤主要经济性状之间的相关系数表

生长性状	全根鲜重	枝条鲜重	枝条数	最长枝	最粗枝	根条数	最粗根
枝条鲜重	0.791 7**						
枝条数	0.629 0**	0.413 4**					
最长枝	0.338 6*	0.401 2**	−0.104 8				
最粗枝	0.635 3**	0.679 0**	0.084 4	0.495 8**			
根条数	0.772 5**	0.607 6**	0.696 6**	0.081 9	0.211 9		
最粗根	0.483 1**	0.460 1**	0.119 1	0.344 3**	0.471 4**	0.204 4	
最长根	0.684 4**	0.368 3**	0.491 4**	0.348 1**	0.412 7**	0.463 1**	0.376 9**

注：** 为 $R_{0.01}(35)=0.418\ 2$，* 为 $R_{0.05}(35)=0.324\ 6$。

二、雷公藤的栽培技术

大田移栽培育技术将地上茎高>30 cm，最大根茎>2 mm，3根以上的主侧根>16 mm 的雷公藤移植到已经平整施肥的土地中。株行距100 cm×100 cm，种植密度保持在 9 000～10 000株/hm²。其中11月至次年3月移栽的成活率最高。移栽后及时检查成活率，发现死株应及时补植，保证其成活率。其抚育管理概括为及时除草、科学追肥、合理排灌、适时摘蕾[13]。山地纯林培育技术种植地宜选择在半阴半阳坡地、向阳的林边空地等土壤肥沃疏松，土层深厚、灌溉条件优良的砂质壤土，并进行劈杂炼山，以减少杂草的生长，易于经营。9月至次年2月进行整地，2月雷公藤叶子萌发前进行栽植。密度应控制在4 500株/hm²左右[14]。关于雷公藤林下套种的报道有杉木、厚朴、马尾松、油茶、毛竹等林下进行套种[15~17]，但因雷公藤具有缠绕性，对林木生长明显不利，实地调查效果并不好。

参 考 文 献

［1］ 许元科,斯金平,季赛娟,等.不同种源雷公藤苗木质量的研究［J］.中药材,2006,29(9):884,885.

［2］ 沈宇峰,沈晓霞,江建铭.雷公藤浙藤1号的特征特性及繁育技术［J］.浙江农业科学,2016,57(7):1064,1065.

［3］ 江锦红.药用植物雷公藤扦插育苗试验［J］.林业科技开发,2004,18(6):55,56.

［4］ 林照授,涂育合,田有圳,等.雷公藤扦插苗分级标准研究［J］.北华大学学报(自然科学版),2014,(4):540-543.

［5］ 许元科,刘饶,何盛林,等.扦插时间与雷公藤苗木质量关系初步研究［J］.安徽农业科学,2007,35(18):5472-5476.

［6］ 林照授,田有圳,涂育合,等.雷公藤苗木的繁育方法［J］.林业实用技术,2013(4):23-25.

［7］ 李键,李建鹊,吴承祯,等.雷公藤组织培养外植体消毒和选择［J］.中南林业科技大学学报,2010,30(8):18-21.

［8］ 李建鹊,洪伟,吴承祯,等.雷公藤优良无性系组织培养技术的研究［J］.福建林学院学报,2009,29(4):315-319.

［9］ 刘希华,曾淑兰,丁昌俊,等.雷公藤以芽繁芽组织培养研究［J］.西南林学院学报,2009,29(1):35-38.

［10］ 尹作鸿,朱蔚华.雷公藤组织在无激素培养基上无性系的驯化培养［J］.植物学通报,1991,8(2):46-48.

［11］ 许元科,斯金平,阮秀春,等.雷公藤种质对药材产量的影响［J］.浙江林业科技,2007,27(5):1-4.

［12］ 叶荣华,斯金平,阮秀春,等.雷公藤主要经济性状生长情况及相互关系［J］.浙江林学院学报,2009,26(2):215-219.

［13］ 倪乐.不同套种模式对雷公藤林地土壤养分、雷公藤甲素及光合特性影响研究［D］.福州:福建农林大学,2013.

［14］ 许元科,李桥,柳春鹏,等.药用雷公藤扦插及栽培技术［J］.浙江农业科学,2011,1(6):1264-1266.

［15］ 陈艳彬.杉木林下套种雷公藤试验研究［J］.现代农业科技,2012,(15):131,132,135.

［16］ 潘标志.毛竹雷公藤混农经营技术与固土保水功能［J］.亚热带农业研究,2006,2(4):262-265.

［17］ 李永武.黄花梨园套种雷公藤栽培模式研究［J］.福建果树,2007,(3):1-3.

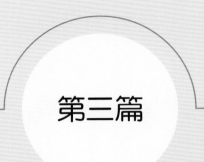

第三篇

生药及制剂

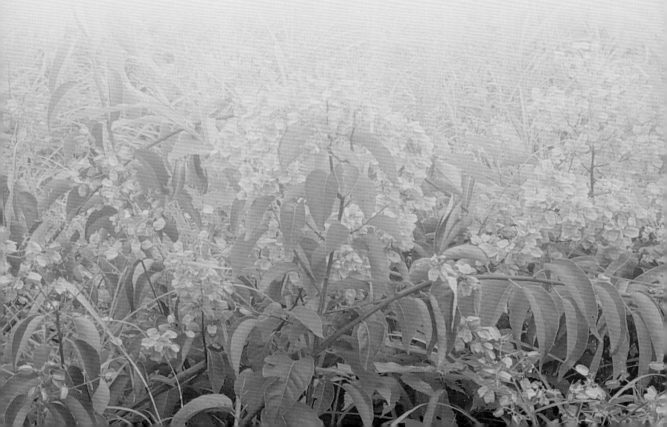

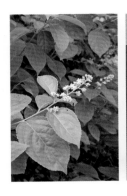

第一章
雷公藤属植物生药学研究

中国植物志记载卫矛科（Celastraceae）雷公藤属植物有3种，即雷公藤，昆明山海棠和东北雷公藤（即黑蔓，又称日本雷公藤），苍山雷公藤则是作为昆明山海棠的异名[1]。在英文版的《中国植物志》中，雷公藤属只有一种植物，即雷公藤，昆明山海棠和东北雷公藤都被归并到该种，并成为该种的异名[2]。

中药雷公藤是一种具有重要价值的药材，并非雷公藤属植物入药的药效都相同，为了用药的准确、安全，对雷公藤属植物进行细致的区分是非常必要的，该属植物的分类修订应考虑到临床用药的安全、方便和稳定。已有的生药学研究，都是基于雷公藤属植物具有4个分类群[3~7]。因此，本章的编写是建立在雷公藤属包含雷公藤、昆明山海棠、黑蔓和苍山雷公藤4个物种的基础之上的。生药学研究可为雷公藤属植物资源的准确、安全和有效利用提供理论依据，同时为该属植物的分类研究提供新的资料。

第一节 雷 公 藤

雷公藤，藤本灌木，嫩枝棕红色，具有4~6细棱，有密毛和细皮孔（图3-1-1）。叶较小，长度通常在8 cm以下，宽3~4 cm，椭圆形、倒卵状椭圆形、长方椭圆形或卵形；叶片两面具毛，逐渐脱落，叶柄长5~8 mm，也具毛；聚伞圆锥花序多较短小，长度多在5~7 cm之间（图3-1-2）；翅果长圆状，长度在1.5 cm以下，果实中央部分较宽大，中脉5条，果翅较果体窄（图3-1-3）。本种产于我国浙江、福建、江西、安徽、湖南、广东、台湾等地。模式标本采自我国台湾基隆，朝鲜、日本也有分布。该种别名有三棱花、水莽草、红药、旱禾花、南蛇藤、菜虫草、断肠草、黄药、黄藤根等。本种的干燥根及根茎是中药雷公藤的来源，春、秋二季采挖，除去杂质，洗净，晒干。

作者：本章由康云编写。

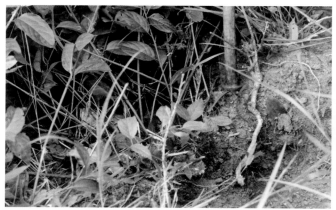

图3-1-1　雷公藤野外生境照

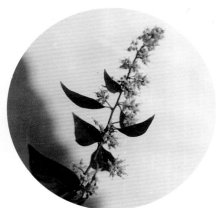

图3-1-2　雷公藤花序

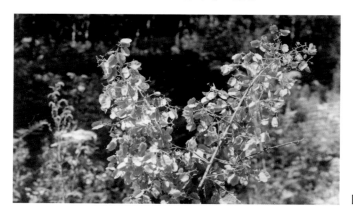

图3-1-3　雷公藤果实

一、药材性状

根直径0.5～3 cm,圆柱形,多分枝,常扭曲,常有地上茎残基,长约0.7 m,或更长。外皮灰褐色带黄,表面粗糙,具细密纵向沟纹。栓皮易脱落,脱落处显橙黄色。皮部易剥离,厚约1 mm,棕褐色,断面颗粒状,常有环状或半环状横向断裂的缝隙,并露出黄白色的木质部。质坚硬,难折断,折断时有粉尘飞扬。断面纤维性,且断面木栓层、韧皮部及木质部界限明显,木栓层橙黄色,显层状;韧皮部红棕色或红褐色;木质部黄白色,纹理细腻,质坚硬,横断面可见导管孔射线较明显。根茎的性状与根基本相似,但多平直而不扭曲,并可见白色或浅红色的髓部(图3-1-4,图3-1-5)。气特异,叶苦微辛,有大毒。

二、组织构造

（一）复周皮

复周皮是一种特殊类型的保护组织,又称复皮层。最外为数层木栓化细胞,是死细

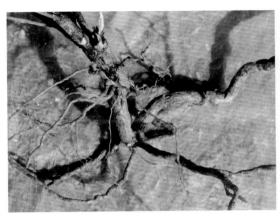

图3-1-4 雷公藤药材根

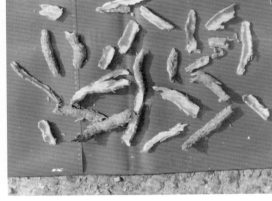

图3-1-5 雷公藤药材根皮

胞,向内为数层部分木质化和木栓化的薄壁细胞,与数层非栓质化的薄壁细胞,交互排列成若干叠层。

(二)次生皮层与韧皮部

次生皮层与韧皮部由数十层薄壁细胞组成,有众多含色素细胞,含棕黄色物质,草酸钙方晶也常见存在于薄壁细胞内,富含淀粉粒,石细胞数个或单个散存于韧皮部中,较小,壁厚,孔沟及层纹明显。韧皮部射线略呈漏斗状,射线细胞切向延长,内含大量的淀粉粒,并可见较大的草酸钙方晶或棱晶。

(三)形成层环

形成层环明显,由2～4列细胞组成,从理论上讲形成层只有一列细胞。

(四)木质部

木质部宽广,由导管、韧型纤维和木射线细胞及薄壁细胞组成。木质部导管多单个径向排列,其旁常有纤维束分布。导管孔排列成不明显的环孔状,单个为主,亦可见多个并列,最大者横向径可达175 μm,木纤维横切面(韧型纤维横切面)多角形或类方形,壁较薄,但木质化。木质化薄壁细胞较厚,内含淀粉粒。木射线具1～6列细胞,其旁常有一至多列木纤维伴随,细胞中常含有棕黄色物质及方晶(图3-1-6,图3-1-7)。

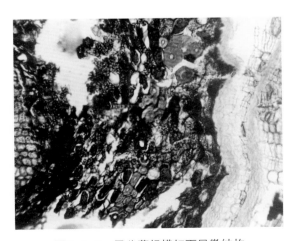

图3-1-6 雷公藤根横切面显微结构

如药材为根状茎,其横切面与根基本相似。主要区别点:皮层明显,由2～4列切向延长的细胞组成;木射线细胞中也含有大量草酸钙晶体;中央有髓,髓细胞中富含淀粉粒,部分细胞含红棕色或棕黄色物质。

三、粉末鉴定

雷公藤粉末土黄色或淡黄色,味微苦,性辛。

(一)淀粉粒

淀粉粒众多,单粒居多,类三角形、椭圆形、圆形或类多角形,直径2～13.7 μm,层纹有时可见,脐点有时可见,脐点呈点状、飞鸟状、星状或人字形。复粒偶见,由2分粒组成。

(二)晶体

草酸钙方晶或柱晶多而大,呈菱形,四面体,六面体或八面体等,长度通常在24 μm以下,但大者可达70 μm左右。

(三)导管

多为具缘纹孔导管,网纹导管碎片也甚多,常与木薄壁细胞或木纤维在一起,偶见环纹导管直径可达17.6 μm。

(四)木纤维

木纤维散在或成束,先端为梭形,长300～780 μm,直径11～28 μm,壁厚2～5.9 μm,纹孔罕见。一种壁较薄,腔内含淀粉粒;另一种壁略厚,壁孔清楚。部分纤维细胞腔内含黄色物质。

(五)石细胞

石细胞呈不规则多角形,长35.3～75.5 μm,宽19.6～52.9 μm,壁厚10.6～31.9 μm,层纹及孔沟均明显。

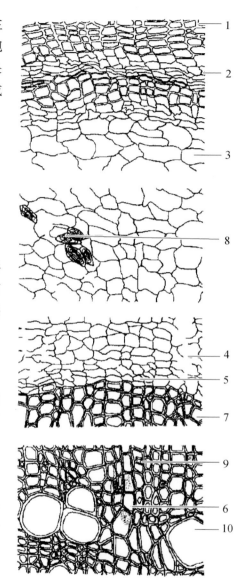

图3-1-7　雷公藤根横切图

1. 部分栓质化、部分木质化薄壁组织　2. 非栓质化薄壁组织　3. 次生皮部　4. 韧皮部　5. 形成层　6. 木射线　7. 木质部　8. 石细胞　9. 草酸钙方晶　10. 导管

（六）木质化薄壁细胞

木质化薄壁细胞壁孔明显,壁呈念珠状增厚,内含淀粉粒。

（七）管胞

管胞多为螺纹管胞或孔纹管胞,壁孔清晰可见。

（八）分泌细胞

分泌细胞昊类圆形或椭圆形,直径27.8～42 μm,胞腔内充满黄棕色物质。

（九）木栓细胞

木栓细胞呈多角形,有的充满黄色或黄棕色物质(图3-1-8)。

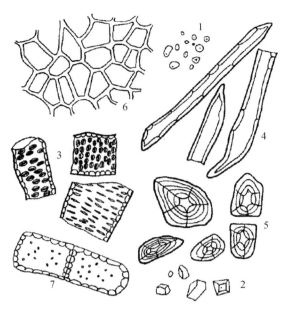

图3-1-8　雷公藤粉末

1. 淀粉粒　2. 草酸钙结晶　3. 导管　4. 纤维　5. 石细胞
6. 木栓细胞　7. 木质化薄壁细胞

第二节　昆明山海棠

昆明山海棠,藤本灌木,小枝具4～5棱,密被棕红色毛,老枝无毛(图3-1-9)。叶长方卵形、窄卵形或阔椭圆形,长6～11 cm,宽3～7 cm,叶片大小变异幅度大,叶正面偶被厚粉,绿色,叶背通常被白粉而呈灰白色,无毛。聚伞圆锥花序呈蝎尾状多次分支,花序梗和小花梗密被锈色毛。翅果长方形或近圆形,长1.2～2 cm,果翅宽大,较果体宽阔,果体仅为总长的1/2,中脉3条明显。本种产于安徽、浙江、湖南、广西、贵州、云南、四川地区,生长于山地林中。模式标本采自云南。

一、药材性状

直径2.5 cm,外表棕红色至红黄色,表面纹理较细,具横向、色淡的条纹。栓皮薄,不易脱落,皮部厚约

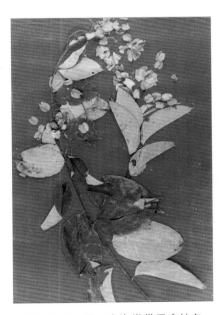

图3-1-9　昆明山海棠带果实枝条

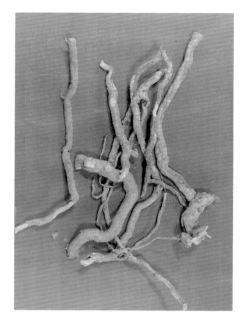

图3-1-10　昆明山海棠根茎

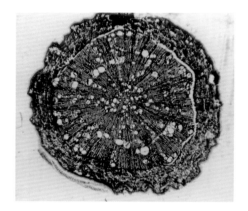

图3-1-11　昆明山海棠根横切面显微结构
菊花心,即中央木质部有多数口径较大的导管,使中央木质部类似菊花

1.5 mm,棕色或棕褐色,断面颗粒状,木质部淡褐黄色,质地坚硬,具明显纹理,横断面肉眼可见导管,射线明显,橘黄色,呈菊花心(图3-1-10,图3-1-11)。皮部味微苦涩,嗅弱。

二、组织构造

(一)复周皮

复周皮与雷公藤类似,木栓细胞中含色素物质的细胞较少。

(二)次生皮层与韧皮部

次生皮层与韧皮部和雷公藤相似,所不同者在于石细胞较大,韧皮部石细胞及韧皮纤维束分布于韧皮部的外侧。

(三)形成层环

形成层环由1～2列细胞组成,但从理论上讲,形成层只有一层细胞。

(四)次生木质部

次生木质部宽广,由导管、韧型纤维、木射线细胞及薄壁细胞组成。木质部针眼状空洞较稀,不甚明显。导管孔排列成不明显的环孔状,单个或数个并列,最大者直径达148 μm。

韧型纤维横切面多角形或类方形,壁较薄,但呈木质化;木射线具1～8列细胞,细胞中常含有棕黄色物质及草酸钙方晶(图3-1-12,图3-1-13)。

三、粉末鉴定

昆明山海棠粉末黄棕色,味微苦辛。

(一)淀粉粒

淀粉粒较少较大,主要为单粒淀粉,圆球形、椭圆形、类多角形等,直径3.4～24.8 μm,脐点点状、飞鸟状、层纹少见,复粒由2分粒组成,分粒的大小差异悬殊。

(二)晶体

草酸钙方晶,长在25 μm以下,偶有较大者。

(三)导管

多为具缘纹孔导管,网纹导管少见,偶见螺纹导管,直径22.6 μm。

(四)木纤维

木纤维多成束存在,先端梭形或钝圆,直径11.8～29.4 μm,壁厚2～6.9 μm,具缘纹孔或单纹孔。

(五)石细胞

石细胞三角形、类圆形、纤维状或不规则形等,径长17.6～370 μm,宽6.4～30 μm,胞壁较厚为6.4～30 μm,层纹及孔沟清晰。

(六)韧皮纤维

韧皮纤维细胞壁平直或微波状,孔沟可见(图3-1-14)。

此外,昆明山海棠的叶脉在叶片的上下表面都是凸起的。昆明山海棠叶下表皮表面具有蜡被,在

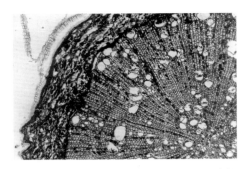

图3-1-12　昆明山海棠根横切面显微结构部分放大

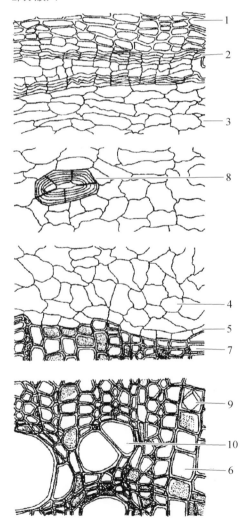

图3-1-13　昆明山海棠根横切图

1.部分栓质化部分木质化薄壁组织　2.非栓质化薄壁组织　3.次生皮层　4.韧皮部　5.形成层　6.木射线　7.木质部　8.石细胞　9.草酸钙结晶　10.导管

扫描电镜下观察，较高倍数下可见蜡被主要为片状物（图3-1-15，放大15 200倍），较低倍数下（图3-1-16，放大1 530倍）有可能表现为针状、块状和长条状。雷公藤的叶脉仅在叶的下表面凸起，在上表面则是凹陷下去的。雷公藤叶的下表皮不具有蜡被，因此表现为淡绿色，而昆明山海棠叶的下表皮表现为粉白色或者灰白色。叶表皮形态可用于昆明山海棠和雷公藤的区分。

昆明山海棠和雷公藤在花粉粒形态上也有明显差别。在扫描电镜下观察花粉粒的形态，昆明山海棠具有明显网纹和网孔（图3-1-17），雷公藤网孔不明显（图3-1-18）。

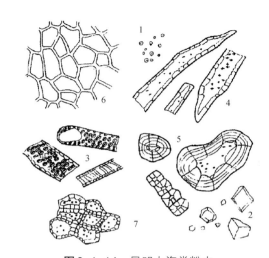

图3-1-14　昆明山海棠粉末

1. 淀粉粒　2. 草酸钙结晶　3. 导管　4. 纤维　5. 石细胞　6. 木栓细胞　7. 木质化薄壁细胞

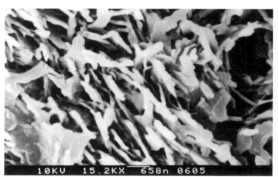

图3-1-15　昆明山海棠叶下表皮扫描电镜图
反面腊被（15 200倍）

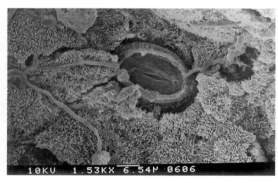

图3-1-16　昆明山海棠叶下表皮扫描电镜图
反面腊被（1 530倍）

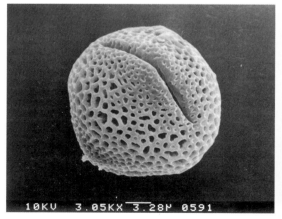

图3-1-17　昆明山海棠花粉扫描电镜图
侧面观（3 050倍）

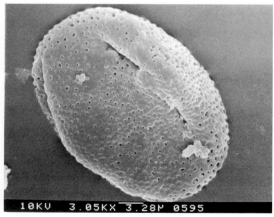

图3-1-18　雷公藤花粉扫描电镜图
侧面观（3 050倍）

第三节　东北雷公藤

　　东北雷公藤,又称黑蔓或日本雷公藤,藤本灌木,小枝具4～6棱或近圆柱状,除细突状皮孔外,小枝光滑无毛(图3-1-19)。叶纸质,仅叶脉上具短毛,老时部分脱落,叶片椭圆形或长方卵形,长7～15 cm,宽5～9 cm,叶背无白粉,叶柄被短毛。聚伞圆锥花序长10～20 cm,花序梗和小花梗密被短毛。果翅较薄,近方形,长1.5～2 cm,宽1.2～1.8 cm,果体窄卵形或条形,长达果翅2/3,宽为果翅1/4～1/6,果翅边缘常波状。产于吉林(长白山),辽宁(丹东、岫岩、凤城)。生长于海拔1 100～2 100 m的山地,多在路旁或林缘,日本和朝鲜半岛也有分布,本种模式标本采自韩国首尔。

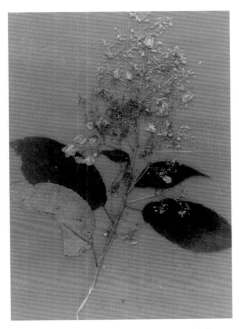

图3-1-19　东北雷公藤带花果枝条

一、药材性状

　　根圆柱状,直径0.5～3 cm,外表褐黄色至红黄色,栓皮易剥落,剥落面呈黄色,皮部厚约1 cm。断面粗糙。木质部淡黄白色,纹理细腻,质地非常坚硬。横断面不易察见导管孔,射线不明显,不呈菊花心。皮部味微苦涩,嗅弱(图3-1-20)。

二、组织构造

(一)复周皮

　　复周皮是一种特殊类型的保护组织,又称复皮层。最外层为数层木栓化组织,通常是死的细胞,向内为部分栓质化及部分木质化的薄壁组织,有时可见单纹孔,为活细胞,数层等径性排列,几无细胞间隙,再向内为数层非栓质化的细胞,亦为薄壁细胞,也是活细胞,此种薄壁细胞,细胞壁常弯曲不直,亦为等径性排列。

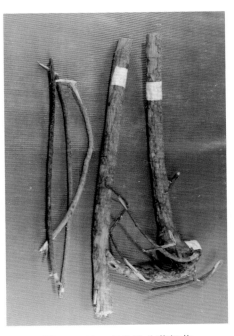

图3-1-20　东北雷公藤根茎

（二）次生皮层与韧皮部

次生皮层由数层薄壁细胞组成,细胞较大,细胞间隙小。韧皮部由数十层薄壁细胞组成,细胞较大,有的细胞含有棕黄色物质,有的细胞含有草酸钙结晶,多为方形或菱形,细胞内常含有丰富的淀粉粒。石细胞群存在于次生皮层与韧皮部内,石细胞直径10～40 μm。

（三）形成层

形成层环形。

（四）木质部

木质部宽广,由导管、木纤维和木射线细胞及薄壁细胞组成,导管孔排列成不明显的环孔状,单个为主,亦可多个排列,最大的横向径可达120 μm,木纤维细胞壁较厚,呈多角形。木射线多由一列细胞组成,内含有棕黄色物质及方晶,有的木质部薄壁细胞常含有棕色块状物(图3-1-21)。

三、粉末鉴定

东北雷公藤粉末为土黄色或黄棕色,味微苦辛,气特异。

（一）淀粉粒

淀粉粒较少,多单粒、类圆形,直径2～16 μm,脐点点状,层纹不明显,复粒较少,由2～4分粒组成。

（二）晶体

草酸钙方晶呈长方形、正方形、多角形或双锥形等,直径2～40 μm,最大可达80 μm。

（三）导管

多为具缘纹孔导管,呈纹孔椭圆形或圆形,直径40～106 μm。

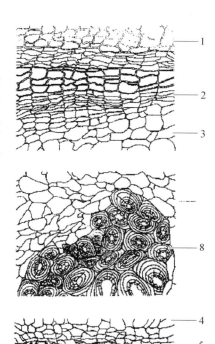

图3-1-21 东北雷公藤根横切图

1.部分栓质化部分木质化薄壁组织 2.非栓质化薄壁组织 3.次生皮部 4.韧皮部 5.形成层 6.木射线 7.木质部 8.石细胞 9.导管群

（四）纤维

纤维单个或聚集成束，一种为非木质化的纤维，直径12～20 μm，无孔沟及纹孔。另一种为木质化的纤维，直径同前，孔沟明显，纹孔圆形。

（五）石细胞

石细胞较多，有两种：一种为壁薄者，纹孔及孔沟明显，层纹不显著，长方形、三角形或圆形，直径20～66 μm，最大者可至90 μm。另一种为厚壁石细胞，腔小，沟浅，长方形或三角形，直径12～100 μm，最大者可至180 μm（图3-1-22）。

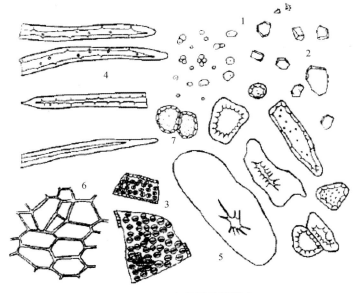

图3-1-22　东北雷公藤粉末

1. 淀粉粒　2. 草酸钙结晶　3. 导管　4. 纤维　5. 石细胞　6. 木栓细胞　7. 木质化薄壁细胞

东北雷公藤小枝光滑无毛，叶柄具有明显长柄，翅果长达2 cm，除了形态上的这些明显区别外，分子生物学的研究也表明，东北雷公藤种级的分类学地位应予以承认[8]。

第四节　苍山雷公藤

苍山雷公藤分布于我国西南地区，外形与昆明山海棠相似，有的认为该种可能是后者的变种，而在《中国植物志》的分类处理中，苍山雷公藤是作为昆明山海棠的异名被予以归并。但为了用药的安全性，此处仍然将苍山雷公藤作为一独立物种单独列出。

一、药材性状

根圆柱形，多分枝，常弯曲，直径0.9～2 cm，外表黄褐色，皮部易剥落，与木质部分离。皮部厚2～3.5 mm，表面有横细条纹及裂纹，也有粗纵裂纹，皮部易呈片状剥落，断面颗粒状。木质部淡黄色，质地较雷公藤为软，横切面淡红棕色，有射线，呈菊花心，可察见导管孔。皮部味微苦，嗅弱。

二、组织构造

（一）复周皮

复周皮是一种特殊类型的保护组织，又称复皮层。最外层为数层木栓组织，通常是死细胞。向内为数层等径性的薄壁组织，壁部分木质化及木栓化。有时可见单纹孔，也可见结晶，证明是活的细胞，无细胞间隙，再向内为数列纤维化的薄壁组织，亦为活细胞，等径性排列，如是交互排列，组成复周皮。

（二）次生皮层与韧皮部

次生皮层由多列薄壁细胞组成，细胞较大，有的细胞富含淀粉粒。韧皮部由数十列薄壁细胞组成，细胞大，有的含有棕黄色物质，细胞内含有草酸钙方晶，也有细胞富含淀粉粒，尤以韧皮射线细胞中为多，未发现有石细胞。

（三）形成层

形成层为一列扁平细胞。

（四）次生木质部

次生木质部由导管、韧型纤维及薄壁细胞组成；导管类圆形，多个横联，也可单生。韧型纤维横切面呈近多角形，壁较厚。木射线由数列细胞组成，内有棕黄色物质及淀粉粒，有的细胞含有草酸钙方晶（图3-1-23）。

三、粉末鉴定

苍山雷公藤粉末淡棕黄色，味微苦辛，气特异。

（一）淀粉粒

淀粉粒较多，单、复粒均有。单粒类圆形或长球形，直径5～15 μm，脐点多为"人"字形，层纹不明显，复粒较少，由2～4分粒组成。若为2复粒，其中1分粒较大，而另1分粒较小。

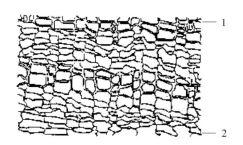
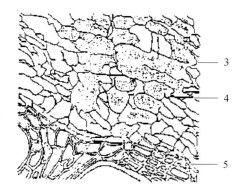
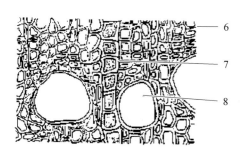

图3-1-23　苍山雷公藤根横切面图
1. 复周皮　2. 次生皮层　3. 次生韧皮部　4. 韧皮射线　5. 形成层　6. 次生木质部　7. 木射线　8. 导管

（二）晶体

草酸钙方晶，多呈类长方形、类方形、多角形及类双锥形等，直径20～40 μm，最大可达65 μm。

（三）导管

多为具缘纹孔导管，纹孔椭圆形或圆形。导管直径18～213 μm；也有少数网纹导管。

（四）纤维

纤维单个或聚集成束，木质化，先端钝圆，直径13～33 μm，壁厚3～9 μm，纹孔罕见。

（五）薄壁细胞

木质化薄壁细胞呈多角形或长方形，孔沟明显（图3-1-24）。

苍山雷公藤是雷公藤属植物中唯一未发现石细胞的类群，同时其根的质地相比其他三种来说更为柔软，颜色也为淡棕红色，次生皮层厚度可达3.5 mm，比其他三种都厚（昆明山海棠次生皮层厚度为1.5 mm，雷公藤和东北雷公藤次生皮层厚度都只有1 mm）。在药材的鉴定和使用上，这些差异能够为苍山雷公藤的鉴别提供重要的依据。

国产雷公藤属植物，入药普遍的是雷公藤和昆明山海棠，对RA、红斑狼疮、各种肾炎和麻风等多种疾病，都具有一定的疗效。

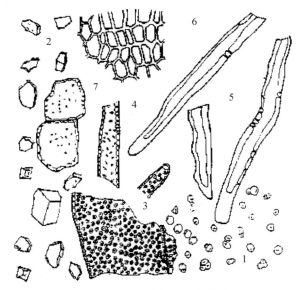

图3-1-24 苍山雷公藤粉末

1. 淀粉粒 2. 草酸钙结晶 3. 导管（具缘纹孔） 4. 导管 5. 纤维 6. 木栓细胞 7. 木质化薄壁细胞

因此，对雷公藤属植物进行系统的生药学研究，可为临床用药的准确无误和安全有效提供依据。

如前所述，国产雷公藤属植物在原植物形态，药材性状，组织构造和粉末鉴定方面，都存在着一定的差异（表3-1-1）。根据这些差别，可以准确地鉴别入药的雷公藤属植物，从而确保用药的准确性和安全性。或许从严格的生物学角度来看，雷公藤属植物的这些差异不足以支持个别类群独立的分类学地位。但分类学的研究有时也需要考虑形态地理种的概念，同时兼顾人们使用的方便及分类学上的稳定性。即使雷公藤属植物从繁殖生物学角度来讲只有一个物种，但属下四个类群的划分，既是老百姓长期生活的实践，也有植物分类学家的研究积累，同时更是医药学家长期临床应用的经验总结。因此对于雷公藤属植物的分类处理,一定要细致慎重,不能忽略实际应用方面。如果仅从生物学角度出发,把国产雷公藤属植物全部处理为一个物种,那么从理论上讲,国产的该属植物当雷公藤入药都是可行的,但事实上显然并非如此。因为国产雷公藤属植物在形态上的确存在一定的分化,地理分布上或者生态上也有一定的隔离,更为重要的是需要考虑到临床用药的安全性,所以,在目前情况下,把国产雷公藤属植物作为四个类群的分类处理是比较合适的。

表3-1-1 雷公藤属四种植物药材特征比较

	雷公藤	东北雷公藤	昆明山海棠	苍山雷公藤
根的硬度	硬,难折断	最硬,极难折断	次硬,可折断	较软,易折断
根的横切面	菊花心明显	菊花心不明显	菊花心明显	菊花心明显
石细胞有无	有	有	有	无
石细胞数量与大小	较少;长35.3~60 μm,最大至76 μm	多;直径12~80 μm;最大可至100 μm	较少;长17.5~71.6 μm,最大可至310 μm	
纤维	纤维纹孔罕见	纤维有单纹孔	纤维有单纹孔或具缘纹孔	纤维具孔沟,纹孔罕见
晶体直径	24 μm以下	40~106 μm	25 μm以下	20~40 μm,最大可达65 μm

参 考 文 献

[1] 中国科学院中国植物志编辑委员会.中国植物志第45卷3分册[M].北京:科学出版社,1999:178-181.

[2] Ma J S, Funston A M. *Tripterygium*. In: Z. Y. Wu & P. H. Raven (eds), flora of China 11[M]. Science Press, Beijing & Missouri Botanical Garden Press, St. Louis, 2008: 286, 287.

[3] 秦万章,戴克敏.雷公藤及昆明山海棠的生药鉴定[C].第四次全国雷公藤学术会议,上海,2004:129-133.

[4] 秦万章,戴克敏.用扫描电镜鉴定雷公藤与昆明山海棠[C].第四次全国雷公藤学术会议,上海,2004:134-136.

[5] 戴克敏,秦万章.东北雷公藤与雷公藤的生药鉴别[C].第四次全国雷公藤学术会议,上海,2004:137-142.

[6] 秦万章,戴克敏.国产雷公藤属四种植物生药鉴定[C].第四次全国雷公藤学术会议,上海,2004:143-146.

[7] 秦万章,戴克敏.雷公藤叶的生药学鉴定研究[C].第四次全国雷公藤学术会议,上海,2004:147-149.

[8] Law K Y, Simmons M P, Techen N, et al. Molecular analyses of the Chinese herb Leigongteng (*Tripterygium wilfordii* Hook f.)[J]. Phytochemistry, 2011, 72(1): 21.

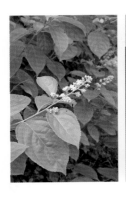

第二章
雷公藤制剂

第一节 概 述

•••••

　　雷公藤制剂在临床上广泛应用于RA、慢性肾炎、银屑病、红斑狼疮、麻风病等疾病的治疗,长期临床用药显示其疗效确切。但由于其疗效与毒性并存,且治疗量和中毒量接近,其安全性也备受关注。因此,对于各类雷公藤制剂的研究开发已成为热门研究方向,研制出更加安全、有效的雷公藤类新制剂是保障临床用药安全的迫切需要,已有的雷公藤类制剂在各章中均有报道,以下是报道一些正在进行研究的制剂,希望对研究雷公藤类制剂在增效减毒方面提供更加科学的依据。

一、雷公藤口服制剂的研究

　　临床应用的雷公藤类口服制剂剂型单一,且以普通片剂和胶囊剂为主,其对消化系统、心血管系统、泌尿系统和造血系统的毒副作用已成为药学工作者亟须解决的问题。如何在保持或提高原有疗效的前提下减低或消除其毒性,仍然是一个重要的研究方向。目前虽然对新剂型有一定的研究,但还不是特别成熟,市场对新剂型的应用也不多。此外,改进制备工艺、严格控制质量标准,对保证雷公藤类制剂的用药安全也至关重要,需要从多方面进行深入的研究。

(一)雷公藤多苷分散片

　　邓倩[1]从辅料的选择(崩解剂种类筛选、原辅料用料比例筛选)、混合方式的选择、湿

　　作者:本章第一节由林绥编写,第二节由林健、张凤喜编写,第三节由林健、龚达林、刘三波编写,第四节由闫志翻、张辉编写,第五节由莫国强、彭富全编写,第六节由杨春欣、梁健编写,第七节由刘继勇、顾永卫编写。

润剂的选择等方面研究,确定了雷公藤多苷分散片的最佳制备工艺。分散片具有分散状态佳,崩解时间短,药物溶出迅速,吸收快,生物利用度高,不良反应少,服用及携带都方便等特点。

（二）昆明山海棠缓释片

杨迎光[2]报道了昆明山海棠缓释片的制备研究,研制的昆明山海棠缓释片则释放较为平稳,各时间点累积释放度符合缓控释制剂要求,具有较好的缓释效果。以此可解决昆明山海棠片给药频繁及由于释药过快导致的毒副作用等问题。

（三）雷公藤红素缓释滴丸

夏海建等[3]对雷公藤红素缓释滴丸进行了研究,雷公藤红素、GM 和 PEG4000 的质量比为 1:3:7 制备的固体分散体型缓释滴丸具有较好地促进溶出和缓慢释药的效果,12 h 累积释放率可达 90%。差示扫描量热分析结果表明药物主要以无定形态分散在载体中,这种分散形态也有助于药物的溶出。

（四）雷公藤总萜滴丸

研制雷公藤总萜滴丸的目的在于补充现有用于治疗风湿类疾病的口服药物制剂之不足,提供一种生物利用度高,快速释药,快速显效,毒副作用更小,而且药物含量高,服用剂量小,服用剂量准确,服用方便,价格低廉,并便于外出携带的药物。戴寿荣等[4]对雷公藤滴丸和雷公藤片剂的毒性进行了对比研究,结果显示滴丸对胃肠道的刺激性低于片剂,疗效明显优于片剂。

（五）雷公藤胃漂浮缓释片及胶囊

张伟等[5]采用多元定时释药技术和多元胃漂浮制剂技术相结合,制备了雷公藤胃漂浮缓释制剂,以指纹图谱评价雷公藤胃漂浮缓释制剂的体外释放度,显示各指纹峰成分在缓释的同时达到了同步释放[6]。

（六）雷公藤微囊片

张安平等[7]运用现代药理学常规实验方法就雷公藤微囊对大鼠及家兔神经系统、呼吸系统、心血管系统等的一般药理作用及对消化道系统的刺激性进行研究后发现,雷公藤微囊对动物的神经系统、呼吸系统、心血管系统无明显影响,对消化道黏膜有轻度的刺激性,但明显轻于未包合物。

（七）雷公藤提取物口服定时释药凝胶微丸

近年来,随着时辰治疗学的兴起,口服定时释药系统成为药物新剂型研究开发的热点之一,文献[8]报道的该系统的其他名称还有择时释药、脉冲释药、定时钟、闹钟和时控-突释系统。

吕昭云[9]报道了雷公藤提取物口服定时释药凝胶微丸的制备。选择雷公藤提取物为水难溶性模型药物,采用海藻酸钙为药物载体研制定时释药微丸,试图制成晚上临睡前(22:00点)服用,间隔4 h后于次日凌晨释放出治疗量药物的定时释药制剂,从而有效预防和治疗"晨僵"症状并减少模型药物的毒副作用。

(八)雷公藤口服液

解放军第175医院的院内制剂,雷公藤口服液在该院临床上广泛用于治疗RA、肾病、皮肤病等免疫性疾病,具有疗效好、毒性低、作用持久,患者可以长期服用的特点[10~12]。

二、雷公藤注射剂的研究

(一)雷公藤内酯醇注射剂治疗白血病的研究

雷公藤内酯醇注射剂是从原料药、制剂、药效、药理及毒理的临床前研究到Ⅱ期临床的研究,是邓福孝研究员带领团队进行研究,福建省医学科学研究院为主导,联合五家单位:福建省血液病研究所、福建医科大学附属协和医院、浙江医科大学附属第一医院、苏州医学院附属第一医院、中国医学科学院血液学研究所血液病医院而进行的规模化的研究。

Ⅰ期临床试验:福建省血液病研究所、福建医科大学附属协和医院。

Ⅰ期临床试验观察14例急性白血病,初次住院病例结果,合适给药途径为雷公藤内酯醇每日剂量加于5%或10%葡萄糖注射液或注射用生理盐水100~150 mL中静脉滴注,或将每日剂量分二次加于5%或10%葡萄糖注射液或注射用生理盐水40 mL中静脉推注;安全有效剂量为每日每千克30~35 μg,最大剂量每日每千克40 μg,如果体重超过60 kg,仍按60 kg计算。临床上表现的毒性作用主要是静脉炎及轻度的胃肠道反应,未见心、肝、肾等毒副作用。

Ⅱ期临床试验:福建省血液病研究所,福建医科大学附属协和医院,浙江医科大学附属第一医院,苏州医学院附属第一医院,中国医学科学院血液学研究所血液病医院。

Ⅱ期临床试验,四所医院共治疗47例各种类型急性白血病,19例获完全缓解,完全缓解率达40.4%,7例部分缓解,21例未缓解,总缓解率达55.3%。尤其对急性粒细胞白血病(M2)的疗效最好,19例中经治疗13例获完全缓解,完全缓解率高达68.4%;急性单核细胞白血病次之,11例中3例完全缓解,完全缓解率27.3%。26例急性白血病经对照药蒽环族抗肿瘤药治疗3例获完全缓解,完全缓解率11.5%,其中阿霉素治疗16例,1例完全缓解,完全缓解率6.2%;阿克拉霉素治疗10例,2例获完全缓解,完全缓解率20%;雷公藤内酯醇注射剂治疗10例慢性粒细胞白血病,3例获完全缓解,完全缓解率30%,7例获部分缓解,有效率是100%。毒副作用主要为连续用药时间过长可发生静脉炎,多为轻度或中度,静脉注射后用生理盐水或5%葡萄糖液静脉滴注"冲管",可减少或减轻静脉炎发生。未见心、肝、肾等方面的毒副反应,也无脱发、口腔溃疡等不良反应。

雷公藤内酯醇治疗白血病方面从动物实验到临床的Ⅰ期及Ⅱ期都显示很好的疗效,希望我们努力研究并应用现代的药学技术,将其制成高效低毒的药物造福于人类。

(二)雷公藤内酯醇注射剂抗实体瘤的研究

2009年福建省科技厅科技重大专项"福建省道地药材雷公藤、太子参、泽泻的新药研发"的子专题,项目名称为"雷公藤内酯醇抗肿瘤的临床前研究"(项目编号:2009YZ0001-1-2),由福建医科大学陈元仲及许建华承担的福建省科技重大专项。

对人结肠癌、胃癌、乳腺癌、鼻咽癌细胞裸鼠移植瘤模型具有比5-FU更强的抗肿瘤作用,且毒性低于5-FU,与5-FU联合用药具有协同抗肿瘤作用,而毒性未见明显增强。

雷公藤内酯醇注射液静脉注射给药,对结肠癌HCT116、结肠癌HT29、结肠癌SW620、胃癌SGC7901、乳腺癌SKBr3、鼻咽癌CNE2细胞裸鼠移植瘤模型均有显著的剂量依赖的抗肿瘤作用。静脉注射给药,对结肠癌HCT116、结肠癌HT29、结肠癌SW620、胃癌SGC7901、乳腺癌SKBr3等5株癌细胞裸鼠移植瘤模型的肿瘤生长抑制均达可到T/C≤40%的有效标准,且有统计学意义,其中对结肠癌HT29、胃癌SGC7901、乳腺癌SKBr3更为敏感。在所有批次的实验中,TP各剂量组未见动物死亡,小鼠体重均未见显著下降。给予毒性低于5-FU的雷公藤内酯醇注射液的有效剂量,对上述6株人癌细胞裸鼠移植瘤模型具有比5-FU更强的抗肿瘤作用。TP与5-FU联合用药具有协同抗肿瘤作用,而毒性未见明显增强。

小鼠有效剂量的等效量,在大鼠与犬的长期毒性试验中未见明显毒性。

大鼠静脉注射雷公藤内酯醇注射液长期毒性试验的低、中剂量相当于小鼠的有效剂量,除了雄性大鼠生殖细胞的显性退变和萎缩,未见骨髓、血液系统、消化系统、心血管系统、神经系统和免疫系统的毒性反应。Beagle犬静脉注射雷公藤内酯醇注射液长期毒性试验的低、中剂量相当于小鼠的有效剂量,除了雄性Beagle犬生殖细胞的显性退变和萎缩,未见严重的骨髓、血液系统、消化系统(胃肠道、肝脏)、心血管系统、神经系统和免疫系统的毒性反应。

(三)雷公藤红素自微乳注射剂

湖北工业大学的王进[13]对雷公藤红素自微乳注射液进行了制剂及制剂处方的研究。

(四)雷公藤红素纳米脂质注射剂的制备

海口市制药厂有限公司的刘悉承[14]研制出一种雷公藤红素纳米脂质注射液及其制备方法,所述纳米脂质注射液包含活性成分雷公藤红素和由酯类共聚物和磷脂衍生物形成的自乳化药物释放体系,该纳米脂质注射液为水包油型(O/W)微粒,其纳米粒的微粒粒径小于200 nm,纳米粒的载药量大于98%。该发明所提供的雷公藤红素纳米脂质注射液是一种新型制剂,是抗肿瘤的纳米脂质注射剂产品,可以显著提高药物在体内的生物利度,增加药物的稳定性,其制备方法简单,适合大规模生产,雷公藤红素纳米脂质注射液可应用于治疗RA,老年性痴呆症和肿瘤,尤其在恶性肿瘤的预防和治疗方面具有巨大的市场前景。

（五）关节腔注射用雷公藤甲素微球的制备

重庆医药高等专科学校药学院王丽娟等[15]对关节腔注射用雷公藤甲素微球进行制备与毒性评价研究。

三、雷公藤外用制剂的研究

雷公藤外用制剂即经皮给药制剂,与口服给药相比,无须经过消化道,不受胃液、食物的影响,具有包容药量大、给药剂量准确、血药浓度稳定、生物利用度高等多重优点。雷公藤属植物的资源利用问题也逐渐显现,科学合理地开辟一条可持续利用的道路至关重要。

雷公藤外用制剂的研究开发越来越多。近20多年来对雷公藤外用制剂研究有外敷剂、洗剂、酊剂、软膏剂、硬膏剂、巴布剂、贴膏、橡皮膏、涂膜剂、擦剂、凝胶剂等。

（一）雷公藤内酯软膏

雷公藤内酯软膏即雷公藤内酯醇软膏,1981年由福建省医学科学研究院邓福孝研究员带领团队研制,并与福建省、市皮肤病院及上海银屑病研究协作组,组织8家医院(包括复旦大学附属中山医院、复旦大学附属华山医院、上海交通大学医学院附属瑞金医院、上海中医药大学附属曙光医院、复旦大学附属华东医院等)进行多中心临床观察(共治疗303例银屑病,取得了较好的疗效),国标一类新药审批进入市场,由福建太平洋制药厂生产。这一成就开拓了雷公藤化学单体外用治疗银屑病的先河[16]。

（二）雷公藤总碱凝胶剂

2009年福建省科技厅科技重大专项“福建省道地药材雷公藤、太子参、泽泻的新药研发”的子专题,项目名称为“基于骨痹治疗的雷公藤凝胶制剂临床前研究”(项目编号:2009YZ0001-1-1)。

福建中医药大学药学院陈立典、褚克丹课题组,依托“福建中医药大学生物医药研发中心”“福建省高等学校中药学重点实验室”“福建省中药新药临床前药理研究基地”等新药研究开发实验平台,经过4年的组织实施,取得福建省食品药品监督管理局中药5类新药申请的药品注册申请受理通知书;撰写十多篇文章[17~35],其中在SCI上发表相关文章4篇,《中药药理与临床》等中文核心期刊发表了16篇文章,同时课题已获得发明专利2项:①“治疗类风湿关节炎的药物组合物及其制备方法和用途”,②“雷公藤药材或制剂中同时测定TP和雷公藤内酯酮的方法”。课题的完成在一定程度上提升福建道地药材雷公藤的科技含量与附加值,充分发挥福建省的资源优势,发展我省中药产业,带动中药产业的纵深发展,同时也为农民创造可观的经济效益。

(三)雷公藤内酯醇贴

2009年福建省科技厅科技重大专项"福建省道地药材雷公藤、太子参、泽泻的新药研发"的子专题,项目名称为"雷公藤内酯醇生物贴治疗类风湿关节炎的临床前研究"(项目编号:2009YZ0001-1-3),由林绥研究员主持进行雷公藤内酯醇贴的临床前研究,进行了雷公藤内酯醇贴的药效、药学及毒理学的临床前研究[36~40]。

(四)雷公藤内酯醇控释纳米涂膜剂

国家卫生和计划生育委员会科研基金项目立项,由福建省医学科学研究院林绥研究员带领研究团队联合福州大学和福建出入检验检疫局检验检疫技术中心承担的"雷公藤内酯醇控释纳米涂膜剂治疗皮肤鳞癌及其作用机制的研究"(课题编号:WKJ-FJ-15)。研制成一种新的控释纳米的皮肤涂膜剂,并分别从体内和体外实验来探讨该控释纳米涂膜剂对人皮肤鳞癌SCL-1的作用机制,来观察药物对皮肤鳞状细胞癌的抑制作用,该制剂既避开口服、注射引起的肠道毒性和静脉炎等诸多不良反应,又保持雷公藤内酯醇广谱的抗肿瘤活性。提供低毒、低刺激性的雷公藤内酯醇控释纳米涂膜剂,为进一步开发治疗皮肤鳞癌的新药提供临床前资料,也为该疗法过渡到其他部位恶性肿瘤治疗提供前期工作基础[41,42]。

(五)雷公藤多苷纳米凝胶

顾清等[43]采用"纳米乳-凝胶技术"制备了雷公藤多苷纳米凝胶。

(六)雷公藤多苷凝胶膏剂

上海中医药大学的朱春赟等[44]报道了雷公藤多苷凝胶膏剂。

(七)雷公藤微乳凝胶剂

华中科技大学的研究生翁婷[45]通过透皮扩散实验仪完成雷公藤微乳凝胶剂的处方筛选工作,配合黏度涂展性和外观找到了透皮能力最佳黏度最大适合于皮肤途径给药的雷公藤微乳凝胶剂。

(八)雷公藤内酯醇复方乳膏剂

浙江医药高等专科学校的龙正海等[46]选用雷公藤内酯醇与非甾体抗炎药物美洛昔康相配伍,以氮酮和油茶树嫩枝挥发油为透皮促进剂,研制了一种新型的雷公藤内酯醇复方乳膏剂。

（九）复方雷公藤巴布剂

陈凌云等[47]报道了RA巴布剂体外透皮吸收研究，研制治疗RA的外用制剂，由涂膜剂改良而成，具有吸收理想、副作用小、作用时间长、贴敷性好等优点。该方的主要成分是雷公藤、马钱子、防风、丹参等中药饮片的醇提物。与原涂膜剂进行透皮吸收的比较，巴布剂较涂膜剂具有较好的缓释效果。

（十）昆明山海棠搽剂

遵义医学院第一附属医院的马文玺等[48]报道了昆明山海棠搽剂的研制。

（十一）雷公藤内酯醇滴眼液

眼角膜移植免疫排斥反应是角膜移植失败的主要原因，寻找高效低毒的免疫抑制剂一直是临床面临的主要问题。研究表明，雷公藤内酯醇是免疫抑制剂，具有对器官移植术后抑制免疫排斥反应。该药的动物实验已证明能有效地防治角膜移植排斥反应，制成滴眼液[49]，这不仅能消除雷公藤制剂全身应用所带来的毒副作用，还有潜在的抗眼前段免疫性疾病的功能。

（十二）雷公藤甲素涂层支架

陆东风等[50]研究表明TP能够有效地抑制血管平滑肌细胞增殖，可能具有防止术后再狭窄的价值。王开侠等[51]研究表明有效剂量的雷公藤甲素涂层支架可能能够防止边缘效应的发生。血液生化学和组织病理学检查未见雷公藤甲素涂层支架对血管壁及其他组织器官造成明显的损害。

总结，雷公藤药物通过透皮给药可避免口服给药对胃肠道的直接刺激作用，降低药物的肝脏首过效应等毒性，并可通过皮肤的屏障作用使药物缓慢、持续地进入血液循环，降低口服给药的峰谷效应等。

四、雷公藤纳米制剂的研究

纳米粒子具有生物膜屏障穿透性、组织器官选择性和缓控释等微粒特性，以纳米技术为平台，建立纳米载药新型传输体系成为目前雷公藤现代化研究的一个热点，雷公藤纳米载药系统应运而生，将雷公藤的纳米载药系统分为四种。

（一）雷公藤纳米脂质体

将纳米脂质体粒径控制在100 nm左右，并用亲水性材料进行表面修饰的脂质体，可作为静脉注射、改善口服吸收及其他给药途径吸收的载体。居星耀[52]应用注入法制备雷公藤甲素脂质体。另外,近年来也有应用雷公藤内酯醇纳米载药系统进行二级制备的制剂出现,如阙慧卿等[53]制备的雷公藤内酯醇纳米脂质体涂膜剂。

(二)雷公藤纳米乳

纳米乳液又称微乳液,应用纳米乳粒径小,粒径范围可控,可改善组织对药物的耐受性等优点,制备雷公藤纳米乳。如王远涛等[54]自制雷公藤多苷纳米乳,腹腔内或口服给药途径作用于实验用大鼠肾移植模型,移植术后单独应用雷公藤多苷纳米乳比应用传统雷公藤提取物片剂具有更好的移植物存活率和更小的药物毒性。郭梦斐等[55]采用水滴定法制备转铁蛋白和叶酸双重修饰的薏苡仁油-雷公藤红素微乳,为提高中药纳米制剂针对特定肿瘤细胞的靶向性研究提供依据。

(三)固体脂质纳米粒

固体脂质纳米粒(SLN)是由多种类脂材料如脂肪酸、脂肪醇及磷脂等形成的固体颗粒,雷公藤固体脂质纳米粒的研究主要集中于难溶性化合物雷公藤内酯醇。梅之南等[56]分别采用探针式超声适当的时间即制得透明的雷公藤内酯醇固体脂质纳米粒混悬液。雷公藤红素纳米脂质体的研究也有报道,如王敏[57]以山嵛酸甘油酯为载体,采用溶剂乳化挥发-高压均质法制备雷公藤红素固体脂质纳米粒。陈修克等[58]采用改良的自乳化溶剂蒸发法制备聚乳酸纳米粒有望成为降低雷公藤多苷毒副作用的新型载体。

(四)聚合物胶束

聚合物胶束是近几年发展起来的一类新型的纳米载体,因为这是一个新型的微粒结构,雷公藤相关的聚合物胶束的研究较少。

徐凌云[59]采用溶剂蒸发法制备载雷公藤内酯的聚合物胶束,该纳米载药系统经湖北省药物安全性评价中心的实验证实具有良好的安全性,有望成为治疗RA的新型制剂。栗占荣等[60]制备抑制碱烧伤角膜新生血管及促进角膜碱烧伤愈合的雷公藤红素滴眼液,认为此发明具有里程碑式的意义。

总结,虽然纳米技术可改善药物雷公藤化学组分的溶解度,可提高靶向性,经研究报道还具有缓释或控释效应,是一个具有广阔前景的全新领域。另外由于纳米药物与纳米生物学、纳米化学、纳米电子学等学科均有不同程度的关联,其复杂性不言而喻,这也是一个雷公藤纳米载药系统研发的攻关难点。雷公藤纳米载药系统的研究需要进行更为深入的探讨——应进行雷公藤纳米载药系统粒径方面的控制,提高纳米载药系统的靶向性;还应在雷公藤纳米载药系统吸收、分布与释放方面下功夫,明确雷公藤载药系统的体内过程,研发雷公藤缓控释制剂。经研究雷公藤的专家学者们的不懈努力,雷公藤的纳米化研究已初见成效,但还需加大力度,在宏观和微观上进行"面更广、点更深"的研究,如此在不久的将来,雷公藤纳米制剂一定会开创雷公藤应用的新局面,创造更好的社会效益和经济效益。

第二节 雷公藤多苷片

雷公藤多苷是从卫矛科(Celastraceae)植物雷公藤根提取精制而成的一种极性较大的脂溶性成分混合物,其生理活性是由多种成分(二萜内酯、生物碱、三萜等)协同产生,既保留了雷公藤生药的免疫抑制等作用,又去除了许多毒性成分。近年来研究发现雷公藤多苷具有抗炎、免疫抑制、抗生育、抗菌等活性,是目前临床上使用较多的非甾体类免疫抑制剂,被广泛用于治疗RA、肾小球肾炎、红斑狼疮及各种自身免疫性疾病和皮肤病等[61]。

一、雷公藤多苷片的制备方法[62]

(一)制备工艺流程图

具体工艺流程,详见图3-2-1。

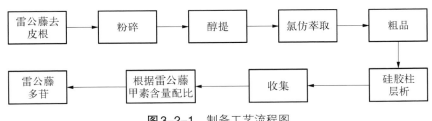

图3-2-1 制备工艺流程图

(二)主要制备过程

1. 粗品提取

(1)取雷公藤粗粉,投入多功能提取罐中,加酒精,使浸泡液的酒精浓度达到60%～70%,加热提取,放出酒精浸泡液至酒精提取液贮罐,药渣弃去,合并提取液。

(2)将酒精提取液进行减压浓缩回收酒精。

(3)将浓缩液抽至氯仿萃取罐内,加入氯仿萃取,下层氯仿萃取液,抽至氯仿浓缩罐。

(4)浓缩液回收氯仿,并用真空抽干成疏松棕褐色粉末,即雷公藤多苷粗品,计算粗品收率。

2. 硅胶柱层析

(1)称取一定量的硅胶。

(2)将溶解的药液抽入柱子中直到柱子中深褐色溶液即将流出时开始接收。

（3）用真空抽干成疏松粉末。

（4）测定TP含量，按比例进行混合。

二、雷公藤多苷片的质量检测[63]

（一）薄层色谱定性测定

1. 供试品溶液的制备

取本品30片，研细，精密称取1.5 g，加乙酸乙酯30 mL，超声处理30 min，放冷，滤过，容器及滤器用乙酸乙酯适量分次洗涤，合并滤液及洗液，蒸干，残渣用10 mL乙酸乙酯使溶解，置已处理的中性氧化铝柱（100～200目，3 g，内径1 cm，乙酸乙酯湿法装柱）上，用乙酸乙酯30 mL洗脱，收集洗脱液，蒸干，残渣用甲醇溶解并转移至2 mL量瓶中，加甲醇至刻度，摇匀，即得。

2. 对照品溶液的制备

精密称取TP对照品和雷公藤酯甲对照品各10 mg，分别置于10 mL量瓶中，加甲醇溶解并稀释至刻度，摇匀，即得。

3. 测定

吸取TP对照品溶液、雷公藤酯甲对照品溶液各10 μL与供试品溶液20 μL，分别点于同一硅胶G薄层板上，以环己烷-丙酮（5:3）为展开剂，展开，取出，晾干，喷以10%硫酸乙醇溶液，在105℃加热至斑点显色清晰（图3-2-2）。

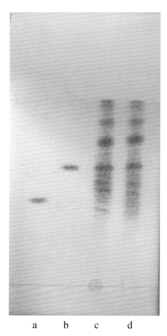

a　b　c　d

图3-2-2　雷公藤多苷片薄层色谱图

a. TP对照品　b. 雷公藤酯甲对照品　c. 雷公藤多苷片　d. 雷公藤多苷片

（二）高效液相指纹图谱[64]

1. 供试品溶液的制备

采用均匀取样法取出雷公藤多苷15片，研细成粉。精密称取400 mg置于25 mL三角烧瓶中，加入20 mL乙酸乙酯，超声提取30 min，过滤，滤液过15 g中性氧化铝柱，用30 mL乙酸乙酯洗脱。收集全部过柱后的洗脱液，回收乙酸乙酯，得残存物，加1.5 mL乙腈溶解，0.45 μm微孔滤膜过滤，备用。

2. 对照品溶液的制备

精密称取干燥恒重的雷公藤内酯醇对照品81 mg及雷公藤内酯甲对照品32 mg，分别用乙腈溶解并定容在10 mL容量瓶中，制成质量浓度分别为0.081 g/L及0.032 g/L的对照品溶液备用。

3. 色谱条件

色谱柱为DiamonsilC18（250 mm×4.6 mm，5 μm，Dikma公司）；流动相为水（A）-乙

腈（B），梯度洗脱（0～70 min，A 65%～0%，B 35%～100%）；流速1.0 mL/min，检测波长218 nm；柱温35℃，进样体积20 μL（图3-2-3）。

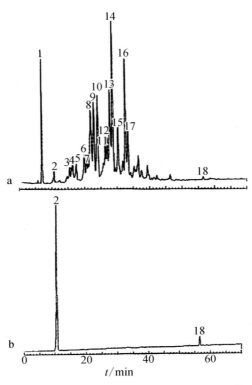

图3-2-3　雷公藤多苷片高效液相指纹图谱
a. 雷公藤多苷片　b. 对照品：2-TP、18-雷公藤内酯甲

三、雷公藤多苷的规格、适应证和禁忌证[65, 66]

1. **规格**　10 mg。

2. **适应证**　祛风解毒、除湿消肿、舒筋通络。雷公藤多苷具有抗炎及抑制细胞免疫和体液免疫等作用，适用于风湿热瘀，毒邪阻滞所致的RA、肾病综合征、Bechet综合征、麻风反应、自身免疫性肝炎等。

3. **禁忌证**

（1）儿童、育龄期有孕育要求者、孕妇和哺乳期妇女禁用。

（2）心、肝、肾功能不全者禁用；严重贫血、白细胞和血小板降低者禁用。

（3）胃、十二指肠溃疡活动期患者禁用。

（4）严重心律失常者禁用。

第三节　雷公藤片

　　1977年湖北省中西医结合研究所在临床原来剂型的基础上,经过化学预试,分别提取了雷公藤各类物质——无水乙醇溶解部分及不溶部分、总生物碱及挥发油部分、总内酯及总萜类部分,并分别进行药理筛选和临床试用,确定了有效部位为总萜类。1979年对总萜类剂型进行改革,由酒剂改成片剂,定名为雷公藤片。1989年华润三九(黄石)药业有限公司(原名黄石制药厂)对雷公藤片进行了大生产开发,获得卫生部颁发生产批文,同时被国家列为中药二类新药及国家中药保护品种。并在随后的二十多年时间被广泛用于国内RA的治疗。雷公藤片是采用雷公藤全根制成制剂,片剂含TP、雷公藤内酯甲、雷公藤红素和去甲泽拉木醛的含量较高。

一、雷公藤片的提取方法[67~69]

（一）提取工艺流程图

　　具体提取工艺流程,详见图3-2-4。

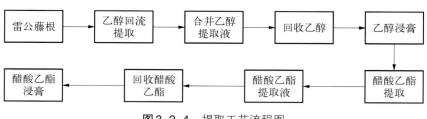

图3-2-4　提取工艺流程图

（二）主要提取过程

　　（1）取粉碎的雷公藤根,投料,加酒精,酒精浓度达到95%左右,提取,放出酒精提取液至酒精提取液贮罐,药渣弃去,合并提取液。
　　（2）回收酒精。
　　（3）将乙醇浸膏干燥、粉碎,加入醋酸乙酯提取。
　　（4）回收醋酸乙酯,得醋酸乙酯浸膏。

二、雷公藤片的质量检测

（一）薄层色谱定性测定

1. 供试品溶液制备

取雷公藤片10片,研细,取细粉适量,精密称定,置50 mL的离心管中,精密加入无水乙醇10 mL,称量,超声提取30 min,冷至室温,加无水乙醇补至原质量,离心(3 000 r/min)10 min,取上清液保留,药渣再按上述方法提取1次,合并上清液。精密量取上清液10 mL,置中性氧化铝柱中[中性氧化铝5.0 g,用石油醚(60～90℃)-乙酸乙酯(1∶4)5 mL预洗],收集洗脱液,60℃下浓缩至近干,乙醇定容至2 mL,摇匀,即得。

2. 对照品溶液制备

取TP对照品,加乙醇制成1 mg/mL的溶液。

3. 测定

用微量注射器吸取供试品溶液15 μL点于硅胶G薄层板上,并将对照品溶液15 μL点在同一块板上,用乙醚展开,取出。喷洒kedde试剂,TP与kedde试剂在薄层上呈紫红色斑点(图3-2-5)。

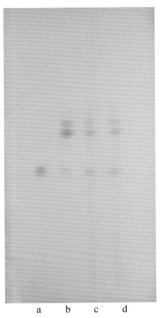

图3-2-5　雷公藤片薄层色谱
a. TP　b. 雷公藤对照药材　c. 雷公藤片1603001Z　d. 雷公藤片1603002Z

（二）高效液相指纹图谱

1. 供试品溶液制备

取雷公藤片10片,研细,取细粉适量,精密称定,置50 mL的离心管中,精密加入无水乙醇10 mL,称量,超声提取30 min,冷至室温,加无水乙醇补至原质量,离心(3 000 r/min)10 min,取上清液保留,药渣再按上述方法提取1次,合并上清液。精密量取上清液10 mL,置中性氧化铝柱中[中性氧化铝5.0 g,用石油醚(60～90℃)-乙酸乙酯(1∶4)5 mL预洗],收集洗脱液,60℃下浓缩至近干,立即加乙腈-水(1∶1)定容至2 mL,摇匀,0.22 μm滤膜滤过,即得。

2. 色谱条件

色谱柱BEH Shield RP18(2.1 mm×100 mm, 1.7 μm),流速0.25 mL/min;检测波长220 nm;柱温35℃;进样体积4 μL。流动相:乙腈-水体系,梯度洗脱。条件如表3-2-1。

表3-2-1　色谱条件

时间(min)	0	20	40	90	135	140
乙腈(%)	20	30	32	45	75	75
水(%)	80	70	78	55	25	25

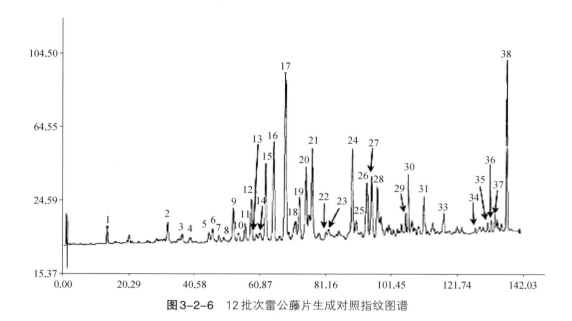

图3-2-6　12批次雷公藤片生成对照指纹图谱

　　测定12批次雷公藤片的指纹图谱,利用指纹图谱相似度软件进行分析,结果显示12批次雷公藤片间的相似度相差不大,均大于0.93,然后生成了雷公藤片对照指纹图谱(图3-2-6),确定了38个共有峰,其中1、15、17、20、21、24、34的峰分别为TP、雷公藤春碱、雷酚内酯、雷公藤碱、雷公藤晋碱、雷公藤次碱、雷公藤酯甲[70]。

三、雷公藤片的规格、适应证和禁忌证

　　1.规格　每片含TP 12 μg。

　　2.适应证　具有抗炎及免疫抑制作用,用于治疗RA。

　　3.禁忌证

　　(1)儿童、育龄期有孕育要求者、孕妇和哺乳期妇女禁用。

　　(2)心、肝、肾功能不全者禁用;严重贫血、白细胞和血小板降低者禁用。

　　(3)胃、十二指肠溃疡活动期患者禁用。

　　(4)严重心律失常者禁用。

第四节　雷公藤配方颗粒

　　本品为卫矛科落叶灌木雷公藤的干燥根制成的配方颗粒。炮制应符合《湖南省中药材标准》2009年版雷公藤【炮制】项下的有关规定。中药材前处理:除去杂质,切段,除去外皮

（包括形成层以外部分），切断，干燥。按照《湖南省中药材标准》2009年版雷公藤项下的有关规定进行检验，取合格饮片备用。

一、雷公藤配方颗粒制备方法

（一）制备工艺流程图

制备工艺流程，详见图3-2-7。

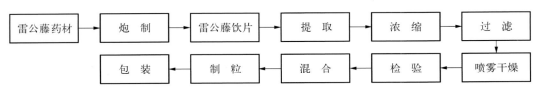

图3-2-7 雷公藤配方颗粒制备工艺流程图

（二）主要制备过程

1. 煎煮

取合格雷公藤饮片，加水，煎煮，过滤。

2. 浓缩

滤液，减压浓缩至浸膏。

3. 干燥

浸膏喷雾干燥为雷公藤配方颗粒提取物。

4. 制粒

干法制粒。

二、雷公藤配方颗粒的质量检测

（一）薄层色谱定性测定

1. 供试品溶液的制备

取雷公藤配方颗粒0.5 g，加15 mL水溶解，用三氯甲烷振摇提取3次，每次30 mL，合并三氯甲烷液，水浴蒸干。用2 mL三氯甲烷溶解，过氧化铝柱，用三氯甲烷：甲醇（9：1）洗脱，收集洗脱液，蒸干，用甲醇定容至1 mL，作为供试品溶液。

2. 对照药材溶液的制备

另取雷公藤对照药材0.5 g，加50 mL 95%乙醇回流提取2 h，过滤，蒸干，加15 mL水溶解，用三氯甲烷振摇提取3次，每次30 mL，合并三氯甲烷液，水浴蒸干。用2 mL三氯甲烷溶解，过氧化铝柱，用三氯甲烷：甲醇（9：1）洗脱，收集洗脱液，蒸干，用甲醇定容至0.5 mL，作为供试品溶液。

3. 测定

照薄层色谱法,吸取供试品溶液10～20 μL,对照药材溶液10～20 μL,分别点于同一硅胶G薄层板上,以氯仿：乙醚(2：1)为展开剂,展开,取出,晾干,喷以10%硫酸乙醇,105℃加热3～5 min,在紫外灯下(365 nm)检视。供试品色谱中,在与对照药材色谱相应的位置上,显示相同颜色的荧光斑点。

雷公藤颗样品、对照药材点在同一张薄层板上,见图3-2-8。

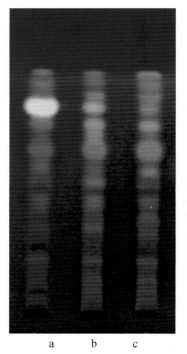

图3-2-8 雷公藤配方颗粒薄层色谱

a. 对照药材　b. 雷公藤配方颗粒
c. 雷公藤配方颗粒

(二)高效液相指纹图谱

1. 供试品溶液的制备

取雷公藤配方颗粒0.5 g,精密称定,加无水乙醇100 mL,超声处理(功率250 W,频率20 kHz)5 min,抽滤,用20 mL无水乙醇分次洗涤,合并滤液,滤液于50℃水浴蒸干,精密加入无水乙醇20 mL溶解,定量移取3 mL,置中性氧化铝柱[中性氧化铝1.0 g,用石油醚-乙酸乙酯(1：4)5 mL预洗]上,用石油醚-乙酸乙酯(1：4)10 mL洗脱,重复三次,合并洗脱液,于45℃水浴蒸干,残渣加甲醇-水(80：20)0.5 mL使溶解,作为供试品溶液。

2. 色谱条件

色谱柱：C18(250 mm × 4.6 mm, 5 μm);流动相：甲醇(A)-水(B),梯度洗脱(0 min,40% A-5 min,47%-15 min,55%-50 min,58%-100 min,68%-130 min,70%A);流速：1.0 mL/min;检测波长：218 nm;柱温：25℃;进样量：20 μL。

3. 色谱图

具体色谱图详见图3-2-9。

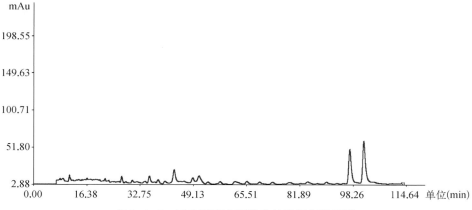

图3-2-9 雷公藤配方颗粒高效液相指纹图谱

三、雷公藤配方颗粒的规格、适应证

（一）规格

每袋装 1 g。

（二）适应证

祛风除湿，活血通络，消肿止痛，杀虫解毒。用于RA、风湿性关节炎、肾小球肾炎、肾病综合征、红斑狼疮、银屑病、麻风病、疥疮、顽癣。

第五节　昆仙胶囊

昆仙胶囊是广州白云山陈李济药厂有限公司与四川省中药研究所在原雷公藤片、昆明山海棠片的基础上研制的复方雷公藤类制剂，是国家中药"九五"科技攻关项目的唯一保留成果，于2006年上市，拥有20年的专利保护。相较于传统雷公藤制剂，昆仙胶囊首先通过由昆明山海棠、淫羊藿、枸杞子、菟丝子组成复方，其次通过优选道地药材、先进的提取工艺及"治疗窗"定量控制技术，使得昆仙胶囊"源于雷公藤，优于雷公藤"。临床上起效更快、安全性更好，广泛应用于多种风湿免疫疾病、蛋白尿为主的肾脏疾病及免疫相关的皮肤病治疗。并且已进入2017年版国家医保目录，进入2013年RA的中西医结合诊疗指南，2013年骨关节炎中西医结合诊疗指南，风湿免疫疾病（系统性红斑狼疮）超药品说明书用药专家共识，2016年中华中医药学会类风湿关节炎病证结合诊疗指南[71～78]。

一、昆仙胶囊的制备方法[79]

（一）制作工艺流程图

制作工艺流程，详见图3-2-10。

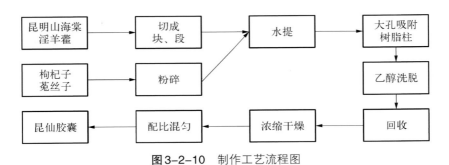

图3-2-10　制作工艺流程图

（二）主要提取过程

1. 提取

昆明山海棠、淫羊藿、枸杞子、菟丝子以2:2:1:1比例，以上四味，昆明山海棠，切成碎块，分别加13、10、10倍水提取3次，每次1 h；淫羊藿，切段，分别加15、10、10倍水提取3次，每次1 h；枸杞子粉碎成粗料，用20倍水80℃温浸1 h；菟丝子粉碎成粗粉，用31倍水80℃温浸1 h；四味药材的水煎煮液或水浸液分别滤过。

2. 纯化

上述水煎煮液或水浸液滤过后分别通过大孔吸附树脂柱，然后用70%乙醇洗脱，当流出液颜色明显变深时开始收集洗脱液；当洗脱液颜色变得极浅时洗脱完毕；每味药材的洗脱液分别回收乙醇、浓缩、干燥，最后得到提取物药粉。

3. 定量

将四种提取物药粉分别按TP、淫羊藿苷、甜菜碱、黄酮定量，加入药用淀粉，混匀，装胶囊，抽样检测，保证每粒胶囊所含主要成分符合标准。

二、昆仙胶囊的质量检测

（一）薄层色谱定性测定

1. 淫羊藿鉴别

（1）供试品溶液的制备：取本品内容物50 mg，加70%乙醇2 mL溶解，作为供试品溶液。

（2）对照品溶液的制备：取淫羊藿苷对照品加乙醇制成每1 mL含1 mg的溶液，作为对照品溶液。

（3）测定：照《薄层色谱标准操作程序》试验，吸取上述两种溶液各4 μL，分别点于同一硅胶G薄层板上，以乙酸乙酯—丁酮—甲酸—水（5:3:1:1）为展开剂，展开，取出，晾干，喷以三氯化铝试液，置紫外光灯（365 nm）下检视。供试品色谱中，在与对照品色谱相应的位置上，显相同颜色的荧光斑点，详见图3-2-11。

2. 枸杞子鉴别

（1）供试品溶液的制备：取本品内容物

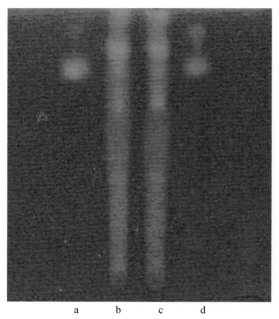

图3-2-11　昆仙胶囊薄层色谱图

a、d. 淫羊藿苷对照品　b、c. 昆仙胶囊

2 g，加水100 mL使溶解，用乙酸乙酯振摇提取2次，每次80 mL，合并乙酸乙酯液，蒸干，残渣加无水乙醇2 mL使溶解，作为供试品溶液。

（2）对照品溶液的制备：取枸杞子对照药材1 g，加水40 mL，加热煮沸1 h，放冷，滤过，滤液用乙酸乙酯振摇提取2次，每次30 mL，合并乙酸乙酯液，蒸干，残渣加无水乙醇2 mL使溶解，作为对照药材溶液。

（3）测定：照《薄层色谱标准操作程序》试验，吸取上述两种溶液各6 μL，分别点于同一硅胶G薄层板上，以三氯甲烷—乙酸乙酯—冰醋酸（5：2：0.2）为展开剂，展开，取出，晾干，置紫外光灯（365 nm）下检视。供试品

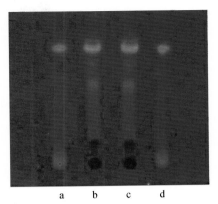

图3-2-12　昆仙胶囊薄层色谱图
a、d. 枸杞子对照药材　b、c. 昆仙胶囊

色谱中，在与对照药材色谱相应的位置上，显相同颜色的荧光斑点（图3-2-12）。

（二）高效液相指纹图谱

1. 供试品溶液的制备

精密称取细粉0.7 g，置100 mL三角瓶中，精密加甲醇50 mL，称定重量，超声处理（300 W，40 kHz）15 min，冷却，再称定重量，用甲醇补足减失的重量，摇匀，密塞，静置过夜。精密吸取上清液25 mL于蒸发皿中，置60℃水浴上蒸至约3 mL，加入硅胶（柱层析用，200～300目）-中性氧化铝（层析用，200～300目）（1：1）2.5 g，拌匀，置60℃水浴上蒸发甲醇，同时研细，充分蒸干甲醇。干法上硅胶（规格同前述）-中性氧化铝（规格同前述）（1：1）2.5 g的混合柱（内径2 cm）。用1，2-二氯乙烷70 mL洗脱，弃去洗脱液，继续用含1.5%乙醇1，2-二氯乙烷70 mL洗脱，收集洗脱液，60℃减压回收溶剂至干，用甲醇溶解并转移至5 mL量瓶中，加甲醇至刻度，摇匀，滤过，即得。

2. 对照品溶液的制备

取TP对照品适量，加甲醇制成每1 mL含7.5 μg的溶液，作为对照品溶液。

3. 色谱条件

以十八烷基硅烷键合硅胶为填充剂（Poroshell 120 EC-C18柱，4.6×250 mm，4 μm）；以甲醇为流动相A，以含5%异丙醇的水溶液为流动相B，按表3-2-2进行梯度洗脱；检测波长为220 nm。理论板数按TP峰计算，应不低于5 000。

表3-2-2　梯度洗脱程序

时间（min）	流动相A（%）	流动相B（%）
0～25	20	80
25～30	20→95	80→5
30～50	95	5

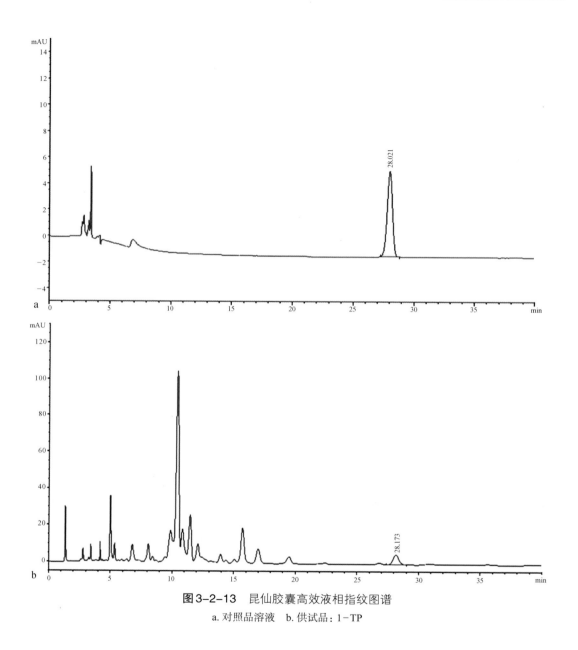

图3-2-13 昆仙胶囊高效液相指纹图谱

a. 对照品溶液　b. 供试品：1-TP

　　分别精密吸取对照品溶液与供试品溶液各20 μL，注入液相色谱仪，测定，即得。昆仙胶囊高效液相指纹图谱见图3-2-13。

三、昆仙胶囊规格、适应证和禁忌证

　　1. 规格　每粒装0.3 g。

　　2. 适应证　补肾通络，祛风除湿。主治RA（风湿痹阻兼肾虚证）。症见关节肿胀疼痛，屈伸不利,晨僵,关节压痛,关节喜暖畏寒,腰膝酸软,舌质淡,苔白,脉沉细。

3. 禁忌证

（1）孕妇、哺乳期妇女或患有肝、肾功能不全及严重全身性疾病者禁用。

（2）处于生长发育期的婴幼儿、青少年及生育年龄有生育要求者禁用。或全面权衡利弊后遵医嘱使用。

（3）患有骨髓造血障碍疾病者禁用。

（4）胃、十二指肠溃疡活动期禁用。

（5）严重心律失常禁用。

（6）严重贫血、白细胞、血小板低下者禁用。

第六节　三　藤　片

系统性红斑狼疮（SLE）是严重危害人类健康的自身免疫性疾病,为遗传背景下,环境因素作用导致多种免疫细胞多克隆和过度活化,累及多器官、多系统损伤的疾病。

三藤片是一种中药的复方制剂,已经在复旦大学附属中山医院皮肤科使用多年,三藤片对SLE患者皮损和关节炎的缓解尤为突出,对于轻中度的SLE患者三藤片具有比较明确的疗效,同时三藤片的使用可减少激素的使用剂量,进而减轻激素带来的副作用[80]。

三藤片的主要成分为雷公藤、大血藤和鸡血藤。雷公藤,味苦,性凉,具有祛风,解毒的功效,常用于风湿痹症的治疗。现代研究表明雷公藤具有较强的免疫调节作用,可抑制系统性红斑狼疮中多克隆活化的效应性T淋巴细胞,并可抑制B淋巴细胞分泌自身抗体,雷公藤可抑制多种炎症介质的释放和效应。基于此,雷公藤在我国已广泛应用于治疗SLE等一系列的自身免疫性疾病,而且疗效确切。大血藤味苦,性平,具有败毒消痈,活血通络的功效,常用于治疗风湿痹证;现代研究表明大血藤具有较强的抗炎、解热和止痛作用,对SLE等自身免疫性疾病有较明确的治疗效果。鸡血藤味甘,性温,具有补血,活血通络的功效,常用于风湿痹症的治疗。现代研究表明鸡血藤可提高血红蛋白含量,故可改善SLE患者的贫血状态。另外的研究表明鸡血藤具有一定的抗炎作用,可协助雷公藤抑制SLE患者中亢进的免疫炎症。三药合用具有较强的抗炎和免疫抑制作用,同时抗炎而不伤正气,可补血活血改善SLE患者的贫血状态。

一、三藤片的制备方法

（一）制备工艺流程图

制备工艺流程,详见图3-2-14。

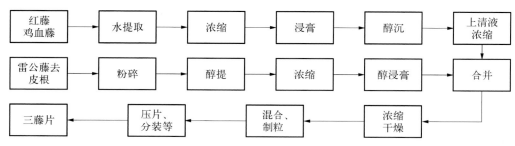

图 3-2-14 制备工艺流程图

（二）主要制备过程

1. 提取

雷公藤用乙醇加热回流 2 h，滤过，回收乙醇，浓缩成稠膏。红藤、鸡血藤二味加水煎煮 2 次，第一次 1.5 h，第二次 1 h，合并煎液，浓缩至相对密度 1.1～1.2，放冷至室温，加 2 倍量 95% 乙醇沉淀 24 h，取上清液浓缩，与上述雷公藤浸膏合并，混匀，真空干燥，粉碎，过 80 目筛。

2. 制剂

将上述浸膏粉与磷酸氢钙、淀粉、糖粉、糊精混匀，加入 95% 乙醇为润湿剂，制粒，湿颗粒干燥，过 12 目筛，加入微晶纤维素、羧甲基淀粉钠、硬脂酸镁、滑石粉混匀，压片，即得。

二、三藤片的质量检测

（一）薄层色谱定性测定[81]

1. 供试品溶液的制备

取样品 10 片，研成细粉，称取 4.0 g，用乙醚萃取二次，每次 20 mL，合并乙醚液，回收至干，残渣用 1 mL 三氯甲烷溶解，加入中性氧化铝 1.5～2 g 搅拌均匀，挥干，上中性氧化铝柱（内径 1.5 cm，长度 15 cm，15 g），以石油醚 50 mL 洗脱，弃去，再分别以石油醚：乙酸乙酯（8:2）和（1:1）各 50 mL 洗脱，回收溶剂至干，用 1 mL 三氯甲烷溶解，作为供试品溶液。

2. 阴性对照品溶液的制备

按处方比例及制备工艺，制成未加入雷公藤药材的阴性样品，按供试溶液制备方法制备阴性对照品溶液。

3. 对照品溶液的制备

取雷公藤次碱对照品加三氯甲烷溶解，制成 0.4 mg/mL 的对照品供试液。

4. 测定

照《中华人民共和国药典》2010 版一部"薄层色谱法"（附录 VI B）试验，分别吸取上述 3 种溶液各 2 μL，点于同一硅胶 G 薄层板上，以环己烷－三氯甲烷－甲醇－浓氨水（25:50:10:1）为展开剂展开。取出晾干，喷碘化铋钾液，供试品色谱中，与对照品色谱相应的位置上，日光下显相同颜色的斑点，而阴性对照无斑点。结果见图 3-2-15。

5. 供试品溶液的制备

取样品10片,倒出内容物,称取4.0 g,加甲醇50 mL,超声处理60 min,滤过,滤液蒸干,残渣加2%氢氧化钠溶液10 mL使溶解,用盐酸调节pH至2,用乙醚振摇提取3次,每次10 mL,合并乙醚液,挥干,残渣加甲醇2 mL使溶解,作为供试品溶液。

6. 阴性对照品溶液的制备

按处方比例及制备工艺,制成未加入大血藤药材的阴性样品,按供试品溶液制备方法制备阴性对照品溶液。

7. 对照品溶液的制备

另取大血藤对照药材5 g,同法制成对照药材溶液。

8. 测定

照《中华人民共和国药典》2010版一部"薄层色谱法"(附录Ⅵ B)实验,吸取上述两种溶液各2 μL,分别点于同一硅胶G薄层板上,以三氯甲烷-丙酮-甲酸(10:1:1)为展开剂,展开,取出,晾干,喷以2%三氯化铁乙醇溶液,置紫外光灯(365 nm)下检视。供试品色谱中,与对照药材色谱相应的位置上,紫外光下显相同颜色的荧光斑点,而阴性对照在相同位置无此斑点存在。结果见图3-2-16。

图3-2-15　三藤片中雷公藤薄层色谱图
a. 对照品溶液　b. 阴性对照品溶液　c～e. 供试品溶液

9. 供试品溶液的制备

取样品10片,倒出内容物,称取4.0 g,加入乙醇100 mL,加热回流1 h,滤过,滤液蒸干,残渣加甲醇2 mL使溶解,加入硅胶1 g拌匀,挥干溶剂,置硅胶柱(100～200目,5 g,内径为2.0 cm,干法装柱)上,依次用石油醚(60～90 ℃)30 mL、甲醇-三氯甲烷(1:9)60 mL洗脱,收集甲醇-三氯甲烷(1:9)洗脱液,蒸干,残渣加三氯甲烷0.5 mL使溶解,作为供试品溶液。

10. 阴性对照品溶液的制备

按处方比例及制备工艺,制成未加入鸡血藤药材的阴性样品,按供试品溶液制备方法制备阴性对照品溶液。

11. 对照品溶液的制备

另取芒柄花素对照品,加甲醇制成每毫升含1 mg的溶液,作为对照品溶液。

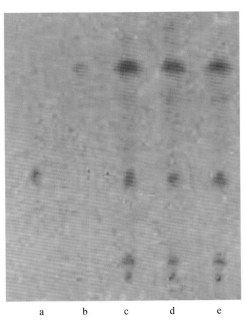

图3-2-16　三藤片中大血藤薄层色谱图
a. 对照品溶液　b. 阴性对照品溶液　c～e. 供试品溶液

12. 测定

照《中华人民共和国药典》2010版一部"薄层色谱法"（附录 VI B）实验，吸取供试品溶液 5～10 μL、对照品溶液 5 μL，分别点于同一硅胶 G 薄层板上，以三氯甲烷：甲醇（20：1）为展开剂，展开，取出，晾干，置紫外光灯（254 nm）下检视。供试品色谱中，与对照品色谱相应的位置上，显相同颜色的荧光斑点，而阴性对照在相同位置无此斑点存在。结果见图 3-2-17。

（二）高效液相指纹图谱

1. 供试品溶液的制备

取样品 10 片，倒出内容物，称取 2.0 g，精密称定，加乙酸乙酯 200 mL，水浴回流 2 h，滤过，残渣用乙酸乙酯洗涤 2 次，每次 10 mL，合并提取液及洗液，回收乙酸乙酯至 1～2 mL，上中性氧化铝柱（100～200 目，6 g，内径 1.5 cm，长约 5 cm），以 15%乙酸乙酯-石油醚

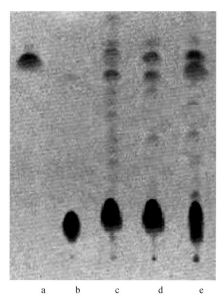

图 3-2-17　三藤片中鸡血藤薄层色谱图
a. 对照品溶液　b. 阴性对照品溶液　c～e. 供试品溶液

（60～90℃）20 mL 淋洗，弃去淋洗液，再以乙酸乙酯 100 mL 洗脱，收集洗脱液并回收至干，加甲醇适量使之溶解，置 5 mL 量瓶中，加甲醇至刻度，摇匀，0.45 μm 微孔滤膜滤过，即得。

2. 对照品溶液的制备

精密称取 TP 对照品 10.10 mg，置于 25 mL 容量瓶中，加甲醇溶解并稀释至刻度，配成每毫升甲醇中含 TP 202 μg 的溶液，将此溶液用甲醇稀释 10 倍，制得每毫升甲醇中含 TP 20.2 μg 的溶液，即得。

3. 色谱条件

色谱柱：Agilent Zobrax SB-C18 柱（5 μm，4.6 mm × 250 mm）；流动相：甲醇-0.05%三氟乙酸（45：55，v/v）；检测波长：221 nm；柱温：30℃；流速：0.8 mL/min；进样量：10 μL。依照上述色谱条件测定，理论塔板数以 TP 计不低于 3 000。

三藤片的高效液相指纹图谱见图 3-2-18。

三、三藤片的规格、适应证和禁忌证

1. 规格　每粒 0.35 g。

2. 适应证　清热解毒，活血化瘀，治疗红斑狼疮、结缔组织疾病、银屑病和急慢性湿疹等皮肤病。

3. 禁忌证

（1）有严重心、肝、肾功能损害及严重免疫功能低下的患者。

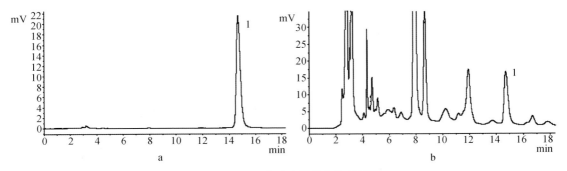

图3-2-18　三藤片高效液相指纹图谱
a. 对照品溶液　　b. 供试品：1-TP

（2）有神经精神疾病及严重内分泌、血液系统疾病患者。

（3）妊娠或哺乳期妇女、未婚女性、过敏体质者。

第七节　雷公藤外用制剂

　　雷公藤为卫矛科植物雷公藤的干燥根，其主要有效成分为雷公藤红素、雷公藤内酯醇等萜类内酯化合物及少量的生物碱类成分，具有抗炎、镇痛、抗肿瘤及免疫调节等作用。口服给药是雷公藤类制剂临床应用的主要方式，但其存在着较大的毒副作用，主要表现为消化系统和泌尿生殖系统的不良反应，其发生率分别为35.8%和22.8%，严重影响了雷公藤及其制剂的临床应用。雷公藤存在有效成分复杂、作用靶点多、作用途径广等特点，因此可以采用多种方法给药以达到减毒增效的目的[82]。其中，雷公藤制剂外用给药是有效降低其毒副反应发生的重要途径。

　　中医外治法是传统中医药学的特色和优势，经皮给药是主要的外治方法之一。与传统的口服和注射给药方式相比，经皮给药可以避免肝脏的"首过效应"和胃肠道的破坏，维持稳定的血药浓度，延长药物作用时间，减少给药次数，并且给药方便，患者的顺应性好。中医外治法已有2 000多年的历史，现代经皮给药系统（transdermal drug delivery system, TDDS）自1981年东莨菪碱（scopolamine）贴片上市以来得到了迅速发展，成为新型给药系统研发领域的热点。

　　TDDS是药物经由皮肤吸收进入体内，在人体局部或全身发挥治疗或预防疾病的一类制剂。人体皮肤由角质层、表皮层、真皮层、皮下组织和皮肤附属器（毛囊、汗腺）等构成（图3-2-19）。其中角质层是药物经皮吸收的主要屏障。皮肤角质层是由10～15层富含角蛋白的扁平无核死细胞和填充在细胞间脂质组成的"砖墙结构"。其中"砖"指角质细胞，"灰浆"则为填充在角质细胞间的脂质，主要包括神经酰胺、脂肪酸、胆固醇等，这些"砖"和"灰

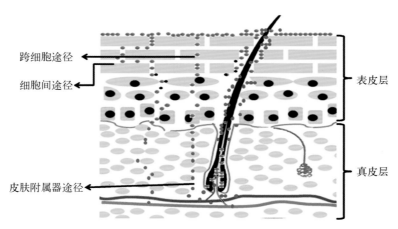

跨细胞途径

细胞间途径

表皮层

皮肤附属器途径

真皮层

图3-2-19　人体皮肤结构示意图

浆"紧密排列,使角质层形成牢固的结构,限制了水分在细胞内外及细胞间流动,基本没有渗透性,使皮肤维持着重要的屏障功能。

雷公藤最初的外用制剂是将雷公藤根煎汤外洗或将根磨成粉末外敷,随着制剂技术的进步,逐渐发展为酊剂、软膏剂、橡皮膏剂、硬膏剂、巴布剂、离子导入剂、纳米制剂等多种给药剂型。对雷公藤外用制剂的研究和应用也由单纯的临床研究逐步发展为临床研究与基础研究并重。

一、雷公藤外用制剂的临床研究

目前应用于临床的雷公藤外用剂型主要有软膏剂、涂膜剂、搽剂、贴膏等。大量临床研究报道证明雷公藤外用制剂在治疗风湿性关节炎、强直性脊柱炎、银屑病、面部接触性皮炎、湿疹等疾病方面均显示出良好的效果。

(一)软膏剂

软膏剂(ointments)系指药物与油脂性或水溶性基质均匀混合制成的半固体外用制剂。软膏剂具有湿润皮肤、保护创面和局部治疗的作用,广泛应用于某些皮肤科和外科疾病的治疗。

严云屏[83]等在临床上对雷公藤红素软膏治疗RA的效果进行研究。以患者左右2个关节相互对照,一侧为治疗组,以雷公藤红素软膏外涂;另一侧为对照组,以凡士林外涂。以美国风湿病协会制定的疼痛级别和关节的肿胀程度为治疗指标,进行3批止痛和8批消肿实验(每批7例)。在3批止痛实验过程中发现,治疗组的21个用药关节中有17个级别下降,其中4个下降2级;对照组的21个关节仅有8个级别下降,下降幅度最多为1级,有1个反而上升1级,治疗组的止痛有效率为81%,结果见表3-2-3。而治疗组与对照组消肿效果无多大差别。

表3-2-3　三批病例(每批7对关节)的疼痛治疗效果(级别下降数)

| 批号 | 组别 | 病例 | | | | | | | Zk |
		1	2	3	4	5	6	7	
第一批	治疗组	1	1	1	0	0	0	1	1.086(<2.555)
	对照组	0	1	0	0	1	0	-1	
第二批	治疗组	1	1	1	2	1	1	1	2.413(<2.555)
	对照组	0	0	0	1	1	0	0	
第三批	治疗组	1	0	2	1	2	2	1	2.83(<2.555)
	对照组	0	0	1	0	1	1	1	

　　另有临床研究[84]表明,雷公藤复方膏剂对RA患者疼痛也有明显的缓解作用。该文献利用多中心随机双盲对照试验,将174例患者随机平均分为治疗组和对照组,治疗组肿痛关节部位涂抹外用药物,对照组涂抹安慰剂,每次20 g,每日1次,共8周。以患者报告的关节疼痛缓解作为主要指标,并于治疗前、治疗4周及治疗后进行疼痛视觉模拟量表评分(VAS)、28处关节疾病活动度评分(DAS28),患者健康总体评价、治疗前后检测血沉水平等。结果表明,治疗组患者关节疼痛缓解率达90.8%,高于对照组(69.0%),与治疗组治疗前比较,治疗4周及治疗后VAS、DAS28评分、总体VAS均有改善,血沉水平明显下降。在治疗过程中发现治疗组共发生8例不良事件,对照组共发生3例不良事件,表明雷公藤外用制剂发生的毒副作用不应该忽视,应该从原料药、处方组成、制备工艺等方面不断改进。

　　李政宵[85]等在以雷公藤内酯醇软膏治疗肥厚性斑块状银屑病的研究中,将248例患者平均随机分为对照组(0.1%维A酸组,125例)和治疗组(雷公藤内酯醇组,123例),根据患者的皮损部位、患病范围、严重程度分别对治疗前、治疗后1、2、4、6、8周进行PASI评分。发现用药第1、2周雷公藤内酯醇软膏组对斑块状银屑病症状改善程度优于维A酸组,说明雷公藤软膏具有起效快、发挥作用迅速的特点,结果见表3-2-4。但也会产生局部刺激作用,因此不适于滴状银屑病及症状轻微的寻常性银屑病的治疗。

表3-2-4　雷公藤内酯醇软膏与0.1%维A酸乳膏治疗肥厚性斑块状银屑病疗效指数的比较($\bar{x} \pm s$)

组别	例数	1周	2周	4周	6周	8周
雷公藤内酯醇软膏组	123	15.96 ± 20.14	43.20 ± 21.31	52.76 ± 23.50	60.97 ± 24.83	68.27 ± 25.74
维A酸软膏组	123	7.08 ± 19.01	25.04 ± 21.84	46.93 ± 25.26	59.04 ± 26.32	66.03 ± 26.89

（二）涂膜剂

涂膜剂（film coating agent）是指药物或中药饮片经适宜溶剂提取或溶解，与高分子成膜材料制成的供外用涂抹，能形成薄膜的液体制剂。用时涂于患处，溶剂挥发后即形成薄膜，形成的薄膜对患处有保护作用，其中所含药物缓慢释放而起治疗作用。

邓兆智[86]等以雷公藤、没药、乳香、川芎、生南星等制备成雷公藤复方涂膜剂，并对40例RA患者进行随机对照的临床疗效观察。结果显示（表3-2-5），治疗后治疗组（基本治疗+雷公藤复方涂膜剂）关节肿胀、压痛、疼痛及双手握力、晨僵时间、关节功能分级的改善均优于对照组（基本治疗），红细胞沉降率（ESR）、C反应蛋白（CRP）两组在治疗前后均有明显改善。在治疗过程中发现第2周治疗组中有3例出现不同程度的局部皮肤红点、瘙痒，治疗期间心、肝、肾功能未见异常，与雷公藤口服制剂治疗RA相比，药物的毒副作用显著降低。

表3-2-5　治疗组和对照组治疗前后各周各项指标差值比较(n=25)

项目		治疗前	治疗后				
			1周	2周	3周	4周	6周
关节肿胀指数	治疗组	11.28±6.51	3.24±3.07*	6.16±3.06*	7.48±3.90*	8.60±4.15*	8.96±3.88*
	对照组	8.93±4.88	0.67±.123	1.2±1.66	3.4±2.92	4.6±2.87	5.27±2.66
关节压痛指数	治疗组	11.24±6.48	2.48±2.79	5.16±3.13*	6.44±3.62*	7.76±3.91*	7.92±3.96△
	对照组	9.04±4.77	0.73±1.44	1.33±1.54	2.60±2.16	4.40±2.64	5.53±2.50
关节疼痛指数	治疗组	11.40±6.44*	2.84±2.51*	5.08±2.96*	6.04±2.91*	7.20±3.16*	8.08±3.33*
	对照组	8.53±4.98	0.40±0.83	0.87±1.25	2.47±2.47	4.33±2.29	4.93±2.31
握力	治疗组	83.8±34.36			−43.4±24.85*	−46.59±28.09△	−47.95±27.46
	对照组	91.4±33.94			−9.29±16.85	−28.57±20.33	−32.86±17.73
晨僵指数	治疗组	112.0±62.2		44.4±46.5*	53.2±45.0*	63.8±43.1△	64.0±42.9△
	对照组	97.3±44.2		4.0±10.6	18.7±23.9	38.0±19.7	39.3±183

注：两组治疗后差值比较，△$P < 0.05$，*$P < 0.01$。
表中数据，治疗前为$\bar{x}±s$，治疗后为（治疗前－治疗后的差值）$\bar{x}±s$。

彭松等[87]以雷公藤醋酸乙酯提取物、聚乙烯醇，羧甲基纤维素钠为基质制备复方雷公藤涂膜剂，并对120例RA患者进行为期2周的临床研究。每位患者选取主要受累关节2～4个进行给药，每日涂擦涂膜剂2次，最大用药剂量为4 g。用药2周后，总有效率92.5%，未见不良反应发生。

雷公藤涂膜剂的保湿性能良好，在局部附着时间较长，且药物在药膜中缓缓释放，有利于维持有效药物浓度，使治疗作用持续较长时间。

（三）贴膏剂

贴膏剂（emplastrum）系指中药饮片、提取物，或化学药物与适宜的基质和基材制成的供皮肤贴敷，可产生局部或全身性作用的一类片状外用制剂。它包括橡胶膏剂、凝胶膏剂、贴剂等。与软膏剂、乳膏剂等剂型相比较，贴膏剂具有给药方便、易于清除、不易污染衣物等特点。

王静[88]以聚丙烯酸钠、羧甲基纤维素钠、氧化锌、聚乙烯比咯烷酮、甘油、水等为基质自制雷公藤贴膏，严格按照中医、西医诊断标准进行纳入、排除。入选60例强直性脊柱炎受试患者，随机平均分为贴膏组和对照组。贴膏组在口服来氟米特片和白芍总苷胶囊的同时，在疼痛部位贴敷2～3片雷公藤贴膏，3 d更换一次，周期为30 d；对照组仅口服来氟米特片和白芍总苷胶囊。给药30 d后，按照症候疗效评价标准统计两组的治疗效果，贴膏组的总有效率为86.7%，对照组的总有效率为33.3%，两组治疗效果有显著性差异，症候疗效评价见表3-2-6。

表3-2-6 贴膏组和对照组疗效对比

组别	n	临床痊愈	显效	有效	无效	总有效率
贴膏组	30	0	1	9	20	33.3%
对照组	30	2	6	15	4	86.7%

李瑞林[89]对由雷公藤醋酸乙酯提取物、樟脑、冰片等制备的雷公藤贴膏对RA的临床效果进行临床研究。选择22例典型的RA患者的50个关节（疼痛关节49个，肿胀关节48个）进行给药观察。给药一天即起效的起效率为77.27%（17/22），按疗程给药后，雷公藤贴膏对疼痛关节的止痛率为95.92%（46/49），消肿率为95.65%（44/48），且发现对患病早、中期的关节治疗有效率为100%，而对晚期患病关节有效率仅为71.43%。但少数患者在贴敷过程中会出现局部皮肤的瘙痒、发红，长期贴敷后还会出现皮肤溃烂等副作用。

（四）应用于临床的其他剂型

目前雷公藤外用制剂在临床研究中的剂型除软膏剂、涂膜剂、贴膏外还有煎剂、搽剂、霜剂等。

煎剂又称汤剂，是中草药加水煎煮，滤去药渣的可供内服或外用的液体制剂。临床中医处方中煎剂约占到50%，是中药临床应用的主要剂型。雷公藤有效部位的水煎剂是雷公藤外用的最初剂型，并沿用至今，欧阳忠辉[90]进行以雷公藤生药煎剂冷湿敷治疗面部接触性皮炎的临床研究，发现治疗效果与对照组（硼酸粉湿敷组）无显著性差异，分别为89.29%和71.43%，但雷公藤煎剂湿敷组起效迅速，瘙痒减轻快，尤其对有渗出的接触性皮炎能迅速减少渗出，消肿止痒。目前临床上治疗婴幼儿湿疹多采用弱性皮质激素，长期应用易产生激素依赖性皮炎,副作用较大。姜志业[91]以雷公藤水煎液冷湿敷治疗45例婴幼儿湿疹15 d后发现,治疗总有效率达97.78%,且未发现毒副作用。因此在临床应用雷公藤水煎剂治疗婴幼儿湿疹值得推广应用。

搽剂(liniment)系指药材提取物、药材细粉或挥发性药物用乙醇、油或适宜的溶剂制成的澄清或混悬的外用液体制剂。李俊轩[92]等以补骨酊为对照,利用TP搽剂治疗小儿白癜风,在60例治疗组中,总有效率为95%,治愈率达58.3%。但在治疗过程中有3例涂抹面积较大的患者出现局部红肿、瘙痒、疼痛等症状,其余部分病例可见有轻度红斑或伴轻微肿胀。

外用霜剂具有含水量高、无油腻性、易与皮肤分泌物混合,不妨碍皮肤蒸发、散热,有助于药物扩散、吸收等特点,在外用制剂中的应用也比较广泛。李俊轩等[93]对应用雷公藤多苷霜的38例激素依赖性皮炎患者进行为期5周的临床观察,给药方法是涂抹雷公藤多苷霜的同时逐渐减少激素用量,在4～5周内有35例激素依赖性皮炎患者痊愈,总治愈率达92.1%。

雷公藤外用制剂的临床研究在治疗多种疾病中均取得了满意的效果。与口服剂型相比,雷公藤制剂外用经皮给药是有效降低其毒副反应发生的重要途径。但雷公藤中的有效组分水溶性差,难以透过皮肤,影响其疗效的发挥。因此,采用现代制剂技术,研制开发雷公藤新型外用制剂对更好地发挥其临床疗效具有重要的理论和实践意义。

二、雷公藤外用制剂的现代研究

随着现代制剂技术的进步和新型制剂材料的开发应用,雷公藤外用制剂得到了迅速发展,剂型由传统的水煎剂发展到现代的巴布剂、凝胶剂等;促透技术由单一的化学促透发展为微针、离子导入、纳米促透等新型促透技术。这些技术的联合应用,为雷公藤外用制剂的发展提供给了新的技术和方法。

(一)剂型改进

1. 中西药复方配伍

有研究报道[94],将临床应用的雷公藤内酯醇软膏进行处方改良可增强其透皮吸收效果。在雷公藤内酯醇软膏的基础上,将雷公藤内酯醇和非甾体抗炎药美洛昔康配伍,并以氮酮和油茶树嫩枝挥发油为促渗剂制备雷公藤内酯醇复方乳膏剂。雷公藤内酯醇软膏24 h的体外透皮吸收百分率为55.2%,而改良处方的复方乳膏剂的体外透皮吸收百分率提高到63.5%,其抗炎作用等的药理活性也优于传统的软膏剂。提示雷公藤外用制剂可通过中西药复方配伍的方法达到减毒增效的目的。

2. 制成巴布膏剂

巴布膏剂(cataplasm)又称巴布剂,是以水溶性高分子聚合物为基质骨架材料的外用贴剂。将药材提取物、药材细粉或化学药物与适宜的亲水性基质混匀后,涂布于背衬材料上制备而成(图3-2-20)。药物由皮肤吸收进入全身血液循环并达到有效血药浓度,从而实现疾病治疗或预防的目的。巴布剂具有传统橡皮膏、黑膏药等剂型不具备的优势，如载药量大，保湿性强，与皮肤的相容性好，耐老化；可以反复揭贴、随时终止给药；剂量准确，血药浓度平衡，无峰谷现象，可减少毒副作用；保湿性强、透气性好；工业生产中无有机溶媒污染，符合环保要求等。

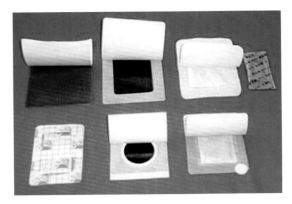

图3-2-20 巴布膏剂示意图

巴布剂属于透皮给药系统或经皮吸收制剂的一种，最早从古代泥罨剂发展起来。我国于20世纪80年代首次引进生产设备和专利技术，于90年代中期首次对中药巴布剂进行立项研究[95]。

沈子龙等[96]对雷公藤巴布剂进行了透皮吸收研究，体外透皮实验结果显示，巴布剂中雷公藤体外渗透速率是雷公藤橡皮膏和丙烯酸树酯贴膏的2倍，表明雷公藤巴布剂的体外渗透优于橡皮膏和丙烯酸树酯贴膏。也有文献报道[97]，以雷公藤涂膜剂为基础改良制成雷公藤巴布剂，并对两者进行为期3 d的体外透皮实验。实验结果表明，在前12 h雷公藤涂膜剂的平均渗透速率（39.65×10^{-3} μg · cm^{-2} · h^{-1}）明显高于其巴布剂（64.92×10^{-3} μg · cm^{-2} · h^{-1}），而在后36 h雷公藤巴布剂的渗透速率（13.04×10^{-3} μg · cm^{-2} · h^{-1}）明显高于涂膜剂（8.52×10^{-3} μg · cm^{-2} · h^{-1}），说明巴布剂中的药物成分释放更加稳定，血药浓度更加恒定，有利于降低雷公藤制剂的副作用。雷公藤巴布剂药效学实验显示，雷公藤巴布剂能明显抑制巴豆油诱发的小鼠耳郭炎症，能明显抑制小鼠免疫功能；抑制腹腔巨噬细胞的吞噬功能、降低小鼠碳粒廓清指数、减少T淋巴细胞百分比[98]。

虽然雷公藤巴布剂在经皮给药中显现出明显的优势和良好的应用前景，但目前仍然存在巴布剂基质处方配比、制备成型工艺及质量评价标准尚不完善等技术问题[99]。

3. 制成凝胶剂

凝胶剂（gelata）是将药物与适宜基质制成的具凝胶特性的经皮给药半固体制剂。凝胶剂质地均匀细腻，具有良好的生物相容性和稳定性，制备工艺简单，易于涂布。具有附着性强，释药快，滞留时间长，无气闷、油腻感，易洗除，不污染衣物，对皮肤和黏膜无刺激性，适合皮肤局部给药等诸多优点。凝胶剂通过设计合适的处方，经皮肤（黏膜）局部给药后能够实现缓释、控释或脉冲释药（图3-2-21）。

管咏梅等[100]制备了雷公藤甲素微乳、微乳凝胶和普通乳膏剂。采用改良Franz扩

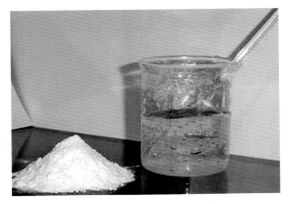

图3-2-21 凝胶剂外观示意图

散池法,比较了雷公藤甲素微乳凝胶和乳膏的经皮渗透特性。结果表明,雷公藤甲素微乳凝胶和乳膏均具有缓释效果,雷公藤甲素微乳凝胶显著提高了TP的经皮渗透量及透过速率,且较乳膏强。

余雅婷等[101]比较了雷公藤凝胶剂与软膏剂中雷公藤内酯的经皮渗透性,以及不同浓度氮酮对凝胶剂透皮吸收的影响。结果表明,雷公藤内酯在凝胶剂及软膏剂中的透皮行为符合Fick's定律,透皮速率恒定,体外透皮为零级过程;雷公藤内酯在凝胶剂中的透过速率远大于软膏剂,2.5%的氮酮对雷公藤内酯的经皮渗透性具有较好的促进作用。

(二)促透技术的应用

尽管经皮给药相对于口服、注射给药有许多优势,但药物的透皮性能是影响经皮给药制剂疗效发挥的重要因素。采用适当的经皮促透方法可以促进药物透过皮肤角质层屏障,提高药物的透皮吸收速率,增加药物的透皮吸收量。

1. 物理促透技术

在经皮给药制剂中,常用的物理促透技术有微针技术、离子导入技术、电致孔技术等。物理促透技术通常是促进某些大分子药物的经皮吸收,目前有报道的应用于雷公藤外用制剂的物理促透技术有微针促透技术和离子导入促透技术。

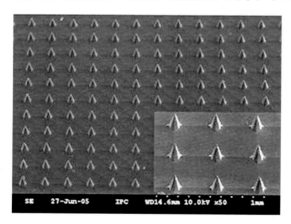

图3-2-22　微针阵列电镜图

(1)微针(micro needle):是利用微制造技术制备的微细针簇阵列,应用于皮肤后能穿透皮肤角质层,进入到皮肤的活性表皮层而不会触及神经,不会引起疼痛感(图3-2-22)。

微针阵列贴片是利用微针在皮肤角质层上刺穿出微米级阵列孔洞的功能来促进药物的经皮吸收。有研究报道了[102]TP在微针作用下的透皮情况,考察了微针长度对皮肤损伤的影响,在大鼠背部两侧脱毛皮肤处用分别用100 μm和200 μm不同长度的微针持续按压1 min,发现左右两侧乳酸脱氢酶的含量无明显差异,说明200 μm范围内的微针对皮肤无损伤。药效学表明,雷公藤甲素脂质体水凝胶贴结合微针促透技术能有效抑制胶原诱导性关节炎大鼠的免疫充进状态。

(2)离子导入法(iontophoresis):是利用生理学可接受的小电流促进药物在皮肤中吸收的技术。离子导入系统是由电池、电极、药物贮库和控制线路组成(图3-2-23)。雷公藤离子与直流电作用于人体组织能协同发挥扩张血管、改善局部血液循环的作用。周伟等[103]对雷公藤离子导入治疗膝骨关节炎进行临床实验观察,利用ZGL-1型直流电感应治疗机输出稳恒直流电,将12.5%雷公藤酊滤液浸透的100 cm²衬垫置于膝关节伸侧面,接阳极,150 cm² 的衬垫置于膝关节屈侧面,接阴极,使电流强度在 0.05～0.10 mA/cm² 的范围内保持 15～20 min,每日 1 次,发现该方法对膝骨关节炎的总有效率达 90%。雷公藤离子导入治疗膝骨关节炎疗程短,疗效高,无不良反应,是一种有效简便的治疗方法,有较高的临床应用价值。

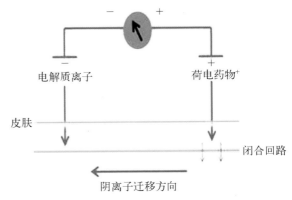

图 3-2-23　离子导入系统结构示意图

2. 纳米促透技术

近年来随着纳米技术在药剂学领域的广泛应用,纳米载体已成为促进药物经皮吸收的重要手段。大量研究表明[104～106],应用纳米技术制备的脂质体、纳米乳、脂质纳米粒等药物载体具有提高药物的稳定性、促进药物经皮吸收、控制药物释放及靶向定位给药等优点,有力地促进了经皮给药系统的发展。但是包裹药物的纳米载体促进药物经皮吸收的分子机制及其对药物在皮肤中的转运行为和安全性影响等问题还有待进行深入研究。据文献报道,目前应用于雷公藤外用制剂的纳米载体主要有脂质体(liposomes)、醇质体(ethosomes)、纳米乳(nanoemulsion,NE)和脂质纳米粒(lipid nanoparticle,NP),脂质纳米粒又包括固体脂质纳米粒(solid lipid nanoparticles,SLN)和纳米结构脂质载体(nanostructured lipid carriers,NLC)。

（1）脂质体(liposomes):是纳米载药系统的典型代表,它是由脂质双分子层形成的一种封闭囊泡。在囊泡内水相、双分子膜内均可包裹多种不同极性的药物。脂质体与皮肤生物相容性好,易于透过皮肤,进入人体后能被正常代谢,安全性好(图 3-2-24)。有研究报道[107],TP 在体外能有效抑制肝癌 Bel-7402 细胞的增殖;制成雷公藤甲素脂质体透皮给药后,体内抑瘤实验发现雷公藤甲素脂质体反而促进 H-22 肝瘤体的增长,这可能是 TP 的免疫抑制作用降低了小鼠自身免疫功能的原因[108],因此不能盲目地将 TP 制剂用于肿瘤的治疗。但雷公藤甲素脂质体透皮给药全身生物活性较高,与其他剂型相比,其肝肾毒性也大为降低。因此将 TP 开发成脂质体透皮给药具有良好应用前景。

（2）醇质体(ethosomes):是由 Touitou 等于 20 世纪 90 年代中后期提出的一种新型脂质体,专用于经皮给药系统中。与普通脂质体相比,醇质体具有粒径小、结构稳定、包封率高、柔性好等特点,此外还可以将醇质体制成凝胶、贴剂、乳膏等方便临床用药的制剂。采用薄膜-超声分散法制

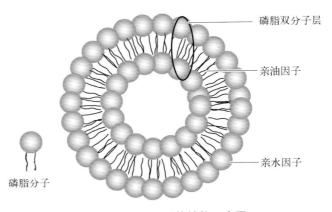

图 3-2-24　脂质体结构示意图

备的雷公藤红素醇质体粒径较小(51.8±4.7)nm,对药物的包封率较高(97.9±4.5)%,其体外累积透皮渗透量是雷公藤红素水溶液的2倍。药效学研究结果表明,雷公藤红素醇质体比雷公藤红素非醇质体溶液能更快地消退由烟酸甲酯引起的皮肤红斑[109]。

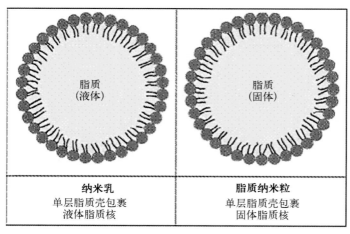

图3-2-25　纳米乳和脂质纳米粒结构示意图

(3) 纳米乳(nanoemulsion, NE):是粒径为10～100 nm的乳滴分散在另一种互不相溶的液体中形成的胶体分散系(图3-2-25),其具有较低的表面张力,易于润湿皮肤,能够改变角质层结构,因而可促进药物经皮吸收。与其他微粒给药系统相比,纳米乳还具有制备工艺简单,性质稳定、载药量大等优点[110]。刘继勇等[111]以O/W型纳米乳凝胶作为雷公藤多苷经皮给药的新型载体,既提高了雷公藤多苷的溶解度,又可以利用纳米乳易于透过皮肤的特性,提高其透皮效率,同时纳米凝胶又可达到控制药物缓慢释放的目的。三种不同的雷公藤多苷制剂的透皮速率依次为纳米乳>纳米乳凝胶>普通凝胶。药效学研究结果表明[112],雷公藤多苷纳米乳、纳米乳凝胶能有效地治疗由DNCB丙酮溶液引起的慢性皮炎湿疹,显著性降低血浆中的γ干扰素(IFN-γ)、IL-4等细胞因子,并且显著降低了雷公藤多苷对消化系统的毒性反应。雷公藤多苷纳米凝胶可望为临床皮炎湿疹的治疗提供一种新型外用长效制剂。

(4) 固体脂质纳米粒(solid lipid nanoparticles, SLN):是以天然或合成的固态脂质为载体,将药物吸附或包裹于脂质核中,形成的粒径为50～1 000 nm的固体纳米给药体系(图3-2-7-7)。它既保留了传统脂质体的安全性,又具备与聚合物纳米粒相似的稳定性。固体脂质纳米粒制备的方法有多种,如薄膜分散法、超声法、微乳法、乳化蒸发-低温固化法等。梅之南等[113]采用热融分散法制备雷公藤甲素-固体脂质纳米粒(TPL-SLN),发现其在12 h内累积透皮吸收率是普通溶液的2倍,且能显著抑制由Freund's完全佐剂诱导的大鼠佐剂性关节炎,粒径越小抗炎活性越强。

(5) 纳米结构脂质载体(nanostructured lipid carriers, NLC):是以一定比例的液态油或混合脂质代替固体脂质纳米粒中的固体脂质而得到的,纳米结构脂质载体克服了固体脂质纳米粒载药量低、贮存期间药物易泄漏等缺点。目前关于应用纳米结构脂质载体(NLC)做雷公藤类药物载体外用的报道并不多,袁菱等[114]采用溶剂扩散法制备的雷公藤红素纳米结构脂质载体形态结构圆整、粒径较小,对药物的包封率较高,给药后能够在皮肤角质层形成药物储库,具有缓释效果。

(三)展望

雷公藤的活性成分雷公藤多苷、生物碱类等物质既是其有效成分又是其毒性成分。因此,雷公藤制剂的临床应用过程中如何实现"增效减毒"就成为其研究的热点。外用制剂由于其独特的优势,日益得到了临床医生和新药研发人员的重视。许多新型外用载体既能促进雷公藤药效成分的透皮吸收,又能起到控制药物释放的效果,如醇质体、纳米乳、纳米粒等,这些包载药物的载体还可根据不同剂型的释药特点在一定条件下制备成软膏剂、巴布剂等其他剂型。因此,寻找和研发新型药物载体是雷公藤外用制剂发展的一个重要方向。

外用制剂开发中最关键的问题是如何克服皮肤角质层的屏障作用。传统的促进药物透皮吸收的方法包括化学促透法,如应用氮酮、表面活性剂、角质保湿剂等各种促透剂;物理促透法,如离子导入、超声促透、电致孔、微针等。这些方法虽然对于促进药物透皮吸收发挥了重要作用,但是促透剂的皮肤刺激性和安全性一直是研究人员关注的问题,物理促透法对设备的要求和对皮肤结构的损伤也限制了其在临床上的应用。纳米促透技术方兴未艾,但是包裹药物的纳米载体促进药物经皮吸收的分子机制及其对药物在皮肤中的转运行为和安全性影响等问题还有待进行深入研究。因此,目前现有的促透方法都存在需要改进之处,如可以改进或研发新的物理促透技术、寻找天然或合成刺激性小/无刺激性的促透剂、寻找或合成新型的载体材料研发新型的药物载体等,促进雷公藤外用经皮给药制剂的发展。

虽然雷公藤外用给药的作用机制研究在广大临床和科研工作者的努力下得到了长足进展,但因为雷公藤组成成分复杂、药效靶点多样,其具体的体内过程和作用机制尚不清楚。随着现代研究技术和方法的不断进步,可以采用新的生物信息学、系统生物学及计算机模拟和实验研究相结合的方法进一步深入探讨雷公藤外用制剂经皮给药的体内过程及作用机制,为该药更好的应用于临床,为广大患者解除病痛做出贡献。

参 考 文 献

[1]　邓倩.雷公藤多苷分散片的制备工艺研究及质量控制[J].中国实用医药,2009,4(9):37-39.

[2]　杨迎光.昆明山海棠缓释片的制备研究[D].成都:成都中医药大学.2016.

[3]　夏海建,张振海,贾晓斌.雷公藤红素缓释滴丸的研究[J].中草药,2013,44(7):834-838.

[4]　戴寿荣,靳晓青,沈越,等.滴丸剂对雷公藤减毒增效的实验研究[J].现代中药研究与实践,2003,17(5):32,33.

[5]　张伟,宋洪涛,张倩.采用多元定时释药技术制备雷公藤胃漂浮缓释胶囊的研究[J].中国中药杂志,2009,24(22):2867-2871.

[6]　张伟,宋洪涛,张倩.指纹图谱评价雷公藤胃漂浮缓释制剂的体外释放度研究[J].中草药,2010,41(3):376-380.

[7]　张安平,李汉保,王玉玺.雷公藤微囊的一般药理研究[J].安徽医药,1998,2(2):17,18.

[8]　张静,平其能.口服择时释药系统[J].药学进展,1999,23(5):265-269.

[9] 吕昭云.雷公藤提取物口服定时释药凝胶微丸的研制[D].沈阳:沈阳药科大学,2004.

[10] 李昌,李玲.不同剂量雷公藤治疗类风湿关节炎的临床观察[J].福建中医药杂志,1995,26(2):11.

[11] 张荣,胡永狮,刘标生,等.雷公藤口服液质量控制方法的研究[J].药学实践杂志,2001,19(5):301-303.

[12] 胡永狮,张荣,汤秋华,等.高效液相色谱梯度法测定雷公藤制剂中雷公藤甲素的含量[J].色谱,1999,17(3):265-267.

[13] 王进.雷公藤红素自微注射液的研究[D].武汉:湖北工业大学,2013:1~59.

[14] 刘悉承,李志高,张志兰,等.雷公藤红素纳米脂质注射液及其制备方法.中国专利,200910135568.3[P].2009-10-9.

[15] 王丽娟,车坷科,张如超.关节腔注射用雷公藤甲素微球的制备与毒性评价[J].中国当代医药,2016,23(30):4-7.

[16] 上海市雷公藤内酯软膏治疗银屑病协作组.雷公藤内酯醇软膏治疗银屑病[J].中华皮肤科杂志,1998,214(6):381-384。

[17] Chu K, Zheng H, Li H, et al. Shuangtengbitong tincture treatment of collagen-induced arthritis via downregulation of the expression of IL-6, IL-8, TNF-α and NF-κB[J]. Exp Ther Med. 2013, 5(2):423-428.

[18] Zhang Y, Xu W, Li H, et al. Therapeutic effects of total alkaloids of Tripterygium wilfordii Hook f. on collagen-induced arthritis in rats[J]. J Ethnopharmacol. 2013, 145(3): 699-705.

[19] Wang C, Li C J, Yang J Z, et al. Anti-inflammatory sesquiterpene derivatives from the leaves of Tripterygium wilfordii[J]. J Nat Prod. 2013, 76(1): 85-90.

[20] Xu W, Li H, Chu K, et al. Effects of shuangtengbi-tong tincture on collagen-induced arthritis in rats[J]. Mol Med Rep. 2013, 8(5): 1479-1485.

[21] Ni L, Ma J, Li C J, et al. Novel rearranged and highly oxygenated abietane diterpenoids from the leaves of Tripterygium wilfordii[J]. Tetrahedron Letters. 2015, 56(10): 1239-1243.

[22] 徐伟,林静瑜,褚克丹,等.大孔吸附树脂法纯化痹痛灵软膏的工艺研究[J].中成药,2012,34(12):2435-2438.

[23] 李煌,徐伟,褚克丹,等.高效液相色谱法测定痹痛灵酊中雷公藤内酯醇的含量[J].中国中医药信息杂志,2012,19(4):51,52.

[24] 严国鸿,林雄,黄燕,等.双藤痹痛酊的最佳提取工艺[J].福建中医药大学学报,2012,22(5):44-46.

[25] 夏裕发,褚克丹,李煌,等.治疗类风湿关节炎的中药经皮给药制剂研究概况[J].中医外治杂志,2012,21(1):44-46.

[26] 严国鸿,褚克丹,徐伟,等.HPLC法测定双藤痹痛凝胶膏剂中雷公藤甲素和青藤碱的含量[J].福建中医药大学学报,2013,23(5):27-30.

[27] 夏裕发,李煌,张勋,等.双藤痹痛凝胶膏剂的体外释放及其透皮吸收[J].中国医院药学杂志,2013,33(12):925-928.

[28] 张小琴,徐伟,李煌,等.多指标综合评分法优选痹痛灵软膏的提取工艺[J].福建中医药大学学报,2014,24(1):33-36.

[29] 严国鸿,黄燕,李煌,等.双藤痹痛凝胶膏剂对胶原诱导性关节炎模型大鼠的作用[J].中药药理与临床,2014,20(7):119-121.

[30] 朱锡龙,王兵,杨光毅,等.响应面法优化雷公藤中雷公藤甲素的超声提取工艺[J].中国实验方剂学杂志,2014,34(4):8-12.

[31] 严国鸿,褚克丹,徐伟,等.星点设计——效应面法优选双藤痹痛凝胶膏剂透皮吸收促进剂[J].中国医院药学杂志,2014,4:275-279.

[32] 严国鸿,林雄,李煌,等.双藤痹痛凝胶膏成型工艺研究[J].中国药房,2015,26(10): 1383-1385.

[33] 褚克丹,陈立典,倪峰,等.雷公藤总生物碱的药效实验研究[J].中药药理与临床.2011,27(1): 33-36.

[34] 李煌,严国鸿,黄枚,等.痹痛灵软膏的抗炎镇痛作用[J].福建中医药大学学报,2012,22(3): 35,36, 43.

[35] 褚克丹,李煌,徐伟,等.HPLC法测定雷公藤内酯醇和内酯酮的含量[J].福建中医药大学学报,2011, 21(5): 27-29.

[36] 彭华毅,阙慧卿,钱丽萍,等.雷公藤内酯醇贴剂抗炎、镇痛作用研究[J].中国现代应用药学,2014,31 (9): 1037-1041.

[37] 阙慧卿,彭华毅,林绥,等.均匀设计优化雷公藤内酯醇贴剂的处方研究[J].中草药,2011,42(12): 2468-2470.

[38] 林绥,邓思珊,阙慧卿,等.HPLC法测定雷公藤内酯醇生物贴中雷公藤内酯醇[J].中草药,2010.41 (9): 1478-1480.

[39] 阙慧卿,钱丽萍,林绥,等.雷公藤内酯醇生物贴的体外透皮吸收研究[J].现代药物与临床,2012,27 (3): 236-238.

[40] 钱丽萍,阙慧卿,林绥,等.雷公藤内酯醇生物贴的稳定性研究[J].药物评价研究,2012,35(3): 182-184.

[41] 钱丽萍,阙慧卿,林绥,等.雷公藤贴剂中雷公藤内酯醇释放度的测定[J].现代药物与临床,2011,26 (5): 403-405.

[42] 阙慧卿,彭华毅,林绥,等.雷公藤内酯醇纳米脂质体涂膜剂制备研究[J].中草药,2016.47(20): 3626-3631.

[43] 顾清,尤本明,杨帝顺,等.基于纳米乳-凝胶技术的雷公藤多苷纳米载体的制备及药效学研究[J]. 中国中药杂志,2015,40(1): 73-78.

[44] 朱春赟,张娣丹,张永太,等.雷公藤多苷凝胶膏剂的处方优化[J].中国实验方剂学杂志.2015,21 (12): 16-18.

[45] 翁婷.雷公藤微乳凝胶剂体外透皮和药效学初步研究[D].武汉：华中科技大学：2004.

[46] 龙正海,杨再昌,杨雄志.油茶树嫩枝挥发油皮肤毒理及其促透作用研究[J].中国中药杂志,2007,32 (17): 1780-1783.

[47] 陈凌云,张卫兵,张丽萍.类风关巴布剂体外透皮吸收研究[J].医药导报,2004,23(7): 444,445.

[48] 马文玺,颉江敏.昆明山海棠搽剂的研制和质量控制[J].中国药学杂志,1998,33(8): 476-478.

[49] 黄仲立,邓宏伟,李辰,等.雷公藤内酯醇滴眼液眼内药代动力学的实验研究[J].中国药理学通报 2002,18(3): 356,357.

[50] 陆东风,刘威.雷公藤内酯醇对大鼠平滑肌细胞的增殖及DNA合成的影响[J].岭南心血管病杂志, 2002,8(6): 418-420.

[51] 王开侠,霍勇,陈明,等.雷公藤甲素涂层支架在兔髂动脉再狭窄模型中抑制新生内膜增殖的作用 [J].中国介入心脏病学杂志,2005,13(3): 175-177.

[52] 居星耀.雷公藤甲素脂质体制备及体内抗肿瘤实验研究[J].中国现代应用药学,2007,24(4): 271-274.

[53] 阙慧卿,陈洪,彭华毅,等.雷公藤内酯醇纳米脂质体涂膜剂制备研究[J].中草药,2016,47(20): 3626-3631.

[54] 王远涛,王钢,张坤,等.雷公藤多苷纳米乳在大鼠肾移植中的免疫抑制作用[J].中国老年学,2015, 35(23): 6680-6683.

[55] 郭梦斐,瞿鼎,王理想,等.转铁蛋白/叶酸双重修饰的薏苡仁油-雷公藤红素微乳制备及其体外靶向

抗肿瘤研究[J].中草药,2017,48(9):1748-1756.

[56] 梅之南,杨亚江,杨祥良,等.雷公藤内酯醇固体脂质纳米粒经皮渗透及抗炎活性的研究[J].中国药学杂志,2003,38(11):854-857.

[57] 王敏,谢鹏.雷公藤红素固体脂质纳米粒的制备及理化性质[J].中国医院药学杂志,2014,34(1):46-49.

[58] 陈修克,魏颖慧,姚金娜,等.壳聚糖修饰的雷公藤多苷纳米粒的制备及其肾靶向性研究[J].中国中药杂志,2013,38(4):548-552.

[59] 徐凌云.载雷公藤内酯PEG-PLA聚合物胶束研究[D].武汉:华中科技大学,2008.

[60] 栗占荣,李景果,张颖,等.雷公藤红素在制备抑制碱烧伤角膜新生血管及促进角膜碱烧伤愈合滴眼液制剂中的应用,CN106265682A[P].2017.

[61] 姚骥如,孙莹,罗顺葵,等.雷公藤多苷的临床应用进展[J].中国新药与临床杂志,2010,29(3):179-182.

[62] 何昱,石森林,张茹萍,等.雷公藤多苷主要有效成分的含量研究[J].药物分析杂志,2013(2):197-200.

[63] 黄真,毛庆秋.雷公藤多苷的临床应用、不良反应及预防[J].药品评价,2005,2(2):125-128.

[64] 梁健,沈熊,朱孝国,等.雷公藤多苷片的HPLC指纹图谱[J].中国临床药学杂志,2013,22(1):9.

[65] 邹爱英,刘秀书.雷公藤多苷片的不良反应及防治对策[J].天津药学,2008,20(1):25,26.

[66] 莫惠平,潘秋荣,谭柳群.雷公藤多苷的不良反应及防治措施[J].中国中西医结合杂志,2003,23(5):92-94.

[67] 程自珍,张汉贞,袁泽姣.雷公藤片的研制[J].医院药学杂志.1981,1(1):15.

[68] 郭信芳,王晓敏,李安娟.雷公藤乙酸乙酯提取物及其片剂中雷公藤甲素含量的测定[J].中药通报.1986,11(8):38.

[69] 舒达夫,宋跃进,李瑞林.雷公藤甲素和雷公藤乙酸乙酯提取物治疗风湿性关节炎临床对照观察[J].中西医结合杂志.1990,10(3):144.

[70] 罗嵚.雷公藤药材及制剂指纹图谱研究[D].福州:福建中医药大学.2012.

[71] 周俊,肖微,吴锐,等.昆仙胶囊治疗类风湿关节炎有效性与安全性系统评价[J].辽宁中医药大学学报.2016,18(10):122-126.

[72] Zhu X J, Zhang J, Huo R F, et al. Evaluation of the efficacy and safety of different Tripterygium preparations on collagen-induced arthritis in rats[J]. J Ethnopharmacol. 2014, 158: 283-290.

[73] 高明利,李晓晨,齐庆.昆仙胶囊降低狼疮性肾炎尿蛋白的临床观察V中药材[J].2010,33(4):651-652.

[74] 曾又佳,孔慧霞,李顺民.昆仙胶囊治疗慢性肾脏病蛋白尿的临床疗效及其安全性观察[J].新中医.2014,46(7):74-76.

[75] 温禄修,宋纯东.中药联合昆仙胶囊治疗顽固性过敏性紫癜(皮肤型)30例临床疗效观察[J].世界最新医学信息文摘.2015,67(15):89-91.

[76] 广东省药学会风湿免疫用药专家委员会.风湿免疫疾病(系统性红斑狼疮)超药品说明书用药专家共识[J].今日药学.2014,24(9):630-636.

[77] 吴启富,范永中,叶志中.常见风湿病中西医结合诊疗指南(草案)[J].中药药理与临床.2013,29(5):135-140.

[78] 吴启富,范永中,叶志中.常见风湿病中西医结合诊疗指南(草案)[J].中药药理与临床.2013,29(6):150-155.

[79] YBZ07522006-20092.国家食品药品监督管理局国家药品标准(昆仙胶囊)[S].

[80] 沈雄,杨春欣,梁健,等.三藤片质量控制[J].医药导报2012,31(11):1474-1476.

［81］ 秦万章,鲍春德.三藤片治疗系统性红斑狼疮对照性试验临床观察［C］.第四次全国雷公藤学术会议,上海,2004:439.

［82］ 孔蓓俊,刘继勇,高申,等.雷公藤的现代应用及不良反应研究进展［J］.上海中医药杂志,2011,45(6):87-91.

［83］ 严云屏,施守义,施宜平,等.雷公藤红素外用治疗类风湿关节炎局部肿痛［J］.新药与临床,1989,8(6):365.

［84］ 焦娟,唐晓颇,员晶,等.复方雷公藤外敷剂对类风湿关节炎患者关节疼痛的影响［J］.中国中西医结合杂志,2016,36(1):29-34.

［85］ 李政霄,惠海英,纪泛扑,等.雷公藤内酯醇软膏治疗肥厚性斑块状银屑病248例［J］.中华皮肤科杂志,2005,38(3):182,183.

［86］ 邓兆智,陈伟,史立,等.复方雷公藤涂膜剂治疗类风湿关节炎的对比研究［J］.中医杂志,1998,39(2):90-92.

［87］ 彭松,廖蔚珍,周成萍.复方雷公藤涂膜剂的研制［J］.中国医院药学杂志,1999,19(1):53,54.

［88］ 王静.自制雷公藤膏药对强直性脊柱炎疼痛康复的疗效观察［D］.杭州:浙江中医药大学,2013.

［89］ 李瑞林.雷公藤贴膏外用治疗类风湿关节炎的初步观察［J］.中药药理与临床,1989,5(6):45,46.

［90］ 欧阳忠辉.雷公藤煎剂湿敷治疗面部接触性皮炎28例［J］.江西中医药,2007,38(8):35.

［91］ 姜志业.雷公藤煎剂冷湿敷治疗婴幼儿湿疹45例［J］.吉林中医药,2003,12(10):22.

［92］ 李俊轩,朱述琴,董青燕.雷公藤搽剂外涂治疗儿童初发白癜风60例观察［J］.岭南皮肤性病科杂志,1995(4):34-44.

［93］ 李俊轩,王延云.雷公藤治疗激素依赖性皮炎［J］.中原医刊,1995,22(11):34,35.

［94］ 龙正海,韦登明,杜纪斌.雷公藤内酯醇复方乳膏剂皮肤毒理及其透皮吸收性能研究［J］.中成药,2010,32(2):213-218.

［95］ 王法龙,庞保珍,庞清洋,等.中药巴布剂的研究概况与展望［J］.光明中医,2014,29(4):876-882.

［96］ 沈子龙,李爽,谢启昆.雷公藤巴布剂透皮吸收研究［J］.中国药科大学学报,1994,25(3):141-144.

［97］ 陈凌云,张卫兵,张丽萍.类风关巴布剂体外透皮吸收研究［J］.医药导报,2004,23(7):444,445.

［98］ 万军梅,郭群.雷公藤巴布剂的抗炎免疫药理作用研究［J］.武汉职业技术学院学报,2008,7(5):77-79.

［99］ 高君伟.雷公藤巴布剂制备及质量评价研究［D］.上海:上海中医药大学,2014.

［100］ 管咏梅,丁莹,张霄潇,等.雷公藤凝胶与软膏中雷公藤内酯的经皮渗透性比较研究［J］.中国药师,2008,11(4):373-375.

［101］ 余雅婷,朱卫丰,陈丽华,等.雷公藤甲素微乳凝胶的制备及体外透皮性能考察［J］.中国医院药学杂志,2016,36(13):1087-1091.

［102］ 陈贵.微针条件下雷公藤甲素脂质体水凝胶贴剂的CIA模型透皮研究［D］.西安:西北大学,2012.

［103］ 周伟,闫娟.雷公藤离子导入治疗膝骨关节炎疗效观察［J］.中国煤炭工业医学杂志,2006,9(10):1065,1066.

［104］ El-Nabarawi MA, Bendas ER, El RR, et al. Transdermal drug delivery of paroxetine through lipid-vesicular formulation to augment its bioavailability［J］. Int J Pharm, 2013, 443(1-2): 307-317.

［105］ Carbone C, Leonardi A, Cupri S, et al. Pharmaceutical and biomedical applications of lipid-based nanocarriers［J］. Pharm Pat Anal, 2014, 3(2): 199-215.

［106］ Zhai Y, Zhai G. Advances in lipid-based colloid systems as drug carrier for topic delivery［J］. J Control Release, 2014, 193: 90-99.

［107］ 李瀚旻,罗春华,晏雪生,等.雷公藤甲素对人肝癌Bel-7402细胞增殖及凋亡的影响［J］.中华中医药学刊,2009,27(1):8-10.

［108］ 常明向,李瀚旻,兰少波.雷公藤甲素脂质体透皮制剂对H-22实体瘤的影响［J］.时珍国医国药,2012,23(5): 1157,1158.

［109］ 吴军,吴明,刘荻,等.雷公藤红素醇质体的制备及体外透皮性能研究［J］.广州中医药大学学报,2015,32(5): 929-933.

［110］ Klang V, Matsko N, Zimmermann A M, et al. Enhancement of stability and skin permeation by sucrose stearate and cyclodextrins in progesterone nanoemulsions［J］. Int J Pharm, 2010, 393(1-2): 152-160.

［111］ 刘继勇,杨帝顺,尤本明,等.雷公藤多苷纳米凝胶的构建及体内药代动力学研究［C］.2013中国药学大会暨第十三届中国药师周,南宁,2013.

［112］ 顾清,尤本明,杨帝顺,等.基于纳米乳-凝胶技术的雷公藤多苷纳米载体的制备及药效学研究［J］.中国中药杂志,2015,40(1): 73-78.

［113］ 梅之南,杨祥良,杨亚江,等.雷公藤内酯醇固体脂质纳米粒经皮渗透及抗炎活性的研究［J］.中国药学杂志,2003,38(11): 854-857.

［114］ 袁菱,周蕾,陈彦,等.雷公藤红素纳米结构脂质载体的制备及其体外透皮研究［J］.中草药,2012,43(8): 1514-1518.

第四篇

化 学 成 分

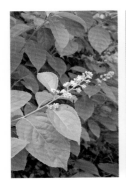

雷公藤研究

第一章
雷公藤化学成分

　　自1936年赵承嘏[1]先生首先从雷公藤根部提取到萜类色素雷公藤红素（celastrol）至今，已从雷公藤属植物中分离鉴定将近300种化合物。其中雷公藤植物中已分离鉴定大约200多种化合物，主要是生物碱、倍半萜类、二萜类、三萜类成分、少量木脂素、环二肽和其他化合物。

　　雷公藤根皮、木质部、茎、叶、果实化学成分差异较大。传统以去皮的雷公藤木质部入药，现在临床也用带皮的根及叶入药，这导致了市场上存在多种雷公藤制剂，其化学成分组成、活性及毒性各不相同。为了更好地研究雷公藤制剂的药效/毒性物质基础，本文在文献[2]的基础上，尽量合并结构相近物质，统一顺序编号，按照化学结构及性质对雷公藤植物化学成分进行分类归纳；并通过表格对雷公藤植物化学成分在雷公藤植物主要部位的分布进行总结。

第一节　萜　　类

一、倍半萜（sesquiterpenoids）

　　从雷公藤各部位中分离得到的倍半萜类成分主要包括以二氢沉香呋喃型倍半萜（dihydroagarofuran sesquiterpene）为骨架的多醇酯类和具有大环内酯结构的倍半萜生物碱。其中分离得到20多个二氢沉香呋喃型倍半萜多醇酯，倍半萜生物碱不做赘述。二氢沉香呋喃型倍半萜多醇酯类化合物是由高度氧化的二氢沉香呋喃与多种酰基形成的多醇酯类衍生物。酰基的种类主要有乙酰基、苯甲酰基、烟酰基、呋喃酯基、顺式桂皮酰基、反式桂皮酰基、叔丁酰基、异戊酰基等[3~7]。代表成分：1β-氧代呋喃-2β,3α,7α,8β,11-五乙酸基-5α-羟基-二氢沉香呋喃、1β,7β,8α-三乙酸基-2β-氧代呋喃-4α-羟基-11-五异氧丁酰基-二氢沉香呋喃等。大部分含氮倍半萜归属到生物碱类别。化学成分的结构式详见图4-1-1，成分分布详见表4-1-1。

作者：本章由刘博、李援朝、杨秋霞编写。

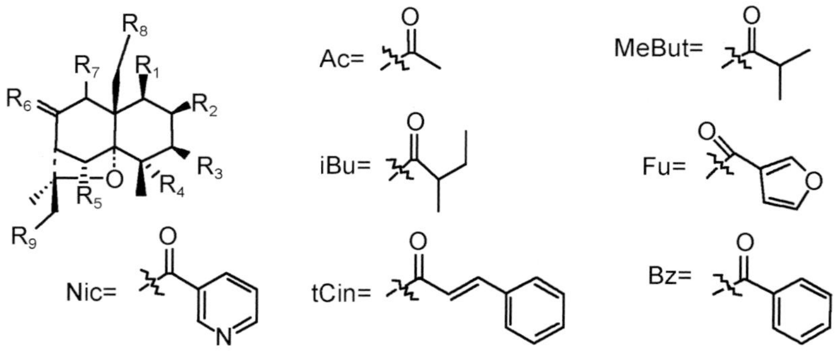

倍半萜类成分

	R₁	R₂	R₃	R₄	R₅	R₆	R₇	R₈	R₉
1	ONic	H	H	OH	ONic	H,H	β-OtCin	H	H
2	OAc	H	H	OH	OAc	β-OBz,α-H	β-ONic	OAc	H
3	OAc	OAc	OMeBut	OH	OAc	O	β-OActCin	OAc	ONic
4	OAc	OAc	H	OH	OAc	β-ONic,α-H	β-OBz	OAc	H
5	ONic	H	H	OH	OBz	H,H	β-ONic	H	H
6	OBz	H	H	OH	ONic	H,H	β-OBz	H	H
7	OFu	OAc	OAc	OH	OH	α-OAc,β-H	β-OAc	OAc	H
8	OAc	OAc	OAc	H	OAc	β-OAc,α-H	β-OAc	OAc	H
9	OFu	OAc	OAc	H	OAc	α-OAc,β-H	β-OAc	OAc	H
10	OAc	OFu	H	OH	OAc	β-OBz,α-H	β-OAc	OiBu	H
11	ONic	OAc	H	OH	OAc	β-OAc,α-H	β-OFu	OiBu	H
12	OAc	OAc	H	OH	OAc	β-OiBu,α-H	β-OFu	OiBu	H
13	ONic	OAc	H	H	OAc	β-ONic,α-H	β-OAc	OAc	H
14	OAc	H	H	H	OAc	β-ONic,α-H	β-OtCin	OAc	H
15	ONic	OAc	H	OH	OAc	β-ONic,α-H	β-OFu	OMeBut	H
16	ONic	OAc	H	H	OAc	β-ONic,α-H	β-OBz	OAc	H
17	ONic	OBz	H	H	OAc	β-OAc,α-H	β-ONic	OAc	H
18	OH	OAc	H	H	OAc	β-OAc,α-H	β-OBz	OAc	H
19	OAc	OAc	H	H	OAc	β-ONic,α-H	β-OBz	ONic	H
20	OAc	ONic	H	H	OAc	α-ONic,β-H	β-OAc	OAc	H
21	OBz	H	H	OH	ONic	H,H	β-OBz	H	H
22	OBz	H	H	OH	ONic	H,H	β-OtCin	H	H

图4-1-1　雷公藤植物中二氢沉香呋喃型倍半萜类成分的化学结构

表4-1-1 雷公藤植物中二氢沉香呋喃型倍半萜类成分分布

编号	（倍半萜类成分）化合物名称	来源名称
1	wilforcidine	雷公藤[3]
2	1β, 5α, 11-triacetoxy-7β-benzoyl-4α-hydroxy-8β-nicotinoyl-dihydroagarofuran	雷公藤根 雷公藤多苷[4]
3	1β, 2β, 5α, 8β, 11-pentaacetoxy-4α-hydroxy-3α（20-methylbutanoyl）-15-nicotinoyl-7-oxo-dihydroagarofuran	雷公藤根 雷公藤多苷[4]
4	1β, 2β, 5α, 11-tetraacetoxy-8β-benzoyl-4α-hydroxy-7β-nicotinoyl-dihydroagarofuran	雷公藤根 雷公藤多苷[4]
5	5α-benzoyl-4α-hydroxy-1β, 8β-dinicotinoyl-dihydro-agarofuran	雷公藤根 雷公藤多苷[4]
6	regelidine	雷公藤根 雷公藤多苷[4]
7	1β-furanoyl-2β, 3α, 7α, 8β, 11-pentaacetoxy-4α, 5α-dihydroxy-dihydroagarofuran	雷公藤根-木质部[5]
8	1β, 2β, 3α, 5α, 7β, 8β, 11-heptaacetoxy-dihydroagarofuran	雷公藤根-木质部[5]
9	1β-furanoyl-2β, 3α, 7α, 8β, 11-pentaacetoxy-5α-hydroxy-dihydroagarofuran	雷公藤根-木质部[5]
10	1β, 7β, 8α-triacetoxy-2β-furanoyl-4α-hydroxy-11-isobutyryloxy-dihydroagarofuran	雷公藤根-木质部[5]
11	1β-nicotinoyl-2β, 5α, 7β-triacetoxy-4α-hydroxy-11-isobutyryloxy-8a-furanoyl-dihydroagarofuran	雷公藤根-木质部[5]
12	4α-hydroxy-1β, 2β, 5α-triacetoxy-7β, 11-siisobutyryloxy-8α-furanoyl-dihydroagarofuran	雷公藤根-木质部[5]
13	1β-hydroxy-2β, 5α, 11-triacetoxy-triacetoxy-7β-nicotinoyl-8β-benzoyl-dihydroagarofuran（wilforshinine A）	雷公藤根-木质部[5]
14	1β, 5α, 11-triacetoxy-7β-nicotinoyl-8β-benzoyl-dihydroagarofuran（wilforshinine B）	雷公藤根-木质部[5]
15	wilforsinine C	雷公藤根[6]
16	wilforsinine D	雷公藤根[6]
17	wilforsinine E	雷公藤根[6]
18	wilforsinine F	雷公藤根[6]
19	wilforsinine G	雷公藤根[6]
20	wilforsinine H	雷公藤根[6]
21	regelidine	雷公藤根[7]
22	9-O-trans-Cinnamoyl-9-dehenzoylregelidine	雷公藤根[7]

二、二萜(diterpenoids)

在雷公藤的根、叶中均发现二萜类成分,按结构母核不同分为三环二萜的松香烷型(abietane)和四环二萜的贝壳杉型(kaurane)。大多数二萜类化合物属松香烷型,多数以含有三环氧结构和一个 α、β 不饱和五元内酯环松香烷骨架的二萜为主,按其结构可分为五类:三环氧型二萜、山海棠素型二萜、雷酚萜型二萜、山海棠酸型二萜、醌式二萜,代表化合物为雷公藤内酯醇(triptolide)。目前已从雷公藤植物中分得约80个二萜化合物[8~28]。叶中的二萜类主要是松香烷型二萜,而根心既有松香烷型二萜,又有贝壳杉型二萜,代表成分有雷公藤酮、TP、雷公藤乙素、雷醇内酯、雷酚内酯甲醚、雷酚新内酯等。化学成分的结构式详见图4-1-2,成分分布详见表4-1-2。

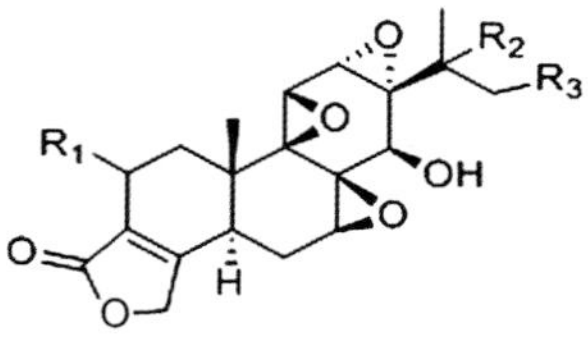

	R1	R2	R3
23	H	H	H
24	β-OH	H	H
25	H	OH	H
26	H	H	OH
27	α-OH	H	H

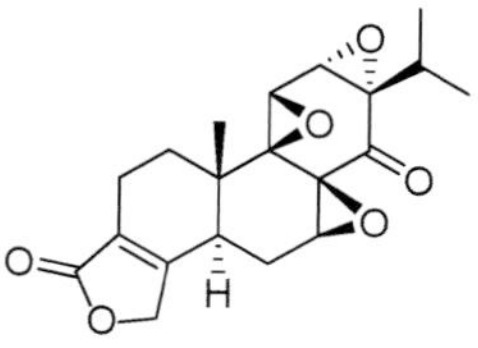

28

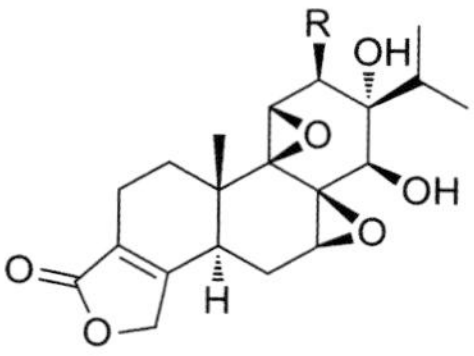

	R
29	OH
30	Cl

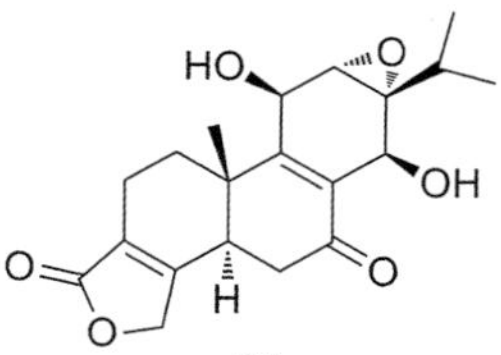

31

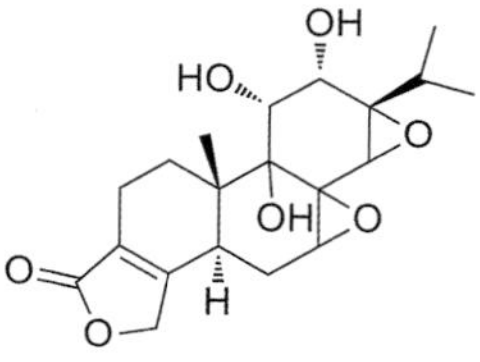

32

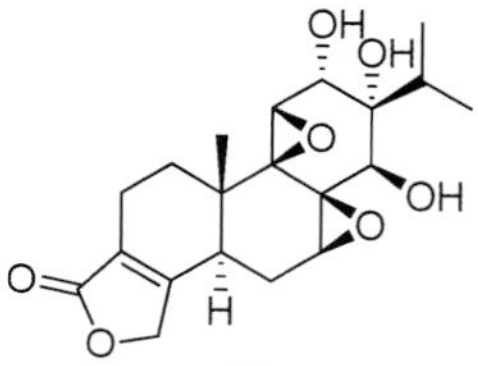

33

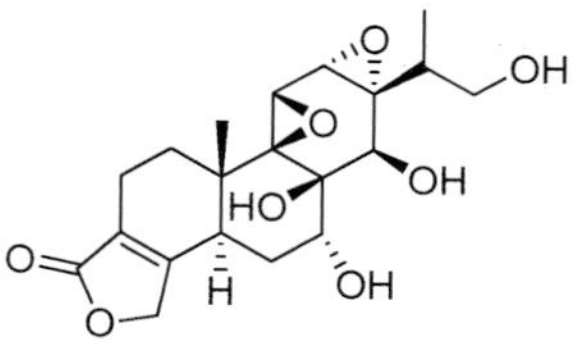

34

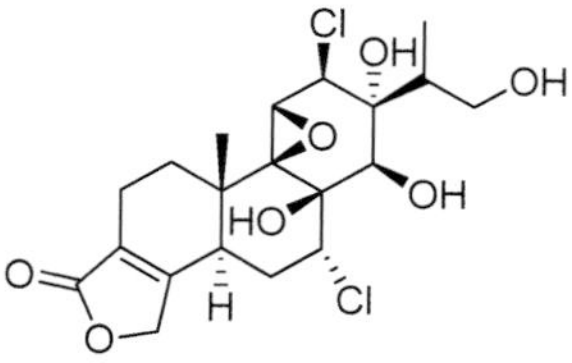

35

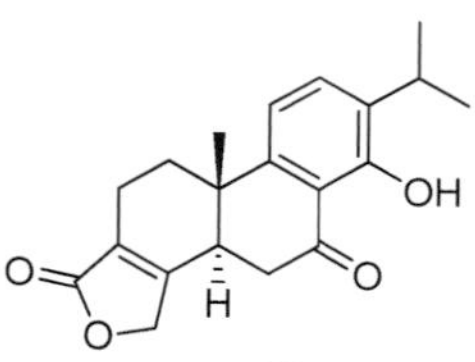

36

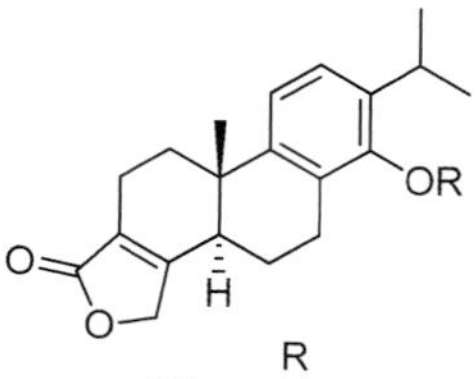

	R
37	H
38	CH₃

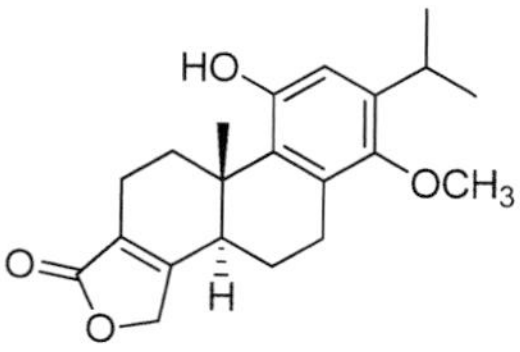

39

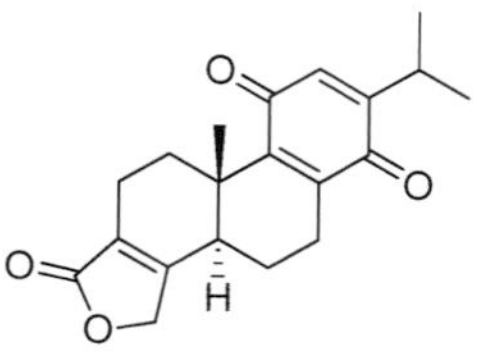

40

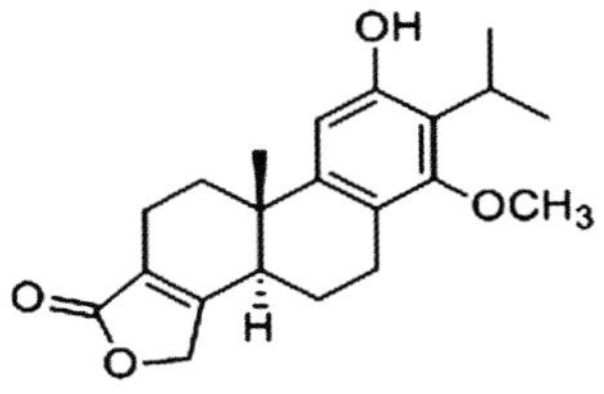

41

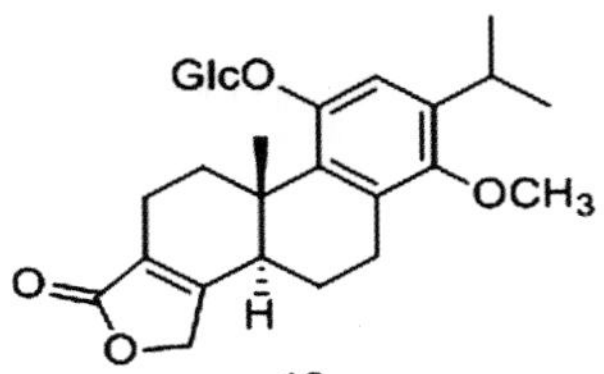

42

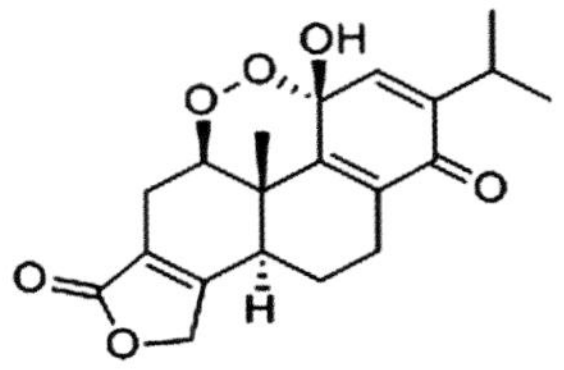

43

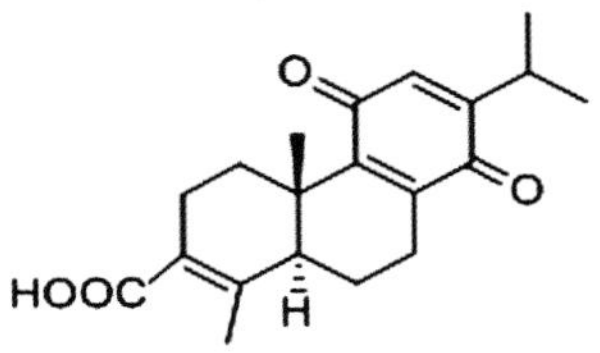

44

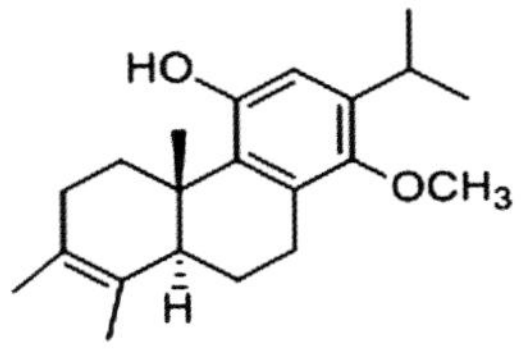

45

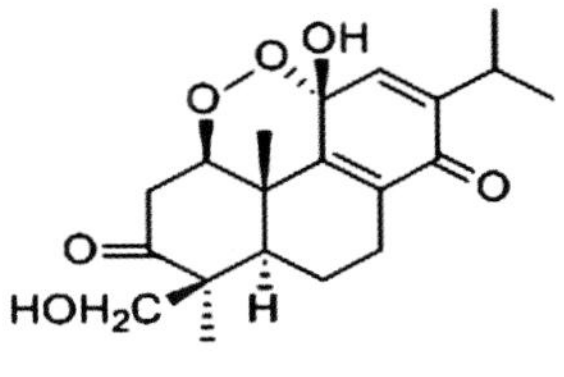

46

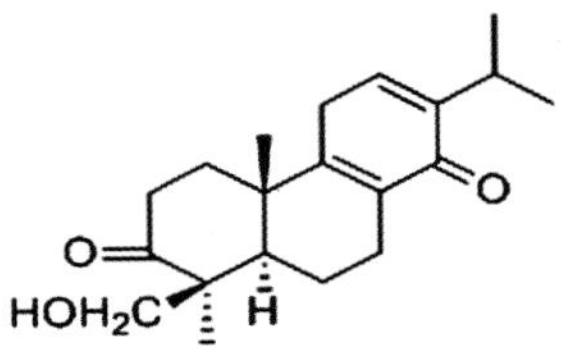

47

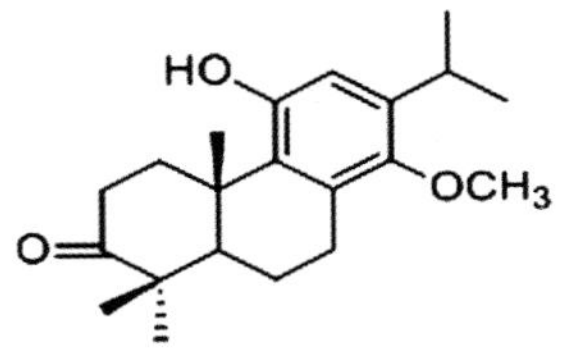

48

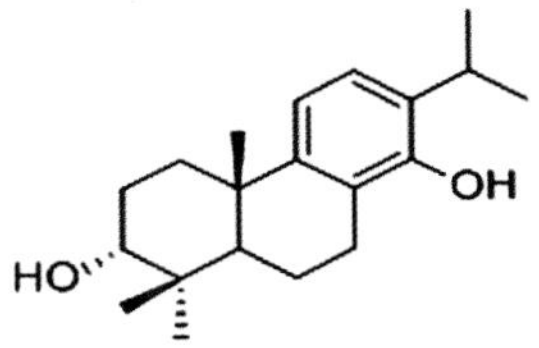

49

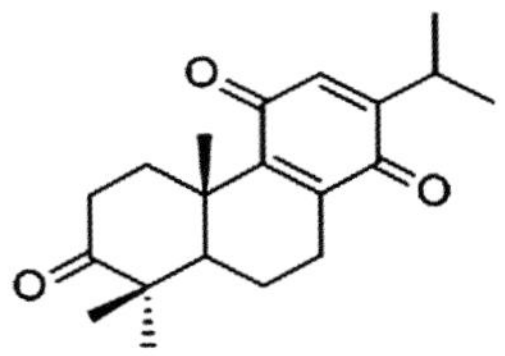

50

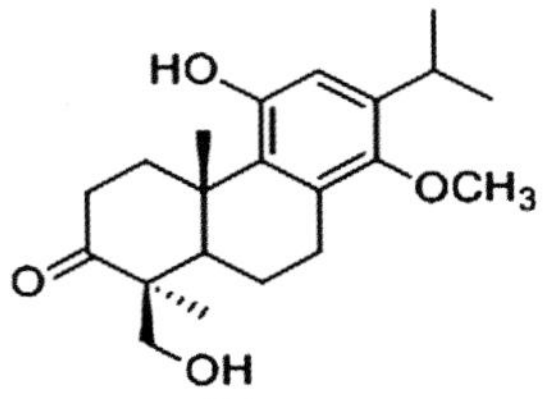

51

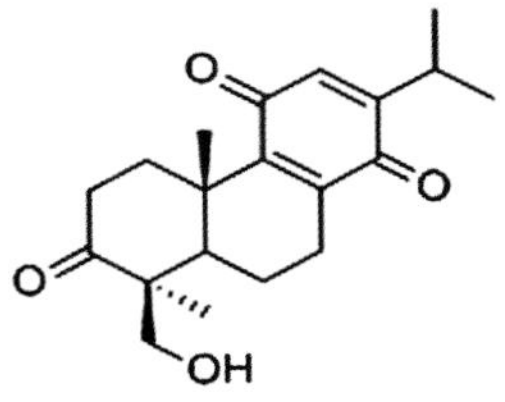

52

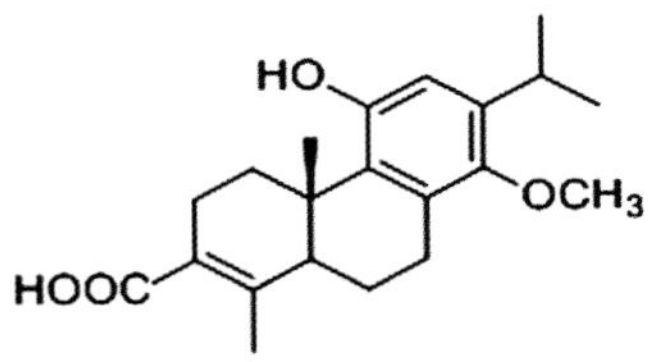

53

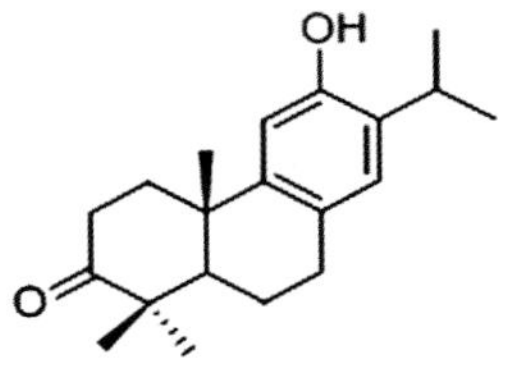

54

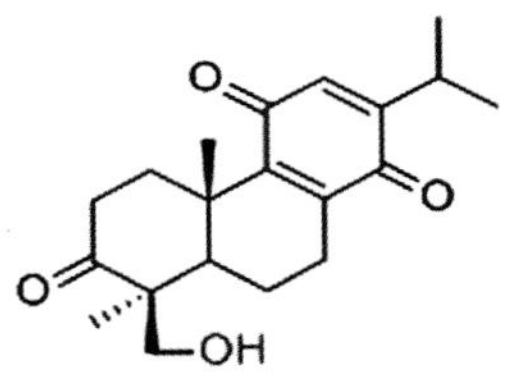

55

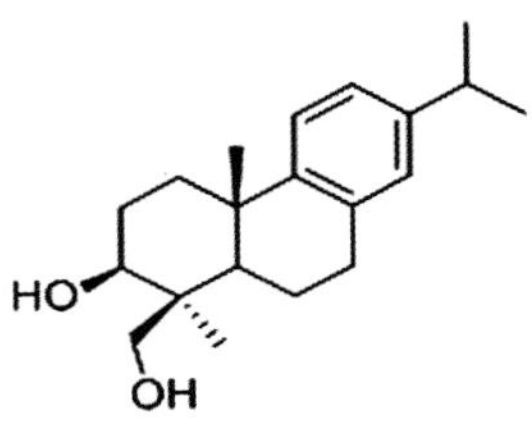

56

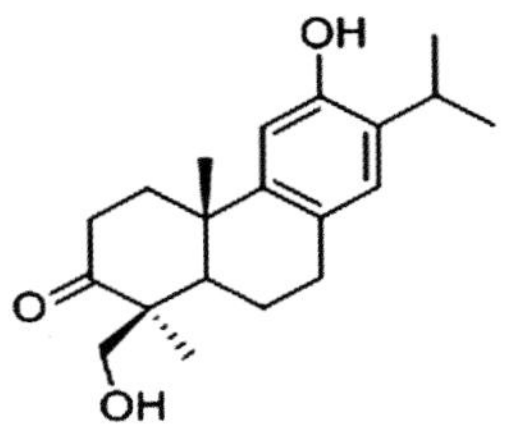

57

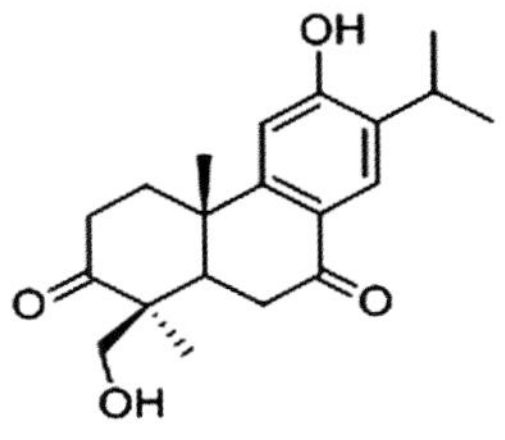

58

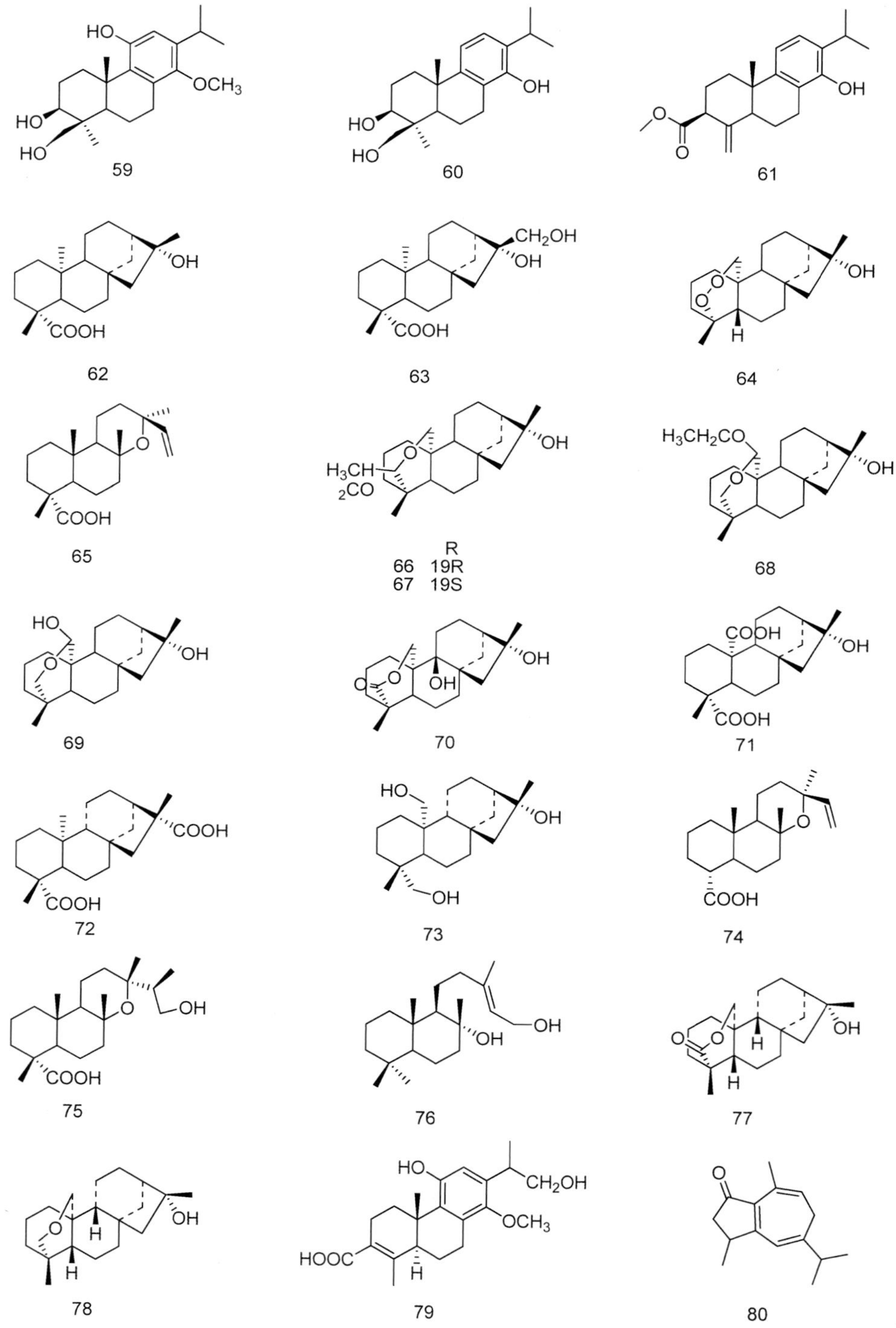

图4-1-2 雷公藤植物中二萜类成分的化学结构

表4-1-2 雷公藤植物中二萜类成分分布

编号	化合物名称	来源名称
23	雷公藤内酯醇（triptolide）	雷公藤[8]
24	雷公藤乙素（tripdiolide）	雷公藤[8]
25	雷醇内酯（triptollidenol）	雷公藤[8]
26	16-羟基内酯醇	雷公藤根[11]
27	2-表雷公藤乙素	雷公藤叶[9,10]
28	雷公藤内酯酮（tritonide）	雷公藤根皮[12]
29	雷藤内酯三醇（triptriolide）	雷公藤叶[13]
30	雷藤氯酯醇（tripchlorolide）	雷公藤叶[13]
31	雷公藤内酯二醇酮（tripdioltonide）	雷公藤叶[13]
32	13,14-环氧-9,11,12-三羟雷公藤内酯（13,14-epoxide-9,11,12-tripdioltonide）	雷公藤叶[13]
33	12-表雷公藤内酯三醇	雷公藤叶[14]
34	雷公藤内酯四醇	雷公藤叶[15]
35	双氯雷公藤内酯四醇	雷公藤叶[16]
36	雷酚酮内酯（triptonolide）	雷公藤根皮[17]
37	雷酚内酯（triptophenolide）	雷公藤根皮[17]
38	雷酚内酯甲醚（triptophenolide methyl ether）	雷公藤根皮[17]
39	雷酚新内酯（neotriptophenolide）	雷公藤根皮[17]
40	triptoquine	雷公藤根心[18]
41	异雷酚新内酯	雷公藤根心[18]
42	雷酚新内酯苷	雷公藤根心[18,24]
43	triptotin A	雷公藤根心[19]
44	triptoquinonone A	雷公藤根心[18]
45	山海棠酸	雷公藤根心[18]
46	triptotin B	雷公藤根心[19]
47	雷酚萜	雷公藤根[11]
48	雷酚萜甲醚	雷公藤根[11]
49	雷酚萜L	雷公藤根茎[20]
50	triptoquinone H	雷公藤根心[21]
51	triptonodiol	雷公藤根心[21]

（续表）

编号	化合物名称	来源名称
52	triptoquinone B	雷公藤根心[21]
53	triptobenzene H	雷公藤根心[22]
54	hinokione	雷公藤根心[22]
55	16R, 19-dihydroxy-ent-kaurane	雷公藤根心[22]
56	tiptobenzene L	雷公藤根心[22]
57	triptobenzene M	雷公藤根心[22]
58	triptobenzene N	雷公藤根心[22]
59	3β, 11-19-Trihydroxy-14-methoxy-abieta-8, 11, 13-triene	雷公藤根心[23]
60	triptobenzene J	雷公藤根心[23]
61	triptobenzene Q	雷公藤根心[25]
62	(-)-16R-hydroxykauran-19-oic acid	雷公藤根心[22]
63	(-)-17-hydroxy-16R-kauran-19-oic acid	雷公藤根心[22]
64	14, 15tripterfordin	雷公藤根心[22]
65	13-epi-manoyl oxide-18-oic acid	雷公藤根心[22]
66	16α-Hydroxy-19, 20-epoxy-19R-ethoxy-kaurane	雷公藤根心[23]
67	16α-Hydroxy-19, 20-epoxy-19S-ethoxy-kaurane	雷公藤根心[23]
68	16α-Hydroxy-19, 20-epoxy-20R-ethoxy-kaurane	雷公藤根心[23]
69	16α-Hydroxy-19, 20-epoxy-20R-hydroxy-kaurane	雷公藤根心[23]
70	tripterinin	雷公藤根心[23]
71	16α-Hydroxykaurane-19, 20-dioic acid	雷公藤根心[23]
72	16α-(-)-kaurane-17, 19-dioic acid	雷公藤根心[23]
73	Kaurane-16, 19, 20-triol	雷公藤根心[23]
74	13-epi-19-Nor-Manoyloxide-18-oic acid	雷公藤根心[23]
75	14, 15-dihydroxy-8, 13-epoxy-labd-14-en-19-oate	雷公藤根心[23]
76	labd-13（E）-ene-8α, 15-diol	雷公藤根心[23]
77	tripterfordin	雷公藤根心[26]
78	16α-Hydroxy-19, 20-epoxy-kaurane	雷公藤根心[27]
79	16-hydroxytriptobenzene H	雷公藤根心[28]
80	愈创木型-1（5），6，9-三烯-2-酮	雷公藤根心[21]

三、三萜（triterpens）

雷公藤红素（celastrol 或 tripterine）是1936年赵承嘏从雷公藤根中分离得到的首个三萜成分，到目前为止研究人员已经从雷公藤的各部位中分离鉴定了近60个三萜类化合物[29~42]，主要包括木栓烷型（friedelane）、齐墩果烷型（oleanane）、乌苏烷型（ursane）。木栓烷型三萜代表成分有 demethylzeylasterone、wilforic acid E、wilforic acid F；齐墩果烷型三萜代表成分有 wilforlide A、regelindiol B；乌苏烷型三萜代表成分有 triptocallic acid A、triptohypol D 等。雷公藤红素主要分布于雷公藤根部分，少量三萜如木栓酮、开环木栓酮分布于雷公藤叶中。雷公藤植物中三萜类成分的名称和分布详见表4-1-3。

表4-1-3　雷公藤植物中三萜类成分分布

编号	化合物名称	来源名称
81	雷公藤红素（celastrol 或 tripterine）	雷公藤根[29]
82	orthosphenic acid	雷公藤根雷公藤总苷[30]
83	3-hydroxy-25-norfriedel-3, 1(10)-dien-2-one-30-oic acid	雷公藤根心[31]
84	苍耳子碱（cangoronine）	雷公藤根心[32]
85	萨拉哌酸（salaspermic acid）	雷公藤根心[32]
86	3-hydroxy-2-oxo-3-fridelen-20α-carboxylic acid	雷公藤根心[32]
87	波兰酮酸（polpunonic acid）	雷公藤根皮[33]
88	2羟基波兰酮酸（2-hydroxy-polpunonic acid）	雷公藤根皮[33]
89	2, 3-dihydroxy-friedel-6, 9(11)-en-29-oic acid	雷公藤根皮[33]
90	去甲泽拉木醛（demethylzeylasteral）	雷公藤根皮[33]
91	（5β, 8α, 9β, 10α, 13α, 14β）-5, 9, 13-Trimethyl-4-oxo-3, 24, 25, 26-tetranor-2, 3-secooleanane-2, 29-dioic acid	雷公藤根心[34]
92	（2α, 3β, 4β, 5β, 8α, 10α, 13α, 14β, 24R）-3, 24-epoxy-24-ethoxy-2-hydroxy-5, 9, 13-trimethyl-24, 25, 26-trinoroleanan-29-oic acid	雷公藤根心[34]
93	雷公藤酸A（wilforic acid A）	雷公藤根雷公藤多苷[35]
94	雷公藤酸B（wilforic acid B）	雷公藤根雷公藤多苷[36]
95	雷公藤酸E（wilforic acid E）	雷公藤根雷公藤多苷[36]
96	3β-hydroxy-2-oxofriedelan-29α-carboxylic acid	雷公藤根雷公藤多苷[36]

（续表）

编号	化合物名称	来源名称
97	2, 3-dihydeoxy-1, 3, 5(10), 7-tetraene-6β(1'-hydroxyethyl)-24-nor-D: A-friedooleane-29-oic acid	雷公藤根 雷公藤多苷[35]
98	2, 3-dihydeoxy-1, 3, 5(10), 7-tetraene-6α(1'-hydroxyethyl)-24-nor-D: A-friedooleane-29-oic acid	雷公藤根 雷公藤多苷[35]
99	regeol C	雷公藤根 雷公藤多苷[35]
100	萨拉子酸-3-乙基醚	雷公藤根[37]
101	3β, 22β-dihydroxy-29-nor-D: A-friedooleane-21−one-2β, 24-lactone	雷公藤根心[38]
102	2β, 22β-dihydroxy-3, 21−dioxo-24-carboxyl-29-nor-friedelan methyl ester	雷公藤根 雷公藤多苷[35]
103	6α-hydroxytriptocalline A	雷公藤根心[28]
104	木栓酮（friedelin）	雷公藤叶[39]
105	3,4−开环木栓酮（seco-3, 4-fridedlin）	雷公藤叶[39]
106	29−羟基-木栓酮（29-hydroxyfriedelan-3-oone）	雷公藤叶[39]
107	3, 4, 6-trihydroxy-2-oxo-23, 24-nor-D: A-fridooleane-1(10), 3, 5, 7-tetraen-29-oic acid	雷公藤根[40]
108	雷公藤三萜酸A	雷公藤根 雷公藤多苷[41]
109	雷公藤三萜酸B	雷公藤根皮[30]
110	雷公藤内酯甲（wilforlide A、abruslactone A）	雷公藤根[41]
111	雷公藤内酯乙（wilforlide B）	雷公藤根[41]
112	雷公藤三萜酮酸A（triptotriter-penonic acid A）	雷公藤根[33]
113	3-epikatonic acid	雷公藤根心[32]
114	triptotin C	雷公藤根心[32]
115	29-hydroxy-3-oxo-olean-12-en-28-oic acid	雷公藤根 雷公藤多苷[36]
116	triptocallic acid D	雷公藤根 雷公藤多苷[36]
117	22β-hydroxy-3-oxo-olean-12-en-29-oic acid	雷公藤根 雷公藤多苷[36]
118	24-hydroxy-3-oxo-olean-12-en-28-oic acid	雷公藤根 雷公藤多苷[36]

（续表）

编号	化合物名称	来源名称
119	23-hydroxy-3-oxo-olean-12-en-28-oic acid	雷公藤根 雷公藤多苷[36]
120	hypodiol	雷公藤根 雷公藤多苷[36]
121	2α, 3β-dihydroxy-olean-12-ene-22, 29-lactone	雷公藤根 雷公藤多苷[35]
122	28-Hydroxy-3-oxo-olean-12-en-29-oic acid	雷公藤根 雷公藤多苷[35]
123	3α, 28-dihydroxy-olean-12-en-29-oic acid	雷公藤根 雷公藤多苷[35]
124	3β, 28-dihydroxy-olean-12-en-29-oic acid	雷公藤根 雷公藤多苷[35]
125	2, 22β-dihydroxy-3-oxo-olean-112-diene-29-oic acid	雷公藤根 雷公藤多苷[35]
126	2, 3-seco-22, 29-Lactone-oleane-12-ene-2, 3-dionic acid 3-methyl ester	雷公藤根 雷公藤多苷[35]
127	β-香树脂醇（β-amyrenol）	雷公藤叶[39]
128	齐墩果酸（oleanolic acid）	雷公藤叶[39]
129	2α,3α,24-trihydroxy-Δ12-ursine-28-oic acid	雷公藤根心[31]
130	regelin	雷公藤根心[32]
131	dulcioic acid	雷公藤根 雷公藤多苷[36]
132	regelindiol A	雷公藤根 雷公藤多苷[35]
133	22β-Hydroxy-3-oxo-12-ursen-30-oic acid	雷公藤根 雷公藤多苷[35]
134	28-Hydeoxy-3-oxo-12-ursen-30-oic acid	雷公藤根 雷公藤多苷[35]
135	2α-羟基熊果酸（2α-hydroxy-ursolic acid）	雷公藤根 雷公藤多苷[35]
136	2α,3α,23-三羟基乌苏烷-12-烯-28-酸	雷公藤根[42]
137	2α,3α,23-三羟基乌苏烷-12,20(30)-二烯-28-酸	雷公藤根[42]
138	2α,3α,19α-三羟基乌苏烷-12-烯-28-酸	雷公藤根[42]

（一）木栓烷型（friedelanes）

雷公藤植物中木栓烷型三萜类成分的化学结构详见图4-1-3。

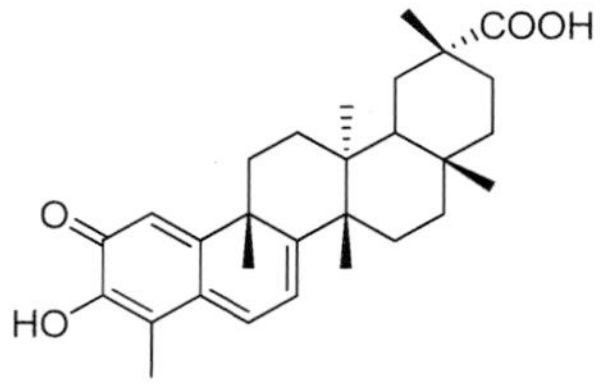

81 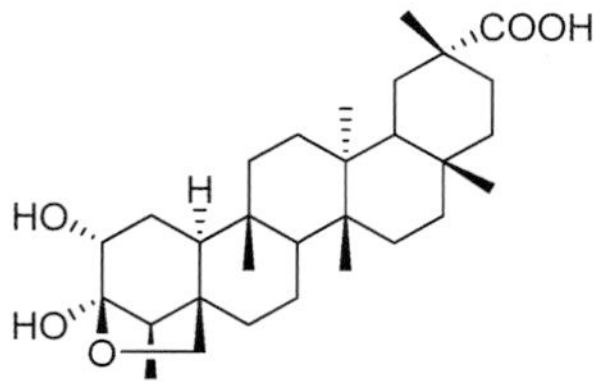 82 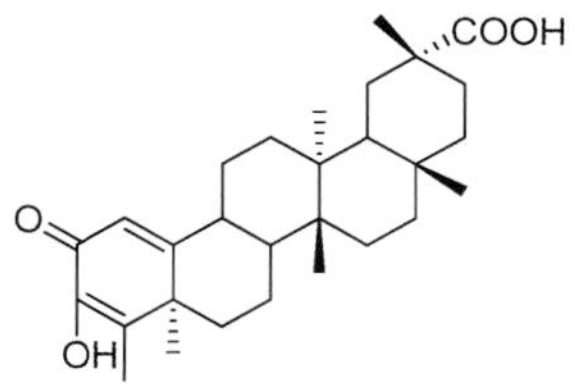 83
84 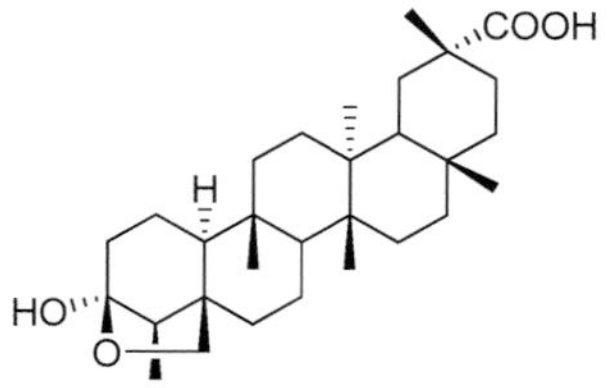 85 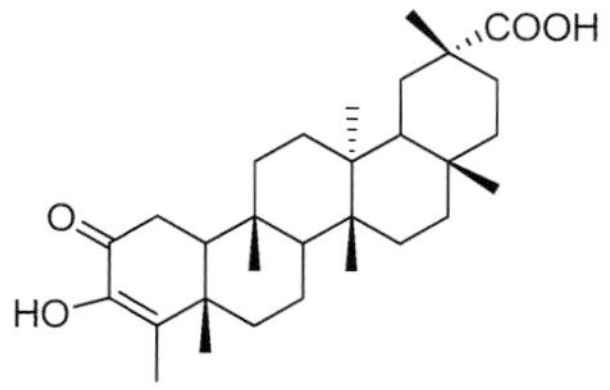 86 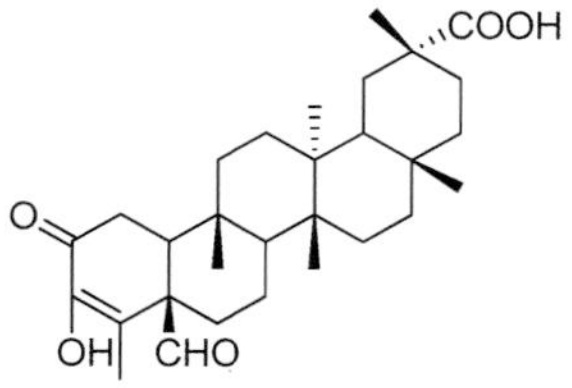
87 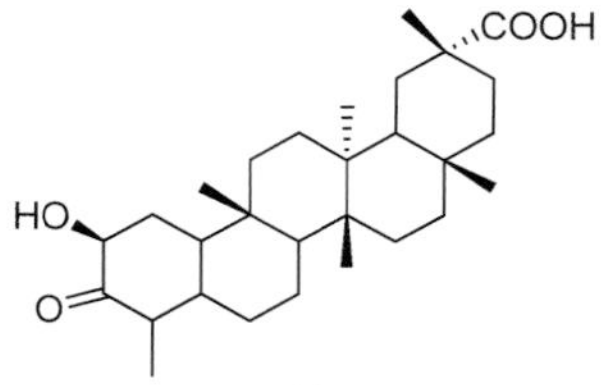 88 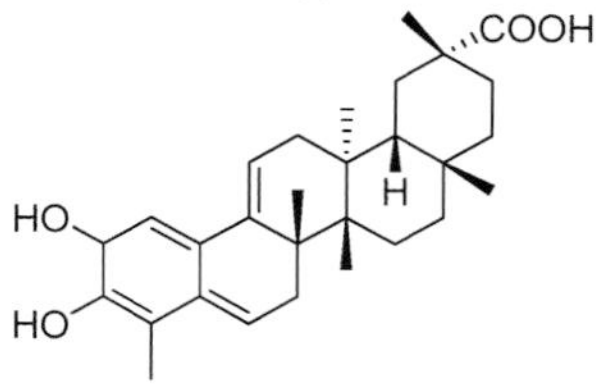 89 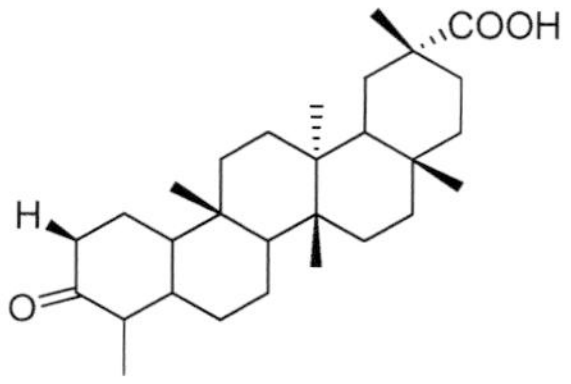
90 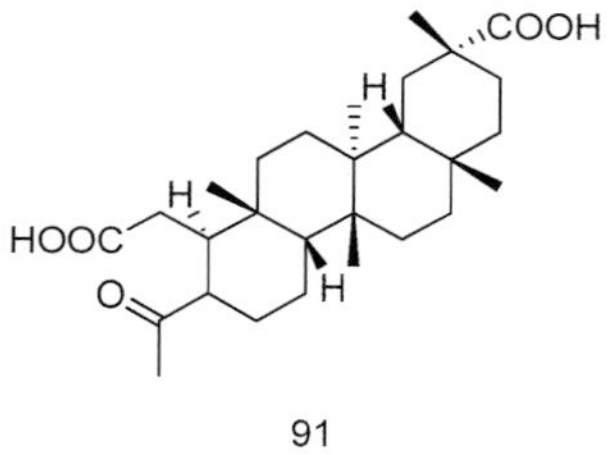 91 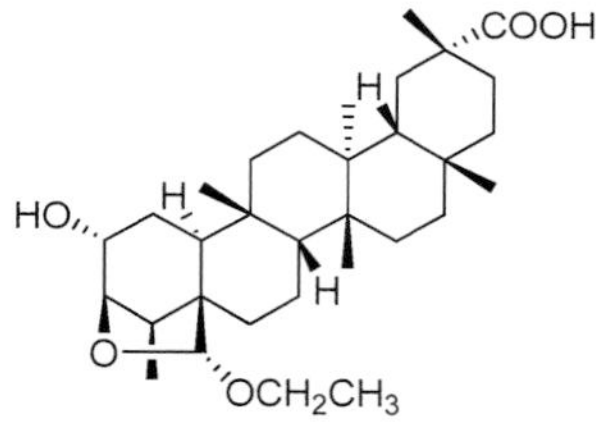 92 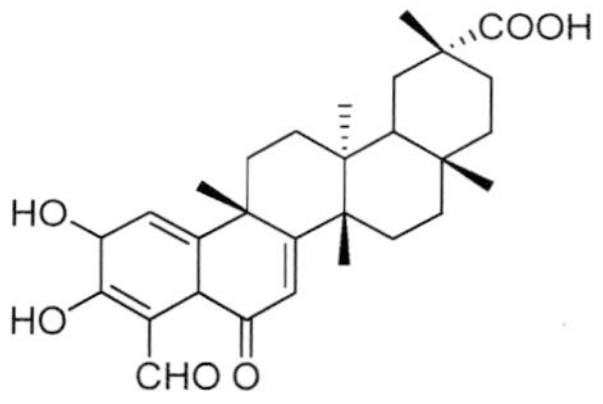
93 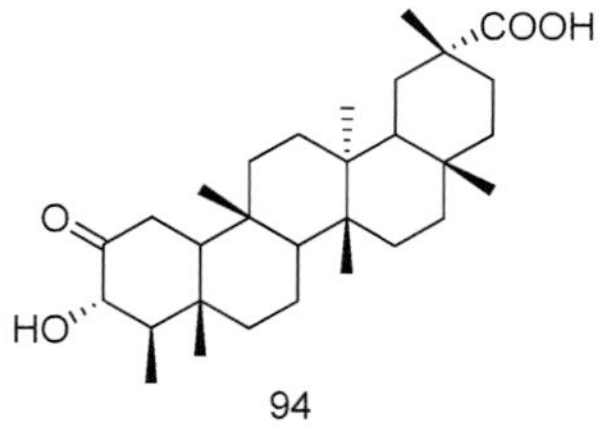 94 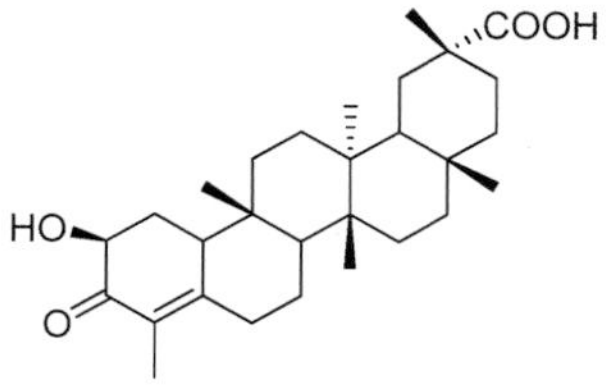 95 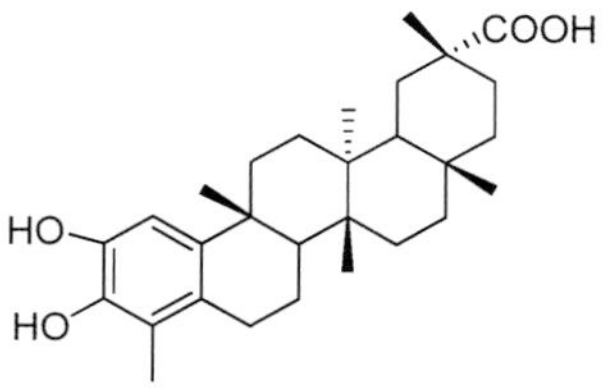
96 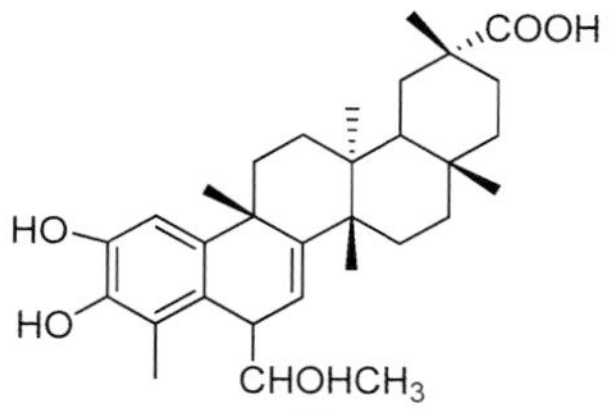 97 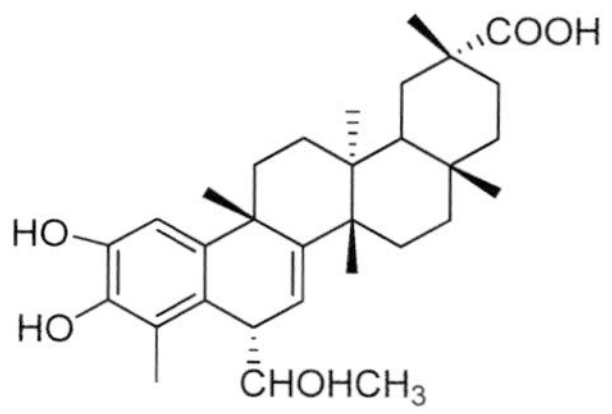 98

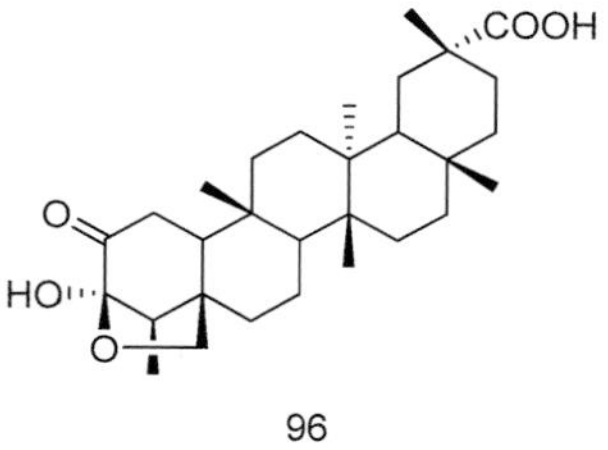

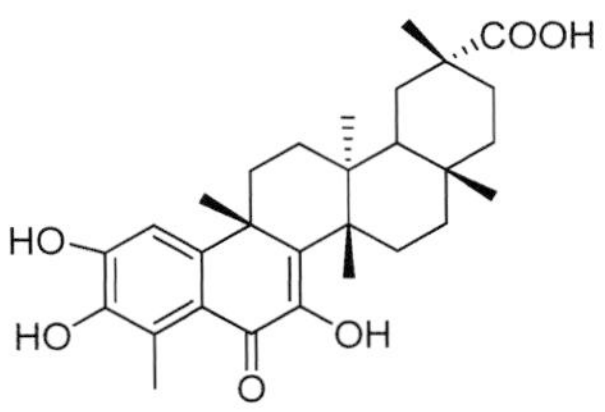

图4-1-3 雷公藤植物中木栓烷型三萜类成分的化学结构

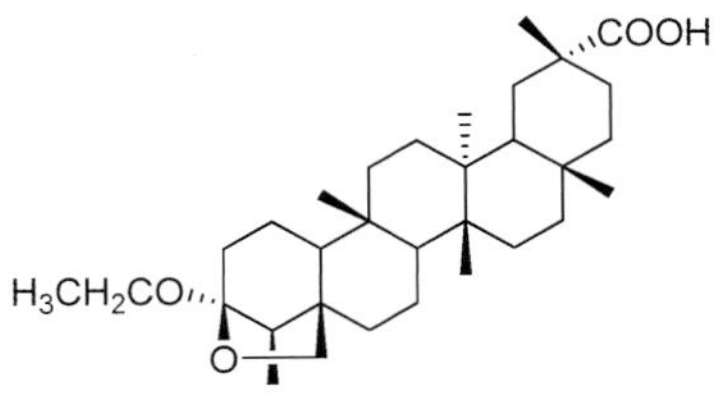

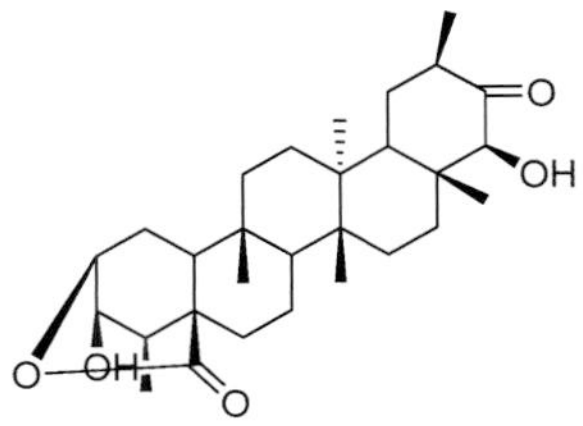

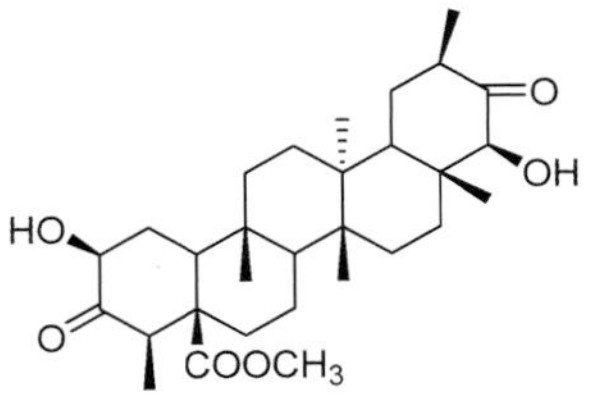

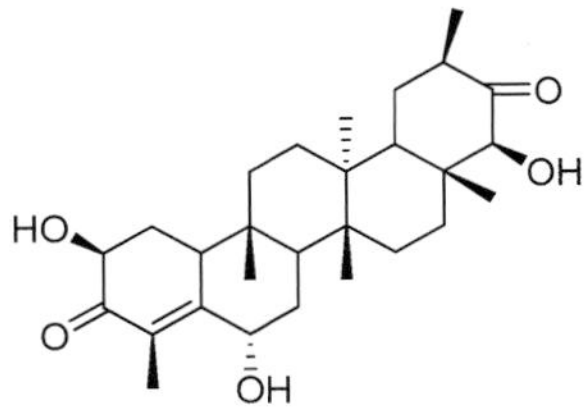

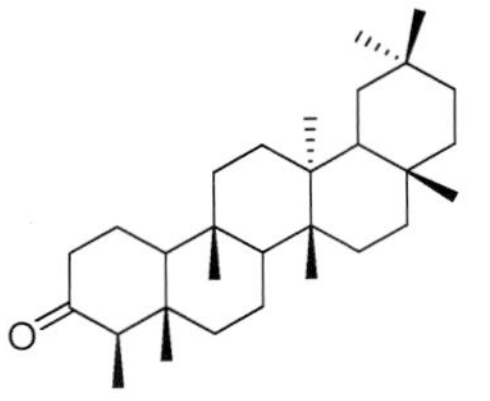

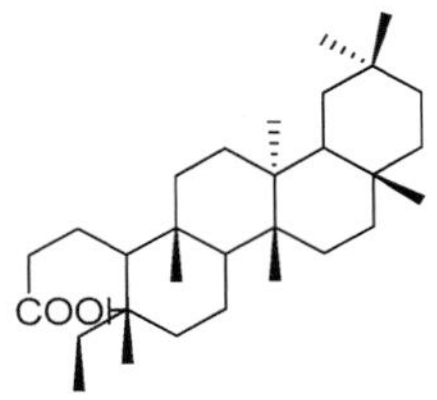

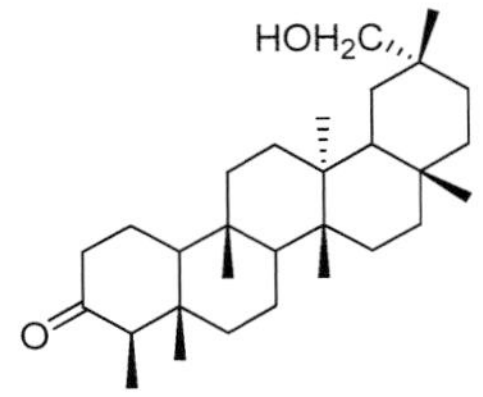

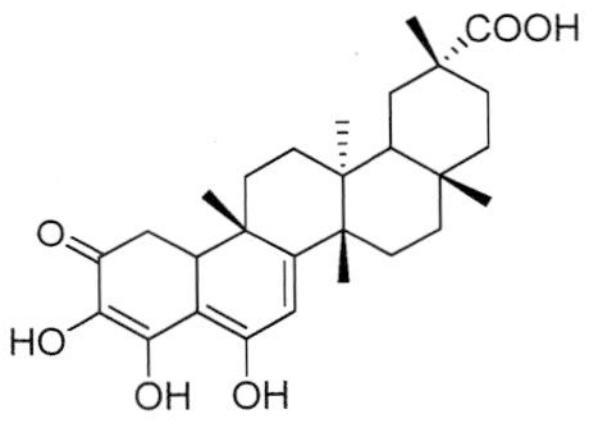

（二）齐墩果烷型（oleananes）

雷公藤植物中齐墩果烷型三萜类成分的化学结构详见图4-1-4。

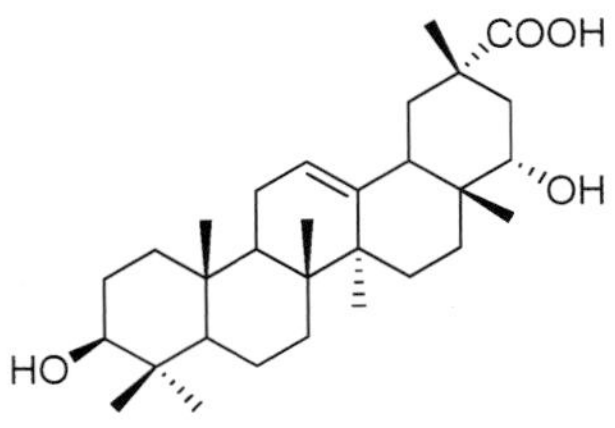

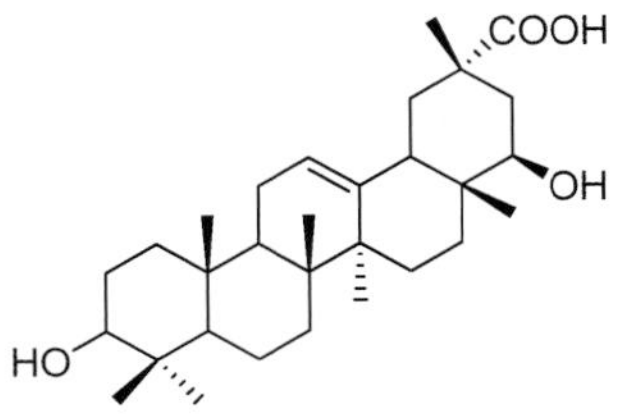

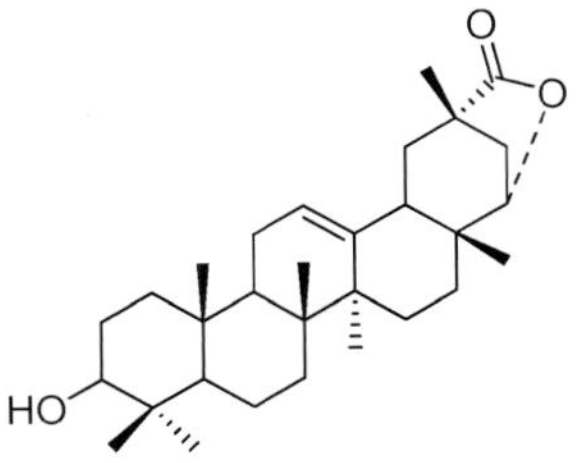

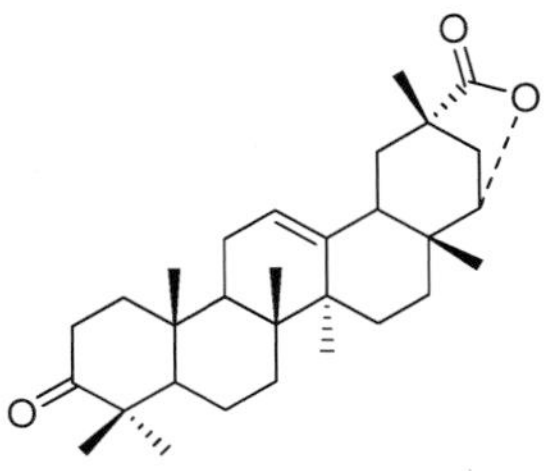

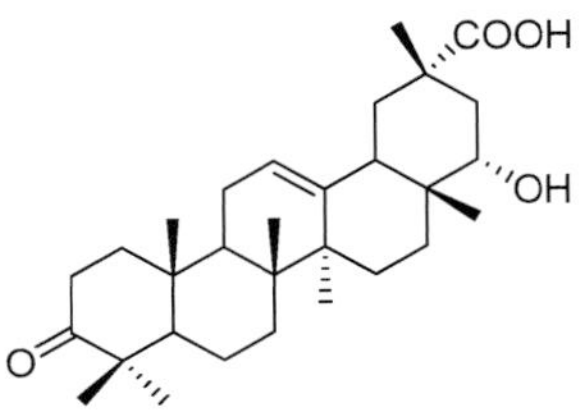

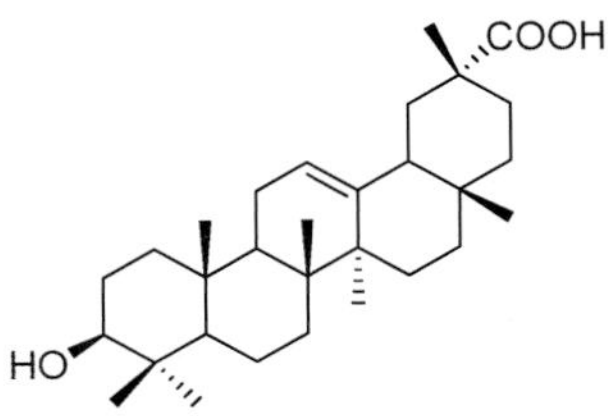

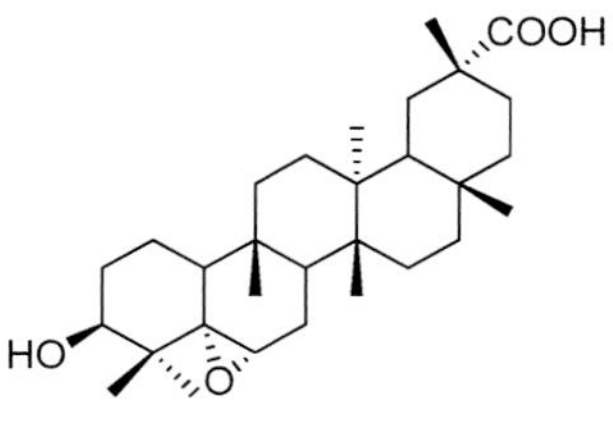

114

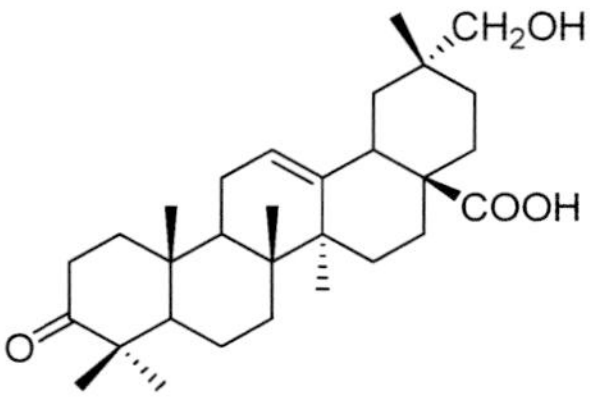

115

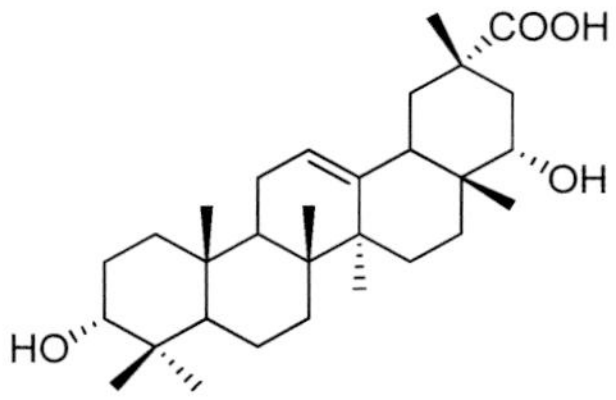

116

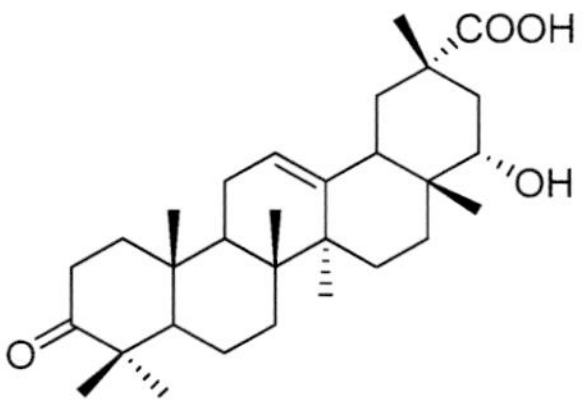

117

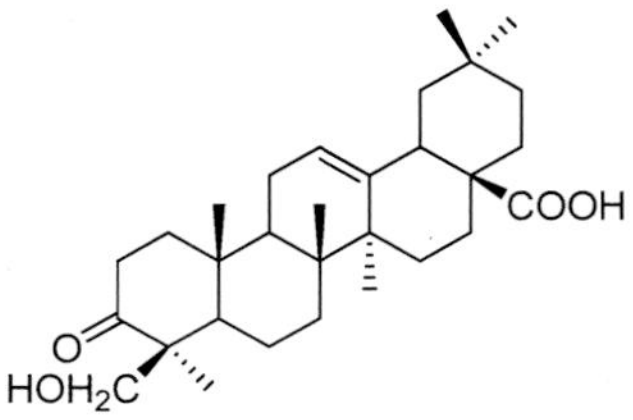

118

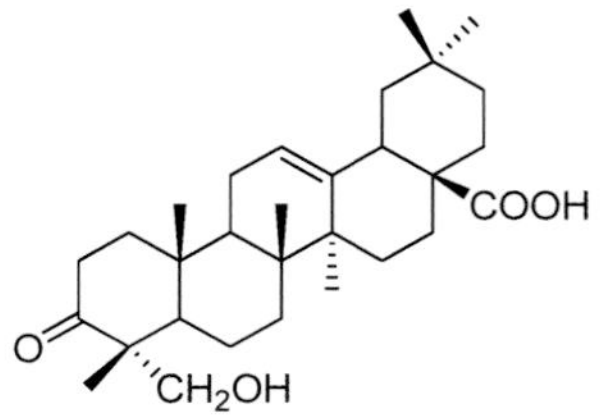

119

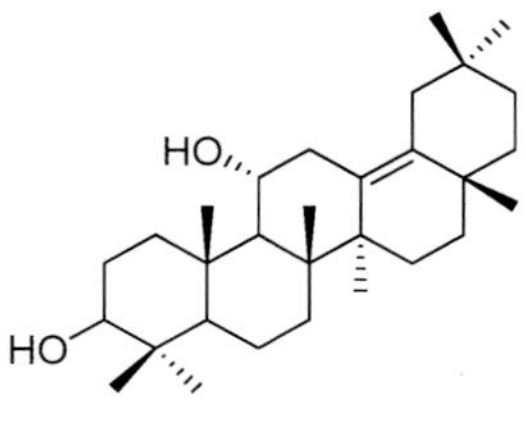

120

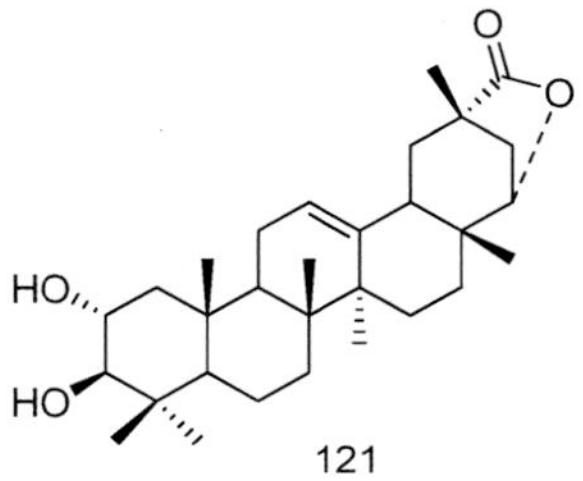

121

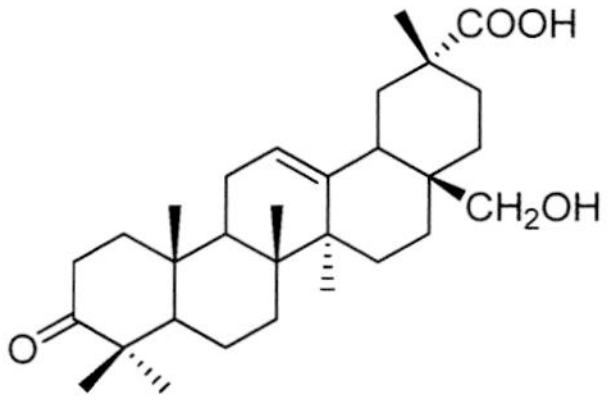

122

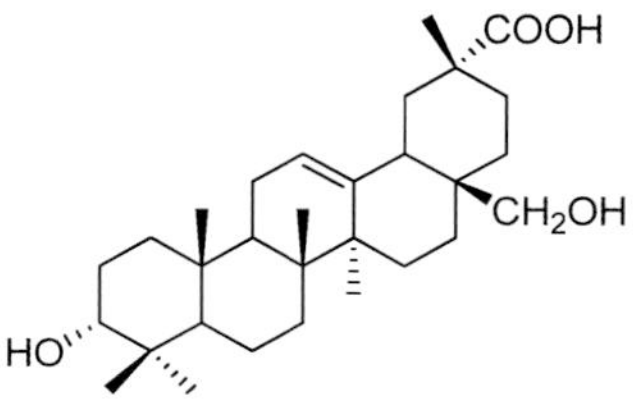

123

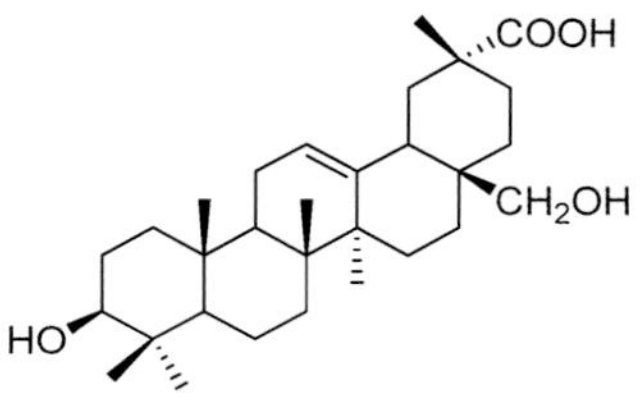

124

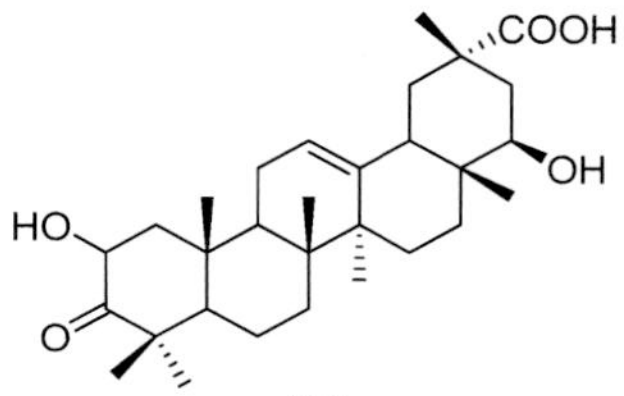

125

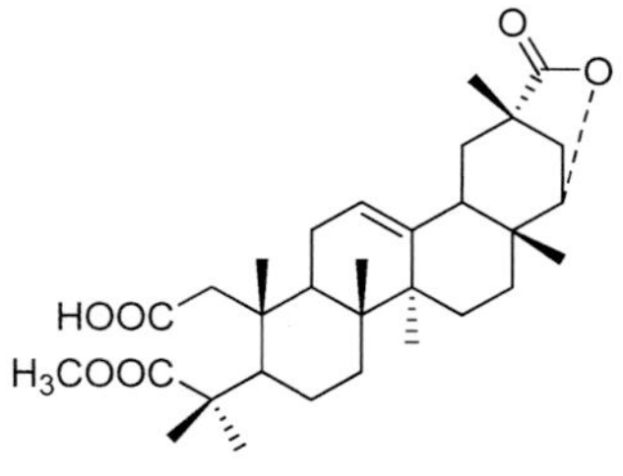

126

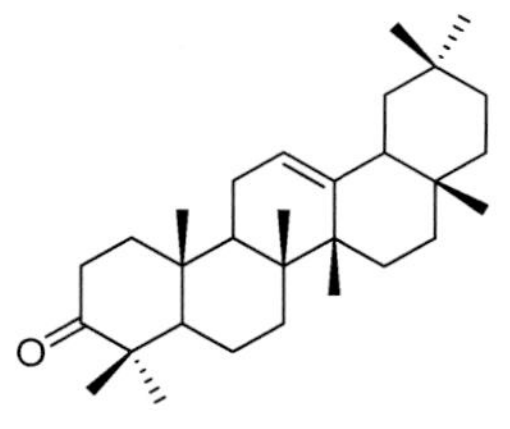

127

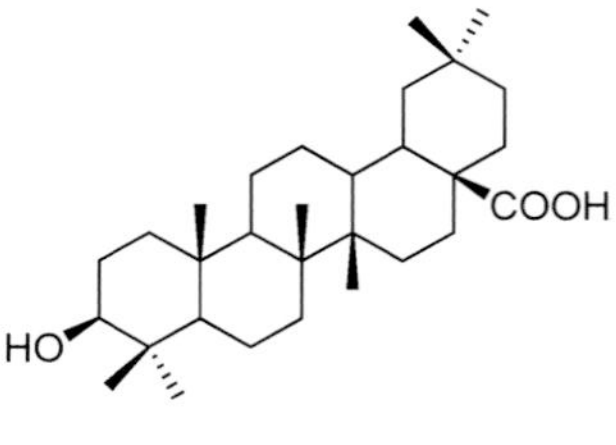

128

图4-1-4 雷公藤植物中齐墩果烷型三萜类成分的化学结构

（三）乌苏烷型（ursanes）

雷公藤植物中乌苏烷型三萜类成分的化学结构详见图4-1-5。

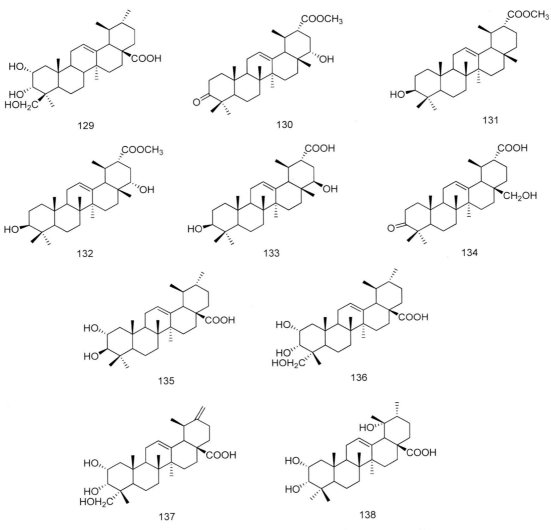

图4-1-5 雷公藤植物中乌苏烷型三萜类成分的化学结构

第二节 生物碱类

目前从雷公藤属植物中分得约70个倍半萜类生物碱[43~60]。根据文献报道，雷公藤根部与其瘦果均含有多种类型的生物碱成分，特别是其根部，不论是木质部（根心），还是根皮，含有多种类型的生物碱成分。而雷公藤茎叶中基本不含生物碱成分。分离得到的生物碱类（alkaloids），按结构母核不同，可分为半倍萜类及精脒类生物碱，主要为倍半萜类生物碱。该类生物碱结构上特点为由二氢沉香呋喃倍半萜在C-3位和C-15位与不同吡啶酸缩合形成大环而构成母核结构,结构中倍半萜环C-1,C-2,C-3,C-4,C-5,C-7,C-8,C-11,C-15位上均具有羟基取代基团,其中C-3和C-15的羟基与吡啶酸缩合形成骨架结构,其他羟基除了C-4位的羟基以游离的形式以外,其余位上的羟基与不同有机酸缩合,形成一类结构独特的多元大环内酯生物碱,如雷公藤定碱、雷公藤春碱、雷公藤辛碱、雷公藤明碱等。

一、倍半萜生物碱类(sesqueteerpenoid alkaloids)

雷公藤植物中倍半萜生物碱类成分的化学结构详见图4-1-6,名称和分布详见表4-1-4。

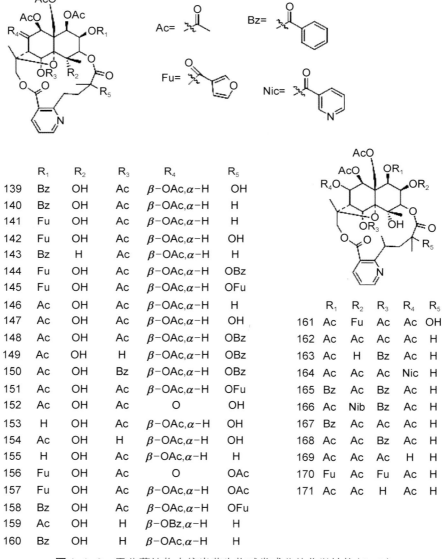

	R₁	R₂	R₃	R₄	R₅
139	Bz	OH	Ac	β-OAc,α-H	OH
140	Bz	OH	Ac	β-OAc,α-H	H
141	Fu	OH	Ac	β-OAc,α-H	H
142	Fu	OH	Ac	β-OAc,α-H	OH
143	Bz	H	Ac	β-OAc,α-H	H
144	Fu	OH	Ac	β-OAc,α-H	OBz
145	Fu	OH	Ac	β-OAc,α-H	OFu
146	Ac	OH	Ac	β-OAc,α-H	H
147	Ac	OH	Ac	β-OAc,α-H	OH
148	Ac	OH	Ac	β-OAc,α-H	OBz
149	Ac	OH	H	β-OAc,α-H	OBz
150	Ac	OH	Bz	β-OAc,α-H	OBz
151	Ac	OH	Ac	β-OAc,α-H	OFu
152	Ac	OH	Ac	O	OH
153	H	OH	Ac	β-OAc,α-H	OH
154	Ac	OH	H	β-OAc,α-H	OH
155	H	OH	Ac	β-OAc,α-H	H
156	Fu	OH	Ac	O	OAc
157	Fu	OH	Ac	β-OAc,α-H	OAc
158	Bz	OH	Ac	β-OAc,α-H	OFu
159	Ac	OH	H	β-OBz,α-H	H
160	Bz	OH	H	β-OAc,α-H	H

	R₁	R₂	R₃	R₄	R₅
161	Ac	Fu	Ac	Ac	OH
162	Ac	Ac	Ac	Ac	H
163	Ac	H	Bz	Ac	H
164	Ac	Ac	Ac	Nic	H
165	Bz	Ac	Bz	Ac	H
166	Ac	Nib	Bz	Ac	H
167	Bz	Ac	Ac	Ac	H
168	Ac	Ac	Bz	Ac	H
169	Ac	Ac	Ac	H	H
170	Fu	Ac	Fu	Ac	H
171	Ac	Ac	H	Ac	H

图4-1-6 雷公藤植物中倍半萜生物碱类成分的化学结构(2-1)

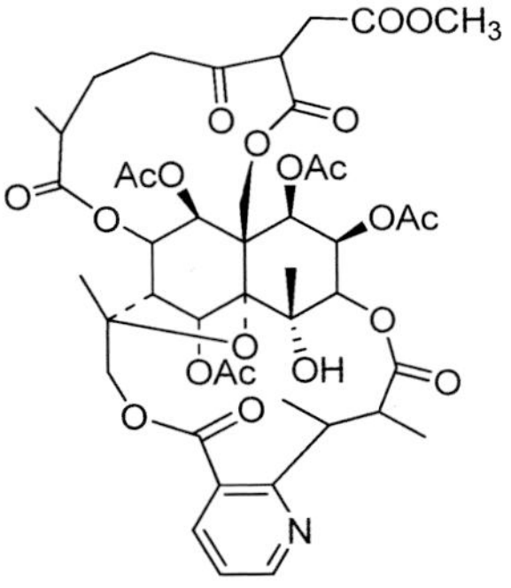

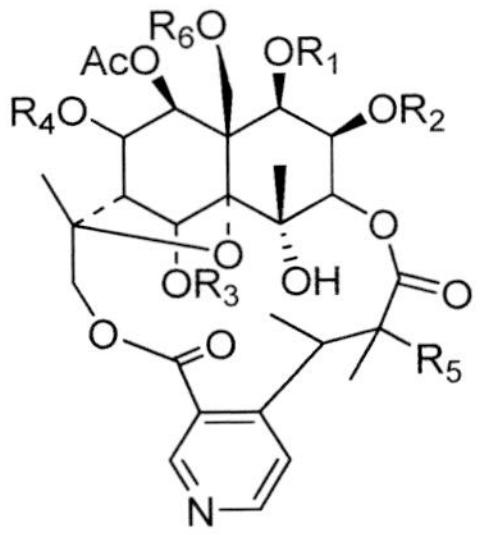

	R₁	R₂	R₃	R₄	R₅	R₆
174	Ac	Bz	Ac	Ac	OH	Ac
175	Ac	Ac	Ac	Ac	OH	Fu
176	Ac	Ac	Ac	Ac	H	Fu
177	Ac	Fu	Ac	Ac	OH	Ac
178	Ac	H	Ac	Fu	OH	Ac
179	Ac	H	Ac	Ac	OH	Ac
180	Ac	Ac	H	Ac	H	Ac
181	Ac	Ac	Ac	Ac	H	Ac
182	Ac	Ac	Ac	Nic	H	Ac
183	Ac	H	Ac	Ac	H	Ac
184	Ac	Ac	Ac	Ac	OH	Ac
185	Bz	Ac	Ac	Ac	OH	Ac
186	Ac	Bz	Bz	Ac	OH	Ac
187	H	Ac	Ac	Ac	H	Ac

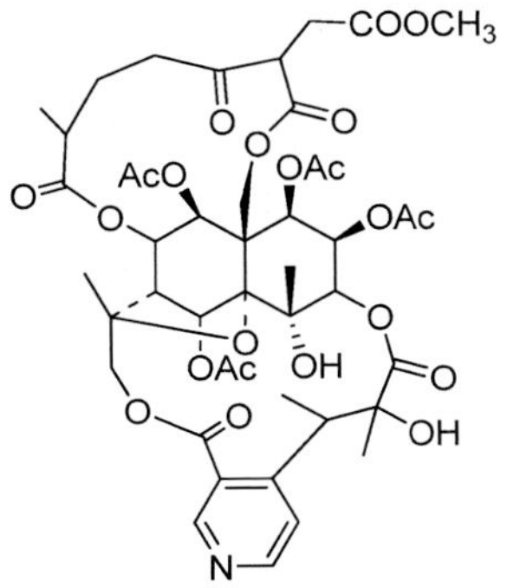

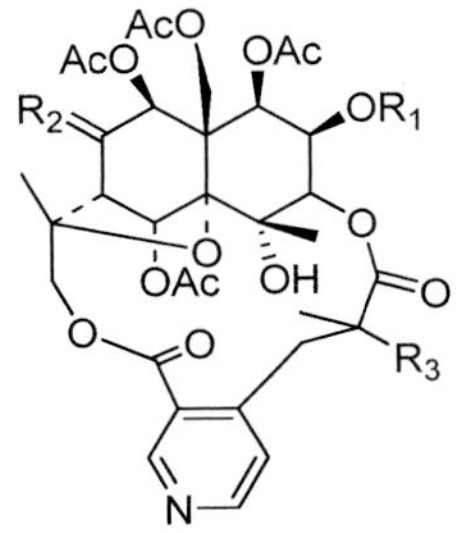

	R₁	R₂	R₃
188	Fu	β-OAc,α-H	H
189	Ac	β-OAc,α-H	H
190	Bz	β-OAc,α-H	H
191	Ac	O	OH
192	Fu	β-OAc,α-H	OH
193	Bz	β-OAc,α-H	OH
194	H	β-OAc,α-H	OH

图4-1-6　雷公藤植物中倍半萜生物碱类成分的化学结构（2-2）

表4-1-4　雷公藤植物中倍半萜生物碱类成分分布

编号	化合物名称	来源名称
139	雷公藤碱（wilfordine）	雷公藤根[43]
140	雷公藤次碱（wilforine）	雷公藤根[43]
141	雷公藤碱乙（wilforgine）	雷公藤根[43]

（续表）

编号	化合物名称	来源名称
142	雷公藤丁（wilfortrine）	雷公藤根[43]
143	雷公藤碱辛（neowilforine）	雷公藤根[43]
144	triptonine A	雷公藤根心[44]
145	triptonine B	雷公藤根心[44]
146	euonine（wilformine）	雷公藤根 雷公藤多苷[45,47]
147	alatusinine	雷公藤根 雷公藤多苷[45]
148	wilfornine A	雷公藤根[46]
149	wilfornine B	雷公藤根[46]
150	wilfornine C	雷公藤根[46]
151	wilfornine D	雷公藤根[46]
152	wilfornien E	雷公藤根[46]
153	雷公藤碱戊（wilforidine, tripfordine A）	雷公藤根[47,54]
154	Tripfordine B	雷公藤根[47]
155	2-O-deacetyl-euonine	雷公藤茎叶[48]
156	9′-O-acetyl-7-deacetoxy-7-oxowilfortrine	雷公藤根[49]
157	9′-O-acetylwilfortrine	雷公藤根[49]
158	7-O-benzoyl-5, 7-dideacetylwilformine	雷公藤根[49]
159	7-O-benzoyl-5, 7-dideacetylwilformine	雷公藤根[49]
160	雷公藤碱庚（wilforzine）	雷公藤根[50]
161	异雷公藤春碱（isowilfortrine）	雷公藤根皮[51]
162	euonymine	雷公藤根皮[46,52]
163	wilfornines F	雷公藤根[46]
164	wilfornines G	雷公藤根[46]
165	ebenifoline E-Ⅱ	雷公藤根[46]
166	hyponine D	雷公藤根[46]
167	mayteine	雷公藤根[46]
168	congorinine E-Ⅰ	雷公藤根[46]
169	aquifoliumine E-Ⅲ	雷公藤茎叶[48]

（续表）

编号	化合物名称	来源名称
170	wilfornine H	雷公藤根心[24]
171	neoeuonymine	雷公藤根[50]
172	triptonine A	雷公藤根 雷公藤多苷[53]
173	triptonine B	雷公藤根 雷公藤多苷[53]
174	雷公藤明碱（wilfordsine，hypoglaunine C）	雷公藤根[52,55]
175	hypoglaunine A	雷公藤根心[55]
176	hypoglaunine B	雷公藤根心[55]
177	hypoglaunine D	雷公藤根心[55]
178	雷公藤康碱（wilfordconine）	雷公藤根皮[56]
179	雷公藤榕碱（wilfordlongine）	雷公藤根皮[57]
180	tripfordine C	雷公藤根[47]
181	peritassin A	雷公藤根[49]
182	wilfornine G	雷公藤根[49]
183	wilfordinine A	雷公藤根 雷公藤多苷[54]
184	wilfordinine B	雷公藤根 雷公藤多苷[54]
185	wilfordinine C	雷公藤根 雷公藤多苷[54]
186	wilfordinine I	雷公藤根 雷公藤多苷[54]
187	wilfordinine J	雷公藤根 雷公藤多苷[54]
188	wilfordinine D	雷公藤根 雷公藤多苷[45]
189	wilfordinine E	雷公藤根 雷公藤多苷[45]
190	wilfordinine F	雷公藤根 雷公藤多苷[45]
191	wilfordinine G	雷公藤根 雷公藤多苷[45]

（续表）

编号	化合物名称	来源名称
192	wilfordinine H	雷公藤根 雷公藤多苷[45]
193	isowilfordine	雷公藤根 雷公藤多苷[45]
194	雷公藤植碱（wilfordsuine）	雷公藤根皮[58]

二、含氮的肽及生物碱（nitrogen containing peptides and alkaloids）

雷公藤植物中含氮的肽及生物碱类成分的化学结构详见图4-1-7，名称和分布详见表4-1-5。

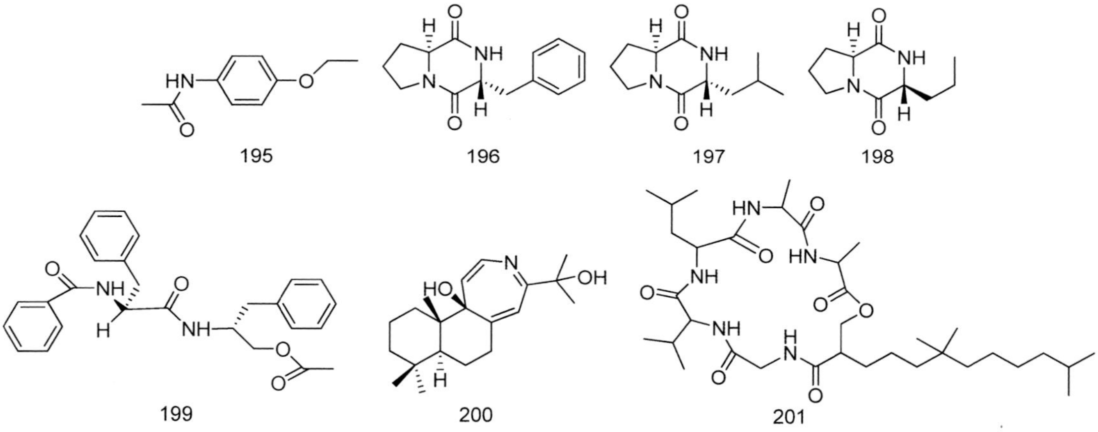

图4-1-7　雷公藤植物中含氮的肽及生物碱类成分的化学结构

表4-1-5　雷公藤植物中含氮的肽及生物碱类成分分布

编号	化合物名称	来源名称
195	对乙氧基乙酰苯胺	雷公藤[59]
196	cyclo-（S-Pro-R-Phe）	雷公藤叶[60]
197	cyclo-（S-Pro-R-Leu）	雷公藤叶[60]
198	cyclo-（S-Pro-S-IIe）	雷公藤叶[60]
199	2S, 2S-aurantiamide acetate	雷公藤根[42]
200	triptotin J	雷公藤根心[28]
201	triptotin L	雷公藤根心[28]

第三节　其他类型

雷公藤茎叶中除了二萜、三萜类成分外,还发现茎叶中主要含极性较大的成分如不同种类的木脂素类、黄酮类和醌类成分等不同成分[61~64],而根部也含有少量的其他成分如葡萄糖、果糖、β-谷甾醇等。雷公藤植物中其他有机成分分布详见表4-1-6。

表4-1-6　雷公藤植物中其他有机成分分布

编号	化合物名称	来源名称
202	蜜桔黄素	雷公藤根心[27]
203	(+)儿茶素((+)catechin)	雷公藤叶[39]
204	rel-(3R 3'S, 4R, 4'S)-3, 3', 4, 4'-Tetrahydro-6, 6'-dimethoxy-[3, 3'-bi-2H-benzopyran]-4, 4'-diol	雷公藤根心[34]
205	(±)-5, 4'-dihydroxy-2'-methoxy-6', 6″-dimethypyrano-(2″, 3″: 7, 8)-6-methyflavanone	雷公藤根茎[61]
206	(2S)-5, 7, 4'-trihydroxy-2'-methoxy-8, 5'-di(3-methyl-2-butenyl)-6-methyflacanone	雷公藤根茎[61]
207	(+)medioresinol	雷公藤根心[41]
208	(−)syrmgaresinol	雷公藤根心[41]
209	(±)6-氧-2-(4'-羟基-3', 5'-二甲氧苯基)-3, 7-二氧杂二环[3.3.0]辛烷	雷公藤[59]
210	tripterygiol	雷公藤[63]
211	wilfordiols A	雷公藤叶[63]
212	wilfordiols B	雷公藤叶[63]
213	wilfordiols C	雷公藤叶[63]
214	wilfordiols D	雷公藤叶[63]
215	(7S, 8R)-erythro-guaiacylglycerol-β-O-4'-sinapyl ether	雷公藤叶[63]
216	(7S, 8R)-erythro-5-methoxy-guaiacylglycerol-β-O-4'-sinapyl ether	雷公藤叶[63]
217	ciwujiatone	雷公藤叶[63]
218	(+)-lyoniresinol	雷公藤叶[60]
219	(+)-isolariciresinol	雷公藤叶[60]

（续表）

编号	化合物名称	来源名称
220	bure lignan	雷公藤叶[59]
221	雷公藤酮	雷公藤[59]
222	雷公藤素	雷公藤[59]
223	1,8-二羟基-4-羟甲基蒽醌	雷公藤茎叶[64]
224	cangorinine E-I	雷公藤[58]
225	1, 3-propanediol-2-O-4'-sinapyl ether	雷公藤叶[59]

一、黄酮类

雷公藤植物中黄酮类（flavonoids）成分的化学结构详见图4-1-8。

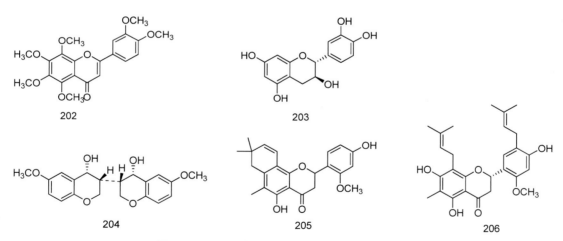

图4-1-8　雷公藤植物中黄酮类成分的化学结构

二、木脂素

雷公藤植物中木脂素类（lignans）成分的化学结构详见图4-1-9。

三、同类型化合物数量少的类型

雷公藤植物中同类型化合物数量少的化合物的化学结构详见图4-1-10。

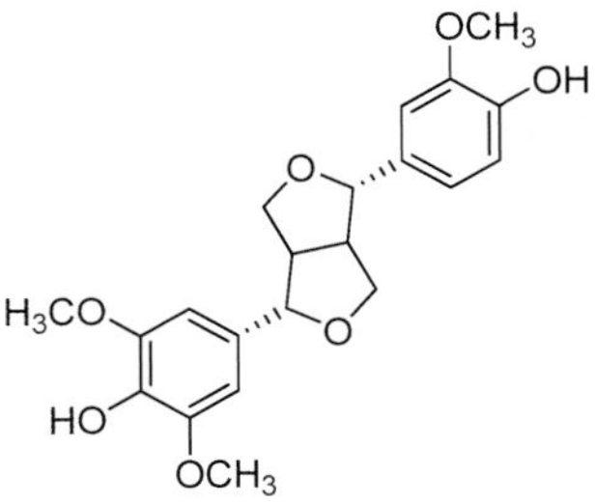

207 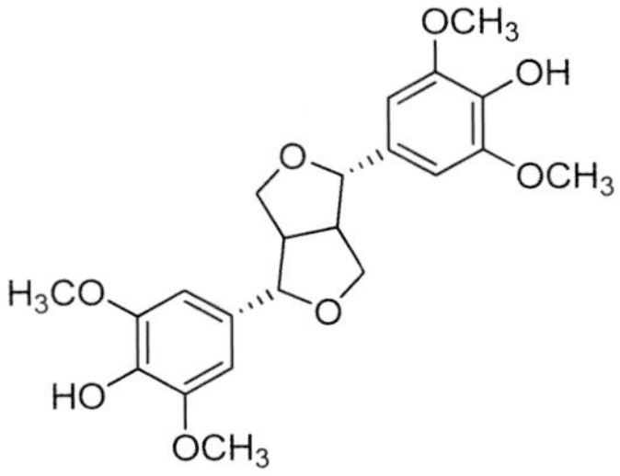 208

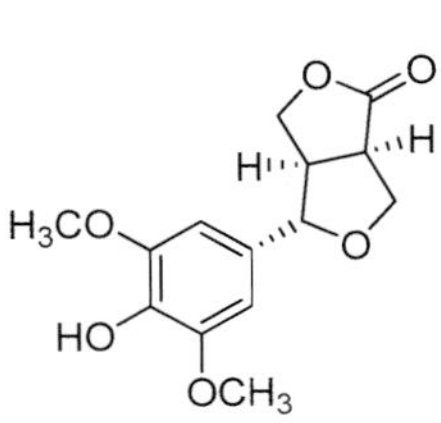

209 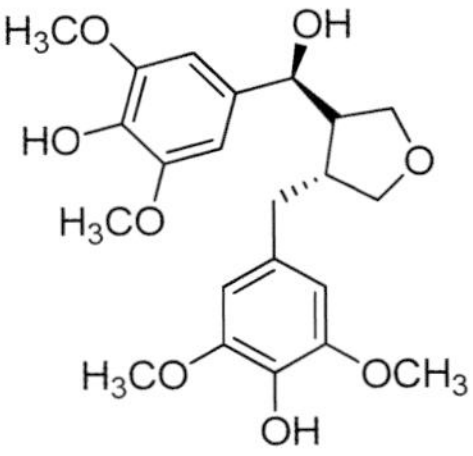 210

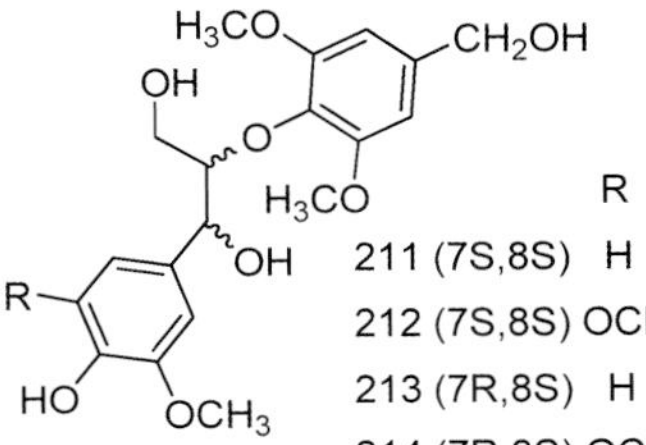

211 (7S,8S) H
212 (7S,8S) OCH₃
213 (7R,8S) H
214 (7R,8S) OCH₃

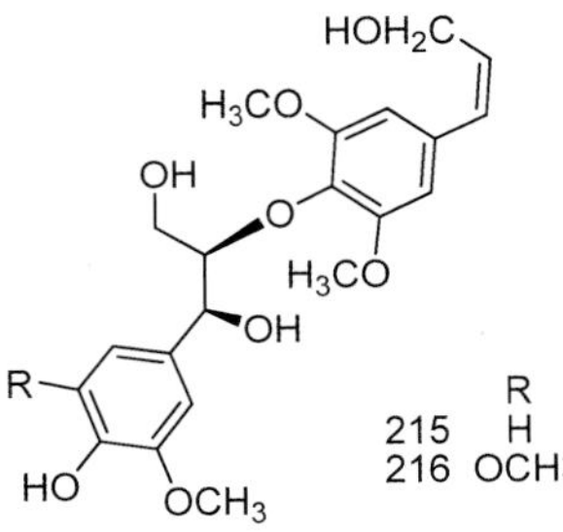

215 H
216 OCH₃

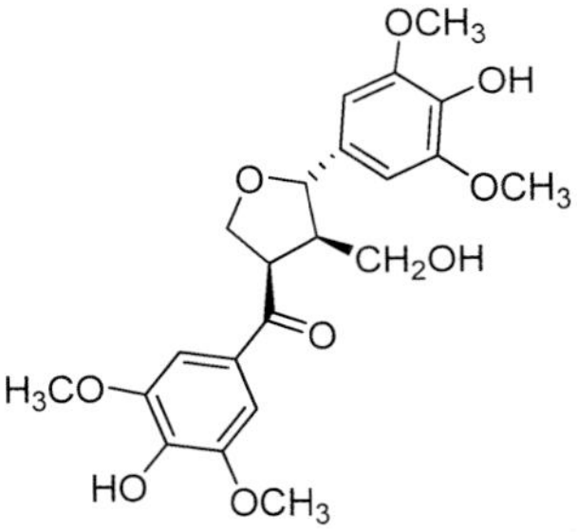

217

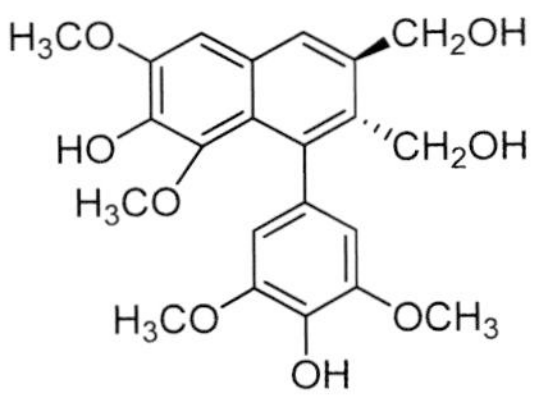

218 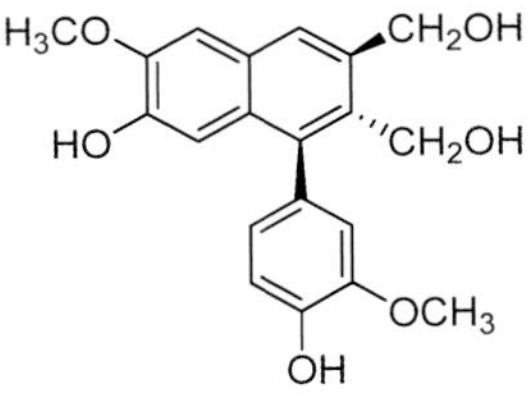 219 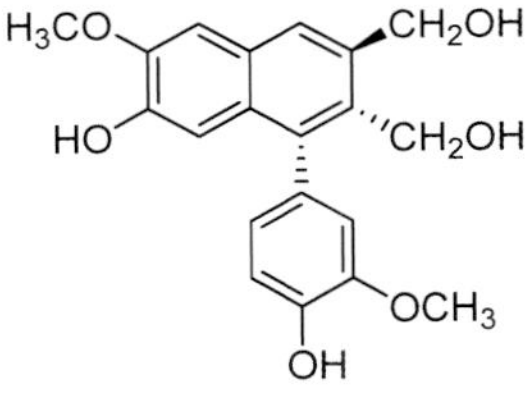 220

图4-1-9 雷公藤植物中木脂素类成分的化学结构

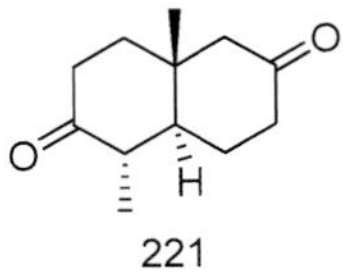

221 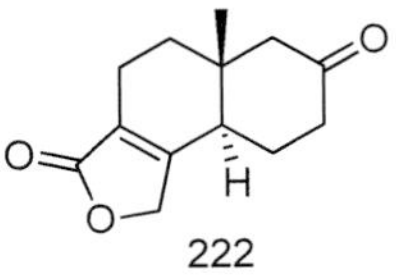 222 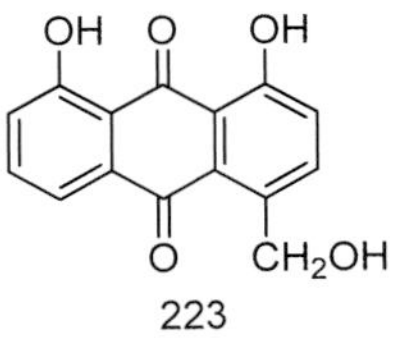 223 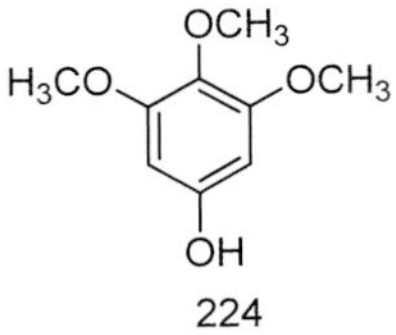 224 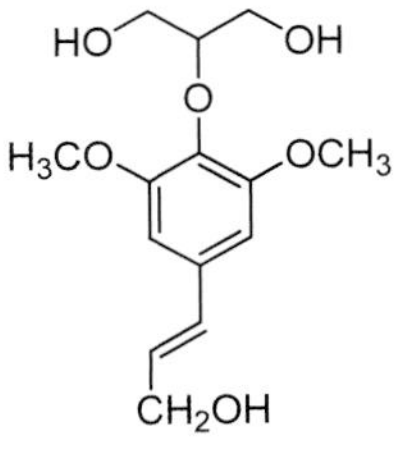 225

图4-1-10 雷公藤植物中同类型化合物数量少的化合物的化学结构

第四节　无　机　元　素

　　雷公藤中含有约28种无机元素[64]，其中半微量元素铁，微量元素锰、锌、晒含量较高，而有害元素铅、砷、镉含量也较高，与其药效与毒性相对应。雷公藤对风湿性关节炎、肾病、肝脏疾病、皮肤病的疗效与铁、锰、锌、硒在人体中生物学机制一致；雷公藤对消化道、心血管、肝脏、泌尿系统、造血系统的毒害作用与铅、砷、镉在人体中的生物学效应一致。

　　2017年初张晓坤教授课题组[65]在国际一流学术期刊《细胞》杂志子刊《分子细胞》发表雷公藤红素作用机制的研究文章，揭示了从传统药用植物雷公藤中分离提取的雷公藤红素调控代谢的重要作用靶点和机制，发现了肥胖的潜在治疗方法。这标志着对雷公藤化学成分的机制研究达到了新的水平，必将促进开展更多的雷公藤成分机制研究。

参 考 文 献

[1] 赵承嘏,舒达夫.雷公藤的研究与临床应用[M].北京:中国科学技术出版社,1989:3-5.

[2] 王超.雷公藤叶的化学成分及生物活性研究[D].北京:北京协和医学院,2013.

[3] He Z S, Wu H M, Niwa M, et al. Wilforcidine, a New alkaloidfrom *Tripterygium wilfordii*[J]. J. Nat. Prod., 1994, 57: 305-307.

[4] Duan H Q, Takaishi Y, Jia Y F, et al. Sesquiterpene polyol esters from *Tripterygium wilfordii*[J]. Phytochemistry, 2001, 56: 341-346.

[5] Wang X D, Gao W Y, Yao Z, et al. Immunosuppressive sesquiterpenes from *Tripterygium wilfordii*[J]. Chem. Pharm. Bull., 2005, 53(6): 607-610.

[6] Wang X D, Jia W, Yuan W, et al. Terpene alkaloids from *Tripterygium wilfordii*[J]. J. Asian Jat. Prod. Res., 2005, 7(5): 755-759.

[7] Li K K, Duan H Q, Kawazoe K, et al. Terpenoids from *Tripterygium wilfordii*[J]. Phytochemistry, 2011, 72: 1482-1487.

[8] Kupchan S M, Court W A, Dailey Jr. R G, et al. Tumor inhibitors. LXXIV. Triptolide and tripdiolide, novel antileukemic diterpenoid triepoxides from *Tripterygium wilfordii*[J]. J. Am. Chem. Soc., 1972, 94(20): 7194-7195.

[9] 马鹏程,吕燮余,杨晶晶,等.雷公藤中16-羟基雷公藤内酯醇的分离与鉴定[J].药学学报,1991,26(10):759-763.

[10] Ma P C, Lu X Y, Yang J J, et al. 16-Hydroxytriptolide: an active compound from *Tripterygium wilfordii*[J]. J. Chin. Pharm. Sci., 1992, 1(2): 12-18.

[11] 邓福孝,黄寿卿,曹剑虹,等.雷公藤三种新二萜的分离和结构[J].植物学报,1985,27:516-519.

[12] 林绥,于贤勇,阙慧卿,等.雷公藤中的二萜内酯类成分[J].药学学报,2005,40:632-635.

[13] 张崇璞,吕燮余,马鹏程,等.雷公藤叶中二萜化合物的研究[J].药学学报,1993,28(2):110-115.

[14] 马鹏程,杨长林.雷公藤中12-表雷藤内酯三醇的分离与结构研究[J].植物学报,1993,35(8):637-643.

［15］ 马鹏程,闫讳,吕杨,等.新雷公藤内酯四醇的研究［J］.植物学报,1995,37(10): 822−828.

［16］ 马鹏程,闫讳,吕杨,等.双氯雷公藤内酯四醇的分离与结构研究［J］.植物学报,1996,38(3): 234−240.

［17］ 邓福孝,周炳南,宋国强,等.雷公藤化学成分的研究Ⅲ.两种新二萜内酯—雷酚内酯甲醚和雷酚新内酯的分离及结构［J］.药学学报,1982,17(2): 146−150.

［18］ 陈玉,杨光忠,赵松,等.雷公藤二萜成分研究［J］.林产化学与工业,2005,25(2): 35−38.

［19］ Guo F J, Xi M L, Li Y C, et al. Triptotin A and B, two novel diterpenoidsfrom *Tripterygium wilfordii*［J］. Tetreahedron Let. 1999, 40(5): 947−950.

［20］ 姚智,高文远,高石喜久.雷公藤中具有抗癌活性的二萜类化合物［J］.中草药,2007,38(11): 1603−1606.

［21］ 王晓东.雷公藤免疫抑制活性成分研究［D］.天津: 天津大学,2005.

［22］ Duan H Q, Takaishi Y, Momota H, et al. Immunosuppressive Diterpenoidsfrom *Tripterygium wilfordii*［J］. J. Nat. Prod., 1999, 62(11): 1522−1525.

［23］ Duan H Q, Takaishi Y, Momota H, et al. Immunosuppressive terpenoids fromextracts of *Tripterygium wilfordii*［J］. Tetrahedron, 2001, 57(40): 8413−8424.

［24］ Li B L, Shen Q, Jin M N, et al. Two new terpenes from *Tripterygium wilfordii*［J］. Chinese Chemical Letters, 2010, 21(7): 827−829.

［25］ Zhao S, Chen G R, Yang G Z, et al. A novel diterpenoid, ll-O-β-D-glucopyranosylneo-triptophenolide, from *Tripterygium wilfordii* Hook f［J］. Chin Chem. Lett, 2002, 13(7): 641−644.

［26］ Chen K, Shi Q, Fujioka T. Anti-AIDS agents, 4. Tripterifordin, a novel anti-HIVprinciple from *Tripterygium wilfordii*: Isolation and structural elucidation［J］. J. Nat. Prod., 1992, 55(1): 88−92.

［27］ 李春玉,李援朝.雷公藤化学成分研究［J］.药学学报,1999,34(8): 605−607.

［28］ Yang G Z, Li Y C. Cyclopeptide and terpenoids from *Tripterygium wilfordii* Hook R［J］. Hel Chim. Acta, 2002, 85, (1): 168−174.

［29］ Chou T, Mei P. Study on Chinese herb Lei Gong Teng, *Tripterygium wilfordii* Hook f. I. the coloring substance and the sugars［J］, Chin J. Physiol., 1936, 10: 529−534.

［30］ 张崇璞,张永刚,吕燮余,等.雷公藤总苷(T_{II})中三萜成分的研究［J］中国医学科学院学报,1989,11 (5): 322−324.

［31］ 张东明,于德泉,谢凤指.雷公藤酮的结构［J］.药学学报,1991,26(5): 341−344.

［32］ 郭夫江,方佩芬,李援朝.雷公藤三萜成分［J］.药学学报,1999,34(3): 210−213.

［33］ 苗立抗,张晓康,董颖.雷公藤根皮三萜成分研究［J］.天然产物研究与开发,2000,12(4): 1−7.

［34］ Yang G Z, Yin Y Q, Li Y C. Chemical constituents of *Tripterygium wilfordii*［J］. Helv. Chim. Acta, 2000, 83: 3344−3350.

［35］ Duan H Q. Takaishi Y, Momota H, et al. Immunosuppressive terpenoids fromextracts of *Tripterygium wilfordii*［J］. Tetrahedron, 2001, 57(40): 8413−8424.

［36］ Duan H Q. Takaishi Y, Momota H, et al. Triterpenoids from *Tripterygium wilfordii*［J］. Phytochemistry, 2000, 53(7): 805−810.

［37］ 彭晓云,杨培明.雷公藤化学成分研究［J］.中国天然药物,2004,2(4): 208−210.

［38］ 杨光忠,李春玉,李援朝.雷公藤新三萜成分的研究［J］.有机化学,2006,26(22): 1529−1532.

［39］ 陈博.雷公藤叶的化学成分研究［D］.咸阳: 陕西中医学院,2009.

［40］ Zhou L M, Du J, Wu C M. A new triterpenoid from the roots of *Tripterygium wilfordii*［J］. Chin. Chem. Lett., 2010, 21(5): 600−602.

［41］ 张崇璞,言政,陈坛,等.雷公藤多苷三萜成分研究［J］.中国医学科学院学报,1994,16: 466−468.

［42］田洋，郝淑娟，马跃平，等.雷公藤根化学成分的分离与鉴定［J］.沈阳药科大学学报，2010，27：715-718.

［43］何直昇，李亚，方圣鼎，等.雷公藤碱丁和碱辛的结构［J］.化学学报，1989，47：178-181.

［44］Mortota T, Yang Cxikeya Y, Qin W Z, et al. Chemical studies on the root bark of *Tripterigium wilfordii*. 3. Sesquiterpene alkaloids from Tripterigium wilfordii［J］. Phytochemistry, 1995, 39(5): 1219-1222.

［45］Duan H Q, Takaishi Y, Jia YF, et al. Sesquiterpene alkaloids from extracts of *Tripterygium wilfordii*［J］. Chem. Pharm. Bull. 1999, 47(11): 1664-1667.

［46］Duan H Q, Takaishi Y, Momota H, et al. Immunosuppressive Sesquiterpene Alkaloids from *Tripterygium wilfordii*［J］. J. Nat. Prod., 2001, 64(5): 582-587.

［47］Horiuch M, Murakami C, Fukamiya N, et al. Tripfordines A-C, sesquiterpene pyridine alkaloids from *Tripterygium wilfordii*, and structure anti-HIV activity relationships of Tripterygium alkaloids［J］. J. Nat, Proud., 2006, 69(9): 1271-1274.

［48］井莉，柯昌强，李希强，等.雷公藤中倍半萜生物碱的分离与结构鉴定［J］.中国药物化学杂志，2008，18：210-214.

［49］Luo Y G, Zhou M, Ye Q, et al. Dihydroagarofuran derivatives from the dried roots of *Tripterygium wilfordii*［J］. J. Nat. Prod., 2012, 75(1): 98-102.

［50］何直昇，李亚，方圣鼎，等.雷公藤碱乙、碱庚和碱己的结构［J］.化学学报，1987，45（5）：92-95.

［51］林绥，樱井信子，郑幼兰，等.免疫抵制成分异雷公藤春碱的分离与结构鉴定［J］.药学学报，1994，29（8）：599-602.

［52］林绥，李援朝，樱井信子，等.雷公藤倍半萜生物碱的分离与结构［J］.药学学报，1995，30（7）：513-516.

［53］何直昇，洪山海，李亚，等.新生物碱雷公藤碱戊的结构［J］.化学学报，1985，43（6）：593-596.

［54］Duan H Q, Takaishi Y, Imakura Y, et al. Sesquiterpene alkaloids from *Tripterygium hypoglaucum* and *Tripterygium wilfordii*. a new class of potent anti-HIV agent.［J］. J. Nat. Prod., 2000, 63(3): 357-361.

［55］Duan H Q, Takaishi Y. Structures of sesquiterpene polyol alkaloids from *Tripterygium hypoglaucum*［J］. Phytochemistry, 1998, 49(7): 2185-2189.

［56］林绥，李援朝，樱井信子，等.雷公藤倍半萜生物碱的研究［J］.药学学报，2001，36：116-119.

［57］林绥，李援朝，樱井信子，等.雷公藤榕碱的结构与分离［J］药学学报，2002，37（2）：128-130.

［58］林绥，李援朝，樱井信子，等.雷公藤倍半萜生物碱的研究（IV）［J］.植物学报，2001，43：647-649.

［59］Li W W, Li B G., Chen Y Z. A new nor-sesquiterpene from *Tripterygium wilfordii*［J］. Chin. J. Appl. Environ. Biol. 1999, 5(3): 268-274.

［60］曹煦.雷公藤叶化学成分及生物活性研究［D］.南昌：江西中医学院，2011.

［61］Zeng F, Wang W, Wu Y S, et al. Two prenylated and C-methylated flavonoids from *Tripterygium wilfordii*［J］. Planta Med., 2010, 76(14): 1596-1599.

［62］Ma J, Dey M, Yang H, et al. Anti-inflammatory and immunosuppressive compounds from *Tripterygium wilfordii*［J］. Phytochemistry, 2007, 68(8): 1172-1178.

［63］Cao X, Li C J, Yang J Z, et al. Four new neolignans from the leaves of *Tripterygium wilfordii*［J］. Fitoterapia, 2012, 83(2): 343-347.

［64］梁琼芳，李增禧.雷公藤的药效及毒性与微量元素的研究［J］.广东微量元素科学，1997，4（6）：56-60.

［65］Hu M J, Luo Q, Alitongbieke G, et al. Celastrol-induced nurinteraction with TRAF2 alleviates inflammation by promoting mitochondrial ubiquitination and autophagy［J］. Molecular cell, 2017, 66(1): 141-153.

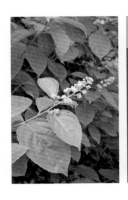

第二章
雷公藤属化学成分
提取分离方法

雷公藤属植物化学成分繁多，是其活性的物质基础，也是毒性的根源。1936年，我国药用植物化学的先驱者赵承嘏先生率先从雷公藤根部提取到萜类色素雷公藤红素[1]。1972年，美国科学家 Kupchan S.M.等首次报告以体外人鼻咽癌 KB 细胞株为指示，从雷公藤提取物中分得雷公藤内酯酮（triptonide），同时，又以小鼠体内白血病 L-1210 与 P-388 瘤谱为指标分得 TP 和雷公藤乙素（tripdiolide），并用 X-衍射确定构型[2]。由于这类化合物独特的结构和强大的细胞毒活性，引起了科学家的极大兴趣。目前已从雷公藤属中分离出 300 多种化学成分[3]，这些成分大部分来自雷公藤、昆明山海棠，同属其他植物的研究相对较少。我国科技工作者从 20 世纪开始，已经开展了对雷公藤化学成分系统研究工作，至今仍不断有从雷公藤及其同属植物分离出新化合物的报道。这些研究工作为今后的活性研究、构效关系研究，以及雷公藤的质量控制提供了物质基础。

雷公藤属植物化学成分复杂，有些成分具有很强的生物活性，其活性涉及抗炎、免疫抑制、抗肿瘤、抗神经退行性疾病、抗生育、抗 HIV 病毒，以及杀虫等。从这些成分的结构类型来看，主要包括二萜类、三萜类、倍半萜类及其生物碱类等。有实验数据表明雷公藤中单体化合物的生物活性强弱依次为二萜类、生物碱类和三萜类。尽管临床所用的药物命名为雷公藤多苷片，但从目前已有的研究看，很少有雷公藤中苷类成分的报道。

众所周知，雷公藤疗效确切，但毒性也大，其茎、叶和根均有毒，以根皮为最，故在临床上主要应用去皮木质部作为药用部位，这与其不同部位所含化学成分及含量密切相关。有文献报道：雷公藤根皮、木质部、茎、叶化学成分差异较大，茎、叶所含成分较去皮木质部、根皮少，几乎不含生物碱类成分。主要的活性成分雷公藤内酯醇、雷公藤红素及生物碱主要存在于根皮中[4]。随着提取分离技术的发展，雷公藤有效成分的分离和纯化技术也不断地得到提高，本章就雷公藤有效成分提取分离技术进行综述。

作者：本章由李援朝、杨光忠、徐晓诗编写。

第一节　提 取 方 法

一、有机溶剂提取法

有机溶剂提取法的原理为提取溶剂与待提取药物中化合物的"相似相溶"原理,即极性化合物易溶于极性试剂,非极性化合物易溶于非极性试剂。雷公藤的传统提取方法大多都是溶剂法,大致有以下几种方法:醇提氯仿萃取法、水提醇沉法、醇提乙酸乙酯萃取法等。付志明[5]等比较了氯仿回流提取法、氯仿渗漉法、醇提水沉法和水提醇沉法四种传统溶剂提取方法对雷公藤中有效成分雷公藤内酯的提取效果,实验结果显示对相同质量的药材经过不同的提取方法提取后,氯仿回流法得到的雷公藤内酯含量最高,生药提取率为0.009 5%,水提醇沉法得率最低为0.003 9%。传统的有机溶剂提取法虽然对设备要求不高,简单易操作,但是需要用到大量的有机溶剂,提取率不高。

加压溶剂法是利用对溶剂施加高压使溶剂的沸点提高,从而达到在高温下热提有效成分的一种提取方法。杨磊[6]等利用加压溶剂法,1,2-二氯乙烷作提取试剂,雷公藤多苷的纯度和浸膏得率作为考察因素。通过单因素实验,考察了料液比、提取时间和提取温度等因素,实验结果显示雷公藤多苷提取的最佳条件为料液比1∶9.53,提取温度114.01℃,提取时间81.20 min,在此条件下的雷公藤多苷纯度为0.54%,浸膏得率为0.21%。将加压溶剂法和三种传统溶剂提取法相比较,实验结果显示,在药材质量相同的条件下,加压溶剂法的纯度和提取率分别为0.52%和86.4%。乙醇回流提取-中性氧化铅吸附-三氯甲烷萃取法的纯度和提取率为0.56%和53.4%,乙醇回流提取-三氯甲烷萃取法提取率与乙醇回流提取-中性氧化铅吸附-三氯甲烷萃取法相比有所改善,但纯度却只有0.23%;乙醇回流-三氯甲烷萃取法纯度和提取率均不佳。

二、超临界CO₂萃取法

超临界CO_2萃取法属于超临界流体萃取法,超临界流体不属于气体,也不属于液体,当一种物质温度和压力同时高于其临界温度(Tc)和临界压力(Pc)时,称其为超临界流体(supercritical fluid,简称SCF)。超临界流体有很多种,如丙烷、水、乙烯等。超临界流体的特性:① 超临界流体的密度与液体接近;② 在临界点附近的压力或温度的微小变化会引起流体的密度发生大幅度的变化,进一步使溶质在流体中的溶解度发生较大的变化;③ 超临界流体的扩散系数在气体和液体之间,黏度类似于气体,因此,超临界流体的传质性质和气体更加类似。超临界流体萃取法的原理是通过改变压力和温度从而改变超临界流体的密度,进一步影响超临界流体的溶解能力,使萃取组分在超临界流体中的溶解度发生改变从而达到提取分离的效果。

　　超临界CO_2萃取法适合萃取极性较小的亲脂性化合物,那么对于极性比较大的黄酮类,以及生物碱类化合物是不是就无法使用超临界CO_2萃取法了呢? 其实只要添加改性剂,CO_2对极性物质的溶解能力就会增大。改性剂又可称为夹带剂。夹带剂可从两个方面影响溶质在超临界气体中的溶解度和选择性。一是溶剂的密度;二是溶质与夹带剂分子间的相互作用。夹带剂可分为静态和动态的。李红茹[7]利用超临界CO_2结合静态夹带剂萃取的方法对雷公藤的有效成分进行提取,以TP、雷公藤红素和雷公藤总生物碱的收率及在浸膏中的质量分数为指标,对夹带剂的种类、夹带剂的成分、萃取温度、萃取压力等因素都做了考察。实验结果显示当75%乙醇水溶液为夹带剂、萃取温度43℃、萃取压力25 MPa、静态萃取时间为3 h时,超临界流体萃取TP收率是传统工艺95%乙醇回流提取-氯仿萃取方法的3.49倍。闵江[8]利用超临界流体萃取工业化装置进行了超临界流体小试实验的放大研究,以提高有效成分TP的提取率降低有毒成分雷公藤红素的提取率为优化目标。实验结果显示,当条件为75%乙醇水溶液为夹带剂时,放大工艺下的TP和雷公藤红素的提取率分别为传统提取方法的1.56倍和2.27倍,与小试实验结果相比具有相同数量级,放大工艺可行。

第二节　分 离 方 法

一、溶剂萃取法

　　溶剂萃取法是利用提取物中不同化合物在两种互不相溶的溶剂中的分配系数不同而实现分离。在雷公藤的传统分离方法中就大量用到萃取法,如贺江萍[9]在提取分离昆明山海棠中二萜成分时就将昆明山海棠的乙醇提取物用水和氯仿进行萃取,再将萃取后所得的氯仿提取物进一步用乙酸乙酯和水两相进行萃取,将所得的乙酸乙酯提取物进行硅胶柱层析分离得到化合物triptoquinonoe B和triptoquinonoe H。但是有些化合物在雷公藤中的含量比较低,如TP,从植物中分离得率仅为0.001%[10],因此传统的萃取方法不再满足TP大量生产制备的需求。肖世基[11]等利用液-液三相萃取法分离纯化TP,通过比较聚乙二醇水溶液双水相系统和乙醇盐水溶液双水相系统对雷公藤浸膏的萃取效果,选用了黏度较小的,萃取过程相对简单的乙醇盐水双水相系统。又通过比较硫酸铵和磷酸二氢钠两种盐水溶液在乙醇盐水溶液双水体系中对于浸膏的萃取效果,选择了能够使TP相对集中的磷酸二氢钠,三相萃取法中的最后一相选择了石油醚/乙酸乙酯(8∶2)。最终的萃取条件为磷酸二氢盐水溶液-乙醇-石油醚/乙酸乙酯

（8：2）实验结果显示，经过三相萃取和进一步除杂之后的浸膏中的TP浓度得到明显的增大，在色谱分析中样品峰清晰明显，即经过三相萃取和简单除杂之后，TP得到了很好的富集。

二、膜分离法

膜分离是以选择性透过膜为分离介质，当膜两侧存在压力差、浓度差、电位差或其他动力时，含有原料的一侧中的一些化合物选择性的透过膜，从而达到分离、纯化的目的。陈伟平[12]利用膜分离技术分离昆明山海棠根提取液总生物碱，实验中采用了6种不同规格的膜651（6 K）、603（30 K）、605（50 K）、607-5（80 K）、610（100 K）、615（200 K），比较这6种膜对昆明山海棠提取液的除杂效果和生物碱残留情况对跨膜压力、膜截留分子量、加水倍数的影响。实验结果显示跨膜压力0.36 MPa，膜截留分子质量80 kDa，加水2倍时总生物碱分离效果最佳。

三、色谱分离方法

色谱法是一种物理化学分离和分析方法，在色谱法中离不开固定相和流动相。根据流动相的物理状态的不同色谱法可以分为气相色谱、液相色谱。根据分离过程中的物理化学原理基础液相色谱又可分为吸附色谱和分配色谱。

液-液分配柱色谱将两相溶剂中一相涂覆在硅胶等多孔载体上，作为固定相，填入色谱柱中，然后加入与固定相不相混溶的另一相溶剂，作为流动相，利用样品在两相间分配系数不同从而将组分分离的方法。在分离雷公藤倍半萜生物碱的euonymine和雷公藤明碱中，以5%HCl为固定相，乙醚为流动相，进行分配层析而达到分离的目的[13]。

吸附色谱用固体吸附剂作为固定相，依据样品中各组分在吸附剂上的吸附平衡常数不同而相互分离，吸附型固定相主要有硅胶、大孔树脂、聚酰胺、氧化铝等。固定相为硅胶的柱层析广泛用在雷公藤有效成分的分离上，除此以外，大孔吸附树脂也用于雷公藤有效成分的分离。秦翠林[14]等考察了7种不同类型的大孔树脂在分离TP时的性能，实验中他们选取了HPD100、AB-8、HPD450、D101、HPD600、HPD500、HPD800七种类型的大孔树脂，采用高效液相色谱法测定TP含量，考察树脂的吸附、解吸性能。实验结果显示HPD100大孔吸附树脂的吸附和解吸性能最佳，其吸附率和解吸率均大于90%，适合用于TP的分离。吴德智[15]等也对不同型号大孔树脂对雷公藤提取物主要成分富集作用进行了考察，采用静态、动态吸附法筛选最佳大孔树脂型号，选取了HPD100、HPD450、HPD500、HPD600、AB-8、D101六种类型的大孔树脂，同样采用高效液相色谱法测定TP和雷公藤吉碱含量，考察树脂的吸附量、解吸附量、解吸附率，实验结果显示HPD100型大孔树脂对TP和雷公藤吉碱的吸附量、解吸附量、解吸附率均较高，静态筛选时解吸附率分别为92.75%、84.84%，动态筛选时洗脱率分别为92.95%、90.02%。HPD100型树脂适用于分离纯化雷公藤提取物。

高效液相色谱法包含正相色谱、反相色谱、离子交换色谱和凝胶色谱,常用的是反相色谱。有时候高效液相也会与质谱法等联用,用于雷公藤有效成分的含量检测。刘芳[16]等运用高效液相-三重串联四极杆质谱联用法测定昆明山海棠中的TP的含量,选用的色谱柱为Aglient C18柱,流动相为乙腈-水(0.05%甲酸),流速0.8 mL/min,柱温30℃,最终实验HPLC分离条件为甲酸水为A流动相,乙腈为B流动相,梯度洗脱0～5 min B:30%～43%;5～8 min B:43%～50%;10～11 min B:50%～90%;11～15 min B:90%～90%;15～16 min B:90%～30%;16～30 min B:30%～30%,以0.8 mL/min的流速进行梯度洗脱;柱温为30℃,达到较好分离度。陈晓红[17]等运用高效液相色谱-质谱法检测雷公藤浸膏中的四种倍半萜类生物碱含量,他们选用的色谱柱为Zorbax SB C18柱(250 mm × 4.6 mm,5 μm),0.05%(V/V)醋酸-醋酸铵溶液(5 mmol/L)乙腈(45/55,V/V)为流动相,流速0.8 mL/min,进样20.0 μL。实验结果显示4种生物碱的回收率在86.5%～96.0%,质量浓度在1.0～200.0 μg/L内具有良好线性,批内RSD<7.4%,批间RSD<9.3%,定量检出限都为1.0 μg/kg,方法简便、干扰少,适宜4种倍半萜类雷公藤生物碱的含量测定。

四、高速逆流法

利用螺旋柱在类行星运动时产生的离心力,使互不相溶的两相不断混合,同时保留其中的一相作为固定相,在恒流泵的作用下将另一相连续输入作为流动相,随流动相进入螺旋柱的溶质在固定相和流动相之间反复分配,按分配系数的次序依次被洗脱,在固定相中分配比例大的先被洗脱。欧阳小琨[18]利用高速逆流法对雷公藤叶浸膏进行分离,实验中考察了溶剂系统、温度、流速、转速对实验的影响,最终确定实验条件为温度25℃,石油醚-乙酸乙酯-乙醇-水(6:6:6:6,v/v/v/v)的分离系统,流速5 mL/min,转速500 rpm。实验结果显示在此条件下分离TP得率为89%,纯度为95%。

第三节　雷公藤属化学成分提取分离流程图

一、雷公藤化学成分提取分离流程图

(1) 雷公藤内酯酮(图4-2-1)、雷公藤内酯醇(图4-2-2)、雷公藤内酯二醇(图4-2-3)的提取分离流程图,见图4-2-4[19]。

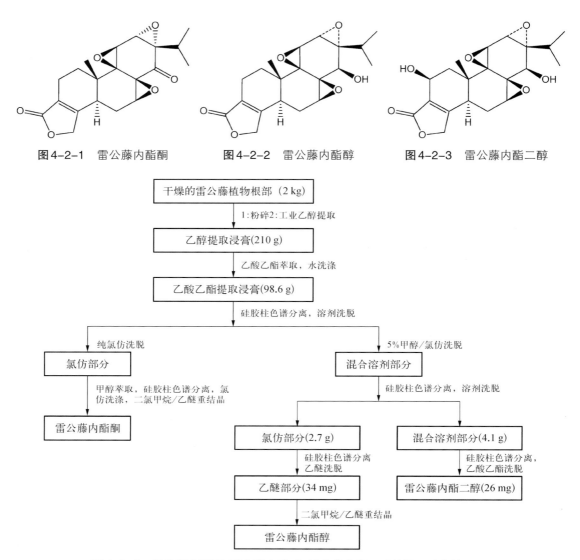

图4-2-1　雷公藤内酯酮　　　　图4-2-2　雷公藤内酯醇　　　　图4-2-3　雷公藤内酯二醇

图4-2-4　雷公藤内酯酮、雷公藤内酯醇、雷公藤内酯二醇的提取分离流程图

（2）雷酚内酯甲醚（图4-2-5）、雷酚新内酯（图4-2-6）、雷酚酮内酯（图4-2-7）、雷酚内酯（图4-2-8）的提取分离流程图，见图4-2-9[20]。

图4-2-5　雷酚内酯甲醚　　　　　　　　　　图4-2-6　雷酚新内酯

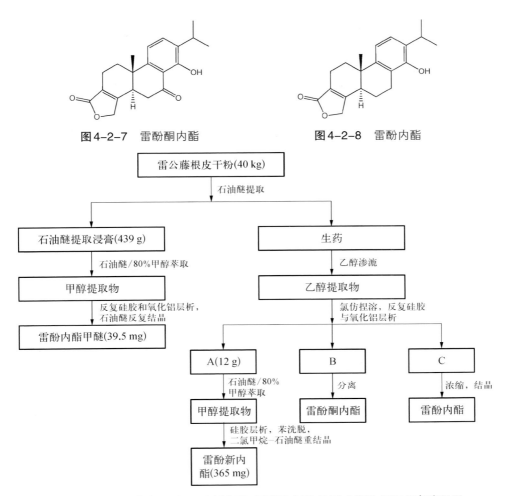

图4-2-7　雷酚酮内酯　　　　　图4-2-8　雷酚内酯

图4-2-9　雷酚内酯甲醚、雷酚新内酯、雷酚酮内酯、雷酚内酯的提取分离流程图

（3）雷藤内酯四醇（图4-2-10）和雷公藤精碱（图4-2-11）的提取分离流程图，见图4-2-12[21]。

（4）雷公藤倍半萜生物碱的euonymine（图4-2-13）和雷公藤明碱（图4-2-14）的提取分离流程图，见图4-2-15[13]。

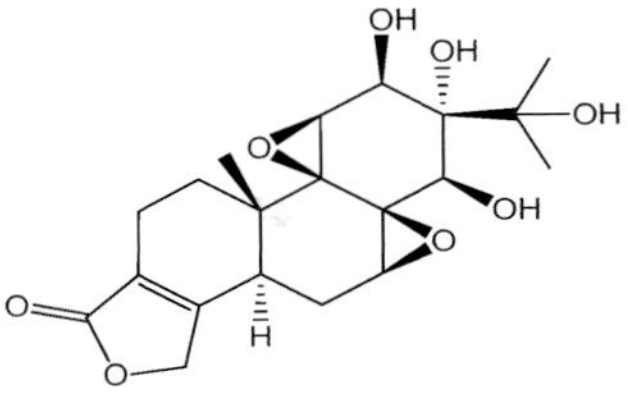

图4-2-10　雷藤内酯四醇 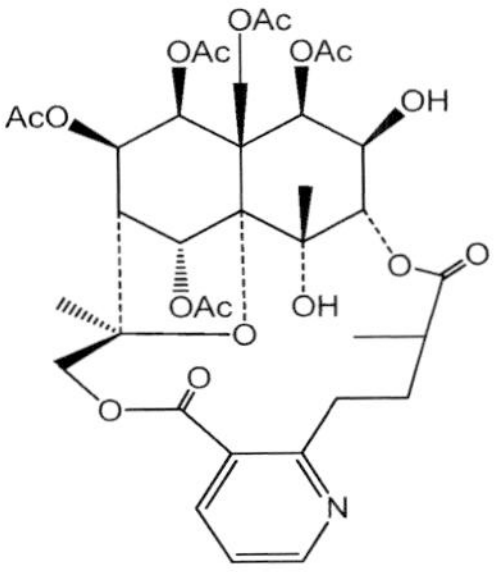　　　　　图4-2-11　雷公藤精碱

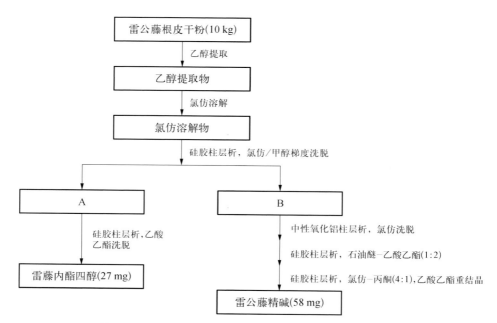

图4-2-12 雷藤内酯四醇和雷公藤精碱的提取分离流程图

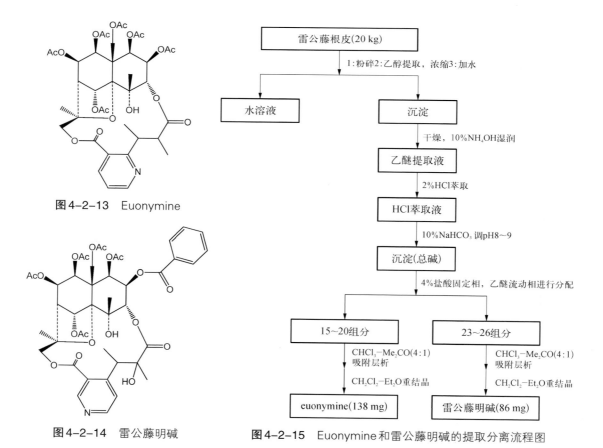

图4-2-13 Euonymine

图4-2-14 雷公藤明碱

图4-2-15 Euonymine和雷公藤明碱的提取分离流程图

（5）雷公藤叶化学成分提取分离流程图，见图4-2-16[22]。

雷公藤叶化学成分包含（+）-lyoniresinol（图4-2-17a），（+）-isolariciresinol（图4-2-17b），burselignan（图4-2-18），dibutylphthalate（图4-2-19），cyclo-（*S*-Pro-*R*-Phe）（图4-2-20a），cyclo-（*S*-Pro-*R*-Leu）（图4-2-20b），cyclo-（*S*-Pro-*S*-Ile）（图4-2-21），胡萝卜苷（图4-2-22），3-hydroxy-1-（4-hydroxy-3,5-dimethoxyphenyl）-1-propanone（图4-2-23）。

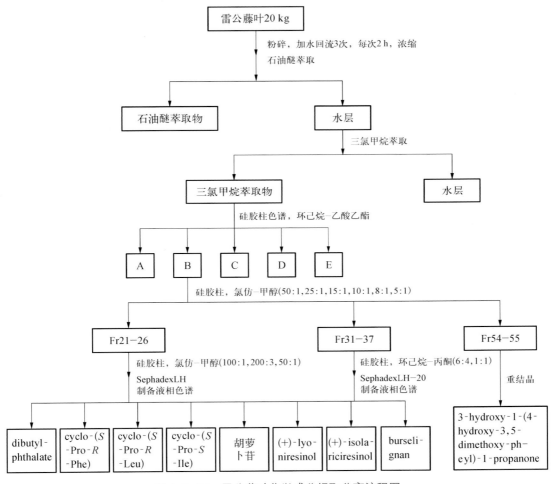

图4-2-16　雷公藤叶化学成分提取分离流程图

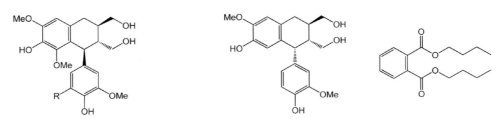

图4-2-17　（+）-lyoniresinol，（+）-isolariciresinol
a.（+）-lyoniresinol 中 R=OMe
b.（+）-isolariciresinol 中 R=H

图4-2-18　burselignan

图4-2-19　dibutylphthalate

图4-2-20 cyclo-(*S*-Pro-*R*-Phe),cyclo-(*S*-Pro-*R*-Leu)
　　a. cyclo-(*S*-Pro-*R*-Phe)中 R=Ph
　　b. cyclo-(*S*-Pro-*R*-Leu)中 R=i-Pr

18

图4-2-21 cyclo-cs-pro-*S*-Ile

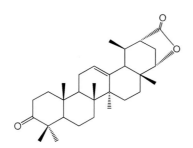

图4-2-22 胡萝卜苷

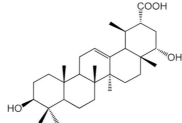

图4-2-23 3-hydroxy-1-(4-hydroxy-3, 5-dim ethoxyphenyl)-1-propanone

二、昆明山海棠化学成分提取分离流程图

（1）昆明山海棠根的乌索烷型三萜山海棠内酯(图4-2-24)、雷公藤三萜酸C(图4-2-25)、黑蔓酮酯甲(图4-2-26)的提取分离流程图,见图4-2-27[23]。

图4-2-24 乌索烷型三萜山海棠内酯

图4-2-25 雷公藤三萜酸C

图4-2-26 黑蔓酮酯甲

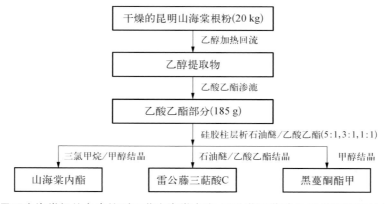

图4-2-27 昆明山海棠根的乌索烷型三萜山海棠内酯、雷公藤三萜酸C、黑蔓酮酯甲的提取分离流程图

（2）昆明山海棠茎的提取分离[24]：雷公藤内酯甲、雷公藤内酯乙（图4-2-28）、昆明山海棠二萜内酯（图4-2-29）、雷酚二萜酸（图4-2-30）、雷公藤碱（图4-2-31）、3-epikatonic-acid（图4-2-32）的提取分离流程图，见图4-2-33。

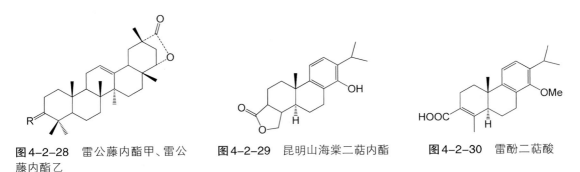

图4-2-28　雷公藤内酯甲、雷公藤内酯乙

a. 雷公藤内酯甲中R=β-OH，H
b. 雷公藤内酯乙中R=O

图4-2-29　昆明山海棠二萜内酯

图4-2-30　雷酚二萜酸

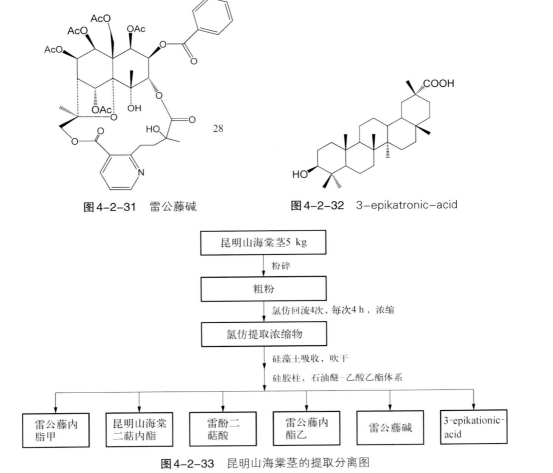

图4-2-31　雷公藤碱

图4-2-32　3-epikatronic-acid

图4-2-33　昆明山海棠茎的提取分离图

（3）ergosta-4,6,8（图4-2-18）；22-tetraen-3-one（图4-2-34）；β-谷甾醇（图4-2-35）；stigmast-4-en-3-one（图4-2-36）；雷公藤内酯乙、雷公藤内酯甲（图4-2-37）提取分离流程图，见图4-2-38[25]。

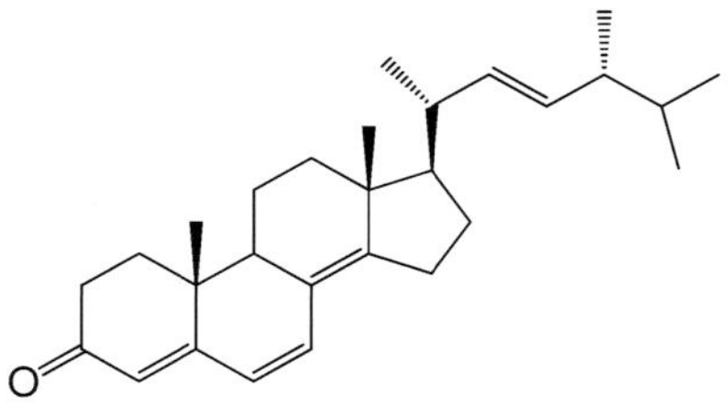

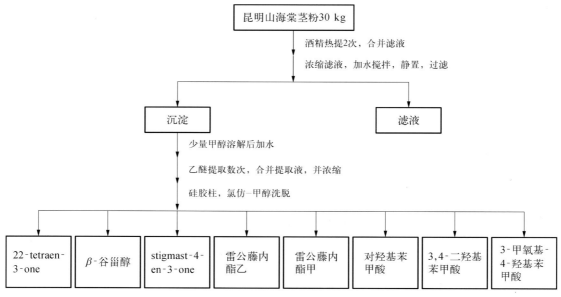

图4-2-34　22-tetraen-3-one

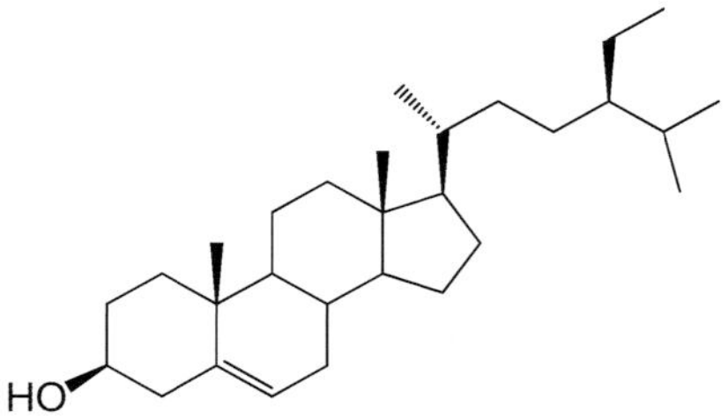

图4-2-35　β-谷甾醇

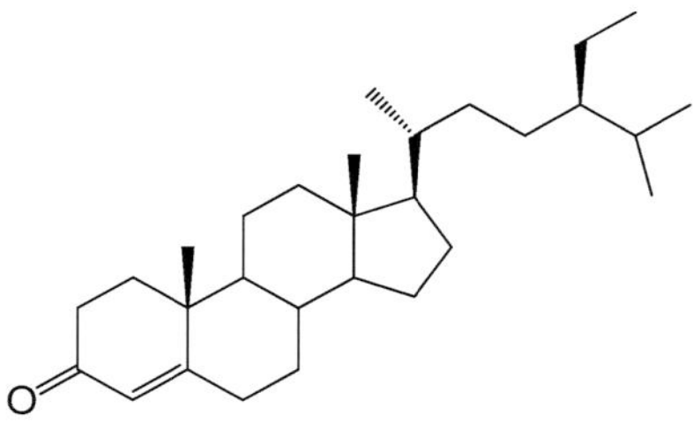

图4-2-36　stigmast-4-en-one

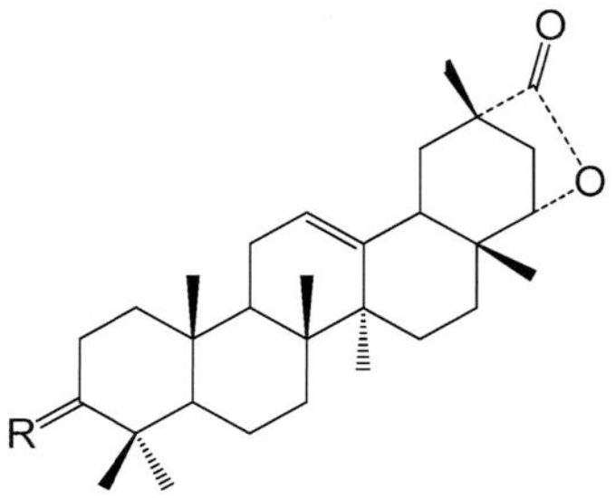

图4-2-37　雷公藤内酯乙,雷公藤内酯甲
　　　　　a.雷公藤内酯乙中R=O
　　　　　b.雷公藤内酯甲中R=β-OH,H

昆明山海棠茎粉30 kg

酒精热提2次，合并滤液

浓缩滤液，加水搅拌，静置，过滤

沉淀　　　　　　　　　　　　滤液

少量甲醇溶解后加水

乙醚提取数次，合并提取液，并浓缩

硅胶柱，氯仿-甲醇洗脱

| 22-tetraen-3-one | β-谷甾醇 | stigmast-4-en-3-one | 雷公藤内酯乙 | 雷公藤内酯甲 | 对羟基苯甲酸 | 3,4-二羟基苯甲酸 | 3-甲氧基-4-羟基苯甲酸 |

图4-2-38　ergosta-4,6,8、22-tetraen-3-one、β-谷甾醇、stigmast-4-en-3-one、雷公藤内酯乙、雷公藤内酯甲提取分离流程图

三、东北雷公藤化学成分提取分离流程图

（1）雷公藤内酯甲、雷公藤内酯乙（图4-2-39）；黑蔓内酯（图4-2-40）；3β-羟基-11，13（18）-齐墩果二烯（图4-2-41）；orthosphenic acid、salaspermic acid（图4-2-42）；3-epikatonic acid、maytenfolic acid、3β-acetyl-oleanolic acid（图4-2-43）；南蛇藤素（图4-2-44）提取分离流程图，见图4-2-45[26]。

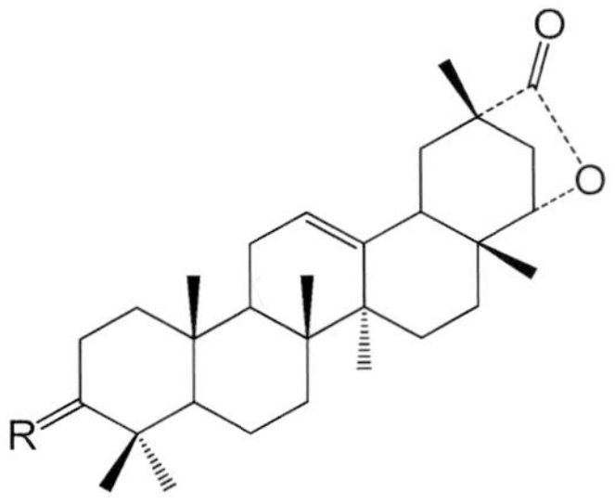

图4-2-39　雷公藤内酯甲、雷公藤内酯乙

a. 雷公藤内酯甲中R=β-OH，H

b. 雷公藤内酯乙中R=O

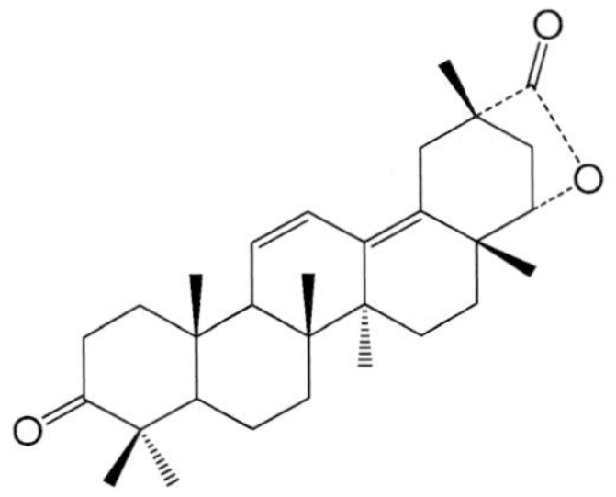

图4-2-40　黑蔓内酯

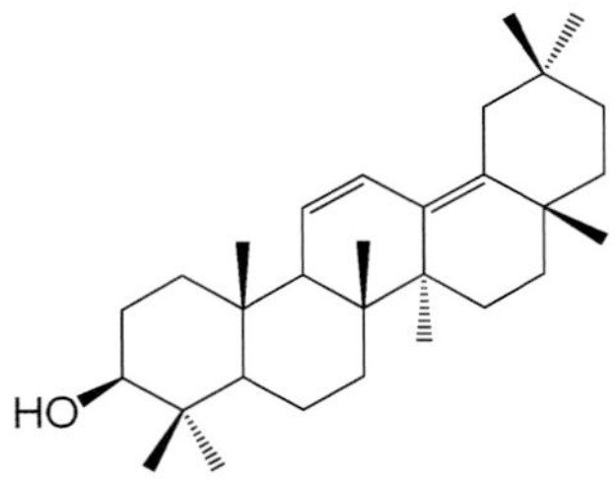

图4-2-41　3β-羟基-11,13（18）-齐墩果二烯

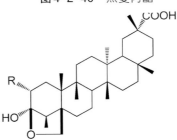

图4-2-42　orthosphenic acid，salaspermic acid

a. orthosphenic acid中R=OH

b. salaspermic acid中R=H

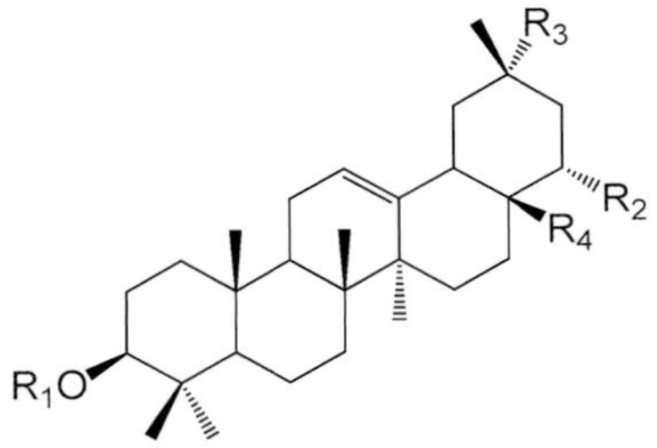

图4-2-43　3-epikatonic acid，maytenfolic acid，3β-acetyl-oleanolic acid

a. 3-epikatonic acid中R₁=R₂=H，R₃=COOH，R₄=Me

b. maytenfolic acid中R₁=H，R₂=OH，R₃=COOH，R₄=Me

c. 3β-acetyl-oleanolic acid中R₁=CH₃CO，R₂=H，R₃=Me，R₄=COOH

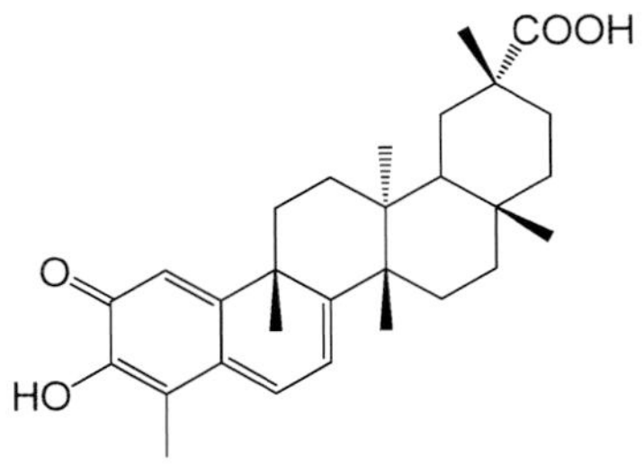

图4-2-44　南蛇藤素

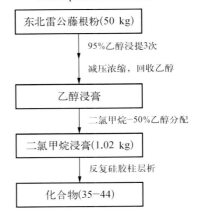

图4-2-45　东北雷公藤化学成分提取分离流程图

（2）黑蔓酮酯丙、黑蔓酮酯甲（图4-2-46），黑蔓酮酯乙、黑蔓酮酯丁（图4-2-47）的提取分离流程图，见图4-2-48[27]。

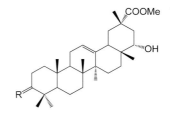

图4-2-46　黑蔓酮酯丙，黑蔓酮酯甲

a. 黑蔓酮酯丙中 R_1=O，R_2=CH$_2$OH，R_3=COOH$_3$
b. 黑蔓酮酯甲中 R_1=β-OH，H；R_2=CH$_3$；R_3=H

图4-2-47　黑蔓酮酯乙、黑蔓酮酯丁

a. 黑蔓酮酯乙中 R=β-OH，H
b. 黑蔓酮酯丁中 R=O

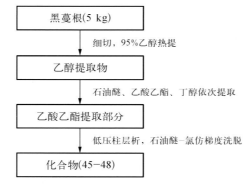

图4-2-48　黑蔓酮酯丙，黑蔓酮酯甲，黑蔓酮酯乙，黑蔓酮酯丁提取分离流程图

参 考 文 献

[1] 赵承嘏，梅斌夫.中国雷公藤之研究（Ⅰ）[J].中国生理学杂志，1936，10：529-534.

[2] Kupchan S. Morris, Court William A, DaileyJr Richard G, et al, Tumor inhibitors. LXXIV. Triptolide and tripdiolide, novel antileukemic diterpenoid triepoxides from *Tripterygium wilfordii*[J]. J. Am. Chem. Soc., 1972, 94: 7194, 7195.

[3] 李建友，夏素霞，宋少江.雷公藤二萜类化学成分及在研新药的研究进展[J].沈阳药科大学学报.2012，29（11）：901-908.

[4] 吴春敏.雷公藤化学成分与多组分含量测定研究[D].上海：第二军医大学.2010.

[5] 付志明，尹履伟，李佳，等.四种不同提取方法对雷公藤提取物中内酯类含量的影响[J].山东中医药大学学报.2014，38（4）：398，399.

[6] 杨磊，李彤，祖元刚.加压溶剂法提取雷公藤多苷及其条件优化[J].中国中药杂志.2010，35（1）：44-47.

[7] 李红茹.超临界流体在中药雷公藤制剂中的应用及其溶解度的理论研究[D].天津：天津大学，2008.

[8] 闵江.雷公藤有效成分的提取分离和麻疯树籽的开发利用研究[D].天津：天津大学，2011.

［9］　贺江萍.昆明山海棠中二菇类有效成分的分离鉴定及其分析方法的研究［D］.天津：天津大学,2005.

［10］　郭舜民,夏志林,齐一萍,等.雷公藤甲素的半合成研究［J］.中国药科大学学报,1999,30（1）:13-15.

［11］　肖世基,韦万兴,刘志平,等.液-液三相萃取法分离纯化雷公藤甲素［J］.广西大学学报：自然科学版,2011,36（3）:496-499.

［12］　陈伟平.膜分离技术分离昆明山海棠根提取液总生物碱［J］.中药材,2014,37（7）:1287-1289.

［13］　林绥,李援朝,樱井信子,等.雷公藤倍半萜生物碱的分离与结构［J］.药学学报,1995,30（7）:513-516.

［14］　秦翠林,鲍金洲,蔡林.大孔树脂分离雷公藤甲素筛选［J］.亚太传统医药,2017,13（8）:35,36.

［15］　吴德智,蔡佳,管咏梅,等.不同型号大孔树脂对雷公藤提取物主要成分富集作用考察［J］.中国实验方剂学杂志,2012,18（17）:14-16.

［16］　刘芳,刘虹,姜佳,等.HPLC-Qq QMS法测定昆明山海棠提取物中雷公藤甲素含量［J］.辽宁中医药大学学报,2012,14（7）:90-92.

［17］　陈晓红,菜美强,金米聪,等.液相色谱-质谱法测定雷公藤浸膏中4种倍半萜类生物碱含量［J］.中国临床药学杂志,2011,20（2）:73-77.

［18］　欧阳小琨.雷公藤有效成分分离研究［D］.杭州：浙江大学,2007.

［19］　Ahmed I. Processes for the Preparation of 2-Methylfuran and 2-Methyltetrahydrofuran: US20050176974A1［P］.2005-8-11.

［20］　邓福孝,周炳南,宋国强,等.雷公藤化学成分的研究［J］.药学学报,1982,17（2）:147-150.

［21］　邓福孝,夏志林,徐榕青,等.雷藤内酯四醇和雷公藤精碱的结构［J］.植物学报,1992,34（8）:618-621.

［22］　曹煦,李创军,杨敬芝,等.雷公藤叶化学成分研究［J］.中国中药杂志,2011,36（8）:1028-1030.

［23］　张宪民,王传芳,吴大刚.昆明山海棠根的乌索烷型三萜［J］.云南植物研究,1992,14（2）:211-214.

［24］　丁黎,张正行,徐坚,等.昆明山海棠茎中化合物的分离及其抗炎活性［J］.植物资源与环境,1992,1（4）:50-53.

［25］　张亮,张正行,安登魁.昆明山海棠醚溶性化学成分研究［J］.中草药,1998,29（7）:441,442.

［26］　沈建华,周炳南.东北雷公藤三萜成分的研究［J］.植物学报,1992,34（6）:475-479.

［27］　庞国茂,赵春久,掘均,等.黑蔓中新三萜成分的研究［J］.药学学报,1989,24（1）:75-79.

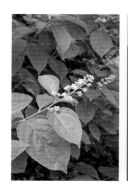

第三章
雷公藤主要二萜成分的化学合成

　　1972年Kupchan等以体外人鼻咽癌KB细胞株及小鼠体内白血病L-1210与P-388瘤谱为指针[1]分离得到雷公藤内酯醇(triptolide),雷公藤内酯酮(triptonide)及雷公藤乙素(雷公藤内酯二醇,tripdiolide)等二萜化合物后(图4-3-1),对雷公藤植物的研究才逐渐形成高潮,至今已从雷公藤属植物中分离出化合物近400个[2]。雷公藤植物中化学成分复杂,主要有倍半萜、二萜、三萜及生物碱等[2],其中二萜类化合物主要包括松香烷型二萜和贝壳杉烷型二萜,雷公藤属植物所含二萜化合物,大多数属松香烷型,且多数具有α,β-不饱和五元内酯环结构,是雷公藤属植物具有生理活性的主要成分。

　　在众多雷公藤天然产物中,雷公藤内酯醇是公认的最主要活性成分,其具有三个环氧基团及一个α,β-不饱和五元内酯环的独特的松香烷型二萜结构[1]。研究表明,雷公藤内

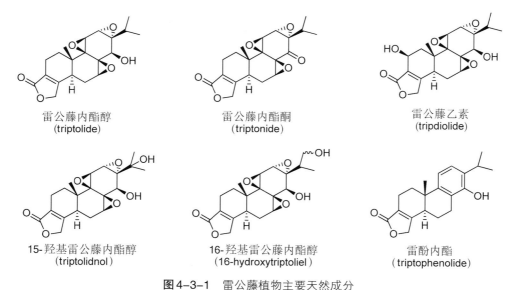

雷公藤内酯醇
(triptolide)

雷公藤内酯酮
(triptonide)

雷公藤乙素
(tripdiolide)

15-羟基雷公藤内酯醇
(triptolidnol)

16-羟基雷公藤内酯醇
(16-hydroxytriptoliel)

雷酚内酯
(triptophenolide)

图4-3-1　雷公藤植物主要天然成分

作者:本章由李援朝、杨亚玺编写。

酯醇有着明显的抗炎[3]、免疫抑制[4,5]、抗肿瘤[6]及抗雄性生育[7]等生物活性,自被发现以来,便吸引了众多药物化学家及药理学家的广泛关注。目前雷公藤内酯醇主要从中国南方各省的雷公藤属植物中提取分离,但它的自然资源有限,在雷公藤属植物中含量仅为7%,约1 000 kg的雷公藤根皮仅可以提取出7～8 g的雷公藤内酯醇。显然,单纯地依靠天然分离提取是远不能满足目前临床上雷公藤新药研究及未来的市场需求的。

国内外多个研究小组和机构对雷公藤内酯醇及其相关类似物的合成进行详尽的研究,由于许多雷公藤天然产物在自然界中的含量极其有限,很难通过分离提取的手段来满足后续开发的需求。本章将对一些重要的合成工作进行综述介绍,这些工作对以雷公藤内酯醇为先导骨架的新药研发提供极其重要的技术支持,很好地解决资源的来源问题。

第一节　雷公藤内酯醇的首次外消旋全合成研究

1980年,Berchtold组首次报道了外消旋雷公藤内酯醇的全合成[8],该路线以3-(2-碘乙基)-二氢呋喃-2-酮(7)为起始原料,通过与双环中间体(8)反应进行亲核烷基化,经过开环、氧化、羟醛缩合和脱水这一系列反应首先构建起A环,得到混合物(10a)和(10b)然后还原醛基为醇,并与酰胺分子内成酯关环得到中间体(11),在强碱作用下化合物(11)中处于C4,C5-位之间的双键移位至C3,C4-位之间,将α,β-不饱和五元内酯环构建起来,并在C5-位上引入α构型的氢原子。随后利用多步反应在C环上构建环氧官能团体系就可以得到雷公藤内酯酮(2)。最后,还原雷公藤内酯酮的羰基,就分别得到了雷公藤内酯醇(1)及其C14-OH为α构型的异构体——表雷公藤内酯醇(Epi-1)。整条路线由于步骤较多,且部分反应的产率较低,因而总收率偏低,仅为1.64%,但是这条路线作为首次全合成的报道,具有重要的里程碑意义(图4-3-2)。

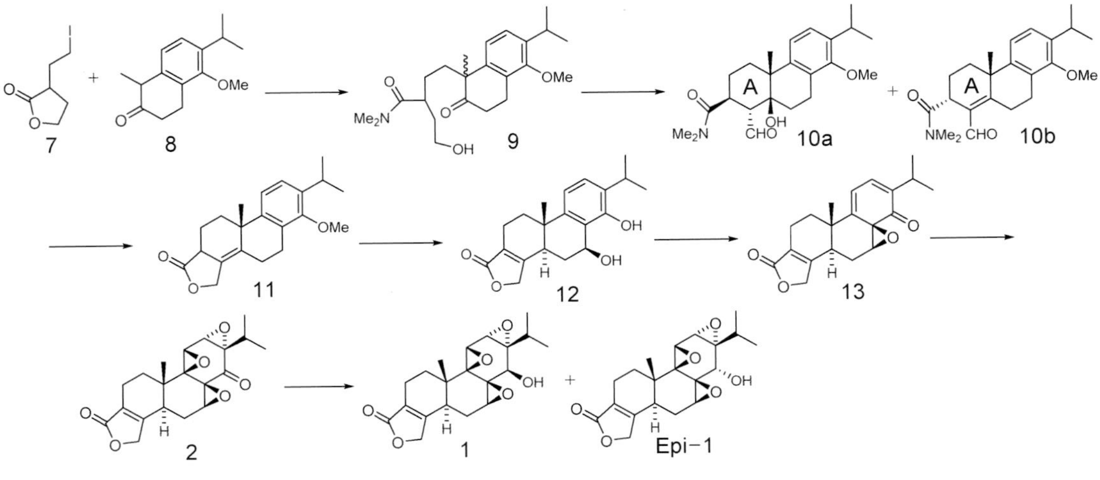

图4-3-2　Berchtold组首次外消旋雷公藤内酯醇的全合成

第二节　雷公藤内酯醇的首次光学纯全合成研究

　　1980年van Tamelen首次报道了以自然界中容易获得的左旋脱氢松香酸为手性起始原料合成具有天然光学活性的雷公藤内酯醇[9]。该合成路线主要侧重于构建α,β-不饱和五元内酯环从而获得合成雷公藤内酯醇的重要中间体乙酰雷酚内酯(图4-3-3)。首先,对作为手性源的左旋脱氢松香酸进行C14-位酚羟基化,三氟乙酸酯化保护生成的羟基后得到(14),然后对C4-位的羧基进行Curtius重排,还原,再经过Clark-Eschweiler甲基化,Cope消除及OsO₄双羟基化,NaIO₄氧化反应,这样消除了左旋脱氢松香酸中原有的处于C4-位的甲基和羧基,并在此处形成一个羰基化合物(15),紧接着,通过羟醛缩合,苄氧基甲基锂羰基亲核加成,氧化和还原脱苄基等步骤建立起所需的α,β-不饱和五元内酯环,就得到了重要中间体乙酰雷酚内酯(16)。随后,由乙酰化雷酚内酯(16)到雷公藤内酯醇(1)的转化也是

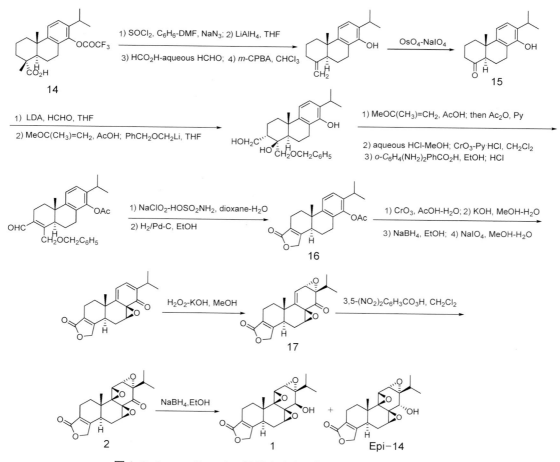

图4-3-3　van Tamelen组首次光学活性雷公藤内酯醇的全合成

先通过NaIO$_4$氧化构建C7,C8-位环氧,但有所不同的是,van Tamelen选择首先通过H$_2$O$_2$/NaOH对C12,C13-位双键环氧化,生成双环氧化合物(17),以及β构型的异构体,然后再以过酸环氧化的方式引入C9,C11-位的环氧,得到左旋雷公藤内酯酮(2),还原后即获得具有天然光学活性的雷公藤内酯醇(1),以及非对映异构体(Epi-1),总收率为0.014%。虽然van Tamelen报道的这条路线获得了具有天然光学活性的雷公藤内酯醇,但是该路线构建不饱和五元内酯环的步骤比较烦琐,必须通过多次减碳和增碳反应来构筑不饱和五元环,显然不符合反应的原子经济性原则,而且总产率非常低,但是该路线为探索其他更为高效的合成方法提供了很好地参考和指导。

第三节 雷公藤内酯醇的手性全合成研究

在总结Berchtold和van Tamelen合成路线的基础上,1999年杨丹等报道了一条新的雷公藤内酯醇的手性全合成路线,将总产率提高到2.8%[10]。与以往的路线比较,这条路线在以下几方面进行了明显的改进:① 在三环骨架的构建上,虽然杨丹等采用的是与van Tamelen生源模拟合成相似的策略,通过串联关环反应的方式,一次性构建雷公藤内酯醇的三环碳骨架,但与van Tamelen所使用的Lewis酸催化的亲电取代环化不同,使用的是镧系金属催化的醋酸锰氧化自由基关环反应,并且在手性基团的诱导下,立体选择性的构筑了A、B环。② 在随后的α,β-不饱和五元内酯环的构筑上,该路线通过使用Crisp方法,在原有的环化产物的基础上,利用已有的官能团,四(三苯基膦)合钯催化下与一氧化碳反应关环,大大简化反应的步骤,有效提高产率。③ 在C9,C11-位环氧的引入上,该路线一改以往的以m-CPBA为氧化剂的环氧化方式,而使用原位生成的活泼的二氧杂环丙烷为氧化剂,不仅立体选择性的引入了C9,C11-位环氧,而且使得这一步的产率大大提高。④ 在还原雷公藤内酯酮为雷公藤内酯醇的反应中,该路线使用手性试剂Eu(FOD)$_3$诱导还原羰基,得到雷公藤内酯醇(1),提高了立体选择性(图4-3-4)。

第四节 雷酚内酯的全合成工艺研究

雷酚内酯甲醚是合成雷公藤内酯醇的重要中间体,从雷酚内酯甲醚到雷公藤内酯醇的合成已经非常成熟。因此开发出一条高效、低成本、大规模的制备雷公藤内酯醇(triptolide)是解决雷公藤二萜化合物原料合成的核心问题。中国科学院上海药物研究所李援朝研究员带领其团队,以便宜且易得的松香酸为原料,经过9步合成反应,以43%的收率合成了

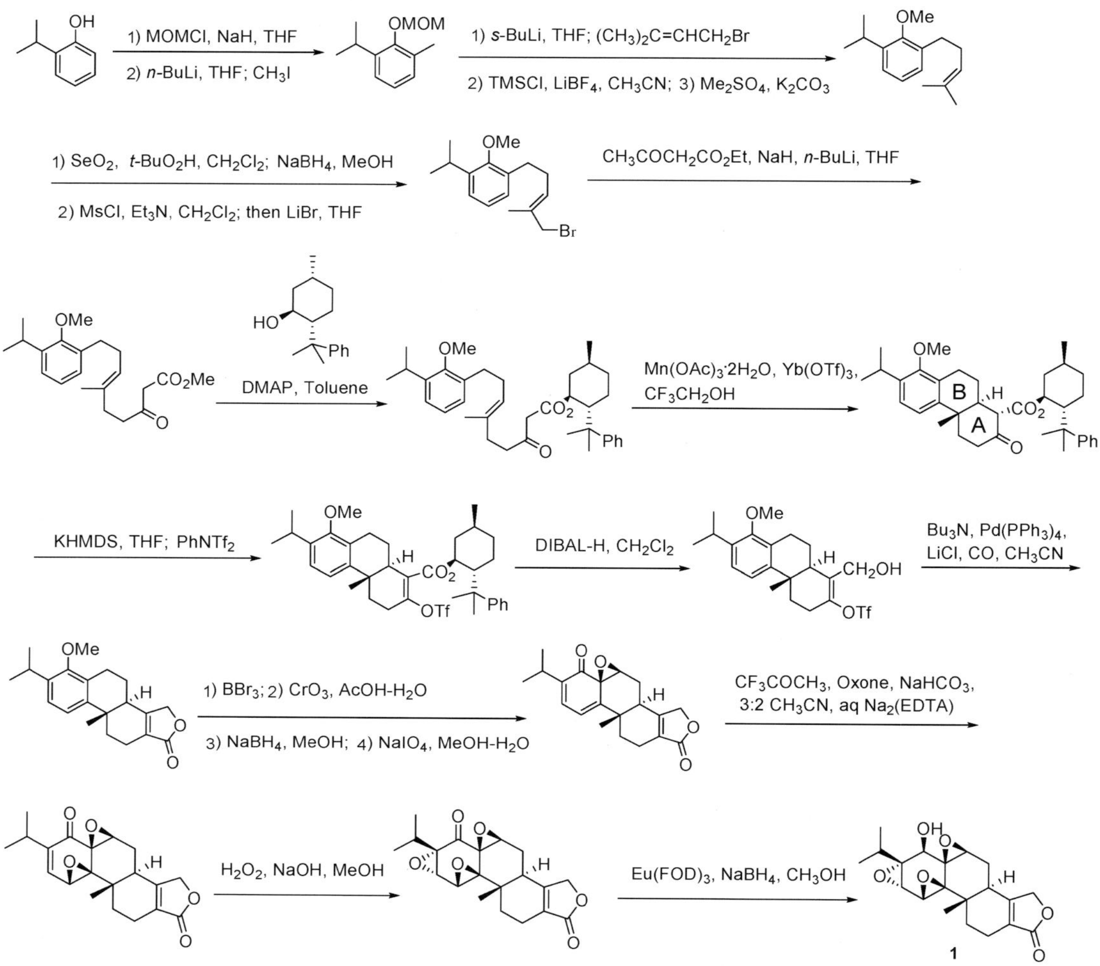

图 4-3-4 杨丹组雷公藤内酯醇的手性全合成

triptolide 的重要中间体雷酚内酯甲醚（triptophenolide methyl ether），同时，通过条件优化，使每步反应在实验室制备规模都已经成功放大到 100 g 底物级别，这对雷公藤内酯醇的工业化生产具有一定的现实指导意义[11]。该路线利用自然资源非常丰富的左旋松香酸（abietic acid）为起始原料，有两方面重要原因：① 松香酸自然资源极其丰富，便宜且易得；② 松香酸和雷公藤内酯醇化学骨架类似，如果能找到一个合适的方法将松香酸的 C 环异构化为苯环，随后在 A 环的基础上引入所需的不饱和内酯环，这样就可得到雷公藤内酯醇的重要中间体–雷酚内酯甲醚。具体合成路线：首先用硫酸二甲酯保护松香酸中的羧基生成化合物（18），随后将 C13，C14-位双键进行双羟化，经典的条件（OsO$_4$，NMO）能顺利地将其双羟化，但是由于 OsO$_4$ 具有挥发性，不易保存，利用锇酸钾代替四氧化锇，用丙酮和水做溶剂，仅需要 0.2% 的催化量锇酸钾就能顺利地进行双羟化，基本上不产生 C7，C8-位双键双羟化的副产物。得到了化合物（19）后，利用三氧化硫–吡啶激活的 DMSO 这个条件能很好地氧化

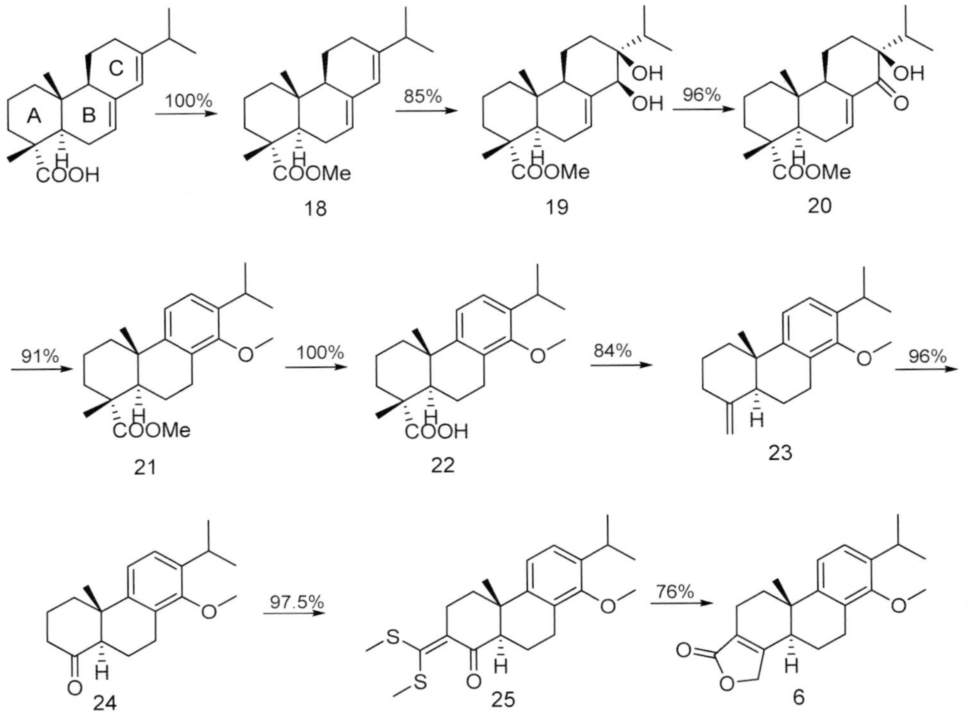

图4-3-5 雷酚内酯甲醚的合成

化合物（19），而且当底物放大到100 g级别时，仍以96%的收率获得化合物（20），随后在对甲苯磺酸的条件下发生脱水并且双键重排为酚后直接保护酚羟基得到苯甲醚化合物（21）。水解掉酯基生成化合物（22）。

接下来利用Barton脱羧的方法以84%的收率得到了单一的环外烯烃（23）。在成功脱羧后，臭氧氧化能很好地切断双键得到化合物（24）。随后碱性条件下与二硫化碳反应并且直接加入碘甲烷形成重要的关环前体（25）。利用Corey亚甲基化反应引入环氧基团后，直接在酸性条件下开环、重排及脱硫醚直接一步生成雷酚内酯甲醚（6）（图4-3-5）。

第五节　雷酚内酯的手性合成研究

2014年，兰州大学的李瀛教授课题组报道了以5-甲氧基-2-萘满酮为起始原料的雷公藤内酯醇的形式合成[12]（图4-3-6）。该路线首先通过手性胺控制的Robinson增环反应来构筑雷公藤内酯醇的碳环骨架，紧接着以钯催化的插羰基反应来构筑五元不饱和内酯环，最后经傅克反应来引入异丙基完成雷公藤内酯醇的形式合成。采用该路线产生的ee值可高达99%，合成雷酚内酯甲醚的收率为13.6%。

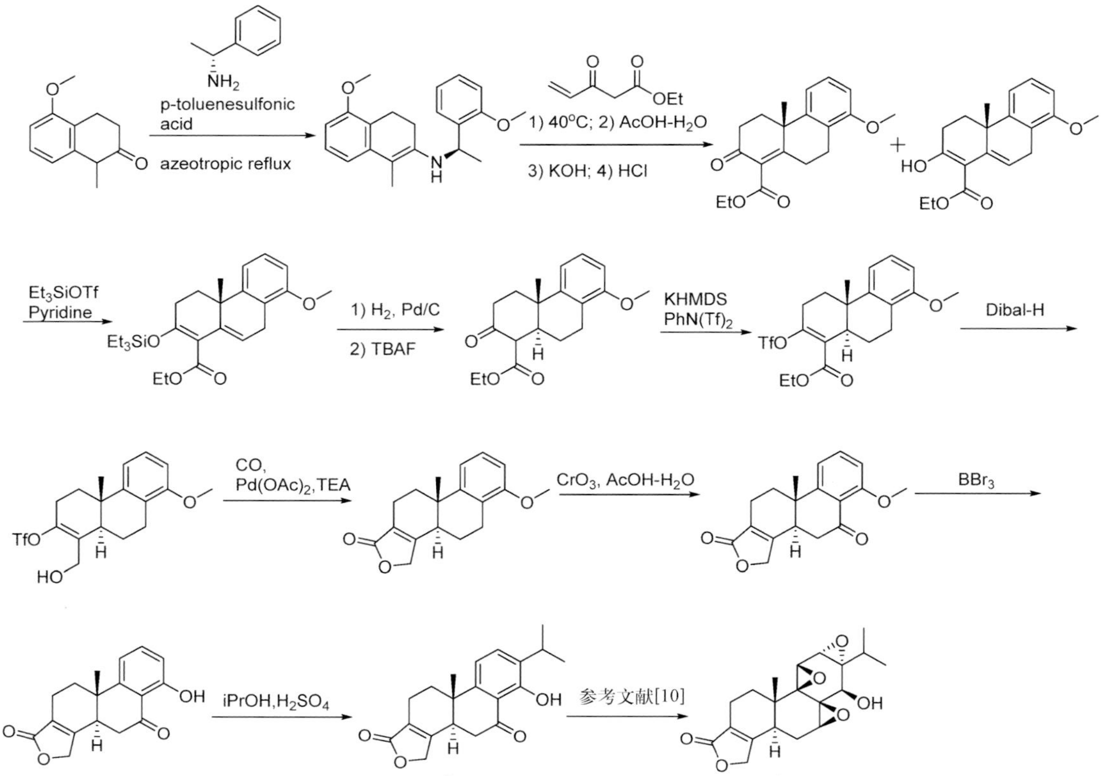

图4-3-6　李瀛组雷酚内酯的手性合成

第六节　雷公藤内酯二醇的首次全合成研究

❦❦❦

　　雷公藤内酯二醇,即雷公藤乙素,是一种具有三个环氧基团及一个α,β-不饱和五元内酯环和C2-位β羟基结构的构型独特的松香烷型二萜化合物,是雷公藤植物中公认的主要活性成分之一,具有明显的抗炎、免疫抑制及抗肿瘤等生物活性,自被发现以来,便吸引了众多药学家的广泛关注,而且雷公藤内酯二醇具有比雷公藤内酯醇更大的安全治疗指数。但是由于雷公藤内酯二醇的自然资源极其有限,在雷公藤植物中的含量比雷公藤内酯醇更为稀缺,因此大大地影响了其药理学方面的研究。

　　鉴于雷公藤内酯二醇有如此重要的生物活性,李援朝教授带领其团队首次完成它的全合成研究[13],借鉴雷公藤内酯醇的合成经验,同样利用松香酸为起始原料,同样地先构筑好C环,经过(6)步反应,得到了化合物(23)(图4-3-7)。首先,通过二氧化硒氧化在C3-位生成了化合物(26),然后利用Swern氧化羟基得到化合物(27)。利用异丙

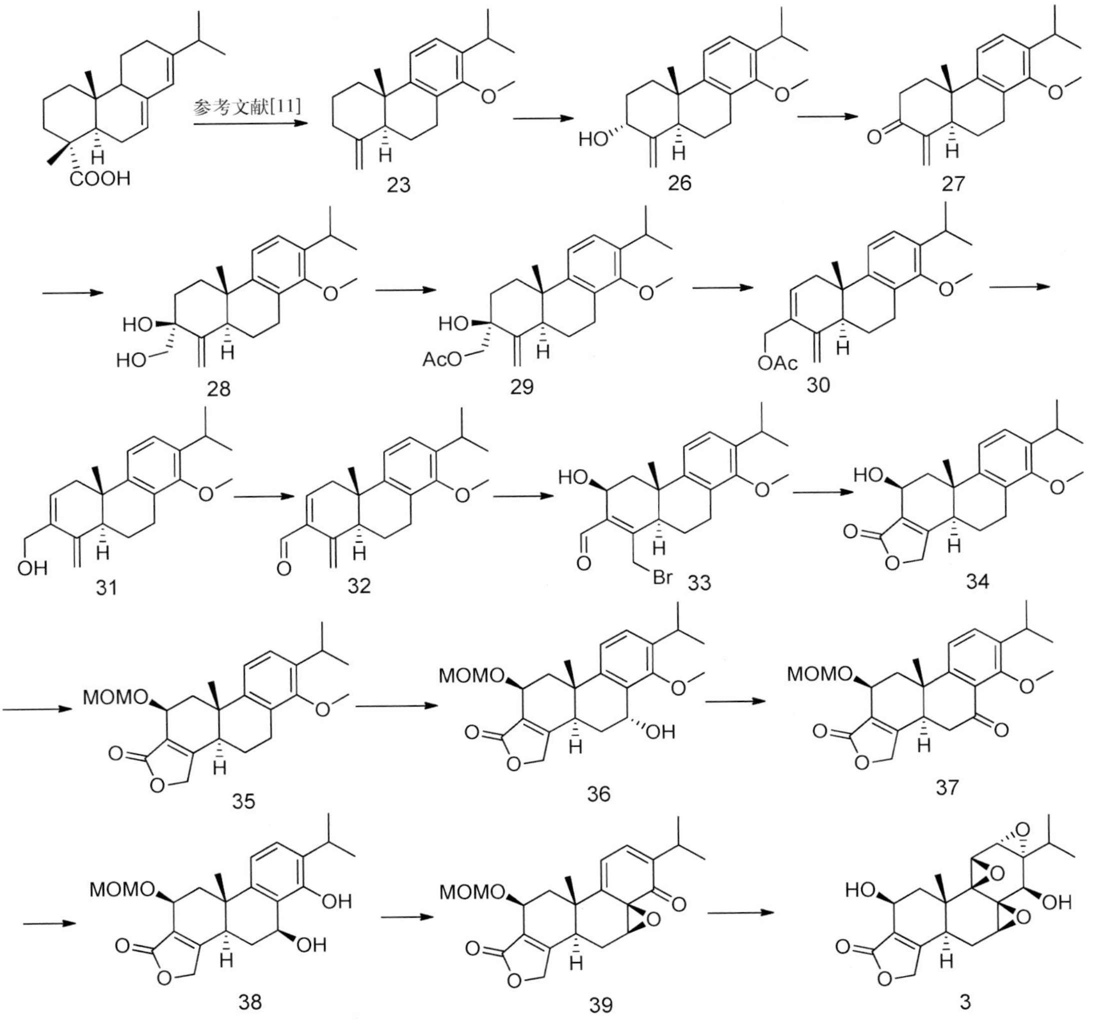

图 4-3-7　雷公藤内酯二醇的首次全合成

氧基二甲基氯甲基硅的格氏试剂和化合物（27）的 C3-位羰基反应，生成的含硅的中间体不经分离，直接进行下一步的 Tamao 氧化反应，水解脱硅后得到双羟基化合物（28）。乙酰基保护伯羟基后生成化合物（29），然后在吡啶溶剂中和二氯亚砜反应生成共轭双烯化合物（30）。在碱性条件下脱掉乙酰基后生成化合物（31），然后利用 Dess-Martin 试剂氧化羟基生成醛基化合物（32）。接下来利用共轭 1，4 双键和 NBS 反应，引入 C2-位羟基和溴的同时，使双键移位至 C2，C3-位，以 73% 的收率得到化合物（33），随后利用 NaClO₂ 氧化醛基的同时自然发生关环得到了重要的中间体 C2-位 β 羟基雷酚内酯甲醚（34）。

　　随后就是三个环氧的构筑。考虑到后续用到的氧化条件及保护基脱除等因素，首先选择对 C2-位羟基利用 MOM 保护基进行保护生成化合物（35），然后氧化 C7-位生成 C7-位

α羟基化合物(36),利用 PDC 氧化 C7-羟基得到了 C7-酮化合物(37)。随后,在三溴化硼的条件下同时脱去 MOM 和甲醚保护基生成化合物(38)。然后在 NaBH₄ 的条件下还原 C7-酮生成 C7β-羟基,随后在 NaIO₄ 的氧化下生成共轭二烯酮化合物(39)。利用二氧杂环丙烷 C9,11-位,在 C9,C11-位引入环氧后再利用碱性过氧化氢的条件引入 C12,C13-位环氧生成了 C2-位 β 羟基雷公藤内酯酮,最后利用 Eu(FOD)₃-NaBH₄ 试剂诱导立体选择性的还原羰基,得到了目标化合物雷公藤内酯二醇(3)。

第七节　16-羟基雷公藤内酯醇的首次手性全合成研究

药理研究表明 16-羟基雷公藤内酯醇同样具有显著的抗炎、抗白血病及免疫抑制活性[14]。但 16-羟基雷公藤内酯醇的自然资源极其有限,天然含量比雷公藤内酯醇和雷公藤乙素更为稀缺,因而极大地限制了该化合物的进一步生物活性研究。李援朝教授课题组首次报道了该化合物的手性全合成(图4-3-8)[15],首先通过对 2-甲氧基肉桂酸的双键进行还原,然后与 N,O-二甲基羟胺盐酸盐缩合生成 Weinreb 酰胺,随后再与丙烯基溴化镁进行格式反应生成烯酮中间体。随后经 Luche 还原和 Johnson-Claisen 重排生成乙酯,水解后,先与 N,O-二甲基羟胺盐酸盐缩合生成 Weinreb 酰胺,再与三甲基硅基乙炔基锂反应生成炔酮。为了合成具有较高 ee 值的炔丙醇,研究人员选择 Noyori's Ru-catalyst 介导的对映选择性的氢转移反应来还原炔酮,采用醋酸-三乙胺-四氢呋喃体系做溶剂在室温下搅拌 2.5 h,可以 97% 的 ee 值,90.2% 的收率来得到。通过在碱性条件下脱除三甲基硅基,接着用叔丁基二甲基硅基保护炔丙醇即生成手型链状关环前体,然后在 -20℃ 条件下缓慢的滴加到三溴化铟的二氯甲烷溶液中,并在该温度下反应 4 h,顺利地得到串联关环产物(40)。

接着对化合物(40)的环外双键的硼氢化、氧化立体选择性的得到化合物(41),接着将化合物(41)的羟基用 PMB 保护起来,同时脱除 TBS 保护基团,得到化合物(42)。化合物(42)经 Jones 氧化后,再在六甲基二硅基胺基锂的作用下与 N,N-二(三氟甲磺酰)苯胺作用得到化合物(43),继而用 DDQ 脱除 PMB 保护基,然后在钯催化下与一氧化碳发生插羰基反应得到关键中间体(44)。化合物(44)和催化量的 Rh(PPh₃)₃Cl 和三乙基硅氢在甲苯中回流 8 h 可以以 92% 的收率得到所预期的双键移位产物(45),再通过硝酸铈铵和 Jones 氧化得到苄位氧化产物(46),化合物(46)在三溴化硼的作用下脱除甲基得到化合物(47),在钠氢的作用下与巴豆基溴反应生成酚醚(48),在加热的条件下发生 Claisen 重排得到 C15-位 1∶1 的差向异构体(49a/49b),通过 OsO₄(cat.)/NaIO₄ 切断键得到醛(50a/50b),然后用硼氢化钠同时还原醛基和 C7-位酮羰基后得到三羟基中间体,不经分离直接经高碘酸钠氧化得到化合物(51a)和(51b)。化合物分别经原位生成的二氧杂环丙烷氧化及碱性过

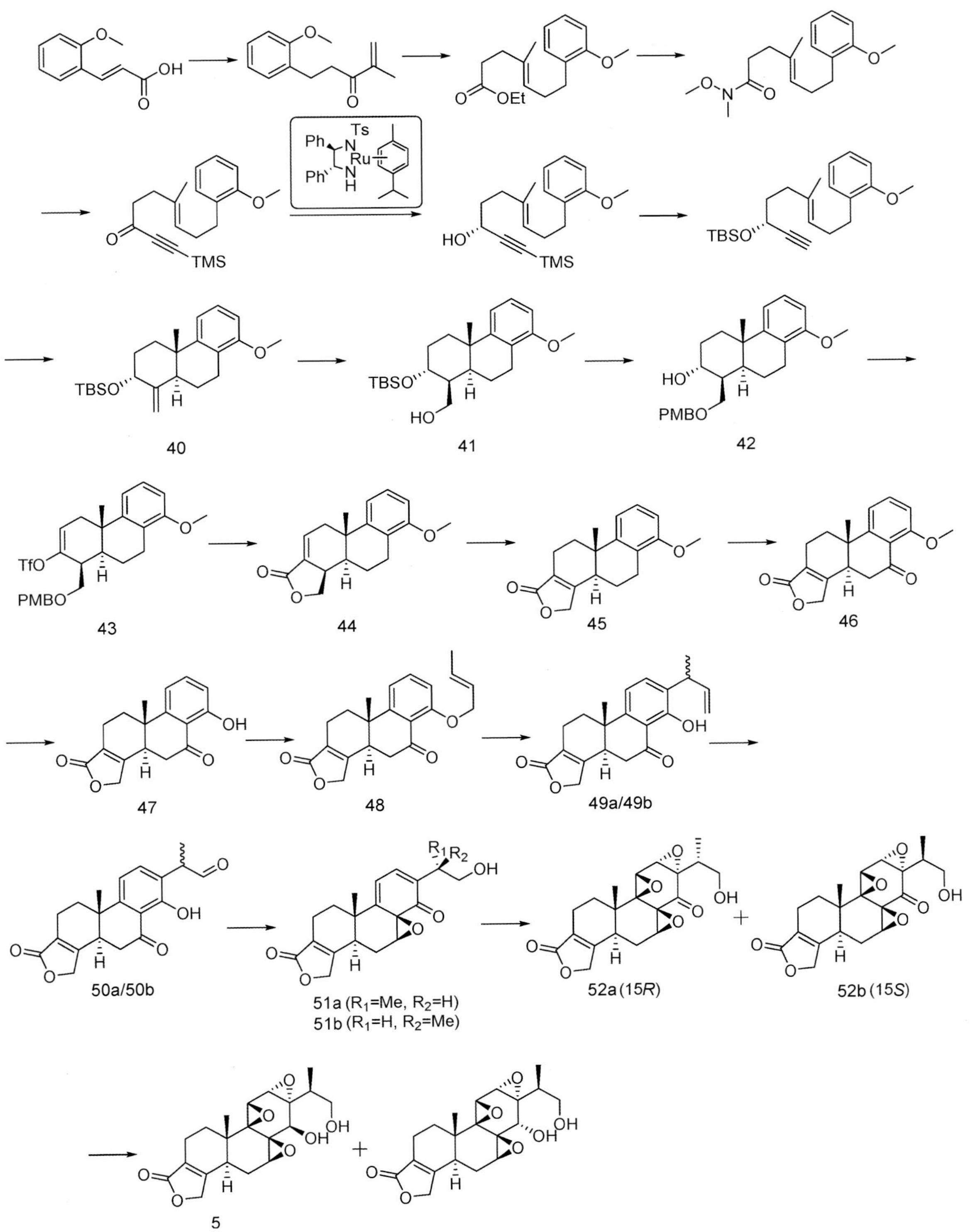

图4-3-8 16-羟基雷公藤内酯醇的首次全合成

氧化氢氧化,顺利的引入C9,C11和C12,C13环氧而得到三环氧化合物(52a)和(52b)。硼氢化钠还原化合物(52b)的C14-位羰基后以2:1的非对映异构体比例得到16-羟基雷公藤内酯醇(5)及其异构体。

----------------------------- 参 考 文 献 -----------------------------

［ 1 ］ Kupchan S M, Court W A, Dailey R G, et al. Triptolide and tripdiolide, novel antileukemic diterpenoid triepoxides from *Tripterygium wilfordii*［J］. J. Am. Chem. Soc., 1972, (94): 7194, 7195.

［ 2 ］ Brinker A M, Ma J, Lipsky P E, et al. Medicinal chemistry and pharmacology of genus tripterygium (Celastraceae)［J］. Phytochemistry, 2007, (68): 732−766.

［ 3 ］ Lin N, Sato T, Ito A. Triptolide a novel diterpenoid triepoxide from *Triperygium wilfordii* Hook f, suppresses the production and ments those of tissue inhibitors of metalloproteinases 1 and 2 in human synovial fibroblasts［J］. Arthritis Rheum., 2001, (44): 2193−2200.

［ 4 ］ 朱学军,刘志红.雷公藤内酯醇对人树突状细胞体外发育及免疫学功能的影响［J］.肾脏病与透析肾移植杂志,2001,（10）: 217−222.

［ 5 ］ Liu Q, Chert T, Chen H, et al. Triptolide (PG2490) induces apoptosis of dendritic cells through sequential p38 MAP kinase phosphorylation and caspase 3 activation. Biochem. Biophys［J］. Res. Commun., 2004, (319): 980−986.

［ 6 ］ Jiang X H, Wong B C, Lin M C, et al. Functional p53 is required for tripto lide-induced apoptosis and AP-l and nuclear factor-kappa Bactivation in grastria cancer cells［J］. Oncogene, 2001, (20): 8009−8018.

［ 7 ］ Hikm A P, Lue Y H, Wang C, et al. Posttesticular antifertility cation of triptolide in the male rat: eridence for severe impairment of cauda epididymal sperm ulreastructure［J］. J. Andro1., 2000, (21): 431−437.

［ 8 ］ Buckanin R S, Chen S J, Frieze D M, et al. Total synthesis of triptolide and triptonide［J］. J. Am. Chem. Soc., 1980, (102): 1200, 1201.

［ 9 ］ Van Tamelen, E. E., Demers J P, et al. Total synthesis of l-triptonide and l-triptolide［J］. J. Am. Chem. Soc., 1980, (102): 5424, 5425.

［10］ Yang D, Ye XY, Xu M, Enantioselective total synthesis of (-)-triptolide, (-)-triptonide, (+)-triptophenolide, and (+)-triptoquinonide［J］. J. Org. Chem., 2000, (65): 2208−2217.

［11］ Zhou B, Li X M, Feng H J, et al. Efficient synthesis of the key intermediate triptophenolide methyl ether for the synthesis of (-)-triptolide［J］. Tetrahedron, 2010, (66): 5396−5401.

［12］ Zhang H R, Li H F, Xue J J, et al. New facile enantio-and diastereo-selective syntheses of (-)-triptonide and (-)-triptolide［J］. Org. Biomol. Chem., 2014, (12): 732−736.

［13］ Zhou B, Tang H Y, Feng H J, et al. First total synthesis of tripdiolide［J］. Tetrahedron, 2011, (67): 904−909.

［14］ 马鹏程,吕燮余,杨晶晶,等.雷公藤中16-羟基雷公藤内酯醇的分离与鉴定［J］.药学学报,1991,（26）: 759−763.

［15］ Xu H T, Tang H Y, Feng H J, et al. Divergent total synthesis of triptolide, triptonide, tripdiolide, 16-hydroxytriptolide, and their Analogues［J］. J. Org. Chem., 2014, (79): 10110−10122.

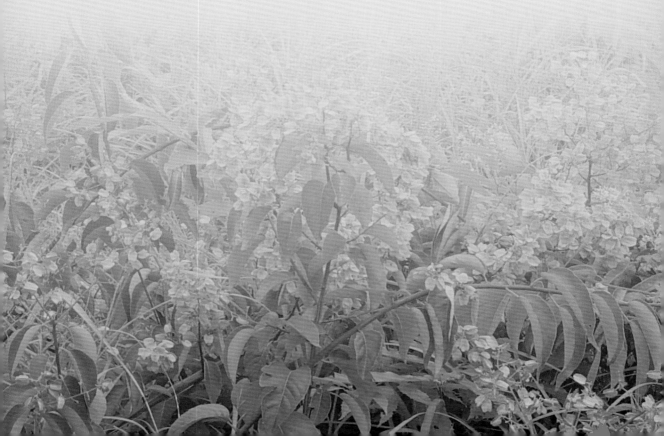

第五篇

活性成分药理及机制

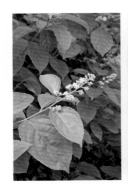

第一章
概　述

　　雷公藤属植物在临床成功应用,推动了其化学成分的分离鉴定(见化学成分篇)及生物活性研究。已经证实,雷公藤有多种化学成分具有生物活性,且其中的某些成分有治疗作用(有成为药物的前景),特别是抗炎症、抗肿瘤、纠正肥胖和代谢性紊乱等受到重视,世界著名学术期刊,如 *Cell*[1]、*Blood*[2,3]、*J Immunol*[4] 和 *PNAS*[5,6] 等报道了这些治疗作用及相应机制。雷公藤化学成分发挥治疗作用的机制涉及多靶点、多条信号通路;雷公藤化学成分治疗作用多样性和作用机制上的影响多靶点(多通路)是一致的,后者是前者的基础。本文基于 PubMed 数据库收录的雷公藤文献(PubMed 数据库不仅收录了世界范围内医学生物学领域主要的英文期刊,而且收录了质量较高的中文医学生物学期刊),对雷公藤药理研究涉及的主要化学成分、重要治疗作用(包括能治疗的疾病和能改善的症状)及机制(所影响的蛋白和信号通路),做概要性介绍。同时介绍了开展雷公藤药理研究的主要国家和地区,便于读者就近寻找合作者。

第一节　雷公藤药理研究的主要化学成分

❧❧❧

　　雷公藤化学成分众多,但药理研究工作相对集中,主要在数十种化学成分上。对截至2017年5月31日 PubMed 收录的2175篇雷公藤研究相关论文*,用相关软件进行化学名词提

作者:本章由张登海、秦万章编写。

* 检索 PubMed 于2017年5月31日前收录的雷公藤相关论文,所用检索词及组合如下:"tripterygium" OR "triptolide" OR "celastrol" OR "tripterine" OR "pg490" OR "tripchlorolide" OR "minnelide" OR "triptonide" OR "tripdiolide" OR "pristimerin" OR "(5r)-5-hydroxytriptolide" OR "LLDT-8" OR "pg490-88" OR "wilforgine" OR "triptophenolide" OR "wilforine" OR "wilforlide a" OR "16-hydroxytriptolide" OR "wilfortrine" OR "triptolidenol" OR "triptolides" OR "wilfordine" OR "wilforlide b" OR "dihydrocelastrol" OR "tingenone" OR "tripterifordin" OR "triptriolide" OR "demethylzeylasteral" OR "xinfeng capsule" OR "14-succinyl triptolide" OR "tripcholorolide" OR "tripolide" OR "tripterygiitotorum" OR "triptolid" OR "triptolide t" OR "triptotriterpenic acid" AND("0001/01/01" [PDAT]: "2017/05/31" [PDAT])。共获得2 175篇论文。

取及频次分析[7]。结果显示,在论文中出现次数较多的成分有TP、雷公藤红素、扁塑藤素、雷公藤氯内酯醇、卫矛酮等,以及若干种经由结构改造获得的非天然化合物(表5-1-1);这些成分也是药理作用研究较多的成分。从化学结构分类来看,开展药理研究的雷公藤化学成分以二萜和三萜类居多,其中TP和雷公藤红素位居前二位,远多于其他化学成分。

表5-1-1　PubMed收录雷公藤论文中化学成分出现频度表

出现次数	英文名称	中文名称	分类	备注
888	triptolide	雷公藤甲素	二萜	
385	celastrol	雷公藤红素	三萜	
79	pristimerin	扁蒴藤素	三萜	
37	tripchlorolide	雷公藤氯内酯醇	二萜	
34	tingenone	卫矛酮	三萜	
30	minnelide	明尼甲素	二萜	
26	triptonide	雷公藤内酯酮	二萜	
23	tripdiolide	雷公藤内脂二醇	二萜	
17	LLDT-8	(5R)-5-羟雷公藤内酯醇	二萜	雷公藤内酯改造物
17	pg490-88	14-琥珀酰雷公藤内酯醇钠盐	二萜	雷公藤内酯改造物
15	triptophenolide	雷酚内酯(山海棠素)	二萜	
14	demethylzeylasteral	去甲泽拉木醛	三萜	
13	dihydroagarofuran	二氢沉香呋喃	倍半萜	
12	wilforgine	雷公藤吉碱	生物碱	
12	wilforine	雷公藤次碱	生物碱	
10	abietane	松香烷	二萜	
8	wilforlide a	雷公藤内酯甲	三萜	
8	wilfortrine	雷公藤春碱	倍半萜烯碱	
8	euonine	雷公藤新碱	倍半萜生物碱	
7	wilfordine	雷公藤碱	生物碱	
6	16-hydroxytriptolide	16-羟基雷公藤内酯醇	二萜	
6	dihydrocelastrol	二氢雷公藤红素	三萜	雷公藤红素改造物
5	kaurane	贝壳杉烷	二萜	

（续表）

出现次数	英文名称	中文名称	分类	备注
5	triptolidenol	雷醇内酯	二萜	
5	wilforlide b	雷公藤内酯乙	三萜	
5	triterpenoid saponin	三萜皂苷	三萜	

注：本表根据R语言软件包pubmed.mineR对2 175篇雷公藤论文，见前文脚注，进行化学名词词频分析结果制成。

第二节　雷公藤药理研究论文的国家分布

　　开展雷公藤药理研究的国家较多。用软件分析PubMed收录的两千多篇雷公藤研究论文第一作者单位信息结果显示，近50个国家发表了雷公藤研究论文，居于前5位的依次为中国、美国、韩国、日本和加拿大，其中有65%的论文第一作者单位在中国，是雷公藤药理研究的主要贡献国。世界上有300个左右的城市和地区发表论文，发表数量较多的城市依次为南京、北京、上海、广州和武汉。国外发表论文前5位的城市为美国的明尼阿波利斯和底特律、日本东京、韩国春川市及美国的休斯顿。由此可见，雷公藤研究工作已经不再局限于中国，世界上经济较发达和中等发达的国家均有开展，其中，东亚、欧洲和美国东部和中部是研究主要集中地（图5-1-1）。

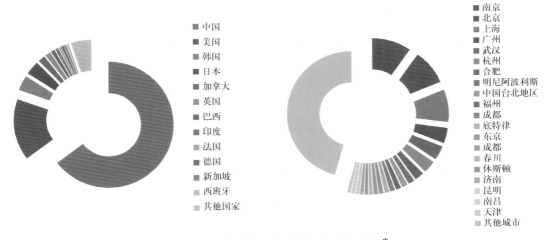

图5-1-1　雷公藤研究国家和城市分布图*

左图为报道雷公藤研究工作的主要国家论文数量分布饼图；右图为开展研究的主要城市论文数量分布饼图。

---

*　本图根据雷公藤论文第一作者署名单位信息制成。

第三节　雷公藤治疗的疾病（症状）与影响病理过程的关系

　　药理研究包括药物效应和产生效应的机制研究。药理研究可以在组成生命体系的不同层次上进行研究，例如，在生物体的整体水平、解剖学系统（如免疫系统、生殖系统等）和器官（如肾脏、心脏等）水平、细胞水平和分子水平等。从新药开发和临床应用的角度上考虑，药物产生的整体效应，即药物对疾病治疗效果和对症状改善效果更值得重视。在证实了整体效应具有价值基础上，再进行更为基础的作用机制研究，从研究策略上讲更具合理性。因此，本节首先概述雷公藤化合物药理作用的整体效应，即所能治疗的疾病和所能改善的症状，以及可能的病理机制。在随后章节再介绍雷公藤化合物发挥效应可能的分子机制，包括所影响的蛋白和信号通路及影响的主要细胞。

　　就上述PubMed收录的两千多篇雷公藤论文，对疾病名称（或症状）进行分析，结果表明，雷公藤及其化学成分能治疗多种疾病和改善多种症状（表5-1-2）。

表5-1-2　PubMed收录雷公藤论文中治疗疾病（症状）出现频次表

出现频次	英文名称	中文名称	分类
226	rheumatoid arthritis	类风湿关节炎	自身免疫病
79	arthritis	关节炎	炎症性疾病
54	proteinuria	蛋白尿	疾病症状
45	pancreatic cancer	胰腺癌	肿瘤
43	adjuvant arthritis	佐剂性关节炎	免疫性疾病
37	breast cancer	乳腺癌	肿瘤
36	systemic lupus erythematosus	系统性红斑狼疮	自身免疫病
34	necrosis	坏疽	疾病症状
33	collagen-induced arthritis	胶原诱导的关节炎	炎症性疾病
32	alzheimer's disease	阿尔茨海默病	神经退行性疾病
32	prostate cancer	前列腺癌	肿瘤
31	leukemia	白血病	肿瘤
26	glomerulonephritis	肾小球肾炎	炎症性疾病
26	parkinson's disease	帕金森病	神经退行性疾病
25	lung cancer	肺癌	肿瘤

（续表）

出现频次	英文名称	中文名称	分类
22	Crohn's disease	克罗恩病	炎症性疾病
22	pain	疼痛	疾病症状
21	diabetic nephropathy	糖尿病肾病	炎症性疾病
21	edema	浮肿	疾病症状
20	asthma	哮喘	炎症性疾病
18	fibrosis	纤维化	疾病病理改变
18	multiple myeloma	多发性骨髓瘤	肿瘤
17	hepatocellular carcinoma	肝细胞癌	肿瘤
16	glioma	神经胶质瘤	肿瘤
16	melanoma	黑色素瘤	肿瘤
16	nephritis	肾炎	炎症性疾病
16	non-small cell lung cancer	非小细胞肺癌	肿瘤
16	obesity	肥胖	代谢性疾病
15	acute myeloid leukemia	急性骨髓性白血病	肿瘤
15	psoriasis	银屑病	免疫性疾病
13	ankylosing spondylitis	强直性脊柱炎	自身免疫病
13	hematuria	血尿	疾病症状
13	hepatocellular carcinoma	肝细胞癌	肿瘤
13	hypertension	高血压	代谢性疾病
13	multiple sclerosis	多发性硬化	自身免疫病
13	nephrotic syndrome	肾病综合征	炎症性疾病
12	colitis	结肠炎	炎症性疾病
12	colon cancer	结肠癌	肿瘤
11	cerebral ischemia	脑缺血	心血管病
11	lupus nephritis	狼疮性肾炎	自身免疫病
11	myeloma	骨髓瘤	肿瘤
11	neuroblastoma	神经母细胞瘤	肿瘤
11	osteosarcoma	骨肉瘤	肿瘤

（续表）

出现频次	英文名称	中文名称	分类
11	ovarian cancer	卵巢癌	肿瘤
10	diabetes	糖尿病	代谢性疾病
10	experimental autoimmune encephalomyelitis	实验性自身免疫性脑脊髓炎	自身免疫病
10	gastric cancer	胃癌	肿瘤
10	graft-versus-host disease	移植物抗宿主病	免疫性疾病

注：本表通过 pubmed.mineR 软件在 R 语言环境下提取雷公藤论文中出现疾病（症状）名称制成。

一、能治疗的疾病和改善的疾病（症状）

雷公藤化合物能治疗炎症和免疫性疾病、肿瘤、代谢性疾病。炎症和免疫性疾病包括 RA 和关节炎、系统性红斑狼疮、坏疽、肾炎和多种肾病、银屑病、克罗恩病、哮喘、强直性脊柱炎、多发性硬化、自身免疫性脑脊髓炎及移植物抗宿主病等。其中，RA 研究最多。

能治疗的肿瘤类型众多，包括胰腺癌、乳腺癌、前列腺癌、多种白血病、肺癌、多发性骨髓瘤、肝癌、神经胶质瘤、黑色素瘤、结肠癌、肉瘤、卵巢癌和胃癌等，基本上涵盖了临床常见肿瘤类型。因此，雷公藤化合物在治疗肿瘤上具有广谱性。

值得重视的是，近年研究发现，雷公藤化合物对一组代谢性和神经元变性疾病有治疗作用，包括糖尿病、高血压、肥胖、阿尔茨海默病（alzheimer's disease，AD）、帕金森病（parkinson's disease，PD）、脑缺血等。

雷公藤化合物能改善的症状有蛋白尿、疼痛、浮肿、血尿。并且能改善纤维化这一病理性过程。

二、治疗疾病（改善症状）与影响病理过程的关系

如上所述，雷公藤及其化合物能治疗的疾病主要分为四类：炎症和免疫相关性疾病、肿瘤、代谢性疾病和神经元退行性病变。在同一类中，不同疾病、症状在病理过程方面有一定的相似性。分析雷公藤治疗疾病、改善症状和影响病理过程之间的关系，有助于了解雷公藤治疗不同种类疾病的作用机制。

为此，将雷公藤化合物能治疗的疾病、改善症状及病理变化是否出现在同一篇论文中，作为计算彼此间关联度的依据，用网络分析软件对这些疾病、症状和病理变化进行彼此间关联分析。结果显示，所研究的疾病、症状和病理改变依据关联紧密程度，可以进一步分成不同子网络（图5-1-2），分析子网络组成能提供雷公藤治疗疾病（症状）与影响病理过程的关系。

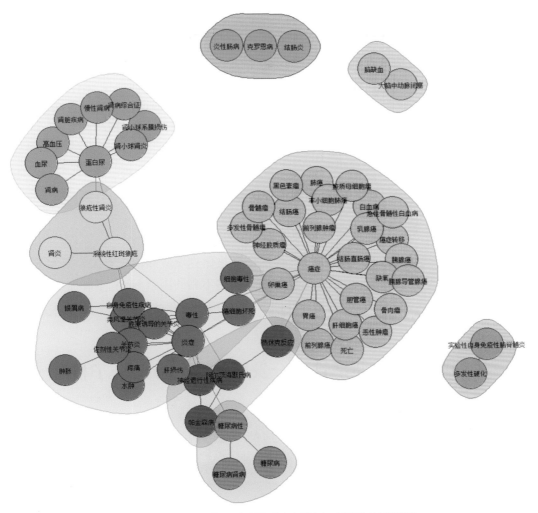

图5-1-2　雷公藤所治疗疾病（症状）与病理改变关联图

通过pubmed.mineR软件提取所收录雷公藤文献中出现疾病和症状名称，将同一篇文献中提及的疾病或症状视为存在关联关系。用Intergraph软件对所建立的关联进行网络作图和子网络分析。所有软件在R语言环境下运行。

（一）治疗炎症和免疫相关性疾病机制

从网络分组看，这类疾病可以再分为5个亚组：RA和关节炎组、肾脏疾病组、狼疮组、肠炎组及脑脊髓炎和多发性硬化组。在以关节炎为代表的亚组，出现了"疼痛""水肿"和"肿胀"，表明雷公藤化合物能改善这些症状，而这些症状是炎症的主要表现。由此提示，雷公藤能影响炎症病理过程，包括血管通透性增加、微循环障碍及疼痛介质分泌等。在这一亚组，还出现了"细胞毒性""肝损伤"，提示雷公藤化合物能引起细胞毒性及肝脏损伤，值得注意。在肾脏疾病为代表的亚组，出现了"血尿"和"蛋白尿"，表明雷公藤对这两种症状有较好的改善作用，也提示雷公藤对肾小球的通透性有改善作用。

（二）治疗肿瘤的病理机制

在"肿瘤"为关键性节点的子网络中，除了出现研究较多的前列腺癌、乳腺癌、肝癌等肿瘤名称外，还出现了"恶性肿瘤细胞转移""细胞毒性""癌细胞坏死""热休克反应""缺氧"，提示雷公藤能抑制癌症转移、导致癌细胞坏死，可能与影响癌细胞对缺氧的耐受性有关。另外，雷公藤治疗肿瘤，能引起热休克反应。

（三）治疗代谢性疾病病理机制

这类疾病均和"炎症"发生关联，表明治疗这类疾病和抑制炎症反应有关。

（四）治疗神经元退行性病病理机制

这类疾病和"热休克反应"发生联系，提示诱导热休克反应和治疗有关。事实上，已经有证据表明，诱导热休克反应，虽然在治疗肿瘤方面是不利的因素（有利于肿瘤细胞生存），但在治疗退行性神经元变性方面，是治疗性因素，增加神经元存活。

第四节　雷公藤活性成分发挥治疗效应的分子机制

人们在研究雷公藤及其活性成分治疗效应的同时，对其发挥效应的分子机制也展开了研究。结果发现，雷公藤及其活性成分能调节多种蛋白，影响多条信号通路，由此逐渐形成了雷公藤作用具有多靶点的共识。

一、受雷公藤成分调节的蛋白

蛋白是细胞内重要的活性分子，也是药物发挥作用的分子基础。雷公藤活性成分发挥作用，也伴随着对一组蛋白表达进行调节。对上文所述两千多篇的雷公藤研究论文进行蛋白及出现频度分析，结果表明，到目前为止，被至少5%论文提及的蛋白有40多种，依次为B细胞淋巴瘤2（Bcl-2）、IL-6、IL-1β、Bcl-2关联X蛋白（Bax）、热休克蛋白70（HSP70）、IL-2、肿瘤坏死因子（tumor necrosis factor, TNF）、核转录因子κB（NF-κB）、热休克蛋白90ATP酶活化酶（AHSA1）、前列腺素-内过氧化物合成酶2（PTGS2）、血管内皮生长因子（VEGF）、分化族4蛋白（CD4）、热休克因子1（HSF1）、聚（ADP-核糖）聚合酶1（PARP1）、基质金属蛋白酶9（MMP-9）、双重特异性蛋白磷酸酶1（DUSP1）、信号转导和转录激活子3（STAT3）、雷帕霉素的哺乳动物靶标蛋白（mTOR）、Toll样受体4（TLR4）、IL-4、IL-8、诱导髓样白血病细胞分化蛋白1（MCL1）、细胞环素D1（CCND1）、丝裂原活化蛋白激酶8(MAPK8)、X连锁抑凋亡蛋白(XIAP)、半胱天冬酶家族成分3(CASP3)、转化生长因子B(TGFB)、C反应蛋白(CRP)、核因子(红细胞衍生2)类似物2(NFE2L2)、叉头盒P3(FoxP3)、细胞分裂周期蛋白37(CDC37)、磷脂酰肌醇-4,5-二磷酸3-激酶催化亚单位A(PIK3CA)、基质金属蛋白酶2(MMP-2)、半胱天冬酶家族成分9(CASP9)、趋化因子(C-C基序)配体2(CCL2)、禽类骨髓瘤病毒病原性同源物(MYC)、表皮生长因子受体(EGFR)、丝裂原活化蛋白激酶1(MAPK1)、丝裂原活化蛋白激酶3(MAPK3)、禽类肉瘤病毒17致癌基因同源物(JUN)、先天性肾病综合征的芬兰型(NPHS1)、SMAD家族成分3(SMAD3)。

上述蛋白基本上是与炎症和免疫反应、增殖和凋亡,以及应激和热休克反应关系密切的蛋白。由此可见,所影响的蛋白与雷公藤的治疗效应是相对应的。其中,与炎症和免疫关系密切的蛋白:IL-6、IL-1β、IL-2、TNF、NF-κB、PTGS2、CD4、MMP-9、DUSP1、STAT3、mTOR、TLR4、IL-4、IL-8、MAPK8、TGFB、CCL2、MAPK1、MAPK3。雷公藤化学成分能降低这些蛋白的表达水平或抑制其活性,是雷公藤发挥治疗炎症和免疫相关疾病以及代谢性疾病的分子基础。

与细胞增殖和凋亡关系密切的蛋白:Bcl-2、Bax、NF-κB、PARP1、MCL1、XIAP、CASP3、TGFB、CDC37、CASP9。雷公藤化学成分能活化有促凋亡作用的Bax、CASP3、CASP9,对其他成分(主要是抑制凋亡和促进细胞增殖作用)呈现抑制作用,是雷公藤治疗肿瘤的基础。

与应激和热休克反应关系密切的蛋白:HSP70、AHSA1、HSF1。雷公藤能活化HSF1,诱导HSP70升高及引起热休克反应,是雷公藤治疗神经元退行性病的分子基础之一。

二、受雷公藤活性成分调节的信号通路

蛋白在体内发挥作用,需要蛋白与蛋白之间相互作用,蛋白通过这种相互作用,在细胞内实现信号传导。根据参与相互作用的蛋白不同,所形成的信号传导路径不同,导致生物学效应也不同。药物特异的治疗效应,与调节不同蛋白,进而影响不同的信号通路关系密切。

为了发现受雷公藤调节的信号通路,将上述受雷公藤调节的蛋白,输入KEGG(京都基因与基因组百科全书)在线数据库[8],能发现这些蛋白所在的主要信号通路。结果显示,这些蛋白集中在如表5-1-3所示的23条信号通路上,提示雷公藤可能影响这些通路。根据目前表5-1-3中支持文献来看,雷公藤对所预测的23条通路中的21条通路确实存在调节作用*。

---

* 对所预测的、尚无文献支持的2条通路,即糖尿病并发症AGE-RAGE信号通路、GnRH信号通路,是否存在影响,值得进一步研究。

表5-1-3　雷公藤影响的信号通路列表

p-value	KEGG号	信号通路英文名称	中文名称
5.12E-23	KEGG: 04933	AGE-RAGE signaling pathway in diabetic complications	糖尿病并发症AGE-RAGE信号通路
1.59E-14	KEGG: 04657	IL-17 signaling pathway	IL-17信号通路[9,10]
3.80E-12	KEGG: 04210	Apoptosis	细胞凋亡[11,12]
6.00E-12	KEGG: 04668	TNF signaling pathway	TNF信号通路[13,14]
1.15E-10	KEGG: 04151	PI3K-Akt signaling pathway	PI3K-Akt信号通路[15,16]
9.35E-10	KEGG: 04621	NOD-like receptor signaling pathway	NOD样受体信号通路
2.59E-09	KEGG: 04066	HIF-1 signaling pathway	HIF-1信号通路[17,18]
3.49E-09	KEGG: 04620	Toll-like receptor signaling pathway	Toll样受体信号通路[19,20]
2.23E-07	KEGG: 04630	Jak-STAT signaling pathway	Jak-STAT信号通路[21],[22]
6.02E-07	KEGG: 04012	ErbB signaling pathway	ErbB信号通路[23,24]
8.62E-07	KEGG: 04068	FoxO signaling pathway	FoxO信号通路[14,25]
9.37E-07	KEGG: 04064	NF-kappa B signaling pathway	NF-κB信号通路[26,27]
2.46E-06	KEGG: 04660	T cell receptor signaling pathway	T细胞受体信号通路[28,29]
1.70E-05	KEGG: 04658	Th1 and Th2 cell differentiation	Th1和Th2细胞分化[30,31]
2.15E-05	KEGG: 04010	MAPK signaling pathway	MAPK信号通路[32,33]
3.32E-05	KEGG: 04370	VEGF signaling pathway	VEGF信号通路[34,35]
3.51E-05	KEGG: 04915	Estrogen signaling pathway	雌激素信号通路[36,37]
6.97E-05	KEGG: 04664	Fc epsilon RI signaling pathway	FcεRI信号通路[38,39]
8.99E-05	KEGG: 04917	Prolactin signaling pathway	催乳素信号通路[40]
1.09E-04	KEGG: 04919	Thyroid hormone signaling pathway	甲状腺激素信号通路[41]
1.15E-04	KEGG: 04071	Sphingolipid signaling pathway	鞘脂信号通路[42,43]
1.29E-04	KEGG: 04722	Neurotrophin signaling pathway	神经营养蛋白信号通路[44,45]
3.82E-04	KEGG: 04912	GnRH signaling pathway	GnRH信号通路

结合上述23条受雷公藤影响的信号通路在体内的主要功能,能进一步揭示雷公藤治疗3类疾病的分子和细胞机制。

首先,与炎症和免疫性疾病关系密切的通路为IL-17、TNF、PI3K-Akt、Toll样受体、Jak-STAT、FoxO、NF-κB、T细胞受体、Th1和Th2细胞分化、MAPK、FcεRI信号通路。由此提示,雷公藤治疗炎症及免疫性疾病,依次与下列机制有关:调节细胞因子(IL-17、TNF)、细胞表面Toll样受体及T细胞受体活性;影响细胞质内FcεRI、PI3K-Akt、Jak-STAT、MAPK

信号传导；干扰 STAT、NF-κB 和 FoxO 转录作用通路。另外,在免疫细胞中,对 T 细胞,特别是 T 细胞不同亚群分化影响尤为重要。

其次,发挥肿瘤治疗作用,主要与调节细胞凋亡、VEGF 信号通路有关；VEGF 信号与肿瘤血管生成关系密切。另外,影响雌激素信号通路,可能与雷公藤治疗乳腺癌有关。

再次,在治疗肥胖等代谢性疾病方面,除了和上述能影响炎症和免疫的信号通路有关外,还与调节糖尿病并发症 AGE-RAGE 信号、NOD 样受体信号、甲状腺激素信号及 GnRH 信号通路有关。

最后,治疗神经元退行性病,可能涉及鞘脂信号和神经营养蛋白信号通路。另外,活化 HIF-1 信号能增加神经元存活。

三、雷公藤活性成分的直接蛋白靶点

雷公藤活性成分能影响细胞内多种蛋白,这些蛋白都是雷公藤靶点。但就作用方式上而言,这些靶点可以分为两类,直接靶点和间接靶点。直接靶点是与雷公藤活性成分直接结合或发生化学反应的蛋白,间接靶点是雷公藤作用后发生含量或活性改变,但本身并不与雷公藤活性成分直接结合或反应的靶点。发现直接靶点对精确阐明雷公藤活性成分的药理作用分子机制,有重要价值。到目前为止,已经发现了一部分雷公藤活性成分的直接靶点。如,雷公藤红素直接作用于热休克蛋白 90(HSP90)[46]、细胞分裂周期蛋白 37[47]、心肌 Kir2.1 和 HERG 钾离子通道蛋白[48]、核转录因子抑制物激酶 IKK[49]、微管蛋白(tubulin)异二聚体[50]和 c-Myc-Max 异二聚体[51]等。TP 直接作用于 dCTP 焦磷酸酶 1(dCTP pyrophosphatase 1)[52]、转录因子 TFIIH 的亚单位成分 ERCC3[53]和 MAP3K7 激酶作用蛋白 1(TAB1)[54]。雷公藤另一有效成分扁蒴藤素直接抑制单甘油酯酶[55]。对这些靶点和雷公藤活性成分相互作用机制进一步研究,有助于理解雷公藤活性成分发挥作用的化学结构基础。

总之,文献分析显示,雷公藤中多种化学成分具有药理活性,对数十种疾病或症状有效,涉及蛋白和信号通路众多,已经引起广泛关注。随研究深入,雷公藤多功效多靶点的特征将进一步显现,雷公藤对细胞内信号网络的整体调节作用将进一步明确。雷公藤化学成分药理作用研究是雷公藤转化应用的基础,需要进一步加强。

---------------------------------- 参 考 文 献 ----------------------------------

[1] Liu J, Lee J, Salazar Hernandez M A, et al. Treatment of obesity with celastrol[J]. Cell, 2015, 161(5): 999-1011.

[2] Uttarkar S, Dasse E, Coulibaly A, et al. Targeting acute myeloid leukemia with a small molecule inhibitor of the Myb/p300 interaction[J]. Blood, 2016, 127(9): 1173-1182.

[3] Carter B Z, Mak D H, Schober W D, et al. Triptolide sensitizes AML cells to TRAIL-induced apoptosis via

decrease of XIAP and p53-mediated increase of DR5[J]. Blood, 2008, 111 (7): 3742-3750.

[4] Zhang Y, Ma X. Triptolide inhibits IL-12/IL-23 expression in APCs via CCAAT/enhancer-binding protein alpha[J]. Journal of Immunology, 2010, 184 (7): 3866-3877.

[5] Valverde F, de Carlos J A, Lopez-Mascaraque L, et al. Neocortical layers I and II of the hedgehog (Erinaceus europaeus). II. Thalamo-cortical connections[J]. Anatomy and Embryology, 1986, 175 (2): 167-179.

[6] Leuenroth S J, Okuhara D, Shotwell J D, et al. Triptolide is a traditional Chinese medicine-derived inhibitor of polycystic kidney disease[J]. Proceedings of the National Academy of Sciences of the United States of America, 2007, 104 (11): 4389-4394.

[7] Rani J, Shah A B, Ramachandran S. pubmed. mineR: an R package with text-mining algorithms to analyse PubMed abstracts[J]. Journal of Biosciences, 2015, 40 (4): 671-682.

[8] Reimand J, Arak T, Adler P, et al. g: Profiler-a web server for functional interpretation of gene lists (2016 update)[J]. Nucleic Acids Research, 2016, 44 (W1): 83-89.

[9] Wang X, Jiang Z, Xing M, et al. Interleukin-17 mediates triptolide-induced liver injury in mice[J]. Food and Chemical Toxicology, 2014, 71: 33-41.

[10] Ji W, Li H, Gao F, et al. Effects of Tripterygium glycosides on interleukin-17 and $CD4^+CD25^+CD127^{low}$ regulatory T-cell expression in the peripheral blood of patients with ankylosing spondylitis[J]. Biomedical Reports, 2014, 2 (4): 517-520.

[11] Liu M, Yeh J, Huang Y, et al. Effect of triptolide on proliferation and apoptosis of angiotensin ii-induced cardiac fibroblasts in vitro: a preliminary study[J]. African Journal of Traditional, Complementary, and Alternative Medicines: Ajtcam, 2017, 14 (1): 145-154.

[12] Hu L, Wu H, Li B, et al. Dihydrocelastrol inhibits multiple myeloma cell proliferation and promotes apoptosis through ERK1/2 and IL-6/STAT3 pathways in vitro and in vivo[J]. Acta Biochimica et Biophysica Sinica, 2017, 49 (5): 420-427.

[13] Yang F, Bai X J, Hu D, et al. Effect of triptolide on secretion of inflammatory cellular factors TNF-α and IL-8 in peritoneal macrophages of mice activated by lipopolysaccharide[J]. World Journal of Emergency Medicine, 2010, 1(1): 70-74.

[14] Huang C, Wan L, Liu J. Effect of xinfeng capsule on nuclear factor Kappa B/tumor necrosis factor alpha and transforming growth factor beta 1/Smads pathways in rats with cardiac injuries induced by adjuvant arthritis[J]. Journal of Traditional Chinese Medicine, 2016, 36 (1): 92-100.

[15] Yu X, Wang Q, Zhou X, et al. Celastrol negatively regulates cell invasion and migration ability of human osteosarcoma via downregulation of the PI3K/Akt/NF-kappaB signaling pathway in vitro[J]. Oncology Letters, 2016, 12 (5): 3423-3428.

[16] Kim S H, Kang J G, Kim C S, et al. Synergistic cytotoxicity of BIIB021 with triptolide through suppression of PI3K/Akt/mTOR and NF-kappaB signal pathways in thyroid carcinoma cells[J]. Biomedicine & Pharmacotherapy, 2016, 83: 22-32.

[17] Ding X, Zhou X, Jiang B, et al. Triptolide suppresses proliferation, hypoxia-inducible factor-1alpha and c-Myc expression in pancreatic cancer cells[J]. Molecular Medicine Reports, 2015, 12 (3): 4508-4513.

[18] Han X, Sun S, Zhao M, et al. Celastrol stimulates hypoxia-inducible factor-1 activity in tumor cells by initiating the ROS/Akt/p70S6K signaling pathway and enhancing hypoxia-inducible factor-1alpha protein synthesis[J]. PloS One, 2014, 9 (11): e112470.

[19] Guo X, Xue M, Li C J, et al. Protective effects of triptolide on TLR4 mediated autoimmune and inflammatory response induced myocardial fibrosis in diabetic cardiomyopathy[J]. Journal of Ethnopharmacology, 2016, 193: 333-344.

［20］ Shen Y F, Zhang X, Wang Y, et al. Celastrol targets IRAKs to block Toll-like receptor 4-mediated nuclear factor-kappaB activation［J］. Journal of Integrative Medicine, 2016, 14 (3): 203－208.

［21］ Hongqin T, Xinyu L, Heng G, et al. Triptolide inhibits IFN-gamma signaling via the Jak/STAT pathway in HaCaT keratinocytes［J］. Phytotherapy Research, 2011, 25(11): 1678－1685.

［22］ Wang Z, Jin H, Xu R, et al. Triptolide downregulates Rac1 and the JAK/STAT3 pathway and inhibits colitis-related colon cancer progression［J］. Experimental & Molecular Medicine, 2009, 41 (10): 717－727.

［23］ Raja S M, Clubb R J, Ortega-Cava C, et al. Anticancer activity of Celastrol in combination with ErbB2－targeted therapeutics for treatment of ErbB2－overexpressing breast cancers［J］. Cancer Biology & Therapy, 2011, 11 (2): 263－276.

［24］ Xu S W, Law B Y, Mok S W, et al. Autophagic degradation of epidermal growth factor receptor in gefitinib-resistant lung cancer by celastrol［J］. International Journal of Oncology, 2016, 49 (4): 1576－1588.

［25］ Xu H, Zhao H, Lu C, et al. Triptolide inhibits osteoclast differentiation and bone resorption in vitro via enhancing the production of IL-10 and TGF-beta1 by regulatory T cells［J］. Mediators of Inflammation, 2016: 8048170.

［26］ Zhou Y, Hong Y, Huang H. Triptolide attenuates inflammatory response in membranous glomerulo-nephritis rat via downregulation of NF-kappaB signaling pathway［J］. Kidney & Blood Pressure Research, 2016, 41 (6): 901－910.

［27］ Wang Q, Xiao Y, Liu T, et al. Demethylzeylasteral ameliorates inflammation in a rat model of unilateral ureteral obstruction through inhibiting activation of the NF-kappaB pathway［J］. Molecular Medicine Reports, 2017.

［28］ Li Z, Zhang J, Tang J, et al. Celastrol increases osteosarcoma cell lysis by gammadelta T cells through up-regulation of death receptors［J］. Oncotarget, 2016, 7 (51): 84388－84397.

［29］ Wang J, Wang A, Zeng H, et al. Effect of triptolide on T-cell receptor beta variable gene mRNA expression in rats with collagen-induced arthritis［J］. Anatomical Record (Hoboken), 2012, 295 (6): 922－927.

［30］ Guo Y, Xing E, Song H, et al. Therapeutic effect of dioscin on collagen-induced arthritis through reduction of Th1/Th2［J］. International Immunopharmacology, 2016, 39: 79－83.

［31］ Abdin A A, Hasby E A. Modulatory effect of celastrol on Th1/Th2 cytokines profile, TLR2 and CD3$^+$ T-lymphocyte expression in a relapsing-remitting model of multiple sclerosis in rats［J］. European Journal of Pharmacology, 2014, 742: 102－112.

［32］ Yang Y, Ye Y, Qiu Q, et al. Triptolide inhibits the migration and invasion of rheumatoid fibroblast-like synoviocytes by blocking the activation of the JNK MAPK pathway［J］. International Immunopharmacology, 2016, 41: 8－16.

［33］ Liu M, Chen J, Huang Y, et al. Triptolide alleviates isoprenaline-induced cardiac remodeling in rats via TGF-beta1/Smad3 and p38 MAPK signaling pathway［J］. Die Pharmazie, 2015, 70 (4): 244－250.

［34］ Deng Q, Bai S, Gao W, et al. Pristimerin inhibits angiogenesis in adjuvant-induced arthritic rats by suppressing VEGFR2 signaling pathways［J］. International Immunopharmacology, 2015, 29 (2): 302－313.

［35］ Huang S, He P, Peng X, et al. Pristimerin Inhibits Prostate Cancer Bone Metastasis by Targeting PC-3 Stem Cell Characteristics and VEGF-Induced Vasculogenesis of BM-EPCs［J］. Cellular Physiology and Biochemistry, 2015, 37 (1): 253－268.

［36］ Li H, Pan G F, Jiang Z Z, et al. Triptolide inhibits human breast cancer MCF-7 cell growth via downregulation of the ER alpha-mediated signaling pathway［J］. Acta Pharmacologica Sinica, 2015, 36 (5): 606－613.

［37］ Jang S Y, Jang S W, Ko J. Celastrol inhibits the growth of estrogen positive human breast cancer cells through modulation of estrogen receptor alpha［J］. Cancer Letters, 2011, 300 (1): 57－65.

［38］ Peng X, Wang J, Li X, et al. Targeting mast cells and basophils with anti-FcepsilonRI alpha fab-conjugated celastrol-loaded micelles suppresses allergic inflammation[J]. Journal of Biomedical Nanotechnology, 2015, 11(12): 2286-2299.

[39] Kim Y, Kim K, Lee H, et al. Celastrol binds to ERK and inhibits FcepsilonRI signaling to exert an anti-allergic effect[J]. European Journal of Pharmacology, 2009, 612 (1-3): 131-142.

[40] Oride A, Kanasaki H, Purwana I N, et al. Possible involvement of mitogen-activated protein kinase phosphatase-1 (MKP-1) in thyrotropin-releasing hormone (TRH)-induced prolactin gene expression[J]. Biochemical and Biophysical Research Communications, 2009, 382 (4): 663-667.

[41] 王坚,王扬天,邵加庆,等.Graves眼病部分免疫抑制剂疗效探讨[J].中华内科杂志,2004,43(2): 125-127.

[42] Qu L, Qu F, Jia Z, et al. Integrated targeted sphingolipidomics and transcriptomics reveal abnormal sphingolipid metabolism as a novel mechanism of the hepatotoxicity and nephrotoxicity of triptolide[J]. Journal of Ethnopharmacology, 2015, 170: 28-38.

[43] Qu F, Wu C S, Hou J F, et al. Sphingolipids as new biomarkers for assessment of delayed-type hypersensitivity and response to triptolide[J]. PloS One, 2012, 7(12): e52454.

[44] Xue B, Jiao J, Zhang L, et al. Triptolide upregulates NGF synthesis in rat astrocyte cultures[J]. Neurochemical Research, 2007, 32 (7): 1113-1119.

[45] Li F Q, Cheng X X, Liang X B, et al. Neurotrophic and neuroprotective effects of tripchlorolide, an extract of Chinese herb Tripterygium wilfordii Hook F, on dopaminergic neurons[J]. Experimental Neurology, 2003, 179 (1): 28-37.

[46] Peng B, Gu Y J, Wang Y, et al. Mutations Y493G and K546D in human HSP90 disrupt binding of celastrol and reduce interaction with Cdc37[J]. FEBS Open Bio, 2016, 6(7): 729-734.

[47] Sreeramulu S, Gande S L, Gobel M, et al. Molecular mechanism of inhibition of the human protein complex Hsp90 -Cdc37, a kinome chaperone-cochaperone, by triterpene celastrol[J]. Angewandte Chemie (International ed in English), 2009, 48 (32): 5853-5855.

[48] Sun H, Liu X, Xiong Q, et al. Chronic inhibition of cardiac Kir2.1 and HERG potassium channels by celastrol with dual effects on both ion conductivity and protein trafficking[J]. The Journal of Biological Chemistry, 2006, 281 (9): 5877-5884.

[49] Lee J H, Koo T H, Yoon H, et al. Inhibition of NF-kappa B activation through targeting I kappa B kinase by celastrol, a quinone methide triterpenoid[J]. Biochemical Pharmacology, 2006, 72(10): 1311-1321.

[50] Jo H, Loison F, Hattori H, et al. Natural product Celastrol destabilizes tubulin heterodimer and facilitates mitotic cell death triggered by microtubule-targeting anti-cancer drugs[J]. PloS One, 2010, 5(4): e10318.

[51] Wang H, Teriete P, Hu A, et al. Direct inhibition of c-Myc-Max heterodimers by celastrol and celastrol-inspired triterpenoids[J]. Oncotarget, 2015, 6 (32): 32380-32395.

[52] Corson T W, Cavga H, Aberle N, et al. Triptolide directly inhibits dCTP pyrophosphatase[J]. Chembiochem, 2011, 12(11): 1767-1773.

[53] Titov D V, Gilman B, He Q L, et al. XPB, a subunit of TFIIH, is a target of the natural product triptolide [J]. Nature Chemical Biology, 2011, 7(3): 182-188.

[54] Lu Y, Zhang Y, Li L, et al. TAB1: a target of triptolide in macrophages[J]. Chemistry & Biology, 2014, 21(2): 246-256.

[55] Scalvini L, Piomelli D, Mor M. Monoglyceride lipase: Structure and inhibitors[J]. Chem Phys Lipids, 2016, 197: 13-24.

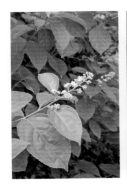

第二章
雷公藤甲素

雷公藤是中草药的瑰宝,在临床上用于因免疫因素引起的如风湿免疫病、哮喘及肾病综合征等多种难治性疾病,见效快、疗效确切,几乎没有可以替代的类似中药[1]。雷公藤甲素(triptolide,TP)是从雷公藤中提取分离到的环氧化二萜内酯化合物(图5-2-1),是临床上各种雷公藤制剂的主要活性成分,也是产生毒性的主要成分。因此,在雷公藤药理作用机制研究中,多以TP为研究对象[2]。与雷公藤其他活性成分相比,其药理作用机制研究相对深入。TP具有抗肿瘤、抗炎、免疫抑制和抗生育等多种药理作用,因其药理作用显著,得到科研工作者的极大关注。自1972年TP首次被分离和鉴定以来,世界各地的研究人员一直尝试从各个角度揭示TP多种生物活性的相关分子机制。中国知网收载1 500余篇相关论文,涉及药学、免疫学、生物学等多个领域;在SCOPUS数据库中以TP为关键词查询,截至2018年4月收载1 644篇TP相关论文,来自中国、印度、日本、美国等多个国家(图5-2-2),中国科研工作者的论文数量占到55%,其中张陆勇教授、江振洲研究员发表的TP文章数量排第三和第四,排名第一的是美国明尼苏达大学做明尼甲素研究的一位教授,排第二的是上海药物所做雷腾舒研究的李援朝教授(图5-2-3)。本部分内容从TP的药理作用特点、分子作用靶点和作用机制等方面,对近年的有关研究进行综述。

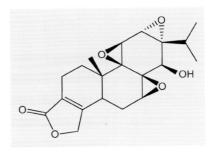

图5-2-1　TP的化学结构

作者:本章由江振洲、张陆勇、孙丽新编写。

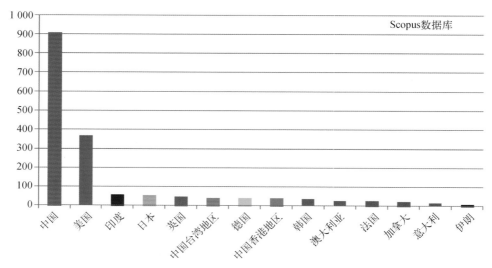

图 5-2-2　各个国家及地区发表的关于 TP 论文情况统计

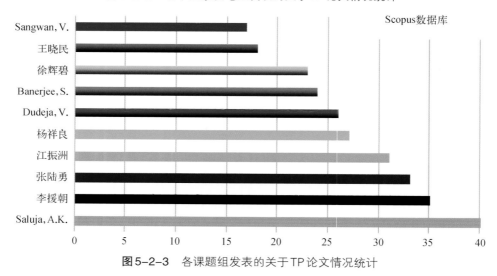

图 5-2-3　各课题组发表的关于 TP 论文情况统计

第一节　雷公藤甲素的药理作用

一、抗肿瘤活性

自从 Kupchan 等[3]首次发现 TP 的抗肿瘤活性并将其作为抗白血病药物申请专利以来，国内外学者对 TP 的抗肿瘤作用进行大量研究。体内外研究表明，TP 是一种广谱肿瘤抑制剂，对约 60 种肿瘤细胞株有抑制作用[3]。与传统抗肿瘤药物多柔比星、丝裂霉素、顺铂、紫杉醇相比，TP 有更强的抗肿瘤活性[4]；另外，有些对传统抗肿瘤药耐药的肿瘤细胞对 TP 却非常敏感。已报道的TP抗肿瘤作用主要包括抑制肿瘤细胞增殖、诱导肿瘤细胞凋亡、细胞周期阻滞、抑制血管生成和肿瘤转移、降低细胞耐药等[5,6]。

(一)TP诱导肿瘤细胞凋亡作用

TP可抑制诱导型一氧化氮合酶(iNOS)与环氧化酶2(COX-2)表达,继而减少NO和PGE$_2$的生成,诱导肿瘤细胞凋亡[7]。HAIK通过抑制NF-κB的激活促进细胞凋亡。激活caspase通路中CASP3、CASP8和CASP9可以诱导肿瘤细胞凋亡[4]。TP对Bax/Bcl-2表达进行调控,增加Bax/Bcl-2比率,从而诱导细胞凋亡的发生[8];也可通过诱导Bcl-2蛋白裂解,促进细胞色素c释放,从而介导凋亡[9];或者通过活化MAPK信号通路,诱导肿瘤细胞凋亡。有资料显示,TP能够调控p38和AKT之间的相互作用,应用p38抑制剂的实验已证实这一点。p38抑制剂能够逆转TP对p38的激活、核受体tRXRα的降解和对AKT和TNF的抑制[10]。Bcl-2蛋白家族与AKT信号传导有关,并且可以分为两类:促细胞凋亡(BAX、BIK/NBK和BID)和抗细胞凋亡(Bcl-2、Bcl-XL和Bcl-W)。之前的研究显示,TP通过抑制Bcl-2发挥抗肿瘤活性[11,12]。此外,Bcl-2家族的骨髓细胞白细胞介素-1(Mcl-1)经不同信号途径(JAK/STAT、MAP和PI3K-AKT)诱导细胞凋亡;Mcl-1与维持线粒体膜电位和减少细胞色素C释放有关,也受TP的调节。

(二)TP细胞周期阻滞作用

研究表明,TP具有细胞周期阻滞的作用。TP直接抑制除E型细胞周期蛋白外的所有细胞周期蛋白,导致结肠癌细胞中细胞周期阻滞,以及VEGF和COX-2的下调[13]。进一步研究证实,TP可以上调结肠和直肠癌细胞中P21表达,以及P21与CDK的相互作用,进而阻滞细胞周期于G1期,并伴随ERK和AKT磷酸化的减少[14]。在人多发性骨髓瘤细胞中,TP阻断了G0/G1转换,并通过影响LSD1和JMJD2B组氨酸的脱甲基化,以剂量依赖的方式抑制细胞生长[15]。有学者认为,TP通过上调细胞周期的负性调节因子CDKs、P21wap/cip1和P27-kip1而抑制肿瘤增殖[16]。除了阻滞G0/G1期,TP也可以诱导S和G2/M期停滞,机制是通过抑制Bcl-2调节人黑素瘤A375细胞中NF-κB的表达[11],以及抑制组蛋白甲基化和甲基转移酶[17]。2007年首次报道了TP与多囊蛋白-2(PC2)之间的关系。多囊肾病中的PC2功能障碍限制了Ca^{2+}的内流,导致了细胞异常增殖[18]。研究表明TP在24 h内上调P21,导致细胞周期停滞,并通过靶蛋白PC2诱导Ca^{2+}释放[19]。

(三)TP细胞抑制血管生成和肿瘤转移作用

肿瘤的生长及转移与基质金属蛋白酶(MMP)密切相关。研究表明TP可以抑制角膜基质细胞的MMP-1、MMP-2、MMP-3、MMP-9基因表达[20]。同时有研究发现趋化因子受体CXCR4和配体基质细胞衍生因子-1(SDF-1)与肿瘤细胞浸润和转移密切相关,而TP能抑制细胞SDF-1α的表达和CXCR4的水平[21]。

TP通过多种途径抑制血管形成和肿瘤迁移：抑制激活蛋白（AP）-1的形成，从而抑制VEGF在内皮细胞中合成和分泌，同时抑制原癌基因c-Jun/c-fos mRNA在内皮细胞中的表达[22]；下调具有降解血管基底膜使血管内皮细胞穿出功能的内皮细胞尿激酶型纤溶酶原激活物（u-PA）mRNA的表达，降低u-PA蛋白的生成[23]，明显抑制内皮细胞中组织型纤溶酶原激活物（t-PA）和纤溶酶原激活物抑制物-1（PA-1）蛋白表达，干预纤溶酶原激活物/纤溶酶系统，抑制血管内皮细胞的增殖和迁移[24]；抑制iNOS的表达使NO合成减少，从而抑制新生血管生成。

（四）TP与化疗药物协同作用

TP与化疗药物联合应用有协同作用[25, 26]，应用小剂量的TP就能明显增强一些化疗药物敏感性，而不增加药物毒性。TP和氟尿嘧啶在体内外联合应用或单用都能显著抑制结肠癌细胞的增殖，并显著诱导其凋亡；且低浓度联合应用优于单用，有协同促进肿瘤细胞凋亡作用。TP可能通过抑制PI3K/AKT/NF-κB通路提高药物敏感性[27]。在p53基因野生型肿瘤细胞株中，TP抑制抗肿瘤药物如顺铂对p53转录活性的激活，致使p21表达降低，进而激活JNK和BAX促进细胞凋亡[28]。ERK2信号通路激活也可能是TP增加药物敏感性的原因[29]。TP增加肿瘤细胞对药物敏感性的分子机制，仍需要进一步深入探索。

二、抗炎作用

在动物模型实验中，TP能显著抑制佐剂性关节炎[30]、胶原诱导的关节炎[31]；对实验动物的变态反应性及接触性皮炎也非常有效。TP对炎症本身有直接的对抗作用，对炎症时血管通透性增加、炎症细胞趋化、前列腺素和其他炎症介质产生和释放、血小板聚集及炎症后期纤维增生等，具有明显的抑制作用。研究发现，TP通过抑制NF-κB而下调炎症细胞因子[32]。LPS（50 ng/mL）给药后，TP（10～50 nM, 24 h）可以通过抑制NF-κB活性来抑制NO产生和NOS表达[33]。另外，TP可抑制COX-2和PGE2表达[34]，并且降低COX-2 mRNA稳定性[35]。在人滑膜成纤维细胞和小鼠巨噬细胞中，TP（28～140 nM, 24 h）抑制IL-1α和LPS诱导的MMP-1和MMP-3磷酸化[36]，也可抑制MMP-13的表达[37]；这是TP可以用于治疗RA的机制之一。此外，TP可以改善纤维化的症状，并抑制博来霉素诱导的TGF-β表达[38]，在由TGF-β（5 ng/mL）刺激的肾纤维化中，TP通过下调SMAD2来抑制细胞外基质形成[39]。TP在其他纤维化疾病，如肾间质纤维化中，也显示抗纤维化活性，可降低α-平滑肌肌动蛋白、TGF-β1、CTGF和MCP-1表达[40]。此外，TP通过HaCaT细胞中的JAK/STAT途径阻断IFN-γ诱导的炎症反应，抑制IFN-γ、p-JAK2和p-STAT1的表达[41]。另外，在椎间盘退变中，TP显著抑制IL-6/8、MMPs、PGE₂和TLR2/4的表达，并影响MAPK、p38和ERK通路[42]。体外实验表明，TP能抑制LPS刺激后巨噬细胞IL-1α、IL-1β、

TNF-α和IL-6等促炎性细胞因子表达[36]，也能抑制人支气管上皮细胞在PMA诱导后TNF-α、IL-8、血管内皮生长因子（VEGF）、粒细胞-巨噬细胞集落刺激因子（GM-CSF）等多种细胞因子的产生[43]。

三、免疫抑制作用

多年的实验室研究发现，TP免疫抑制活性非常强。该化合物的免疫抑制作用具有多靶点、多部位的特点，既能影响T淋巴细胞、树突细胞及B淋巴细胞等多种细胞，又能抑制多种细胞因子、黏附分子及趋化因子的分泌[44]。

（一）对T淋巴细胞影响

TP对T淋巴细胞的作用是其免疫抑制作用的中心环节，主要通过抑制T淋巴细胞的活化，诱导T淋巴细胞凋亡及激活抑制性Treg细胞而实现的。TP对已活化的T淋巴细胞的抑制作用最强，而对于静止期T淋巴细胞并不明显。俞瑜等[45]研究表明TP能同时抑制小鼠T淋巴细胞早期活化标志CD69、CD25及细胞因子IL-2、IFN-γ的mRNA表达。IL-2是细胞免疫的重要影响因素，T淋巴细胞增殖主要由IL-2介导；TP发挥免疫抑制作用的途径之一就是抑制IL-2。TP（20 ng/mL）对佛波酯（PMA）/onomycin刺激的Jurket T细胞的IL-2蛋白和mRNA表达抑制率达到80%[46]。TP可使活化的T淋巴细胞发生细胞凋亡，对活化的CD4+、CD8+T细胞均能诱导凋亡，作用无特异性，且诱导凋亡与TP呈浓度依赖性；而对处于静止状态的T淋巴细胞影响较小[47, 48]。TP可通过激活凋亡蛋白酶Caspases诱导外周T淋巴细胞凋亡，而对胸腺细胞无影响[49]。介导免疫耐受的调节性T细胞（regulatory cell，Treg）和介导炎症反应的Th17细胞在功能上和分化过程中相互对抗，机体处于正常状态下两者保持平衡，但机体发生功能异常时常表现出Treg/Th17失衡。研究发现，TP对Th17/Treg细胞平衡具有调节作用。在治疗剂量下，TP连续给药可抑制Th17细胞分化，促进小鼠Treg细胞生成[50, 51]；但在毒性剂量下，TP单次给药可造成肝脏Th17/Treg细胞比值升高，Treg细胞减少[52, 53]。

（二）对B淋巴细胞影响

人体内T淋巴细胞介导的细胞免疫和B淋巴细胞介导的体液免疫相互联系、相互依存。TP对体液免疫的影响主要表现在以下方面：① 抑制B淋巴细胞的增殖及抗体的形成[54, 55]。研究表明，TP可抑制B淋巴细胞分化，并抑制免疫球蛋白IgA、IgG和IgM的产生，抑制脾脏、血浆中B淋巴细胞的活化，从而减轻小鼠急性抗体介导的排斥反应[56]。② 对B淋巴细胞表面分子的影响。CD80、CD86是参与抗原提呈及免疫反应的重要共刺激分子，他们共同刺激T淋巴细胞，使其增殖、分化并产生相关细胞因子参与免疫反应；TP可下调CD80及CD86的表达水平，抑制T淋巴细胞的增殖反应[57]。

（三）对树突状细胞的影响

树突状细胞（DC）是具有捕获、加工和呈递功能的抗原提呈细胞，对激发T淋巴细胞免疫应答具有重要意义。TP对DC的抑制作用主要体现在以下3个方面。

1. 诱导DC凋亡

TP通过p38 MAP激酶磷酸化-Caspase 3的活化途径促进正常DC发生凋亡，具有时间和剂量依赖性，从而在抗原呈递细胞的环节上阻止T淋巴细胞激活和扩增。

2. 抑制DC成熟

研究显示，高剂量TP阻止体外培养中单核细胞向DC发育，使DC的发育生成受阻，阻断细胞的成熟过程。TP通过下调CD80和CD86表达，降低DC对T淋巴细胞的刺激功能。由于CD80在刺激炎症反应和肿瘤免疫中作用较强，在某些自身免疫性疾病中起着关键的作用；而CD86在DC上的持续表达是启动T细胞免疫应答的重要分子。因此，TP对DC表达CD80和CD86的调节作用，可能解释在临床上雷公藤能作为免疫抑制剂治疗自身免疫性疾病和器官移植的原因。另外，TP阻止了未成熟DC在受到LPS刺激后细胞表面CD83的表达，使DC在形态上表现为不成熟。TP可以抑制LPS诱导的DC因子和趋化因子的分泌和趋化因子受体的表达，并显著抑制DC迁移到脾脏和淋巴结等二级淋巴器官，从而降低与T、B淋巴细胞接触机会，诱导机体的免疫抑制[58]。

3. 促进调节性DC分泌免疫抑制性因子

根据分泌细胞因子的不同，可将DC分为以生成IL-10为主的$CD11c^{low}CD45RB^{high}DC$和以生成IL-12为主的$CD11c^{high}CD45RB^{low}DC^{[59]}$。$CD11c^{low}CD45RB^{high}DC$表面表达低水平的CD80、CD86和MHC Ⅱ Q分子。TP还可促进$CD11c^{low}CD45RB^{high}DC$分泌IL-10，诱导$CD4^{+}T$淋巴细胞向Th2型分化。上述结果提示，TP可通过激活$CD11c^{low}CD45RB^{high}DC$介导机体产生免疫抑制[60]。

第二节 雷公藤甲素的药理作用靶点

一、基于NF-κB转录调控的靶点

NF-κB是一种核转录因子，调控多种参与免疫反应早期和炎症反应各阶段的炎性因子的转录，包括TNF-α、IL-2等，是机体免疫反应的核心调控因子。研究[61]表明，TP能够显著抑制NF-κB转录活性，导致T细胞分泌的IL-1β、IL-6、IFN-γ等炎性因子减少，从而抑制炎症反应。以NF-κB为代表的转录因子能够同时调节数十个基因的表达，位于基因调控网络的枢纽位置；因此，人们将其列为TP药理作用的核心靶分子。此外，TP还可抑制

HSF1（heat shock factor 1）、AP-1、NF-AT等多种转录因子的活性,从而引起下游信号通路的改变。

在不同肿瘤细胞和动物模型中,研究人员发现,TP不仅能够抑制NF-κB,转录活性,还可通过HuR蛋白对炎性分子进行转录后调控,降低炎性因子的mRNA稳定性,从而减少炎性因子的表达[62]。

二、RNA聚合酶Ⅱ

Crews等发现TP通过抑制RNA聚合酶Ⅱ（RNA polymerase Ⅱ）Ser^2位点的磷酸化而抑制RNA聚合酶Ⅱ的转录活性[63]。Stephane等进一步证实,TP能够显著降低肿瘤细胞内由RNA聚合酶Ⅱ催化的mRNA的表达[64,65]。

三、XBP

2011年研究[66]发现TP可以与通用转录因子TFIIH大亚基XPB直接结合,并引起RNA聚合酶Ⅱ（RNAPⅡ）大亚基RPB1降解。XBP具有ATP酶和DNA解旋酶双重活性,参与RNA聚合酶Ⅱ依赖转录起始过程中DNA超螺旋的解旋,因而参与了许多编码基因的转录起始过程。TP降低RPB1水平与其细胞毒活性紧密相关,即阻滞RNAPⅡ于基因的启动子处,减少基因启动子和外显子处染色质结合的RNAPⅡ,增加RPB1羧基末端结构域的磷酸化和泛素化。该机制可以很好地解释TP包括其强效抗肿瘤在内的多重治疗学特性[67]。

四、热休克蛋白70

热休克蛋白70（HSP70）具有细胞保护功能,能够帮助蛋白质正确折叠,在各种肿瘤中高度表达[68]。使用siRNA或各种天然/人造抑制剂下调HSP70可以抑制甚至逆转肿瘤的发展,这表明抑制HSP70在疾病治疗中的意义[69]。已有研究报道,在各种实体瘤尤其是胰腺肿瘤中,TP的抗肿瘤活性与抑制HSP70密切相关[4,70]。体内和体外试验数据显示,TP可以抑制胰腺肿瘤的生长,其机制是抑制HSP70的表达,以及经线粒体凋亡途径增加Caspase-3活性和细胞色素c的释放,但是不影响正常胰腺细胞存活[71]。此外,TP下调HSP70并抑制神经母细胞瘤生长,且没有副作用[72]。然而,TP介导的HSP70抑制机制尚不清楚。miRNA在基因转录调控中起重要作用;研究人员应用miRNA技术发现TP增加了miR-142-3p（与HSP70结合的一种miRNA）的表达,从而抑制PDAC细胞中的HSP70,这种机制与HSF1无关[73]。因此,目前尚不清楚TP是否通过HSF1途径抑制HSP70。另外,TP抑制SP1的糖基化（一种由于翻译后修饰而在肿瘤细胞中过度表达的转录因子）,随后下调NF-κB和HSP70表达,最终杀死癌细胞（S2-013和S2-VP10）[74]。

第三节　结语与展望

综上所述,TP通过自身独特的化学结构与其靶蛋白结合,发挥强大的抗肿瘤、抗炎、免疫抑制及抗生育等生物活性。随着人们对雷公藤不良反应及治疗窗窄等诸多问题的逐渐认识,使得越来越多的学者开始重视雷公藤的基础性研究,今后TP的研究将主要围绕以下三个方向。

一、TP作用靶点筛选与确认

目前报道TP能影响的信号通路很多,但究竟哪条信号通路起主要作用或具有普遍性,仍有待深入研究。

二、TP与其他药物联合应用的方案研究

TP因其独特的抗肿瘤作用机制,与现有化疗药物联用有可能产生协同抗肿瘤作用,从而达到减毒增效作用。

三、结构修饰

通过TP的结构修饰以增强其靶向性,是结构改造的重点方向。通过对其结构修饰、剂量调整及药物配伍优化等方法减少不良反应的发生,最大程度发挥雷公藤制剂的治疗作用,是今后科研工作者的研究重点(表5-2-1)。

表5-2-1　参与TP不同药理作用的调控基因

药理作用	调控基因	现象	模型
抗肿瘤	Bcl-2、JAK2、Mcl-1	细胞周期停滞,诱导细胞凋亡	A375细胞,人类骨髓增殖细胞[11,75]
	P21	G1周期阻滞	大肠癌细胞[8]
	组蛋白甲基转移酶	G2/M周期阻滞	U266细胞[76]
	MMP7、19	上调E-钙黏蛋白	卵巢癌细胞[77]
	MKP-1、ERK、JNK	炎症反应下调	海马细胞[78]

（续表）

药理作用	调控基因	现象	模型
抗肿瘤	HSP70、HSF1	上调胱天蛋白酶-3和细胞色素c	人类组织培养细胞[79]
	NF-κB	下调iNOS、COX-2	肿瘤细胞[80]
	HER2	下调PI3K、Akt	卵巢癌细胞[81]
	SENP1	下调AR、c-Jun	PC-3细胞系[82]
	RPII	Rpb1降解	HeLa细胞[65]
	XIAP	下调MDM2	ALL细胞[83]
	FAK	激活半胱天冬酶	MCF-7乳腺癌细胞[84]
炎症反应	MMPs	下调IL-1α、IL-1β、TNF-α、IL-6	小鼠巨噬细胞，关节炎小鼠[85]
	COX-2	下调TNF-α	A549 cells
	miR155	炎性细胞因子下调	IL-10缺陷小鼠[86]
	Smad2	抑制Smad2	NRK-49F细胞[87]
	IL-6/STAT3Jak/STAT	下调IL-17、IFN-γ	IL-10缺陷小鼠，HaCaT角质形成细胞[88,89]
免疫调节	MAPK、ERK	下调IL-6/8、PGE$_2$、TLR2/4	人类椎间盘细胞[42]
	TAB1	抑制炎症反应	巨噬细胞[90]
	STAT3	下调IL-17	Th17细胞
	NF-κB、PI3K-AKT	下调CCR7、CCL19/MIP-3β，上调IL-10	树突状细胞[85,91]
	C3、CD40、B7h	下调TNF-α	人近端肾小管上皮细胞[92]

------------------------------- 参 考 文 献 -------------------------------

[1] 郑家润.雷公藤的药理毒理及其新药应用研究［C］.第四次全国雷公藤学术会议,上海,2004.

[2] 丁虹,吴建元,童静,等.雷公藤甲素急性毒性及其机制研究［J］.中药材,2004,27(2):115-118.

[3] Kupchan S M, Court W A, Dailey R G, Jr., et al. Triptolide and tripdiolide, novel antileukemic diterpenoid triepoxides from *Tripterygium wilfordii*［J］. J Am Chem Soc, 1972, 94(20): 7194, 7195.

[4] Yang S, Chen J, Guo Z, et al. Triptolide inhibits the growth and metastasis of solid tumors［J］. Molecular Cancer Therapeutics, 2003, 2(1): 65-72.

［ 5 ］ Meng C C, Cheng H, et al. Targets and molecular mechanisms of triptolide in cancer therapy［J］. Chinese Journal of Cancer Research, 2014, 26(5): 622－626.

［ 6 ］ 骆永伟, 施畅, 廖明阳. 雷公藤甲素抗肿瘤作用机制研究进展［J］. 中国中药杂志, 2009, 34(16): 2024－2026.

［ 7 ］ Tong X, Zheng S E, Jin J, et al. Triptolide inhibits cyclooxygenase-2 and inducible nitric oxide synthase expression in human colon cancer and leukemia cells［J］. Acta Biochimica et Biophysica Sinica, 2007, 39(2): 89－95.

［ 8 ］ Liang X H, Huang X H. The effect of triptolide on the proliferation, apoptosis and the expression of Bcl-2/BAX of human choriocarcinoma cell line JAR in vitro［J］. Acta Universitatis Medicinalis Nanjing, 2011, 31(2): 165, 166.

［ 9 ］ Wan C K, Wang C, Cheung H Y, et al. Triptolide induces Bcl-2 cleavage and mitochondria dependent apoptosis in p53－deficient HL-60 cells［J］. Cancer Letters, 2006, 241(1): 31－41.

［ 10 ］ Lu N, Liu J, Liu J, et al. Antagonist effect of triptolide on AKT activation by truncated retinoid X receptor-alpha［J］. Plos One, 2012, 7(4): e35722.

［ 11 ］ Tao Y, Zhang M L, Ma P C, et al. Triptolide inhibits proliferation and induces apoptosis of human melanoma A375 cells［J］. Asian Pacific Journal of Cancer Prevention Apjcp, 2012, 13(4): 1611－1615.

［ 12 ］ Carter B Z, Mak D H, Schober W D, et al. Triptolide induces caspase-dependent cell death mediated via the mitochondrial pathway in leukemic cells［J］. Blood, 2006, 108(2): 630－637.

［ 13 ］ Sara M, Johnson X W, B. Mark Evers. Triptolide inhibits proliferation and migration of colon cancer cells by inhibition of cell cycle regulators and cytokine receptors［J］. Journal of Surgical Research, 2011, 168(2): 197－205.

［ 14 ］ Martínez-Montero S, Fernández S, Sanghvi YS, et al. Triptolide inhibits colon-rectal cancer cells proliferation by induction of G1 phase arrest through upregulation of p21［J］. Phytomedicine, 2012, 19(8－9): 756－762.

［ 15 ］ Zhang C. Triptolide induces cell-cycle arrest and apoptosis of human multiple myeloma cells in vitro via altering expression of histone demethylase LSD1 and JMJD2B［J］. Acta Pharmacologica Sinica, 2012, 33(1): 109－119.

［ 16 ］ Liu Y, Zeng L L, Chen Y, et al. Triptolide inhibits cell growth and induces G0－G1 arrest by regulating P21wap1/cip1 and P27 kip1 in human multiple myeloma RPMI-8226 cells［J］. Chinese Journal of Cancer Research, 2010, 22(2): 141－147.

［ 17 ］ Zhao F, Chen Y, Zeng L L, et al. Role of triptolide in cell proliferation, cell cycle arrest, apoptosis and histone methylation in multiple myeloma U266 cells［J］. European Journal of Pharmacology, 2010, 646(1－3): 1－11.

［ 18 ］ Lanoix J, D'Agati V, Szabolcs M, et al. Dysregulation of cellular proliferation and apoptosis mediates human autosomal dominant polycystic kidney disease (ADPKD)［J］. Oncogene, 1996, 13(6): 1153－1160.

［ 19 ］ Leuenroth S J, Okuhara D, Shotwell J D, et al. Triptolide is a traditional chinese medicine-derived inhibitor of polycystic kidney disease［J］. Proceedings of the National Academy of Sciences of the United States of America, 2007, 104(11): 4389－4394.

［ 20 ］ Lu Y, Fukuda K, Seki K, et al. Inhibition by triptolide of IL-1 induced collagen degradation by corneal fibroblasts［J］. Investigative Ophthalmology & Visual Science, 2003, 44(12): 5082－5088.

［ 21 ］ Zhang C, Cui G H, Liu F, et al. Inhibitory effect of triptolide on lymph node metastasis in patients with non-Hodgkin lymphoma by regulating SDF-1/CXCR4 axis in vitro［J］. Acta pharmacologica sinica, 2006, 27(11): 1438－1446.

［22］ Hu K B, Liu Z H, Guo X H, et al. Triptolide inhibits vascular endothelial growth factor expression and production in endothelial cells［J］. Acta Pharmacol Sin, 2001, 22(7): 651−656.

［23］ 丁怡, 张建成, 侯立军, 等. 雷公藤甲素对血管生成的抑制作用［J］. 生物医学工程学杂志, 2005, 22 (4): 778−781.

［24］ 曹永亮, 张杰, 赵庆亮, 等. 雷公藤内酯醇对血管内皮细胞t−PA、PAI−1蛋白表达的影响［J］. 眼科新进展, 2007, 27(1): 15−18.

［25］ Fidler J M, Li K, Chung C, et al. PG490−88, a derivative of triptolide, causes tumor regression and sensitizes tumors to chemotherapy［J］. Molecular Cancer Therapeutics, 2003, 2(9): 855−862.

［26］ Xu B, Guo X, Mathew S, et al. Triptolide simultaneously induces reactive oxygen species, inhibits NF-kappaB activity and sensitizes 5-fluorouracil in colorectal cancer cell lines［J］. Cancer Letters, 2010, 291(2): 200−208.

［27］ Yang M, Huang J, Pan H Z, et al. Triptolide overcomes dexamethasone resistance and enhanced PS-341−induced apoptosis via PI3k/Akt/NF-kappaB pathways in human multiple myeloma cells［J］. International Journal of Molecular Medicine, 2008, 22(4): 489−496.

［28］ Matsui Y, Watanabe J, Ikegawa M, et al. Cancer-specific enhancement of cisplatin-induced cytotoxicity with triptolide through an interaction of inactivated glycogen synthase kinase-3 beta with p53［J］. Oncogene, 2008, 27(33): 4603−4614.

［29］ Frese S, Pirnia F, Miescher D, et al. PG490−mediated sensitization of lung cancer cells to Apo2L/TRAIL-induced apoptosis requires activation of ERK2［J］. Oncogene, 2003, 22(35): 5427−5435.

［30］ Liu M, Dong J, Yang Y, et al. Anti-inflammatory effects of triptolide loaded poly(D, L-lacticacid) nanoparticles on adjuvant-induced arthritis in rats［J］. Journal of Ethnopharmacology, 2005, 97(2): 219−225.

［31］ Gu W Z, Brandwein S R. Inhibition of type II collagen-induced arthritis in rats by triptolide［J］. International Journal of Immunopharmacology, 1998, 20(8): 389−400.

［32］ Ma T Y, Iwamoto G K, Hoa N T, et al. TNF-alpha-induced increase in intestinal epithelial tight junction permeability requires NF-kappa B activation［J］. Am J Physiol Gastrointest Liver Physiol, 2004, 286(3): G367.

［33］ Kim Y H, Lee SHLee J Y, Choi SW, et al. Triptolide inhibits murine-inducible nitric oxide synthase expression by down-regulating lipopolysaccharide-induced activity of nuclear factor-kappaB and c-Jun NH(2)-terminal kinase［J］. European Journal of Pharmacology, 2004, 494(1): 1−9.

［34］ Geng Y, Fang M, Wang J, et al. Triptolide down-regulates COX-2 expression and PGE$_2$ release by suppressing the activity of NF−κB and MAP kinases in lipopolysaccharide-treated PC12 cells［J］. Phytotherapy Research, 2012, 26(3): 337−343.

［35］ Sun L, Shuang Z, Jiang Z, et al. Triptolide inhibits COX-2 expression by regulating mRNA stability in TNF-α-treated A549 cells［J］. Biochem Biophys Res Commun, 2011, 416(1): 99−105.

［36］ Lin N, Sato T, Ito A. Triptolide, a novel diterpenoid triepoxide from *Tripterygium wilfordii* Hook f. suppresses the production and gene expression of pro-matrix metalloproteinases 1 and 3 and augments those of tissue inhibitors of metalloproteinases 1 and 2 in human syn［J］. Arthritis & Rheumatism, 2001, 44(9): 2193−21200.

［37］ Lin N, Liu C, Xiao C, et al. Triptolide, a diterpenoid triepoxide, suppresses inflammation and cartilage destruction in collagen-induced arthritis mice［J］. Biochem Pharmacol, 2007, 73(1): 136−146.

［38］ Krishna G, Liu K, Shigemitsu H, et al. PG490−88, a Derivative of triptolide, blocks bleomycin-induced lung fibrosis［J］. American Journal of Pathology, 2001, 158(3): 997−1004.

［39］ Zhu B, Wang Y J, Zhu C F, et al. Triptolide inhibits extracellular matrix protein synthesis by suppressing the Smad2 but not the MAPK pathway in TGF-beta1-stimulated NRK-49F cells［J］. Nephrology, dialysis, transplantation: official publication of the European Dialysis and Transplant Association-

European Renal Association, 2010, 25(10): 3180−3191.

［40］ Joacute Zsef L, Khreiss T, Fournier A. Triptolide attenuates renal interstitial fibrosis in rats with unilateral ureteral obstruction［J］. Nephrology, 2011, 16(2): 200−210.

［41］ Hongqin T, Xinyu L, Heng G, et al. Triptolide inhibits IFN−γ signaling via the Jak/STAT pathway in HaCaT keratinocytes［J］. Phytotherapy Research, 2011, 25(11): 1678−1685.

［42］ Klawitter M, Quero L, Klasen J, et al. Triptolide exhibits anti-inflammatory, anti-catabolic as well as anabolic effects and suppresses TLR expression and MAPK activity in IL−1β treated human intervertebral disc cells［J］. European Spine Journal, 2012, 21(6): 850−859.

［43］ Zhao G, Vaszar L T, Qiu D, et al. Anti-inflammatory effects of triptolide in human bronchial epithelial cells ［J］. Am J Physiol Lung Cell Mol Physiol, 2000, 279(5): 958−966.

［44］ Ziaei S, Halaby R. Immunosuppressive, anti-inflammatory and anti-cancer properties of triptolide: A mini review［J］. Avicenna Journal of Phytomedicine, 2015, 6(2): 149−164.

［45］ 俞瑜,曾耀英,刘良,等.雷公藤甲素对小鼠淋巴细胞体外活化的抑制作用［J］.中药材,2005,28(6): 499−502.

［46］ Qiu D, Zhao G, Aoki Y, et al. Immunosuppressant PG490 (triptolide) inhibits T-cell interleukin-2 expression at the level of purine-box/nuclear factor of activated T-cells and NF-kappaB transcriptional activation［J］. The Journal of Biological Chemistry, 1999, 274(19): 13443−13450.

［47］ Zhou J, Xiao C, Zhao L, et al. The effect of triptolide on CD4[+] and CD8[+] cells in Peyer's patch of SD rats with collagen induced arthritis［J］. International Immunopharmacology, 2006, 6(2): 198−203.

［48］ Liu Q, Chen T, Chen G, et al. Immunosuppressant triptolide inhibits dendritic cell-mediated chemoattraction of neutrophils and T cells through inhibiting Stat3 phosphorylation and NF-kappaB activation［J］. Biochemical & Biophysical Research Communications, 2006, 345(3): 1122−1130.

［49］ Yang Y, Liu Z H, Tolosa E, et al. Triptolide induces apoptotic death of T lymphocyte［J］. Immunopharmacology, 1998, 40(2): 139−149.

［50］ Wang Y, Jia L, Wu C Y. Triptolide inhibits the differentiation of Th17 cells and suppresses collagen-induced arthritis［J］. Scandinavian Journal of Immunology, 2008, 68(4): 383−390.

［51］ 张静,付妤,邹开芳,等.雷公藤甲素对小鼠实验性结肠炎 Th17/Treg 的调节作用［J］.胃肠病学和肝病学杂志,2011,20(12): 1118−1121.

［52］ Wang X, Jiang Z, Cao W, et al. Th17/Treg imbalance in triptolide-induced liver injury［J］. Fitoterapia, 2014, 93(3): 245−351.

［53］ Wang X, Sun L, Zhang L, et al. Effect of adoptive transfer or depletion of regulatory T cells on triptolide-induced liver injury［J］. Frontiers in Pharmacology, 2016, 7(e39307): 99.

［54］ 刘春芳,林娜,贾红伟,等.雷公藤甲素对Ⅱ型胶原诱导性关节炎小鼠免疫功能的影响［J］.中国中医药信息杂志,2004,11(7): 602−604.

［55］ 徐瑞宏,张堂德,詹青松,等.雷公藤内酯醇对系统性红斑狼疮病人 B 细胞表达 CD86 分子的影响［J］.中华风湿病学杂志,2003,7(5): 275−277.

［56］ Zhao D, Li S, Liao T, et al. Triptolide alleviating acute antibody mediated rejection by inhibition of B cell activation in presensitized recipients［M］. Am J Transplant. 2017.

［57］ Zuo J P, Liu J, Wu Q L, et al. Triptolide suppresses CD80 and CD86 expressions and IL−12 production in THP−1 cells［J］. Acta pharmacologica sinica, 2005, 26(2): 223−227.

［58］ 刘秋燕,曹雪涛.雷公藤内酯醇对 TLR4 介导的 DC 功能的抑制作用及相关机制研究［C］.中华医学会第十二次全国皮肤性病学术会议,合肥,2006.

［59］ Wakkach A, Fournier N, Brun V, et al. Characterization of dendritic cells that induce tolerance and T regulatory 1 cell differentiation in vivo[J]. Immunity, 2003, 18(5): 605-617.

[60] 赵轶雯,史振伟,刘庆阳.雷公藤甲素对调节性树突细胞的免疫效应及其机制研究[J].解放军医学杂志,2012,37(10): 962-965.

[61] Liu H, Liu Z H, Chen Z H, et al. Triptolide: a potent inhibitor of NF-kappa B in T-lymphocytes[J]. Acta pharmacologica sinica, 2000, 21(9): 782-786.

[62] Sun L, Shuang Z, Jiang Z, et al. Triptolide inhibits COX-2 expression by regulating mRNA stability in TNF-α-treated A549 cells[J]. Biochem Biophys Res Commun, 2011, 416(1): 99-105.

[63] Leuenroth S J, Crews C M. Triptolide induced transcriptional arrest is associated with changes in nuclear sub-structure[J]. Cancer Research, 2008, 68(13): 5257-5266.

[64] Vispé S, Devries L, Créancier L, et al. Triptolide is an inhibitor of RNA polymerase I and II-dependent transcription leading predominantly to down-regulation of short-lived mRNA[J]. Molecular Cancer Therapeutics, 2009, 8(10): 2780-2790.

[65] Wang Y, Liu J J, He L. Triptolide (TPL) inhibits global transcription by inducing proteasome-dependent degradation of RNA polymerase II (Pol II)[J]. PloS One, 2011, 6(9): e23993.

[66] Titov D V, Gilman B, He Q L, et al. XPB, a subunit of TFIIH, is a target of the natural product triptolide [J]. Nature Chemical Biology, 2011, 7(3): 182-188.

[67] Manzo S G, Zhou Z L, Wang Y Q, et al. Natural product triptolide mediates cancer cell death by triggering CDK7-dependent degradation of RNA polymerase II[J]. Cancer Research, 2012, 72(20): 5363-5373.

[68] Mayer M P, Bukau B. Hsp70 chaperones: Cellular functions and molecular mechanism[J]. Cellular and Molecular Life Sciences, 2005, 62(6): 670-684.

[69] Goloudina A R, Demidov O N, Garrido C. Inhibition of HSP70: a challenging anti-cancer strategy[J]. Cancer Letters, 2012, 325(2): 117-124.

[70] Westerheide S D, Kawahara T L, Orton K, et al. Triptolide, an inhibitor of the human heat shock response that enhances stress-induced cell death[J]. Journal of Biological Chemistry, 2006, 281(14): 9616-9622.

[71] Phillips P A, Dudeja V, Mccarroll J A, et al. Triptolide induces pancreatic cancer cell death via inhibition of heat shock protein 70[J]. Cancer Research, 2007, 67(19): 9407-9416.

[72] Antonoff M B, Chugh R C D. Triptolide therapy for neuroblastoma decreases cell viability in vitro and inhibits tumor growth in vivo[J]. Journal of Surgical Research, 2009, 146(2): 282-290.

[73] Mackenzie T N, Mujumdar N, Banerjee S, et al. Triptolide induces the expression of miR-142-3p: a negative regulator of heat shock protein 70 and pancreatic cancer cell proliferation[J]. Molecular Cancer Therapeutics, 2013, 12(7): 1266-1275.

[74] Banerjee S, Sangwan V, Mcginn O, et al. Triptolide-induced cell death in pancreatic cancer is mediated by O-GlcNAc modification of transcription factor Sp1[J]. Journal of Biological Chemistry, 2013, 288(47): 33927-33938.

[75] Chen Q, Lu Z, Jin Y, et al. Triptolide inhibits Jak2 transcription and induces apoptosis in human myeloproliferative disorder cells bearing Jak2V617F through caspase-3-mediated cleavage of Mcl-1[J]. Cancer Letters, 2010, 291(2): 246-255.

[76] Fei Z, Yan C, Zeng L, et al. Role of triptolide in cell proliferation, cell cycle arrest, apoptosis and histone methylation in multiple myeloma U266 cells[J]. European Journal of Pharmacology, 2010, 646(1-3): 1-11.

[77] Zhao H, Yang Z, Wang X, et al. Triptolide inhibits ovarian cancer cell invasion by repression of matrix metalloproteinase 7 and 19 and upregulation of E-cadherin[J]. Experimental & Molecular Medicine, 2012, 44(11): 633-641.

[78] Zhao Q, Shepherd E G, Manson M E, et al. The role of mitogen-activated protein kinase phosphatase-1

in the response of alveolar macrophages to lipopolysaccharide: attenuation of proinflammatory cytokine biosynthesis via feedback control of p38[J]. Journal of Biological Chemistry, 2005, 280(9): 8101－8108.

[79]　Westerheide S D, Kawahara T L, Orton K, et al. Triptolide, an inhibitor of the human heat shock response that enhances stress-induced cell death.[J]. Journal of Biological Chemistry, 2006, 281(14): 9616－9622.

[80]　Tong X M, Shui'er, et al. Triptolide Inhibits Cyclooxygenase-2 and Inducible Nitric Oxide Synthase Expression in Human Colon Cancer and Leukemia Cells[J]. Acta Biochimica et Biophysica Sinica, 2007, 39(2): 89－95.

[81]　Ou C C, Chen Y W, Hsu S C, et al. Triptolide Transcriptionally Represses HER2 in Ovarian Cancer Cells by Targeting NF－κB[J]. Evid Based Complement Alternat Med, 2012, 2012(20): 1－10.

[82]　Huang W, He T, Chai C, et al. Triptolide inhibits the proliferation of prostate cancer cells and down-regulates SUMO-specific protease 1 expression[J]. PloS One, 2012, 7(5): e37693.

[83]　Huang M, Zhang H, Liu T, et al. Triptolide inhibits MDM2 and induces apoptosis in acute lymphoblastic leukemia cells through a p53－independent pathway[J]. Molecular Cancer Therapeutics, 2013, 12(2): 184.

[84]　Tan B J, Tan B H, Chiu G N. Effect of triptolide on focal adhesion kinase and survival in MCF-7 breast cancer cells.[J]. Oncology Reports, 2011, 26(5): 1315.

[85]　Lin N, Liu C, Xiao C, et al. Triptolide, a diterpenoid triepoxide, suppresses inflammation and cartilage destruction in collagen-induced arthritis mice[J]. Biochem Pharmacol, 2007, 73(1): 136－146.

[86]　Wu R, Li Y, Guo Z, et al. Triptolide ameliorates ileocolonic anastomosis inflammation in IL-10 deficient mice by mechanism involving suppression of miR-155/SHIP-1 signaling pathway[J]. Molecular Immunology, 2013, 56(4): 340－346.

[87]　Zhu B, Wang Y J, Zhu C F, et al. Triptolide inhibits extracellular matrix protein synthesis by suppressing the Smad2 but not the MAPK pathway in TGF-beta1－stimulated NRK-49F cells[J]. Nephrology, Dialysis, Transplantation: Official Publication of the European Dialysis and Transplant Association-European Renal Association, 2010, 25(10): 3180－3191.

[88]　Li Y, Yu C, Zhu W M, et al. Triptolide ameliorates IL-10-deficient mice colitis by mechanisms involving suppression of IL-6/STAT3 signaling pathway and down-regulation of IL-17[J]. Molecular Immunology, 2010, 47(15): 2467－2474.

[89]　Tu H, Li X, Gu H, et al. Triptolide Inhibits IFN-γ Signaling via the Jak/STAT Pathway in HaCaT Keratinocytes[J]. Phytotherapy Research, 2011, 25(11): 1678－1685.

[90]　Lu Y, Zhang Y, Li L, et al. TAB1: A target of triptolide in macrophages[J]. Chemistry & Biology, 2014, 21(2): 246－256.

[91]　Yan Y H, Shang P Z, Lu Q J, et al. Triptolide regulates T cell-mediated immunity via induction of CD11c low dendritic cell differentiation[J]. Food & Chemical Toxicology An International Journal Published for the British Industrial Biological Research Association, 2012, 50(7): 2560－2564.

[92]　Hong Y, Zhou W, Li K, et al. Triptolide is a potent suppressant of C3, CD40 and B7h expression in activated human proximal tubular epithelial cells[J]. Kidney International, 2002, 62(4): 1291－1300.

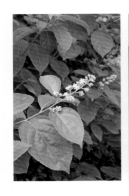

第三章
雷公藤红素

雷公藤红素（celastrol 或 tripterine）是从雷公藤植物中提取到的第一个化合物。其药理研究始于20世纪80年代[1]，随后渐多；在进入21世纪后，研究加速。有数十个国家或地区开展了雷公藤红素疾病治疗效果和机制研究；雷公藤红素是雷公藤活性成分中被研究较多的成分之一。雷公藤红素药理研究目前处于临床前阶段，多种动物模型已经证实雷公藤红素有临床应用前景，特别是抗炎症、抗肿瘤、治疗肥胖和神经元变性疾病；这些治疗作用受到业界重视，世界著名期刊，如 *CELL* 和 *BLOOD*[2,3] 等发表了雷公藤红素这些治疗作用及相应机制。本文首先介绍开展雷公藤红素研究的主要国家和地区，然后介绍雷公藤红素能治疗的疾病，再介绍雷公藤红素发挥治疗效应可能的分子机制，主要是对蛋白和信号传导的影响，最后是雷公藤红素进一步研究建议。

第一节　开展雷公藤红素研究国家及地区分布

20世纪80年代，上海医科大学张罗修等观察雷公藤红素对小鼠淋巴细胞增殖的影响[1]，开雷公藤红素药理研究先河；此后，开展雷公藤红素药理研究的国家和地区不断增加。截至2017年5月31日，被 PubMed 收录的文献，共443篇*。用相关软件分析论文第一作者单位所属机构，结果显示，近40个国家和180个城市发表过雷公藤红素研究论文；中国和美国居前列，其后是韩国、加拿大、日本、印度等亚洲国家，来自中国的论文数量占55%；在发表论文的城市中，上海、南京、苏州、杭州、北京处于前列（图5-3-1）。

作者：本章由张登海、彭彬编写。
* 本研究检索词及组合方式为 celastrol AND（"0001/01/01"［PDAT］："2017/05/31"［PDAT］），获得443篇论文。

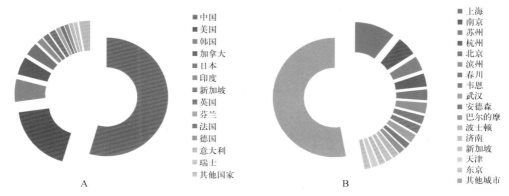

图5-3-1　雷公藤红素论文第一作者单位国家和城市分布图

A为发表论文的主要国家论文数量分布饼图,B为发表论文的主要城市论文数量分布饼图

第二节　雷公藤红素能治疗的疾病

　　正如本篇第一章概述部分所言,从临床应用和药物开发的角度来说,药物对生物体的总体效应是评价药物是否具有应用前景的关键指标,也是药理研究最值得关注的;而药物的总体效应,主要体现在其对疾病的治疗效果上。雷公藤红素之所以受到重视,是基础研究发现它对多种疾病具有治疗作用。用相关软件分析上述440多篇雷公藤红素文献所涉及的疾病和症状,结果表明,其能治疗炎症和免疫相关性疾病、肿瘤、神经元变性疾病(具体疾病名称与本篇概述部分所列基本相同,不再重复列出)。在最近几年,更是证明了它对代谢性疾病,如糖尿病和肥胖,具有良好疗效(表5-3-1)。

表5-3-1　雷公藤红素治疗疾病研究论文数量年度分布

年度	总论文	炎症-免疫相关疾病	肿瘤	神经元变性病	代谢性疾病	
					糖尿病	肥胖
2000	2		1			
2001	2	2		1		1
2002	4		1			
2003	7		2			
2004	4	1	1			
2005	7	3		3		1
2006	8		4			
2007	13		4	2		

（续表）

年度	总论文	炎症-免疫相关疾病	肿瘤	神经元变性病	代谢性疾病	
					糖尿病	肥胖
2008	14		7			
2009	22	4	9	1		
2010	43	6	22	3	1	
2011	39	3	19			1
2012	43	5	15			
2013	49	3	25	4	3	3
2014	66	6	33	4		1
2015	63	8	29	1	2	5
2016	66	11	33	3	3	5
2017	30	9	10	2		1

在第一章概述部分，我们对雷公藤活性成分所治疗的疾病进行总结，发现集中在四类疾病上，即炎症和免疫相关性疾病、肿瘤、代谢性疾病及神经元变性疾病；与之对应，雷公藤红素作为雷公藤活性成分的代表性化合物，其所治疗的疾病类型也集中在这四类疾病上。在上述第一章中，介绍了雷公藤活性成分治疗这四类疾病的病理机制，这些机制同样适用于雷公藤红素，在此不再赘述。除此之外，雷公藤红素的治疗作用还与抗氧化有关，因为在所分析的440多篇论文中，有30篇涉及抗氧化作用。

第三节　受雷公藤红素调节的蛋白

雷公藤红素对上述多种疾病具有治疗作用，与其能调节蛋白水平和活性，以及影响细胞内信号通路关系密切。

本文作者对 PubMed 收录的 440 余篇雷公藤红素文献，用相关软件进行论文涉及蛋白情况分析，发现雷公藤红素药理研究共涉及 460 多种蛋白（图5-3-2）。

在上述蛋白中，出现频率较高（至少在5%文献中出现）的蛋白近30种；就蛋白的主要功能看，这些蛋白基本上是与炎症反应、凋亡、应激反应关系密切的蛋白。将这些蛋白的功能与雷公藤红素效应相联系，能揭示雷公藤红素治疗相关疾病的分子基础，具体分析如下。

首先，在出现频率较高蛋白中，与炎症和免疫反应相关的蛋白依次为 TNF-α，NF-κB，

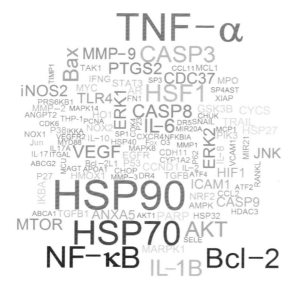

图 5-3-2　雷公藤红素文献所涉及蛋白词云图

　　对检索 PubMed 所获取的文献进行蛋白名称词频分析,由 wordcloud 软件制作词云图。图中字号大小与出现频率正相关

IL-1β、丝氨酸/苏氨酸激酶 AKT、IL-6、细胞外信号调节激酶 1/2(ERK1/2)、MMP-9、前列腺素内过氧化物酶 2(PTGS2)、诱导性 iNOS2、c-Jun N 末端激酶(JNK)、Toll 样受体 4(TLR4)、细胞间黏附蛋白 1(ICAM1)和半胱天冬酶家族成分 1(CASP1)。对这组蛋白的抑制作用,提示雷公藤红素治疗炎症和免疫相关性疾病的机制包括:① 抑制炎症因子(TNF-α、IL-1β 和 IL-6),以及受体 TLR4 对细胞的活化作用,而这些活化作用能启动炎症反应。② 抑制细胞内 AKT,以及 ERK1/2 信号传导通路,这些通路是炎症反应的重要通路。③ 抑制 CASP1,从而抑制炎症小体活化。④ 阻断核因子 NF-κB 和 JNK 的转录作用,防止更多地促炎症作用的蛋白生成。⑤ 抑制 ICAM1 表达,因此能阻断炎症反应的关键环节,即白细胞和血管内皮细胞黏附。⑥ 降低 NOS2,从而减少血管活性物质 NO 生成,保护血管通透性,减少炎性因子的渗出。⑦ 抑制 MMP-9 活性,预防基质降解,维护血管完整性,减缓炎性进程。⑧ 抑制 PTGS2 活性,降低炎性介质的产生。由此可见,雷公藤红素能对炎症和免疫细胞活化的多个环节进行阻断,具有强烈的抗炎症和免疫调节作用。

　　其次,治疗肿瘤的分子机制。在上述出现频次较高的蛋白中,与细胞增殖和凋亡关系密切的蛋白依次为 B 细胞淋巴瘤 2(Bcl-2),半胱天冬酶家族成分 3(CASP3),Bcl-2 关联 X 蛋白(Bax),半胱天冬酶家族成分 8(CASP8),血管内皮生长因子(VEGF),细胞分裂周期蛋白 37(CDC37),mTOR,膜联蛋白 V(ANXA5),半胱天冬酶家族成分 9(CASP9)和 PARP。雷公藤红素对肿瘤治疗作用,与调节这组蛋白关系密切,具体机制:① 雷公藤红素下调具有抗凋亡作用的 Bcl-2,上调促凋亡的 Bax 蛋白,由此活化 CASP3、CASP8、CASP9 及 PARP,启动了凋亡执行路径(细胞表现出典型的凋亡生化改变,即 ANXA5 蛋白从细胞膜内侧转移到细胞外侧)。因此,诱导细胞凋亡是雷公藤红素抗肿瘤机制之一。② 抑制 CDC37 表达,导致细胞周期阻滞。③ 抑制 mTOR,下调细胞生存能力。④ 抑制 VEGF 表达,能抑制肿瘤生长所需要的血管新生。

　　再次,治疗神经元变性疾病的分子机制。在出现频次较多的蛋白中,与细胞应激反应关系密切的蛋白依次为热休克蛋白 90(HSP90)、HSP70、热休克因子 1(HSF1)和低氧诱导因子 1(HIF1)。由此,雷公藤红素治疗神经元变性疾病,与下列机制有关:① 雷公藤红素能抑制 HSP90,从而活化 HSF1,由此引起 HSP70 等热休克蛋白表达上调,增加神经元存活。② 雷公藤红素活化HIF1,也能增加神经元存活。

最后,治疗代谢性疾病分子机制。① 代谢性疾病有基础性炎症升高,因此,上述雷公藤红素抗炎症的机制,也是其治疗代谢性疾病的重要分子机制。② 在受雷公藤红素影响的蛋白中,还出现了mTOR,而mTOR复合体是细胞内营养物质和代谢状态的感受器;雷公藤红素调节该蛋白复合体,能影响细胞代谢。

第四节　雷公藤红素调节的信号通路

如前文所述,基于雷公藤红素所影响的蛋白,以及每种蛋白的主要功能,能揭示雷公藤红素治疗不同类型疾病的分子机制。除此之外,由于细胞内蛋白通过相互作用进而形成信号传导通路,所以,分析上述蛋白在雷公藤红素作用下彼此间关系,还能进一步明确雷公藤红素发挥作用所涉及的信号通路。本文将出现在同一篇雷公藤红素文献中的蛋白,视为在雷公藤红素作用下存在关联关系,将关联次数在4次及以上的蛋白-蛋白配对组合提取出来,构建雷公藤红素作用下的蛋白相互作用网络,再通过网络分析技术,发现彼此间关系紧密的蛋白。结果显示,根据联系的紧密程度,受雷公藤红素调节的蛋白分成13个组(图5-3-3);其中,包含蛋白数量最多的前3组蛋白的组成如表5-3-2。分在同一组的蛋白(较之不在同一组的蛋白),在雷公藤红素作用下更可能产生相互作用。将每一组中的蛋白,作为一个蛋白组合,输入蛋白-蛋白相互作用数据库,能够获得受雷公藤红素影响的主要信号通路。

表5-3-2　雷公藤红素论文所涉及蛋白相互作用网络聚类分组列表

蛋白组别	蛋　白
第一组	IL-1β、NF-κB、iNOS2、IL-6、PTGS2、趋化因子(C-C基序)配体2(CCL2)、NF-κB抑制物A(IKBA)、骨髓分化原发性反应基因88(MYD88)、TLR4、花生四烯酸5-脂氧合酶(ALOX5)、IκB激酶(IKKA)、IL-8、增殖细胞核抗原(PCNA)、丝裂原活化蛋白激酶的激酶7(TAK1)、TANK结合激酶1(TBK1)、TGFB、TNF-α、信号转导和转录激活因子3(STAT3)
第二组	CDC37、HSF1、HSP27、HSP70、血红素加氧酶1(HO1)、FoxO3、HSP32、HSP40、HMOX1、AKT1、EGFR、HSP90、TTR(转甲状腺蛋白)、亮氨酸重复串激酶2(LRRK2)
第三组	Bax、Bcl-2、CASP3、CASP8、CASP9、MMP-9、ANXA5、CTGF、CYCS、Bcl-2L1、PARP、富含半胱氨酸的血管生成诱导物61(CYR61)、髓过氧化物酶(MPO)

基于上文所述理由,将表5-3-2中所列的3组蛋白,各自作为一个蛋白组合,通过在线网站[5],输入到KEGG(京都基因与基因组百科全书)数据库,分析每组蛋白所对应的信号通路。结果显示,每组蛋白对应若干条信号通路,共涉及11条信号通路(表5-3-3);这些通

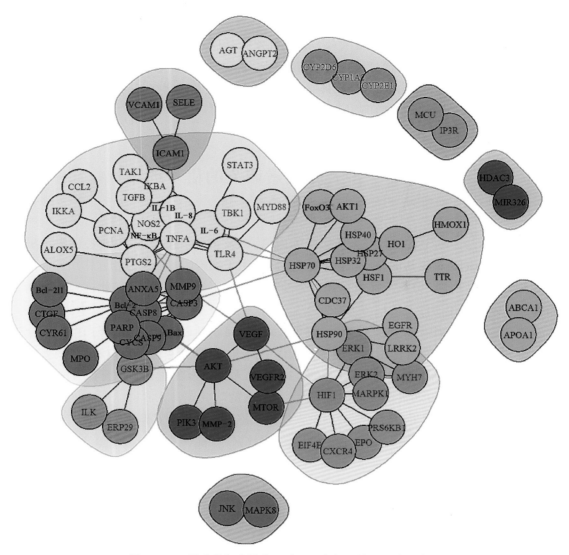

图5-3-3 雷公藤红素论文所涉及蛋白相互作用网络聚类图

路属于可能受雷公藤红素影响的通路。实际上，研究（表中所列支持文献）已经证实，雷公藤红素对其中的9条通路有调节作用。另外3条通路到目前为止尚未明确是否受雷公藤红素影响，是进一步研究的方向。

表5-3-3 基于KEGG富集的雷公藤红素所影响通路列表

基因组别	p-value	通路标号	通路英文名称	中文名称
第一组	1.19E-07	KEGG: 04621	NOD-like receptor signaling pathway	NOD样受体信号通路
	1.77E-07	KEGG: 04657	IL-17 signaling pathway	IL-17信号通路[6]

（续表）

基因组别	p-value	通路标号	通路英文名称	中文名称
第一组	3.50E−07	KEGG: 04620	Toll-like receptor signaling pathway	Toll样受体信号通路[7]
	1.23E−05	KEGG: 04064	NF-kappa B signaling pathway	NF-κB信号通路[8]
	1.86E−05	KEGG: 04933	AGE-RAGE signaling pathway in diabetic complications	糖尿病并发症AGE-RAGE信号通路
	8.50E−04	KEGG: 04066	HIF-1 signaling pathway	HIF-1信号通路[9]
	1.19E−03	KEGG: 04668	TNF signaling pathway	TNF信号通路[10]
	6.46E−03	KEGG: 04623	Cytosolic DNA-sensing pathway	胞浆DNA感应途径
第二组	3.53E−03	KEGG: 01521	EGFR tyrosine kinase inhibitor resistance	EGFR酪氨酸激酶抑制剂抗性[11]
	6.81E−03	KEGG: 04066	HIF-1 signaling pathway	HIF-1信号通路[9]
第三组	5.56E−09	KEGG: 04210	Apoptosis	细胞凋亡[2]
	9.02E−07	KEGG: 04115	p53 signaling pathway	p53信号通路[12]

依据表5-3-3所列受雷公藤红素影响的信号通路的主要作用，能进一步解释雷公藤红素对4类疾病的治疗作用的细胞学机制。

在所列通路中，Toll样受体信号是启动天然免疫和炎症反应的主要信号途径；IL-17信号对免疫细胞，特别是T细胞分化有重要调节作用；而TNF和NF-κB信号均是能导致炎症细胞活化的通路。雷公藤红素抑制这些通路，与其能治疗炎症和免疫相关性疾病是一致的。值得一提的是，胞浆DNA感应途径是细胞启动抗微生物感染的通路；雷公藤红素抑制该通路，提示可能降低机体抗微生物感染能力，增加微生物感染风险；但从另一方面考虑，在严重感染引起过度炎症反应、造成机体损伤时，雷公藤红素可能因其能减轻炎症反应程度，又起到治疗作用。

对表中所列的细胞凋亡通路的活化，无疑和雷公藤红素抗肿瘤密切相关。另外，活化p53信号通路，以及抑制NF-κB信号通路都能导致细胞死亡，也是雷公藤红素抗肿瘤所涉及的通路。对EGFR酪氨酸激酶抑制剂产生抗性的通路进行抑制，能够解释雷公藤红素对耐药肿瘤细胞仍然有杀灭作用。

表中所列的NOD样受体信号通路、糖尿病并发症AGE-RAGE信号通路，和肥胖、糖尿病发生关系密切，雷公藤红素影响这两条通路，能很好地解释其治疗代谢综合征作用。当然，雷公藤红素抑制前文所述的炎症和免疫相关通路，也是其治疗代谢综合征的基础，因为该类疾病的无菌性炎症反应升高。

上面第一组和第二组蛋白都提示雷公藤红素能诱导HIF-1信号通路，该机制和雷公藤红素治疗神经元变性病变有关，因为HIF-1信号活化有利于变性神经元存活。

第五节　雷公藤红素与蛋白作用的化学结构基础研究

在雷公藤红素药理研究中,除研究雷公藤红素能影响哪些蛋白外,还需要研究雷公藤红素是如何影响蛋白的。雷公藤红素可通过两种方式影响蛋白:一是和蛋白直接作用(结合或发生化学反应),这类蛋白可称为雷公藤红素直接靶点;二是间接作用,不发生直接作用,但影响了蛋白表达或活性,这类蛋白属于雷公藤红素的间接靶点。发现雷公藤红素的直接靶点,可以从化学结构上,也就是亚蛋白水平理解雷公藤红素作用机制。目前已经发现一批能被雷公藤红素结合的蛋白,即直接靶点。包括热休克蛋白90(HSP90)[13]、细胞分裂周期蛋白37(Cdc37)[14]、心肌Kir2.1和HERG钾离子通道蛋白[15]、核转录因子抑制物激酶IKK[16]、微管蛋白(tubulin)异二聚体[17]和c-Myc-Max异二聚体[18]、细胞外信号调节激酶ERK[19]和淋巴细胞抗原96(MD2)[20]等。这些直接靶点研究工作提示,雷公藤红素至少通过两种方式与蛋白相互作用:一是和蛋白上的自由巯基进行化学加成反应,形成共价键[14];二是进入蛋白三维结构形成的疏水性区域[13,19]。

第六节　雷公藤红素未来研究建议

雷公藤红素因其能治疗多种疾病,特别是最近发现的治疗代谢性疾病,引起了广泛重视,可以预期雷公藤红素药理研究将进一步加大。关于雷公藤红素药理的进一步研究,笔者认为有以下几点值得考虑。

首先,雷公藤红素对动物的全身影响需要研究。到目前为止,缺乏不同剂量雷公藤红素对全身主要器官和组织长期作用影响的资料。过去,研究更多关注在雷公藤红素对病理状态细胞和组织的影响上,并发现雷公藤红素因剂量不同而呈现不同效应;在 $(1 \sim 10)\,\mu mol/L$ 通过诱导细胞凋亡、导致细胞周期阻滞,发挥抗肿瘤作用。在 $100\,nmol/L$ 到 $1\,\mu mol/L$ 之间,通过导致细胞周期阻滞、诱导热休克反应、抑制细胞因子生成等,发挥抗炎症、治疗自身免疫病、治疗代谢性疾病和神经元变性疾病的作用(雷公藤红素在更低的剂量也可能存在其他作用)。但不同剂量雷公藤红素对正常组织有何种影响,研究甚少,而该类研究是雷公藤红素进行临床转化的基础。

其次,雷公藤红素新的治疗作用研究值得重视。对本章第四节中的3组蛋白进行KEGG分析,能提示雷公藤红素可能有治疗作用的疾病,其中一部分疾病,特别是传染性疾病(表5-3-4),雷公藤红素对其实际治疗效果,值得验证。随着全球化进展不断加速,传染病一旦爆发,其传播速度和危害程度都将高于过去。

表5-3-4 雷公藤红素可能有治疗作用的疾病列表

基因组别	p-value	通路标号	通路英文名称	中文名称
第一组	2.95E-09	KEGG: 05144	Malaria	疟疾
	3.88E-09	KEGG: 05142	Chagas disease（American trypanosomiasis）	恰加斯病（美洲锥虫病）
	4.62E-08	KEGG: 05161	Hepatitis B	乙型肝炎
	5.15E-08	KEGG: 05133	Pertussis	百日咳
	9.52E-08	KEGG: 05132	Salmonella infection	沙门菌感染
	1.52E-07	KEGG: 05164	Influenza A	甲型流感
	8.47E-07	KEGG: 05134	Legionellosis	军团病
	1.70E-06	KEGG: 05162	Measles	麻疹
	2.91E-06	KEGG: 05140	Leishmaniasis	利什曼病
	1.44E-05	KEGG: 05146	Amoebiasis	阿米巴病
	2.98E-05	KEGG: 05145	Toxoplasmosis	弓形体病
	2.85E-04	KEGG: 05152	Tuberculosis	结核
	3.54E-04	KEGG: 05168	Herpes simplex infection	单纯疱疹感染
	1.05E-03	KEGG: 05143	African trypanosomiasis	非洲锥虫病
第二组	7.48E-09	KEGG: 05161	Hepatitis B	乙型肝炎
	1.25E-07	KEGG: 05145	Toxoplasmosis	弓形体病
	1.96E-06	KEGG: 05152	Tuberculosis	结核
	3.28E-05	KEGG: 05134	Legionellosis	军团病
	3.53E-05	KEGG: 05416	Viral myocarditis	病毒性心肌炎

最后,雷公藤红素直接靶点研究也需要加强。已经发现了一些雷公藤红素作用的直接靶点,但雷公藤红素在细胞内可能还存在更多的直接靶点,有待证实。另外,到目前为止,关于雷公藤红素与靶点作用方式研究,均限于功能学和生物信息学研究,雷公藤红素与靶点作用的结构学研究,特别是晶体结构研究还没有开展;而结构学证据是雷公藤红素与靶点作用最有力的证据。

参 考 文 献

［1］ 张罗修,潘德济,张纬江,等.雷公藤红素对小鼠淋巴细胞增生的抑制作用［J］.中国药理学报,1986,7 (1):85-88.

［2］ Liu J, Lee J, Salazar Hernandez M A, et al. Treatment of obesity with celastrol［J］. Cell, 2015, 161 (5): 999-1011.

［3］ Sethi G, Ahn K S, Pandey M K, et al. Celastrol, a novel triterpene, potentiates TNF-induced apoptosis and suppresses invasion of tumor cells by inhibiting NF-kappaB-regulated gene products and TAK1-mediated NF-kappaB activation[J]. Blood, 2007, 109 (7): 2727-2735.

[4] Rani J, Shah A B, Ramachandran S. PubMed. mineR: an R package with text-mining algorithms to analyse PubMed abstracts[J]. Journal of Biosciences, 2015, 40 (4): 671-682.

[5] Reimand J, Arak T, Adler P, et al. g: Profiler-a web server for functional interpretation of gene lists (2016 update)[J]. Nucleic Acids Research, 2016, 44 (W1): W83-89.

[6] Li G Q, Zhang Y, Liu D, et al. Celastrol inhibits interleukin-17A-stimulated rheumatoid fibroblast-like synoviocyte migration and invasion through suppression of NF-kappaB-mediated matrix metalloproteinase-9 expression[J]. International Immunopharmacology, 2012, 14 (4): 422-431.

[7] Han L P, Li C J, Sun B, et al. Protective Effects of Celastrol on Diabetic Liver Injury via TLR4/MyD88/NF-kappaB Signaling Pathway in Type 2 Diabetic Rats[J]. Journal of Diabetes Research, 2016: 2641248.

[8] Li H, Yuan Y, Zhang Y, et al. Celastrol inhibits IL-1beta-induced inflammation in orbital fibroblasts through the suppression of NF-kappaB activity[J]. Molecular Medicine Reports, 2016, 14 (3): 2799-2806.

[9] Han X, Sun S, Zhao M, et al. Celastrol stimulates hypoxia-inducible factor-1 activity in tumor cells by initiating the ROS/Akt/p70S6K signaling pathway and enhancing hypoxia-inducible factor-1alpha protein synthesis[J]. PloS One, 2014, 9 (11): e112470.

[10] Xu L M, Zheng Y J, Wang Y, et al. Celastrol inhibits lung infiltration in differential syndrome animal models by reducing TNF-alpha and ICAM-1 levels while preserving differentiation in ATRA-induced acute promyelocytic leukemia cells[J]. PloS One, 2014, 9 (8): e105131.

[11] Xu S W, Law B Y, Mok S W, et al. Autophagic degradation of epidermal growth factor receptor in gefitinib-resistant lung cancer by celastrol[J]. International Journal of Oncology, 2016, 49 (4): 1576-1588.

[12] Kim J H, Lee J O, Lee S K, et al. Celastrol suppresses breast cancer MCF-7 cell viability via the AMP-activated protein kinase (AMPK)-induced p53 -polo like kinase 2 (PLK-2) pathway[J]. Cellular Signalling, 2013, 25 (4): 805-813.

[13] Peng B, Gu Y J, Wang Y, et al. Mutations Y493G and K546D in human HSP90 disrupt binding of celastrol and reduce interaction with Cdc37[J]. FEBS Open Bio, 2016, 6 (7): 729-734.

[14] Sreeramulu S, Gande SL, Gobel M, et al. Molecular mechanism of inhibition of the human protein complex Hsp90 -Cdc37, a kinome chaperone-cochaperone, by triterpene celastrol[J]. Angewandte Chemie (International ed in English), 2009, 48 (32): 5853-5855.

[15] Sun H, Liu X, Xiong Q, et al. Chronic inhibition of cardiac Kir2. 1 and HERG potassium channels by celastrol with dual effects on both ion conductivity and protein trafficking[J]. The Journal of Biological Chemistry, 2006, 281 (9): 5877-5884.

[16] Lee J H, Koo T H, Yoon H, et al. Inhibition of NF-kappa B activation through targeting I kappa B kinase by celastrol, a quinone methide triterpenoid[J]. Biochemical Pharmacology, 2006, 72 (10): 1311-1321.

[17] Jo H, Loison F, Hattori H, et al. Natural product Celastrol destabilizes tubulin heterodimer and facilitates mitotic cell death triggered by microtubule-targeting anti-cancer drugs[J]. PloS One, 2010, 5 (4): e10318.

[18] Wang H, Teriete P, Hu A, et al. Direct inhibition of c-Myc-Max heterodimers by celastrol and celastrol-inspired triterpenoids[J]. Oncotarget, 2015, 6 (32): 32380-32395.

[19] Kim Y, Kim K, Lee H, et al. Celastrol binds to ERK and inhibits FcepsilonRI signaling to exert an anti-allergic effect[J]. European Journal of Pharmacology, 2009, 612 (1-3): 131-142.

[20] Lee J Y, Lee B H, Kim N D, et al. Celastrol blocks binding of lipopolysaccharides to a Toll-like receptor4/ myeloid differentiation factor2 complex in a thiol-dependent manner[J]. Journal of Ethnopharmacology, 2015, 172: 254-260.

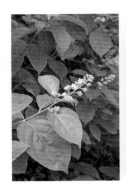

第四章
去甲泽拉木醛

去甲泽拉木醛（demethylzeylasteral）是20世纪90年代从雷公藤根皮中分离得到的有效成分[1]，是雷公藤中的三萜类化合物，分子式为$C_{29}H_{36}O$，化学结构式见图5-4-1。20余年来各国学者对其进行了各方面的研究。药理研究表明，去甲泽拉木醛具有较强的免疫抑制[2]、抗肿瘤[3]、狼疮肾炎等作用[4]，其细胞毒性比TP低1 000倍[5]。

查阅了PubMed和CNKI中论文发表情况，截至2017年12月，PubMed收录去甲泽拉木醛研究论文19篇，CNKI收录的研究论文有30篇，涉及中药学、泌尿外科学、肿瘤学、化学、药学和有机化工学等学科（图5-4-2）。论文发表地区的分析表明，大部分去甲泽拉木醛的研究论文由我国学者发表，也有美国、日本、新加坡、马来西亚等国学者发表的论文。

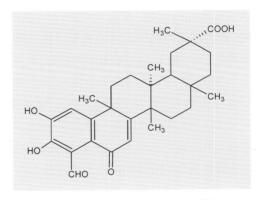

图5-4-1　去甲泽拉木醛化学结构

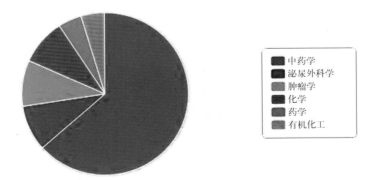

- 中药学
- 泌尿外科学
- 肿瘤学
- 化学
- 药学
- 有机化工

图5-4-2　CNKI收录的去甲泽拉木醛论文学科分布图

作者：本章由杨春欣、梁健编写。

第一节　去甲泽拉木醛的来源、含量及制剂研究

一、去甲泽拉木醛来源

　　去甲泽拉木醛是从美登木属根部分离到的三萜类化合物,中国国内主要是从卫矛科雷公藤属雷公藤和昆明山海棠的根皮中分离获得。其在根皮中的含量与雷公藤红素相当。Wang等将雷公藤药材用不同温度干燥,然后采用超声法用乙酸乙酯提取样品,用反相高效液相色谱法测定雷公藤根和根皮中四种萜类化合物的含量,其中去甲泽拉木醛的含量在0.351 3~9.205 mg/g,在不同的样本中去甲泽拉木醛含量差别很大。且在40℃干燥时去甲泽拉木醛含量较高[6]。罗晓玲等用高效液相-蒸发光散射(ELSD)测定雷公藤不同部位及制剂中去甲泽拉木醛。结果发现,雷公藤不同部位所含的去甲泽拉木醛存在显著差别,去甲泽拉木醛仅在茎、嫩枝、根和根皮中测得,而在叶子和去皮根中未检测到,根中去甲泽拉木醛的含量最高[7]。

　　董颖等采用不同提取方法从雷公藤根皮中提取去甲泽拉木醛,结果发现不同提取方法对含量影响较大,特别是药材粉碎的颗粒度和溶剂倍量对提取率有较大的影响。将雷公藤皮粉碎成16目颗粒,加乙酸乙酯20倍量,25℃冷浸2 h,提取率最高[8]。徐晓勇等用超声提取法,采用响应面法优化雷公藤的提取工艺。结果最优工艺参数为超声功率400 W、粉碎粒度30目,提取时间40 min,去甲泽拉木醛提取率0.518%[9]。

二、去甲泽拉木醛含量测定

　　沈飞等采用HPLC-PDA分析方法,对来源于不同产地的雷公藤和昆明山海棠药材中的去甲泽拉木醛进行含量测定结果该方法浓度范围内线性关系良好,平均加样回收率为92.17%~101.32%,RSD1.37%~3.78%。证明该方法灵敏度高、准确度可靠,可适应用于雷公藤类药材中去甲泽拉木醛的分析测定[10]。杨迎光等建立了超高效液相色谱-质谱联用同时测定昆明山海棠中去甲泽拉木醛等活性成分含量,应用该方法对来自不同产地及不同部位的36个昆明山海棠样品进行了测定,该方法简便、快速、准确,可用于昆明山海棠药材的质量控制[11]。

　　路璐对去甲泽拉木醛的质量控制和稳定性进行了较系统的研究。去甲泽拉木醛含量测定首选容量法,由于去甲泽拉木醛结构中无可供滴定的官能团,无法用非水滴定法来测定去甲泽拉木醛含量。利用去甲泽拉木醛中含有共轭基团,有紫外吸收,因此,选择了高效液相色谱法和紫外分光光度法作为测定其含量的方法。通过比较样品测定结果,两种方法结果一致。但由于紫外分光光度法操作繁琐,以及有关物质可能影响其测定,因此建议选择高效液相色谱法作为去甲泽拉木醛的含量测定方法[12]。

刘建群等采用热重和差热分析技术研究几种雷公藤活性成分的热稳定性,结果去甲泽拉木醛的热分解温度大于200℃[13]。贺卫国等还对去甲泽拉木醛的杂质限度、溶剂残留、重金属和农药残留等项目进行了研究[14]。马凤森等采用几种显色剂对去甲泽拉木醛显色的影响,发现香兰素-冰醋酸-高氯酸显色系下其专属性、准确度、精密度、线性和稳定性均良好[15]。

三、去甲泽拉木醛制剂研究

徐晓勇等制备去甲泽拉木醛醇质体及其凝胶剂,并考察其制剂性能和体外透皮特性。采用注入法制备去甲泽拉木醛醇质体,并对其粒径、包封率、分析方法学及体外释放行为进行研究。结果去甲泽拉木醛醇醇质体外观为淡黄乳状液,平均粒径为(365.2 ± 14.4)nm,包封率为(72.30 ± 2.31)%。醇质体凝胶中去甲泽拉木醛的体外透皮行为符合Higuchi方程($Q = 80.198\, t^{1/2} - 71.641$, $r = 0.986\,8$),其24 h的累积渗透量是普通凝胶的3.94倍,说明醇质体凝胶可良好地改善去甲泽拉木醛的透皮行为[16]。

第二节　去甲泽拉木醛的药理及机制

一、去甲泽拉木醛的免疫抑制作用

(一)去甲泽拉木醛体外免疫抑制及抑制大鼠移植肾排斥的作用强度

林宗明等采用有丝分裂原ConA刺激体外培养Balb/C小鼠脾细胞,分别加不同浓度的去甲泽拉木醛,用MTT法测定脾细胞的母细胞化情况;另外还对原位肾移植大鼠分别给予不同剂量的去甲泽拉木醛,观察肾移植大鼠的生存期。结果证实去甲泽拉木醛有强烈抑制小鼠脾细胞母细胞化的作用;且有抑制大鼠移植肾的排斥作用,抑制作用随剂量加大而增强;与泼尼松联合应用,更能延长肾移植大鼠的存活时间至32 ± 6 d[17]。

(二)去甲泽拉木醛抑制大鼠移植肾急性排斥作用的研究

张建平等用环孢素A(CSA)和雷公藤红素作为对照,观察去甲泽拉木醛对肾移植大鼠的生存期的影响。结果发现,去甲泽拉木醛能显著延长大鼠的存活时间,且存在剂量效应关系:低剂量和高剂量组生存时间分别为15.1 ± 1.04 d和21.4 ± 2.61 d,与对照组相比有显著性差异。其存活时间与CSA组相当,差别无显著性。雷公藤红素低剂量组与去甲泽拉木醛和CSA组相当,但高剂量生存时间较短。证明去甲泽拉木醛具有较强的免疫抑制作用,10 mg·kg⁻¹·d⁻¹和20 mg·kg⁻¹·d⁻¹均能显著的延长大鼠移植肾的存活时间,且有剂量效应关系,效果与CSA相仿。去泽拉木醛在高剂量时,免疫抑制作用优于雷公藤红素[18]。

（三）去甲泽拉木醛与雷公藤多苷的免疫抑制作用比较

林宗明等采用C57BL/6小鼠脾细胞为反应细胞,灭活的Balb/C小鼠脾细胞为刺激细胞,混合培养时加入不同剂量的去甲泽拉木醛与雷公藤多苷。结果发现,去甲泽拉木醛作用较雷公藤多苷强;在一定剂量范围内其免疫抑制作用随剂量加大而增强[19]。

（四）犬肾移植模型评价去甲泽拉木醛免疫抑制活性

An H采用比格犬肾移植模型评价去甲泽拉木醛免疫抑制活性,以CSA为对照。结果去甲泽拉木醛在剂量10 mg·kg^{-1}·d^{-1}、20 mg·kg^{-1}·d^{-1}能延长移植肾存活率分别可达10.8 ± 1.47 d和11.17 ± 1.47 d,与CSA联合应用能明显延长生存时间至13.33 ± 1.75 d[20]。研究表明去甲泽拉木醛对犬移植肾能防止免疫排斥作用。

（五）去甲泽拉木醛对大鼠肾移植的免疫抑制作用

Xu W等研究了去甲泽拉木醛对大鼠肾移植的免疫抑制作用。采用不同剂量的去甲泽拉木醛或CSA,结果发现去甲泽拉木醛10 mg·kg^{-1}·d^{-1}、20 mg·kg^{-1}·d^{-1},能显著延长肾移植大鼠的存活。10 mg·kg^{-1}·d^{-1}去甲泽拉木醛与10 mg·kg^{-1}·d^{-1}强的松联合应用,能提高生存时间达31.8 ± 6.5 d[21]。研究表明去甲泽拉木醛可能作为免疫抑制剂在临床用于器官移植和自身免疫性疾病治疗的潜力。

二、去甲泽拉木醛对肿瘤细胞作用

（一）去甲泽拉木醛对T24膀胱癌细胞株的作用

尹瀚堃等以吡柔比星(pirarubicin)为对照,探讨去甲泽拉木醛对T24膀胱癌细胞株作用的浓度-效应关系及时间-效应关系。结果发现,去甲泽拉木醛组和吡柔比星组对T24膀胱癌细胞的杀伤率随时间的延长而增高。两个浓度组的去甲泽拉木醛和吡柔比星对T24膀胱癌细胞的杀伤率的差异在第3天有统计学意义。研究证实去甲泽拉木醛对T-24膀胱癌细胞株有明确而强烈的抑制与杀伤作用,并在作用的第1天和第2天,其杀伤作用与相对应的浓度组吡柔比星近似[22]。

（二）去甲泽拉木醛体外抑制前列腺癌Du-145细胞生长

刘旭等探讨去甲泽拉木醛对雄激素非依赖性前列腺癌细胞株Du-145的生长抑制作用,及对其细胞周期改变的影响。结果发现,去甲泽拉木醛对Du-145具有一定的生长抑制作用,并呈时间与浓度依赖性;细胞形态学观察发现,当药物作用48 h后,随着药物作用浓度增高,细胞逐渐呈现皱缩、变圆、脱落、碎裂、贴壁减少等现象;细胞周期分析发现,10 μM作用48 h后细胞中G0/G1期细胞增多,与对照组相比,差异具有统计学意义,但未出现明显凋亡峰[23]。证实去甲泽拉木醛能显著抑制Du-145细胞的体外生长，其机制可能与将细胞阻滞在G0/G1期相关。

（三）去甲泽拉木醛对人胰腺癌细胞具有显著的杀伤作用

王峰等研究证明去甲泽拉木醛对人胰腺癌细胞具有显著的杀伤作用，可诱导肿瘤细胞周期阻滞在G0/G1期并通过诱导细胞自噬和Caspase-3依赖性细胞凋亡发挥抗胰腺癌作用，低浓度时可以诱导细胞自噬性死亡，高浓度时主要通过促进细胞凋亡[24]。

三、去甲泽拉木醛对MRL/lpr狼疮鼠的作用

Hu Q等从量效和时效角度，观察不同浓度去甲泽拉木醛治疗狼疮肾炎的疗效。采用MRL/lpr狼疮鼠，设去甲泽拉木醛高、中、低剂量，抗狼疮散，强的松组，并设C57BL/6作正常对照组。实验采集24 h尿液和血清及肾脏组织，进行相关分析。结果证明，去甲泽拉木醛能够纠正MRL/lpr狼疮鼠的24 h尿蛋白，降低血清抗ds-DNA抗体水平，缓解的肾脏损伤，以高剂量组（1.2 mg/10 g）的疗效最佳，其效价和强的松相当[25]；去甲泽拉木醛显示了一定的量效和时效关系。

四、去甲泽拉木醛对小鼠生精细胞离子通道的作用

白俊平利用精子的前体细胞，生精细胞为实验模型，结合膜片箝全细胞记录技术分析了去甲泽拉木醛对小鼠生精细胞离子通道的作用；并利用金霉素荧光染色法观察了去甲泽拉木醛对成熟精子顶体反应（AR）的作用。结果发现去甲泽拉木醛明显抑制小鼠生精细胞的T型Ca^{2+}通道。实验还观察到去甲泽拉木醛在抑制Ca^{2+}通道的有效浓度范围内抑制孕酮诱发的AR，作用具浓度依赖性。这些结果表明药物抑制Ca^{2+}通道并进而抑制AR，可能是它们产生雄性抗生育作用的机制之一[26]。还能显著地抑制孕酮引起的精子AR，具有抗生育活性[27]。

五、其他药理作用

除以上药理活性外，去甲泽拉木醛还对雌激素代谢[28]、UDP-葡萄糖醛酸转移酶具有抑制作用[29]，对革兰氏阳性菌和白色念珠菌具有抗菌活性[30]，此外还具有抑制肿瘤血管形成[31]及改善炎症大鼠单侧抑制NF-κB途径激活的输尿管梗阻的作用[32]。

六、去甲泽拉木醛药代动力学研究

许文平采用用LC-MS/MS测定方法，研究比格犬单剂量口服去甲泽拉木醛后体内药代

动力学。以6条成年健康比格犬静注给药去甲泽拉木醛原料药注射液5 mg/kg为参比,在剂量校正后,用梯形面积法(AUC)估算,口服去甲泽拉木醛原料药(40 mg/kg)相对于静脉注射给药去甲泽拉木醛原料药(5 mg/kg)的绝对生物利用度为4.2±1.9%(2.3%～6.1%)[33]。

第三节　结语及展望

　　去甲泽拉木醛是雷公藤中含量较高的单体,在雷公藤根皮中的含量与雷公藤红素相当。去甲泽拉木醛具有的免疫抑制、抗肿瘤、狼疮肾炎等作用已经经动物实验证实,其研究也方兴未艾。进一步研究其作用机制,确定其作用靶点,是今后研究的重点。

　　去甲泽拉木醛口服生物利用度较低,因此研制新型的制剂或半合成衍生物,提高其生物利用度也是今后研究的方向。

　　去甲泽拉木醛毒性相对于雷公藤中的其他单体要小,在制剂和作用靶点研究方面有突破后,有望将其开发成新药,造福广大患者。

参 考 文 献

[1] Takashi M, Yang C X, Tatsunori O, et al. D: A-friedo-24-noroleanane triterpenoids from *Tripterigium wilfordii*[J]. Phytochemisyry, 1995, 39(5): 1159−1163.

[2] Tamaki T, Kawamura A, Komatsu Y, et al. Phenolic nortriterpene demethylzeylasteral: a new immunosuppressive component of *Tripterygium Wilfordii* Hook f. Transplant Proc, 1996 28(3): 1379−1380.

[3] 刘旭.去甲泽拉木醛体外抗肿瘤作用的初步研究[D].上海:复旦大学,2009.

[4] 王强,胡琼依,杨春欣,等.去甲泽拉木醛对MRL/lpr狼疮鼠的药效学观察[C].2015全国中西医结合皮肤性病学术年会论文,长沙,2015: 41.

[5] 秦万章,张登海,林健,等.雷公藤化学活性单体的研究进展[J].中国中西医结合杂志,2018,(4): 265−271.

[6] Wang T, Shen F, Su S, et al. Comparative analysis of four terpenoids in root and cortex of Tripterygium wilfordii Radix by different drying methods[J]. BMC Complement Altern Med. 2016, 16(1): 476.

[7] 罗晓玲.HPLC−ELSD法在中药质量中的应用研究[D].杭州:浙江大学,2007.

[8] 董颖,杨春欣,许根英,等.正交试验优选雷公藤中去甲泽拉木醛的提取工艺[J].中成药,2005,(5): 595−597.

[9] 徐晓勇,马凤森,方剑乔,等.响应面法优选雷公藤超声提取工艺[J].中成药,2016,38(5): 1030−1034.

[10] 沈飞,白永亮,宿树兰,等.HPLC−PDA测定雷公藤类药材中4种萜类成分的含量[J].中药材,2014,37(10): 1809−1811.

[11] 杨迎光,张渝渝,翁代群,等.UPLC−MS测定不同产地及不同部位昆明山海棠中6种活性成分含量[J].天然产物研究与开发,2016,28(3): 382−387.

［12］路璐.创新药物去甲泽拉木醛质量控制和稳定性研究［D］.上海：复旦大学,2012.

［13］刘建群,伍秋珊,余昭芬.雷公藤化学成分及其热稳定性研究［J］.林产化学与工业,2017,37(2)：72-78.

［14］贺卫国,张玉杰,毛武得.不同产地雷公藤药材中四种主要活性成分的含量测定及其质量标准的建立［C］.第五届全国雷公藤学术会议.泰宁,2008：139-142.

［15］马凤森,刘丹,吴小娟,等.雷公藤总三萜测定的方法学比较研究［J］.浙江工业大学学报,2015,43(3)：293-297.

［16］徐晓勇,马凤森,楼芳芳,等.去甲泽拉木醛醇质体凝胶的制备及其体外透皮研究［J］.中草药,2014,(12)：1693-1697.

［17］林宗明,杨春欣,张永康,等.去甲泽拉木醛对鼠脾细胞转化及移植肾排斥的影响［J］.中国新药杂志,2003,(3)：186-188.

［18］张建平.去甲泽拉木醛在大鼠肾移植模型中免疫抑制作用的研究［D］.上海：复旦大学,2013.

［19］林宗明,杨春欣,张永康,等.去甲泽拉木醛与雷公藤多苷的免疫抑制作用比较［J］.中华器官移植杂志,2004,(1)：41-43.

［20］An H, Zhu Y, Xu W, et al. Evaluation of immunosuppressive activity of demethylzeylasteral in a beagle dog kidney transplantation model［J］. Cell Biochem Biophys, 2015, 73(3): 673-679.

［21］Xu W, Lin Z, Yang C, et al. Immunosuppressive effects of demethylzeylasteral in a rat kidney transplantation model［J］. Int Immunopharmacol, 2009, 9(7-8): 996-1001.

［22］尹瀚堃,许乐,朱煜,等.去甲泽拉木醛对T24膀胱癌细胞株药效强度的实验研究［J］.中国临床医学,2010,(2)：228-230.

［23］刘旭,林宗明,杨春欣,等.去甲泽拉木醛体外抑制Du-145细胞生长的初步研究［J］.现代泌尿外科杂志,2011,(2)：98-101,113.

［24］王峰,田孝东,张正奎 等.雷公藤单体ZST93通过凋亡和自噬通路抑制人胰腺癌细胞增殖并增加吉西他滨化疗敏感性［C］.第六届全国雷公藤学术会议.徐州,2017：129-135.

［25］Hu Q, Yang C, Wang Q, et al. Demethylzeylasteral (T-96) Treatment Ameliorates Mice Lupus Nephritis Accompanied by Inhibiting Activation of NF-κB Pathway［J］. PLoS One. 2015, 10 (7): e0133724.

［26］白俊平.人精子膜Cl通道的特性和男性抗生育药对Ca^{2+}通道的作用［D］.中国科学院研究生院(上海生命科学研究院),上海：2002.

［27］Bai J P, Shi Y L, Fang X, et al. Effects of demethylzeylasteral and celastrol on spermatogenic cell Ca^{2+} channels and progesterone-induced sperm acrosome reaction［J］. Eur J Pharmacol, 2003, 464(1): 9-15.

［28］Liu S L, Zhang S Y, Wang M J, et al. Demethylzeylasteral exhibits dose-dependent inhibitory behaviour towards estradiol glucuronidation［J］. Eur J Drug Metab Pharmacokin, 2014, 39 (2): 99-102.

［29］Zhao J W, Wang G H, Chen M, et al. Demethylzeylasteral exhibits strong inhibition towards UDP-glucuronosyltransferase (UGT) 1A6 and 2B7［J］. Molecules, 2012, 17(8): 9469-9475.

［30］de León L, Beltrán B, Moujir L, et al. Antimicrobial activity of 6-oxophenolic triterpenoids Mode of action against Bacillus subtilis［J］. Planta Med, 2005, 71(4): 313-319.

［31］Ushiro S, Ono M, Nakayama J, et al. New nortriterpenoid isolated from anti-rheumatoid arthritic plant, Tripterygium wilfordii, modulates tumor growth and neovascularization［J］. Int J Cancer, 1997, 72(4): 657-663.

［32］Wang Q, Xiao Y, Liu T, et al. Demethylzeylasteral ameliorates inflammation in a rat model of unilateral ureteral obstruction through inhibiting activation of the NF-κB pathway［J］. Mol Med Rep, 2017, 16 doi: 10. 3892.

［33］许文平.去甲泽拉木醛的免疫抑制作用及药代动力学研究［D］.上海：复旦大学,2012.

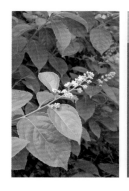

第五章
雷 腾 舒

雷公藤内酯醇（TP）是从雷公藤中分离提取出的二萜三环氧化物，是迄今研究发现的雷公藤植物活性成分中最具有代表性、免疫抑制活性最强的化合物[1,2]。临床上，雷公藤制剂主要用于自身免疫病的治疗。雷公藤内酯醇在RA、肾小球肾炎、实验性自身免疫性葡萄膜炎等方面显示了良好的防治效果[3,4]。此外，雷公藤内酯醇能抑制多种移植排斥反应，延长移植物存活，包括同种异体皮肤移植、心脏移植和肾脏移植等[5,6]。尽管，雷公藤内酯醇在疾病动物模型中呈现了良好的防治作用，其作用机制却尚无明确定论。在对雷公藤内酯醇免疫抑制机制的研究中发现，雷公藤内酯醇抑制活化的T淋巴细胞增殖[7]；抑制Th1型细胞因子IFN-γ和IL-2的产生[7,8]；抑制多种炎性因子的产生，包括TNF-α、IL-6、IL-1、一氧化氮（NO）等；抑制NF-κB的活化[9]。虽然雷公藤内酯醇具有广泛的生物活性，但其生物学上的毒性太强。狭窄的治疗窗和强烈的毒副反应使其难以开发利用为临床用药[10]。因此，对雷公藤内酯醇进行结构改造及成药性修饰，寻找低毒高效、全新结构的先导化合物势在必行。

雷腾舒是从药用植物雷公藤中提取分离，再经修饰优化而得到的全新结构单体化合物，毒性低，解决了多年来雷公藤植物"减毒增效"的难题，受到国际广泛关注，被认为是降低雷公藤植物毒性、提高生物活性成功范例。

第一节　雷腾舒的发现

中国科学院上海药物研究所在雷公藤活性二萜新型免疫抑制剂研究方面，通过多年的努力，发现和确定了一个从先导化合物雷公藤内酯醇经过结构修饰优化后得到的新化合物（5R）-5-羟基雷公藤内酯醇（即雷腾舒，LLDT-8）（图5-5-1）。

作者：本章由左建平、唐炜编写。

LLDT-8与母体化合物triptolide相比,在体内外毒性大大降低的同时,仍然保持了相对较高的免疫抑制活性,比先导化合物更为理想,体现出低毒高效的明显优势,在关节炎模型、自身免疫性脑脊髓炎、刀豆素A诱导的急性肝炎、博来霉素引起的肺纤维化及狼疮肾炎中均展示了良好的保护作用。LLDT-8作为化学单体,具有质量可控、安全性高、免疫抑制活性强等优点。本章节对LLDT-8在免疫抑制、抗炎、抗肿瘤等方面的生物学活性及其作用机制进行了综述。

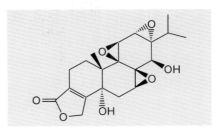

图5-5-1 雷腾舒的化学结构

第二节 雷腾舒的生物学活性

一、免疫抑制活性

(一)LLDT-8的体外免疫抑制活性及毒性[11]

雷藤舒与其母体化合物雷公藤内酯醇相比,对正常小鼠脾脏淋巴细胞的毒性作用明显降低,LLDT-8对正常小鼠脾脏淋巴细胞的50%细胞毒性浓度(CC_{50})在$234\sim322$ nM之间,雷公藤内酯醇的CC_{50}为2.1 ± 0.3 nM。LLDT-8在体外实验体系中显著抑制刀豆蛋白A(ConA)、细菌脂多糖(LPS),以及同种异体混合淋巴细胞培养诱导的淋巴细胞增殖反应;LLDT-8体外剂量依赖的减少Th1型细胞抑制(IFN-γ、IL-2)及炎性细胞因子(TNF-α、IL-6)的产生。LLDT-8强烈抑制2,4-二硝基氟苯(DNFB)诱导的迟发型超敏反应。LLDT-8可以显著抑制绵羊红细胞诱导的小鼠特异性抗体的产生。更重要的是,和雷公藤内酯醇相比,LLDT-8细胞毒性明显降低,呈现出低毒高效的优越性。这些结果显示LLDT-8对于细胞免疫反应和体液免疫反应有很强的免疫抑制活性。

在运用健康人外周血单个核细胞(PBMC)进一步实验研究中发现[12],LLDT-8能显著地、呈浓度依赖性地抑制PHA、Recall Ags及异体淋巴细胞混合培养诱导引起的人T淋巴细胞活化增殖反应,抑制细胞因子(IFN-γ、IL-2、TNF-α)的产生;抑制人单核细胞表面B7.2的表达,但不影响MHC class I/II的表达;在PHA刺激活化的PBMC实验中,LLDT-8能显著降低"IFN-γ产生T细胞"的绝对比例数。LLDT-8抑制人PBMC免疫反应功能,主要是通过抑制T细胞的免疫应答及IFN-γ的产生,证实了LLDT-8在人PBMC的实验研究中显示强烈地免疫抑制活性效应,为其今后进入临床新药研究提供了科学依据。

(二)LLDT-8对关节炎动物的防治作用

RA是以慢性多关节炎为主要临床表现的弥漫性结缔组织病,其基本病理改变是滑膜炎,继而引起骨破坏和骨侵蚀,晚期可导致关节畸形和功能严重受损,由此给患者带来很大的痛苦,对社会造成沉重的负担[13, 14]。雷公藤在我国数百年来用于治疗关节炎及其他多种自身免疫系统性疾病。雷公藤能抑制DBA/1小鼠胶原性关节炎模型的疾病发展[15],tritolide能抑制Lewis大鼠的关节病变[3]。

牛Ⅱ型胶原诱导的小鼠关节炎(collagen-induced arthritis, CIA)表现为严重的多关节性关节炎,并能引起慢性、破坏性关节损伤,与RA有很多相似之处,是用于研究RA的国际常用小鼠动物模型[16]。左建平团队发现LLDT-8明显改善了CIA的临床和组织学症状。LLDT-8阻止了关节炎的发生和发展;即使在关节炎发生后,LLDT-8依然显示了良好的疗效;LLDT-8停药后,仅10%左右的小鼠发生了轻微的关节炎。正常小鼠慢性关节炎以Th1型细胞免疫反应为主。IFN-γ和IL-2由Th1细胞产生,在关节炎的诱导期和急性发病期占据主导地位[17]。已知有两条途径参与IFN-γ的产生:一条是IFN-γ/STAT1/T-bet/IFN-γ信号途径;另一条是IL-12/STAT4/IFN-γ信号途径[18]。LLDT-8在小鼠CIA模型中,阻断IFN-γ信号途径抑制CII特异性免疫应答,包括IFN-γ/STAT1/T-bet/IFN-γ途径、IL-12/IL-12Rβ2/STAT4/IFN-γ途径、IFN-γ/STAT1/IRF-1/iNOS途径,以及IFN-γ调节的趋化因子途径、趋化因子受体的表达同样受到抑制[19]。

RANK、RANKL和OPG在破骨细胞的活化中发挥非常重要的作用。RANKL通过与RANK结合促进破骨细胞的活化,诱导破骨细胞分化,可能通过以下三种途径参与:JNK途径、NF-κB途径和蛋白激酶B途径。而OPG通过竞争性与RANKL结合,从而抑制破骨细胞分化[20]。在风湿性关节炎患者体内,这种平衡往往被破坏。LLDT-8通过调节OPG/RANK/RANKL信号通路改善胶原诱导大鼠关节炎[21]。LLDT-8不仅能显著改善CIA大鼠关节炎评分和疾病的严重程度,而且减少关节炎症部位IL-1β和IL-6的分泌,抑制iNOS和MMP-13蛋白表达。同时,LLDT-8能增强OPG基因表达,抑制RANKL基因表达,升高OPG/RANKL,抑制NF-κB活化。

何东仪团队通过观察LLDT-8体外给药对风湿性关节炎患者外周血PBMC和滑膜液中免疫细胞的影响。结果发现:① LLDT-8能上调风湿性关节炎患者外周血和滑膜液中CD3$^+$T细胞表面OPG表达和升高OPG/RANKL的比率。② LLDT-8显著抑制外周血和滑膜液中IL-1β、IL-6、IL-21和IL-23水平及促进IL-10的分泌。③ LLDT-8在体外能抑制破骨细胞的形成,抑制IκB的磷酸化,但是对p-P38、p-JNK、p-ERK和p-Akt无明显影响。推测其机制可能是通过影响IκB的磷酸化,调节RANKL/RANK/OPG体系及其下游通路和细胞因子生成,发挥抗破骨细胞形成作用[22]。

(三)LLDT-8对免疫性肝损伤的防治作用

刀豆蛋白A(ConA)诱导的小鼠肝炎是一种T淋巴细胞介导的严重的肝脏损伤模型,是用于研究人类免疫介导肝脏疾病的理想动物模型[23]。小鼠体内注射刀豆蛋白A后可以诱导T淋巴细胞介导的肝脏炎症,快速引起肝炎的临床和组织学病变特征,包括8～24 h内转氨酶活性的升高。肝脏组织出现大面积的粒细胞积聚、T淋巴细胞浸润、坏死及凋亡[19]。左建平团队发现LLDT-8能改善ConA引起的小鼠肝损伤。LLDT-8提高了肝炎小鼠的存活;LLDT-8有效地降低了血清ALT水平和肝脏损伤;进一步研究表明,LLDT-8减少了血清细胞因子的产生,包括TNF-α、IFN-γ、IL-2、IL-12和IL-6;LLDT-8增加了脾脏中促凋亡基因STAT1和IRF-1的转录表达,进而促进活化的T细胞发生凋亡,可能解释了脾脏中T淋巴细胞比例的下降;LLDT-8抑制了IFN-γ/STAT1/IRF-1途径中趋化因子及黏附分子的表达,从而减少淋巴细胞对肝脏的浸润;LLDT-8同时还抑制了趋化因子受体的表达。因此,LLDT-8可能通过调节IFN-γ/STAT1/IRF-1信号途径和抑制炎性因子的产生,对ConA引起的肝炎发挥保护作用[24]。

(四)LLDT-8对小鼠急性移植物抗宿主病(aGVHD)的治疗作用

异基因骨髓移植是目前治疗白血病等恶性血液病和某些重症非恶性血液病最为有效的方法,它的主要机制是基于其造血和免疫功能重建,为患者提供了长期缓解及根治的机会。但是,aGVHD仍然是骨髓移植的一个极为严重的并发症,它直接影响患者的生存率和生活质量。aGVHD的发生,主要是由于移植物中供者来源的成熟T淋巴细胞被宿主异型组织相容性抗原激活,增殖分化为效应T淋巴细胞,激活的效应T淋巴细胞对宿主组织或器官发动免疫攻击,导致组织器官功能受损甚至移植失败。目前认为防治aGVHD是决定异基因骨髓移植成败的关键。根据其发病机制,目前已经有多种防治手段,但尚无理想的方法。从天然药物中寻找提取低毒有效的免疫抑制剂成为移植学界和制药界的热点[25~27]。

近年来国内外对雷公藤的研究较广泛,也较深入,但是关于雷公藤提取物治疗GVHD的作用也屡见报道。于艳秋等[28]研究表明,雷公藤多苷具有明显的抗小鼠aGVHD作用(Balb/C→C57BL/6),该作用与降低脾及aGVHD靶器官中T细胞及其亚群数量有关。Chen[29,30]等实验表明PG27能有效地发挥抗GVHD作用,进一步实验还提示PG27能诱导供者特异免疫耐受,同时保留移植物功能。实验同样表明PG490-88(PG27的衍生物,雷公藤内酯醇的前药化合物)在预防小鼠GVHD是有效的[31,32]。

左建平团队以C57BL/6小鼠为受者,进行脾淋巴细胞和骨髓细胞联合移植,发现LLDT-8具有明显的抗小鼠急性GVHD的作用,提高小鼠的生存率,帮助移植物存活,改善免疫重建,减少GVHD中关键性细胞因子IL-2、IFN-γ的产生。与传统免疫抑制药物不同的是,LLDT-8体内用药在抑制GVHD的同时,保留了小鼠淋巴细胞在体外对非特异性丝裂原的正常免疫增殖功能。通过进一步研究发现,LLDT-8抗GVHD的作用与促进CD4⁺CD25⁺调节性T细胞扩增密切相关[33]。

(五)LLDT-8对小鼠同种异位心肌移植排斥反应的治疗作用

器官移植是目前人类治疗终末期器官功能衰竭的有效方法。但移植后的排斥反应仍是困扰移植领域的重要因素,是导致移植失败、影响患者长期健康存活的主要因素之一。移植排斥反应是一种病理性的免疫反应,是一个十分复杂的针对移植物中的主要组织相容抗原

（major histocompatibility antigen，MHC）的免疫学现象，涉及细胞和抗体介导的多种免疫损伤机制。器官移植成功的关键是对免疫排异反应的控制[34~36]。近年来，随着组织配型技术的广泛推广及新型免疫抑制剂的不断出现，使移植器官存活率进一步提高，但仍有许多问题有待解决，如长期存活率低、并发症多、缺乏高效低毒的免疫抑制剂、费用昂贵等。

雷公藤多种制剂在器官移植临床应用和实验研究中表现出较好的抗排斥作用，雷公藤生药和雷公藤多苷能延长小鼠同种皮肤移植、小鼠异位移植心肌的存活时间，并明显抑制移植受者IL-2活性和IL-2R的表达，从而抑制排斥反应[37~41]。在大鼠肾移植模型研究中，用雷公藤多苷可提高移植肾的存活时间，并与环孢素A合用有协同作用[42]。

左建平团队观察了LLDT-8在小鼠同种异位心肌移植（Balb/c→C57BL/6）排斥反应中的作用，发现LLDT-8可明显延长小鼠异位心肌存活时间，改善移植心肌的组织结构和细胞浸润，具有抗移植排斥作用，且免疫抑制作用存在特异性，该作用与LLDT-8抑制趋化因子及趋化因子受体的表达有关[43]。

（六）LLDT-8对实验性自身免疫性脑脊髓膜炎的治疗作用

实验性自身免疫性脑脊髓膜炎（experimental autoimmune encephalomyelitis，EAE）是T细胞介导的中枢神经系统自身免疫性疾病，它是重要的神经系统疾病多发性硬化（multiple sclerosis，MS）的实验动物模型[44]。EAE的主要病理变化是中枢神经系统淋巴细胞和单核细胞的浸润和脱髓鞘病变。大量研究表明Th1细胞在EAE的发生发展中起着关键作用。首先，EAE疾病急性期在CNS病变部位有大量Th1型细胞因子产生；其次，转移诱导EAE所用的T细胞克隆是Th1型的[45]。用脑组织匀浆和神经抗原，如髓磷脂碱性蛋白、蛋白脂蛋白和髓磷脂少突细胞糖蛋白，免疫敏感的啮齿类动物和灵长类动物可诱导EAE[46]。EAE的疾病表现和病理特征与MS十分相似。因此，研究者常用EAE作为MS的动物模型，用来研究MS的发病机制和筛选治疗MS的药物。目前，临床上常用于治疗MS的免疫抑制药物包括糖皮质激素、氨甲蝶呤、巯唑嘌呤、环磷酰胺和环孢霉素A。这些药物仅仅对疾病的某些阶段有效，而且由于严重的毒副作用限制了它们的临床应用[47~49]。

雷公藤内酯醇对Wistar大鼠EAE有治疗作用，可减低动物死亡率，促进大鼠脑脊髓中的细胞凋亡[50]。雷公藤内酯醇对大鼠EAE有治疗作用，其机制与降低CD4$^+$/CD8$^+$和IL-6有关[51]。

左建平团队研究发现，LLDT-8降低了EAE的发病率和严重程度，抑制抗原特异性淋巴细胞反应，抑制原初T细胞（primary T）的增殖、分裂、活化，抑制CD3/28刺激的IL-2和IFN-γ的产生[52]。

（七）LLDT-8对博来霉素诱导的小鼠肺纤维化的保护作用

特发性肺间质纤维化尚无特效治疗药物，无论急性核辐射事故、放疗、化疗及某些病毒感染等最终都可造成肺纤维化。博来霉素诱导的小鼠肺纤维化模型有极好的稳定性，且操作简单,可重复性好。其反复损伤修复过程、病理变化、细胞因子变化都与人类特发性肺间质纤维化类似,对研究人类肺纤维化,尤其是特发性肺间质纤维化有重要意义。在气管内注射博来霉素诱导肺纤维化模型中,LLDT-8对博来霉素诱导的小鼠肺纤维化显示出很好地保护效应,缓解博来霉素诱导小鼠肺纤维化引起的体重减轻和肺指数增加,降低支气管肺泡灌洗液中嗜中性粒细胞和淋巴细胞数,促进SOD活性,降低MDA产生,抑制羟基脯氨酸水平,同时缓解肺组织病理损伤[53]。抗炎免疫抑制活性的机制研究进一步证实,LLDT-8抑制巨噬细胞激活时TNF-α和NO的产生,通过抑制诱导型iNOS的表达和蛋白合成,阻止NO生成,但并不干扰iNOS酶活性。在IFN-γ刺激的Raw 264.7巨噬细胞实验中,LLDT-8抑制STAT1和IRF-1的基因转录、抑制iNOS的表达,而不影响细胞表面IFN-γ受体的水平。在LPS刺激后,LLDT-8阻断了LPS受体复合物的表达,包括CD14、TLR4及MD-2;降低了LPS引起的JNK/SAPK、Erk1/2和p38 MAPK的磷酸化水平;阻止了IκBα的降解;削弱了NF-κB对iNOS转录相关的DNA结合活性[54,55]。

(八) LLDT-8对系统性红斑狼疮的治疗作用

系统性红斑狼疮是一种常见的累积多系统、多器官的自身免疫性疾病,由于体液和细胞免疫功能障碍,病理损害主要表现为患者体内产生多种自身抗体如抗ANA抗体、抗双链DNA抗体、抗单链DNA抗体等及其免疫复合物沉淀于血管壁和肾小球基底膜造成其通透性的改变,最终导致肾功能的丧失。确切的病因尚未明确,且病程反复交替,以中青年女性发病为多见,目前尚无法根治此病,各种治疗手段及方法仅能使症状及临床表现有所缓解。

目前系统性红斑狼疮治疗手段主要包括4大类:药物(糖皮质激素、细胞毒药物、免疫抑制剂或非甾类抗炎药等)、造血干细胞移植、DNA免疫吸附治疗及使用生物制剂,但对于生物制剂的安全性和疗效仍然需要进一步的研究。2011年FDA批准了Belimumab(Benlysta)成为首支治疗狼疮的抗体药物,然而其疗效尚待长期临床应用确认,其价格也远高于现有药物[56]。因此,寻找低毒高效的新型免疫抑制剂用于治疗系统性红斑狼疮是当前面临的一项紧迫的任务,而且国内目前尚无特异性治疗红斑狼疮的药物上市。

文献报道triptolide及其衍生物能显著地降低肾小球肾炎尿蛋白水平,改善由博罗霉素诱导的大鼠肾病肾功能,减少实验性大鼠被动型海曼肾炎肾脏损伤,抑制糖尿病肾病肾脏损伤[57~59]。LLDT-8经triptolide结构修饰而来,在自发性经典狼疮肾炎和诱导性肾炎中也展示了良好的保护作用。

在MRL/lpr狼疮肾炎的实验研究中,三个剂量0.125 mg/kg、0.062 5 mg/kg、0.031 25 mg/kg的LLDT-8对MRL/lpr小鼠均有保护作用,都能够降低MRL/lpr小鼠蛋白尿水平,减少血清中BUN、CRE的水平,减轻肾脏病理损伤。在后期LLDT-8药理机制发现[60]:①LLDT-8减少肾脏中免疫复合沉积,但是对血清中自身抗体水平无明显影响。②LLDT-8能够减少小鼠肾脏中炎症细胞因子IL-6、IL-17、IFN-γ、TNF-α mRNA水平,但不影响血清中细胞因子表达。③通过对小鼠肾脏冰冻切片免疫荧光染色和FACS方法,检测肾脏中T淋巴细胞数目的变化,发现小鼠肾脏T细胞数目有明显的减少;同时我们也观察到脾脏中T淋巴细胞比例都没有明显变化。以上结果说明LLDT-8对T淋巴细胞的发育分化并没有显著影响,而是通过减少肾脏中T淋巴细胞的数目,进而发挥对肾脏的保护作用。④ LLDT-8能够减少肾脏趋化因子(IP-10、Mig、RANTES)的表达,抑制T细胞、巨噬细胞和中性粒细胞对肾脏的浸润。实验证明LLDT-8对狼疮肾炎有显著的改善作用。LLDT-8并不影响小鼠脾脏,淋巴结肿大。以上结果表明LLDT-8对整体免疫系统影响较小,可能仅在肾脏局部发挥治疗作用。LLDT-8(100 nM)体外给药能显著地抑制由IFN-γ和IL-17诱导人肾小管内皮细胞系(HK-2),鼠肾小球系膜细胞系(SV40 MES 13)分泌趋化因子(IP-10、Mig、MCP-1)和炎性因子(IL-6)。

在另一种经典的狼疮动物模型NZB/W F1小鼠上,使用低剂量LLDT-8(0.031 25 mg/kg)给药法8周也具有良好的治疗作用。结果表明:① LLDT-8能够显著减少NZB/W F1小鼠尿蛋白肌酐比,提高小鼠生存率。② LLDT-8能够降低NZB/W F1小鼠肾脏中CD3+T淋巴细胞,CD4+Th细胞及CD11b+髓系细胞的比例有显著的减少,CD8+CTL细胞也有一定的减少。再次证实LLDT-8能够抑制炎症细胞(T淋巴细胞和髓样细胞)对肾脏的浸润,对狼疮肾炎具有良好的治疗效果。

在小鼠实验性抗GBM肾炎中,LLDT-8灌胃给药(0.125 mg/kg)对抗GBM肾炎有治疗作用:LLDT-8能降低抗GBM肾炎小鼠尿蛋白及尿蛋白肌酐比,改善肾脏功能,减轻肾脏病理改变。进一步机制探讨发现:① LLDT-8减少肾脏免疫复合物沉积,但是对血清总IgG及其亚型无明显影响。② LLDT-8能显著地抑制肾脏相关趋化因子表达及CD11b+细胞等炎性细胞的浸润,减轻肾脏局部炎症反应。③ LLDT-8能上调肾脏FcγRIIB基因的表达,CD11b+细胞表面FcγRIIB受体表达,激活FcγRIIB下游信号通路,激活SHIP,后者使Ptdlns(3,4,5)P3水解,从而抑制胞内BTK信号活化。

二、抗炎活性

(一)LLDT-8改善急性脑缺血再灌注损伤

脑缺血再灌注损伤是指因脑缺血致脑组织坏死前,闭塞的脑血管再通后缺血性损伤却进一步加重的现象,是引起多种脑血管疾病重要的病理生理基础。其病理过程与炎症反应(如炎性因子的释放、白细胞浸润、小胶质细胞和星状胶质细胞的激活)、自由基损伤等密切相关。LLDT-8具有抗炎活性,通过影响IκB/NF-κB信号抑制小胶质细胞介导的神经炎,从而改善急性脑缺血再灌注损伤[61]。实验显示,LLDT-8在体外能抑制LPS诱导的BV-2小胶质细胞和原代小胶质细胞分泌NO水平和TNF-α、IL-1β和iNOS基因表达水平;减少LPS诱导的BV-2小胶质细胞分泌TNF-α水平。进一步研究发现,LLDT-8抑制TLR4的表达、IκBα的降解和NF-κB入核。在小鼠大脑中动脉梗死模型中,LLDT-8能显著减少梗死面积和大脑缺血部位促炎症因子(TNF-α、IL-1β和iNOS)的基因表达,从而改善脑缺血再灌注损伤。

（二）LLDT-8改善6-羟基多巴胺诱导PD大鼠运动障碍和神经炎症[62]

PD是一种老年人群常见的慢性进行性中枢神经组织退行性变性而产生的疾病，主要引起静止性震颤、肌强直、运动迟缓和姿势步态异常等运动障碍，同时伴有大量非运动症状。LLDT-8能改善6-羟基多巴胺诱导PD大鼠多巴胺能神经元变性，是治疗PD潜力药物之一。研究发现在6-羟基多巴胺诱导PD大鼠模型中，LLDT-8不仅能显著改善PD大鼠由阿扑吗啡诱发的旋转，提高PD大鼠在气缸和旋转杆测试中的表现，而且显著改善6-羟基多巴胺诱导PD大鼠脑部病理改变，减少黑质致密部多巴胺能神经元的丢失。此外，LLDT-8降低PD大鼠患侧纹状体中炎症因子IL-1β、IL-6、TNF-α水平，升高纹状体多巴胺（DA）水平，对（DOPAC+HVA）/DA（两者为DA代谢物二羟基苯乙酸及高香草酸）比无明显影响。小胶质细胞是大脑组织巨噬细胞，在神经退行性疾病中，该细胞针对炎症所产生的应答对机体来说是一把双刃剑。在6-羟基多巴胺诱导PD大鼠模型中，LLDT-8不仅能减少活化的小胶质细胞和星状细胞在大脑黑质致密部的浸润，而且能显著减少外周血中总淋巴细胞及B淋巴细胞数量，对T淋巴细胞和NK细胞无明显影响。

三、抗肿瘤活性

楼丽广课题组研究发现LLDT-8通过抑制转录在体内外均显示显著的抗肿瘤活性[63]。在体外，LLDT-8展示了广泛的抗肿瘤活性，能抑制乳腺癌（MCF-7、MDA-MB-231）、结肠癌（HT-29、LS 174T）、肺癌（NCI-H460、A549）、前列腺癌（LNCaP、PC-3）和卵巢癌（SK-OV-3、3AO）等细胞株的生长，IC_{50}在23.3～181.1 nM之间，平均值为87.7 nM。不仅如此，LLDT-8能抑制由P-糖蛋白调节的肿瘤耐药细胞株的活性。结果显示化疗药物阿霉素（doxorubicin）在肿瘤细胞株K562及其耐药株K562/ADR的IC_{50}分别是613.4±237.4 nM、15 289.5±671.5 nM；而LLDT-8分别是324.0±59.0 nM、327.1±60.3 nM；长春瑞滨（vinorelbine）在肿瘤细胞株KB及其耐药株KBV200的IC_{50}分别是3.8±0.4 nM、340.1±109.0 nM，而LLDT-8分别是94.8±29.2 nM、75.6±9.6 nM。

在探索LLDT-8抗肿瘤机制中发现，LLDT-8不仅能使卵巢癌3AO细胞停留在S期，抑制细胞进入M期，而且能诱导细胞凋亡。同时，LLDT-8在体外能抑制BrU的掺入到RNA，抑制RNA的合成；减少HSP70 mRNA表达和蛋白水平。这些活性归结于LLDT-8对转录的广泛抑制。在体内进一步证实，LLDT-8能抑制人类卵巢癌3AO和前列腺癌PC-3裸鼠移植瘤的生长，与阳性药顺铂cisplatin相比，对裸鼠的体重无明显影响。但是LLDT-8对NCI-H460裸鼠移植瘤无明显抑制作用。文献报道雷公藤对生殖系统有毒性作用[64]，因LLDT-8为其衍生物，这也可能为其治疗卵巢癌3AO和前列腺癌PC-3提供佐证。

第三节　雷腾舒的临床研究进展

大量研究证实,新型雷公藤内酯醇衍生物——LLDT-8具有低毒、高效、强烈的体内外免疫抑制活性。在作用机制的探讨中,发现LLDT-8的作用:① 抑制T淋巴细胞IFN-γ的产生及其相关的信号传导通路,阻滞T细胞与抗原提呈细胞的功能活化。② 增加ConA诱导肝炎模型中脾脏STAT1和IRF-1表达,促进T淋巴细胞的凋亡。③ 阻断LPS受体复合物的表达,包括CD14、TLR4及MD-2,降低LPS引起的JNK/SAPK、Erk1/2和p38 MAPK的磷酸化水平及阻止IκBα的降解。④ 减少肾脏趋化因子的表达,抑制T细胞、巨噬细胞和中性粒细胞对肾脏的浸润,抑制炎性因子的分泌。⑤ 上调肾脏FcγRIIB的表达,干预FcγRIIB下游信号通路。⑥ 通过影响IκB/NF-κB信号抑制小胶质细胞介导的神经炎。⑦ 通过抑制转录发挥抗肿瘤活性。根据报道,雷公藤内酯醇的直接作用靶点有XPB、TAB1及RNA聚合酶等多种分子[65~67]。而LLDT-8作为其衍生物,是否也作用以上靶点或者还有其他新靶点等问题仍需进一步研究与证实,其具体分子机制仍需进一步研究和探索。

目前,上海医药集团联合中国科学院上海药物研究所共同推进LLDT-8治疗RA的临床研究[68,69]。完成了在氨甲蝶呤反应不足的RA患者的(无生育要求的,年龄＞35岁妇女)的多中心、随机、双盲、安慰剂平行对照的探索性临床试验,研究结果显示雷腾舒治疗24周,安慰剂(单用MTX)组、低剂量组0.25 mg、中剂量组0.5 mg和高剂量组1 mg主要疗效指标ACR20应答率(FAS)分别为20.0%、46.7%、50.0%和73.3%。高剂量组疗效好于低、中剂量组,安慰剂(单用MTX)组疗效最差。此外,高剂量组在其他疗效指标上包括DAS28、关节疼痛肿胀计数、晨僵持续时间、患者和医生对病情总体评价、健康评价问卷等方面体现出较其他组别的治疗优势,整体疗效评价表现出高剂量组优于中剂量组,中剂量组优于低剂量组、低剂量组优于安慰剂(单用MTX)的趋势。这些重要的研究结果为LLDT-8开展其新药临床研究和开发应用奠定了坚实的科学基础,有望研制成为具有我国自主知识产权,可用于治疗多种自身免疫性疾病的新型免疫抑制剂,势必为雷公藤类化合物的新药开发带来革命性的突破。

参 考 文 献

[1] Qiu D, Kao P N. Immunosuppressive and anti-inflammatory mechanisms of triptolide, the principal active diterpenoid from the chinese medicinal herb *Tripterygium wilfordii* Hook f.[J]. Drugs in Research and Development, 2003, 4(1): 1-18.

[2] Chen B J. Triptolide, a novel immunosuppressive and anti-inflammatory agent purified from a chinese

herb *Tripterygium wilfordii* Hook f.[J]. Leukemia and Lymphoma, 2001, 42(3): 253−265.

[3] Gu W Z, Brandwein S R. Inhibition of type Ⅱ collagen-induced arthritis in rats by triptolide[J]. International Journal of Immunopharmacology, 1998, 20(8): 389−400.

[4] Wu Y, Wang Y, Zhong C, et al. The suppressive effect of triptolide on experimental autoimmune uveoretinitis by down-regulating Th1−type response[J]. International Immunopharmacology, 2003, 3(10−11): 1457−1465.

[5] Yang S X, Gao H L, Xie S S, et al. Immunosuppression of triptolide and its effect on skin allograft survival [J]. International Journal of Immunopharmacology, 1992, 14(6): 963−969.

[6] Wang J, Xu R, Jin R, et al. Immunosuppressive activity of the Chinese medicinal plant *Tripterygium wilfordii* I prolongation of rat cardiac and renal allograft survival by the PG27 extract and immunosuppressive synergy in combination therapy with cyclosporine[J]. Transplantation, 2000, 70(3): 447−455.

[7] Chan M A, Kohlmeier J E, Branden M, et al. Triptolide is more effective in preventing T cell proliferation and interferon-gamma production than is FK506[J]. Phytotherapy Research: PTR, 1999, 13(6): 464−467.

[8] Tao X, Davis L S, Hashimoto K, et al. The Chinese herbal remedy, T2, inhibits mitogen-induced cytokine gene transcription by T cells, but not initial signal transduction[J]. The Journal of Pharmacology and Experimental Therapeutics, 1996, 276(1): 316−325.

[9] Wu Y, Cui J, Bao X, et al. Triptolide attenuates oxidative stress, NF-kappa B activation and multiple cytokine gene expression in murine peritoneal macrophage[J]. International Journal of Molecular and Cellular Medicine, 2006, 17(1): 141−150.

[10] Huynh P N, Hikim A P, Wang C, et al. Long-term effects of triptolide on spermatogenesis, epididymal sperm function, and fertility in male rats[J]. Journal of Andrology, 2000, 21(5): 689−699.

[11] Zhou R, Zhang F, He P L, et al. (5R)-5-hydroxytriptolide (LLDT−8), a novel triptolide analog mediates immunosuppressive effects in vitro and in vivo[J]. International Immunopharmacology, 2005, 5(13−14): 1895−1903.

[12] Zhou R, Tang W, He P L, et al. (5R)-5-hydroxytriptolide inhibits the immune response of human peripheral blood mononuclear cells[J]. International Immunopharmacology, 2009, 9(1): 63−69.

[13] Kobayashi I, Ziff M. Electron microscopic studies of the cartilage-pannus junction in rheumatoid arthritis [J]. Arthritis and Rheumatism, 1975, 18(5): 475−483.

[14] Lee D M, Weinblatt M E. Rheumatoid arthritis[J]. The Lancet, 2001, 358(9285): 903−911.

[15] Asano K, Matsuishi J, Yu Y, Kasahara T, et al. Suppressive effects of *Tripterygium wilfordii* Hook f., a traditional Chinese medicine, on collagen arthritis in mice[J]. Immunopharmacology, 1998, 39(2): 117−126.

[16] Courtenay J S, Dallman M J, Dayan A D, et al. Immunisation against heterologous type II collagen induces arthritis in mice[J]. Nature, 1980, 283(5748): 666−668.

[17] Choy E H, Panayi G S. Cytokine pathways and joint inflammation in rheumatoid arthritis[J]. The New England Journal of Medicine, 2001, 344(12): 907−916.

[18] Grogan J L, Locksley R M. T helper cell differentiation: on again, off again[J]. Current Opinion in Immunology, 2002, 14(3): 366−372.

[19] Zhou R, Tang W, Ren Y X, et al. (5R)-5-hydroxytriptolide (LLDT−8) attenuated collagen-induced arthritis in DBA/1 mice via suppressing IFN-γ production and its related signaling[J]. The Journal of Pharmacology and Experimental Therapeutics, 2006, 318(1): 35−44.

[20] Lacey D L, Boyle W J, Simonet W S, et al. Bench to bedside: elucidation of the OPG-RANK-RANKL

pathway and the development of denosumab[J]. Nature Reviews. Drug Discovery, 2012, 11(5): 401−419.

[21] Zeng J Z, Ma L F, Meng H, et al. (5R)-5-hydroxytriptolide (LLDT−8) prevents collagen-induced arthritis through OPG/RANK/RANKL signaling in a rat model of rheumatoid arthritis[J]. Experimental and Therapeutic Medicine, 2016, 12(5): 3101−3106.

[22] Shen Y, Jiang T, Wang R, et al. (5R)-5-Hydroxytriptolide (LLDT −8) inhibits osteoclastogenesis via RANKL/RANK/OPG signaling pathway[J]. BMC Complementary and Alternative Medicine, 2015, 24(15): 77.

[23] Tiegs G., Hentschel J., Wendel A. A T cell-dependent experimental liver injury in mice inducible by concanavalin A. J Clin Invest[J]. The Journal of Clinical Investigation, 1992, 90(1): 196−120.

[24] Zhou R, Tang W, Ren Y X, et al. Preventive effects of (5R)-5-hydroxytriptolide on concanavalin A-induced hepatitis[J]. European Journal of Pharmacology, 2006, 537(1−3): 181−189.

[25] Thomas E D, Storb R, Clift R A, et al. Bone-marrow transplantation (second of two parts)[J]. The New England Journal of Medicine, 1975, 292(17): 895−902.

[26] Bortin M M, Horowitz M M, Rimm A A. Increasing utilization of allogeneic bone marrow transplantation. Results of the 1988−1990 survey[J]. Annals of Internal Medicine, 1992, 116(6): 505−512.

[27] Ringden O. Allogeneic bone marrow transplantation for hematological malignancies-controversies and recent advances[J]. Acta Oncológica, 1997, 36(6): 549−564.

[28] 于艳秋, 张海鹏, 杜烨玮, 等. 雷公藤多苷对急性移植物抗宿主病时小鼠T细胞及其亚群的影响[J]. 中国中西医结合杂志, 2002, 22(10): 770−772.

[29] Fidler J M, Ku G Y, Piazza D, et al. Immunosuppressive activity of the Chinese medicinal plant Tripterygium wilfordii. III. Suppression of graft-versus-host disease in murine allogeneic bone marrow transplantation by the PG27 extract[J]. Transplantation, 2002, 74(4): 445−457.

[30] Chen J, Zeng D, PaulG S, et al. PG27 and extract of *Tripterygium wilfordii* Hook. f. induces antigen-specific tolerance in bone marrow transplantation[J]. Blood, 2000, 95(2): 705−710.

[31] Chen B J, Liu C, Cui X, et al. Prevention of graft-versus-host disease by a novel immunosuppressant, PG490 −88, through inhibition of alloreactive T cell expansion[J]. Transplantation, 2000, 70(10): 1442−1447.

[32] Chen B J, Chen Y, Cui X, et al. Mechanisms of tolerance induced by PG490 −88 in a bone marrow transplantation model[J]. Transplantation, 2002, 73(1): 115−121.

[33] Tang W, Yang Y, Zhang F, et al. Prevention of graft-versus-host disease by a novel immunosuppressant, (5R)-5-hydroxytriptolide (LLDT−8), through expansion of regulatory T cells[J]. International Immunopharmacology, 2005, 5(13−14): 1904−1913.

[34] Buckley R H. Transplantation immunology: organ and bone marrow[J]. The Journal of Allergy and Clinical Immunology, 2003, 111(2 Suppl): S733−744.

[35] Poston R S, Griffith B P. Heart transplantation[J]. Journal of intensive care medicine, 2004, 19(1): 3−12.

[36] Canafax D M, Sutherland D E. Recent advances in solid organ transplantation[J]. Pharmacotherapy, 1987, 7(2): S20−23.

[37] 邹小明, 林文. 雷公藤内酯醇抗心脏移植排斥反应的实验研究[J]. 第一军医大学学报, 1999, 19(1): 44, 45.

[38] 刘湘玲, 雷岁合, 董晓慧, 等. 雷公藤甲素对小鼠移植皮片存活期MLR及IL−2水平的影响[J]. 西安医科大学学报, 1999, 20(2): 185−187.

[39] 杨俊伟, 陈朝红, 刘志红, 等. 雷公藤内酯醇抑制同种异体皮肤移植物排异反应[J]. 中国药理学通报, 1997, 13(1). 73−76.

［40］林建峰,朱惠,刘小清,等.雷公藤内酯醇对小鼠耳后心脏移植物存活时间的影响［J］.海峡药学, 1998,10（4）:29,30.

［41］高江平.雷公藤多苷对心肌移植小鼠白细胞介素2产生和白细胞介素2受体表达的影响［J］.中华器 官移植杂志,1993,14（1）:21-23.

［42］钱叶勇.雷公藤多苷在大鼠肾移植模型中的实验研究［J］.中华泌尿外科杂志,1996,17（6）:338-340.

［43］Tang W, Zhou R, Yang Y, et al. Suppression of (5R)-5-hydroxytriptolide (LLDT-8) on allograft rejection in full MHC-mismatched mouse cardiac transplantation［J］. Transplantation, 2006, 81(6): 927-933.

［44］Steinman L. Multiple sclerosis: a two-stage disease［J］. Nature immunology, 2001, 2(9): 762-764.

［45］Steinman L, Zamvil S S. Virtues and pitfalls of EAE for the development of therapies for multiple sclerosis［J］. Trends in Immunology, 2005, 26(11): 565-571.

［46］Langrish C L, Chen Y, Blumenschein WM, et al. IL-23 drives a pathogenic T cell population that induces autoimmune inflammation［J］. Journal of Experimental Medicine, 2005, 201(2): 233-240.

［47］Sospedra, M., R. Martin, Immunology of multiple sclerosis［J］. Annual Reviews. 2005, (23): 683-747.

［48］Rizvi, S. A., K. Bashir. Other therapy options and future strategies for treating patients with multiple sclerosis［J］. Neurology. 2004, (63): 47-54.

［49］Weiner, H L. Immunosuppressive treatment in multiple sclerosis［J］. Journal of the Neurological Sciences. 2004, 233(1): 1-11.

［50］马太花,武慧丽,辛晋敏.雷公藤甲素对实验性变态反应性脑脊髓炎大鼠细胞凋亡的影响［J］.中国临 床康复,2005,（29）:137-139.

［51］余昌胤,郑和忠,杨小艳.雷公藤内酯醇对EAE大鼠外周血CD4$^+$/CD8$^+$及IL-6的影响［J］.陕西中 医,2006,（8）:1016-1018.

［52］Fu Y F, Zhu Y N, Ni J, et al. (5R)-5-hydroxytriptolide (LLDT-8), a novel triptolide derivative, prevents experimental autoimmune encephalomyelitis via inhibiting T cell activation［J］. Journal of Neuroimmunology, 2006, 175(1): 142-151.

［53］Ren Y, Zhou R, Tang W, et al. (5R)-5-hydroxytriptolide (LLDT -8) protects against bleomycin-induced lung fibrosis in mice［J］. Acta Pharmacologica Sinica, 2007, 28(4): 518.

［54］Zhou R, Zheng S X, Tang W, et al. Inhibition of inducible nitric-oxide synthase expression by (5R)-5-hydroxytriptolide in interferon-γ-and bacterial lipopolysaccharide-stimulated macrophages［J］. Journal of Pharmacology and Experimental Therapeutics, 2006, 316(1): 121-128.

［55］Zhou R, Wang J X, Tang W, et al. (5R)-5-hydroxytriptolide inhibits IFN-g-related signaling［J］. Acta. Pharmacol. Sin., 2006, 27(12): 1616-1621.

［56］Landmark lupus approval opens door for next wave of drugs［J］. Nature Reviews Drug Discovery. 2011, (10): 243-245.

［57］Zhang C, Chen Z, Zeng C, et al. Triptolide protects podocytes from puromycin aminonucleoside induced injury in vivo and in vitro［J］. Kidney International, 2008, 74(5): 596-612.

［58］Chen Z, Qin W, Zeng C, et al. Triptolide reduces proteinuria in experimental membranous nephropathy and protects against C5b-9-induced podocyte injury in vitro［J］. Kidney International, 2010, 77(11): 974-988.

［59］Gao Q, Shen W, Qin W, et al. Treatment of db/db diabetic mice with triptolide: a novel therapy for diabetic nephropathy［J］. Nephrology Dialysis Transplantation, 2010, 25(11): 3539-3547.

［60］Zhang L Y, Li H, Wu Y W, et al. (5R)-5-Hydroxytriptolide ameliorates lupus nephritis in MRL/lpr mice by preventing infiltration of immune cells［J］. American Journal of Physiology Renal Physiology, 2017, (312): 769-777.

［61］ Chen Y, Zhang L, Ni J, et al. LLDT-8 protects against cerebral ischemia/reperfusion injury by suppressing post-stroke inflammation［J］. Journal of Pharmacological Sciences, 2016, 131(2): 131-137.

［62］ Su R, Sun M, Wang W, et al. A Novel Immunosuppressor, (5R)-5-Hydroxytriptolide, Alleviates Movement Disorder and Neuroinflammation in a 6-OHDA Hemiparkinsonian Rat Model［J］. Aging and Disease, 2017, 8(1): 31-43.

［63］ Wang L, Xu Y, Fu L, et al. (5R)-5-hydroxytriptolide (LLDT -8), a novel immunosuppressant in clinical trials, exhibits potent antitumor activity via transcription inhibition［J］. Cancer Letters, 2012, 324(1): 75-82.

［64］ 袁玉丽,周学平.雷公藤生殖毒性研究进展［J］.中华中医药杂志,2013,(10):2997-3000.

［65］ Lu Y, Zhang Y, Li L, et al. TAB1: a target of triptolide in macrophages［J］. Chemistry & Biology, 2014, 21(2): 246-256.

［66］ Titov D V, Gilman B, He Q L, et al. XPB, a subunit of TFIIH, is a target of the natural product triptolide ［J］. Nature Chemical Biology, 2011, 7(3): 182-188.

［67］ Pan J. RNA polymerase-an important molecular target of triptolide in cancer cells［J］. Cancer Letters, 2010, 292(2): 149-152.

［68］ Tang W, Zuo J. Immunosuppressant discovery from *Tripterygium wilfordii* Hook f. the novel triptolide analog (5R)-5-hydroxytriptolide (LLDT-8)［J］. Acta Pharmacologica Sinica, 2012, 33(9): 1112-1118.

［69］ Liu J, Chen X, Zhang Y, et al. Derivatization of (5R)-hydroxytriptolide from benzylamine to enhance mass spectrometric detection: application to a Phase I pharmacokinetic study in humans［J］. Analytica Chimica Acta. 2011, 689 (1): 69-76.

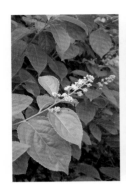

第六章
雷公藤氯内酯醇

雷公藤氯内酯醇(tripchlorolide，T_4，分子式$C_{20}H_{25}ClO_6$，相对分子质量396.86)为白色针状结晶，是从卫矛科雷公藤属植物雷公藤中提取，或以先导化合物雷公藤内酯醇或雷公藤内酯酮经半合成得到的一种含氯的环氧二萜内酯类化合物。该化合物具备分子量小、毒性低、药理活性广泛、亲脂性高可透过血脑屏障等特性，因而在临床多种疾病的治疗中具有十分重要的应用价值。

论文发表方面，截至2016年，PubMed收录有关T_4的研究论文46篇，CNKI收录的研究论文有78篇。此外，通过对论文发表地区的分析表明，约86%的T_4的研究论文由我国发表(图5-6-1)。

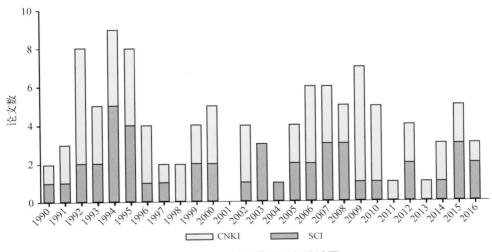

图5-6-1 T_4论文数量逐年统计图

作者：本章由马鹏程、李弘扬编写。

第一节 化学来源

1990年，中国医学科学院皮肤病研究所吕燮余等[1]首次从雷公藤多苷（T_II）中分离得到单体化合物T₄。通过结构解析，确定T₄为一种含氯的环氧二萜内酯类化合物。药理活性研究表明，该化合物具有很强的抗炎、免疫抑制和抗生育活性，效价约为雷公藤多苷的100～200倍[2]。

因原料来源有限、植物提取率低等因素带来的局限性，马鹏程等[3]以雷公藤中含量较高的雷公藤内酯醇和雷公藤内酯酮为原料，首次对T₄进行了得率较高的半合成研究。雷公藤内酯醇具有较强的抗炎免疫作用，但其毒性较大，与T₄的结构区别主要在于12～13C的位置。以HCl为亲核试剂，在吡啶的存在下，可将雷公藤内酯醇转化为T₄（得率91%）。此时，T₄的母体化合物溶解性大大提高，同时毒性明显降低，免疫抑制活性也显著提高[1]。此外，雷公藤内酯酮与T₄也具有类似的化学结构，而T₄的抗炎免疫有效剂量仅是雷公藤内酯酮的1/8[4]。在NaBH₄的作用下，可将雷公藤内酯酮还原为22%的雷公藤内酯醇和68%的表雷公藤内酯醇[5]，后者可进一步被氧化，转化为雷公藤内酯酮而被重复使用，并继续用于T₄的半合成（图5-6-2）。其后，有报道对雷公藤内酯醇进行结构修饰，获得了包括T₄在内的9个雷公藤内酯醇衍生物[2]。

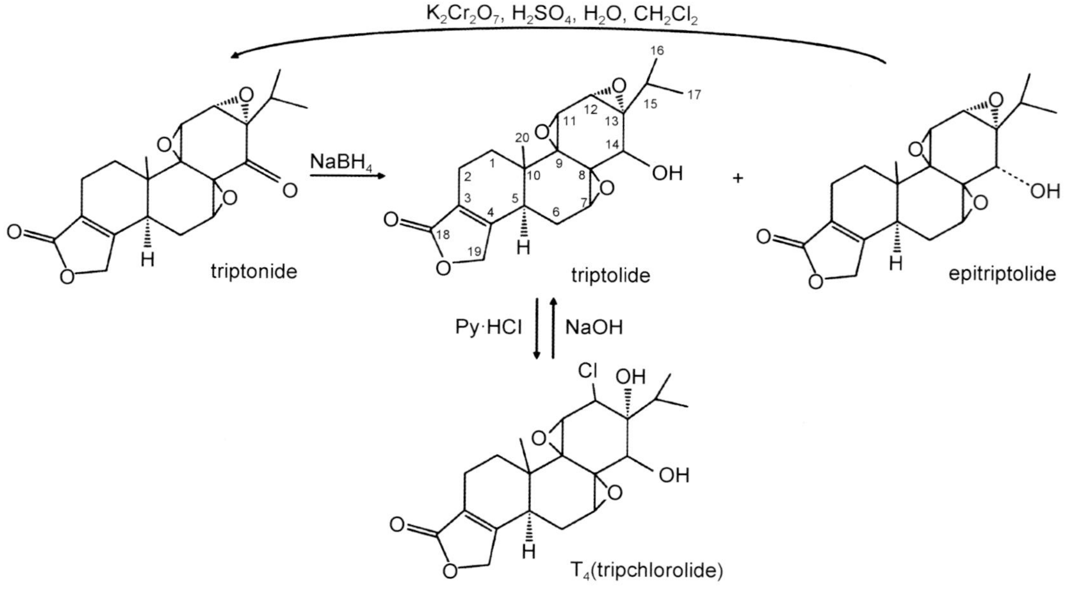

图5-6-2 T₄的半合成方法

第二节　药理作用研究进展

雷公藤提取物及其衍生物具有显著的抗炎和免疫抑制活性,临床上被广泛用于RA等自身免疫性疾病的治疗。此外,在抗肿瘤和抑制器官移植引起的排斥反应方面也发挥着很强的作用。随着免疫炎症调节机制在AD、PD等神经退行性疾病中的研究逐步增多,雷公藤提取物及其衍生物也为缓解这些疾病的病程提供了新的治疗策略。T_4在神经保护、抗肿瘤、抗炎、免疫抑制及抗生育等方面也发挥着重要的调控作用。

一、抗炎免疫抑制作用

1987年,郑家润等[6]即报道了T_4兼有抗炎和抗体生成抑制作用,并对雷公藤中7个环氧二萜内酯化合物体内抗炎免疫活性进行了比较[7]。研究证实,抗炎免疫抑制是T_4发挥的主要药效之一。T_4可抑制T淋巴细胞IL-1、IL-2、IL-6和TNF-α等细胞因子的基因及蛋白表达,并抑制淋巴细胞的增殖及相应抗体的产生[8]。文献报道,有丝分裂原激活T淋巴细胞的过程与细胞内钙信号调控有关,而T_4可显著降低PHA引起的人外周血淋巴细胞内Ca^{2+}的浓度[9],提示T_4也可能通过调节胞内Ca^{2+}浓度发挥免疫抑制的作用。

此外,T_4在抑制体外培养的肾小球系膜细胞增殖的同时,还抑制其释放IL-1[10]。当T_4与环孢霉素A的联合用药,可协同抑制肾小球系膜细胞的增殖、IL-6和PGE_2的释放,同时可协同增强总胶原及IV型胶原的合成,并促进系膜细胞TGF-β1的表达,进而可降低环孢霉素A的使用剂量,达到增效减毒的效果[11]。

(一)对急性肺损伤的调节作用及机制

细胞因子的过度分泌及因子间的相互作用是发生急性肺损伤(acute lung injury, ALI)的主要原因,因此通过药物影响细胞因子的表达,进而改善机体炎症反应水平是临床治疗ALI的重要策略。研究发现,发生ALI时外周血单核细胞(peripheral blood mononuclear cells, PBMC)中NF-κB明显活化,进而介导炎症相关介质的大量释放。T_4可显著抑制NF-κB的活化,并抑制促炎介质TNF-α及抗炎介质IL-10的释放[12]。此外,T辅助淋巴细胞(Th)亚群Th1/Th2可通过分泌促炎或抗炎细胞因子调节机体的炎症平衡,其中Th1亚群与TNF-α含量呈正相关,Th2亚群与IL-10含量呈正相关,T_4可调控Th亚群的失衡状态,防止ALI炎性反应的级联放大[13]。这可能是T_4发挥调节机体炎症水平,进而改善ALI的主要机制。

此外,研究发现,T_4可以逆转LPS诱导的TNF-α、IL-1β、IL-6、IL-10和iNOS的表达,通过抑制这些抗炎或促炎介质的释放而发挥抗炎作用[14]。

（二）对RA的调节作用及机制

RA是累及多关节为主的慢性自身免疫性疾病,降低患者滑液中免疫球蛋白(Ig)水平、抑制炎症相关介质的释放是治疗RA的重要思路。研究发现,T_4可以抑制RA患者PBMC及滑膜成纤维细胞的增殖,并抑制PBMC及消化的单个滑膜细胞(digested single synovium cells, DSSC)释放Ig和TNF[15~18]。此外,T_4也可以分别抑制DSSC及滑膜成纤维细胞释放PGE_2和IL-6[15,19],因而发挥改善患者RA症状的作用。

此外,研究发现T_4还可显著抑制内皮细胞分泌内皮素1(ET_1),提示T_4的这一作用机制有可能用于RA的治疗[20]。

二、神经保护作用

T_4具有亲脂性高、分子质量小等特点,因而能透过血脑屏障。基于T_4在抗炎和免疫抑制方面的作用,该化合物对神经退行性相关疾病的研究也逐渐增多。

（一）对神经免疫炎症的调节作用及机制

目前,大量研究证实神经炎症和神经退行性疾病的病理发病机制密不可分,因此调节神经炎症是一种较好的治疗手段。体外研究发现,20~40 nM的T_4对原代小胶质细胞和BV-2胶质细胞有细胞毒作用,而对原代皮层神经元和Neuro-2A细胞无毒性作用,提示T_4在体内发挥调控作用时可能具有细胞选择性的优势。脂多糖(LPS)刺激的小胶质细胞条件培养基可显著地影响原代皮层神经元和Neuro-2A的存活,而T_4可逆转LPS诱导的这种神经毒性作用,进而保护神经元细胞免受毒性损伤。此外,LPS刺激BV-2小胶质细胞和原代小胶质细胞后,胞内超氧阴离子(SOA)、COX-2及iNOS蛋白表达水平升高,同时胶质细胞释放大量TNF-α、IL-1β、NO和PGE_2等炎性介质,进而引起神经元的炎性损伤。经T_4处理后,LPS诱导的胶质细胞炎性反应可被显著逆转[21]。

此外,在实验性脑脊髓炎(experimental autoimmune encephalomyelitis, EAE)动物模型的给药研究中发现,T_4可下调ERK1/2-NF-κB和JAK/STAT信号通路,同时抑制脊髓中IFN-γ和IL-17的表达,进而显著降低EAE引起损伤及其恶性进展[22]。因此,T_4在治疗神经免疫炎性疾病方面具有一定的应用潜力。

（二）对AD的调节作用及机制

AD以患者记忆和认知功能障碍为主要特征,神经元突触可塑性降低、β-amyloid(Aβ)的异常蓄积及其引起的神经炎症是AD发生的主要病理机制。因此增强突触的可塑性、抑制Aβ的生成及神经炎症反应是减轻AD症状的主要治疗策略,而T_4在这些过程中发挥着重要的调节作用(图5-6-3)。

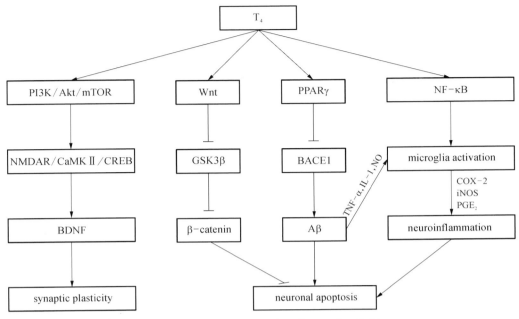

图5-6-3 T₄改善AD症状的作用及分子机制

　　研究发现,在5XFAD小鼠AD模型中,T₄可显著改善小鼠的空间学习和记忆能力,同时T₄可减轻突触超微结构的退化,激活NMDAR/CaMKⅡ/CREB信号通路,上调BDNF的表达,从而改善突触的可塑性。T₄还可以激活PI3K/Akt/mTOR信号通路,并通过CaMKⅡ及其下游信号,发挥增强突触可塑性的调节作用[23]。此外,在SAMP8小鼠AD模型中,也发现T₄可通过激活NMDAR信号通路,改善小鼠的认知缺陷,促进大鼠海马脑片的长时程增强(LTP)[24]。

　　Aβ的生成受到转录因子PPARγ的调控,而后者可通过结合BACE1(Aβ生成的限速酶)的启动子区域,抑制其蛋白水平的表达。研究表明,T₄的药效作用类似于PPARγ的激动剂Pioglitazone,在N2a/APP695细胞中可抑制BACE1的活性,进而减少Aβ的生成[26]。病理条件下,Aβ的聚集增多可诱导TNF-α、IL-1β和NO等炎性因子的表达,激活小胶质细胞分泌COX-2、iNOS和PGE₂等,引发神经炎症反应。T₄在该过程中可抑制小胶质细胞的活化,改善AD大鼠的学习能力[26]。T₄还可以抑制NF-κB的核转录及JNK的磷酸化,从而阻断Aβ介导的小胶质细胞炎性反应,进而抑制神经元凋亡现象的发生[27]。此外,T₄可通过活化Wnt/GSK3β/β-catenin信号通路,阻断Aβ诱导的神经毒性[28]。进一步研究表明,抑制星形胶质细胞的活化及p38MAPK信号通路的激活在T₄逆转Aβ的神经毒性中也发挥着重要的作用[29]。

(三) 对PD的调节作用及机制

　　PD是以中枢多巴胺能神经元变形死亡为主要特征的一种神经退行性疾病。目前,以神经保护剂为主的治疗策略成为PD的研究热点。研究发现,在线刀切断大鼠内侧前脑束建立的大鼠PD模型中,低剂量T₄(1 μg/kg)能显著改善安非他明诱导的PD大鼠异常旋转行为。

此外，T_4可显著提高损伤侧纹状体多巴胺的含量、黑质致密部多巴胺神经元的存活率，并抑制脑内异常升高的TNF-α和IL-2的分泌[30]。T_4对多巴胺神经元的保护作用，在MPTP诱导的小鼠神经毒性损伤模型中也得到了验证[31]。因此，T_4对于PD的防治具有较好的临床应用前景，并有希望成为一种新型的神经元保护药物。

三、抗肿瘤作用

细胞凋亡和周期阻滞是多数细胞毒药物发挥抗肿瘤作用的主要形式（图5-6-4），T_4在不同肿瘤细胞中可通过不同的方式诱导细胞凋亡或增殖抑制。此外，T_4在细胞周期的不同阶段也存在明显的药效差异。研究发现，T_4可诱导UV41突变的中国仓鼠卵巢癌CHO细胞DNA损伤、c-myc蛋白的降解，进而诱导细胞发生凋亡[32]。此外，T_4处理CHO细胞后，可引起促凋亡蛋白Bax聚集到线粒体、抗凋亡蛋白Bcl-2的降解及细胞色素C释放增加，从而诱导线粒体途径的凋亡发生[33]。

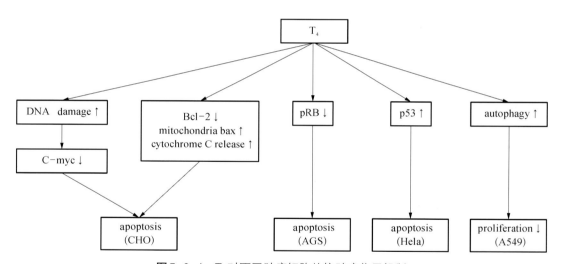

图5-6-4 T_4对不同肿瘤细胞的抗肿瘤作用机制

视网膜母细胞瘤抑癌蛋白（pRB）在哺乳动物细胞周期及凋亡调节中发挥重要的作用。研究表明，T_4可诱导胃癌AGS凋亡细胞中pRB明显降解，使用蛋白酶抑制剂IDAM抑制pRB降解的同时，T_4的凋亡诱导作用也显著降低。此结果说明，T_4引起的pRB降解是其诱导AGS细胞凋亡的主要原因[34]。

细胞周期调控点与凋亡诱导作用密切相关，p53在其中发挥着重要的作用。在宫颈癌Hela细胞中，T_4可以抑制人乳头状瘤病毒E6/E7癌基因的表达，从而解除E6对p53的降解，诱导p53表达水平升高，这一p53依赖的调控作用是T_4诱导Hela细胞凋亡的主要原因[35]。而在细胞周期的不同阶段，Hela细胞对T_4的敏感性不同。尽管T_4在早S期细胞和中S期细胞均可诱导p53水平升高，但T_4可下调早S期细胞抗凋亡基因survivin表达

（转录抑制），而上调中 S 期 survivin 的表达（转录激活）。因此，早 S 期的细胞对 T_4 的处理更为敏感[35]。因此，p53 引起的 survivin 表达差异是处于不同周期阶段的细胞对 T_4 刺激表现不同敏感性的主要原因。

干扰细胞自噬水平也是药物发挥抗肿瘤作用的机制之一。研究发现，在人肺癌 A549 细胞中，T_4 可显著抑制 A549 细胞的增殖，而这一作用可被自噬抑制剂 3-MA 所逆转。同时，T_4 可显著上调自噬标志蛋白 LC-3 II 的表达，并诱导自噬体数量增多。然而 T_4 并未发生明显诱导 A549 的细胞凋亡。因此推测，T_4 诱导的 A549 细胞增殖抑制主要是由于自噬信号通路的过度激活，而非诱导凋亡所引起[36]。

四、抗生育作用研究

（一）抗生育活性

早期郑家润等[6]发现，T_4 除具有显著的抗炎、免疫抑制作用外，还具有明确的抗生精作用。

（二）抑制精子活力的机制研究

T_4 可引起大鼠附睾精子活力和密度显著降低，从而导致大鼠不育。研究发现，T_4 可通过不同机制影响精子的活力。精子活力的生理调节受到 Ca^{2+} 的调控，而 T_4 可以抑制人射出精子的 Ca^{2+} 内流，引起精子细胞膜内外 Ca^{2+} 浓度梯度失去动态平衡，这可能是 T_4 抑制精子活力的重要机制之一[37]。

透明质酸酶（hyaluronidase）在睾丸生精细胞的生物发展中发挥重要的作用，而 T_4 100 μg/kg 连续灌胃 7 周可显著地抑制大鼠睾丸和附睾中透明质酸酶的活力。此外，谷胱甘肽（glutathione, GSH）可保护精子细胞膜不受到抗氧化剂的破坏。研究发现，T_4 也能下调附睾中 GSH 的含量。因此，T_4 对透明质酸酶活力及 GSH 含量的下调也可能是其发挥抗生育作用的重要机制[38]。

五、毒理学研究

在毒理研究中，采用 Wistar 大鼠进行 T_4 灌胃给药观察，结果发现，150 μg/kg T_4 可显著地抑制大鼠的月平均体重，而大鼠的血液学及生化指标未明显改变。对脏器影响的研究表明，T_4 对心、肝、脾等多种器官的脏器系数无明显影响，而睾丸的脏器系数变化较大，并具有剂量依赖性效应[39]。进一步研究发现，T_4 给药剂量与睾丸毒性呈正相关关系，一般毒性主要表现为睾丸体积减小、剖面可见睾丸白膜与实质分离；细精管数量、各级生精细胞及成熟精子减少；睾丸间质发生水肿；附睾管腔内成熟精子减少等。停药后，睾丸病变的恢复情况在 T_4 低给药剂量组（25 μg/kg）中效果较好[39,40]。

　　致突变研究发现，T_4的Ames实验结果为阴性，对昆明种小鼠和SD大鼠的骨髓细胞微核、SD大鼠的精原细胞微核无明显影响。致畸试验表明，T_4对中国仓鼠肺细胞、SD大鼠的骨髓细胞和精原细胞的染色体均无明显损伤[39, 41, 42]。这些现象表明，T_4无明显的致突变作用。

第三节　结语与展望

　　尽管由于T_4的免疫抑制作用与抗生育活性难以分离而限制了在抗生育方面的应用，但T_4以其药物分子量小、毒性低及易透过血脑屏障，尤其与其可能的前体药物雷公藤内酯醇相比，T_4具有明确的对药物首过部位（如胃肠道、注射部位血管等）刺激小的优势等特性，对其他临床相关疾病的治疗仍具有一定的应用前景。有必要对T_4在各药理分支领域的分子机制进行较为深入系统的研究。

参 考 文 献

［ 1 ］吕燮余，马鹏程，陈沄，等.雷公藤中雷公藤氯内酯醇（T_4）的分离与结构测定［J］.中国医学科学院学报，1990，12（3）：157-161.

［ 2 ］于德泉，张东明，王怀宾，等.雷公藤内酯醇的结构修饰.［J］.药学学报，1992，27（11）：830-836.

［ 3 ］马鹏程，吕燮余，王莉莉.雷公藤氯内酯醇的半合成研究-雷公藤内酯醇和雷公藤内酯酮的结构改造［J］.中国药科大学学报，1992，23（3）：135-139.

［ 4 ］郑家润，顾克显，徐兰芳，等.雷公藤抗炎免疫及抗生育活性成分的筛选Ⅲ.7个环氧二萜内酯化合物体内抗炎免疫活性的比较［J］.中国医学科学院学报.1991，13（6）：391-396.

［ 5 ］Chee K L, Buckanin R S, Chen S J, et al. Total synthesis of racemic triptolide and triptonide［J］. Journal of Organic Chemistry, 1982, 47: 2364.

［ 6 ］郑家润，方家麟，顾克显，等.雷公藤抗炎免疫及抗生育活性成分的筛选Ⅱ.从雷公藤总苷（TⅡ）中分离5个有关单体的筛选结果［J］.中国医学科学院学报，1987，9（5）：323-328.

［ 7 ］郑家润，顾克显，高纪伟，等.雷公藤抗炎免疫及抗生育活性成分的筛选Ⅳ.7个环氧二萜内酯化合物体内雄性抗生育活性的比较［J］.中国医学科学院学报.1991，13（6）：398-403.

［ 8 ］Chang D M, Chang W Y, Kuo S Y, et al. The effects of traditional antirheumatic herbal medicines on immune response cells［J］. The Journal of Rheumatology, 1997, 24(3): 436-441.

［ 9 ］卜玉芬，苏颖，李学旺.雷公藤氯内酯醇对人外周血淋巴细胞内钙离子浓度的影响［J］.中国医学科学院学报［J］，1999，21（4）：3.

［10］张丽华，毕增棋，李学旺.雷公藤T_4单体对体外培养的肾小球系膜细胞增殖及白介素-1产生的影响［J］.中国医学科学院学报，1994，16（4）：270-274.

［11］苏颖，李学旺，高扬，等.环抱素A联合雷公藤单体T_4对人肾小球系膜细胞Ⅳ型胶原合成及Ⅳ型胶原α1转化生长因子β1mPNA表达的影响［J］.中国医学科学院学报，1999，21（5）：338-344.

［12］　蒋雄斌,邱海波.雷公藤氯内酯醇对急性肺损伤核因子-κB的调节功能观察［J］.中国中西医结合急救杂志,2004,11(2):104-106.

［13］　蒋雄斌,夏圣,殷凯生.雷公藤氯内酯醇对急性肺损伤患者T辅助淋巴细胞功能的调节作用体外研究［J］.中国急救医学,2005,25(6):432,433.

［14］　Qiu H B, Yang Y, Zhou S X. Effects of tripchlorolide on inflammatory reaction of mouse alveolar macrophages in vitro［J］. Acta Pharmacologica Sinica, 2000, 21(12): 1197-1201.

［15］　郭垣,于孟学,姜玉娟,等.雷公藤单体T_4对IL-1刺激引起的类风湿患者关节滑膜成纤维细胞增殖和产生IL-6的影响［J］.中国医学科学院学报.2000,22(2):190-192.

［16］　要庆平,张乃峥.雷公藤单体T_4对类风湿关节炎患者及正常人外周血单个核细胞增殖的影响中国医学科学院学报［J］.1994,16(5):352-355.

［17］　曾学军,张乃峥.雷藤氯内酯醇对正常人及类风湿关节炎患者周围血单个核细胞及滑膜细胞产生免疫球蛋白的影响［J］.药学学报,1997,32(3):171-173.

［18］　曾学军,张乃峥.雷公藤单体T_4对类风湿关节炎患者周围血单个核细胞及滑膜细胞产生肿瘤坏死因子的影响［J］.中国医学科学院学报.1996,18(2):138-142.

［19］　要庆平,张乃峥.雷公藤单一有效成分T_4对类风湿关节炎患者滑膜细胞产生前列腺素E2的影响［J］.药学学报,1994,29(10):790-792.

［20］　要庆平,曾正陪,张乃峥.雷公藤氯内酯醇(T_4)对人脐带静脉内皮细胞产生内皮素的影响［J］.中国医学科学院学报,1995,17(3):228,229.

［21］　Pan X D, Chen X C, Zhu Y G, et al. Neuroprotective role of tripchlorolide on inflammatory neurotoxicity induced by lipopolysaccharide-activated microglia［J］. Biochemical Pharmacology, 2008, 76(3): 362-372.

［22］　Zhang J, Zeng Y Q, Zhang J, et al. Tripchlorolide ameliorates experimental autoimmune encephalomyelitis by down-regulating ERK1/2-NF-kappa B and JAK/STAT signaling pathways［J］. Journal of Neurochemistry, 2015, 133(1): 104-112.

［23］　Zeng Y, Zhang J, Zhu Y, et al. Tripchlorolide improves cognitive deficits by reducing amyloid beta and upregulating synapse-related proteins in a transgenic model of Alzheimer's disease［J］. Journal of Neurochemistry, 2015, 133(1): 38-52.

［24］　Lin N, Pan X D, Chen A Q, et al. Tripchlorolide improves age-associated cognitive deficits by reversing hippocampal synaptic plasticity impairment and NMDA receptor dysfunction in SAMP8 mice［J］. Behavioural Brain Research, 2014, 258(8): 8-18.

［25］　Lin N, Chen L M, Pan X D, et al. Tripchlorolide attenuates beta-amyloid generation via suppressing PPAR gamma-regulated BACE1 activity in N2a/APP695 cells［J］. Molecular Neurobiology, 2016, 53(9): 6397-6406.

［26］　陈龙飞,汪晓军,许国英,等.雷公藤氯内酯醇对阿尔茨海默病大鼠小胶质细胞活化的影响.解剖学杂志［J］.2009,32(4):485-488.

［27］　Pan X D, Chen X C, Zhu Y G, et al. Tripchlorolide protects neuronal cells from microglia-mediated beta-amyloid neurotoxicity through inhibiting NF-kappa B and JNK signaling［J］. Glia, 2009, 57(11): 1227-1238.

［28］　吴明,朱元贵,潘晓东,等.雷公藤氯内酯醇通过激活Wnt/β-catenin通路减轻寡聚态Aβ1-42诱导的神经元凋亡［J］.药学学报,2010,45(7):853-859.

［29］　王元伟,郑关毅,陈晓春,等.雷公藤氯内酯醇对大鼠海马背侧注射Aβ25-35后胶质细胞及p38MAPK激活的抑制作用.中国药理学通报［J］.2014,30(1):108-113.

［30］　程晓馨,李丰桥,黄敏,等.雷公藤氯内酯醇对帕金森病大鼠多巴胺神经元的保护作用［J］.药学学报,

2002,37(5): 339−342.

[31] Hong Z, Wang G, Gu J, et al. Tripchlorolide protects against MPTP-induced neurotoxicity in C57BL/6 mice[J]. European Journal of Neuroscience, 2007, 26(6): 1500−1508.

[32] Jiang M R, Lie Y C, Yang Y, et al. C-Myc degradation induced by DNA damage results in apoptosis of CHO cells[J]. Oncogene, 2003, 22(21): 3252−3259.

[33] Ren Y, Xiong L, Wu J R. Induction of mitochondrion-mediated apoptosis of CHO cells by tripchlorolide [J]. Cell Research, 2003, 13(4): 295−300.

[34] Jin Y, Leung W K, Sung J J, et al. P53 −independent pRB degradation contributes to a drug-induced apoptosis in AGS cells[J]. Cell Research, 2005, 15(9): 695−703.

[35] Jin Y, Wei Y, Xiong L, et al. Differential regulation of survivin by p53 contributes to cell cycle dependent apoptosis[J]. Cell Research, 2005, 15(5): 361−370.

[36] Chen L, Liu Q, Huang Z, et al. Tripchlorolide induces cell death in lung cancer cells by autophagy[J]. International Journal of Oncology, 2012, 40(4): 1066−1070.

[37] 吴亭,沙玉申.雷藤氯内酯醇抑制人精子Ca^{2+}内流及对大鼠胸主动脉输精管收缩的影响[J].中国药理学通报,1996,12(5): 441−444.

[38] 左晓春,王乃功.Z雷藤氯内酯醇T_4的抗生育作用机理[J].中国医学科学院学报,1995,17(5): 387−389.

[39] 高玉桂,王灵芝,王桂芬,等.雷公藤单体T_4的一般毒性和致突变性实验研究[J].卫生毒理学杂志,1996,10(4): 248−251.

[40] 叶帷三,邓燕春,黄玉岑,等.雷藤氯内酯醇与棉酚雄性抗生育作用的比较研究[J].男性学杂志,1992,6(3): 147−150.

[41] 叶帷三,邓燕春,黄玉岑,等.雷藤氯内酯醇对大鼠生殖细胞的遗传效应[J].男性学杂志,1992,6(3): 130−134.

[42] 张建伟,刘启兰,林宁,等.雷藤氯内酯和雷公藤内酯酮对大鼠骨髓细胞染色体与微核的影响[J].中华男科学,2002,8(6): 407−410.

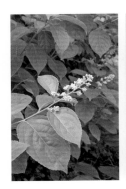

第七章
其他有效成分

除了前几章提到的 TP、雷公藤红素等成分外，到目前为止，对雷公藤中其他生物活性成分也开展了一定程度的药理及机制研究。

第一节 三 萜 类

一、扁蒴藤素

1954 年明确了扁蒴藤素（pristimerin）化学结构[1]，它与雷公藤红素非常相似，是甲基酯雷公藤红素。

1994 年报道扁蒴藤素有抗氧化作用后[2]，陆续发现其还有如下作用：① 抑制炎症，包括抑制诱导性 iNOS[3]、治疗自身免疫性关节炎[4]、抑制卵清蛋白诱导的呼吸道炎症反应[5]、抑制 LPS 诱导的炎症反应[6,7]、抑制 IL-2 导致的 T 细胞活化[8] 和抑制佐剂性关节炎血管生成[9]。② 抗微生物，扁蒴藤素具有抗疟疾[10]、抗真菌[11]、抗巨细胞病毒[12] 和抑制 SARS 冠状病毒 3CL 蛋白酶活性[13] 等作用。③ 杀虫作用[14]。④ 广谱抗癌作用，包括抗乳腺癌[15~17]、前列腺癌[18~22]、白血病[23,24]、多发性骨髓瘤[25]、宫颈癌[26,27]、肝癌[28]、神经胶质瘤[29,30]、胰腺癌[31~33]、卵巢癌[34]、结肠癌[35,36] 等。⑤ 调节脂肪代谢。扁蒴藤素对单酸甘油酯脂解酶有强烈且可逆性抑制作用[37]。⑥ 抗生殖作用。2017 年报道其与孕酮竞争丝氨酸水解酶，抑制精子钙离子通道（CatSper）活化，发挥抗生殖作用[38]。⑦ 影响药物代谢。扁蒴藤素通过降解 p-糖蛋白，克服 ABCB1 介导的耐药性[39]，抑制肝脏 P450 酶活性[8]，影响药物代谢。

受扁蒴藤素调节的基因或蛋白有 NF-κB[7,24,32,34]、蛋白酶体[18,19] 及其成分活性[25]、半胱氨酸-天冬氨酸蛋白酶（CASP）[15]、AKT[17,32,34]、Bcl-2[19,32]、BAK 和 PARP1[26]、mTOR[32,34]、

作者：本章由张登海、彭彬编写。

融合蛋白BCR-ABL[24]、VEGFR2[40]、G蛋白信号4调节蛋白（RGS4）[16]、端粒酶逆转录酶（HTERT）和端粒酶[33]、JNK[30]、诱导凋亡诱导因子（AIF）[30]、抑制神经鞘氨醇酶1（SPHK1）和HIF-1α[22]、p-糖蛋白和ABCB1[8]、IL-2[8]。而甘油酯脂解酶[37]和精子钙离子通道组成成分丝氨酸水解酶[38]可能是扁蒴藤素的直接作用靶点。

受扁蒴藤素调节的信号途径有半胱氨酸-天冬氨酸蛋白酶（CASP）依赖的细胞凋亡[15]、BAX介导的线粒体依赖的细胞凋亡[26]、NF-κB活化[7,24]、VEGFR-2活化介导血管生成[9,40]、G蛋白信号4调节蛋白（RGS4）导致癌细胞转移[16]、AKT/NF-κB/mTOR[32]，以及干细胞化、EMT转化途径[20]、VEGF[21]、JNK信号[30]、HIF-1α[22]、P450酶解毒途径[8]、甘油酯脂解酶[37]途径。

到目前为止，扁蒴藤素抑制甘油酯脂解酶[37]及与孕酮竞争抑制精子钙离子通道[38]是比较特异的发现，值得进一步研究。

二、卫矛酮

1973年明确卫矛酮（tingenone）结构[41]。1980年报道其能与DNA发生作用[42]。1985年报道抑制克氏锥虫生长[43]。能通过活化阿片样物质通路发挥外周镇痛作用[44]，进一步研究表明，镇痛还可能与活化L-精氨酸/NO/cGMP/ATP依赖的钾离子通道有关[45]。

三、雷公藤内酯甲

1989年报道从雷公藤中分离出5种三萜类，除了雷公藤内酯甲（wilforlide A），其他4种均有抗炎作用[46]。之后研究主要集中于雷公藤内酯甲的提取和测定[47~50]，少数研究者对其抗炎和免疫抑制，以及抗肿瘤作用进行了研究，与雷公藤其他活性成分比较，发现该化合物上述作用较弱[51,52]。

四、雷公藤内酯乙

1994年从雷公藤中分离得到雷公藤内酯乙（wilforlide B）[53]。2007年从雷公藤植物的不同部分均分离出雷公藤内酯乙[49]。2016年报道雷公藤内酯乙对人乳腺癌细胞株MCF7细胞有显著的抑制作用[52]。

第二节　二 萜 类

一、雷公藤内酯酮

雷公藤内酯酮（triptonide）于1972年分离获得，并发现其有强的抗肿瘤作用[54]。1993

年报道抑制免疫[55]。2004年报道有杀黏虫作用[56]。2015年报道通过活化ERK1/2和p38 MAPK途径上调抗炎症因子IL−37[57]。2016年发现通过抑制Wnt/β−连环蛋白途径发挥抗肿瘤作用[58]。2016年发现通过诱导细胞衰老，发挥抗白血病作用[59]。2016年发现通过抑制促癌蛋白Lyn转录及抑制Lyn信号发挥抗淋巴瘤作用[60]。值得一提的是，上述最后两项研究均表明雷公藤内酯酮无明显毒副作用[59,60]。

二、雷公藤内酯二醇

1972年发现雷公藤内酯二醇（tripdiolide）有抗肿瘤作用[61]。1993年报道有抗生殖作用[62]。1995年报道有免疫抑制作用[63]。2008年在动物模型证实有治疗肾炎作用[64]。

三、雷酚内酯（山海棠素）

1982年从雷公藤中分离并确定了雷酚内酯（triptophenolide）结构[65]。1990年报道对淋巴细胞免疫球蛋白G（IgG）有显著抑制作用[66]。2015年报道发现三种酶TwDXS1、TwDXS2、TwDXR的基因在雷酚内酯生物合成中具有重要作用[67]。2016年报道可通过竞争性结合雄激素受体发挥抑制雄激素的作用[68]。

四、雷醇内酯

1991年报道雷醇内酯（triptolidenol）具有抗炎和免疫抑制作用[69]。1993年确定了雷醇内酯的结构[70]。1995年报道对生殖有影响[71]。

第三节　生物碱类

一、雷公藤吉碱

雷公藤吉碱（wilforgine）是倍半萜生物碱。2002年报道从雷公藤中提取雷公藤吉碱并阐明其结构[72]。2014年报道增强其生物活性的方法[73]。2015年报道提高其产量的方法[74]。2015年报道与TP相比，雷公藤吉碱对小鼠没有明显的毒性[75]。

二、雷公藤次碱

雷公藤次碱（wilforine）是倍半萜生物碱。1973年首次报道该化合物[76]。2014年报道增强生物活性的方法[73]。2014年报道增加产量方法[77]。2016年报道对雷公藤次碱生物合成中涉及的多种基因进行了研究[78]。

三、雷公藤春碱

雷公藤春碱(wilfortrine)是倍半萜生物碱。1989报道其对体液免疫有显著免疫抑制作用[79]。2015年报道能通过上调BAX和下调Bcl-2,诱导人肝癌细胞HepG2发生凋亡,但不影响细胞周期[80]。2016年报道能抑制HepG2增殖和侵袭,且与紫杉醇联用效果更好[81]。

四、雷公藤新碱

雷公藤新碱(euonine)是倍半萜生物碱。1989年报道其对体液免疫有显著免疫抑制作用[79]。2001年报道从雷公藤提取出雷公藤新碱,并阐述了其结构[82]。2004年报道对昆虫等具有强的拒食活性[56,83]。

------------------------------------- 参 考 文 献 -------------------------------------

[1] Kulkarni A B, Shah R C. Structure of pristimerin[J]. Nature, 1954, 173(4417): 1237, 1238.

[2] Sassa H, Kogure K, Takaishi Y, et al. Structural basis of potent antiperoxidation activity of the triterpene celastrol in mitochondria: effect of negative membrane surface charge on lipid peroxidation[J]. Free Radical Biology & Medicine, 1994, 17(3): 201-207.

[3] Dirsch V M, Kiemer A K, Wagner H, et al. The triterpenoid quinonemethide pristimerin inhibits induction of inducible nitric oxide synthase in murine macrophages[J]. European Journal of Pharmacology, 1997, 336(2-3): 211-217.

[4] Tong L, Nanjundaiah S M, Venkatesha SH, et al. Pristimerin, a naturally occurring triterpenoid, protects against autoimmune arthritis by modulating the cellular and soluble immune mediators of inflammation and tissue damage[J]. Clinical Immunology(Orlando, Fla), 2014, 155 (2): 220-230.

[5] Jin Y, Wang Y, Zhao D, et al. Pristimerin attenuates ovalbumin-induced allergic airway inflammation in mice[J]. Immunopharmacology and Immunotoxicology, 2016, 38(3): 221-227.

[6] Kim H J, Park G M, Kim J K. Anti-inflammatory effect of pristimerin on lipopolysaccharide-induced inflammatory responses in murine macrophages[J]. Archives of Pharmacal Research, 2013, 36(4): 495-500.

[7] Hui B, Yao X, Zhou Q, et al. Pristimerin, a natural anti-tumor triterpenoid, inhibits LPS-induced TNF-alpha and IL-8 production through down-regulation of ROS-related classical NF-kappaB pathway in THP-1 cells[J]. International Immunopharmacology, 2014, 21(2): 501-508.

[8] Hao X, Yuan J, Xu Y, et al. In vitro inhibitory effects of pristimerin on human liver cytochrome P450 enzymes[J]. Xenobiotica, 2017: 1-16.

[9] Deng Q, Bai S, Gao W, et al. Pristimerin inhibits angiogenesis in adjuvant-induced arthritic rats by suppressing VEGFR2 signaling pathways[J]. International Immunopharmacology, 2015, 29 (2): 302-313.

[10] Figueiredo J N, Raz B, Sequin U. Novel quinone methides from Salacia kraussii with in vitro antimalarial activity[J]. Journal of Natural Products, 1998, 61(6): 718−723.

[11] Luo D Q, Wang H, Tian X, et al. Antifungal properties of pristimerin and celastrol isolated from Celastrus hypoleucus[J]. Pest Management Science, 2005, 61(1): 85−90.

[12] Murayama T, Eizuru Y, Yamada R, et al. Anticytomegalovirus activity of pristimerin, a triterpenoid quinone methide isolated from Maytenus heterophylla(Eckl. &Zeyh.)[J]. Antiviral Chemistry & Chemotherapy, 2007, 18 (3): 133−139.

[13] Ryu Y B, Park S J, Kim Y M, et al. SARS-CoV 3CLpro inhibitory effects of quinone-methide triterpenes from Tripterygium regelii[J]. Bioorganic & Medicinal Chemistry Letters, 2010, 20 (6): 1873−1876.

[14] Avilla J, Teixido A, Velazquez C, et al. Insecticidal activity of Maytenus species (Celastraceae) nortriterpene quinone methides against codling moth, Cydia pomonella (L.) (Lepidoptera: tortricidae)[J]. Journal of Agricultural and Food Chemistry, 2000, 48 (1): 88−92.

[15] Murakami K, Hashimoto K, Ota Z. Effect of angiotensin II, catecholamines and glucocorticoid on corticotropin releasing factor (CRF)-induced ACTH release in pituitary cell cultures[J]. Acta Medica Okayama, 1984, 38(4): 349−355.

[16] Mu X M, Shi W, Sun L X, et al. Pristimerin inhibits breast cancer cell migration by up-regulating regulator of G protein signaling 4 expression[J]. Asian Pacific Journal of Cancer Prevention, 2012, 13 (4): 1097−1104.

[17] Xie G, Yu X, Liang H, et al. Pristimerin overcomes adriamycin resistance in breast cancer cells through suppressing Akt signaling[J]. Oncology Letters, 2016, 11 (5): 3111−3116.

[18] Yang H, Landis-Piwowar K R, Lu D, et al. Pristimerin induces apoptosis by targeting the proteasome in prostate cancer cells[J]. Journal of Cellular Biochemistry, 2008, 103 (1): 234−244.

[19] Liu Y B, Gao X, Deeb D, et al. Pristimerin Induces Apoptosis in Prostate Cancer Cells by Down-regulating Bcl-2 through ROS-dependent Ubiquitin-proteasomal Degradation Pathway[J]. Journal of Carcinogenesis & Mutagenesis, 2013, (Suppl 6): 5.

[20] Zuo J, Guo Y, Peng X, et al. Inhibitory action of pristimerin on hypoxiamediated metastasis involves stem cell characteristics and EMT in PC-3 prostate cancer cells[J]. Oncology Reports, 2015, 33 (3): 1388−1394.

[21] Huang S, He P, Peng X, et al. Pristimerin Inhibits Prostate Cancer Bone Metastasis by Targeting PC-3 Stem Cell Characteristics and VEGF-Induced Vasculogenesis of BM-EPCs[J]. Cellular Physiology and Biochemistry, 2015, 37(1): 253−268.

[22] Lee S O, Kim J S, Lee M S, et al. Anti-cancer effect of pristimerin by inhibition of HIF-1alpha involves the SPHK-1 pathway in hypoxic prostate cancer cells[J]. BMC Cancer, 2016, 16: 701.

[23] Costa P M, Ferreira P M, Bolzani Vda S, et al. Antiproliferative activity of pristimerin isolated from Maytenus ilicifolia (Celastraceae) in human HL-60 cells[J]. Toxicology in Vitro, 2008, 22 (4): 854−863.

[24] Lu Z, Jin Y, Chen C, et al. Pristimerin induces apoptosis in imatinib-resistant chronic myelogenous leukemia cells harboring T315I mutation by blocking NF-kappaB signaling and depleting Bcr-Abl[J]. Molecular Cancer, 2010, 9: 112.

[25] Tiedemann R E, Schmidt J, Keats JJ, et al. Identification of a potent natural triterpenoid inhibitor of proteosome chymotrypsin-like activity and NF-kappaB with antimyeloma activity in vitro and in vivo [J]. Blood, 2009, 113(17): 4027−4037.

[26] Byun J Y, Kim M J, Eum D Y, et al. Reactive oxygen species-dependent activation of Bax and poly(ADP-ribose)polymerase-1 is required for mitochondrial cell death induced by triterpenoid pristimerin in human cervical cancer cells[J]. Molecular Pharmacology, 2009, 76 (4): 734−744.

[27] Eum D Y, Byun J Y, Yoon C H, et al. Triterpenoid pristimerin synergizes with taxol to induce cervical

cancer cell death through reactive oxygen species-mediated mitochondrial dysfunction[J]. Anti-Cancer Drugs, 2011, 22(8): 763−773.

[28] Guo Y, Zhang W, Yan Y Y, et al. Triterpenoid pristimerin induced HepG2 cells apoptosis through ROS-mediated mitochondrial dysfunction[J]. Journal of Buon, 2013, 18 (2): 477−485.

[29] Yan Y Y, Bai J P, Xie Y, et al. The triterpenoid pristimerin induces U87 glioma cell apoptosis through reactive oxygen species-mediated mitochondrial dysfunction[J]. Oncology Letters, 2013, 5(1): 242−248.

[30] Zhao H, Wang C, Lu B, et al. Pristimerin triggers AIF-dependent programmed necrosis in glioma cells via activation of JNK[J]. Cancer Letters, 2016, 374(1): 136−148.

[31] Wang Y, Zhou Y, Zhou H, et al. Pristimerin causes G1 arrest, induces apoptosis, and enhances the chemosensitivity to gemcitabine in pancreatic cancer cells[J]. PloS One, 2012, 7(8): e43826.

[32] Deeb D, Gao X, Liu YB, et al. Pristimerin, a quinonemethide triterpenoid, induces apoptosis in pancreatic cancer cells through the inhibition of pro-survival Akt/NF-kappaB/mTOR signaling proteins and anti-apoptotic Bcl-2[J]. International Journal of Oncology, 2014, 44 (5): 1707−1715.

[33] Deeb D, Gao X, Liu Y, et al. Inhibition of hTERT/telomerase contributes to the antitumor activity of pristimerin in pancreatic ductal adenocarcinoma cells[J]. Oncology Reports, 2015, 34 (1): 518−524.

[34] Gao X, Liu Y, Deeb D, et al. Anticancer activity of pristimerin in ovarian carcinoma cells is mediated through the inhibition of prosurvival Akt/NF-kappaB/mTOR signaling[J]. Journal of Experimental Therapeutics & Oncology, 2014, 10(4): 275−283.

[35] Yousef B A, Guerram M, Hassan H M, et al. Pristimerin demonstrates anticancer potential in colorectal cancer cells by inducing G1 phase arrest and apoptosis and suppressing various pro-survival signaling proteins[J]. Oncology Reports, 2016, 35(2): 1091−1100.

[36] Yousef B A, Hassan H M, Guerram M, et al. Pristimerin inhibits proliferation, migration and invasion, and induces apoptosis in HCT-116 colorectal cancer cells[J]. Biomedicine & Pharmacotherapy, 2016, 79: 112−119.

[37] King A R, Dotsey E Y, Lodola A, et al. Discovery of potent and reversible monoacylglycerol lipase inhibitors[J]. Chemistry & Biology, 2009, 16(10): 1045−1052.

[38] Mannowetz N, Miller M R, Lishko P V. Regulation of the sperm calcium channel catsper by endogenous steroids and plant triterpenoids[J]. Proceedings of the National Academy of Sciences of the United States of America, 2017, 114 (22): 5743−5748.

[39] Yan Y Y, Wang F, Zhao X Q, et al. Degradation of P-glycoprotein by pristimerin contributes to overcoming ABCB1−mediated chemotherapeutic drug resistance in vitro[J]. Oncology Reports, 2017, 37(1): 31−40.

[40] Mu X, Shi W, Sun L, et al. Pristimerin, a triterpenoid, inhibits tumor angiogenesis by targeting VEGFR2 activation[J]. Molecules, 2012, 17(6): 6854−6868.

[41] Monache F D, Bettolo G V, de Lima O G, et al. The structure of tingenone, a quinonoid triterpene related to pristimerin[J]. Journal of the Chemical Society Perkin transactions 1, 1973, 22: 2725−2728.

[42] Campanelli A R, D' Alagni M, Marini-Bettolo GB. Spectroscopic evidence for the interaction of tingenone with DNA[J]. FEBS Letters, 1980, 122 (2): 256−260.

[43] Goijman S G, Turrens J F, Marini-Bettolo G B, et al. Effect of tingenone, a quinonoid triterpene, on growth and macromolecule biosynthesis in Trypanosoma cruzi[J]. Experientia, 1985, 41 (5): 646−648.

[44] Veloso C C, Rodrigues V G, Ferreira R C, et al. Tingenone, a pentacyclic triterpene, induces peripheral antinociception due to opioidergic activation[J]. Planta Medica, 2014, 80 (17): 1615−1621.

[45] De Carvalho Veloso C, Rodrigues V G, Ferreira R C, et al. Tingenone, a pentacyclic triterpene, induces peripheral antinociception due to NO/cGMP and ATP-sensitive K(+) channels pathway activation in mice

［J］. European Journal of Pharmacology, 2015, 755: 1－5.

［46］张崇璞.雷公藤总苷的三萜类化合物的研究［J］.中国医学科学院报,1989,11（5）: 322－325.

［47］吕扬,郑启泰,卢多,等.天然有机分子精细立体结构规律的初步研究Ⅱ.影响熔点的结构因素［J］.中国医学科学院学报,1995,17（3）: 192－196.

［48］Yao J, Zhang L, Zhao X, et al. Simultaneous determination of triptolide, wilforlide A and triptonide in human plasma by high-performance liquid chromatography-electrospray ionization mass spectrometry ［J］. Biological & Pharmaceutical Bulletin, 2006, 29 (7): 1483－1486.

［49］Luo XL, Shao Q, Qu HB, et al. Simple method for determination of five terpenoids from different parts of Tripterygium wilfordii and its preparations by HPLC coupled with evaporative light scattering detection ［J］. Journal of Separation Science, 2007, 30(9): 1284－1291.

［50］翟金晓,刘伟.LC—MS/MS检测生物检材中雷公藤甲素和雷公藤酯甲［J］.法医学杂志,2015,31（6）: 445－449,453.

［51］Xue M, Jiang Z Z, Liu J P, et al. Comparative study on the anti-inflammatory and immune suppressive effect of Wilforlide A［J］. Fitoterapia, 2010, 81 (8): 1109－1112.

［52］Fan D, Parhira S, Zhu G Y, et al. Triterpenoids from the stems of tripterygium regelii［J］. Fitoterapia, 2016, 113: 69－73.

［53］张崇璞,言政,陈泟,等.雷公藤多苷三萜成分研究［J］.中国医学科学院学报,1994,16（6）: 466－468.

［54］Zhou BN. Some progress on the chemistry of natural bioactive terpenoids from Chinese medicinal plants ［J］. Memorias do Instituto Oswaldo Cruz, 1991, 86 (Suppl 2): 219－226.

［55］裴仁九.齐荔红.刘锡钧.雷公藤内酯酮对小鼠免疫功能的影响［J］.中国药理学报,1993,14（3）: 238－242.

［56］Luo D Q, Zhang X, Tian X, et al. Insecticidal compounds from *Tripterygium wilfordii* active against Mythimna separata［J］. Zeitschrift fur Naturforschung C, 2004, 59 (5－6): 421－426.

［57］He L, Liang Z, Zhao F, et al. Modulation of IL-37 expression by triptolide and triptonide in THP-1 cells ［J］. Cellular & Molecular Immunology, 2015, 12(4): 515－518.

［58］Chinison J, Aguilar JS, Avalos A, et al. Triptonide Effectively Inhibits Wnt/beta-Catenin Signaling via C-terminal Transactivation Domain of Beta-catenin［J］. Scientific Reports, 2016, 6: 32779.

［59］Pan Y, Meng M, Zheng N, et al. Targeting of multiple senescence-promoting genes and signaling pathways by triptonide induces complete senescence of acute myeloid leukemia cells［J］. Biochemical Pharmacology, 2017, 126: 34－50.

［60］Yang P, Dong F, Zhou Q. Triptonide acts as a novel potent anti-lymphoma agent with low toxicity mainly through inhibition of proto-oncogene Lyn transcription and suppression of Lyn signal pathway［J］. Toxicology Letters, 2017, 278: 9－17.

［61］Kupchan S M, Court W A, Dailey R G, et al. Triptolide and tripdiolide, novel antileukemic diterpenoid triepoxides from Tripterygium wilfordii［J］. Journal of the American Chemical Society, 1972, 94 (20): 7194－7195.

［62］Matlin S A, Belenguer A, Stacey V E, et al. Male antifertility compounds from *Tripterygium wilfordii* Hook f.［J］. Contraception, 1993, 47 (4): 387－400.

［63］Gu W Z, Chen R, Brandwein S, et al. Isolation, purification, and characterization of immunosuppressive compounds from tripterygium: triptolide and tripdiolide［J］. International Journal of Immunopharmacology, 1995, 17 (5): 351－356.

［64］Tao X, Fan F, Hoffmann V, et al. Effective therapy for nephritis in (NZB × NZW)F1 mice with triptolide and tripdiolide, the principal active components of the Chinese herbal remedy *Tripterygium wilfordii* Hook f.[J]. Arthritis and Rheumatism, 2008, 58 (6): 1774-1783.

[65] 邓福孝,周炳南,宋国强,等.雷公藤化学成分的研究 Ⅲ.两种新二萜内酯——雷酚内酯甲醚和雷酚新内酯的分离及结构[J].药学学报,1982,17(2):146-150.

[66] 于东防,胡邦豪,陈国平,等.雷酚内酯的结构修正[J].药学学报,1990,25(12):929-931.

[67] Tong Y, Su P, Zhao Y, et al. Molecular Cloning and Characterization of DXS and DXR Genes in the Terpenoid Biosynthetic Pathway of *Tripterygium wilfordii*[J]. International Journal of Molecular Sciences, 2015, 16 (10): 25516-25535.

[68] He Y, Wu M, Liu Y, et al. Identification of Triptophenolide from *Tripterygium wilfordii* as a Pan-antagonist of Androgen Receptor[J]. ACS Medicinal Chemistry Letters, 2016, 7 (12): 1024-1027.

[69] 郑家润,顾克显,徐兰芳,等.雷公藤抗炎免疫及抗生育活性成分的筛选——Ⅲ.7个环氧二萜内酯化合物体内抗炎免疫活性的比较[J].中国医学科学院学报,1991,13(6):391-397.

[70] 张崇璞,吕燮余,马鹏程,等.雷公藤叶中二萜化合物的研究[J].药学学报,1993,28(2):110-115.

[71] Zhen Q S, Ye X, Wei Z J. Recent progress in research on Tripterygium: a male antifertility plant[J]. Contraception, 1995, 51 (2): 121-129.

[72] 林绥,李援朝,樱井信子,等.雷公藤倍半萜生物碱的分离与结构[J].药学学报,2002,37(2):128-130.

[73] Miao G P, Zhu C S, Yang Y Q, et al. Elicitation and in situ adsorption enhanced secondary metabolites production of *Tripterygium wilfordii* Hook f. adventitious root fragment liquid cultures in shake flask and a modified bubble column bioreactor[J]. Bioprocess and Biosystems Engineering, 2014, 37 (4): 641-650.

[74] Miao G P, Zhu C S, Feng J T, et al. Effects of plant stress signal molecules on the production of wilforgine in an endophytic actinomycete isolated from Tripterygium wilfordii Hook f.[J]. Current Microbiology, 2015, 70 (4): 571-579.

[75] Li X X, Du F Y, Liu H X, et al. Investigation of the active components in *Tripterygium wilfordii* leading to its acute hepatotoxicty and nephrotoxicity[J]. Journal of Ethnopharmacology, 2015, 162: 238-243.

[76] Farnsworth N R. Wilforine[J]. Journal of Pharmaceutical Sciences, 1973, 62 (6): 1028.

[77] Zhu C, Miao G, Guo J, et al. Establishment of *Tripterygium wilfordii* Hook f. Hairy root culture and optimization of its culture conditions for the production of triptolide and wilforine[J]. Journal of Microbiology and Biotechnology, 2014, 24 (6): 823-834.

[78] Zhang J, Huo Y B, Liu Y, et al. Differential expressed analysis of *Tripterygium wilfordii* unigenes involved in terpenoid backbone biosynthesis[J]. Journal of Asian Natural Products Research, 2017, 19(8): 823-832.

[79] 郑幼兰,徐娅,林建峰.雷公藤春碱和雷公藤新碱的免疫抑制作用[J].药学学报,1989,24(8):568-572.

[80] Yue M, Shen X J, Liu Y X, et al. Effect of wilfortrine on human hepatic cancer HepG2 cell proliferation potential in vitro[J]. Genetics and molecular research, 2015, 14 (4): 15349-15355.

[81] Li S, Zheng L. Effect of Combined Treatment Using Wilfortrine and Paclitaxel in Liver Cancer and Related Mechanism[J]. Medical Science Monitor: International Medical Journal of Experimental and Clinical Research, 2016, 22: 1109-1114.

[82] 林绥,李援朝,樱井信子,等.雷公藤倍半萜生物碱的研究[J].药学学报,2001,36(2):116-119.

[83] Nunez M J, Guadano A, Jimenez IA, et al. Insecticidal sesquiterpene pyridine alkaloids from Maytenus chiapensis[J]. Journal of Natural Products, 2004, 67 (1): 14-18.

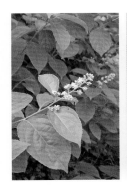

第八章
混合物药理

　　研究表明,雷公藤混合物内各单体之间具有相似的生物活性功能;同时,多数雷公藤混合物内的各单体在临床上的安全阈相对狭窄。因此,目前临床上仍以雷公藤混合物制剂为常用剂型,以使各单体均保持相对低浓度水平。研究也发现,雷公藤混合物内各单体之间的协同作用,既提高了临床使用的安全性,又避免了高浓度单体长期使用而导致的耐药性,其中尤以雷公藤多苷为典型代表。

　　雷公藤以去皮根木质部入药,也可以带皮根及叶入药。传统上,以雷公藤去皮根木质部分或带皮根煎汤内服,或研粉或捣烂涂擦外用的方法多见。然而,雷公藤含有的化学成分多而复杂,主要有二萜类、三萜类、生物碱,以及倍半萜、木脂素、环二肽等[1,2]。这些成分虽然有一定的药用价值,但又有相当的毒性,故现在临床上已经很少直接应用雷公藤干粉或雷公藤片,而是应用现代化工艺手段,以乙醇、氯仿、乙酸乙酯等萃取制得雷公藤多苷等制剂,以期减少毒性、增强临床治疗效果[3,4]。

第一节　雷公藤多苷

　　雷公藤多苷是从卫矛科植物雷公藤根提取精制而成的一种脂溶性混合物,于1984年首先在江苏美通制药有限公司(原泰州制药厂)产业化成功,成为抗自身免疫性疾病的临床用药。此后,多次提高质量标准,改变了工艺技术,更有效地控制二萜成分,依然保留了部分三萜类化合物与生物碱。为减少雷公藤药材的毒性,增强临床疗效,现代多以醇提和氯仿萃取等流程处理雷公藤去皮根制得雷公藤多苷[5]。雷公藤多苷片是雷公藤多苷的主要剂型,为我国首创的最主要天然药物之一。

作者:本章第一节由林健、马鹏程、方舟、李弘扬、张亚楠、张晓宁编写,第二节由龚达林、刘三波编写。

其提纯化合物包括TP、雷公藤红素、卫矛醇、生物碱、糖类、卫矛碱等成分,其中主要活性成分有TP、生物碱类、雷公藤红素、雷公藤内酯酮等。雷公藤多苷的主要药理作用有抗炎、抗肿瘤、免疫调节、抗菌等[6]。TP、雷公藤红素和雷公藤内酯酮等可下调NF-κB、多药耐药蛋白1(MDR1)、P450蛋白的表达,上调P21蛋白的表达,且还可通过丝裂原活化蛋白激酶(MAPK)抑制炎症反应的进展,减少癌基因的表达和减轻自身免疫反应的进展;雷公藤生物碱主要通过下调P450蛋白的表达发挥对自身免疫疾病的抑制作用(图5-8-1)。

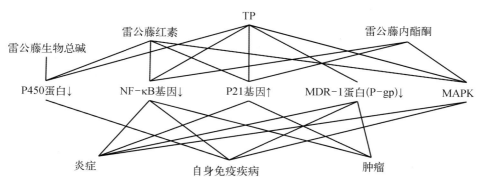

图5-8-1 雷公藤多苷内各成分相互作用

由于其较为优良的药理学特性,雷公藤多苷片已成为临床上最常用的雷公藤制剂之一。目前,在PubMed上关于雷公藤多苷的文章共计203篇,其中来自中国大陆的有134篇。但总的来说,研究雷公藤多苷的中文文章数量远多于英文文章,CNKI上达到了1 587条结果,涉及生物学、临床医学、免疫学等多个领域(图5-8-2)。

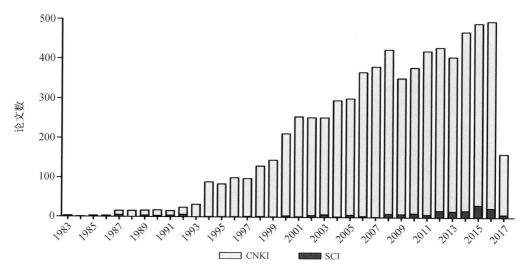

图5-8-2 雷公藤多苷论文数量逐年统计图

近年来雷公藤多苷在治疗多种炎症性疾病中取得了较为显著的疗效,对炎性因子、炎症介质和转录因子都有调节作用,其抗炎作用是多途径多靶点的。本部分内容主要总结了雷公藤多苷的药理作用和分子机制。

一、雷公藤多苷的抗炎作用

（一）雷公藤多苷在不同炎症性疾病中的抗炎作用

雷公藤多苷可抑制IL-1β、IL-2、IL-6、TNF、IFN和M-CSF等促炎细胞因子的水平,同时上调IL-4、IL-10和IL-21等抗炎因子的表达,因而在不同疾病的炎性部位发挥抗炎作用。在炎症微环境下,雷公藤多苷也能发挥对多种细胞因子和黏附因子的抑制作用,从而抑制中性粒细胞、巨噬细胞的活化,以及炎症细胞的趋化作用。因此,我们对雷公藤多苷在不同炎症相关疾病中的作用及机制进行了总结(表5-8-1)。

表5-8-1　雷公藤多苷在不同炎症性疾病中的抗炎作用及机制

炎症类型	药物效应	抗炎作用	抗炎机制
关节炎[10~24]	动物模型中,抑制炎症性足爪肿胀,降低血管通透性,减少血管翳生成;在RA患者中,减轻关节肿胀及疼痛症状	(1)对炎性因子的影响: 下调MIF、IL-1、IL-1β、IL-6、IL-8、IL-17、TNF-α、M-CSF、CCL5、VEGF、HIF-1α;上调IL-4、IL-10 (2)对炎性介质的影响: 上调SOD、GSH-Px;下调MDA、iNOS、NO、COX-2、PGE2、HMGB1、SP、NF-κB、ICAM-1	(1)下调MMP-1、MMP-2、MMP-9 (2)下调RANKL/OPG比例 (3)下调滑膜组织p-ERK、JAK2/STAT3、PI3K/Akt/mTOR信号通路
慢性肾小球肾炎[25,26]	降低患者24 h尿蛋白定量、BUN、SCr,升高GFR和Ccr	对炎症因子的影响: 下调IL-1、IL-6、TNF-α	未见报道
系膜增生性肾小球肾炎[27~36]	动物模型中,降低24 h尿蛋白定量,抑制系膜增生、ECM沉积及巨噬细胞浸润,减少BUN、SCr和ALB;细胞模型中,抑制系膜细胞增殖,诱导凋亡	(1)对炎性因子的影响: 下调IL-1、IL-2、IL-6、TNF-α、IFN-γ、TGF-β1、PDGF-BB、MCP-1 (2)对炎性介质的影响: 下调NF-κB、Smad3	(1)上调Bax,下调Bcl-2、PCNA,诱导Msc细胞凋亡 (2)下调p38MAPK
IgA肾病[37~43]	降低24 h尿蛋白定量及尿红细胞数,减少肾小球系膜区IgA沉积	对炎性因子的影响: 下调IL-2、IL-6、TNF-α、TGF-β1、MCP-1	(1)上调Fas,抑制PDGFR-B-S1P-EDG,抑制系膜区细胞增殖,诱导凋亡发生 (2)下调JAK2/STAT3
狼疮性肾炎[44~49]	降低24 h尿蛋白定量、尿红细胞数、肾小球系膜宽度、基底膜厚度及肾间质淋巴细胞浸润	(1)对炎性因子的影响: 下调IL-13、IL-18、TGF-β1 (2)对炎性介质的影响: 上调SOD、GSH、BMP-7;下调HBMG1	未见报道

（续表）

炎症类型	药物效应	抗炎作用	抗炎机制
糖尿病肾病[50~62]	降低24 h尿蛋白定量，减少BUN、SCr和ALB，减轻肾小球硬化，抑制巨噬细胞浸润	（1）对炎性因子的影响：下调IL-1β、IL-6、IL-12、IL-17、TNF-α、IFN-γ、TGF-β1、PDGF-BB、ET-1、MCP-1、CTGF、CCL-5、VEGF；上调IL-4、IL-10 （2）对炎性介质的影响：下调iNOS、COX-2、NF-κB、HIF-1α、sICAM-1、Smad2/3	（1）上调MMP-9，下调TIMP-1 （2）上调E-cad，下调α-SMA、Co-IV和Act-A （3）下调Wnt/β-catenin、p-p38/MAPK、p-STAT4、PI3k/Akt/mTOR1、AMPK/mTOR1
过敏性紫癜肾炎[63~68]	降低24 h尿蛋白定量、尿红细胞数	对炎性因子的影响：下调IL-2、IL-6、IL-13、IL-8、TNF-α、TGF-β1、IGF-1、HGF、CTGF、CXCL-9；上调IL-10、IL-21	（1）下调MMP-2、MMP-9 （2）上调TIMP1、β1-3GT、Cosmc
葡萄膜炎[69,70]	有效抑制了虹膜、脉络膜、视网膜炎症反应，提高患者视力	对炎性因子的影响：下调IL-2、TNF-α	未见报道
强直性脊柱炎[71~74]	缓解患者脊柱疼痛，减轻局部炎症反应	（1）对炎性因子的影响：下调IL-1β、IL-6、IL-17、IL-22、IL-23、CCL-19、CCL-21、TNF-α、TGF-β1、BMP-2 （2）对炎症介质的影响：下调PGE2	下调MMP-3、miR-21、DKK1
前列腺炎[75~78]	抑制前列腺增生，降低前列腺内白细胞数，增加卵磷脂小体密度，减轻炎症反应	（1）对炎性因子的影响：下调IL-8、TNF-α （2）对炎性介质的影响：下调iNOS、NF-κB、ICAM-1	未见报道
银屑病[79~83]	减轻鳞屑及红斑程度，缓解皮损状况，降低PASI评分	（1）对炎性因子的影响：下调MIF、IL-2、IL-8、IL-6、IL-17、IL-23、TNF-α、IFN-γ （2）对炎性介质的影响：下调COX-2、NF-κB、ICAM-1	下调抑制Wnt Frizzled、JAK1/STAT3、Ras/Raf/MEK/ERK信号通路
Bechet综合征[84~86]	改善内皮细胞功能，缓解口腔溃疡、外阴溃疡和皮肤等病变	（1）对炎性因子的影响：下调IL-1β、IL-6、IL-8、TNF-α、IFN-γ；上调IL-4、IL-10 （2）对炎性介质的影响：下调NO、sICAM-1、sVCAM-1	未见报道
甲状腺炎[87~92]	缩小甲状腺肿大，减轻炎症反应	对炎性因子的影响：下调IL-1、IL-2、IL-6、IFN-γ；上调IL-4、IL-10	下调Fas/FasL、Bax表达，上调Bcl-2表达，抑制甲状腺细胞凋亡
慢性支气管炎[93~103]	动物模型中，可降低实验大鼠气道壁厚度，减轻炎症反应。临床治疗中可降低激素的使用量	（1）对炎性因子的影响：下调IL-5、TGF-β1、IFN-γ；上调IL-4 （2）对炎性介质的影响：下调NO	下调MMP-1、MMP-2、MMP-9、TIMP-1、PLA2、TXB2，上调6-k-PGF1α；下调Ⅲ型胶原沉积

炎症为机体应对刺激物所发生的特异性防御反应,由具有血管系统的活体组织对内源性或者外源性损伤因子刺激后发生的反应,在炎症过程中,其主要环节为血管反应[7,8]。研究发现,雷公藤多苷可显著减轻传统的抗炎试验中大鼠的足爪肿胀度,降低血管通透性,减少血管翳生成[9]。在胶原诱导关节炎大鼠模型(CIA)中,雷公藤多苷除下调促炎性细胞因子外,还可下调关节 HIF-1α 表达及调节抗氧化水平;下调 VEGF 及 VEGFR2 的表达,可能会进一步抑制炎症的发生及炎症部位的血管新生[10~13]。

在对于关节炎症的治疗中,雷公藤多苷作用:① 通过抑制炎性细胞因子的释放,从而减轻炎症反应对滑膜细胞、软骨细胞等细胞的刺激;② 刺激血清超氧化物歧化酶(superoxide dismutase,SOD)的合成与释放,增强机体的总抗氧化能力;③ 降低膝关节软骨内 COX-2 的表达,有效抑制滑膜增生及炎性细胞浸润,从而发挥对关节的保护作用,抑制关节炎症的加重。另外,雷公藤多苷抑制 RA 病变滑膜组织产生 CCL5,还可降低佐剂性关节炎大鼠外周的 SP 水平,但对中枢 SP 无影响;对 CIA 大鼠抗炎及抑制血管新生的作用可能与调节 ERK 信号转导通路有关[14~24]。

雷公藤多苷改善慢性肾小球肾炎患者的肾功能和临床症状,降低患者 24 h 尿蛋白定量、BUN、SCr,升高 GFR 和 Ccr,其机制可能与其抑制 TNF-α 和 IL-6 的分泌有关[25,26]。研究发现,在系膜增生性肾小球肾炎和 IgA 肾病模型中,雷公藤多苷可以抑制系膜增生、ECM 沉积及巨噬细胞浸润,减少 BUN、SCr 和 ALB;减少肾小球系膜区 IgA 沉积。细胞模型中,雷公藤多苷可以抑制系膜细胞增殖,诱导凋亡。雷公藤多苷可上调系膜细胞 Fas/FasL 的表达、下调 Bcl-2 和 MCP-1 的表达,诱导系膜细胞增殖抑制和凋亡,促进肾小球增殖性病变的消散。在 IgA 肾病模型中,雷公藤多苷可显著抑制 JAK2/STAT3 信号通路,进而减轻肾组织损伤,保护肾脏功能[27~43]。

雷公藤多苷降低狼疮肾炎模型肾小球系膜宽度、基底膜厚度及肾间质淋巴细胞浸润。雷公藤多苷减轻狼疮肾炎病理改变的机制与其显著上调 BMP-7 的表达有关;雷公藤多苷可抑制 IL-13、IL-18 的水平;显著下调 HMGB-1 和 TGF-β1 在小鼠肾组织中的表达,为临床治疗狼疮性肾炎(LN)提供了实验依据[44~49]。

雷公藤多苷降低糖尿病大鼠血清及肾脏炎性细胞因子表达,减轻肾小球硬化,抑制巨噬细胞浸润,减轻肾脏病变。TP 能降低糖尿病肾病大鼠肾组织 iNOS 与 COX-2 的水平,具有一定的肾保护作用。在糖尿病肾病模型中,雷公藤多苷可通过抑制 p38/MAPK 信号通路,下调其下游 TGF-β 的基因转录和表达,进而抑制系膜的增生和细胞外基质的沉积。此外,雷公藤多苷也可以抑制 Smads 蛋白家族 Smads2/3,从而抑制 TGF-β 的信号转导,减轻糖尿病肾病的炎症水平、肾小管纤维化和肾小球硬化[50~62]。

在过敏性紫癜性肾炎及慢性肾炎的治疗中,雷公藤多苷能明显降低 Th1/Th2 比值,有效抑制细胞因子水平;雷公藤多苷可以有效减少尿蛋白,并能降低血清 TNF-α、IL-1、IL-6 等炎症因子水平,发挥对肾脏的保护作用。在原发肾病综合征中,雷公藤多苷能有效抑制炎症因子及炎症细胞的释放,减轻组织损伤和减慢疾病的进程[63~68]。

　　雷公藤多苷有效地抑制虹膜、脉络膜、视网膜炎症反应,提高葡萄膜炎患者视力[69,70]。雷公藤多苷能缓解患者脊柱疼痛,减轻局部炎症反应;明显抑制强直性脊柱炎成纤维细胞表达BMP-2,并降低成骨标志基因Cbfα1蛋白的水平,进而抑制强直性脊柱炎的骨化进展[71~74]。雷公藤多苷可抑制前列腺增生,降低前列腺内白细胞数,增加卵磷脂小体密度,降低NF-κB和iNOS水平,减轻炎症反应,使慢性非细菌性前列腺炎的炎症明显好转[75~78]。雷公藤多苷减轻银屑病患者鳞屑及红斑程度,缓解皮损状况,降低PASI评分[79~83]。

　　在Bechet综合征的治疗中,雷公藤多苷改善内皮细胞功能,缓解口腔溃疡、外阴溃疡和皮肤等病变;显著降低体内的炎性细胞因子的水平,发挥良好的抗炎作用[84~86]。雷公藤多苷能缩小甲状腺肿大,减轻炎症反应[87~92]。慢性支气管炎动物模型中,雷公藤多苷可降低实验大鼠气道壁厚度,减轻炎症反应。临床治疗中可降低激素的使用量[93~103]。

（二）雷公藤多苷中主要活性成分的抗炎作用靶点

　　大量的研究表明,雷公藤多苷中的TP、雷公藤红素、雷公藤内酯酮均能显著抑制炎症反应,而NF-κB是雷公藤多苷活性成分的主要作用靶点之一。NF-κB下游包括TNF、IL等促炎因子,NF-κB通过这些因子介导炎症反应。TP、雷公藤红素和雷公藤内酯酮一方面可以通过NF-κB信号通路的p56亚基抑制炎症反应来发挥抗炎作用,另一方面可以下调IL、TNF和IFN等炎症因子的表达来抑制炎症反应。同时,雷公藤多苷还可以通过细胞内Toll样受体信号通路来抑制体内炎症因子的形成延缓炎症性疾病的进展[104~107]。

　　雷公藤多苷中的TP等成分可以抑制幼稚树突样细胞的分化、成熟、迁移,以及细胞因子的分泌进而通过STATS通路抑制中性粒细胞和T细胞的活化,进而下调诱导型环氧化酶-2、前列腺素和金属蛋白酶的表达,从而使得这些细胞介导的炎症反应减弱。雷公藤多苷通过抑制细胞内蛋白酶过表达减少细胞死亡和自噬,达到抗炎和抗自体免疫效果。氧化应激与炎症的进展往往相互伴随发生,雷公藤多苷可以上调SOD、GSH-Px和GSH水平,进而诱导机体对ROS和RNS的清除,减轻炎症反应。其中ROS和RNS的产生与机体抗氧化系统的清除之间失去平衡时,将加剧炎症反应的发生,诱导组织损伤。雷公藤多苷下调iNOS、PGE_2及COX-2的水平,抑制NO及PGE_2的生成,减轻炎症反应[108~112]。

二、雷公藤多苷的抗肿瘤作用

　　细胞周期调节失调是肿瘤发生的重要环节。当丝-苏氨酸激酶细胞周期蛋白依赖性激酶（CDK）被激活后,细胞周期完成[113]。CDK可正向调节细胞周期,而CDK抑制剂可逆转调节细胞周期。当CDK抑制因子被抑制或周期蛋白过表达时,细胞增殖失控,癌症发生。P21蛋白是CDK的抑制剂。雷公藤多苷可上调P21基因表达,抑制肿瘤细胞分裂,起到抑制癌细胞的作用。雷公藤多苷还可下调细胞周期蛋白（cyclin）,包括cyclinA、cyclinB、cyclinC和cyclinD的表达进一步阻滞细胞周期进而抑制肿瘤细胞增殖。雷公藤多苷一方面抑制热休克蛋白(HSP)的表达,其中HSP27等热休克蛋白在肿瘤药物耐受中起到重要作用,在高耐药性肿瘤中高度表达。另一方面,雷公藤多苷还可抑制HSP上游基因的启动子,间接下调HSP基因的表达,从而改善恶性肿瘤的预后。近年来研究发现,小剂量雷公藤多苷对性腺轴具有可逆性的抑制作用,进而抑制卵巢功能[114]。在针对子宫肌瘤的临床研究中发现,雷公藤多苷可有效缩小患者子宫肌瘤瘤体积,疗效与用药时间相关,且不良反应较轻,提示雷公藤多苷是治疗子宫肌瘤的一种有效药物[115]。

NF-κB促进细胞增殖,抑制细胞凋亡,在肿瘤形成过程中起到关键作用。雷公藤多苷中的TP、雷公藤红素和雷公藤内酯酮这些活性成分既可以抑制肿瘤细胞中NF-κB的活性,又可以上调AKT/GSK3β/mTOR等NF-κB的抑制信号通路,进而下调NF-κB的表达,增强雷公藤多苷的抗肿瘤效果。雷公藤多苷还可以增加细胞膜通透性、损害DNA及下调DNA修复相关基因表达,来促进肿瘤细胞凋亡[116]。

VEGF是一种重要的血管生成因子,可诱导内皮细胞增殖、促进血管生成和提升血管通透性,有助于肿瘤细胞的转移[34]。VEGF在与其受体VEGFR(主要为VEGFR-1、VEGFR-2)发生特异性结合后,能够促进血管生成、营养神经及调节脂质代谢等。在肿瘤组织中由于肿瘤的快速生长,其所需血液供应相对于机体其他部位更甚,其内部血运也更加丰富[117]。VEGF主要作用于新生血管的早期,在生成血管中多种调节因子对其发挥调节作用,其使VEGF处于高水平持续表达状态,导致血管新生加快,血管通透性增加,进而给予肿瘤足量的营养供给,促进肿瘤增大及发生转移。因此近年来针对VEGF及其受体的研究成为热点,如何针对其进行靶向治疗一直是待攻克的肿瘤研究重点。雷公藤多苷中的TP可通过抑制Tie2和VEGFR-2进而抑制VEGF表达,来抑制血管内皮细胞的增殖、形成管腔和迁移,进而抑制肿瘤转移。此外,雷公藤多苷和细胞毒药物联合使用具有协同效果,TP可提升肿瘤对顺铂和5-氟尿嘧啶(5-FU)的敏感性,进一步下调癌细胞活性,从而缩小肿瘤病灶[118~122]。

三、雷公藤多苷的免疫调节作用

自身免疫疾病的发生发展主要是由于机体免疫内环境紊乱造成,其中T细胞各亚群之间动态平衡为正常免疫应答形成的基础。CD4$^+$T细胞分化为Th1与Th2亚群,其Th1主要合成和释放IFN-γ、IL-2、TNF-β和INF-α等细胞因子,也称为Th1型细胞因子;Th2细胞主要合成和分泌IL-4、IL-5、IL-6、IL-10、IL-13等细胞因子,又称为Th2型细胞因子。Th1细胞主要介导细胞免疫、巨噬细胞活化、细胞毒性T细胞(CTL)和迟发型超敏反应(DTH);而Th2细胞主要介导体液免疫、嗜酸性粒细胞、B淋巴细胞的活化,以及分泌性IgE[123]。炎性微环境中Th1/Th2比例失衡引起的细胞因子水平紊乱在炎症的发生发展过程中发挥重要的作用。雷公藤多苷可下调TNF-β、IL-6、IL-1及IL-8等细胞因子的表达,上调IL-10的表达,进而抑制Th1的活动;促进Th1向Th2细胞发生转化,且能够抑制

NF-κB 的合成、释放,促进细胞发生凋亡,减少免疫反应的发生及进展[124]。

在治疗过敏性紫癜性肾炎中,雷公藤多苷除发挥上述功效外,还可以降低 IgE、IgA 等免疫球蛋白水平,提高 CD8+T 细胞的功能,抑制 CD4+T 细胞的功能,进而降低 CD4+/CD8+ 的比值,从而抑制免疫反应的进一步发展。研究发现,寻常型银屑病患者经雷公藤多苷治疗后,外周血 CD8+ 细胞比例无明显变化,而 CD3+、CD4+ 细胞比例明显升高,从而改善了患者的临床症状[125]。雷公藤多苷可降低佐剂性关节炎大鼠肠道派式淋巴小结(PP 结)中 CD4+/CD8+ 比值,后对 T 细胞亚群的紊乱现象发挥了逆转性的调节作用,从而使免疫反应趋于稳定[123]。雷公藤多苷主要通过抑制辅助性 CD4+T 细胞,改善 CD8+T 细胞的功能,进而降低儿童过敏性紫癜患者中血清 CD4+/CD8+ 比值而发挥作用[126]。在胶原诱导的免疫性关节炎大鼠的 PP 结中雷公藤多苷对 T 淋巴细胞亚型的影响与之相似[127]。由此可见,雷公藤多苷在不同疾病及动物模型中对 T 细胞亚群发挥不同的调节作用,并可能以此发挥其药理作用。

RA 是一种常见的自身免疫性疾病,其发病机理主要为机体免疫系统发生紊乱,导致关节软骨组织、滑膜等破坏。IL-1 作为破坏关节软骨的主要细胞因子,它包括 IL-1α 与 IL-1β 两种,其主要刺激滑膜细胞及软骨细胞合成过量 MMP,来溶解和破坏软骨基质,进而损伤软骨组织[128~130]。而雷公藤多苷可以抑制 MMP 等基因的表达[131,132]。与此同时,巨噬细胞游走抑制因子(MIF)作为 TNF-α、IL-1β 上游的调控因子,对 RA 进展具有重要作用。雷公藤多苷可以抑制 MIF 的释放,从而减轻对滑膜细胞及软骨细胞的作用,对滑膜细胞的异常增殖发挥抑制作用。

在成人隐匿性自身免疫性糖尿病患者中,雷公藤多苷可抑制患者谷氨酸脱羧酶抗体 GAD-Ab,从而改善患者的 B 淋巴细胞功能而发挥免疫干预作用。此外,在雷公藤多苷诱导大鼠肝毒性研究中,实验发现雷公藤多苷可降低 NK 细胞活性,同时抑制 T 淋巴细胞和 B 淋巴细胞的增殖转化能力,这一作用可能也是雷公藤多苷发挥临床治疗作用的免疫抑制机制[123]。在多发性肌炎患者的治疗中,研究发现雷公藤多苷可能通过抑制 CD28/B7-1 的基因转录,从而抑制 T 细胞的增殖[133]。在咪喹莫特诱导的皮肤炎症中,雷公藤多苷可通过抑制 STAT3 的磷酸化来抑制 Th17 的功能,从而发挥免疫抑制作用[134,135]。

雷公藤多苷治疗免疫性肾脏疾病,已经在临床上取得相对平稳的疗效,有助于尿蛋白的快速清除和减少。此外,雷公藤多苷对改善肾功能,提高血清蛋白水平,抑制免疫反应如抑制系膜细胞及基质增生、抑制免疫复合物沉积和改善肾小球电荷屏障等,保护足细胞功能减轻足细胞损伤[136,137]。

四、雷公藤多苷的心肌保护作用

心肌对雷公藤多苷中的甲素成分具有较高的敏感性,长期服用对大鼠心脏具有毒性作用[138]。但近年来有研究证实,一定剂量的 TP 具有心肌保护的作用。TP 对心肌的保护作用可能通过以下途径:① 通过抑制细胞周期抑制因子(CDKN1a)表达,来纠正 α-MHC、 β-MHC 平衡失调；② 通过抑制 P21 的 mRNA 及其蛋白质表达起到抗心肌肥大作用[139]；③ 通过上调心肌组织 FoxP3 和 CD4 表达，下调 TGF-β1，进而调节免疫应答，纠正 α-MHC 和 β-MHC 表达失衡，降低血清中的 BNP 和 cTnI 含量，减轻心肌损伤[140]；④ 通过抑制 ERK1/2 的磷酸化及降低 TGF-β1 的表达，抑制 NF-κB 通路的活化来发挥非特异性免疫调节作用，减轻大鼠心肌组织的炎性反应、心肌纤维化，延缓心室重构的发展[141]。

五、雷公藤多苷的神经保护作用

过去人们采用雷公藤治疗麻风反应发现，雷公藤对神经炎具有治疗作用，并且具有缓解带状疱疹后遗神经痛的功能，这些都提示雷公藤具有神经保护作用。近年来，大量的实验数据进一步证实雷公藤多苷中的 TP 及其衍生物（雷公藤氯内酯醇和 LLDT-8）对脑神经元性疾病具有保护作用。在对鼠脑缺血-再灌注损伤模型研究后发现，雷公藤多苷中主要成分 TP 可通过下调 NF-κB 信号通路表达，降低 COX-2 和 iNOS 表达，抑制炎性反应和星形胶质细胞活化[142]，或通过上调 PI3K/Akt 通路[143]，减少细胞凋亡，促进损伤模型中神经细胞存活；在对 PD 和 AD 的研究中发现，β 淀粉样蛋白（Aβ）可诱导神经细胞凋亡，是 AD 发生和发展的关键性因素[144]。TP 的作用：① 通过抑制 Aβ 诱导的大鼠海马 iNOS 的表达，一定程度地改善 AD 大鼠海马神经毡突触超微结构的损伤[145]。② 通过 Aβ 增加大鼠海马神经细胞 Bcl-2 蛋白的表达，促使细胞色素 C 的释放，激活线粒体凋亡，抑制神经细胞凋亡[146]。③ 通过抑制 Aβ 诱导的星形胶质细胞的活化，减少细胞因子等炎性介质的释放，从而减轻 Aβ 所致的大脑皮质胆碱能纤维损害，改善大鼠的学习记忆能力[147]；TP 还可能通过上调神经元 PI3K/Akt/mTOR 信号蛋白来实现对颈内皮下注射海人酸（KA）诱导癫痫大鼠海马神经元的保护作用[148]；有研究进一步发现，TP 可通过抗氧化应激反应，抑制谷氨酸毒性和钙离子的超负荷，促进神经营养因子的产生，上调 BDNF mRNA 的表达，增加神经生长因子 NGF mRNA 和蛋白的表达水平等提高神经元的存活及修复。

六、雷公藤多苷的抗移植排斥反应

近年来组织器官移植的应用日趋广泛，其面临的主要障碍是移植排斥反应。雷公藤多苷不仅在 RA、自身免疫性疾病中发挥重要的作用，而且在器官移植排斥反应也有望成为一种抗同种移植排斥反应的辅助治疗手段。通过对小鼠同种异体异位心肌移植模型研究后发现，TP 可以明显延长同种异体移植心肌的存活期，可能是通过抑制 IL-2R 的表达，影响 IL-2 与 IL-2R 的结合，抑制淋巴细胞的增殖而发挥作用[149]。在 Wistar 大鼠异种角膜异位移植动物模型中，结果也证明雷公藤多苷能明显抑制角膜移植排斥反应时间及 CD4$^+$/CD8$^+$ 比值的上升，是一种有效的免疫抑制剂[150]。雷公藤多苷在器官移植排斥中的作用机制还有待进一步阐明。

七、总结

2012年国家食品与药品管理局对雷公藤多苷的质量标准进行了提高,由原来以雷公藤内脂甲为主要指标,转变为以合理控制TP为主要指标。雷公藤多苷的众多成分尤以TP为核心,主要作用还是在于较强介入细胞周期,阻断DNA双链复制,并由此诱导了一系列的生物活性效应,其临床疗效与毒副反应均来自这一机制,这一机制的细节还待进一步研究。雷公藤多苷制剂,多成分低浓度互相协同,是在目前情况下有效避免高浓度单体成分强烈毒性,保持临床疗效的有效方案。

第二节　雷公藤乙酸乙酯提取物

雷公藤乙酸乙酯提取物为雷公藤全根经95%乙醇提取,提取物再采用乙酸乙酯提取精制而成,与雷公藤多苷相比,很大程度地保留了生物碱、萜类及其他成分,如TP、雷公藤红素、去甲泽拉木醛、极性生物碱等。单纯地采用雷公藤乙酸乙酯提取物进行药理及临床的研究仅有极少量的报道,常见的是其制剂雷公藤片在临床方面的各类应用。2012年以前由于质量标准问题,雷公藤多苷和乙酸乙酯提取物的质量不稳定,给各类研究带来了困难[151,152]。之后随着质量标准逐渐完善,解决了该问题,但又因安全性问题使雷公藤研究形成了两种观点:一种以雷公藤多苷片为主的,认为TP毒性大,制剂中应尽量去除,因此制定了含量上限,不得超过规定含量[153];另一种是以雷公藤片为主的,认为TP既是毒性成分,也是主要有效成分,应尽量予以保留,因此制定了严格的上下限。

雷公藤药理学研究显示,其具有免疫调节作用[154],主要体现在① 对细胞免疫的调节:雷公藤对细胞增殖反应有明显抑制作用,且可明显降低小鼠肺细胞产生的TL-2,说明辅助T细胞的功能受到影响。雷公藤对吞噬功能、淋巴细胞转化及双向混合淋巴细胞培养等细胞免疫反应有显著的与药物剂量相关的抑制作用。② 对体液免疫的调节:雷公藤可不同程度的抑制小鼠血清溶血素的形成,能明显地抑制胸腺依赖性抗原诱发的抗体反应。③ 对非特异性免疫功能有影响,对网状内皮系统吞噬功能具有抑制作用。近年来国内外专家学者对其研究报道较多,药理作用不断增多,现对其乙酸乙酯提取物的药理及临床研究状况做一概述。

一、RA 的临床的应用

目前国内外用于治疗RA的药物大致有非甾体抗炎药、诱导缓解药和免疫抑制药[155,156]。

此外,皮质激素类药物虽不能根治本病,但作为辅助用药能迅速改善症状,减轻患者痛苦。上述药物分别具有抗炎、免疫调节和免疫抑制作用,而雷公藤乙酸乙酯提取物亦具有抗炎、免疫等多方面药理作用[157, 158]。为进一步研究雷公藤治疗RA的效果,舒达夫通过270例临床研究观察,发现雷公藤乙酸乙酯提取物对RA的近期疗效显著,达94%[159~161]。雷公藤乙酸乙酯提取物在治疗RA的过程中,较皮质激素见效慢,但持久稳定,能长期服用维持量而不出现皮质激素类药物常见的副作用[162]。研究还表明,雷公藤乙酸乙酯提取物虽然含有生物碱和萜类两大类主要成分,但进一步分离提取的成分,在同等剂量的情况下,单一成分临床疗效均不及雷公藤乙酸乙酯提取物,证明雷公藤的治疗作用为多种成分的综合作用。在TP和雷公藤乙酸乙酯提取物治疗RA的临床对照观察中发现,TP治疗RA起效时间较快,并能部分或全部代替激素或非甾体抗炎药,TP与雷公藤乙酸乙酯提取物治疗效果无显著差异,认定TP系雷公藤治疗RA的主要有效成分之一,但TP组较雷公藤乙酸乙酯提取物组出现的毒副反应更严重,推测雷公藤乙酸乙酯提取物中的其他成分可能对TP的毒性有一定抑制作用。另外杨竹等对74例RA采用雷公藤乙酸乙酯提取物制剂(雷公藤片)与氨甲蝶呤进行了临床对比研究。结果显示两者总有效率无显著差异,雷公藤乙酸乙酯提取物组不良反应低于氨甲蝶呤组。并提示雷公藤能显著抑制IL-1、IL-8、TNF等自身免疫因子的释放,从而改善RA的病变程度。

二、对小鼠血浆、胸腺及脾脏环核苷酸含量的影响

雷公藤乙酸乙酯提取物用于治疗RA,取得良好的疗效。动物试验证明其抗炎作用与免疫抑制有关[163]。现有资料证明,环核苷酸对免疫活性细胞的分化、增殖过程有重要的作用,且对免疫效应也起重要的调节功能。因此李乐真等就雷公藤乙酸乙酯提取物对小鼠血浆、胸腺及脾脏CAMP及CGMP含量的影响进行了研究[164]。并以0.5%羧甲基纤维素钠生理盐水作为对照组,将雷公藤乙酸乙酯提取物与其中的总生物碱及去碱提取物(即去生物碱后的乙酸乙酯提取物)的作用进行了比较。结果:雷公藤乙酸乙酯提取物可明显降低小鼠血浆CGMP的水平,其CAMP/CGMP比值明显高于对照组($P < 0.05$);剂量减半,脾脏中CGMP含量亦明显呈下降趋势($P < 0.05$);其CAMP/CGMP比值亦较对照组升高。推测药物选择性的影响免疫活性细胞的CGMP代谢,提高其CAMP/CGMP比值,增加了机体对自身抗原的耐受,从而减少自身免疫疾病的产生。这可能就是雷公藤乙酸乙酯提取物治疗RA等自身免疫病的作用机制之一。雷公藤乙酸乙酯提取物含总生物提取物和去碱提取物的比较证明总生物碱可明显降低脾脏CGMP的含量($P < 0.001$及$P < 0.02$),其CAMP/CGMP比值高于对照组,此作用与其对小鼠免疫功能的抑制组相一致。去碱提取物可明显提高血浆中环核苷酸含量,可是脾细胞中CAMP含量明显提高($P < 0.05$)。另外,TP可明显提高大鼠血清总补体含量,而RA患者血清补体含量常低于正常,补体含量的提高可促进循环免疫复合物的清除,有利于临床症状的缓解[165]。

三、对大鼠下丘脑-垂体-肾上腺轴的影响

雷公藤对神经内分泌尤其对下丘脑-垂体-肾上腺轴（HPAA）的影响受到人们的关注，资料表明雷公藤可能通过兴奋HPAA而促进肾上腺皮质功能，发挥其类皮质激素作用的抗炎效果[166]。陈龙等对从三个方面对其进行了研究[167~169]。

（一）雷公藤乙酸乙酯提取物对大鼠垂体的影响

研究采用免疫细胞化学及放射免疫分析法检测大鼠血浆促肾上腺皮质激素（ACTH）含量，从形态和功能两方面观察雷公藤乙酸乙酯提取物组（TWEE）、泼尼松组和对照组（0.5%羧甲基纤维素钠混悬液）对大鼠垂体的影响。结果表明：雷公藤乙酸乙酯提取物组血浆ACTH值显著高于对照组和泼尼松组，雷公藤乙酸乙酯提取物可促进大鼠垂体远侧部ACTH细胞分泌ACTH，结合垂体形态学观察及血浆ACTH检测结果。雷公藤乙酸乙酯提取物对垂体有轻度刺激作用，而泼尼松则有抑制作用。

（二）雷公藤乙酸乙酯提取物对地塞米松处理大鼠下丘脑-垂体-肾上腺轴影响

研究采取皮下注射地塞米松（Dex）阻断垂体释放ACTH达到分级阻断HPAA的目的，从形态和功能两方面观察雷公藤乙酸乙酯提取物对药物阻断大鼠HPAA的影响。结果表明，雷公藤乙酸乙酯提取物不但具有促进肾上腺增殖和分泌的功能，对大鼠肾上腺具有直接刺激作用，还对下丘脑具有刺激作用。

（三）雷公藤乙酸乙酯提取物对戊巴比妥钠处理大鼠下丘脑-垂体-肾上腺轴影响

研究采取皮下注射戊巴比妥钠（Nem）抑制下丘脑的方法，达到分级抑制HPAA的目的，从形态和功能两方面观察雷公藤乙酸乙酯提取物对药物阻断大鼠HPAA的影响。结果表明，Nem可以阻断雷公藤乙酸乙酯提取物对下丘脑的刺激及其对血浆ACTH和血清皮质酮的影响，判断雷公藤乙酸乙酯提取物刺激HPAA可能主要是通过下丘脑或下丘脑以上的神经组织，然后再作用于垂体、肾上腺，而其直接刺激垂体及肾上腺的作用较弱。

四、对小鼠骨髓微核形成作用

杨峻等采用小鼠骨髓微核试验检测和评价了雷公藤乙酸乙酯提取物的致突变作用和潜在的致癌性[170]。实验采用生理盐水20 mL/kg为空白组，环磷酰胺60 mg/kg为对照组，雷公藤乙酸乙酯提取物为实验组进行比较。实验结果表明雷公藤乙酸乙酯提取物能诱发小鼠骨髓细胞染色体畸变，增加小鼠骨髓中带微核的细胞数的发生率。

五、在肾移植应用中的研究

张治国等曾将雷公藤乙酸乙酯提取物制剂雷公藤片单独用于同种大鼠肾移植中,结果发现受体移植物存活时间明显延长,免疫抑制作用与硫唑嘌呤相当[171]。在此基础上又对38例肾移植受者临床使用雷公藤乙酸乙酯提取物进行了观察,发现术后早期应用雷公藤乙酸乙酯提取物不影响移植肾功能的恢复,定期观察肾功能变化结果显示雷公藤乙酸乙酯提取物组较硫唑嘌呤组为佳,说明雷公藤乙酸乙酯提取物的应用不会导致明显的移植肾损害,相反,由于雷公藤乙酸乙酯提取物抗排异效能的发挥,一定程度地保护了移植肾功能。雷公藤乙酸乙酯提取物在肾移植应用中,偶可引起肝损害及血白细胞减少,但此毒副作用较使用硫唑嘌呤时为轻,临床治疗剂量范围内药物性肾损害不明显,但应重视肝功能变化,根据个体差异及病情调整剂量。

六、对小鼠睾丸组织的毒性作用及其分子机制研究

吴建元等使用雷公藤乙酸乙酯提取物制剂雷公藤片作为给药组与1%羧甲基纤维素钠的对照组对小鼠进行比较研究。结果表明,雷公藤乙酸乙酯提取物组小鼠睾丸组织中Bax及Fas L的表达较对照组明显上调,而Bcl-2基因的表达在对照组和给药组睾丸组织的表达都不明显,可见雷公藤通过一系列途经诱导Bax及Fas L基因的表达,促进睾丸组织生精和精子细胞的凋亡是其生殖毒性的主要原因之一[172]。NF-κB是1986年由Sene和Baltmore首次发现的转录调控因子,对细胞功能具有双重调节作用,既可促进细胞再生并对细胞凋亡具有抑制作用,也可通过激活巨噬细胞和中性粒细胞参与炎症过程。雷公藤乙酸乙酯提取物可显著地抑制正常睾丸组织的NF-κB的表达,导致睾丸组织凋亡相关基因表达上调,引起组织凋亡。提示对NF-κB表达的抑制作用,既是其发挥抗炎效应的作用靶点,也是其产生毒副作用的因素之一。抗氧化药物,如具有谷胱甘肽过氧化物酶(GSH-Px)活性的有机硒类药物和GSH前体物质乙酰半胱氨酸均可调节NF-κB的DNA结合活性,发挥细胞保护作用,因此,利用抗氧化药物调控NF-κB活性可能成为预防雷公藤毒副作用的重要途径。

七、配合针刺对佐剂性骨关节炎模型大鼠体内相关代谢酶的影响

针刺治疗RA取效,可能是通过活血化瘀,解除或改善血液高黏滞、高凝状态来实现的,故针刺可加速雷公藤在佐剂性关节炎大鼠体内的代谢,而雷公藤在大鼠体内的代谢主要是靠肝脏里面的代谢酶,因此,有人研究采用针刺结合口服雷公藤片对佐剂性关节炎模型的大鼠体内羟酸酯酶和磷酸酯酶的活性。结果表明雷公藤加针刺对这两种酶的活性有显著的促进作用,雷公藤对羟酸酯酶的活性有一定提高,对磷酸酯酶有明显的促进作用,而单纯针刺

对羟酸酯酶活性没有明显的促进作用,而对磷酸酯酶有一定的促进作用。研究证明雷公藤治疗 RA 有很好的疗效,但因其毒副作用大,因此慎用之,但针刺结合雷公藤可以通过提高代谢酶的活性来促进雷公藤在大鼠体内的代谢,从而减少其毒副作用[173]。

八、对大鼠体内 P450 酶活性的影响

有关中药安全性的问题报道日益增多,药物诱导或抑制 CYP450 导致的药物间的相互作用已经引起了医药界的关注[174,175]。"Cocktail"探针药物法因其强大的分析能力和广泛的适用性而被成功地应用。它是鉴定药物间时是否存在着相互作用的有效的方法。已有国外文献报道,在体外试验表明雷公藤内酯醇在人体和大鼠肝微粒体中的代谢与 CYP3A4 和 CYP2C19 酶有关。因此刘史佳等从药物代谢的角度出发,通过"Cocktail"探针药物包括咪达唑仑 CYP3A4、奥美拉唑 CYP2C19 这 2 种探针药物的代谢变化进一步确证了在大鼠体内雷公藤乙酸乙酯提取物对 P450 酶活性的影响,并推测雷公藤乙酸乙酯提取物可能对大鼠体内的 CYP2C19 具有一定的抑制作用。当雷公藤乙酸乙酯提取物与 CYP3A4 和 CYP2C19 酶的底物药物合用时,需要调整给药剂量避免药物相互作用使体内血药浓度过高产生毒副作用。

九、治疗慢性淋巴细胞性甲状腺炎的应用

慢性淋巴细胞性甲状腺炎是常见病,常因颈部不适、前颈肿块、压迫感而就诊。单用甲状腺激素治疗效果不佳,加用糖皮质激素后甲状腺缩小,症状改善。但因为疗程较长,糖皮质激素带来的副作用影响其使用,甚至超过本病的危害。牟丽平试用雷公藤乙酸乙酯提取物制剂雷公藤片佐治慢性淋巴细胞性甲状腺炎,发现雷公藤佐治 CLT,疗效显著。患者自身抗体的减少及甲状腺缩小的程度与泼尼松治疗的疗效相当,但不具有激素治疗带来的体胖、易感染、高血压等副作用。雷公藤治疗期间患者无明显的消化道反应,血白细胞、肝肾功能均正常,女性患者未发生月经改变。

参 考 文 献

[1] 张倩,彭广操,朱明军,等.雷公藤的药理作用及毒性研究进展[J].中西医结合心脑血管病杂志,2016,14(15):1753-1754.

[2] 何英蒙,姚媛媛,陈一龙,等.雷公藤类制剂的研究进展[J].中国药房,2017,28(4):551-553,554.

[3] 汪文强,邓奇,肖安菊,等.湖北黄石野生驯化扦插雷公藤芽、叶中雷公藤甲素的含量分析[J].广州中医药大学学报,2016,33(6):868-871.

[4] 刘建群,余昭芬.雷公藤及其伪品的热分析研究[J].中国药房,2016,27(30):4269-4271.

［5］ 张彦，祝晨蔗.雷公藤红素对体外人肝癌HepG2细胞增殖、凋亡的影响及机制研究［J］.中国药房，2017，28（10）：1342-1345.

［6］ 夏熙双，牛光明，陶胜忠，等.雷公藤红素联合顺铂对C6胶质瘤细胞凋亡作用的研究［J］.中华老年医学杂志，2016，35（8）：898-901.

［7］ 李哲，江川，戴闽，等.雷公藤红素抑制磨损颗粒诱导细胞炎症反应的研究［J］.天津医药，2013，（9）：855-858.

［8］ 顾云，庄重.炎症反射研究新进展［J］.中国病理生理杂志，2016，32（12）：2300-2304.

［9］ 刘玉凤，潘丽.雷公藤药理作用研究进展［J］.亚太传统医药，2014，10（9）：37-39.

［10］ 赵宏艳，杜中平，李鸿泓，等.祛瘀方对氧自由基代谢及低氧诱导因子-1α水平的影响［J］.中国中西医结合杂志，2014，34（9）：1108-1112.

［11］ 赵武杰.雷公藤多苷联合阿魏酸钠对大鼠胶原诱导关节炎及滑膜RANKL-OPG表达的影响［D］.河北：河北医科大学白求恩国际和平医院.2008.

［12］ 韩曼丽，章金春.雷公藤多苷对胶原诱导性关节炎大鼠组织中血管内皮生长因子及血管内皮生长因子受体2 mRNA表达水平的影响［J］.医学研究生学报，2013，26（5）：478-480.

［13］ 焦爱军，李振彬，宋士辉，等.三七总皂苷联合雷公藤多苷对胶原诱导关节炎大鼠血管内皮生长因子表达的影响［J］.解放军医药杂志，2016，28（11）：37-41.

［14］ Xu X, Li Q J, Xia S, etal. Tripterygium Glycosides for Treating Late-onset Rheumatoid Arthritis: A Systematic Review and Meta-analysis［J］. Altern Ther Health Med, 2016, 22(6): 32-39.

［15］ 曹红，杨明辉，魏锦.雷公藤多苷对类风湿关节炎患者表达趋化因子的影响［J］.四川中医，2006，24（10）：21,22.

［16］ 郑红梅，晋松.雷公藤多苷片对胶原诱导性关节炎大鼠血清HMGB1和IL-17的影响［J］.中国实验方剂学杂志，2013，19（15）：247-250.

［17］ 杨志霞，李振彬，孙中成，等.雷公藤多苷对胶原性关节炎大鼠血清MIF、IL-1β、TNF-α含量的影响［J］.中药药理与临床，2008，24（2）：59-61.

［18］ 梁虹，张学增，张育雷，等.雷公藤多苷对胶原诱导关节炎大鼠的治疗作用及其作用机制［J］.中华临床免疫和变态反应杂志，2010，4（4）：272-279.

［19］ 肖诚，何颖辉，黄芳华，等.雷公藤多苷对佐剂性关节炎大鼠自由基和炎症因子的影响［J］.北京中医药大学，2006，29（6）：389-392.

［20］ 李艳芳，徐玉东，刘兰涛，等.雷公藤多苷对佐剂性关节炎模型大鼠ICAM-1的影响［J］.中华解剖与临床杂志，2007，12（3）：167-170.

［21］ 赵宁，周静，肖诚，等.雷公藤多苷对大鼠佐剂性关节炎黏膜免疫的影响［J］.中国中医药信息杂志，2005，12（10）：32-34.

［22］ 戴巧定，宋欣伟，康海英，等.雷公藤多苷对佐剂性关节炎大鼠P物质表达的影响［J］.浙江中西医结合杂志，2012，22（2）：85-88.

［23］ Li R, Cai L, Ren D Y, et al. Therapeutic effect of 7, 3'-dimethoxy hesperetin on adjuvant arthritis in rats through inhibiting JAK2 -STAT3 signal pathway［J］. International Immunopharmacology, 2012, 14(2): 157-163.

［24］ 刘敏，王培蓉，马方伟，等.雷公藤多苷治疗类风湿关节炎的临床观察及对血清VEGF、VEGFR2表达水平的影响研究［J］.陕西中医，2016，37（1）：72-74.

［25］ Pei W Y, Yang C H, Zhang X L. Effects and mechanism of *Tripterygium wilfordii* on chronic glomerulo nephritis［J］. Genetics and Molecular Research, 2016, 15(1). doi: 10. 4238/gmr. 15017410.

［26］ 张丽春.雷公藤多苷对慢性肾炎的作用机制研究［J］.南京中医药大学学报，2012，28（6）：594-596.

［27］ 于俊生，吴桂艳，王瑶瑶.益肾饮合雷公藤多苷对系膜增生性肾炎大鼠的治疗作用［J］.中华中医药学

刊,2009,27(4):692-694.

[28] 彭卫华,南丽红,贾铷,等.筋骨草总黄酮对MsPGN大鼠血清IL-1、TNF-N水平的影响[J].中华中医药学刊,2013,31(7):1627-1630.

[29] 宋纯东,丁樱.雷公藤多苷对系膜增生性肾炎系膜细胞凋亡及其调控基因Fas-FasL影响的实验研究[J].中华中医药学刊,2003,21(7):1110.

[30] 梁丽.益气化瘀清热方及其拆方对大鼠MsC表达NF-κB/IκB影响的研究[D].郑州:河南中医学院第一临床医学院,2014.

[31] 张兵洁.益气化瘀清热方及其拆方影响大鼠MsC表达p38MAPK、Samd3及TGF-3P的研究[D].河南:河南中医学院第一临床医学院,2014.

[32] 谭春兰.雷公藤多苷对高糖刺激的大鼠肾小球系膜细胞TGF-激的和PDGF-BB表达的影响[D].南宁:广西医科大学,2012.

[33] Wan Y G, Gu L B, Suzuki K, etal. Multi-glycoside of *Tripterygium wilfordii* Hook f. Ameliorates proteinuria and acute mesangial injury induced by anti-Thy1. 1 monoclonal antibody[J]. Nephron Experimental Nephrology, 2005, 99(4): 121-129.

[34] 于俊生,吴桂艳,卫艳玲.益肾饮合雷公藤多苷对系膜增生性肾小球肾炎大鼠TNF-α和IL-6蛋白表达的影响[J].中国中西医结合肾病杂志,2008,9(3):225-227.

[35] 丁樱,陈文霞.雷公藤多苷对系膜增生性肾炎大鼠肾组织系膜区系膜细胞凋亡及其调控基因Bcl-2的影响[J].中医学报,2003,18(3):26,27.

[36] 万毅刚,孙伟,汪洋,等.雷公藤多苷对抗Thy1.1抗体肾炎蛋白尿和足细胞裂隙膜相关分子表达的影响[J].中国中西医结合杂志,2006,26(12):1094-1102.

[37] 林剑.雷公藤多苷片对Ig肾病模型大鼠血清中IL-2,IL-6及TNF-α含量的影响[J].中外医疗,2011,30(4):21,22.

[38] 宋纯东,丁樱.雷公藤多苷对IgA肾病系膜细胞凋亡及其调控基因Fas影响的实验研究[J].河南中医,2004,24(7):26-28.

[39] 程军,吕国才,张雯.雷公藤多苷对IgAN大鼠外周血γδT细胞分泌TGF-β1功能的影响[J].中华中医药杂志,2009,24(5):631-633.

[40] 张雯,程军,陶筱娟,等.雷公藤多苷对IgA肾病小鼠肾皮质PDGF-B及受体表达的影响[J].中国中医药科技,2008,15(5):347-348.

[41] 孙云松,黄克基,李建英.宣痹汤对实验性IgA肾病大鼠肾脏MCP-1表达的影响[J].中华中医药学刊,2011,29(10):2331-2333.

[42] 蔡婷.JAK2-STAT3信号通路在大鼠IgA肾病模型中的表达及雷公藤对其影响[D].锦州.辽宁医学院.2013.

[43] 陈洪宇,曾佳丽,陈肖,等.雷公藤多苷片合益肾活血方对IgA肾病尿IL-6、TNF-α水平的影响[J].浙江医学,2015,37(14):1193-1195,1252.

[44] 金彩云,胡国华,郑碧华,等.狼疮性肾炎血清IL-18及雷公藤多苷对其影响的研究[J].中国中药杂志,2008,33(9):1075-1077.

[45] 许鸣华,李振彬,孙彩霞.雷公藤多苷对狼疮小鼠肾组织高迁移率族蛋白-1及转化生长因子-转化表达的影响[J].中华临床免疫和变态反应杂志,2015,9(3):187-193.

[46] 安永涛,马甜,张博.大剂量雷公藤多苷冲击疗法治疗狼疮性肾炎的动物实验研究[J].时珍国医国药,2015,26(4):803,804.

[47] 王志强,官彩霞,李振彬.雷公藤多苷对狼疮肾炎小鼠肾组织BMP-7表达的干预作用[J].中国中医急症,2010,19(11):1907-1910.

[48] 王志强.BMP-7、TGF-7在cGVHD狼疮样小鼠肾组织的表达及雷公藤多苷联合白芍总苷的干预作

用［D］.河北：河北医科大学白求恩国际和平医院，2009.

［49］ 王济东，赵春荣，郑少同，等.雷公藤多苷对狼疮性肾炎患者血浆IL-13含量的影响［J］.现代中西医结合杂志，2004，13（22）：2952，2953.

［50］ 宋纯东，杨晓丽，薛黎明，等.雷公藤多苷对早期糖尿病肾病大鼠肾组织TGF-尿病肾病大鼠肾组织表达的影响［J］.中国中医基础医学杂志，2012，18（12）：1348-1350.

［51］ 王丹妮，于蕊.雷公藤甲素对糖尿病肾病大鼠肾组织iNOS与COX-2表达的影响［J］.解剖科学进展，2017，32（2）：148-150.

［52］ 刘国玲，沈永杰，尤丽菊，等.雷公藤多苷降低糖尿病肾病大鼠炎性细胞因子的表达［J］.细胞与分子免疫学杂志，2014，30（7）：721-724.

［53］ 张巍，任小军，赵晨光，等.雷公藤多苷对糖尿病肾病大鼠肾组织Smad2/3蛋白与Ⅳ型胶原的影响［J］.中国中西医结合肾病杂志，2014，15（6）：487-490.

［54］ 常宝超，陈卫东，张燕，等.白芍总苷对2型糖尿病大鼠肾组织Wnt/β-catenin信号通路表达的影响［J］.中国中药杂志，2014，39（19）：3829-3835.

［55］ 黄燕如，万毅刚，孙伟，等.雷公藤多苷调节肾组织p38MAPK信号通路改善糖尿病肾病肾小球炎症性损伤的作用和机制［J］.中国中药杂志，2014，39（21）：4102-4109.

［56］ 杨轶萍.雷公藤多苷对糖尿病肾病大鼠巨噬细胞浸润及相关炎症因子表达的影响［D］.天津：天津医科大学，2013：1-7.

［57］ 赵瑞萍，陈卫东，杨萍.雷公藤多苷对糖尿病肾病大鼠肾组织MBL、IL-6、TNF-α表达的影响［J］.中国中西医结合肾病杂志，2015，16（2）：113-115.

［58］ 黄金玮，王颖，王桂霞.雷公藤多苷对2型糖尿病肾病患者尿转化生长因子-糖尿及Ⅳ型胶原的影响［J］.广东医学，2015，36（24）：3851，3852.

［59］ Zhang J Q, Zhang Y, Yin X L, et al. Effects of triptergium glycosides on expressions of MCP-1 and CTGF in rats with early diabetic nephropathy［J］. Tropical Journal of Pharmaceutical Research, 2016, 15(1): 55-64.

［60］ 陈卫东，常宝超，张燕.雷公藤多苷对糖尿病大鼠肾组织缺氧诱导因子-1尿及内皮素-1表达的影响［J］.南方医科大学学报，2015，35（4）：499-505.

［61］ 赵晨光.雷公藤多苷对糖尿病肾病大鼠肾小管间质激活素A表达及转分化的研究机制［D］.太原：山西医科大学第二临床医学院，2014.

［62］ 李佃淳，刘锦秀，刘利生.雷公藤多苷对糖尿病肾病患者尿蛋白及血清sICAM-1的影响［J］.中华全科医学，2010，8（10）：1257，1258.

［63］ 孔岩.Th细胞平衡在雷公藤多苷预防和治疗2型糖尿病肾病中的机制研究［D］.天津：天津医科大学.2013.

［64］ 杨培花，范娟，马格.雷公藤多苷对儿童紫癜性肾炎TGF-癜性及IL-21表达的影响以及临床价值研究［J］.中国中西医肾病杂志，2016，17（4）：341，342.

［65］ 张晓钿，李立佳，付清宇.雷公藤多苷对小儿紫癜性肾炎CXCL9、CXCR3及IL-8水平变化的影响［J］.生物技术世界，2016，2（2）：211，212.

［66］ 孟秀荣.雷公藤多苷联合常规治疗对紫癜性肾炎患儿血清学指标的影响［J］.海南医学院学报，2015，21（7）：957-960.

［67］ 李平，皇甫春荣，汤春辉，等.雷公藤多苷治疗小儿紫癜性肾炎疗效及对患儿免疫功能的影响［J］.中国临床药理学杂志，2014，30（10）：895-897.

［68］ 王树祥，马洪波，路群.雷公藤多苷治疗儿童过敏性紫癜性肾炎的临床疗效及其对Th1、Th2细胞因子的影响［J］.山东医药，2009，49（21）：67，68.

［69］ 肖哲夫，夏远春，曾明葵.抑阳酒连散对急性葡萄膜炎模型大鼠房水及外周血TNF-散的影响

［J］.2009,15(3):69-71.

［70］ 黄庆山,张兆来,刘玉明.雷公藤多苷对急性前葡萄膜炎患者血清IL-2及TNF-葡水平的影响［J］.中国中西医结合杂志,2002,22(6):432-434.

［71］ 王会龙.雷公藤多苷对强直性脊柱炎患者血清MMP-3、IL-6水平的影响［D］.太原:山西医科大学第二临床医学院,2010.

［72］ 邹宇聪,毛筝,徐敏鹏,等.雷公藤多苷含药血清对强直性脊柱炎病理性骨化相关炎症因子和miR-21的影响［J］.实用医学杂志,2017,33(3):367-370.

［73］ Ji W, Chen Y, Zhao X, et al. Beneficial effects of tripterygium glycosides tablet on biomarkers in patients with ankylosing spondylitis［J］. Molecular Medicine Reports, 2015, 12(1):684-690.

［74］ 张洪长,张莹,刘明昕,等.雷公藤多苷对强直性脊柱炎患者成纤维细胞中BMP-2表达的影响［J］.吉林大学学报,2014,40(6):1187-1191.

［75］ 杨镒甀,张唯力,梁勇,等.雷公藤多苷对大鼠慢性非细菌性前列腺炎NF-κB及iNOS表达影响的实验研究［J］.中国男科学杂志,2008,22(9):14-18.

［76］ 李金明,刘国昌,姜军.雷公藤多苷联合盐酸坦索罗辛缓释胶囊对慢性非细菌性前列腺炎患者炎性反应因子水平的影响及其疗效［J］.世界中医药,2016,11(8):1500-1503.

［77］ Shen H N, Xu Y, Jiang Z Z, et al. Inhibitory effects of Tripterygium wilfordii multiglycoside on benign prostatic hyperplasia in rats［J］. Chinese Journal of Natural Medicines, 2015, 13(6):421-427.

［78］ Shan P, Lu Z, Ye L, et al. Effect of Tripterygium Wilfordii Polyglycoside on Experimental Prostatitis Caused by Ureaplasma Urealyticum in Rats［J］. Medical Science Monitor, 2016, 22(13):3722-3726.

［79］ 刘伟.雷公藤多苷治疗寻常型银屑病的疗效及对T细胞亚群的影响［J］.现代中西医结合杂志,2015,24(27):2996-2998.

［80］ 李红林,熊霞.雷公藤多苷片联合窄谱紫外光子对寻常银屑病患者T淋巴细胞亚群和细胞因子的影响分析［J］.现代预防医学,2015,42(13):2415-2418.

［81］ 刘国银.雷公藤多苷片对静止期银屑病患者血清TNF-α及IL-8的影响［J］.湖北中医杂志,2013,35(9):10,11.

［82］ 高军任,万明强,志鹏.雷公藤多苷对银屑病患者NF-kB及细胞因子的影响［J］.西部中医药,2013,26(9):26-28.

［83］ 刘秀卿,李卓成,吴文中.雷公藤多苷对咪喹莫特诱导银屑病样小鼠Wnt-Frizzled信号传导通路的影响［J］.海南医学院学报,2016,22(11):1044-1047.

［84］ 宋芹,芦济洲,李健,等.雷公藤多苷对Behcet综合征患者血清白细胞介素-1β、白细胞介素-2、肿瘤坏死因子-α及干扰素-γ的影响［J］.中国中西医结合杂志,2010,30(6):598-600.

［85］ 宋芹,郭向华,李健,等.雷公藤多苷对Behcet综合征患者血清细胞因子水平的影响［J］.中华临床医师杂志,2010,4(4):430,431.

［86］ 张丽.雷公藤多苷对Behcet综合征患者免疫指标的调节作用观察［J］.中国医药指南,2013(11):408,409.

［87］ 郭向阳,宋亚辉,陈黎.雷公藤多苷片治疗亚急性甲状腺炎疗效观察［J］.中国医师进修杂志,2001,24(1):38,39.

［88］ 蒋小红,黄珊.TpoAb阳性甲状腺肿患者血清细胞因子随免疫抑制治疗的变化［J］.实用医学杂志,2013,29(6):980,981.

［89］ 王萍,叶登美,窦德宇,等.白芍总苷对EAT小鼠Th1/Th2型细胞因子表达的影响［J］.中国临床药理学与治疗学,2016,21(8):894-898.

［90］ 邹飞.香远合剂对桥本氏甲状腺炎IL-1、IL-6及TNF-对的影响研究［D］.恩施:湖北民族学院,2014.

[91] 顾志峰,余江毅,曹晓蕾.温肾方对实验性AITD SD大鼠甲状腺细胞凋亡的影响[J].辽宁中医杂志,2006,33(8):1037,1038.

[92] 张兰,方振伟.软坚消瘿汤对自身免疫性甲状腺炎凋亡蛋白Fas/FasL、Bcl-2/Bax表达的影响[J].时珍国医国药,2010,21(9):2224-2226.

[93] 欧阳金生.雷公藤多苷治疗慢性喘息型支气管炎临床观察[J].临床荟萃,2001,16(22):1034.

[94] 官杰,孙艳,王琪.雷公藤多苷与激素联合应用对哮喘病人血清中IL-5的影响[J].中国基层医药,2002,9(7):611,612.

[95] 郭志宏.雷公藤多苷对哮喘大鼠气道转化生长因子-哮喘大鼠气道转和Ⅲ型胶原表达的影响[D].山西:山西医科大学第一临床医学院,2007.

[96] 杨玉伦,赵文增.雷公藤多苷对小鼠异位气管移植模型MMP-2和TIMP-1表达的影响[J].中国老年学,2010,30(23):3546-3548.

[97] 蒋蕊,杜永成,张新日,等.雷公藤多苷对哮喘大鼠血清及肺组织NO含量和总抗氧化能力的影响[J].山西医科大学学报,2008,39(4):311-313.

[98] 黄玉强.雷公藤多苷对哮喘小鼠气道炎症及重塑影响的研究[D].青岛:青岛大学,2007.

[99] 叶新民,葛传生,季纯珍,等.哮喘豚鼠磷脂酶A-2及其代谢产物的变化和雷公藤多苷的调节作用[J].中华儿科杂志,2008,38(7):449,450.

[100] Kavanaugh A. Combination cytokine therapy: the next generation of rheumatoid arthritis therapy?[J]. Arthritis and rheumatism, 2002, 47(1): 87-92.

[101] Susianti H, Iriane V M, Dharmanata S, et al. Analysis of urinary TGF-beta1, MCP-1, NGAL, and IL-17 as biomarkers for lupus nephritis[J]. Pathophysiology: the Official Journal of the International Society for Pathophysiology, 2015, 22(1): 65-71.

[102] Yang Y H, Tsai I J, Chang C J, et al. The interaction between circulating complement proteins and cutaneous microvascular endothelial cells in the development of childhood Henoch-Schonlein Purpura[J]. PloS One, 2015, 10(3): e0120411.

[103] Onodera S, Kaneda K, Mizue Y, et al. Macrophage migration inhibitory factor up-regulates expression of matrix metalloproteinases in synovial fibroblasts of rheumatoid arthritis[J]. The Journal of Biological Chemistry, 2000, 275(1): 444-450.

[104] Wang Q, Meng J, Dong A, et al. The Pharmacological Effects and Mechanism of Tripterygium wilfordii Hook F in Central Nervous System Autoimmunity[J]. J Altern Complement Med. 2016, 22(7): 496-502.

[105] Cheng X. Effcets of Triptolide form Radix Tripterygium wilfordii on cartilage cytokines and transcription factor nf-kb a study on induced arthritis in rats[J]. Chinese Medicine, 2009, 4(1): 13-16.

[106] Li G, Liu D, Zhang Y, et al. Celastrol inhibits lipopolysaccharide-stimulated rheumatoid fibroblast-like synoviocyte invasion through suppression of TLR4/NF-κB mediated matrix metalloproteinase-9 expression[J]. PloS One, 2013, 8(7): 68905.

[107] 崔静,李辉,王海军.雷公藤红素治疗变应性鼻炎大鼠的机制研究[J].临床耳鼻咽喉头颈外科杂志,2014,28(8):550-553.

[108] 刘文成,谭布珍,方玉婷,等.植物雷公藤主要抗癌抗炎活性成分研究进展[J].中国临床药理学与治疗学,2017,22(3):355-360.

[109] 李德平,翟华强.雷公藤的药性文献回顾及其作用机理研究进展[J].中国实验方剂学杂志,2012,18(13):299-303.

[110] Kannaiyan R, Shanmugam M K, Sethi G. Molecular targets of celastrol derived from thunder of god vine: potential role in the treatment of inflammatory disorders and cancer[J]. Cancer Lett, 2011, 303(1): 9-20.

[111] 崔进,陈晓,苏佳灿.雷公藤甲素药理作用研究新进展[J].中国中药杂志,2017,42(14): 2655-2688.

[112] Zhao Y, Zhao H, Lobo N, et al. Celastrol enhances cell viability and inhibits amyloid-β production induced by lipopolysaccharide in vitro[J]. J Aizheimers Dis, 2014, 41(3): 835-844.

[113] Anđelković K, Milenković M R, Pevec A, etal. Synthesis, characterization and crystal structures of two pentagonal-bipyramidal Fe(III) complexes with dihydrazone of 2, 6-diacetylpyridine and Girard's T reagent. Anticancer properties of various metal complexes of the same ligand[J]. J Inorg Biochem, 2017, 174: 137-149.

[114] 高玉平,陈德甫.雷公藤多苷治疗子宫肌瘤的临床研究[J].中华妇产科杂志,2000,35(7): 430-432.

[115] 王天梅.雷公藤多苷治疗子宫肌瘤的临床观察[J].河南医学专科学校学报,2007,19(5): 458-460.

[116] 王晓南,吴青,杨旭,等.雷公藤红素对U937细胞Notch 1、NF-κB信号蛋白通路的调控作用[J].癌症,2010,29(4): 422-428.

[117] 王剑雅,寇天雷.VEGF在前列腺癌中的表达及与肿瘤MVD的关系[J].现代肿瘤医学,2016,24(9): 1414-1417.

[118] 成志勇,付建珠,徐倩,等.PTEN、VEGF、COX-2与JAK2 V617F突变阳性骨髓增殖性肿瘤血管新生[J].中国病理生理杂志,2016,32(5): 938-942.

[119] Meng C, Zhu H, Song H, et al. Targets and molecular mechanisms of triptolide in cancer therapy[J]. Chin J Cancer Res, 2014, 25(5): 622-626.

[120] Reno T A, Kim J Y, Raz D J. Triptolide inhibits lung cancer cell migration, invasion, and metastasis[J]. Ann Thorao Surg, 2015, 100(5): 1817-1824.

[121] Zhang W, Kang M, Zhang T, et al. Triptolide combined with radiotherapy for the treatment of nasopharyngeal carcinoma via NF-κB related mechanism[J]. Int J Mol Sci, 2016, 17(12): 2139.

[122] Hu H, Luo L, Liu F, et al. Anti-cancer and sensibilisation effect of triptolide on human epithelial ovarian cancer[J]. J Cancer, 2016, 7(14): 2093-2099.

[123] Chen F, Ma Y L, Ding H, et al. Effects of Tripterygium wilfordii glycosides on regulatory T cells and Th17 in an IgA nephropathy rat model[J]. Genetics and Molecular Research, 2015, 14(4): 14900-14907.

[124] 张炜,崔曼丽,邬磊,等.雷公藤多苷片治疗支气管哮喘的临床研究[J].现代药物与临床,2016,31(1): 79-83.

[125] 杨怀珠,刘宁,戴诚.Behcet综合征患者血管内皮细胞功能检测及雷公藤多苷对其影响[J].中国中西医结合皮肤性病学杂志,2016,15(2): 94-96.

[126] Zhao J, Di T, Wang Y, et al. Multi-glycoside of Tripterygium wilfordii Hook. f. ameliorates imiquimod-induced skin lesions through a STAT3-dependent mechanism involving the inhibition of Th17-mediated inflammatory responses[J]. Int J Mol Med, 2016, 38(3): 747-757.

[127] Jingxia Z, Li P. GTW reduced imiquimod-induced skin lesions by a mechanism involving inhibition of STAT3 phospharylation in Th17 cells[J]. Journal of Investigative Dermatology, 2013, 133(4): 45.

[128] 胡伟锋,王昌兴.雷公藤内酯醇对类风湿关节炎大鼠的治疗作用及其网络药理学研究[J].中国全科医学,2016,19(12): 1408-1413.

[129] 乔欢,闫润红.雷公藤和雷公藤加道遥散对CIA大鼠模型的抗炎作用及肝损伤情况的对比研究[J].世界中西医结合杂志,2017,12(3): 357-360.

[130] 续畅,赵庆国,肖小河,等.雷公藤及昆明山海棠对巨噬细胞炎性因子的影响[J].国际中医中药杂志,2016,38(9): 821-825.

[131] 陈晓昱.雷公藤甲素对MIA模型大鼠膝骨关节炎c-Jun、MMP-9表达及血清炎性标志物的影响

[J].实用药物与临床,2015,18(11):1293-1296.

[132] 王晶晶,蒋媛,储奕,等.雷公藤多苷抑制二肽肽酶Ⅰ活性及其调节机制的研究[J].中国免疫学杂志,2017,33(4):537-541.

[133] Huang L, You YS, Wu W. Role of CD2-associated protein in podocyte apoptosis and proteinuria induced by angiotensin Ⅱ[J]. Renal Failure, 2014, 36(8):1328-1332.

[134] 王军,程晓霞,朱晓玲,等.益气补肾方联合雷公藤多苷对糖尿病肾病大鼠Nephrin和Podocin表达的调控作用[J].中华中医药学刊,2016,34(2):365-369.

[135] 江超.雷公藤多苷干预舒尼替尼引起的小鼠肾足细胞凋亡及相关蛋白表达的机制研究[J].安徽医科大学学报,2016,51(6):800-804.

[136] 胡琳弘,汪成琼,肖政,等.雷公藤多苷联合中等剂量泼尼松治疗成人原发性肾病综合征Meta分析[J].现代医药卫生,2016,32(4):555-557.

[137] 李响,程晓霞.雷公藤甲素对足细胞保护机制的研究进展[J].江西中医药大学学报,2016,28(1):118-121.

[138] 关伟,戴清保,胡永良,等.雷公藤甲素对大鼠心肌毒性的时间节律性研究[J].皖南医学院学报,2010,29:18-21.

[139] 李敬美,童洋飞,潘夕春,等.心肌肥大过程中p21的表达及雷公藤甲素的调节作用[J].中国药理学通报,2015,31:158,159.

[140] 曹蕾,林佳,王瑧,等.雷公藤甲素对病毒性心肌炎细胞凋亡及Fas/FasL蛋白表达的研究[J].现代生物医学进展,2012,12:1636-1638.

[141] 文鹤龄.雷公藤甲素对糖尿病大鼠心肌炎症损伤的干预作用及机制[D].长沙:中南大学.2013.

[142] 孙雅谊,凌树才,方马荣.体内外研究雷公藤甲素对大鼠脑缺血的抗炎性神经保护作用[C].中国解剖学会2013年年会,郑州,2013.

[143] 孙雅谊.DAHP下调NOS通路和TP上调PI3K/Akt通路的抗炎抗凋亡作用对脑缺血的神经保护机制研究[D].杭州:浙江大学,2014.

[144] Calissano P, Matrone C, Amadoro G. Apoptosis and in vitro Alzheimer disease neuronal models[J]. Commun Integr Biol, 2009, 2:163-169.

[145] 胡小令,桂婷,黄涛波,等.雷公藤内酯醇对阿尔茨海默病模型大鼠海马iNOS表达和突触超微结构的影响[J].中国老年学杂志,2014,34:6379-6381.

[146] 黄涛波,吕诚,胡小令,等.雷公藤内酯醇对AD模型大鼠海马神经细胞凋亡的影响[J].中国老年学杂志,2010,30:2766-2770.

[147] 黄小林,吕诚,胡小令.雷公藤内酯醇对大鼠大脑皮质内注射β-淀粉样蛋白后星形胶质细胞及胆碱能纤维的影响[J].解剖学杂志,2010,33:293-295.

[148] 毛红亚,宁梅琳,曾常茜.雷公藤内酯对癫痫大鼠神经元PI3K/Akt/mTOR蛋白的影响[J].神经疾病与精神卫生,2013,13:179-181.

[149] 邹小明,方向东,罗爱武,等.雷公藤内酯醇抗移植排斥反应的研究[J].细胞与分子免疫学杂志,1999,15(3):201-204.

[150] 吴京,等.雷公藤对异位角膜移植抗排斥反应的研究[J].眼科新进展,1998,18(2):63.

[151] 郭信芳,王晓敏,李安娟.雷公藤醋酸乙酯提取物及其片剂中雷公藤甲素含量的测定[J].中药通报,1986,11(8):38-40.

[152] 胡晓雪,卢平,陈洪燕.雷公藤根醋酸乙酯提取物总二萜含量测定[J].时珍国医国药,1999,10(3):177.

[153] 王丹,王贞.雷公藤提取物制剂的性能研究[J].湖北中医药大学学报,2013,15(2):53,54.

[154] 李秀才.雷公藤的研究与临床应用[J].中国中药杂志,1997,22(1):53-56.

[155] 杨坤,吴东方,程虹.雷公藤提取物治疗类风湿关节炎的Meta分析[J].药物流行病学杂志,2016,25

（11）：677-682.

[156] 姜泉，曹炜，唐晓颇，等.雷公藤提取物治疗类风湿关节炎的系统评价[J].中国中药杂志，2009,34
（20）：2637-2643.

[157] 童萍，何东仪.雷公藤及其提取物对类风湿关节炎免疫调节机制的研究进展[J].现代免疫学，2016,
36（3）：250-252.

[158] 赵薇，曾常茜.雷公藤提取物对神经退行性疾病的作用机制研究进展[J].中国执业药师，2012,9
（11）：48-51.

[159] 舒达夫，李瑞林，宋跃进.雷公藤醋酸乙酯提取物治疗类风湿关节炎270例临床报告[J].中药药理
与临床，1989,5（3）：40-42.

[160] 李瑞林，吴旭初.雷公藤缓释片与雷公藤片治疗类风湿关节炎的对比[J].新药与临床，1995,14
（3）：130-132.

[161] 舒达夫，宋跃进，李瑞林.雷公藤甲素和雷公藤醋酸乙酯提取物治疗类风湿关节炎临床对照观察
[J].中西医结合杂志，1990,10（3）：144-146.

[162] 湖北省雷公藤研究协作组.雷公藤提取物治疗类风湿关节炎的临床研究[J].武汉医学院学报，
1981,（4）：62-66.

[163] 李园园，盛安琪，施佳君，等.雷公藤皮质部和木质部对小鼠毒性反应差异观察[J].浙江中医药大学
学报，2017,41（1）：78-83.

[164] 李乐真，陈芍芳，杨峻，等.雷公藤醋酸乙酯提取物的药理作用研究——对小鼠血浆、胸腺及脾脏环
核苷酸（cAMP及cGMP）含量的影响[J].湖北中医杂志，1982,（3）：50-53.

[165] 李慧.雷公藤提取物的血清药物化学及其对大鼠心脏毒性的实验研究[D].唐山：河北联合大学，
2011.

[166] 陈龙，王慧君，黄光照，等.雷公藤提取物对大鼠下丘脑室旁核FOS和CRH表达的影响[C].第四届
全国雷公藤学术会议，上海，2004:346-348.

[167] 陈龙，黄光照，李中，等.雷公藤醋酸乙酯提取物对大鼠垂体的影响[J].中国药理学与毒理学杂志，
2000,14（3）：191-195.

[168] 陈龙，茆文杰，黄光照，等.雷公藤醋酸乙酯提取物对地塞米松处理大鼠下丘脑-垂体-肾上腺轴影
响的实验研究[C].第五届全国雷公藤学术会议，泰宁，2008:341-345.

[169] 陈龙，茆文杰，黄光照，等.雷公藤醋酸乙酯提取物对戊巴比妥钠处理大鼠下丘脑-垂体-肾上腺轴
影响的实验研究[C].第五届全国雷公藤学术会议，泰宁，2008:420-423.

[170] 杨峻，许静亚，李乐真.雷公藤醋酸乙酯提取物对小鼠骨髓微核形成作用[J].药学通报，1988,23
（7）：405,406.

[171] 张治国，张茂才，殷晓玲，等.雷公藤醋酸乙酯提取物在肾移植应用中的临床研究[J].河南医学研
究，1994,3（3）：217-221.

[172] 潘晓东，陈晓春.雷公藤提取物在神经免疫性疾病中的药理效应和机制研究进展[J].药学学报，
2008,43（12）：1179-1185.

[173] 朱玉.雷公藤提取物性能的研究[J].中医中药·中西医结合，2010,12:3857.

[174] 王佐飞，张益鹄，黄光照.雷公藤醋酸乙酯提取物亚慢性中毒的实验病理学研究[J].同济医科大学
学报，1991,20（4）：247-250,288.

[175] 张益鹄，邢素兰.雷公藤醋酸乙酯提取物中毒的实验病理研究[J].武汉医学院学报，1983,（4）：
367-369,395.

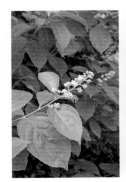

第九章
昆明山海棠药理研究

从PubMed文献中,迄止于2017年5月,雷公藤有481篇文献,而昆明山海棠则只有9篇文献,东北雷公藤未可查到文献。在雷公藤481篇文献中,中国人的文献较多。昆明山海棠的文献一是抗癌,二是治疗慢性肾炎,三是生殖毒性,文献较少;但国内文献较多,因其毒副作用较雷公藤为轻。

第一节　昆明山海棠的药理作用

一、对免疫功能的影响

(一)对大鼠佐剂性关节炎的影响

于大鼠左后脚跖皮下注射弗氏完全佐剂,当日起给药者为预防组,7日后给药为治疗组,注射佐剂前后逐日用带尺测量大鼠左、右脚爪中部及踝关节之周径,以同侧脚爪于给佐剂前后此二周径之和的差值作为鼠爪肿胀程度,并观察鼠耳红斑、尾部节结等出现情况及体重变化。结果对照组左脚于注射佐剂即呈明显肿胀,逐日加重,于第12～14日迅速发展为十分严重的肿胀状态;未注射佐剂的右脚于第12日后突然开始肿大,并迅速发展;肿胀主要出现在踝关节,也累及整个脚爪,并可于爪趾关节间及前爪出现关节肿大。以注射佐剂的左脚后爪作为原发性损害(非特异炎症),未注射佐剂的右脚后爪作为继发性损害(免疫性炎症)。昆明山海棠根心(后同)不论预防给药或治疗给药均对佐剂所致原发性或继发性损害有明显抑制作用;并可见大白鼠耳部红斑及尾部串珠状结节等损害比对照组出现晚、出现少。大鼠于注射佐剂当日即见食量减少,以后逐渐恢复,第12日后又出现严重的摄食减少,体重明显下

作者:本章由邓文龙编写。

降；昆明山海棠组动物体重增长比对照组快而明显，出现继发性损害时的摄食减少及体重下降程度也比对照组轻，结果见图5-9-1。

另有研究表明，昆明山海棠不仅能改善佐剂性关节炎大鼠关节肿胀度，而且能抑制IL-1β、TNF-α水平，提高TGF-β的浓度[2]。从RA患者身上获取的滑膜巨噬样细胞和滑膜成纤维样细胞，对RA滑膜CD68⁻、CD68⁺细胞在一定药物浓度下，其对于正常滑膜细胞毒性较小，且对RA滑膜细胞有明显抑制异常增殖和诱导细胞凋亡的效应，强于同种正常滑膜细胞[3]。

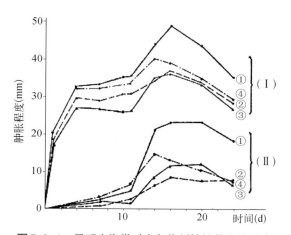

图5-9-1　昆明山海棠对大鼠佐剂性关节炎的影响
（Ⅰ）原发性损害（注射佐剂的鼠爪）；（Ⅱ）继发性损害（未注射佐剂的鼠爪）
① 模型对照；② 昆明山海棠（预防组10 g/kg）；③ 醋酸可的松（50 mg/kg）；④ 昆明山海棠（治疗组10 g/kg）

（二）对胶原性关节炎大鼠的影响

昆明山海棠同样对胶原性关节炎大鼠有良好的治疗效果，用昆明山海棠干预可见胶原性关节炎大鼠一般状况得到明显改善，足爪肿胀度和关节炎指数（AI）明显下降，脾T淋巴细胞和B淋巴细胞增殖活性明显下降，血清中抗CⅡ抗体水平明显降低，脾组织中IL-23、TNF-α和TL-12水平均明显降低，大鼠足爪组织病理学改变明显减轻[4]。同一研究还表明，治疗组大鼠体重下降明显减轻，血清中IL-12和IL-23的水平降低，足爪组织中IL-12和IL-23的含量分别下降，而血清和足爪组织中IL-37的水平显著升高，足爪皮下组织病理变化明显减轻，足爪组织中MMP-13蛋白表达降低[5]。另有研究表明，低氧诱导因子-1α（HIF-1α）在RA中与新生血管生成和炎症有关，昆明山海棠可使滑膜增殖及炎症反应明显减轻，免疫组化及PT-PCR显示HIF-1α表达明显降低[6,7]。昆明山海棠治疗组的IL-6、IL-17及IFN-γ含量均明显低于CIA动物模型组[8]。

（三）对2,4-二硝基氯苯（DNCB）所致小白鼠迟发型超敏反应的影响

用7%的DNCB液于小鼠背部皮下致敏，8～10 d后于右耳涂以1%的DNCB油溶液激发，以右耳与左耳重量之差作为DNCB所致小白鼠皮肤迟发型超敏反应之炎症水肿强度，结果发现昆明山海棠5 g/kg、10 g/kg、20 g/kg、40 g/kg耳壳增重的抑制率分别为47.6%、57.9%、60.8%、69.8%，环磷酰胺0.025 g/kg，每日1次，腹腔注射则为80.7%。

（四）对卡介苗所致豚鼠皮肤迟发型超敏反应的影响

豚鼠于皮下注射卡介苗2 mg，当日起开始昆明山海棠20 g/kg，醋酸可的松0.02 g/kg皮下注射，每日1次，连续16 d，末次给药后豚鼠两侧皮内注入不同浓度之结核菌素，24 h后观察注射结核菌素部位皮肤红肿的直径，结果在1/2 000和1/5 000结核菌素浓度下昆明山海

棠都有强烈的抑制作用,可的松作用稍弱,但与可的松同用时也未见有明显协同或拮抗作用发生。

（五）对天花粉所致小鼠速发型超敏反应的影响

小鼠于天花粉致敏的当日开始给药,每日灌服昆明山海棠一次,于致敏后第15天注射天花粉液1 mg/0.2 mL,结果表明昆明山海棠对天花粉所致小鼠速发型超敏反应无明显抑制作用。

（六）对蛋清所致豚鼠过敏性休克的影响

昆明山海棠对鸡蛋清所致豚鼠之过敏性休克也无明显保护作用。

（七）对小鼠特异性抗体生成的影响

腹腔注射绵羊红细胞以使小鼠免疫,每日给药1次,共3次,末次给药后24 h拔除眼球取血,测定各组动物血清中溶血素抗体的含量,结果对照之HC_{50}值为334 ± 19,昆明山海棠灌服每日5 g/kg、20 g/kg分别为262 ± 32($P > 0.05$)、158 ± 46($P < 0.01$),而环磷酰胺20 mg/kg皮下注射一次为123 ± 26($P < 0.01$),表明较大剂量的昆明山海棠对特异性抗体的生成有明显抑制作用。

（八）对小白鼠网状内皮系统吞噬功能的影响

用印度墨汁法测定各组动物网状内皮系统(RES)对炭粒之吞噬指数K,结果对照组为$0.028\,6 \pm 0.002\,4$,昆明山海棠每日5 g/kg为$0.020\,2 \pm 0.001\,7$($P < 0.05$)、10 g/kg为$0.010\,2 \pm 0.001\,2$($P < 0.01$),表明昆明山海棠对小白鼠RES吞噬功能有明显的抑制作用[1]。

二、抗炎作用[9]

（一）对皮肤毛细血管通透性增高的影响

给雄性小鼠灌服药物或生理盐水后1 h,尾静脉注射0.5%伊文思蓝生理盐水溶液0.10 mL/10 g体重,随即于腹部皮肤分别进行以下处理:① 滴二甲苯0.03 mL;② 皮内注入0.1%磷酸组织胺0.03 mL;③ 皮内注入新鲜鸡蛋清0.03 mL。致炎刺激后20 min处死,比较各组小鼠致炎部位皮瓣蓝染的程度,结果昆明山海棠20 g/kg、40 g/kg对二甲苯、组胺、蛋清所致皮肤炎症有明显的抑制作用。

（二）对腹腔毛细血管通透性增高的影响

小鼠于灌服药物后1 h尾静脉注射0.5%伊文思蓝或2%滂胺蓝的生理盐水溶液0.10 mL/10 g体重,然后腹腔注入0.6%醋酸生理盐水溶液0.2 mL/只,20 min测定每只小鼠腹腔洗液中染料量,结果表明昆明山海棠20 g/kg、40 g/kg对伊文思蓝或滂胺蓝有明显的抑制作用。

（三）对大白鼠炎性渗出的影响

大白鼠于背部皮下形成Selye氏肉芽囊，每日灌服药物1次共7次，末次给药后1 h处死，比较各组动物囊内渗液体积和出血情况。结果对照组平均渗液量4.4 ± 0.80 mL，而昆明山海棠每日 10 g/kg或20 g/kg为2.88 ± 0.86 或2.15 ± 0.47 mL（$P<0.05$），醋酸可的松每日 50 mg/kg为0.29 ± 0.13 mL（$P<0.01$）。对照组渗液性质全为血性，而给以昆明山海棠的大鼠大多呈黄色或仅呈淡红色，上述结果表明昆明山海棠不但能明显减少巴豆油所致炎性渗出量，还能减轻其所致血管壁损害的程度。

（四）对大白鼠炎性增生的影响

大鼠于两侧鼠蹊部皮下各植入灭菌棉球10 mg重各1个，每日灌服药物1次，连续9次，处死动物后仔细剥取棉球肉芽肿干重，结果生理盐水组为19.2 ± 1.1 mg/100 g体重，昆明山海棠每日5 g/kg为13.7 ± 0.9 mg/100 g体重（$P<0.01$）。

（五）对大白鼠脚肿胀的影响

1. 对蛋清性脚肿的影响　大鼠脚肿程度的测定以大鼠脚排出相同体积的水来表示，于左脚跖皮下注入新鲜鸡蛋清0.05 mL，致炎后不同时间各测左后脚体积一次，计算脚肿胀百分率，结果见图5-9-2。

2. 对甲醛性脚肿胀的影响　大鼠均于左后脚跖皮下注入2.5%甲醛0.06 mL以形成甲醛性脚肿胀，于致炎前及以后每日测量前1 h灌服药物1次，结果见图5-9-3。

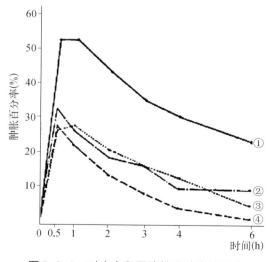

图5-9-2　对大白鼠蛋清性脚肿胀的影响
① 生理盐水；② 昆明山海棠5 g/kg；③ 醋酸可的松25 mg/kg腹腔注射；④ 昆明山海棠5 g/kg加醋酸可的松25 mg/kg腹腔注射

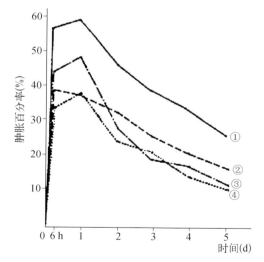

图5-9-3　对大白鼠甲醛性脚肿胀的影响
① 生理盐水；② 醋酸可的松每日 50 mg/kg；③ 昆明山海棠每日 10 g/kg；④ 昆明山海棠每日 20 g/kg

（六）对幼年小白鼠胸腺重量的影响

按促肾上腺皮质激素效价生物测定法进行实验，每日给药1次，连续3次，末次给药后24 h称取胸腺及脾脏重量，结果可的松使胸腺及脾脏萎缩的程度随剂量加大而增强，但昆明山海棠每日20 g/kg时能使胸腺及脾脏萎缩，每日10 g/kg时作用不明显，昆明山海棠与可的松合用时对胸腺及脾脏的影响均未见有协同或相加作用。

（七）对去肾上腺幼年大白鼠生存时间的影响

幼年大白鼠切除双侧肾上腺，每日灌服药物1次，记录动物死亡时间，结果对照组为 10.3 ± 2.1 d，昆明山海棠10 g/kg为 10.1 ± 2.2 d（ $P > 0.05$ ），醋酸可的松50 mg/kg为 16.6 ± 1.8 d（ $P < 0.05$ ），表明可的松能明显延长去肾上腺幼年大白鼠生存时间，而昆明山海棠则无此作用。

（八）对切除单侧肾上腺大鼠对侧肾上腺代偿性肥大的影响

切除大鼠右侧肾上腺，每日给药1次，连续9次，第10天剖取左侧肾上腺及胸腺称重，结果可见切除一侧肾上腺后对侧肾上腺出现代偿性增生、肥大，可的松可抑制此种肥大，而昆明山海棠则无影响，两者合并应用时昆明山海棠可拮抗可的松对肾上腺代偿性肥大的抑制作用。

另有实验，大鼠给药1次或每日1次，连续3 d，于末次给药后1 h测定其肾上腺中维生素C的含量。结果无论给药1次或每日1次，连续3 d，灌服20 g/kg或40 g/kg之昆明山海棠均不能使肾上腺中维生素C含量明显下降。加之切除双侧肾上腺大鼠同法测定昆明山海棠及可的松对蛋清性脚肿的影响，结果两者之抗炎作用与对肾上腺完整的大鼠作用相似。上述（六）～（八）实验研究结果表明，昆明山海棠不具有激素样作用[9]。

三、抗慢性肾炎作用

自从陈梅芳于1982年发表了昆明山海棠对慢性肾炎有拮抗作用后[10,11]，这方面的进展就十分迅速。1985年我们制备了火把花根片用以治疗慢性肾炎，其治疗效果特别佳良[12]。研究表明，对系膜增殖性肾炎模型大鼠，昆明山海棠在各时间点尿蛋白量均显著下降，系膜增生明显减轻，FN蛋白表达显著下降。超微病理检查见模型组肾小球足细胞肿胀，大部分节段足突弥漫性融合，系膜基质增生；而昆明山海棠足细胞无明显肿胀，大部分节段足突排列整齐，少数节段足突部分融合，系膜基质无明显增生[13]；TGF-β1和Smad3 mRNA表达下调，TGF-β1和Smad3蛋白的表达明显降低[14,15]，与泼尼松还有协同作用[16,17]。另有研究表明，用抗肾皮质血清免疫所致大鼠慢性肾炎模型，昆明山海棠能显著降低24 h尿蛋白含量及血清尿素氮、血清甘油三酯、总胆固醇含量，升高血清白蛋白、总蛋白水平，改善肾功能及肾小球的病理变化[18]。其机制与降低IL-1、IL-6、TNF-α的产生[19]，降低血清及肾组织中自由基的含量，升高血清及肾组织SOD含量，降低MDA水平；降低NO及NOS的活性有关[20]。

四、抗恶性肿瘤作用

一般认为,昆明山海棠抗恶性肿瘤的作用来自昆明山海棠总生物碱,或其总生物碱的一个部分或成分,但实际上,昆明山海棠抗肿瘤作用也来自TP和雷公藤红素[21],这在雷公藤的叙述中已有说明。

昆明山海棠生物碱是抗肿瘤作用的主要有效部位,昆明山海棠水提液[22]、醇提物、离子树脂部位、大孔树脂部位[23]、有机萃取液[24]均显示出较强的体内外抗肿瘤活性。有人研究了昆明山海棠总生物碱在体外的抗癌活性,结果发现对10种不同肿瘤细胞系生长均有明显的抑制作用,且对不同肿瘤细胞系的抑制作用存在显著的差异性和选择性,尤其是对人T细胞白血病细胞系MOLT-4、人T淋巴母细胞白血病细胞系Jurkat、小鼠黑色素瘤细胞系B16-F10、人结肠腺癌细胞系SW-480抑制率均大于80%,其对应的IC50分别为13.59 mg/L、24.10 mg/L、30.05 mg/L、31.39 mg/L[25]。总生物碱具有较强的诱导HL-60细胞凋亡能力,并存在一定的量效和时效关系;其诱导的HL-60细胞凋亡与其下调 $Bcl-2$ 基因表达有关,但可能与 Ca^{2+} 信号传导途径无关[26~28]。其对Jurkat肿瘤细胞比对CHE和NIH3T3细胞具有更大的细胞毒性,还能抑制Jurkat细胞的DNA合成,抑制细胞增增殖,并可显著诱导各期相细胞发生凋亡[29]。

总生物碱对人肺腺癌细胞系A549体外生长具有明显的抑制细胞增殖,并可诱导A549细胞凋亡作用[30],主要作用于细胞周期S期[31]。总生物碱能显著地抑制HCT116细胞增殖,并可诱导HCT116细胞G0/G1期阻滞及细胞凋亡[32],对人结肠癌HCT116细胞裸鼠皮下移植瘤生长、肿瘤体积和重量显著降低。由于在恶性肿瘤细胞中PCNA普遍存在高表达,对肿瘤组织进行PCNA检测可作为评估肿瘤细胞增殖活性的一个重要指标,昆明山海棠总生物碱能显著抑制肿瘤组织中PCNA阳性细胞率显著降低[33]。此外总生物碱还对L5178Y细胞具有肯定的细胞毒性与诱导基因突变作用[34],还可抑制LPS活化的RAW264.7细胞分泌TNF-α及NO[35]。

五、对银屑病模型的影响

昆明山海棠能使豚鼠耳部皮肤角化过度减轻,颗粒层恢复,棘层变薄,表皮突延伸、乳突上伸减轻,炎症细胞浸润减少;并能抑制小鼠阴道上皮细胞的有丝分裂,促进小鼠尾部鳞片表皮颗粒层形成,其机制可能与降低豚鼠皮损组织IL-6、TNF-α、IFN-γ和细胞间黏附分子-1(ICAM-1)的含量[36]等有关。

六、其他作用

此外,昆明山海棠还具有镇痛[37]、抗HIV[38]、杀虫[39,40]等活性。

七、对生育能力的影响

昆明山海棠对生育能力有明显的影响,雷公藤曾作为人类抗生育的主要物质[41],昆明山海棠虽然比雷公藤在这方面的作用要小得多[42,43],但既然已经作为免疫抑制剂和抗炎药物,就应当让其对生育能力的影响减低到最小,这就是我们继续从火把花根片研发风湿平胶囊(昆仙胶囊)的主要原因。

第二节　昆仙胶囊的药理作用

昆明山海棠去根皮片(火把花根片)投放市场十年,在临床中疗效突出,比之雷公藤多苷片毒副反应明显下降,但火把花根片存在如下的主要问题:① 没有一个可以控制其内在质量的质量标准,即能控制其临床疗效与毒性的起码的定量控制标准;② 以昆明山海棠浸膏量投料制片,没有一个从原料基地,到原料,到昆明山海棠提取物,到昆明山海棠提取物的质量标准,以及到制剂,到成品检测的合理的GAP与GMP规范;③ 对昆明山海棠的毒性表现未能有系统、规范性的研究与作为,沿用以生物碱为定量的标准更非妥当。④ 由于昆明山海棠的"杂质"未能去掉,其制剂显得过于"臃肿"。⑤ 有没有办法可以使昆明山海棠增效减毒?但由于火把花根片较之同类品种如"昆明山海棠片"所具有的很高疗效,因而,以火把花根片为基础,主要进行增效减毒、改进工艺、大幅度提高质量控制标准以研制出一种更符合理想的制剂[44]。我们在国家"九五"中医药攻关重大项目《中药复方的示范性研究》五课题之一,该项目的目标是研制出能走向世界的中药复方药物。为此,我们首先研究了火把花根片的主要毒副反应——对生育能力的影响,结果发现,如果将淫羊藿、枸杞子、菟丝子与火把花同用,其对生育能力的影响将明显下降[45];我们另外发现,火把花的总生物碱不是主要有效成分,但却是抗生育的成分之一[46],而TP等既是有效成分,也是毒性成分,但TP等作为免疫抑制和抗炎成分而言,其比抗生育成分要弱一些;此外,我们还据此做了GAP和GMP的许多事宜,从而开展了国家"九五"中医药重大攻关项目——风湿平*的正式工作。经历十年的艰苦努力,终于解决了大孔树脂药用标准问题、有毒中药新药研制问题,以及可控制临床效-毒作用的微克级中药复方药物质量控制指标等三大难题而于2006年批准上市,其具体的主要情况如下。

一、配伍问题

基于药物发现的药效学研究,我们根据中医治法与中药功效相结合,结合中药现代药

---

* 即昆仙胶囊,下同。

理研究的结果,进行了旨在"减毒增效"的组方研究,经过数十个中医方剂与上百个中药的配伍与组方研究,在综合考虑多方面问题的基础上,确定了风湿平组方。该组方是能拮抗昆明山海棠毒性的最佳者,然而药效研究表明,该组方却异外获得了显著的"增效"效果。该方以昆明山海棠祛风除湿为君药,淫羊藿祛风湿、强精补肾为臣药,以菟丝子、枸杞子为佐使药,与淫羊藿共同发挥补肾养血强精健骨的功效。需要说明的是风湿平组方虽然基于中医药理论、经验,但其方的成形则来自实验研究,首先需要解决的是昆明山海棠的对生育能力的影响的问题,从而解决了风湿平的处方问题。以前和现在的研究均表明,淫羊藿、枸杞子、菟丝子的确可以降低雷公藤和昆明山海棠对生育能力的影响。

二、关于GAP问题

我们通过多方面考察和研究,发现雷公藤从福建、浙江开始,随着我国地域的西移,其免疫抑制和毒性发生明显的变化,昆明山海棠也随着海拔、地势、高山峡谷,甚至阳坡阴坡其免疫抑制和毒性也发生明显的变化。因此,我们决定与企业合作在四川西昌地区建立了GAP基地(图5-9-4)。

三、关于工艺问题

火把花根片只是一个粗制剂,为了精简火把花和其他辅助药的服用量问题,我们用我们自己发明的大孔树脂工艺进行研究,而在当时,必须首先解决其药用标准问题。我们通过系列的研究,力排众议,终于解决了大孔树脂工艺的药用标准问题,其溶剂残留量、重金属等比欧美国家还高,并得到了国家药监局的批准。从此,大孔树脂工艺的药用标准成为我国药企的共用标准,造福了许多制药企业。

四、质量标准问题

关于风湿平的质量标准,其中昆明山海棠是最为重要的,为此我们经过大量的、反复的,以及与火把花根片的实验和临床的对比研究,终于发现了风湿平胶囊既有很高疗效,又有最低毒性的剂量比,从而把风湿平胶囊定为每粒含TP 25 μg,每日6粒,即每日150 μg(120～180 μg)的剂量。这种情况现在已经完全不可能了。

五、药理学作用

根据药理学试验,我们把风湿平的剂量比火把花根片的剂量降低了一半。风湿平7.5～15 g/kg主要作用于免疫性炎症反应的佐剂性关节炎大鼠,并可见关节滑膜组织炎症

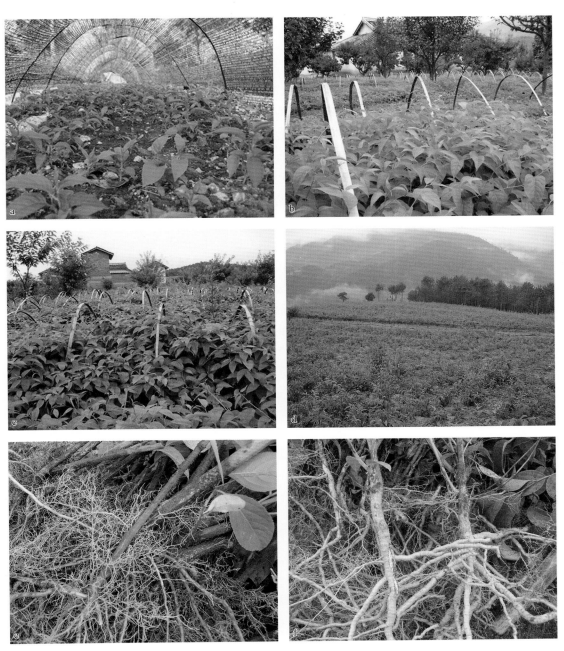

图 5-9-4 昆明山海棠长势情况

a,b,c.育苗 d,e,f. 1～3 年生长情况

减轻,形成较多胶原纤维;滑膜细胞部分脱落,软骨表层细胞增生,表面变平,软骨处于修复状态;从肾、脾、胸腺、肾上腺及体重增长均显示风湿平的作用与激素也有明显的不同[47]。而风湿平对特异性免疫功能的影响则弱一些,风湿平 12 g/kg 对溶血素抗体及 27 g/kg 对 2,4-二硝基氟苯所致小鼠迟发性超敏反应均有强烈抑制,但对 PCA 反应抑制作用较弱[48]。

六、安全性问题

　　不管在Ames试验、小鼠骨髓微核试验、CHL细胞染色体畸变试验、在无论有无活化系统（S9混合液）存在情况下，风湿平对TA97、TA98、TA100、TA102、TA1535,5种菌株各剂量组回变菌落数均接近自发突变，与对照组相比无显著性差异,也无剂量反应关系,说明该药不引起沙门氏菌的碱基置换或突变；在无论有无活化系统（S9）混合液存在的情况下,风湿平高于临床有效剂量下对CHL细胞染色体无影响,而更高剂量下则可能导致CHL细胞染色体结构和数目异常。经比较,直接法24 h给药0.42 mg/mL组细胞染色体畸变率（29.6%）是代谢活化法同一剂量组细胞染色体畸变率（7.0%）的4.2倍。48 h给药0.64 mg/mL组细胞染色体畸变率的41.0%,是代谢活化法同一剂量组细胞染色体畸变率（12.0%）的3.4倍,说明该药经过S9代谢活化后致突变作用降低,即风湿平本身的致突变作用较其代谢产物强。风湿平各剂量组均不引起小鼠骨髓多染红细胞微核发生率增加,多染红细胞/正染红细胞的比值也在正常范围内,说明该胶囊经体内代谢后对染色体无明显损伤,因此表明风湿平具有一定的致突变作用,但经S9代谢活化后致突变作用有所降低[49]。风湿平对孕鼠生殖功能无明显影响,可致胎鼠骨骼发育缓慢,但无致畸性[50]。风湿平可导致雄性大鼠睾丸生精细胞发育不良、精子减少及精子畸形等[51]。以上表明风湿平比火把花根片对生殖毒性的影响降低了一半。这就表明,在同等疗效的情况下,风湿平与火把花根片相比,很有可能风湿平能在发挥治疗RA等方面的突出疗效的同时,其对生殖毒性的影响也有大幅度的降低。

参 考 文 献

[1] 邓文龙,刘家玉,聂仁吉.昆明山海棠的药理作用研究Ⅱ、对免疫功能的影响[J].中草药,1981,12（10）:26-30.

[2] 吴湘慧,李娟,庞捷.类风湿关节炎大鼠模型的构建及昆明山海棠对大鼠佐剂性关节炎的干预研究[J].中药材,2009,32（5）:758-761.

[3] 曾润铭,杜世新,吴杰,等.昆明山海棠与类风湿关节炎滑膜细胞体外增殖和凋亡[J].中国组织工程研究与临床康复,2009,13（50）:9892-9897.

[4] 母传贤,刘国玲.昆明山海棠对胶原性关节炎大鼠免疫功能的干预作用及其机制[J].吉林大学学报（医学版）,2016,42（1）:64-69.

[5] 母传贤,刘国玲.昆明山海棠对CIA大鼠足爪组织MMP-13蛋白表达及血清和足爪组织中IL-12、IL-23和IL-37水平的影响[J].中国病理生理杂志,2015,31（11）:2090-2095.

[6] 李莎莎,袁桂峰,骆耐香,等.昆明山海棠对胶原性关节炎大鼠HIF-1α表达的影响及其作用机制[J].中国老年学杂志,2011,31（6）:985-988.

[7] 李莎莎,陈森洲,周英琼,等.THH对HIF-1α在CIA动物模型中表达的影响及意义[J].细胞与分子免疫学杂志,2011,27（5）:528-530.

[8] 张帆,邹惠美,崔道林,等.昆明山海棠对CIA大鼠IL-6、IL-17及IFN-γ含量的影响[J].中外医学

研究,2014,12(13):138,139.

[9] 邓文龙,聂仁吉,刘家玉.昆明山海棠的药理作用研究I.抗炎作用及对垂体-肾上腺皮质系统功能的影响[J].中草药,1981,12(8):22-26.

[10] 陈梅芳,张庆怡,姚建,等.昆明山海棠治疗慢性肾炎的临床及实验研究[J].中医杂志,1982,(10):35-38.

[11] Chen MF, Zhang QY, Yao J, et al. Treatment of chronic nephritis with tripterygium hypoglaucum a clinical and experimental study[J]. Journal of Traditional Chinese Medicine, 1983, 3 (3): 219-222.

[12] 郑新,余楠,洪多伦,等.火把花片治疗慢性肾炎的临床研究[J].中药药理与临床,1987,3(3):39-42.

[13] 曾红兵,刘晓城.火把花根对实验性肾炎大鼠肾脏病理改变的影响[J].中国中西医结合肾病杂志,2006,7(1):13-15.

[14] 常伟,孙汉英,曾红兵,等.火把花根对系膜增殖性肾炎大鼠TGF-β1和Smad3表达的影响[J].中国血液流变学杂志,2007,17(3):364-366,407.

[15] 常伟,孙汉英,曾红兵,等.火把花根对系膜增殖性肾炎模型大鼠单核细胞趋化因子-1与转化生长因子β1表达的影响[J].医药导报,2008,27(5):505-508.

[16] 常伟,孙汉英,高敏,等.火把花根和泼尼松对大鼠系膜增殖性肾炎的研究[J].中国现代医学杂志,2006,16(20):3086-3089.

[17] 曾红兵,常伟,邵菊芳,等.昆明山海棠对实验性肾炎的干预作用及机制[J].中国现代医学杂志,2008,18(8):1036-1039,1044.

[18] 伍小波,罗先钦,徐嘉红.昆明山海棠治疗大鼠肾毒血清型肾炎的实验研究[J].西南农业大学学报(自然科学版),2006,28(4):636-639.

[19] 伍小波,徐嘉红,罗先钦.昆明山海棠对慢性肾炎大鼠血清中IL-1,IL-6及TNF-α的影响[J].中国中药杂志,2010,35(24):3354-3356.

[20] 伍小波,徐嘉红,罗先钦.昆明山海棠对慢性肾炎大鼠血清与肾组织自由基及其调节酶的影响[J].中药药理与临床,2006,22(3):105,106.

[21] 丁海鹏,李相鹏,张伟,等.雷公藤红素药理作用分子靶点的研究进展[J].中国药理学与毒理学杂志,2012,26(4):570-576.

[22] 方宏勋,庄为笕,曹佳,等.昆明山海棠根部水提液诱导HL-60细胞凋亡及对c-Myc基因表达的调控[J].中草药,2003,34(7):622-625.

[23] 黄鸣清,蒋东旭,罗明俐,等.昆明山海棠抗肿瘤活性部位筛选研究[J].中国中药杂志,2009,34(20):2633-2636.

[24] 方志俊,曹佳,敖琳,等.基因芯片分析显示昆明山海棠有机萃取液经NF-κB及线粒体信号传导途径诱导HL-60细胞凋亡[J].中草药,2003,34(4):334-338.

[25] 黄晓春,周燕虹,杨录军,等.昆明山海棠总生物碱体外抗肿瘤作用的研究[J].中国医院药学杂志,2006,26(4):442-445.

[26] 曹佳.昆明山海棠碱诱导白血病细胞株凋亡的分子机制[J].第三军医大学学报,2003,25(17):1499,1500.

[27] 曹佳,Michael Nusse.昆明山海棠诱导Jurkat等3个细胞株发生细胞凋亡[J].科学能报,1999,44(11):1169-1173.

[28] 孙华明,曹佳,Michael Nusse.昆明山海棠诱导Jurkat等3个细胞株微核形成的研究[J].第三军医大学学报,2001,23(3):331-333.

[29] 杨录军,敖琳,Nuesse Michael,等.昆明山海棠碱对Jurkat淋巴瘤细胞株的细胞周期和凋亡时相的影响[J].第三军医大学学报,2003,25(17):1505-1507.

［30］ 刘乐斌,杨录军,刘胜学,等.昆明山海棠总生物碱对肺腺癌A549细胞株增殖抑制作用的实验研究
［J］.第三军医大学学报,2005,27(19):1915-1917.

［31］ 刘乐斌,刘胜学,胡孝贞,等.昆明山海棠总生物碱诱导肺腺癌A549细胞凋亡与细胞周期改变［J］.第
三军医大学学报,2007,29(1):18-20.

［32］ 黄晓春,刘晋祎,周燕虹,等.昆明山海棠总生物碱对人结肠癌HCT116细胞增殖和凋亡的影响［J］.
第三军医大学学报,2009,31(22):2246-2248.

［33］ 黄晓春,刘晋祎,周燕虹,等.昆明山海棠总生物碱对人结肠癌HCT116细胞裸鼠皮下移植瘤生长的影
响［J］.免疫学杂志,2009,25(5):547-549,553.

［34］ 刘胜学,曹佳,袁建,等.昆明山海棠总生物碱诱导小鼠淋巴瘤细胞tk基因突变的研究［J］.中国中药
杂志,2003,28(10):954-957.

［35］ 姜晓,敖林,崔志鸿,等.昆明山海棠总生物碱对LPS诱导的小鼠RAW264.7细胞分泌TNF-αNO的影
响［J］.中医药导报,2011,17(3):82-84.

［36］ 王天文,宋小仙,罗先钦,等.昆明山海棠片对银屑病动物模型的影响［J］.中药新药与临床药理,
2013,24(6):547-551.

［37］ 卢珑,沈丽,王雪妮,等.紫荆皮、紫金皮、昆明山海棠镇痛作用比较研究［J］.天津中医药大学学报,
2012,31(3):163-165.

［38］ 龚苏晓(摘译),江纪武(校).昆明山海棠和雷公藤中的倍半萜类生物碱:一种新型强效抗HIV剂
［J］.国外医学中医中药分册,2001,23(6):349.

［39］ 师宝君,姬志勤,张继文,等.昆明山海棠的杀虫活性及有效成分［J］.昆虫学报,2007,50(8):795-800.

［40］ 胡兆农,程丹,戴亚丽,等.昆明山海棠杀虫活性成分雷公藤定碱和雷公藤次碱的触杀作用及对
Na$^+$-K$^+$-ATP酶活性的影响［J］.农药学学报,2008,10(1):75-79.

［41］ 邓文龙.雷公藤中毒及毒副反应报告研究［J］.中药药理与临床,2001,17(3):42-47.

［42］ 徐成康,赵云荷.昆明山海棠对育龄妇女卵巢功能的影响［J］.中山大学学报(医学科学版),2008,29
(2):202-205.

［43］ 陈辉,陈纪藩,陈光星,等.大剂量昆明山海棠致大鼠睾丸毒性损害的可逆性研究［J］.中华中医药学
刊,2013,31(3):639,640.

［44］ 邓文龙.从风湿平的研制看雷公藤类中药研究、开发与应用中的若干问题［C］.第五届全国雷公藤学
术会议,泰宁,2008:31-36.

［45］ 罗雪芹,刘家玉,陈东辉,等.对雷公藤的减毒增效作用研究［J］.中药药理与临床,2002,18(1):17,18.

［46］ 吴瑕,陈东辉,邓文龙.昆明山海棠免疫抑制活性成分导向分离研究［J］.中药药理与临床,2007,23
(3):55,56.

［47］ 陈东辉,徐嘉红,邓文龙,等.风湿平对佐剂性关节炎的药效研究［J］.中药药理与临床,2010,26(2):
60-62.

［48］ 邓文龙,徐嘉红,陈东辉,等.风湿平对特异性免疫功能的影响［J］.中药药理与临床,2010,26(3):
44,45.

［49］ 杨海云,李宏霞,刘斌,等.风湿平胶囊的致突变性研究［J］.中药药理与临床,2007,23(1):63-65.

［50］ 陈波,张贤君,刘玉清,等.风湿平胶囊的胚胎毒性及致畸性［J］.华西药学杂志,2007,22(4):404,405.

［51］ 陈波,王汉蓉,刘玉清,等.风湿平胶囊对大鼠生殖功能及胚胎发育的影响［J］.成都中医药大学学报,
2007,30(1):35-38.

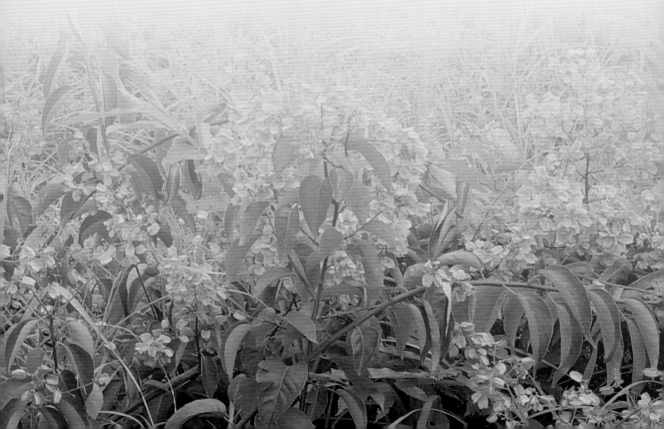

第六篇

毒理学及药代动力学

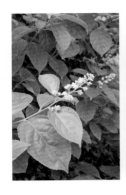

第一章
雷公藤混合物毒理研究

    雷公藤作为一种中草药,本身化学成分十分复杂,药理及临床研究也证实其具有抗炎、抗肿瘤、免疫调节等作用,临床上广泛应用于治疗RA、肾小球肾炎、红斑狼疮等自身免疫性疾病、肿瘤及各种皮肤病[1,2],但在临床治疗过程中,由雷公藤引发的毒性反应事件频见报道,雷公藤的毒副作用使得其临床应用受到很大限制。诸多学者研究雷公藤毒性反应,为临床安全应用雷公藤提供科学依据从而造福更多患者。随着研究的深入,发现雷公藤对肝、肾、生殖系统、心血管、胃肠道消化系统等均有毒性反应,会造成不同程度的机体损伤。

    雷公藤的化学成分很复杂,目前已从雷公藤中分离出100多种成分,其中主要的有效成分包括生物碱、二萜类、三萜类、倍半萜类及苷类,而研究表明这些物质均有一定的毒性[3~5]。其中,从雷公藤中分离出的二萜类内酯雷公藤内酯醇是雷公藤的主要有效成分之一,也是引起心、肝、胃肠道及骨髓等不良反应的主要成分[5];生物碱类物质可损伤肝,破坏红细胞,引起进行性贫血[3]。因此,雷公藤对机体的毒副作用可能是其所含有的多种有毒成分综合作用的结果。

第一节　雷公藤多苷的毒理学研究

一、雷公藤多苷对机体肝肾毒性的研究

（一）雷公藤多苷肝毒性的研究

1.雷公藤肝毒性的临床表现

    肝脏是雷公藤毒性反应损伤最严重的靶器官。临床上,雷公藤致肝脏毒性反应主要表现为乏力、恶心呕吐、厌食厌油、肝脏肿大和有压痛等,与急性病毒性肝炎类似,而且雷公藤

作者：本章由韦登明、张旭东、黄光照编写。

所导致的肝损伤在一定程度上是可逆的。雷公藤致肝损伤的病理检查可见肝实质性改变，细胞排列紊乱，出现淤胆现象；血清检查则发现患者的丙氨酸转氨酶、谷氨酰转移酶、天冬氨酸转氨酶均升高，总胆红素、直接胆红素、间接胆红素等发生改变。随着对雷公藤肝毒性的生物学机制研究的深入，学术上出现了几种相关假说，但雷公藤肝毒性具体的生物学机制尚不完全清晰。

2. 雷公藤的肝毒性机制研究

普遍认为雷公藤所致肝损伤与自由基破坏DNA结构和脂质过氧化反应密切相关。抗氧化剂广泛分布于机体的各组织器官及细胞中，其中肝脏富含SOD、GSH、丙二醛（malondialdehyde, MDA）等强还原剂，使得肝脏具有很强的代谢解毒功能。如果肝脏细胞中活性氧簇（reactive oxygen species，ROS）上调同时抗氧化能力下降，就会引发氧化应激，过氧化物和ROS可直接或间接地损伤细胞内蛋白质、核酸等大分子物质的生理功能，导致肝细胞变性坏死，膜通透性增强，血清丙氨酸转氨酶、天冬氨酸转氨酶含量升高，使肝脏功能异常。彭勃等[6]以雷公藤多苷片按成人剂量的10、20、30倍灌胃给予小鼠，探讨不同剂量致急性肝损伤的影响，再以合适的剂量造成小鼠急性肝损伤，分别在9、18、27、36 h测小鼠血清丙氨酸转氨酶，以探讨不同时间对急性肝损伤的影响。结果显示急性肝损伤模型小鼠的血清中SOD和GSH-Px水平明显下降，脂质过氧化物显著升高，由此认为雷公藤多苷片致急性肝损伤的机制与脂质过氧化反应有关。张云等[7]则通过寡核苷酸芯片检测雷公藤多苷对Wistar大鼠的肝基因表达影响，结果显示以100 mg/kg雷公藤多苷连续灌胃28 d后，Wistar大鼠肝脏的1 312个基因发生了显著性改变，而通路分析显示动物肝组织过氧化物酶体增殖物激活受体信号和细胞应激表达异常，肝脏相关生化指标及组织病理学发生改变。血清中天冬氨酸转氨酶、血清丙氨酸转氨酶、乳酸、丙酮酸水平升高，GSH水平下降，同时组织病理学结果显示肝脏出现脂肪变性，小滴型脂滴呈灶性分布[8]。因此，雷公藤致肝损伤可能与药物在肝内代谢转化为亲电子基、自由基等，再与大分子物质共价结合产生脂质过氧化反应有关[9]。

免疫介导性肝损伤既可通过产生特异性抗体激发体液免疫，也可通过抗体依赖细胞毒性作用或其他机制激发细胞免疫，或者同时激发两条途径共同作用，导致肝脏损伤。在细胞免疫反应中，化合物或其代谢产物可与肝脏特异蛋白质结合成抗原，当肝细胞死亡或破坏时，此种蛋白释放到细胞外可被抗原提呈细胞吞噬、分解，生成不同肽段，经主要组织相容性复合体Ⅱ类分子表达于细胞表面后，可被CD4[+]T细胞识别并刺激其产生细胞因子起局部辅助作用，进而激活作为效应细胞的CD8[+]T细胞产生细胞毒性反应。在体液免疫反应中B淋巴细胞作为效应细胞通过表达可识别药物修饰蛋白的膜免疫球蛋白破坏肝细胞或通过辅助T淋巴细胞的帮助，转变为浆细胞，产生相应抗体损害肝细胞[10]。文献报道雷公藤多苷腹腔注射能够抑制小鼠血清溶血素抗体的形成，使淋巴细胞总数减少，嗜中性白细胞与单核细胞增加，说明雷公藤多苷选择性作用于淋巴细胞。近十年来的研究认为，雷公藤多苷对体液免疫的作用途径不仅是通过直接作用于B淋巴细胞，而且可以抑制辅助T淋巴细胞功能而间接影响B淋巴细胞。雷公藤多苷直接使抑制性T淋巴细胞和辅助性T淋巴细胞减少,从而影响B淋巴细胞的功能导致抗体效价的降低。动物实验表明,雷公藤多苷能够抑制脾淋巴细胞增殖,对CD4+、CD8+T细胞均有抑制作用。汤洪萍等[11]研究了不同剂量的雷公藤多苷对T、B淋巴细胞增殖转化能力的影响。结果显示与空白组比较,给予低剂量雷公藤多苷大鼠的T、B淋巴细胞增殖转化功能有下降趋势,但无统计学意义;而中、高剂量组的T、B淋巴细胞增殖转化功能降低明显,且具有统计学意义,其中高剂量组下降尤甚。这些表明雷公藤多苷大剂量用药后,对T、B淋巴细胞增殖转化功能的抑制作用程度与给药剂量呈正相关。此外,雷公藤多苷可以抑制NK细胞的活性,NK细胞作为非特异性免疫应答的主要细胞之一,是联系非特异性免疫应答与特异性免疫应答的桥梁,属于机体固有免疫成分,它既可以介导肝损伤,也可以杀伤肝星状细胞,延缓或阻止肝纤维化的进程[12, 13]。所以雷公藤多苷对NK细胞活性的抑制作用具有两面性:一方面可减轻由NK细胞所介导的肝组织损害,另一方面降低了NK细胞对肝星状细胞的杀伤作用,可能会加速肝纤维化的进程,影响雷公藤多苷所致肝损伤的恢复,至于哪一方面的作用占据主导优势,有待进一步研究证实[11]。巨噬细胞同属于机体固有免疫成分,CD68是巨噬细胞的标记物,可用于识别肝组织中的巨噬细胞/Kupffer细胞,Kupffer细胞具有强大的吞噬作用并能释放出多种活性介质,如TNF等。雷公藤多苷可以明显上调大鼠肝组织中CD68的表达水平,分泌更多的TNF-α。将雷公藤灌胃给予雌性C57BL/6小鼠,发现由雷公藤导致的肝损伤不但使转氨酶升高,还伴有目的辅助性T细胞17(T helper cell 17, Th17)、Treg、IL-17、IL-10及肝脏转录因子的表达异常;与未给药小鼠比较,给药后24 h肝脏孤核受体γ和IL-17表达上升,转录因子FoxP3和Treg表达下降,其中Th17与Treg的比值变化可能与雷公藤导致的肝损伤机制有关。还有研究证实经雷公藤多苷灌胃后,小鼠血清IL-18水平明显升高,IL-18能够诱导产生多种与肝细胞损害有关的细胞因子,并能增强FasL的表达,而Fas-FasL系统与某些肝损害也密切相关[13, 14]。除雷公藤多苷外,倪彬等[15]发现小鼠腹腔注射雷公藤内酯醇后,不仅会使Kupffer细胞表面标志性抗原CD68表达明显上调,也会上调诱导型NO合成酶的表达,促使TNF和NO释放增加,对机体产生毒性作用。

雷公藤多苷引起肝毒性的机制复杂,其通过多种途径综合作用引发机体肝脏损伤。以上雷公藤对肝脏的毒性反应研究还停留在单一机制的层面上,尚待进一步深入研究各个机制的协同或拮抗作用。

(二)雷公藤对肾脏的毒理学研究

1. 雷公藤肾毒性表现

雷公藤制剂在临床应用于某些肾脏疾病,但若应用不正确会出现出现肾损害等不良反应。雷公藤制剂导致肾损害主要表现为少尿、水肿、血尿、蛋白尿、管型尿、腰痛或伴肾区叩击痛等,严重者可致急性间质性肾炎、急性肾功能不全,甚至造成急性肾衰竭。实验室检查可见患者血肌酐(serum creatinine, Scr)、血清尿素氮(blood urea nitrogen, BUN)明显增高,肌酐清除率(creatinine clearance rate, Ccr)明显降低。

雷公藤的毒性作用可表现为肾小管、肾间质出现明显的炎症性细胞浸润,肾小管上皮明显变性、坏死及萎缩,提示雷公藤的肾毒性主要损及肾小管和肾间质。雷公藤急慢性中毒动物实验结果也证实小鼠肾脏病变除见肾小管上皮细胞有水样变性及轻度坏死外,部分肾小管管腔内出现管型。多数动物并见肾小球囊壁层上皮轻度增生,BUN也升高,有发展成"新月体"的趋势。说明雷公藤对肾脏损害可能是亚慢性中毒小鼠的主要死因之一[16]。

2. 雷公藤肾毒性的研究机制

汤洪萍等[11]分别以低、中、高剂量(分别为6.25 mg/kg、18.75 mg/kg、56.25 mg/kg)的雷公藤多苷对SD大鼠灌胃3周后,检测其肾脏指标发现与空白对照组比较,低剂量组肾组织中Fas表达、肾小管上皮细胞CD40表达及肾组织匀浆中TNF-α含量变化无统计学意义($P > 0.05$);中剂量组肾组织中Fas表达,肾小管上皮细胞CD40表达及肝肾组织匀浆中TNF-α含量均上调明显($P < 0.05$);高剂量组上述各项指标均增高显著($P < 0.01$)。病理学检测显示低剂量组大鼠肾组织形态结构基本正常,偶见炎细胞散乱分布;中剂量组大鼠肾组织细胞变性明显,结构不清;而高剂量组可见肾小管上皮细胞水肿、溶解甚至坏死,结构发生紊乱。停药2周后,低、中剂量组大鼠肾脏损伤可逆恢复,而高剂量组肾损伤未见恢复。这提示雷公藤多苷中含有的某些成分在机体内经代谢转化为亲电子基、自由基及氧基,与大分子物质共价结合或造成脂质过氧化而导致肾细胞坏死,而坏死的肾细胞可激活巨噬细胞导致肾脏中TNF-α上调,加重肾组织的损伤;同时肾小管上皮细胞Fas表达上调,可能通过Fas途径诱导肝肾细胞的凋亡从而导致肾损伤。任强等[17]研究也证实了雷公藤多苷灌胃后可显著升高大鼠肾脏指数、BUN及CRE,在6.25～56.25 mg/kg剂量范围内给药剂量越高,其肾毒性越大,细胞凋亡数越多。这可能是雷公藤多苷上调凋亡相关基因Fas、p53的表达,下调抗凋亡基因Bcl-2表达诱导细胞凋亡,而且NF-κB蛋白的表达也随着雷公藤多苷给药剂量的增高而上调,表明雷公藤多苷诱导肾细胞凋亡可能与NF-κB信号通路有关。

Dan Hong等[18]则发现雷公藤多苷可以降低肾脏谷氨酰胺合成酶活性,下调OAT1和OAT3的表达,提示雷公藤多苷可能引起肾脏近曲小管部分特异功能障碍导致肾脏损伤,同时谷胱甘肽-S-转移酶的活性降低提示机体氧化应激也参与了这一过程。因此,雷公藤多苷的肾毒性不仅与其诱导肾细胞凋亡有关,还与其引发的氧化应激反应相关。

二、雷公藤多苷对生殖系统的毒理学研究

(一)雷公藤生殖毒性的临床表现

生殖系统是雷公藤制剂临床毒性作用的主要靶器官。其中女性主要表现为月经紊乱、经量减少或闭经、性欲减退、烘热汗出等,生理生化检查发现患者尿促卵泡素和黄体生成素水平升高,雌二醇水平降低,甚至卵巢早衰。如果育龄妇女使用雷公藤制剂半年后,50%以上会出现停经、闭经,及时停药后损伤可逆,患者基本可以恢复正常月经,但与用药的剂量、疗程及患者的年龄有关[19]。男性则主要表现为精子数量减少甚至无精,精子活动能力下

降,存活率下降,导致男性生育能力下降或不育,长期用药还会造成性欲减退、睾丸萎缩。成年男子服用雷公藤多苷2个月后,精子浓度及成活率可达不育水平,多数人可以在停药一段时间后恢复正常,雷公藤产生生殖毒性与用药时间、剂量也有关系[20]。

(二)雷公藤生殖毒性的基础研究

1.雷公藤对雄性生殖系统的损害

大鼠灌胃给予雷公藤多苷后,对其生殖系统进行病理学检查发现大鼠曲细精管轻度萎缩变小,管壁稍有不规则;大多数曲细精管的生精上皮变薄,管腔变得大而不规则,且生精上皮之间有散在的大空泡;精原细胞减少,支持细胞增多,仅见少数散在的精母细胞和发育停滞的精子细胞,而且精子细胞排列散乱,多脱落于管腔内,多数精子细胞的核内还会出现空泡和核偏位的现象。此外,还可以看见散乱的死亡细胞,未见精子发生结构,管腔内未见精子尾及精子,提示睾丸的生殖病理变化主要表现在曲细精管生精上皮及生精功能低下[21]。倪彬等[15]也发现雷公藤多苷使雄性大鼠睾丸及附睾重量显著降低,附睾精子含量及存活率几乎降至零,并可诱导精曲小管和附睾上皮大小不等的空泡,促进生殖细胞变性、脱落,引起肾小管萎缩,表现出其对生殖系统的毒性反应。

精子的发生受内分泌调节,睾酮在生精过程中起着重要作用。有研究报道以30 mg/kg的剂量灌胃给予雷公藤多苷后,分别在20 d和48 d测小鼠的睾酮,发现两个时间点小鼠睾酮均有明显下降,并且随着雷公藤多苷给药时间的延长,雄鼠睾酮水平降低越明显[22]。抑制素B(inhibin B, INHB)由睾丸生精小管支持细胞分泌产生,可以反映睾丸的生精功能,是目前有效的了解生精功能的内分泌标志物,也是反映支持细胞功能的血清标记物。睾丸生精功能损伤时,血清INHB会下降。杨阿民等[23]研究发现雷公藤多苷能使血清INHB下降,生精细胞凋亡率升高,表明雷公藤多苷干扰了支持细胞分泌INHB的功能,从而损害生精功能。此外,雷公藤总生物碱作用的靶细胞是精子细胞和精母细胞,而且能干扰大鼠睾丸初级精母细胞内DNA的合成,从而损害大鼠的生精功能[24]。雷公藤多苷使生殖相关的基因表达异常,这些基因在精子形成过程中通过所表达的蛋白质与各种RNA结合调控精子发生过程,对维持雄性生殖功能非常重要,其缺失、易位、上调或下调等改变都会影响正常精子发生过程。其中*Dzip1*、*Herc4*、*Mrto4*和*Ipo11*等基因与精子产生及功能表达密切相关。黄迪等[25]检测*Herc4*、*Mrto4*和*Ipo11*基因表达,结果发现*Herc4*、*Mrto4*和*Ipo11*基因表达明显下调。张昕贤等[26]应用实时定量PCR检测证实雷公藤使*Dzip1*基因表达也下调,而*Dzip1*基因特异表达在精原细胞和减数分裂早期的生精细胞,参与生精功能转录子的翻译调控,是激活精子生成的重要基因[27]。上述研究结果提示雷公藤使生精基因表达下调,影响精子生成,对生殖细胞的生理功能产生很大的影响。

雷公藤多苷诱导的细胞凋亡可能对小鼠的生育功能造成损伤,这种损伤可以追溯到精子发生的早期阶段[28]。而*Fas*基因主要在精母细胞和精子细胞中表达,参与生精细胞凋亡,在精子生成过程中,通过Fas/FasL旁分泌途径调控生殖细胞的增殖、分化和精子的产量。另外研究发现雷公藤抑制正常睾丸组织NF-κB的表达,导致*Bax*基因、*Wnt4*基因、*c-Jun*基因等睾丸组织凋亡相关基因表达上调,引起组织细胞凋亡[29~31]。研究提示促进睾丸组织生精细胞和精子细胞凋亡可能是其生殖毒性的主要原因之一。

2. 雷公藤对雌性生殖系统的损害

灌胃给予大鼠雷公藤多苷后,育龄期大鼠动情周期紊乱或消失,卵巢指数下降,光学显微镜下可见成熟卵泡数、黄体数减少,卵泡和黄体缩小,子宫管径变细,子宫内膜上皮变薄,腺体含量减少,子宫肌层变薄,肌纤维排列较稀疏;电镜下卵巢颗粒细胞部分核膜消失,线粒体外膜肿胀,嵴溶解,黄体细胞内质网扩张,未见卵母细胞,子宫内膜腺体细胞的细胞器明显减少,溶酶体增多,内质网扩张。这些结果提示雷公藤制剂能降低子宫及卵巢脏器指数,损害卵巢功能,对子宫亦有损伤[32,33]。

研究报道给予大鼠雷公藤多苷 40 mg/kg 体重灌胃后,药物抑制 cAMP/PKA 依赖的雌性激素蛋白激酶合成信号通路、基因的表达及芳香化酶的活性使大鼠孕酮和雌二醇水平下降,扰乱正常的生殖内分泌状态[32]。而且雷公藤多苷可以明显降低小鼠成熟卵母细胞的体外受精率,对卵母细胞的质量和存活也有显著的破坏作用,从而影响小鼠的生殖能力[34]。此外,雷公藤多苷还可以使 *Bcl-2* 基因表达降低,*Bax* 基因表达升高,诱导凋亡基因表达,最终使子宫内膜细胞过度凋亡抑制性腺[35]。闫军放等[36]用免疫组化方法检测小鼠卵巢组织中凋亡相关蛋白 Fas 和 FasL 的表达,也发现雷公藤多苷组明显高于正常对照组。

三、雷公藤多苷对其他系统的毒理学研究

雷公藤制剂还可引起心血管、胃肠道、皮肤等机体系统的毒性反应,但大部分症状可在停药后逐渐恢复。在临床上,雷公藤在患者消化系统中产生不良反应较为常见,而且可能在正常剂量范围内发生,主要表现为恶心呕吐、腹胀、腹痛、腹泻等,少数患者可能会出现伪膜性肠炎、溃疡性结肠炎,严重的可能会出现消化道出血如呕血或便血等。实验室检查显示大便常规为血样便,白细胞、红细胞满视野,全血生化指标异常,这可能与雷公藤刺激胃肠道黏膜,引起平滑肌痉挛有关。雷公藤制剂还可能引发皮肤变态反应,主要表现为雀斑样色素沉着、日光性皮炎、过敏性皮疹等,重者可见皮肤糜烂、溃疡、斑丘疹、多型性红斑药疹、结节性红斑等,发病率较低,停药后给予相应的激素、维生素 C 和抗过敏药物即可治愈。

第二节　雷公藤粗提物的毒理学研究

一、雷公藤水提物的毒理学研究

孙蓉等[37]通过不同剂量连续灌胃给予 Wistar 大鼠雷公藤水煎液 90 d 后,取血、尿、肾脏

等进行生化检测和病理学检查,结果发现给药大鼠均出现蛋白尿,血中 ALT、Scr、BUN 等水平均升高,高剂量组大鼠皮质肾小管内有大量的均匀红染的物质,肾小管上皮可见浊肿,间质内淋巴细胞增多、血管扩张,部分出现肾小球囊扩张和毛细血管球缺血。低剂量组的管腔内红染物质明显少于高剂量组,肾小管上皮浊肿及其他病变亦不明显。提示雷公藤水提物引起大鼠皮质肾小管内管腔堵塞,球囊内压力增高导致球囊扩张,进一步对肾小球造成损害。而李鑫[38]等的研究却发现雷公藤水提液对昆明小鼠的急性毒性较小,不足以致其死亡,转而测成年小鼠的最大耐受量发现雷公藤水提液的最大耐受量为 150.3 g/kg,最大耐受量倍数相当于体重为 50 kg 成人临床日剂量的 300.6 倍。研究结果的差异可能与实验动物和雷公藤生药的不同有关。而在雷公藤根皮煎液急性中毒实验中,不仅大鼠心、肝、肾、生殖器官等出现不同程度的病变,而且淋巴器官也出现损伤[16]。其中大鼠脾、胸腺和淋巴结的淋巴细胞数目较对照组显著减少,淋巴细胞出现不同程度的核固缩和核碎裂,严重的出现坏死;同时大鼠心肌损害较为明显,主要表现为多发性微小肌溶灶形成、灶内心肌纤维肿胀、分离或溶解,空泡变的线粒体游离于分散的心肌纤维间。各种雷公藤制剂急性中毒的心肌损害中以 TP 的心肌损害最为严重。

此外,煎剂临床应用中,可引起患者白细胞及血小板减少,均可在停药后恢复。动物实验发现雷公藤及其制剂在小剂量时均可引起犬白细胞减少,大剂量可引起白细胞及红细胞减少,病理检查可发现骨髓抑制[16]。

二、雷公藤醇提物的毒理学研究

李慧等[39]研究不同剂量雷公藤醇提物对 SD 大鼠心脏长期毒性的影响,结果发现连续灌胃给药 90 d,低剂量组(17 mg/kg)与给药前或空白对照组在血钾、心电图及心功能各指标方面无明显变化。中剂量组(34 mg/kg)在给药后 60～90 d 出现血钾降低,心电图指标如 Q-T 间期、S-T 间期、QRS 间期延长,心率降低和 ST 段偏移,心功能指标如左室收缩压降低、左室舒张末压升高、左室内压最大上升/下降速度降低。高剂量组(68 mg/kg)在给药后 15～30 d 上述指标已有明显变化。研究提示雷公藤醇提物在中、高剂量下长期使用可使大鼠心功能明显减弱,其原因可能是雷公藤醇提物使细胞外钾离子降低,使 Q-T 间期延长,而且心室收缩时间与心室舒张时间均有延长,可直接证明雷公藤醇提物使大鼠左心室功能减弱。梁永红等[40]则研究雷公藤醇提物长期使用对 SD 大鼠胰腺组织的影响(剂量分别为 40 mg/kg、160 mg/kg、640 mg/kg),结果表明长期使用雷公藤醇提物对大鼠胰腺组织产生了明显的损伤,出现局灶炎性细胞浸润,腺体萎缩变形、松懈,大量纤维组织增生等特征,并随给药剂量加大和时间延长损伤加重且呈不可逆性。但有报道表明腹腔注射 TP(0.2 mg/kg)、雷公藤多苷(0.2 mg/kg)等对急性胰腺炎大鼠有一定的治疗作用。这可能是由于雷公藤醇提物的剂量(40 mg/kg 剂量的雷公藤醇提物相当于 TP 为 0.694 8 mg/kg)高于 TP 治疗急性胰腺炎的剂量,也可能是因为长期使用导致雷公藤药物蓄积产生毒性[41,42]。常立娟等[43]研究雷公藤醇提物肾毒性的血清代谢组学发现血清中二甲基甘氨酸、赖氨酸、苯丙氨酸、溶血卵磷脂、磷脂酰胆碱、磷脂酰丝氨酸和甘油二酯等9种代谢物有显著性差异,并且与血中生化和组织病理学结果相符,最终将其确定为雷公藤致肾毒性的生物标记物。由此9种代谢物的表达变化推测雷公藤醇提物通过影响氨基酸代谢、磷脂代谢和儿茶酚胺类物质代谢等生物途径导致肾毒性。

雷公藤还可导致血小板、红细胞和白细胞减少,并表现出骨髓抑制。临床表现为重度贫血、皮肤瘀斑、发热,严重者可出现粒细胞缺乏症、再生障碍性贫血等。高丽等[44]研究雷公藤对骨髓细胞的凋亡作用,其用不同剂量雷公藤醇提物(分别为6 µg/mL、8 µg/mL、10 µg/mL)作用于骨髓细胞,骨髓细胞的生长均受到了明显抑制($P < 0.05$),抑制作用呈剂量和时间依赖性。研究发现雷公藤造成骨髓细胞 G_0/G_1 期阻滞,抑制细胞进入 S 期进行 DNA 合成,从而抑制骨髓细胞的分裂增殖。同时,骨髓细胞内凋亡酶 caspase-9 和 caspase-3 活性明显升高,即雷公藤通过诱导 caspase-9 活化,引起级联反应使效应因子 caspase-3 活化,从而启动骨髓细胞的内源性凋亡途径引起细胞凋亡。另外,对血细胞成熟十分重要的骨髓造血微环境中的细胞因子粒-巨噬细胞集落刺激因子、促红细胞生成素和血小板生成素的含量下降,可造成血细胞成熟减缓或不能成熟。

三、雷公藤醋酸乙酯提取物的毒理学研究

雷公藤醋酸乙酯提取物制剂目前在临床上已作为治疗 RA 等多种自身免疫性疾病的主要药物,如雷公藤片。王佐飞等[45]将小剂量雷公藤醋酸乙酯提取物混入饲料喂饲大鼠6个月,病理检查可见脾小结、颌下淋巴结的淋巴小结萎缩,淋巴细胞数目减少;曲细精管上皮细胞变性、坏死、数目减少;而心、肝、肾等实质细胞则未见明显病理变化。取尾血检测白细胞总数未见明显变化,而酸性 α-乙酸萘酚酯酶(acid α-naphthyl acetate esterase, ANAE)染色检查显示 T/B 淋巴细胞比值上升,提示 B 淋巴细胞对本品较敏感。

醋酸乙酯提取物包含生物碱、萜内酯和苷类三类主要植化成分,分别进行急性毒性实验以探索它们毒性作用的区别及其有效与有毒成分之间的关系。结果发现 LD_{50} 的比较,以总苷毒性最大,总萜次之,总碱最小。在中毒剂量下,三类植物化学成分对淋巴器官均有不同程度的抑制和损害作用,其中总苷组和总萜组外周血、脾和淋巴结均以"ANAE"阴性细胞减少为主,"ANAE"阳性细胞相对增多,严重者则两种淋巴细胞均减少,而总碱组上述病变不明显。此外,重复染毒时,总碱对肝脏的损害较明显,多数动物可见肝细胞多发性灶状凝固性坏死;而一次染毒时病变较轻,说明总碱对肝脏可能具有蓄积毒性。而总苷和总萜组肝脏病变较轻。光镜和电镜下,三个实验组肾脏的损害相似,均表现为近曲小管、部分远曲小管上皮细胞灶状坏死;心肌损害均不明显。雷公藤醋酸乙酯提取物对睾丸的损伤以总碱组最明显。各级生精细胞见不同程度的变性和数目减少,其中以精子细胞和精子对雷公藤的毒性最敏感,其次是精母细胞,而精原细胞的耐受性最强[16,46]。雷公藤醋酸乙酯提取物

对睾丸的损伤可能与雷公藤上调睾丸组织凋亡相关基因 *FasL* 和 *Bax* 表达，抑制 NF-κB 表达，导致睾丸组织凋亡有关[31]。

第三节　雷公藤毒性的影响因素

　　药用雷公藤主要有雷公藤、昆明山海棠、东北雷公藤和苍山雷公藤四种，其根、皮、茎、枝、叶、花均有剧毒。目前雷公藤的主要药用部分为根，确切地说是根心，不同品种的雷公藤毒性也各不相同，其中雷公藤的毒性较昆明山海棠高；而同种雷公藤的药用部位和采收季节不同，雷公藤的毒性也不同。通过对不同季节和不同部位湖北通城产 TP 含量进行研究发现同一季节雷公藤根皮中 TP 含量高于根心，秋季植物中 TP 含量大于春季[47~51]。雷公藤鲜品较干品的毒性大，贮存在高湿环境或采收存储时间较长的雷公藤毒性有所降低。一般炮制要求煎煮 2 h，文火长时间煎煮也可降低毒性，对其有效成分破坏也不大，蒸法炮制其毒性明显降低，甚至比根木质部的毒性还小，而抗炎作用与去根韧皮的雷公藤相似，因此认为炮制去毒比去皮减毒强。

　　雷公藤的毒效关系复杂，治疗剂量与中毒剂量非常接近，这严重影响了雷公藤的临床应用。由于雷公藤对机体胃肠道消化系统有毒性反应，所以口服毒性大，皮肤吸收则毒性较小。一般雷公藤的毒性与服药剂量和用药时间成正比，剂量大，时间长，毒性反应越大。而治疗对象的性别及身体功能也会影响机体对雷公藤毒性的耐受，妇女（尤其是孕妇）、儿童或老人身体功能和免疫能力较差，服用雷公藤更容易出现不良反应[52~54]。

第四节　总 结 与 展 望

　　雷公藤作为中国传统中草药，应用广泛，现代临床用于一些自身免疫性疾病见效快、疗效确切，但常伴随一些不良反应，主要为肝、肾、生殖系统、内分泌系统和消化系统的不良反应。虽然雷公藤毒性反应所致的绝大多数损伤在停药后均可以恢复，但这些毒副作用严重限制了雷公藤的临床应用。因此，雷公藤的毒性研究是开发和推广雷公藤的基础。

　　雷公藤的成分复杂，有效成分主要有雷公藤多苷、雷公藤内酯醇及雷公藤红素等，其他成分的研究仅仅是从雷公藤药材中分离制备，而其药理毒理的相关报道很少，甚至没有。这种单体成分研究使得雷公藤的研究存在一定的片面性，因此，对雷公藤各单体的研究要进一步深入，然后由局部到整体系统地阐明其产生毒性作用的物质基础和损伤机制，以此为例建立一种基础与临床毒效相关的特色中药质控体系，发扬祖国医学，更好地造福人类健康。同时开展各种代谢组学的研究,确立特异的生化指标对临床更加精准地监测雷公藤毒性反应,更加安全地应用雷公藤具有重要意义。

-------------------------------- 参 考 文 献 --------------------------------

[1] Li X J Y, Jiang Z Z, Zhang L, et al. Triptolide: progress on research in pharmacodyna mics and toxicology [J]. J. Ethnopharmacol, 2014, 155(1): 67-79.

[2] Han R, Martin R Y, Sascha G, et al. Triptolide in the treatment of psoriasis and other immune-mediated inflammatory diseases[J]. British Journal of Clinical Pharmacology, 2012, 74(3): 424-436.

[3] 周玉芬,顾正平,浦海英.雷公藤多苷片致急性肝功能损害1例[J].中国临床药学杂志,2002,11(5): 103.

[4] Shen G L, Zhuang X M, Xiao W B, et al. Role of CYP3A in regulating hepatic clearance and hepatotoxicity of triptolide in rat liver microsomes and sandwich-cultured hepatocytes[J]. Food Chem Toxicol, 2014, 71(8): 90.

[5] 薛璟,贾晓斌,谭晓斌,等.雷公藤的肝毒性研究及ADME/Tox评价思路[J].中草药,2009,40(4): 655-658.

[6] 彭勃,苗明三,王宇亮.雷公藤多苷片致小鼠急性肝损伤的初步探讨[J].中国中药杂志,2003,28(11): 1067.

[7] Zhang Y, Jiang Z Z, Xue M, et al. Toxicogenomic analysis of the gene expression changes in rat liver after a 28-day oral *Tripterygium wilfordii* multiglycoside exposure[J]. J. Ethnopharmacol, 2012, 141(1): 170.

[8] Fu Q, Huang X, Shu B, et al. Inhibition of mitochondrial respiratory chain is involved in triptolide-induced liver injury[J]. Fitoterapia, 2011, 82(8): 1241.

[9] Mei Z N, Li X K, Wu Q R, et al. The research on the anti-inflammatory activity and hepatotoxicity of triptolide-loaded solid lipid nanoparticle[J]. Pharmacol Res, 2005, 51(4): 345.

[10] 温韬,赵金垣.中毒性肝损伤发病机制的研究动态[J].中国工业医学杂志,2009,22(6): 434-438.

[11] 汤洪萍.雷公藤多苷的肝肾毒性与免疫毒性相关机制的实验研究[D].成都中医药大学,2007.

[12] Dong Z J, Wei H M, Sun R, et al. Involvement of natural killer cells in PolyI: C-induced liver injury[J]. J Hepatol, 2004, 41(6): 966-973.

[13] Nidal M, Lina A T, Sarit D, et al. Amelioration of hepatic fibrosis by NK cell activation[J]. Gut, 2011, 60: 90-98.

[14] Fiorucci S, Santucci L, Antone lli E, et al. NO-aspirin protects from T cell mediated liver in jury by inhibiting caspase-dependent processing of Th1-like cytokine[J]. Gastroenterology, 2000, 118(2): 404-421.

[15] Ni B, Jiang Z Z, Huang X, et al. Male reproductive toxicity and toxicokinetics of triptolide in rats[J]. Arzneimittelforschung, 2008, 58(12): 673.

[16] 王兆铭.中国中西医结合实用风湿病学[M].北京: 中医古籍出版社.1997.

[17] 任强,岑国栋,高永翔.雷公藤多苷诱导大鼠肾细胞凋亡的NF-κB信号转导通路机制研究[J].成都中医药大学学报,2011,34(2): 39-44.

[18] Dan H, Peng R X, Liu Y H. Segment-specific proximal tubule injury in tripterygium glycosides intoxicated rats[J]. J Biochem Mol Toxicol, 2008, 22(6): 422-428.

[19] 黄郑隽,阙慧卿,朱惠,等.雷公藤甲素对生殖系统毒性的研究进展[J].药物评价研究,2013,36(3): 224-227.

［20］ Zhou L Z, Gu J H. Research progress of side effects of Leigongteng on the female reproductive system and detoxification methods［J］. Gansu J Tradit Chin Med, 2011, 24(2): 75-77.

［21］ 于俊生,王瑶瑶.益肾饮拮抗雷公藤多苷对肾炎雄性大鼠生殖系统毒性的研究［J］.中国中医药科技, 2009,16(6): 443,444.

［22］ 董飞侠,李颖,黄迪,等.雷公藤多苷对小鼠生殖功能的影响及肉苁蓉的干预作用［J］.上海中医药杂 志,2009,43(8): 64-66.

［23］ 杨阿民,刘保兴,张圣强,等.五子衍宗丸改善肾精亏虚大鼠支持细胞功能的机理研究［J］.北京中医 药大学学报,2010,32(6): 378-384.

［24］ 郭艳红,谭垦.雷公藤的毒性及其研究概况［J］.中药材,2007,30(1): 112-117.

［25］ 黄迪,李颖,何立群.雷公藤多苷对小鼠生精功能相关因Herc4、Ipo11和Mrto4表达的影响［J］.遗传, 2009,31(9): 941-946.

［26］ 张昕贤,黄迪,刘楠楠,等.雷公藤多苷诱导小鼠睾丸生殖相关基因异常表达及补肾中药的干预作用 ［J］.中华男科学杂志,2012,18(5): 466-471.

［27］ Curry B J, Holt J E, McLaughlin E A, et al. Characterization of structure and expression of the Dzipl gene in the rat and mouse［J］. Genomics, 2006, 87(2): 275-285.

［28］ Xiong J, Wang H, Guo G M, et al. Male germ cell apoptosis and epigenetic histone modification induced by *Tripterygium wilfordii* Hook f.［J］. PLoS One, 2011, 6(6): e20751.

［29］ Lin Y C, Yao P L, Richburg J H. FasL gene-deficient mice display a limited disruption in spermatogenesis and inhibition of mono(2-ethylhexyl) phthalate-induced germ cell apoptosis［J］. Toxicol Sci, 2010, 114(2): 335-345.

［30］ Wang W, Lu N X, Xia Y K, et al. Fas and Faslg polymorphisms and susceptibility to idiopathic azoospermia or severe oligozoospermia［J］. Reprod Biomed Online, 2009, 18(1): 141-147.

［31］ 吴建元,肖玉玲,丁虹,等.雷公藤片对小鼠睾丸组织的毒性作用及其分子机制研究［J］.中药材, 2005,33(3): 207-210.

［32］ 吴克明,付雨,吴也可,等.通脉大生片对雷公藤致卵巢损伤大鼠卵巢激素与卵泡发育的影响［J］.成 都中医药大学学报,2011,34(3): 25-28.

［33］ 于俊生,王瑶瑶.益肾饮拮抗雷公藤多苷对系膜增生性肾炎雌性大鼠性腺损害的研究［J］.山东中医 杂志,2009,28(3): 192-194.

［34］ 王君,于智勇,薛庆於,等.雷公藤多苷对小鼠卵母细胞成熟和体外受精的影响［J］.生物学杂志, 2009,26(5): 48-50.

［35］ 毛黎明,殷子杰,王军,等.益肾调经方对雷公藤多苷致性腺抑制的肾病大鼠子宫内膜Bcl-2/Bax基因 表达的影响［J］.中华中医药学刊,2008,26(5): 1030-1032.

［36］ 闫军放,郝丽,张丹凤,等.雷公藤多苷及雌孕激素替代对小鼠卵巢Fas和FasL蛋白表达的影响［J］. 中国医科大学学报,2012,41(8): 688-691.

［37］ 孙蓉,吴旭东,刘建伟,等.雷公藤、关木通、益母草对大鼠肾毒性的比较研究［J］.中药药理与临床, 2005,(2): 26-28.

［38］ 李鑫,马征超,李中川,等.雷公藤水提液对成年小鼠急性毒性实验研究［J］.辽宁中医药大学学报, 2014(12): 37,38.

［39］ 李慧,白静,齐亚娟,等.雷公藤提取物对大鼠心脏长期毒性的影响［J］.中国实验方剂学杂志,2011, 17(13): 205-209.

［40］ 梁永红,何礼标,施旻,等.雷公藤提取物重复剂量给药对大鼠胰腺组织的病理损伤［J］.毒理学杂志, 2014(2).120-123.

［41］ 张水军,翟文龙,赵永福,等.雷公藤内脂醇对大鼠重症急性胰腺炎的治疗作用［J］.世界华人消化杂

志,2005,13(8):997-1001.

[42] 冯文明,鲍鹰,朱鸣,等.雷公藤多苷对重症急性胰腺炎大鼠糖皮质激素受体的上调影响[J].中国中西医结合外科杂志,2008,14(2):135-137.

[43] 常立娟,李佐静,李清,等.雷公藤致大鼠肾毒性血清代谢组学分析[J].中国实验方剂学杂志,2016(24):89-94.

[44] 高丽.中药复方含药血清对雷公藤致骨髓细胞凋亡的保护作用及机制研究[D].武汉:湖北中医药大学,2011.

[45] 王佐飞,张益鹄,黄光照.雷公藤醋酸乙酯提取物亚慢性中毒的实验病理学研究[J].华中科技大学学报(医学版),1991(4):247-250.

[46] 韦登明,黄光照.雷公藤及其单体的药理和毒理病理学研究进展[J].中药材,2003,26(12):894-897.

[47] 吴夏颖,崔瑞琴,史晓琴.不同产源雷公藤多苷对SD雄鼠生育力的影响[J].湖北中医药大学学报,2015,17(1):50-53.

[48] 汪文强,邓奇,肖安菊.湖北黄石野生驯化扦插雷公藤芽、叶中雷公藤甲素的含量分析[J].广州中医药大学学报,2016,33(6):868-871.

[49] 杜玮炜,黄宏文.雷公藤次生代谢产物雷公藤红素含量与环境因子相关性分析[J].植物学报,2008,25(6):707-713.

[50] 施栋磊,朱华旭,潘林梅,等.雷公藤药材中有效部位含量的比较研究[J].中药新药与临床药理,2009,20(6):566-570.

[51] 吴夏颖,崔瑞琴,史晓琴.不同产源雷公藤多苷对睾丸组织病理及生精细胞凋亡的影响[J].时珍国医国药,2015(1):28-30.

[52] 印成霞.55例雷公藤多苷片/雷公藤多苷片致不良反应文献分析[J].中国药物警戒,2013,10(8):478-482.

[53] 赵叶.182例雷公藤多苷片不良反应分析及预防措施[J].山东中医杂志,2012(8):572-574.

[54] 肖廷超,朱必越.雷公藤片的临床应用及不良反应文献分析[J].重庆医学,2013,42(9):1007-1009.

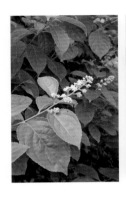

第二章
雷公藤化学成分的毒理研究

雷公藤的化学成分复杂且毒性大,其毒性在传统中草药中位居第三,毒副作用发生率高达58.1%[1]。雷公藤全株均有不同程度的毒性,嫩芽及叶最大,木质部最小,药用主要是去二层皮的根木质部。国家食品药品监督管理局关于雷公藤制剂的数据显示:雷公藤多苷片的不良反应报道有633例,其中重症病例53例(占8.4%)。在统计药物中毒的原因时发现,用药剂量的不合理和累积服用量过大是临床上导致雷公藤中毒的主要原因,约63.42%的中毒患者是由服药剂量过大所导致的[2]。若服用的剂量过高,可产生急性毒性反应,常在短时间内发生单个或者多个脏器的器质性损伤和功能障碍。而在长期服用雷公藤制剂治疗相关疾病的过程中亦可产生慢性毒性反应或迟发型毒性反应[3]。

雷公藤的化学成分复杂繁多,自1936年自雷公藤根部分类提取到第一个单体成分雷公藤红素,目前已从雷公藤中分离出100多种成分,主要包括二萜类、三萜类、倍半萜类、生物碱及苷类[4]。这些成分在充当有效成分的同时均有一定的毒性,二萜类和三萜类呈现了直接的细胞毒性[5],其中二萜类成分毒性最大,其次是三萜类,生物碱成分毒性与二萜、三萜相比相对较小[6,7]。除此之外,雷公藤还含有较高浓度的铅、砷、镉等有害元素。因此,雷公藤所表现出的不良反应并不是单一的,而是众多成分综合相互作用的结果,是多途径的。

国家药品不良反应检测中心对雷公藤制剂病例出具的报告中显示,2004年至2011年9月期间雷公藤制剂导致的不良反应主要表现为药物性肝炎、肝肾功能异常、肾功能衰竭、生殖系统损伤、骨髓抑制等多种损害,其中药物性肝炎被列入典型病例[8]。因为肝脏含有丰富的药酶系统,是药物代谢的主要场所。雷公藤的毒性常体现在代谢过程中,因此肝毒性较为显著,且出现较多[9]。

作者:本章由张陆勇、江振洲、孙丽新编写。

第一节　雷公藤二萜类成分的毒理作用

在雷公藤复杂的化学成分中,二萜类化合物作为其有效成分的同时也是其主要的毒性成分。李建友等[10]对雷公藤二萜类单体进行整理主要分为松香烷型和贝壳杉烷型两大类,包括雷公藤甲素(TP)、雷公藤乙素、雷公藤内酯酮等。二萜类化合物大多表现出较强的免疫抑制活性,且其免疫抑制活性与毒性密切相关[4]。国内外对雷公藤二萜类成分进行了大量的研究,其主要损伤心、肝、胃肠道及骨髓。

一、TP

TP作为我国临床上应用的各种雷公藤制剂的主要的活性成分之一,是自雷公藤中提取分离出到的活性最高的环氧二萜内酯类化合物,其相关效价较雷公藤总苷高出100~200倍[11]。TP作为具有广泛生物活性的天然化合物,抗炎和免疫抑制在其药理活性中最为显著,此外已有大量研究证实其具有抗肿瘤的作用[12],但同时TP也是雷公藤中毒性最强的化合物[13],对心、肝、肾、脾、胸腺、骨髓及生殖系统都有一定程度的毒性[14,15],其中肝脏是TP毒性作用的主要靶器官。其毒性大小在一定程度上取决于药物剂量和给药时间,且对于不同靶器官的毒性表现和机制也不同。

(一)肝毒性

近些年来,随着雷公藤相关制剂使用的增加,肝毒性在TP的众多靶器官毒性中较为多见及严重,其所致的肝毒性在相关文献中位于单味肝损伤中药的首位[16]。TP服用后易引起肝功能异常,临床表现为中毒性肝炎或慢性肝损伤,主要表现为肝脏肿大,转氨酶、总胆红素、直接胆红素升高,以及非特异性肝细胞变性、坏死,提示雷公藤所致肝损伤以肝实质细胞损伤为主。当TP的剂量超过一定浓度,ALT和AST会随着剂量的增大而增加,呈剂量依赖性[17]。现对TP肝脏毒性的主要作用机制总结如下。

1. 导致过氧化损伤

对TP喂养14 d的大鼠进行全基因组微阵列分析,发现了多种与氧化还原状态和过氧化应激相关的基因表达发生改变[18]。张伟霞等[19,20]研究发现反映机体内脂质过氧化程度的指标MDA在TP组的小鼠体内有显著提高,而具有抗氧化作用的GSH和GST的含量在TP组明显降低,提示肝损伤可能与大量氧自由基的产生和脂质过氧化等有关。Li Jia等发现TP在引起HepG2细胞的过氧化应激的同时,其损伤与Nrf2的表达呈负相关[21]。

2. 诱导细胞凋亡

TP诱导的肝毒性所产生的细胞凋亡可发生于肝脏的不同种细胞中,如肝实质细胞、

Kupffer细胞、内皮细胞和星状细胞等，TP能够诱导肝实质细胞的凋亡[22]。马嘉等[23]通过体外培养L-02细胞发现TP可以在纳摩尔级别的浓度上抑制细胞的生长和增殖，诱导细胞凋亡，且作用效果与TP的浓度呈相关性。另外，TP还可以下调抗细胞凋亡蛋白Bcl-2的水平，并且上调促细胞凋亡蛋白Bax和肿瘤抑制蛋白p53的水平。有研究表明TP会诱导线粒体自噬[24]、线粒体损伤[25, 26]及氧化应激从而引起细胞凋亡，在细胞凋亡的同时也伴随着周期阻滞，会进一步损伤肝细胞。提示细胞凋亡在TP引起的肝损伤的发病机制中可能占有重要地位[27, 28]。

3. 免疫损伤

TP具有很强的免疫抑制活性。其免疫抑制作用具有多靶点、多部位的特点，既能作用于T细胞、树突细胞及B淋巴细胞等多种细胞，又能抑制多种细胞因子、黏附分子及趋化因子的分泌。近年来，免疫失衡所介导的TP毒性逐渐引起了科研工作者的重视。其中TP诱发的肝损伤不仅使转氨酶升高，还伴有Th17、Treg、IL-17、IL-10及肝脏转录因子的表达异常[29, 30]，其中Th17/Treg的失衡可能与其肝损伤机制有关，并且IL-17介导的免疫应答也参与了TP诱导的肝损伤[31]。免疫介导的肝损伤一方面是药物激活机体产生特异性抗体，而通过体液免疫清除受损肝细胞；另一方面是药物产生细胞毒性而激活细胞免疫清除受损肝细胞。一旦机体免疫系统紊乱，当肝细胞死亡或者坏死时，TP或其代谢产物可与肝脏特异蛋白质结合成抗原，此种蛋白释放到细胞外，可被抗原提呈细胞吞噬、分解，生成不同肽段，并刺激CD4+T产生细胞因子起局部辅助作用，进而激活作为效应细胞的CD8+T细胞，产生细胞毒性反应。

在体液免疫反应中，B淋巴细胞作为效应细胞，通过表达可识别药物修饰蛋白的膜免疫球蛋白破坏肝细胞，或通过辅助T淋巴细胞的帮助，转变为浆细胞，产生相应抗体，损害肝细胞。TP可以抑制B淋巴细胞的增殖及抗体的形成，也对B淋巴细胞的表面分子存在影响。此外，TP具有免疫抑制作用，过量的TP在损伤肝细胞同时不能及时通过机体的免疫应答清除受损肝细胞[32]，导致肝损伤加重。

4. 诱导细胞色素P450代谢酶异常

细胞色素P450代谢异常是药物性肝损伤的主要发病机制之一，药物通过诱导或抑制肝内细胞色素酶系统，其代谢产物通过影响肝血流或药物蛋白结合率，从而影响药物的体内分布，产生肝细胞损害。TP的毒性作用与血药浓度紧密相关，TP在大鼠肝微粒体中代谢主要由CYP3A介导，激活CYP3A会加重TP的肝毒性[33]。且TP本身对CYP3A具有时间和浓度依赖性的抑制作用。研究发现[34, 35]经口分别给予CYP450酶基因敲除小鼠和正常小鼠0.5 mg/kg的TP后，前者在5 d内全部死亡，而后者存活率为100%，且CYP450酶基因敲除的小鼠发生了严重的肝损伤，因此提示TP的肝毒性作用与CYP45酶系的代谢能力降低有关[36]。Liu Xia等采用了基于1H NMR的综合代谢组学方法，进一步证实TP因抑制CYPs而扰乱代谢基因调控网络，从而诱导肝毒性[37]。姚金城等[38]也发现TP对L-02体外孵育体系中的CYP3A蛋白表达呈现抑制作用的趋势。

（二）肾毒性

临床上,雷公藤一方面是治疗肾脏疾病的有效药物之一,但另一方面却具有肾毒性,且其肾毒性明显,且治疗量与中毒量接近。TP是雷公藤诱导肾毒性产生的一个主要成分[39]。肾脏是TP毒性作用的一个重要靶器官,临床表现主要为少尿、血尿、蛋白尿、浮肿、腰痛等[3]。实验室检查可见血肌酐、尿素氮明显增高、肌酐清除率明显降低,其中肾功能不全和肾衰竭可能是导致TP亚慢性中毒的主要死亡原因之一。

亚慢性中毒条件下,雄性昆明种小鼠每48 h腹腔注射一次TP,共60 d[40]。早期死亡的动物发现肾小管上皮细胞变性和轻度坏死,远曲小管、集合管和少数近曲小管管腔内有蛋白管型,少数肾小球囊壁层上皮增生,晚期死亡动物损伤累及肾小球,表现为部分肾小球坏死,体积缩小,细胞成分减少,囊腔内蛋白物质漏出。因此推测TP首先损伤肾小管上皮细胞,如果实验时间延长,或剂量增加,则进一步损伤肾小球。李建新等[41]利用基于核磁共振的代谢组学方法对大鼠的尿液成分进行了分析,观察TP在导致大鼠肾损伤的过程中,起初为肾皮层S1受损,其次为肾乳头,最后肾脏皮层S3段受到损伤。

有研究者[42]在狗肾小管上皮细胞(MDCK细胞)上进行了TP体外肾毒性的验证,发现TP组的细胞抑制率明显上升,并且细胞皱缩,部分细胞出现脱落;同时也有研究者[43]发现TP可以引起永生化人肾近端小管细胞(HK-2细胞)的凋亡,说明TP具有明显的细胞毒性。且长期灌胃给予TP可引起大鼠肾上腺皮质萎缩、功能低下[44]。

Sun Lixin等[45]研究确认TP可能在体内外破坏近曲小管上皮细胞的紧密连接导致肾脏毒性的产生。TP给药28 d会降低Wistar大鼠肾脏近曲小管上皮细胞紧密连接相关蛋白occludin、JAM-1和ZO-1的表达与分布,从而影响近曲小管对介质的跨细胞转运和细胞间转运,降低其重吸收功能。同时利用大鼠近曲小管上皮细胞NRK-52E细胞发现TP可破坏其紧密连接,从而导致近曲小管上皮细胞屏障功能降低。

近些年来有研究[46]发现TP可通过诱导大鼠肾小管上皮细胞的凋亡从而导致急性肾损伤。大鼠单次大剂量腹腔注射TP时会引起严重的氧化应激,其特征在于肾脏SOD显著下降,GSH-Px的活性及肾脏的MDA含量显著增加,并且还出现了肾脏结构和功能的严重损伤,提示ROS代谢失调引起的氧化应激是TP诱导肾毒性的一个重要作用机制[47]。舒斌等[48]研究发现雷公藤亚急性中毒会导致Wistar大鼠肾脏中凋亡相关蛋白发生明显的变化,介导Fas及其配体FasL的表达上调;Yang Fan等[49]通过进一步的探究发现TP可以上调Bax、Bid、Bad、Fas、FasL的表达,以及Bax与Bcl-2的比例,提示其肾毒性与同时激活两条重要的凋亡通路密切相关。

此外,TP也可以影响肾脏中鞘脂代谢相关酶的活性和表达,从而导致肾毒性。有实验表明TP给药后神经酰胺(Cers)、鞘磷脂(SMs)和鞘氨醇(Sph)均有升高,而二氢神经酰胺(dhCers)和己糖基酰胺(HexCers)均有所下调[50]。

（三）心脏毒性

心肌对TP具有高敏感性,临床上,服用雷公藤制剂可引发心悸、胸闷、心律失常等不良反应,严重者血压可急剧下降,出现心源性休克危及生命[51,52]。早期有研究[53]指出,TP的急性毒性与急性心肌损伤密切相关,并且呈剂量依赖性。李华等[54]研究发现,新生SD大鼠原代心肌细胞给予不同浓度的TP处理后其搏动频率存在不同程度的下降,并且较高浓度的TP在给药后期可致心肌细胞出现无节律搏动,提示TP存在心脏毒性,并且主要是对心肌细胞产生损伤从而导致心脏毒性。张武等[55]采用SD雄性大鼠灌服TP7周,发现TP组心肌间质血管扩张充血,并伴有出血;电镜下可见心肌水肿,少数线粒体肿胀,嵴突破坏,肌质网扩张。提示长期使用TP可诱发心肌细胞水肿和扩张充血,从而导致心功能障碍[56]。关伟等[57]通过对SD大鼠长期灌胃给予TP以探究其对大鼠心脏的毒性作用和时间节律性,研究证实心脏毒性的同时也发现其对心肌的毒性作用具有时间节律性。Zhou Jie等[58]研究发现TP通过诱导心脏组织产生氧化应激,导致线粒体功能障碍,凋亡损伤,以及出现病理变化,提示TP通过氧化应激诱导心脏毒性,并且与下调Nrf2的表达和由线粒体介导的凋亡信号通路相关。

（四）骨髓及血液系统毒性

临床上雷公藤相关制剂可对骨髓及血液系统产生损伤,实验室检查可发现白细胞、红细胞、血小板及全血细胞的减少,并以粒细胞的减少最为常见,并且存在一定的骨髓抑制作用。其主要机制可能为TP干扰细胞内DNA的合成和复制,通过抑制细胞增殖,从而导致骨髓内干细胞、B淋巴细胞的增殖受到抑制[59]。

（五）生殖毒性

生殖系统作为雷公藤相关制剂所引起不良反应的常发系统。通过抑制女性的卵巢功能,临床上主要表现为月经紊乱、闭经、卵巢早衰等症状[60],大剂量应用时,可能导致性腺发育障碍。对男性而言,主要损害其生精功能,致使精子数量减少、畸形率增多,严重者甚至精子完全消失[61]。其中,TP对雄性生殖系统的毒性和抗生育作用最为显著。现将近年来对TP生殖系统毒性的研究情况进行综述如下。

1.对雄性生殖系统的影响

Ni Bin等[62]通过研究TP的毒代动力学,发现TP在大鼠体内呈现非线性动力学特征,吸收迅速而消除缓慢,并在睾丸中有蓄积作用,睾丸和附睾重量较正常组显著降低,附睾精子含量和活力甚至降低为零。有研究[63]表明长期服用TP诱导睾丸产生的蓄积毒性与其能够降低睾丸中乳腺癌抗性蛋白（BCRP）和RNA聚合酶Ⅱ的表达有关。

睾丸作为男性主要的生殖器官,具有精子发生和雄性激素合成等生理功能。TP对睾丸的生精功能及标志酶影响。有研究表明[64]小鼠连续灌服雷公藤片105 mg/kg（含TP40 μg/kg）4周后,精子畸形率明显上升,睾丸生精小管内初级精母细胞和精子变性、坏死、数量减少,精原细胞和支持细胞也有所减少，且管腔内可以观察到脱落的生精细胞，少数管腔内还可看到多核巨细胞，并且生精上皮细胞排列紊乱。黄郑隽等[65]分别以低（0.025 mg/kg）、中（0.05 mg/kg）、高（0.1 mg/kg）三个剂量的TP对Wistar雄性大鼠灌胃30 d后研究发现，TP对睾丸组织的脂质具有过氧化作用，导致生精细胞的损伤；同时睾丸组织标志酶如LDH的活力显著降低，提示TP可能是通过影响生精细胞的能量代谢，致使生精能力异常，精子的畸形率升高。

附睾是精子成熟及贮存的场所，附睾上皮会通过分泌和吸收来维持内环境的稳态，而TP可以通过干扰其正常的分泌和吸收功能，扰乱内环境的稳态平衡，从而阻碍精子的成熟。Neena Singla等[66]发现TP不仅可以降低睾丸、附睾、前列腺的脏器系数，而且也会降低精子的活力和运动能力，并影响精子的正常形态。张俊鹏[67]等通过SD雄性大鼠连续15 d灌胃剂量为0.6 mg/kg的TP以探究TP对雄性大鼠睾丸和附睾的影响。结果显示大鼠睾丸、附睾脏器系数均明显下降，睾丸生精细胞减少；附睾管腔内空虚。上述文献可以说明TP可以通过影响睾丸的生精功能和附睾中精子的成熟从而产生雄性生殖毒性[68]。

此外，TP可以造成睾丸中果糖含量和ACP、HAse的活性明显降低。而果糖作为精子糖酵解获得能量的主要来源，其减少可以阻碍精子在宫颈黏液中的穿越能力，从而阻止受精[69]。Ni Bin等[22]发现雄性生殖毒性的产生并不是其直接细胞毒性的作用，而是与睾丸内的雌激素水平和雌激素受体相关。

2.对雌性生殖系统的影响

女性患者在服用雷公藤制剂后，出现月经紊乱或闭经的概率为65.1%[70]。目前，TP致女性生殖系统损伤的毒理研究及相关拮抗药物的研究相对匮乏[71]。曾又佳等[72,73]选取雌性NIH小鼠，以25 μg/kg、50 μg/kgTP连续灌胃50 d卵巢均可见明显的损伤。损伤主要体现在小鼠性动周期延长，超排卵子质量低下且卵子数目显著下降，包括原始卵泡、初级卵泡、次级卵泡和成熟卵泡在内的各级卵泡数量均有减少；同时卵泡颗粒细胞发生大量凋亡，提示TP可以导致雌性小鼠卵巢发生损伤。Liu Li等[74]发现400 μg/kg/d的TP给药28 d，雌性SD大鼠会出现明显的卵巢萎缩，且雌性大鼠对TP的敏感性高于雄性。因此，雷公藤对雌性生殖系的毒性机制主要是通过破坏卵母细胞的质量，从而降低其受精能力和存活率[75]。

TP对女性生殖系统的损伤是否具有可逆性尚且存在颇多的争议。有临床案例显示，TP对女性生殖系统的损伤是否可逆与用药的时间和剂量呈正比，并且可能还与女性患者的年龄相关，年轻患者停药后恢复的概率较年长的患者大[76]。

（六）性别差异导致的不良反应发生率差异

有研究[74]指出TP在动物模型中的毒性存在种属差异和性别差异的特点，研究者发现TP对大鼠的亚急性毒性存在明显的性别差异，在同等剂量条件下，雌性大鼠毒性远较雄鼠严重（除生殖系统毒性外）。TP在雌鼠体内较高暴露量是雌性大鼠毒性更为明显的主要决定性因素。TP多次灌胃给药后在雌鼠体内消除半衰期长于雄鼠，推测TP代谢的性别差异可能是毒性性别差异的主要原因。雄性大鼠肝微粒体对TP的代谢能力明显强于雌性大鼠，雄鼠特异性表达的CYP3A2是导致TP代谢性别差异的主要原因之一。

（七）其他

Kong Linglei等研究发现TP作为p-糖蛋白的底物，在肝脏中的清除速率主要取决于p-糖蛋白的活力。研究者使用小干扰RNA（siRNA）和特异性抑制剂Tariquidar抑制p-糖蛋白的表达时，可发现TP的全身和肝脏暴露显著增加，血清转氨酶水平明显升高，肝脏产生损伤，提示p-糖蛋白受到抑制是TP的毒性机制之一[77]。

近年有研究报道[78]720 μg/kg剂量的TP对ICR小鼠骨髓嗜多染红细胞微核率有增高的效应，提示TP对人体可能具有潜在的遗传毒性。在临床使用时应注意用药剂量和作用时间，以避免产生相关不良反应。

二、雷公藤内酯酮

雷公藤内酯酮是雷公藤中的环氧三萜内酯类化合物，唐利宁等[79]利用黄芪使雷公藤内酯酮结构改变从而降低含量，考察配伍前后雷公藤毒性成分的变化，提示降低雷公藤内酯酮的含量可以减轻雷公藤的毒性。王岚等[80]通过实验表明雷公藤内酯酮能够显著影响Wistar大鼠睾丸产生精子的数量及附睾产生精子的活力；通过对心、肝、肾组织的形态学观察显示雷公藤内酯酮对心肝肾组织无毒性损伤。

三、雷公藤氯内酯醇

高玉桂等[81]研究发现，雷公藤氯内酯醇有明显的睾丸毒性，曲细精管数量减少且管腔发生不规则变性；各级生精细胞及成熟精子均有减少，甚至完全消失，但雌性生殖器官无病变产生。

第二节　雷公藤三萜类成分的毒理作用

从雷公藤中分离得到的一系列三萜化合物，如雷公藤内酯甲、雷公藤内酯乙、雷公藤三萜酸A、雷公藤三萜酸B、雷公藤酮、雷公藤红素等[7]，其中雷公藤红素作为主要的药效和毒性成分，近些年的研究也较多。

一、雷公藤红素

作为雷公藤提取分离的第一个单体成分,雷公藤红素属于五环三萜类物质,其具有良好的抗肿瘤活性[82,83],目前已成为研究热点。此外多种动物疾病模型也证实,雷公藤红素在抗炎与免疫抑制[84]、抗神经退行性疾病[85]领域均显示良好的药理活性。此外也具有不可忽视的毒性作用,且在雷公藤根皮、茎皮中含量很高。

近些年的研究发现雷公藤红素对斑马鱼胚胎具有一定的心脏毒性,王思锋等[86]选取了发育48 h的斑马鱼胚胎为模型,以不同浓度的雷公藤红素进行处理,结果发现雷公藤红素浓度越高,作用时间越长,胚胎心脏的中毒症状更明显,而且心率值也有所降低。Wang Sifeng等[87]同时也发现雷公藤红素会影响斑马鱼胚胎的正常发育,而更高浓度的雷公藤红素会使胚胎的孵化率显著降低,随着暴露时间的增长,可以在幸存的斑马鱼心包囊中观察到严重的水肿[87]。

微摩尔级浓度的雷公藤红素对多种细胞呈现毒性[88],能抑制细胞的增殖、迁移,同时也可诱导细胞凋亡[89],在其抗肿瘤的同时也部分地揭示它的毒性机制。雷公藤红素也存在对造血系统的损伤,其会显著地影响骨髓、脾脏等中的B淋巴细胞和红细胞[90]。此外,雷公藤红素会抑制尿苷二磷酸葡萄糖醛酸转移酶(UGT1A6和UGT2B7)的活性,当与其他药物联合用药时,应警惕其不良反应的发生[91]。

二、其他

去甲泽拉木醛(demethylzeylasteral)是雷公藤中去甲基木栓烷型三萜类化合物,研究发现其能抑制精原细胞中的钙离子流和精子顶体反应,从而产生生殖毒性[92]。

第三节　雷公藤生物碱类成分的毒理作用

雷公藤物碱类包括雷公藤碱、雷公藤次碱、雷公藤宁碱等,其既是有效成分又是毒性成分,其毒性大小次于二萜类化合物。雷公藤作为我国民间著名的杀虫植物之一,很早就用于防治多种害虫。作为药物,雷公藤生物碱及其制剂对关节炎的消肿、止痛作用明显[93];同时具有抗炎、镇痛的效果,且具有剂量依赖性。有实验[94]指出雷公藤总生物碱的半数致死量仅是有效治疗量的5~10倍,在具有抗炎作用过的同时也存在一定的毒性。主要可引起肝脏损伤,并可破坏红细胞,导致进行性贫血,甚至诱发肾小管缺氧性损害和导致严重营养不良性改变,对生殖系统也有较强的毒性[60]。

有研究[95]指出80 mg/kg雷公藤春碱和雷公藤新碱对免疫功能的影响与10 mg/kg环磷

酰胺相似,对非特异性免疫功能也有影响。

吴春敏等[96]对8种雷公藤单体免疫抑制活性的筛选过程中发现,雷公藤碱戊、雷公藤晋碱、雷公藤次碱、雷公藤碱这4种生物碱对Con A、LPS诱导的T、B淋巴细胞增殖无抑制作用,未能计算出IC$_{50}$值。

在使用雷公藤碱戊进行的细胞毒性试验中,在其10倍的最适浓度下对细胞仍无直接的细胞毒性作用[97],结果表明雷公藤生物碱单体具有较小的毒性作用。

第四节　总结与展望

雷公藤作为临床治疗效果显著的传统中草药,临床应用十分广泛,但因其严重的不良反应,尤其是严重的肝、肾毒性[39],制约着雷公藤相关制剂的临床应用。药物存在毒性并不意味着不能使用,而是要在科学理论的指导下合理使用。随着众多国内外学者对雷公藤及其主要成分的毒性机制不断进行深入探究,减毒增效成为其主要目标和研究方向。从传统的炮制、配伍减毒,到结构修饰和剂型改良[98],再到生物技术与高分子技术的应用,都在一定程度上最大限度地降低雷公藤的毒性,减少雷公藤在治疗相关疾病过程中所出现的不良反应,并增加其疗效[99]。随着科技的进步和研究的深入,雷公藤的毒性机制会逐步明确,也会给减毒增效带来新的思路和进展。

参 考 文 献

[1] 任春晓.雷公藤的药理基础及其制剂的研究进展[J].黑龙江医药,2010,23(2):160-162.
[2] 黄妮,刘钟颖,张珍花,等.雷公藤中毒原因及减毒方法文献分析[J].亚太传统医学,2016,12(21):48-51.
[3] 高丽,白赞,柴智,等.雷公藤毒性反应研究进展[J].中国中医药信息杂志,2012,19(4):107-110.
[4] 贾歌,刘畅,庞晶瑶,等.雷公藤肝毒性化学成分、毒性机制及减毒方法研究进展[J].中国药房,2016,27(13):1857-1861.
[5] 虞海燕,秦万章.雷公藤活性单体的筛选及毒性研究[J].浙江中医学院学报,2000,24(2):70-82.
[6] 刘雪梅,刘志宏,张晶,等.雷公藤临床应用及不良反应的研究进展[J].药学实践杂志,2015,33(2):110-113.
[7] 刘为萍,刘素香,唐慧珠,等.雷公藤研究新进展[J].中草药,2010,41(7):1215-1218.
[8] Wynn T A. Cellular and molecular mechanisms of fibrosis[J]. Journal of Pathology, 2008, 214(2): 199, 210.
[9] 言枫,刘嘉,陈昊,等.雷公藤甲素肝毒性及减毒对策研究进展[J].河南中医,2014,34(6):1177,1178.
[10] 李建友,夏素霞,宋少江.雷公藤二萜类化学成分及在研新药的研究进展[J].沈阳药科大学学报,2012,29(11):901-908.
[11] 骆永伟,施畅,原野,等.雷公藤甲素的毒理学研究进展[J].毒理学杂志,2008,23(1):74-77.
[12] Titov D V, Gilman B, He Q L, et al. XPB, a subunit of TFIIH, is a target of the natural product triptolide

　　　　[J]. Nature Chemical Biology, 2011, 7(3): 182-188.

[13] Wan Y G, Zhao Q, Sun W, et al. Contrasting dose-effects of multi-glycoside of *Tripterygium wilfordii* Hook f. on glomerular inflammation and hepatic damage in two types of anti-thy1. 1 glomerulonephritis [J]. Journal of Pharmacological Sciences, 2012, 118(4): 433-446.

[14] Wan Y G, Sun W, Zhen Y J, et al. Multi-glycoside of *Tripterygium wilfordii* Hook f. reduces proteinuria through improving podocyte slit diaphragm dysfunction in anti-thy1. 1 glomerulonephritis[J]. Journal of Ethnopharmacology, 2011, 136(2): 322, 333.

[15] 吴娜, 刘星雨, 王笃军, 等.雷公藤内酯醇对C57BL/6小鼠亚慢性毒性作用的研究[J].中成药,2014, 36(5): 904-908.

[16] 滕光菊, 梁庆升, 孙颖, 等.165例中草药导致药物性肝损害临床特征及病理分析[J].中华中医药学刊,2014,32(4): 913-916.

[17] 张亚敏, 林文津, 徐小妹, 等.不同浓度雷公藤甲素肝损伤大鼠模型初步研究[J].中国医学导报, 2016,13(19): 7-9.

[18] Arum C J, Anderssen E, Tommeras K, et al. Gene expression profiling and pathway analysis of superficial bladder cancer in rats[J]. Urology, 2010, 75(3): 742-749.

[19] 张伟霞, 李娟, 陈禾凤, 等.姜黄素对雷公藤甲素肝损伤的保护作用[J].药学与临床研究, 2016, 24 (5): 357-360.

[20] 张伟霞, 陈轶倩, 陈冰, 等.京尼平苷对雷公藤甲素肝损伤的保护作用[J].中药药理与临床, 2014, 30 (3): 69-73.

[21] Li J, Shen F, Guan C, et al. Activation of Nrf2 Protects against Triptolide-Induced Hepatotoxicity[J]. Plos One, 2014, 9(7): e100685.

[22] Ni B, Zhu T, Jiang Z, et al. In vitro and in silico approaches for analyzing the toxicological effect of triptolide on cx43 in sertoli cells[J]. Toxicol Mech Methods, 2008, 18(9): 717-724.

[23] 马嘉, 吴新安, 李蔚, 等.雷公藤甲素对肝细胞增殖和凋亡的影响[J].中国方剂学杂志, 2012, 18 (24): 283-287.

[24] Chan S F, Chen Y Y, Lin J J, et al. Triptolide induced cell death through apoptosis and autophagy in murine leukemia WEHI-3 cells in vitro and promoting immune responses in WEHI-3 generated leukemia mice in vivo[J]. Environmental Toxicology, 2017, 32(2): 550-568.

[25] Fu Q, Jiang Z Z, Zhang L Y. Impairment of triptolide on liver mitochondria in isolated liver mitochondria and HL7702 cell line[J]. Chinese Journal of Integrative Medicine, 2013, 19(9): 683-688.

[26] Fu Q, Huang X, Shu B, et al. Inhibition of mitochondrial respiratory chain is involved in triptolide-induced liver injury[J]. Fitoterapia, 2011, 82(8): 1241-1248.

[27] 温韬, 任锋, 刘焱, 等.急性肝损伤大鼠肝脏Fas和FasL的表达及其意义[J].中国危重病急救医学, 2006,18(7): 417-420.

[28] 刘冬舟, 褚爱春, 齐晖, 等.雷公藤内酯醇诱导T淋巴细胞凋亡时Fas/FasL的表达[J].实用医学杂志, 2008,24(8): 1295-1297.

[29] Yu S J, Jiang R, Mazzu Y Z, et al. Epigallocatechin-3-gallate prevents triptolide-Induced hepatic injury by restoring the Th17/Treg balance in mice[J]. The American Journal of Chinese Medicine, 2016, 44(6): 1221-1236.

[30] Wang X, Jiang Z, Cao W, et al. Th17/Treg imbalance in triptolide-induced liver injury[J]. Fitoterapia, 2014, 93(3): 245-251.

[31] Wang X, Jiang Z, Xing M, et al. Interleukin-17 mediates triptolide-induced liver injury in mice[J]. Food and Chemical Toxicology, 2014, 71(9): 33-41.

［32］ Xue M, Jiang Z Z, Wu T, et al. Anti-inflammatory effects and hepatotoxicity of tripterygium-loaded solid lipid nanoparticles on adjuvant-induced arthritis in rats［J］. Phytomedicine: International Journal of Phytotherapy and Phytopharmacology, 2012, 19(11): 998-1006.

［33］ Tai T, Huang X, Su Y, et al. Glycyrrhizin accelerates the metabolism of triptolide through induction of CYP3A in rats［J］. Journal of Ethnopharmacology, 2014, 152(2): 358-363.

［34］ Shen G, Zhuang X, Xiao W, et al. Role of CYP3A in regulating hepatic clearance and hepatotoxicity of triptolide in rat liver microsomes and sandwich-cultured hepatocytes［J］. Food and Chemical Toxicology: an International Journal Published for the British Industrial Biological Research Association, 2014, 71(9): 90-96.

［35］ Xue X, Gong L, Qi X, et al. Knockout of hepatic P450 reductase aggravates triptolide-induced toxicity ［J］. Toxicology Letters, 2011, 205(1): 47-54.

［36］ Zhang H, Ya G, Rui H. Inhibitory effects of triptolide on human liver cytochrome P450 enzymes and P-glycoprotein［J］. European Journal of Drug Metabolism and Pharmacokinetics, 2017, 42(1): 89-98.

［37］ Liu X, Xue X, Gong L, et al. 1H NMR-based metabolomic analysis of triptolide-induced toxicity in liver-specific cytochrome P450 reductase knockout mice［J］. Metabolomics, 2012, 8(5): 907-918.

［38］ 姚金成, 刘颖, 胡领, 等. 雷公藤甲素对人肝细胞L-02肝药酶活性的影响［J］. 中国医院药学杂志, 2012, 32(20): 1597-1600.

［39］ Li X X, Du F Y, Liu H X, et al. Investigation of the active components in *Tripterygium wilfordii* leading to its acute hepatotoxicty and nephrotoxicity［J］. Journal of ethnopharmacology, 2015, 162(3): 238-243.

［40］ 刘良, 王战勇, 黄光照, 等. 雷公藤甲素亚慢性中毒对昆明种小鼠肾脏及睾丸的影响［J］. 同济医科大学学报, 2001, 30(3): 214-217.

［41］ 李建新, 华嘉, 何翠翠. 中药毒性的代谢组学研究（Ⅰ）: 雷公藤甲素的肾脏毒性［J］. 亚太传统医药, 2007, 3(7): 41-45.

［42］ 阮浩澜, 陈琪, 黎旸, 等. 基于狗肾小管上皮细胞的雷公藤甲素体外肾毒性研究［J］. 中国药师, 2015, 18(1): 1-4.

［43］ Shu B, Duan W, Yao J, et al. Caspase 3 is involved in the apoptosis induced by triptolide in HK-2 cells［J］. Toxicology in Vitro: an International Journal Published in Association with BIBRA, 2009, 23(4): 598-602.

［44］ 朱建华, 胡永良, 张武, 等. 雷公藤甲素对大鼠下丘脑-垂体-肾上腺轴的影响［J］. 法医学杂志, 2010, 26(4): 260-265.

［45］ Sun L, Li H, Huang X, et al. Triptolide alters barrier function in renal proximal tubular cells in rats［J］. Toxicology Letters, 2013, 223(1): 96-102.

［46］ 杨帆, 卓莘, 李上勋, 等. 雷公藤甲素诱发大鼠急性肾损伤的机制［J］. 中国中医药杂志, 2011, 36(16): 2281-2284.

［47］ Yang F, Ren L, Zhuo L, et al. Involvement of oxidative stress in the mechanism of triptolide-induced acute nephrotoxicity in rats［J］. Experimental and Toxicologic Pathology: Official Journal of the Gesellschaft fur Toxikologische Pathologie, 2012, 64(7-8): 905-911.

［48］ 舒斌, 黄啸, 张陆勇, 等. 雷公藤甲素亚急性中毒对Wistar大鼠的肾脏毒性作用［J］. 云南中医学院学报, 2009, 32(5): 28-32.

［49］ Yang F, Zhuo L, Ananda S, et al. Role of reactive oxygen species in triptolide-induced apoptosis of renal tubular cells and renal injury in rats［J］. Journal of Huazhong University of Science and Technology Medical sciences, 2011, 31(3): 335-341.

［50］ Qu L, Qu F, Jia Z, et al. Integrated targeted sphingolipidomics and transcriptomics reveal abnormal sphingolipid metabolism as a novel mechanism of the hepatotoxicity and nephrotoxicity of triptolide［J］. Journal of Ethnopharmacology, 2015, 170: 28-38.

［51］ 李瑛，陈军，刘伏友.对雷公藤毒副作用的认识［J］.湖南中医学院学报，2005，25（5）：62－64.

［52］ 王贝，江振洲，张陆勇.雷公藤甲素毒性及减毒的研究进展［J］.药物评价研究，2012，35（3）：211－215.

［53］ 王菡，黄光照，郑娜，等.雷公藤甲素急性中毒对大鼠心肌的损伤［J］.中国药理学与毒理学杂志，2010，24（6）：460－465.

［54］ 李华，邱云良，李昊，等.雷公藤甲素对新生大鼠心肌细胞搏动的影响［J］.世界临床药物，2011，32（12）：727－730.

［55］ 张武，朱建华，关伟.雷公藤甲素对大鼠心肌毒性的实验病理学研究［J］.医学研究杂志，2010，39（6）：67，68.

［56］ 苏映雪，姚向超，吕迅羽，等.雷公藤甲素防治脉络膜新生血管形成的研究进展［J］.临床药物治疗杂志，2016，14（6）：6－10.

［57］ 关伟，戴清保，胡永良，等.雷公藤甲素对大鼠心肌毒性的时间节律性研究［J］.皖南医学学报，2010，29（1）：18－21.

［58］ Zhou J, Xi C, Wang W, et al. Triptolide-induced oxidative stress involved with Nrf2 contribute to cardiomyocyte apoptosis through mitochondrial dependent pathways［J］. Toxicology Letters, 2014, 230(3): 454－466.

［59］ 李原丽，覃筱芸.雷公藤294例不良反应的文献调查与分析［J］.山西医药杂志，2011，40（1）：88－90.

［60］ 冯群，栾永福，孙蓉.基于功效和物质基础的雷公藤毒性研究进展［J］.中国药物警戒，2013，10（2）：88－92.

［61］ 郗一兵，夏瑶宾，郑殿.雷公藤生殖毒性研究现状［J］.内蒙古中医药，2011，21：126－128.

［62］ Ni B, Jiang Z, Huang X, et al. Male reproductive toxicity and toxicokinetics of triptolide in rats［J］. Immunomodulators · Immunostimulants · Immunosuppressants, 2008, 58(12): 673－680.

［63］ Li C, Xing G, Maeda K, et al. Role of breast cancer resistance protein (Bcrp/Abcg2) in triptolide-induced testis toxicity［J］. Toxicology Research, 2015, 4(5): 1260－1268.

［64］ 吴建元，肖玉玲，丁虹，等.雷公藤片对小鼠睾丸组织的毒性作用及其分子机制研究［J］.中药材，2005，28（3）：207－210.

［65］ 黄郑隽，阙慧卿，彭华毅，等.雷公藤内酯醇对雄性大鼠的生殖毒性及其机制研究［J］.中国中药杂志，2015，40（23）：4655－4659.

［66］ Singla N, Challana S. Reproductive toxicity of triptolide in male house rat, rattus rattus［J］. The Scientific World Journal, 2014, 2014: 879405.

［67］ 张俊鹏，张宝婵，李瑞明，等.雷公藤甲素对大鼠睾丸和附睾的影响［J］.中成药，2014，36（11）：2258－2260.

［68］ 莫玉洁，朱建华.雷公藤甲素抗雄性生育作用研究进展［J］.科技信息，2013，（2）：503－506.

［69］ 李凡，彭弋峰.雷公藤甲素致雄性生殖功能损害研究进展［J］.生殖与避孕，2008，28（9）：571－575.

［70］ 黄郑隽，阙慧卿，朱惠，等.雷公藤甲素对生殖系统毒性的研究进展［J］.药物评价研究，2013，36（3）：224－227.

［71］ Liu J, Jiang Z, Liu L, et al. Triptolide induces adverse effect on reproductive parameters of female Sprague-Dawley rats［J］. Drug and chemical toxicology, 2011, 34(1): 1－7.

［72］ 曾又佳，孙惠力，徐缘钊，等.颗粒细胞凋亡在雷公藤甲素诱导卵巢损伤中的作用［J］.广东医学，2014，35（7）：969－973.

［73］ 曾又佳，李顺民.白藜芦醇拮抗雷公藤甲素卵巢毒性实验研究［J］.新中医，2014，46（8）：172－174.

［74］ Liu L, Jiang Z Z, Liu J, et al. Sex differences in subacute toxicity and hepatic microsomal metabolism of triptolide in rats［J］. Toxicology, 2010, 271(1－2): 57－63.

［75］ 吴霞，王忠震，林兵，等.雷公藤毒性作用机制研究进展［J］.中国医院药学杂志，2015，35（16）：1519－1523.

［76］ 周玲贞，顾江红.雷公藤对女性生殖系统的毒副作用及解毒方法研究进展［J］.甘肃中医，2011，24

（2）：75-77.

［77］ Kong LL, Zhuang XM, Yang HY, et al. Inhibition of P-glycoprotein Gene Expression and Function Enhances Triptolide-induced Hepatotoxicity in Mice［J］. Sci Rep, 2015, 5: 11747.

［78］ 田逸君,郑怡文,朱玉平,等.雷公藤内酯醇的遗传毒性评价［J］.药学实践杂志,2016,34（3）：215-218.

［79］ 唐利宇,孟楣,张贺,等.基于雷公藤配伍前后雷公藤内酯酮含量变化探讨其减毒机制［J］.2016,23（8）：87-90.

［80］ 王岚,叶惟三,惠玲,等.雷公藤内酯酮的雄性抗生育作用及其作用机制［J］.中国医学科学院学报,2000,22（3）：223-226.

［81］ 高玉桂,王灵芝,王桂芬,等.雷公藤单体T4的一般毒性和致突变性实验研究［J］.卫生毒理学杂志,1996,10（4）：248-249.

［82］ Kannaiyan R, Shanmugam MK, Sethi G. Molecular targets of celastrol derived from thunder of god vine: potential role in the treatment of inflammatory disorders and cancer［J］. Cancer letters, 2011, 303(1): 9-20.

［83］ 胡凯,葛卫红.雷公藤红素药理活性研究进展［J］.亚太传统医药,2012,8（11）：179-181.

［84］ Venkatesha S H, Dudics S, Astry B, et al. Control of autoimmune inflammation by celastrol, a natural triterpenoid［J］. Pathogens and Disease, 2016, 74(6): 1-12.

［85］ Paris D, Ganey N J, Laporte V, et al. Reduction of β-amyloid pathology by celastrol in a transgenic mouse model of Alzheimer's disease［J］. Journal of Neuroinflammation, 2010, 7(17): 17.

［86］ 王思锋,刘可春,王希敏,等.雷公藤红素对斑马鱼胚胎心脏毒性的初步研究［J］.中国药理学通报,2009,25（5）：634-636.

［87］ Wang S, Liu K, Wang X, et al. Toxic effects of celastrol on embryonic development of zebrafish (*Danio rerio*)［J］. Drug and chemical toxicology, 2010, 34(1): 61-65.

［88］ 张登海,杨春欣,秦万章,等.雷公藤红素研究20年回顾［J］.第四次全国雷公藤学术会议,上海,2004.

［89］ Wang S, Ma K, Chen L, et al. TAZ promotes cell growth and inhibits celastrol-induced cell apoptosis［J］. Bioscience Reports, 2016, 36(5): e00386.

［90］ Kusy S, Ghosn E E B, Herzenberg L A, et al. Development of B cells and erythrocytes is specifically impaired by the drug celastrol in mice［J］. PLoS One, 2012, 7(14): e35733.

［91］ Zhang Y S, Tu Y Y, Gao X C, et al. Strong inhibition of celastrol towards UDP-glucuronosyl transferase (UGT) 1A6 and 2B7 indicating potential risk of UGT-based herb-drug interaction［J］. Molecules, 2012, 17(6): 6832-6839.

［92］ 薛璟,贾晓斌,谭晓斌,等.雷公藤化学成分及其毒性研究进展［J］.中国中医药杂志,2010,25（5）：726-733.

［93］ Zhang Y, Xu W, Li H, et al. Therapeutic effects of total alkaloids of *Tripterygium wilfordii* Hook f. on collagen-induced arthritis in rats［J］. Journal of Ethnopharmacology, 2013, 145(3): 699-705.

［94］ 褚克丹,陈立典,倪峰,等.雷公藤总生物碱的药效实验研究［J］.中国药理与临床,2011,27（1）：33-36.

［95］ 岗艳云,张正行.雷公藤及其单体的药理作用研究进展［J］.中国药科大学学报,1995,26（4）：252-256.

［96］ 钟丽芳,吴春敏.8种雷公藤单体免疫抑制活性的筛选［J］.福建中医药大学学报,2014,10（5）：28-31.

［97］ K. Yamada, Y. Shizuri, Y. Hirata. Isolation and structures of a new alkaloid alatarnine and an insecticidal alkaloid from euonymus alatus forma striatus(Thunb) makino［J］. Tetarhedorn, 1978, 9(47): 1915-1920.

［98］ 韩菁婕,柳芳,张相林,等.雷公藤主要活性成分的结构修饰及药理活性研究进展［J］.中国药房,2016,27（4）：560-562.

［99］ 陶玲,肖芳,朱卫丰,等.雷公藤减毒研究进展［J］.中国实验方剂学杂志,2017,23（5）：229-234.

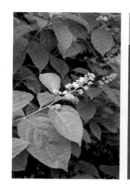

第三章
雷公藤甲素药代动力学

雷公藤甲素（TP）药代动力学从20世纪90年代中期开始研究，主要运用色谱分析技术研究纯品化合物在动物体内的经时过程及药代动力学的规律，本部分内容主要归纳了不同种属、不同剂量、不同给药方式下TP药代动力学特征、毒性机制及TP的减毒研究，以期为TP的临床应用提供依据。

第一节　雷公藤甲素的药代动力学研究

一、TP的药代动力学参数

邵凤[1]等用0.05 mg/kgTP对Beagle犬进行静脉注射，用0.05 mg/kg、0.08 mg/kg、0.1 mg/kgTP对Beagle犬进行灌胃给药，发现静注后消除相半衰期（$T_{1/2\beta}$）为（2.5±0.8）h，3个灌胃剂量组达峰时间（T_{max}），分布相半衰期（$T_{1/2\alpha}$）和$T_{1/2\beta}$无统计学差异。药时曲线下面积（AUC）和达峰浓度（C_{max}）与剂量之间线性相关。灌胃0.05 mg/kg后，TP在Beagle犬体内绝对生物利用度为（75±17）%。TP在Beagle犬体内消除较快，灌胃给药生物利用度较高。张军[2]等研究Beagle犬口服雷公藤片后血浆中TP的浓度时，发现Beagle犬单剂量口服雷公藤片（1片/kg体重，TP含量为每片33 μg）后，TP的主要药动学参数：C_{max}=（2.78±0.387）μg/L；T_{max}=（1.75±0.76）h；$T_{1/2}$=（2.59±0.60）h；CL=（2.768±0.606）L·kg^{-1}·h^{-1}；$AUC_{(0\sim9h)}$=（11.539±1.491）μg·L^{-1}·h；$AUC_{(0-\infty)}$=（13.185±1.686）μg·L^{-1}·h。结果表明TP在体内代谢过程符合一室模型，但其C_{max}和AUC比文献中口服TP纯品同等剂量要低。邵凤[3]等研究Beagle犬连续灌胃给药（0.05 mg/kg、0.08 mg/kg、0.1 mg/kg）和静脉注射给药（0.08 mg/kg）14 d后，第1天和第14天药动学的差异，发现TP给药后第1天和第14天，静脉注

作者：本章由张陆勇、江振洲、黄鑫编写。

射和口服药动学参数均有所变化，静脉注射 $AUC_{(0-\infty)}$ 从 145.86 增加到 276.24 ng·h·mL^{-1}，消除率（CL）从 548.45 降到 301.89 mL·h^{-1}·kg^{-1}；口服高剂量 $AUC_{(0-\infty)}$ 从 151.54 增加到 289.98 ng·h·mL^{-1}，C_{max} 从 44.49 增加到 75.26 ng/mL；口服中剂量 $AUC_{(0-\infty)}$ 从 37.78 增加到 61.65 ng·h·mL^{-1}，C_{max} 从 44.49 增加到 75.26 ng/mL；口服低剂量 $AUC_{(0-\infty)}$ 从 67.92 增加到 143.98 ng·h·mL^{-1}，C_{max} 从 24.05 增加到 38.07 ng/mL。平均驻留时间（MRT）、半衰期（$T_{1/2}$）延长。

大鼠尾静脉注射 TP（100 μg/kg、200 μg/kg、300 μg/kg）后在体内分布很快，三个剂量组的 $T_{1/2\alpha}$ 分别为 0.033 h、0.021 h、0.026 h；$T_{1/2\beta}$ 分别为 0.753 h、0.630 h、0.574 h，随剂量增加变化趋势不明显。AUC 随着剂量的增加而增加并呈现良好的线性关系，表明在研究的剂量范围内，TP 在大鼠体内的药代动力学行为是线性的[4]。雄性 SD 大鼠灌胃 TP 0.6 mg/kg、1.2 mg/kg、2.4 mg/kg 后，TP 血药浓度在 15 min 内即迅速达峰，$T_{1/2\beta}$ 为 16.81～21.70 min，表观分布容积（V）和 CL 分别约为 0.32 L/kg 和 0.06 L·min^{-1}·kg^{-1}。随着灌胃剂量的增加，C_{max} 分别为（254±47.34）μg/L、（446.65±112.86）μg/L、（537.33±143.34）μg/L。灌胃 0.6 mg/kg 后，绝对生物利用度为 72.08%[5]。郭舜民[6] 等观察大鼠单剂量静脉注射异硫氰酸基雷公藤内酯醇低、高剂量（4.25 mg/kg、8.50 mg/kg）后 TP 的药代动力学时，测得低、高剂量的药代动力学的主要参数：C_{max} 分别为（12.36±1.09）ng/mL、（55.74±21.20）ng/mL，T_{max} 均为（2.0±0.0）min，$T_{1/2}$ 分别为（12.82±2.41）h、（13.73±2.84）h，AUC_{0-t} 分别为（245.93±42.50）ng·min·mL^{-1}、（1034.45±471.76）ng·min·mL^{-1}。说明异硫氰酸基雷公藤内酯醇单次静脉注射剂量在 4.25～8.50 mg/kg 时 TP 的药代动力学表现出非线性消除特征。邓亚利[7] 等应用微透析联用高效液相色谱法研究青藤碱雷公藤甲素巴布剂的裸鼠在体透皮吸收过程时发现在青藤碱雷公藤甲素巴布剂中 TP 的达峰时间为 10 h，达峰浓度为 3.31 μg/mL。凌树森[8] 等研究发现 TP 经小鼠和大鼠单剂量单次灌胃给药，以及高、中、低三种剂量单次静脉注射给药后，其药代动力学研究结果表明，灌胃后的药-时曲线为开放二室模型，小鼠的胃肠吸收较大鼠快，T_{max} 分别为 0.687 h、1.037 h，体内消除较缓慢，$T_{1/2\beta}$ 约 58 h，三种剂量下的药-时曲线大体相似，呈开放三室模型，$T_{1/2\beta}$ 较灌胃略短，但小鼠在高剂量下 V、AUC 增大，CL 减少，$T_{1/2\beta}$ 延长，提示可能出现非线性动力学特征。管咏梅[9] 等在 SD 大鼠体内研究雷公藤微乳凝胶经皮给药系统中 TP 的药代动力学过程的主要药动学参数：$T_{1/2}$=（2.4±3.00）h，T_{max}=（6.7±1.63）h，C_{max}=（82.9±17.63）μg/L，与片剂比较，微乳凝胶达峰时间较长，但可维持较长时间平稳的血药浓度；微乳凝胶和片剂的 AUC 分别为（2 595.3±551.15）h·μg·L^{-1}、（209.9±25.34）h·μg·L^{-1}，两者有极显著差异，提示雷公藤经皮给药后 TP 能在大鼠体内快速吸收，血药浓度平稳持久，雷公藤经皮给药具有合理性。吴建元[10] 研究发现雄性 SD 大鼠腹腔给药（0.737 mg/kg）后主要的药动学参数为：$T_{1/2}$=1.37 h，$T_{1/2\alpha}$=1.15 h，$T_{1/2\beta}$=19.15 h，AUC=3.48 μg·h·mL^{-1}，CL=8.18 mL/h，说明大鼠腹腔注射 TP 后吸收、分布较快，但体内消除较慢。陈昊[11] 在大鼠体内灌胃给予 TP（200 μg/kg），相应的药代动力学参数：T_{max}=（10.00±2.67）min，$T_{1/2}$=（221.50±73.00）min，C_{max}=（4.30±0.67）μg/L，$AUC_{(0-tn)}$=（294.63±18.21）μg·L^{-1}·min，$AUC_{(0-\infty)}$=（440.25±100.64）μg·L^{-1}·min，

$MRT_{(0-tn)}=(79.75 \pm 4.01) \min$，$CL=(0.32 \pm 012) \min/kg$，$V=(43.39 \pm 7.97) L/kg$。

李颖[12]等在3名RA患者体内测定TP血清浓度并研究其药动学，3名RA患者口服雷公藤多苷片药物治疗至少1个月，每次20 mg，每日3次，于服药前及服药后0.5 h、1.0 h、2.0 h、4.0 h、6.0 h、8.0 h、10.0 h、12.0 h测定血清中TP的浓度，发现TP药动学过程符合权重为1的二室模型。主要药动学参数$C_{max}=(159.97 \pm 42.43) ng/mL$，$T_{max}=(1.33 \pm 0.58) h$，$T_{1/2\alpha}=(6.573 \pm 3.05) h$，$T_{1/2\beta}=(7.51 \pm 2.26) h$，$V=(0.07 \pm 0.001) L/kg$，$CL=(0.01 \pm 0.002) L \cdot kg^{-1} \cdot h^{-1}$，$AUC_{0-12 h}=(1131.12 \pm 89.20) mg \cdot h \cdot L^{-1}$。说明TP在人体内吸收迅速，代谢排泄等存在个体差异。

二、TP的药代动力学特征

（一）TP的吸收特征

Gong Xiaomei[13]等对雄性SD大鼠灌胃给予TP 1 mg/kg，研究发现TP的绝对生物利用度为63.9%，且P-糖蛋白（P-glycoprotein，P-gp）可能参与了TP在肠道内的吸收。

采用大鼠在体肠灌流实验研究吸收部位和药物浓度对TP吸收的影响。研究表明TP灌流液在各肠段的有效渗透系数和10 cm肠段吸收百分比依次为十二指肠＞结肠＞空肠＞回肠，各肠段之间无显著性差异。不同质量浓度（4～20 μmol/L）的TP在肠道内的吸收无显著性差异。这说明TP在大鼠肠道内有较好的肠吸收，对肠段无明显的吸收部位选择性，一定范围内的药物浓度对TP的有效渗透系数和10 cm肠段吸收百分比无影响，初步判断其吸收机制为被动扩散[14, 15]。

李爱群[16]等应用昆明种小鼠进行体外透皮促渗实验，结果表明7 h TP的累积透皮吸收百分率为28%，提示TP的透皮吸收符合Fick's扩散定律。另有文献报道TP生物贴中的TP在24 h内以一级动力学经皮渗透，累积渗透量为2.057 3 μg/cm²。说明TP生物贴中TP的体外透皮吸收效果优于文献中报道的巴布剂[17]。

（二）TP的分布特征

黄秀旺[18]等通过尾静脉注射给予大鼠TP（200 μg/kg）后测定各组织中药物的含量，结果表明给药后TP在体内分布快且广泛，以肺、肝、肾中分布较高，消除也快，且可穿越血脑屏障和血睾屏障分布到脑和睾丸中。Xue Mei[19]等在大鼠体内研究TP-SLN（450 μg/kg）和TP单体（450 μg/kg）灌胃给药时的TP分布差异，发现TP-SLN给药组肺脏和脾脏中TP浓度升高，而血浆、肝脏、肾脏和睾丸中的TP浓度趋于降低。在多个时间点，TP-SLN给药组睾丸组织TP浓度低于TP单体给药组，说明TP-SLN给药组生殖毒性降低。凌树森[20]等研究发现TP在大鼠体内口服和静脉注射时，在体内的分布速率大体相似，均以肝中浓度为最高，依次为脾、肺、肾、肠、心和脑，体内消除较缓慢。血浆蛋白结合率为64.7%。

刘萍霞[21]等研究抗肿瘤化合物MC002的活性代谢产物TP在大鼠体内的药代动力学与组织分布时发现，SD大鼠静脉注射给予MC002 0.75 mg/kg后，活性代谢产物TP在组织分布广泛，甚至可分布到脑和睾丸等组织，测得各组织中TP均在5 min达到最大值，30 min后显著下降。其中全血中含量最高，心、肝、脾、肾、胃和脂肪组织含量也较高。药物分布到体内各个组织后消除也较快，不会在组织中发生蓄积。Li Xue[22]等在小鼠体内研究雷公藤甲素脂质乳剂（TP-LE）与雷公藤甲素单体（TP）尾静脉注射给药后TP组织分布和在胰腺内的积累，发现TP-LE给药组TP优先在胰腺中积累且停留时间长。与TP给药组相比，TP-LE给药组胰腺中TP的AUC$_{0\sim60min}$是TP给药组的2.19倍，表明TP-LE给药后可以提高TP在胰腺中的分布和积累。此外，心、肺、肾中TP-LE的浓度低于TP组，表明TP-LE的毒性可能降低。TP-LE可能成为治疗胰腺癌的一种非常有前景的药物。

（三）TP的代谢特征

TP在体内代谢速度很快，通过比较口服和静脉注射两种给药方式发现，5 min内可以在血浆中检测到代谢物，表明TP的代谢转化速度在两种给药方式下都很快[23]。TP在大鼠肝微粒体中代谢主要由CYP3A介导，其次由CYP2C和CYP2B介导，此外，TP在人体肝脏中的代谢主要由CYP3A4和CYP2C19介导，其中CYP3A4是TP羟基化的主要代谢酶。地塞米松、苯巴比妥、β-萘黄酮、吡啶等CYP酶诱导剂能促进TP在肝脏的代谢，而酮康唑、奎尼丁、呋拉茶碱、毛果芸香碱等CYP酶抑制剂能抑制TP在肝脏的代谢[24]。TP在小鼠肝、肾、血浆中的Ⅰ相代谢反应主要包括单羟基化、二羟基化、三羟基化、脱氨、水解，以及同时发生多种代谢反应，包括水解加单羟基化、脱氢加单羟基化、脱氢加二羟基化、脱氨加三羟基化；TP的Ⅱ相代谢产物主要为GSH、半胱氨酸、谷氨酸结合产物[25]。大鼠灌胃给予TP与雷公藤红素混合液，在尿样中检测到了TP的3种代谢产物，推测分别为其单羟基化代谢产物、环氧化物水解开环代谢产物及GSH结合物，在粪中则检测到1种代谢产物，推测为TP的另一单羟基化代谢产物[26]。Li Wangliang[27]等研究了人肝微粒体中细胞色素P450（CYP450）酶系对TP的代谢作用，发现TP在人肝微粒体中被转化为3种代谢产物，且均为TP的单羟基化代谢物。刘建群[28,29]等研究配伍甘草后TP在大鼠体内的代谢产物，在大鼠尿液中发现TP代谢产物4个，均为羟基化产物，分别为一羟基化TP（M1，M2，376Da），一羟基一羧基化TP（M3，M4，390Da），说明氧化代谢产物为TP的主要代谢产物，氧化代谢可能为TP的解毒途径。

性别也是影响TP代谢差异的因素之一，Liu Li[30]等研究发现雄性SD大鼠对TP的代谢速率显著高于雌性大鼠，提示雄性SD大鼠体内某一种特异性的P450酶参与了TP的代谢。进一步研究表明TP在雄性大鼠体内代谢快、毒性小的原因可能为CYP3A2在雄性大鼠肝脏的特异性表达。用谷氨酸钠（monosodium glutamate，MSG）处理新生期大鼠，MSG对雌鼠体内的CYP3A2表达及酶活性无显著影响，但使雄性大鼠肝脏内CYP3A2的高度表达降为痕量表达，发现在MSG处理的大鼠体内，TP的代谢几乎不存在性别差异[31]。刘萍霞[32]等研究雷公藤内酯醇前药MC002在雌雄大鼠体内代谢的差异，发现MC002在大鼠体内迅速转化为活性代谢产物TP，TP在大鼠体内代谢呈现出较明显的性别差异，总体表现为雌性大鼠血中药物暴露量高、代谢慢。雌雄大鼠组织中药物浓度变化趋势无明显差别。

刘萍霞[33]等研究TP与不同种属血浆蛋白结合率时发现同浓度的TP与犬血浆结合率最高，而TP和大鼠的血浆蛋白结合率与TP和人血浆蛋白结合率之间无统计学差异。各种属血浆蛋白结合率与药物浓度无明显依赖关系。人血浆较低的结合率可能降低临床上TP与其他药物联用后因蛋白结合因素而引发的药物相互作用和不良反应的发生。

顾一煌[34]等研究针刺对TP在佐剂性关节炎大鼠体内代谢的影响，发现单纯TP组大鼠体内药物代谢无差别，针刺组峰血药浓度升高，达峰时间提前与单纯组比较有明显差异。血药浓度下降较慢，尤以药后1 h针刺较为明显，提示由于针刺作用，TP在体内吸收和代谢可能发生了变化，临床针药并用时，必须考虑针刺对某些药物的代谢可能产生的影响。李守栋[35]等研究艾灸对TP在佐剂性关节炎大鼠体内代谢的影响，发现艾灸后TP在大鼠体内的吸收率即刻得到提高，说明由于艾灸的作用TP在体内的吸收和代谢可能也发生了变化。因此，在艾灸与药物并用时应考虑给药的量，以防止引起药物在体内的积蓄。

（四）TP的排泄特征

雄性大鼠灌胃给予TP（1.2 mg/kg）后药物消除速度快，在尿液、粪及胆汁中仅可检测到＜1%的原药，在组织中没有蓄积[36]。大鼠口服给予TP0.6 mg/kg、1.2 mg/kg、2.4 mg/kg，消除半衰期为16.81～21.70 min，给药48 h，TP原形药物在胆汁、尿液、血浆中不足1%，给药4 h后组织和血浆中已经检测不到TP，说明TP在体内消除迅速[37]。SD大鼠单次灌胃给予[³H]TP，收集168 h的尿液和粪便，胆管插管收集24 h的胆汁，研究发现[³H]TP主要分泌到胆汁中，并从粪便中以代谢物的形式排泄[38]。

第二节　雷公藤甲素的毒性研究

一、基于转运体改变的TP的毒性研究

雄性ICR小鼠单次灌胃给予TP（1 mg/kg）24 h后，TP组有机阴离子转运多肽2（Organic anion transporting polypeptide，Oatp2）的表达较空白对照组显著升高，而多药耐药相关蛋白2（multidrug resistance proteins，Mrp2）的表达较对照组显著下降。与空白对照组相比，TP组肝重指数显著增加，部分血清生化指标显著上升且肝细胞发生核碎裂和脂肪变性，提示TP可能通过上调肝细胞膜转运体Oatp2和下调Mrp2来扰乱肝内胆红素和胆汁酸代谢排泄平衡，可能是TP诱导肝损伤的原因之一[39]。Kong Linglei[40]等研究发现TP是P-gp底物，当TP与P-gp抑制剂联合用于小鼠体内时，出现肝毒性的症状，提示当TP与临床上P-gp抑制剂或底物合用时，要防范药物相互作用发生的风险。Zhuang Xiaomei[41]等用三明治大鼠肝细

胞模型评估 P-gp 在 TP 诱导的肝损伤中的作用时发现，用 P-gp 诱导剂苯巴比妥处理大鼠肝细胞，发现 TP 的胆汁清除率显著增加，提示增强 P-gp 的表达或活性可能缓解 TP 诱导的肝损伤。

Li Chunzhu[42]等用 TP 灌胃给予雄性小鼠时发现，睾丸组织中 TP 的积累量显著增加，诱导睾丸损伤，TP 是乳腺癌耐药蛋白（breast cancer resistance protein，Bcrp）的底物，用相同剂量的 TP 处理 Bcrp 基因敲除的小鼠，发现睾丸损伤加重，提示 Bcrp 参与了 TP 诱发的生殖毒性。

二、基于代谢异常的 TP 的毒性研究

（一）基于代谢异常的 TP 的肝脏毒性研究

姚金成[43]等研究 TP 对人肝细胞肝药酶活性的影响时发现，TP 对肝细胞有损伤作用，能够诱导细胞中 CYP3A 酶表达减弱，CYP2E 酶表达增强。而 CYP3A 酶在成人肝脏中占 CYP450 酶总含量的 25%，其表达减弱从而使 TP 代谢减弱进而在肝脏中蓄积，引发肝毒性。Zhang Hanhua[44]等在人肝微粒体中研究 TP 对 P450 酶的抑制作用，结果表明 TP 能够抑制 CYP1A2 和 CYP3A4 的活性，IC_{50} 值分别为 14.18 μM 和 8.36 μM。酶动力学研究表明，TP 既是 CYP1A2 的非竞争性抑制剂，也是 CYP3A4 的竞争性抑制剂。CYP1A2 和 CYP3A4 均是 TP 的代谢酶，其受到抑制可能是产生肝脏毒性的原因之一。

用 TP 处理大鼠肝微粒体和大鼠肝细胞，发现 TP 对 CYP3A 的抑制作用具有时间和浓度依赖性。当添加 CYP3A 抑制剂和诱导剂时，CYP3A 的酶活性和肝毒性发生显著变化。酶诱导剂能显著增加 CYP3A 活性，降低 TP 的代谢半衰期，降低肝毒性，而酶抑制剂具有相反的作用[45,46]。马小红[47]等研究 TP 对大鼠肝微粒体中主要 CYP450 酶活性的影响，发现 TP 对 CYP2C、CYP3A、CYP1A2 和 CYP2E1 的 IC_{50} 分别为 > 50 μmol/L、> 50 μmol/L、43 μmol/L 和 14 μmol/L，提示 TP 对 CYP2C 和 CYP3A 活性无显著影响，对 CYP1A2 活性有一定抑制作用，对 CYP2E1 活性有较强的抑制作用。这可能是 TP 诱导产生肝毒性的机制之一。

研究发现单次灌胃 TP 对肝药酶活性及 CYP2E1、CYP3A 蛋白表达基本无影响；长期给予 TP（450 μg/kg，14 d）能轻度升高 CYP2E1 蛋白表达，显著降低 CYP3A 蛋白表达。实验提示临床长期给药时要注意肝药酶活性和表达的改变产生的肝毒性[48]。王笃军[49]等在小鼠体内研究发现肝外组织 P450 酶代谢不是雷公藤内酯醇产生毒性的关键因素，降低雷公藤内酯醇所产生的毒性主要关注在肝脏中 P450 酶的活性。邵风[50]等应用气相色谱-飞行时间质谱技术研究 TP 在 SD 大鼠体内的急性毒性，发现灌胃给予 TP 后尿液中的苹果酸、枸橼酸、牛磺酸、谷氨酸、苏氨酸及软脂酸等发生明显改变。这提示与 TP 毒性相关，为潜在的毒性标志物。进而提示 TP 对肝脏的毒性机制可能与大鼠肝脏线粒体受损，影响三羧酸循环、氨基酸代谢及脂质代谢有关。蔡瑜[51]在大鼠体内研究基于质谱的 TP 肝脏毒性的代谢组学研究，发现 TP 导致肝毒性与大鼠机体胆酸代谢、磷脂代谢、能量代谢和脂质代谢密切相关。

（二）基于代谢异常的TP的肾脏毒性研究

李建新[52]等利用基于核磁共振的代谢组学方法探讨TP口服给药对大鼠尿液内源性代谢产物的影响，发现给药后尿样中甘氨酸、醋酸盐、甜菜碱及丙酮水平显著上升，分别显示首先是肾脏皮层S1段受损伤，然后肾乳头受损伤，最后肾脏皮层S3段受到损伤。提示大鼠尿液的代谢物谱与TP对肾脏造成损害作用密切相关。杨帆[53]发现给予大鼠腹腔注射1 mg/kg或2 mg/kg的TP，可在短时间内对大鼠肾脏造成严重损伤，肾组织中SOD与GSH-Px活性明显降低，而活性氧与MDA含量则明显升高，且均与肾脏损伤程度密切相关。李新秀[54]研究发现TP所致肾毒性主要表现为血清尿素氮、肌酐值升高。

（三）基于代谢异常的TP的生殖毒性研究

张晶璇[55]等探讨TP对体外原代培养SD大鼠睾丸支持细胞和生精细胞增殖的影响及其广谱钙黏附蛋白的表达，发现TP浓度 ≥ 10 μg/L时对混合培养细胞（主要为生精细胞），≥ 100 μg/L时对单纯培养支持细胞的增殖有明显抑制作用，均呈剂量依赖性。IC_{50}分别为1.22 mg/L和28.15 mg/L。TP低浓度即可抑制生精细胞增殖，而高浓度才能抑制支持细胞增殖，其细胞毒耐受性两者差异很大。睾丸毒性产生的原因可能与生精细胞的广谱钙黏附蛋白的表达上调有关。林元藻[56]等研究TP对大鼠睾丸组织代谢的影响，用TP（30 μg/kg）灌胃给予Wistar雄性大鼠，持续12 d，发现睾丸组织匀浆液中果糖含量和酸性磷酸酶、透明质酸酶、α-淀粉酶的活性均降低，提示TP降低了精液的质量。

第三节　雷公藤甲素的减毒研究

单用TP及合用甘草酸灌胃给予Wistar大鼠，发现合用甘草酸时能够诱导肝CYP3A活性，加速了体内TP的代谢消除，从而达到减毒的效果[57]。刘建群[58]应用液质联用技术在SD大鼠体内研究甘草对TP药代动力学及组织分布与排泄的影响，发现甘草对TP药代动力学及组织分布与排泄均有显著影响，甘草可加速TP体内代谢与排泄，平缓组织分布浓度，这可能是甘草对TP的减毒作用机制之一。在大鼠和小鼠体内研究发现，TP联用凤尾草后半数致死量增大约1倍，肝细胞损伤明显减轻，ALT和AST含量明显降低，降低了TP的毒性[59]。张伟霞[60]等研究发现京尼平苷150 mg/kg和50 mg/kg剂量均能保护TP引起的小鼠肝损伤，其中150 mg/kg剂量的保护效果更佳。刘芳[61]等用TP诱导的人L-02肝细胞损伤模型评价忍冬苷的保肝作用，发现忍冬苷对TP诱导的肝损伤具有很好的保护作用。高书亮[62]等研究发现合用野漆树苷能显著提高TP损伤的人L-02肝细胞存活率，也能显著降低TP所致急性肝损伤小鼠血清ALT和AST活性，明显改善肝组织的病理学损伤。这提示TP合用某些中药可能成为TP减毒的有效途径之一。

第四节　总结与展望

本文主要综述了大鼠、小鼠、Beagle犬和人的血浆、尿液、胆汁、粪便中TP的药代动力学特征，表明TP的药代动力学特征存在种属差异性，大鼠和小鼠灌胃给予TP后，TP在肠道内有较好的肠吸收，对肠段无明显的吸收部位选择性，体内分布以肝中浓度为最高，依次为脾、肺、肾、肠、心和脑，药物消除速度快，在尿液、粪及胆汁中仅可检测到微量的原药，在组织中没有蓄积；静脉滴注给予大鼠和小鼠TP后，与灌胃相比生物利用度显著提高。通过比较Beagle犬灌胃和静注两种方式的药代动力学参数发现，两者的分布和代谢有显著性差异，体内消除较快，灌胃给药生物利用度较高。此外，研究发现TP在大鼠体内代谢呈现出较明显的性别差异，总体表现为雌性大鼠血中药物暴露量高，代谢慢。雌雄大鼠组织中药物浓度变化趋势无明显差别。

TP的治疗窗很窄，故很容易引发肝、肾等毒性，其主要原因可能是TP的代谢抑制，即肝药酶受到抑制，也可能是肝、肾等相关转运体表达异常，从而使TP的代谢和排泄过程发生异常进而引发毒性，目前临床上主要是以联合用药的方法解决这一问题。

参 考 文 献

[1] 邵凤，王广基，孙建国，等.LC/APCI/MS/MS测定Beagle犬口服雷公藤片后血浆中雷公藤甲素[J].药学学报，2007，42(1)：61-65.

[2] 张军，陈玫，刘史佳，等.雷公藤甲素在Beagle犬体内毒代动力学研究[J].中国药理学通报，2013，29(12)：1765-1768.

[3] 邵凤，孙建国，王广基.雷公藤甲素在Beagle犬体内毒代动力学研究[J].中国临床药理学与治疗学，2014，19(12)：1326-1331.

[4] 余炜.雷公藤内酯醇在大鼠体内药代动力学及组织分布研究[D].福州：福建医科大学，2007.

[5] 邰婷，江振洲，黄鑫，等.雷公藤甲素药代动力学研究进展[J].药学与临床研究，2012，20(3)：229-235.

[6] 郭舜民，汪倩，林绥，等.异硫氰酸基雷公藤内酯醇活性代谢物雷公藤甲素在大鼠体内的药代动力学[J].中国临床药理学杂志，2012，28(5)：355-357.

[7] 邓亚利，周莉玲.微透析联用高效液相色谱法研究青藤碱雷公藤甲素巴布剂的裸鼠在体透皮吸收过程[J].中国实验方剂学杂志，2010，16(17)：118-121.

[8] 凌树森，张敏，石晶，等.雷公藤甲素的药代动力学研究[J].医学研究生学报，1989，(4)：51-55.

[9] 管咏梅，严志宏，陈丽华，等.雷公藤微乳凝胶中雷公藤甲素的药物动力学研究[J].中国中药杂志，2011，36(2)：216-219.

[10] 吴建元.雷公藤甲素药代动力学及其对卵巢癌细胞活性影响的研究[D].武汉：武汉大学，2005.

[11] 陈昊.电针对类风湿关节炎模型大鼠口服雷公藤甲素药代动力学的影响[D].南京：南京中医药大学，2012.

［12］ 李颖,汪永忠,罗欢,等.类风湿关节炎患者雷公藤甲素血清浓度测定及其药动学研究［J］.中国中医药信息杂志,2014,21（1）: 85-87.

［13］ Gong X, Chen Y, Wu Y. Molecules, absorption and metabolism characteristics of triptolide as determined by a sensitive and reliable LC-MS/MS method［J］. 2015, 20(5): 8928.

［14］ 薛璟,贾晓斌,谭晓斌,等.雷公藤甲素大鼠在体肠吸收特性研究［J］.中草药,2010,41（1）: 86-89.

［15］ 薛璟,贾晓斌,谭晓斌,等.雷公藤甲素表观油水分配系数的测定及其对吸收预测的研究［J］.中国药学杂志,2009,44（20）: 1560-1563.

［16］ 李爱群,周蓓,何羿婷.雷公藤甲素透皮吸收特性的初步研究［J］.数理医药学杂志,2002,15（1）: 50,51.

［17］ 阙慧卿,林绥,钱丽萍,等.雷公藤内酯醇生物贴的体外透皮吸收研究［J］.现代药物与临床,2012,27（3）: 236-238.

［18］ 黄秀旺,许建华,陈元仲.雷公藤内酯醇在大鼠体内的组织分布［J］.中国临床药理学与治疗学,2008,13（7）: 764-767.

［19］ Xue M, Zhao Y, Li X J, et al. Comparison of toxicokinetic and tissue distribution of triptolide-loaded solid lipid nanoparticles vs free trip-tolide in rats［J］. European Journal of Pharmaceutical Sciences, 2012, 47(4): 713-717.

［20］ 凌树森,张敏,石晶,等.雷公藤甲素在大鼠体内过程的研究［J］.中国药理学通报,1991,（5）: 366-370.

［21］ 刘萍霞,刘频健,庄笑梅,等.抗肿瘤化合物MC002的活性代谢产物雷公藤内酯醇在大鼠体内药代动力学与组织分布［J］.中国药理学与毒理学杂志,2011,25（2）: 206-210.

［22］ Li X, Mao Y, Li K, et al. Pharmacokinetics and tissue distribution study in mice of triptolide-loaded lipid emulsion and accumulation effect on pancreas［J］. Drug Delivery, 2015: 1-11.

［23］ 林君容,林兵,宋洪涛.雷公藤甲素与雷公藤红素的体内药动学研究进展［J］.中草药,2016,47（3）: 528-532.

［24］ 姚金成,饶健,曾令贵,等.雷公藤甲素在大鼠肝微粒体中代谢及酶促反应动力学研究［J］.中国药房,2010,277（7）: 577-580.

［25］ 曲亮.基于鞘脂代谢组学雷公藤甲素和雷公藤多苷片药效和毒性作用研究［D］.北京:北京协和医学院,2015.

［26］ 孙帅婷,金艺,袁波,等.雷公藤甲素和雷公藤红素在大鼠体内的代谢产物分析［J］.中国医药工业杂志,2013,44（3）: 274-280.

［27］ Li W, Liu Y, He Y Q, et al. Characterization of triptolide hydroxy-lation by cytochrome P450 in human and rat liver microsomes［J］. Xenobiotica, 2008, 38(12): 1551.

［28］ 刘建群,王雪梅,张国华,等.雷公藤甲素体内代谢产物研究［J］.江西中医药大学学报,2015,（2）: 71-74.

［29］ 刘建群,余昭芬,周立芬,等.HPLC-TOF/MS研究雷公藤甲素及雷公藤内酯酮体内代谢产物［J］.海峡药学,2016,28（5）: 27-31.

［30］ Liu L, Jiang Z, Liu J, et al. Sex differences in subacute toxicity and hepatic microsomal metabolism of triptolide in rats.［J］. Toxicology, 2010, 271(1-2): 57-63.

［31］ Liu L, Jiang Z, Huang X, et al. Disappearance of sexual dimorphism in triptolide metabolism in monosodium glutamate treated neonatal rats［J］. Arzneimittelforschung, 2011, 61(2): 98-103.

［32］ 刘萍霞,庄笑梅,王娟,等.雷公藤内酯醇前药MC002在大鼠体内药代性别差异研究［J］.解放军药学学报解放军药学学报,2012,28（5）: 389-391.

［33］ 刘萍霞,王娟,庄笑梅,等.雷公藤内酯醇与不同种属血浆蛋白结合率的研究［J］.军事医学,2012,36（7）: 528-530.

［34］ 顾一煌，金宏柱，李守栋，等.针刺对雷公藤甲素在佐剂性关节炎大鼠体内代谢的影响［J］.上海针灸杂志，2001,20（5）：41−43.

［35］ 李守栋，顾一煌，徐恒泽.艾灸对雷公藤甲素在佐剂性关节炎大鼠体内代谢的影响［J］.福建中医药，2001,32（6）：40,41.

［36］ 邵凤，王广基，孙建国，等.雷公藤甲素在大鼠体内外的代谢转化研究［C］.第五届全国雷公藤学术会议，泰宁，2008.

［37］ Shao F, Wang G, Xie H, et al. Pharmacokinetic study of triptolide, a constituent of immunosuppressive chinese herb medicine, in rats.［J］. Biol Pharm Bull, 2007, 30(4): 702−707.

［38］ Liu J, Zhou X, Chen X Y, et al. Excretion of ^{3}H triptolide and its metabolites in rats after oral administration［J］.中国药理学报，2014, 35(4): 549−554.

［39］ 周利婷，曲晓宇，陶娌娜，等.雷公藤甲素致小鼠肝损伤对转运体 Mrp2 和 Oatp2 的影响［J］.中国医院药学杂志，2016,36（21）：1844−1847.

［40］ Kong L L, Zhuang X M, Yang H Y, et al. Inhibition of P-glycopro-tein Gene Expression and Function Enhances Triptolide-induced Hepatotoxicity in Mice［J］. Sci Rep, 2015, 5(11747): 1−13.

［41］ Zhuang X M, Shen G L, Xiao W B, et al. Assessment of the roles of P-glycoprotein and cytochrome P450 in triptolide-induced liver toxi-city in sandwich-cultured rat hepatocyte model［J］. Drug Metabolism & Disposition, 2013, 41(12): 2158.

［42］ Li C, Xing G, Maeda K, et al. Role of Breast cancer resistance prote-in (Bcrp/Abcg2) in Triptolide-induced Testis Toxicity［J］. Toxicology Research, 2015, 4(5): 1260−1268.

［43］ 姚金成，刘颖，胡领，等.雷公藤甲素对人肝细胞 L−02 肝药酶活性的影响［J］.中国医院药学杂志，2012,32（20）：1597−1600.

［44］ Zhang H, Ya G, Rui H. Inhibitory effects of triptolide on human liver cytochrome P450 enzymes and P-Glycoprotein［J］. European Journal of Drug Metabolism & Pharmacokinetics, 2016, 42(1): 1−10.

［45］ Shen G, Zhuang X, Xiao W, et al. Role of CYP3A in regulating hepa tic clearance and hepatotoxicity of triptolide in rat liver microsomes and sandwich-cultured hepatocytes［J］. Food & Chemical Toxicology, 2014, 71(8): 90.

［46］ Yan L, Tong X, Zhang Y, et al. Triptolide induces hepatotoxity via inhibition of CYP450s in rat liver microsomes［J］. Bmc Complementary & Alternative Medicine, 2017, 17(1): 15.

［47］ 马小红，彭志红，韩凤梅，等.雷公藤甲素体外对大鼠 CYP450 酶活性的影响及其与甘草次酸的代谢相互作用［J］.中华中医药杂志，2013,28（3）：691−694.

［48］ 姚金成，饶健，曾令贵，等.雷公藤甲素单次及多次给药对大鼠肝药酶活性的影响［J］.中国药房，2010,（11）：961−964.

［49］ 王笃军.肝外组织细胞色素 P450 酶在雷公藤内酯醇所致毒性的作用及四种化合物对肝脏 CYPs 表达作用的研究［D］.镇江：江苏大学，2015.

［50］ 邵凤，刘林生，阿基业.GC/TOF−MS 代谢组学技术研究雷公藤甲素在大鼠体内的急性毒性［J］.中国药科大学学报，2014,45（6）：703−709.

［51］ 蔡瑜.基于质谱的雷公藤甲素肝脏毒性代谢组学研究［D］.杭州：浙江大学，2011.

［52］ 李建新，华嘉，何翠翠.中药毒性的代谢组学研究（Ⅰ）：雷公藤甲素的肾脏毒性［J］.亚太传统医药，2007,3（7）：41−45.

［53］ 杨帆.雷公藤甲素急性肾毒性作用机制及抗氧化剂维生素 C 对肾脏的保护作用的研究［D］.华中科技大学，2011.

［54］ 李新秀.代谢抑制在雷公藤活性成分致其肝肾毒性中的作用研究［D］.济南：山东大学，2015.

［55］ 张晶璇，邱云良，王鹏，等.雷公藤甲素 SD 大鼠睾丸毒性体外试验研究［J］.云南农业大学学报自然科

学,2007,22(1):74-78.

［56］ 林元藻,彭少君,陈世红,等.雷公藤甲素对大鼠睾丸组织代谢的影响［J］.武汉大学学报理学版,
1999,(2):200-202.

［57］ Tai T, Huang X, Su Y, et al. Glycyrrhizin accelerates the metabolism of triptolide through induction of
CYP3A in rats.［J］. J Ethnopharmacol, 2014, 152(2): 358-363.

［58］ 刘建群,李青,张锐,等.LC-MS/MS法研究甘草对雷公藤甲素药代动力学及组织分布与排泄的影响
［J］.药物分析杂志,2010,16(9):151-156.

［59］ 刘建群,洪沁,张维,等.凤尾草对雷公藤甲素的减毒作用［J］.中国医院药学杂志,2010,30(6):
443-446.

［60］ 张伟霞,陈轶倩,陈冰,等.京尼平苷对雷公藤甲素肝损伤的保护作用［J］.中药药理与临床,2014,30
(3):69-73.

［61］ 刘芳,舒积成,潘景行,等.忍冬苷的合成及其对雷公藤甲素诱导肝损伤的保护作用［J］.中国实验方
剂学杂志,2012,18(5):72-75.

［62］ 高书亮,卢元元,安利娟,等.野漆树苷对雷公藤甲素诱导肝损伤的保护作用［J］.中药药理与临床,
2012,28(6):18-20.

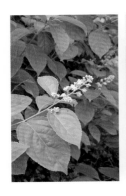

第四章
雷公藤其他成分的药代动力学

雷公藤系卫矛科雷公藤属木质藤本植物。雷公藤的活性成分除了TP，目前研究比较多的还有雷公藤红素、雷公藤内酯酮、雷公藤乙素、雷公藤次碱和雷公藤定碱等。目前对雷公藤中其他成分的药代动力学研究主要是基于色谱分析手段进行研究。本部分内容主要综述以上5种化合物的药代动力学参数、药代动力学特征及相关的毒性。

第一节　雷公藤红素的研究进展

雷公藤红素是雷公藤中主要的活性成分和毒性成分，它具有抗炎、免疫抑制、诱导细胞凋亡、抗肿瘤、免疫抑制作用及对血管内皮细胞的增殖有明显的抑制作用[1]。

一、雷公藤红素的药代动力学研究

（一）雷公藤红素的药代动力学参数

张军[2]等研究发现Beagle犬口服雷公藤片（1片/kg体重，每片含雷公藤红素356 μg），血浆中雷公藤红素经时变化符合一室模型的主要药动学参数：C_{max}=（35.64 ± 9.540）μg/L；T_{max}=（2.62 ± 0.69）h；$T_{1/2}$=（2.93 ± 0.29）h；CL=（0.308 ± 0.056）L·kg^{-1}·h^{-1}；AUC$_{0-12}$=（131.16 ± 31.94）μg·L·h^{-1}；AUC$_{0-\infty}$=（142.83 ± 37.57）μg·L·h^{-1}。薛云云[3]等研究大鼠血浆中雷公藤红素的高效液相色谱法测定时发现，SD大鼠尾静脉注射雷公藤红素后（1 mg/kg）主要的药动学参数：C_{max}=（0.48 ± 0.11）μg/mL；AUC$_{0-t}$=（23.45 ± 1.01）μg·mL^{-1}·min。吴丹[4]研究发现，大鼠灌胃给予不同剂量雷公藤红素（110 mg/kg、73 mg/kg、48 mg/kg）后，其药动学参

作者：本章由张陆勇、江振洲、黄鑫编写。

数见表6-4-1、表6-4-2、表6-4-3。Zhang Jun[5]等在SD大鼠体内研究静脉注射雷公藤红素（100 μg/kg），口服雷公藤红素（1 000 μg/kg）和口服含雷公藤红素的片剂（相当于雷公藤红素534 μg/kg）时在大鼠体内的药动学参数，结果见表6-4-4、表6-4-5。Yan Guankui[6]等在雄性SD大鼠体内研究单纯灌胃给予雷公藤红素（1 mg/kg）和甘草甜素预处理后灌胃给予雷公藤红素（1 mg/kg）的药代动力学发生的变化，结果表明，甘草甜素可显著降低雷公藤红素血浆浓度和AUC，增加雷公藤红素的排泄和清除。具体的雷公藤红素的药代动力学参数见表6-4-6。薛云云[7]在SD大鼠体内尾静脉注射雷公藤红素（1 mg/kg）后主要的药动学参数：C_{max}=0.48 μg/mL；T_{max}=5 min；$T_{1/2}$=173.56 min；AUC_{0-t}=23.44 μg·mL^{-1}·min；$AUC_{0-\infty}$=35.96 μg·mL^{-1}·min。

表6-4-1　大鼠灌胃雷公藤红素（110 mg/kg）药动学参数（n=5）

药动学参数	雄性	雌性	平均值
C_{max}（μg/mL）	2.619 5 ± 0.189 3	3.384 2 ± 1.744 4	3.001 85 ± 0.966 90
AUC_{last}（h·μg·mL^{-1}）	133.226 4 ± 14.284 4	144.549 4 ± 48.179 3	138.887 9 ± 31.231 9
AUC_{tot}（h·μg·mL^{-1}）	141.637 4 ± 12.204 4	154.951 6 ± 50.118 2	148.294 5 ± 31.161 3
$T_{1/2}$（h）	16.307 0 ± 4.918 7	17.214 3 ± 2.423 6	16.760 65 ± 3.671 20
MRT（h）	60.906 3 ± 3.096 0	59.859 7 ± 5.312 4	60.383 0 ± 4.204 2
CL（mL·h·kg^{-1}）	770.872 2 ± 61.666 8	767.938 4 ± 239.136 5	769.405 3 ± 150.401 7
V_d（mL/kg）	47 080.68 ± 5 883.87	46 928.22 ± 18 459.24	47 004.45 ± 12 171.56

表6-4-2　大鼠灌胃雷公藤红素（73 mg/kg）药动学参数（n=5）

药动学参数	雄性	雌性	平均值
C_{max}（μg/mL）	1.123 7 ± 0.242 7	1.814 6 ± 0.598 2	1.469 2 ± 0.420 3
AUC_{last}（h·μg·mL^{-1}）	53.689 4 ± 12.673 4	67.546 8 ± 27.661 9	60.618 1 ± 20.167 7
AUC_{tot}（h·μg·mL^{-1}）	59.017 3 ± 15.230 1	78.674 1 ± 26.174 9	68.845 7 ± 20.702 5
$T_{1/2}$（h）	24.897 1 ± 6.018 1	20.138 6 ± 10.534 8	22.517 9 ± 8.276 5
MRT（h）	61.439 4 ± 8.305 3	56.928 7 ± 2.930 4	59.184 1 ± 5.617 9
CL（mL·h·kg^{-1}）	1 283.452 6 ± 342.51 66	994.448 3 ± 281.238 3	1 138.950 5 ± 311.877 5
V_d（mL/kg）	77 937.46 ± 19 486.01	56 995.45 ± 18 071.41	67 466.46 ± 18 778.71

表6-4-3　大鼠灌胃雷公藤红素（48 mg/kg）药动学参数（n=5）

药动学参数	雄性	雌性	平均值
C_{max}（μg/mL）	0.780 4 ± 0.303 6	0.912 1 ± 0.231 9	0.846 3 ± 0.267 8
AUC_{last}（h·μg·mL^{-1}）	45.965 2 ± 13.776 0	45.174 4 ± 7.127 5	45.569 8 ± 10.451 8
AUC_{tot}（h·μg·mL^{-1}）	57.763 7 ± 16.144 7	54.691 1 ± 6.826 8	56.227 4 ± 11.485 8
$T_{1/2}$（h）	45.224 3 ± 21.995 3	38.367 3 ± 8.645 3	41.795 8 ± 15.320 3
MRT（h）	82.185 5 ± 17.807 7	72.298 1 ± 8.941 8	77.241 8 ± 13.374 8
CL（mL·h·kg^{-1}）	729.397 6 ± 201.004 8	888.251 0 ± 118.290 0	808.824 3 ± 159.647 4
Vd（mL/kg）	59 114.94 ± 17 157.77	64 724.84 ± 15 386.78	61 919.89 ± 16 272.28

表6-4-4　大鼠静脉注射（100 μg/kg）和口服（1 000 μg/kg）雷公藤红素药动学参数

药动学参数	口服（1 000 μg/kg）	静脉注射（100 μg/kg）
T_{max}（h）	3.00 ± 0.89	0.083
C_{max}（μg/L）	13.75 ± 7.94	38.83 ± 12.83
AUC_{0-tn}（μg·h·L^{-1}）	130.90 ± 79.39	76.74 ± 19.03
$AUC_{0-\infty}$（μg·h·L^{-1}）	135.50 ± 79.76	79.35 ± 19.85
$T_{1/2\beta}$（h）	10.20 ± 2.17	8.33 ± 0.84
CL/F（L/h）	11.29 ± 6.16	0.45 ± 0.16
MRT_{0-tn}（h）	12.04 ± 1.20	7.63 ± 0.75
$MRT_{0-\infty}$（h）	14.11 ± 1.60	9.46 ± 1.43

表6-4-5　大鼠口服雷公藤红素片剂（含雷公藤红素534 μg/kg）药动学参数

药动学参数	雌性	雄性
T_{max}（h）	6.71 ± 4.57	5.14 ± 3.58
C_{max}（μg/L）	32.03 ± 8.41	14.31 ± 7.33
AUC_{0-tn}（μg·h·L^{-1}）	379.49 ± 118.19	188.17 ± 92.33
$AUC_{0-\infty}$（μg·h·L^{-1}）	443.52 ± 138.95	221.87 ± 135.44
$T_{1/2\beta}$（h）	10.02 ± 3.36	8.38 ± 1.98
CL/F（L/h）	0.96 ± 0.53	2.58 ± 0.66
MRT_{0-tn}（h）	13.87 ± 1.72	14.19 ± 2.31
$MRT_{0-\infty}$（h）	16.72 ± 1.43	16.96 ± 2.56

表6-4-6　大鼠灌胃雷公藤红素（1 mg/kg）和联用甘草甜素灌后雷公藤红素药动学参数

药动学参数	单纯灌胃给予雷公藤红素（1 mg/kg）	联用甘草甜素灌胃等量雷公藤红素（1 mg/kg）
T_{max}（h）	6.12 ± 1.03	4.07 ± 0.86
C_{max}（μg/L）	64.36 ± 8.76	38.42 ± 6.65
$T_{1/2}$（h）	7.82 ± 1.69	5.70 ± 1.08
AUC_{0-t}（μg·h·L^{-1}）	705.39 ± 113.67	403.43 ± 87.58
$AUMC_{0-t}$（μg·h·L^{-1}）	$7\,650.07 \pm 865.28$	$3\,987.54 \pm 578.34$
CL（L·kg^{-1}·h^{-1}）	1.46 ± 0.27	2.56 ± 0.74

（二）雷公藤红素的药代动力学特征

Li Hong[8]等应用Caco-2 transwell模型研究雷公藤红素在肠道内的吸收特性,研究发现雷公藤红素在肠道内是主动转运的,且具有时间依赖性和浓度依赖性。细胞旁路途径并没有参与雷公藤红素的转运,而雷公藤红素的外排是需要能量的。结果表明,雷公藤红素是P-gp的底物,但不是Mrp2或Bcrp的底物。此外,雷公藤红素不能影响Caco-2细胞中罗丹明123的摄取,这表明雷公藤红素不能抑制或诱导P-gp的活性。Song Jie[9]等发现雷公藤红素不溶于水,油水分配系数为5.63。因此,它可以被分类为生物药剂学分类系统（BCS）的第Ⅳ类药物,即低溶解度和低渗透性,表明雷公藤红素可能不易被机体吸收。进一步研究发现雷公藤红素脂质体可能会成为有前景的口服载体。薛云云[7]研究发现雷公藤红素的代谢过程主要包括加氢还原反应、失氧反应、甲基氧化为羧基、乙酰化代谢,且鉴定出了4种相应的代谢产物。孙帅婷[10]等对TP和雷公藤红素在大鼠体内的代谢产物进行分析,发现大鼠灌胃给予TP与雷公藤红素混合液。在尿样中检测到雷公藤红素的1种代谢产物,推测为葡萄糖醛酸结合物;在粪中检测到硫酸结合物。黄煜伦[11]研究发现纳米脂质体可以作为雷公藤红素的有效药物载体,药代动力学实验显示纳米脂质体制剂能够提高雷公藤红素血药浓度,以及延长半衰期。体内分布的实验结果显示雷公藤红素纳米脂质体具有较好的肺、脑、心靶向性。

雌雄大鼠分别灌胃给予高（110 mg/kg）、中（73 mg/kg）、低（48 mg/kg）剂量的雷公藤红素,研究发现,灌胃给予高剂量雷公藤红素后雌雄大鼠之间AUC、C_{max}、CL、$T_{1/2}$、MRT和V_d均无显著性差异;灌胃给予中剂量雷公藤红素后雌雄大鼠之间AUC、C_{max}、CL、$T_{1/2}$、MRT和V_d均有显著性差异;灌胃给予低剂量雷公藤红素后雌雄大鼠之间AUC、C_{max}、$T_{1/2}$和V_d均无显著性差异,CL、MRT有显著性差异。同时随着剂量的增大,C_{max}和AUC均会增大,药物的吸收程度增大,基本呈现剂量依赖性;而V_d并没有明显的剂量依赖性。这说明雷公藤红素在药动学方面存在着一定的性别差异[12]。

袁菱[13]研究雷公藤红素在不同血浆中的蛋白结合率,发现雷公藤红素低中高(0.25 μg/mL、0.5 μg/mL、1.0 μg/mL)3个浓度的大鼠血浆蛋白结合率分别为(78.5 ± 1.6)%、(77.3 ± 2.2)%、(76.4 ± 2.9)%,比格犬血浆蛋白结合率分别为(69.6 ± 4.7)%、(71.1 ± 3.4)%、(68.0 ± 2.1)%,人血浆蛋白结合率分别为(85.6 ± 2.7)%、(84.0 ± 4.7)%、(83.1 ± 2.8)%。说明雷公藤红素与血浆蛋白具有中等程度的结合,其中与人血浆中的蛋白结合率较高,且人>大鼠>比格犬。刘鹏[14]等研究雷公藤红素在家兔、大鼠和人血浆中的血浆蛋白结合率,发现在0.52 mg/L、2.08 mg/L、8.32 mg/L质量浓度下雷公藤红素与人血浆的血浆蛋白结合率分别为84.62%、81.24%、83.14%;与大鼠的血浆蛋白结合率分别为79.44%、78.61%、78.15%,与家兔的血浆蛋白结合率分别为67.86%、68.71%、69.23%。说明雷公藤红素的血浆蛋白结合率与其质量浓度无关;雷公藤红素与人的血浆蛋白结合率较高,其次为大鼠和家兔。

二、基于肠道代谢抑制的雷公藤红素的药效研究

肠道是口服给药限制药物吸收的主要障碍。抑制肠道内药物代谢酶可引起严重的药物-药物相互作用。研究发现雷公藤红素对两种在肠道中高表达的重要UDP-葡萄糖醛酸转移酶(UGT),即UGT1A8和UGT1A10,具有抑制作用。雷公藤红素能竞争性地抑制UGT1A8活性,并且非竞争性地抑制UGT1A10的活性。这对提高雷公藤红素作为抗肿瘤药物的生物利用度具有重要的作用[15]。

三、基于肝脏代谢抑制的雷公藤红素的毒性研究

Sun Min[16]等研究发现大鼠口服雷公藤红素后对肝脏细胞色素P4501A2、2C11、2D6、2E1和3A2活性的具有抑制作用,提示雷公红素可能由于抑制肝药酶的活性而使雷公藤红素在肝脏内聚积产生肝脏毒性。许羚[17]等测得雷公藤红素在ICR小鼠的LD_{50}值为3.157 mg/kg。

第二节 雷公藤内酯酮的研究进展

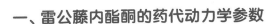

一、雷公藤内酯酮的药代动力学参数

张锐[18]等用LC-MS/MS法研究甘草对雷公藤内酯酮药代动力学及组织分布与排泄的影响,单独给药组和雷公藤内酯酮与甘草联合给药组,分别尾静脉注射雷公藤内酯酮1.4 mg/kg,相应的药代动力学参数见表6-4-7。陶其海[19]等研究雷公藤内酯酮在大鼠体内的药代动力学过程,SD大鼠尾静脉注射高(300 μCi/kg)中(150 μCi/kg)低(75 μCi/kg)

剂量的雷公藤内酯酮后的药代动力学参数见表6-4-8。大鼠单剂量口服雷公藤内酯酮（200 μCi/kg）后的药代动力学参数为AUC（dpm·h·mL^{-1}×10^7）=2.30±0.31；MRT（h）=92.8±16.6；K（h^{-1}）=0.011 0±0.002。岗艳云[20]等研究雷公藤内酯酮在大鼠体内的药代动力学和体内处置，SD大鼠静注雷公藤内酯酮之后的药代动力学参数见表6-4-9。

表6-4-7　雷公藤内酯酮单独给药和与甘草联合给药主要药代动力学参数

药动学参数	单独给药	联合给药
$T_{1/2}$（min）	55.36±9.58	31.46±5.77
AUC$_{0-tn}$（μg·min·L^{-1}）	11 172.23±1 858.56	9 331.61±1 203.97
AUC$_{0-\infty}$（μg·min·L^{-1}）	12 996.28±1 894.29	9 797.71±1 189.77
MRT$_{0-t}$（min）	25.84±8.97	25.03±7.88
MRT$_{0-\infty}$（h）	50.27±9.46	31.71±5.74
CLz/L（h/kg）	0.11±0.018	0.14±0.08
T_{max}（min）	1	1
C_{max}（μg/L）	647.62±61.76	708.06±66.98

表6-4-8　大鼠静注雷公藤内酯酮后的动力学参数

药动学参数	低剂量	中剂量	高剂量
$T_{1/2\alpha}$（h）	2.93±1.70	3.42±1.72	3.65±1.48
$T_{1/2\beta}$（h）	64.16±8.81	69.01±11.30	94.77±9.94
K_{12}（h^{-1}）	1.20±0.47	1.31±0.28	1.88±0.82
K_{21}（h^{-1}）	3.53±1.84	1.44±0.91	1.90±0.75
K_{13}（h^{-1}）	0.10±0.03	0.15±0.13	0.14±0.12
K_{31}（h^{-1}）	0.20±0.07	0.18±0.06	0.16±0.06
K_{10}（h^{-1}）	0.02±0.01	0.03±0.01	0.02±0.01
AUC（dpm·h·mL^{-1}）	2.15±0.34	2.63±0.27	5.25±0.47
CL（mL·h^{-1}·kg^{-1}）	7.91±1.04	12.77±1.29	12.79±1.14

表6-4-9　大鼠静注雷公藤内酯酮后的动力学参数

药动学参数	低剂量（0.7 mg/kg）	中剂量（1.4 mg/kg）	高剂量（2.8 mg/kg）
AUC（ng·h·mL^{-1}）	232	386	1 040
CLs（mL·kg^{-1}·h^{-1}）	3 021	3 624	2 691

（续表）

药动学参数	低剂量（0.7 mg/kg）	中剂量（1.4 mg/kg）	高剂量（2.8 mg/kg）
MRT（h）	5.14	3.76	3.26
V_{ss}（mL/kg）	15 489	13 643	8 776

二、雷公藤内酯酮的药代动力学特征

　　雷公藤内酯酮具有内酯环及3个内氧环，易溶于有机溶剂，不溶于水，具有抗炎、抗肿瘤、抗生育及免疫抑制活性。李新秀[21]研究发现雷公藤内酯酮在大鼠体内分布广泛，静脉注射后，其主要分布在肺和肝中，血浆蛋白结合率高，代谢迅速。在大鼠体内外的生物转化研究中，共发现78种代谢物，其中Ⅰ相代谢物47种，主要为氧化代谢，Ⅱ相代谢物31种，主要是与GSH的结合产物。雷公藤内酯酮在大鼠体内排泄迅速，消除半衰期为4.9～6.4 h，48 h内经尿液排出的原型化合物仅为0.637%。刘建群[22]等应用HPLC-TOF/MS研究雷公藤内酯酮体内代谢产物，发现雷公藤内酯酮在大鼠尿液中的代谢产物有5个，分别为一羰基化雷公藤内酯酮（372 Da），一羟基化雷公藤内酯酮（374 Da），二羟基化雷公藤内酯酮（3个，均为390 Da）。刘建群[23, 25]等研究甘草对大鼠体内雷公藤内酯酮代谢物水平的影响，发现雷公藤内酯酮给药大鼠后，尿液中有5个内源代谢物，分别鉴定为1-甲基海因、4-氨基烟酸甲酯、3,4-二氢-6-羟基-2-喹啉酮、2,6-二羟基喹啉、2-喹啉酮。雷公藤内酯酮单独给药及其与甘草联合给药后，大部分代谢产物相同，其中氧化代谢产物为主要代谢产物，甘草可加速雷公藤内酯酮的体内代谢，可能为雷公藤内酯酮的减毒增效的机制之一。雷公藤内酯酮的毒性机制可能与其干扰了机体的能量代谢、色氨酸代谢、卟啉代谢等途径有关，甘草的减毒作用与其对这些代谢途径的回调有关。

第三节　雷公藤其他成分的研究进展

一、雷公藤乙素的药代动力学研究

　　胡顺莉[26]等研究新风胶囊多效应成分分类整合药代动力学时，用低、中、高三个剂量的新风胶囊灌胃给予RA大鼠，其中作为成分之一的雷公藤乙素的药代动力学参数见表6-4-10。

表6-4-10　大鼠灌胃给予新风胶囊后雷公藤乙素的药代动力学参数

药动学参数	低剂量（0.3 g/kg）	中剂量（0.6 g/kg）	高剂量（1.2 g/kg）
$T_{1/2\alpha}$（min）	56.18 ± 1.360	57.18 ± 1.630	56.08 ± 1.530
$T_{1/2\beta}$（min）	1 428.23 ± 20.50	1 418.23 ± 22.50	1 488.30 ± 26.50
V_d（L/kg）	0.017 51 ± 0.010 00	0.175 1 ± 0.113 0	0.115 1 ± 0.110 0
CL（L · min⁻¹ · kg⁻¹） $CL(L \cdot min^{-1} \cdot kg^{-1})$	0.231 0 ± 0.030 00	0.251 0 ± 0.130 0	0.191 0 ± 0.090 00
$AUC_{(0-\infty)}$（ng · mL⁻¹ · min）	13 020 ± 300.40	26 010 ± 300.40	49 100 ± 3 000.40
MRT（min）	606.8 ± 2.480	616.8 ± 2.100	587.3 ± 1.080
T_{max}（min）	77.55 ± 0.610 0	78.55 ± 0.656 0	69.43 ± 0.030 0
C_{max}（ng/mL）	80.16 ± 20.10	150.16 ± 20.10	260.16 ± 20.10

二、雷公藤次碱的药代动力学研究

师萱[27]等基于UPLC/Q-TOF-MS/MS对雷公藤次碱在小鼠体内代谢的分析，雷公藤次碱在小鼠体内经一系列生物转化后，生成包括氧化、N-乙酰化、脱C_2H_2O基团等在内的多种代谢产物。

三、雷公藤定碱的药代动力学研究

谷升盼[28]等将Beagle犬随机分为2组，每组2只，分别口服雷公藤片、双层片2片，随服水20 mL，间隔1周后交叉给药，药代动力学参数见表6-4-11。

表6-4-11　Beagle犬给予雷公藤不同制剂后雷公藤定碱的体内药代动力学参数

参数	雷公藤片	雷公藤双层片
Ke（h）	0.90 ± 0.39	0.21 ± 0.05
$T_{1/2}$（h）	0.93 ± 0.53	3.41 ± 0.88
T_{max}（h）	1.50 ± 0.40	2.63 ± 0.25
C_{max}（μg/L）	12.70 ± 5.20	41.73 ± 3.05
MRT（h）	2.88 ± 0.52	6.78 ± 3.78
$AUC_{0-\infty}$/D（h/L）	0.38 ± 0.14	0.42 ± 0.14
AUC_{0-t}/D（h/L）	0.22 ± 0.080	0.23 ± 0.086

第四节　小　　结

　　雷公藤中的活性成分除了TP外,还包括雷公藤红素、雷公藤内酯酮、雷公藤乙素、雷公藤次碱和雷公藤定碱等,这些成分对自身免疫性疾病也具有很好的治疗效果。对上述各类成分的药代动力学研究主要是在大鼠体内进行,其次在Beagle犬、兔和人体内也做过相应的研究,以期为临床用药阐明依据。

参 考 文 献

［ 1 ］薛云云,王彦,刘颖,等.高效液相色谱法测定雷公藤红素在大鼠血浆中的含量［C］.全国生物医药色谱学术交流会,景德镇,2010.

［ 2 ］张军,刘史佳,胡杰慧,等.Beagle犬口服雷公藤片血浆中雷公藤红素LC-MS/MS测定及药动学研究［J］.中国中药杂志,2016,41(14):2727-2731.

［ 3 ］薛云云,玛尔江・巴哈・提别克,王彦,等.大鼠血浆中雷公藤红素的HPLC法测定［J］.中国医药工业杂志,2011,42(7):532-535.

［ 4 ］吴丹.雷公藤红素口服吸收与代谢研究［D］.上海:上海中医药大学,2013.

［ 5 ］Zhang J, Li C Y, Xu M J, et al. Oral bioavailability and gender-related pharmacokinetics of celastrol following administration of pure Celatrol and its related tablets in rats［J］. J Ethnopharmacol, 2012, 144(1): 195-200.

［ 6 ］Yan G, Zhang H, Wang W, et al. Investigation of the influence of glycyrrhizin on the pharmacokinetics of celastrol in rats using LC-MS and its potential mechanism［J］. Xenobiotica, 2017, 47(1): 607-613.

［ 7 ］薛云云.三萜类醌甲基化合物雷公藤红素的HPLC-UV和UPLC-Q-TOF分析方法及其大鼠体内代谢的研究［D］.上海:上海交通大学,2011.

［ 8 ］Li H, Li J, Liu L, et al. Elucidation of the Intestinal Absorption Mechanism of Celastrol Using the Caco-2 Cell Transwell Model［J］. Planta Med, 2016, 82(13): 1202-1207.

［ 9 ］Song J, Shi F, Zhang Z, et al. Formulation and evaluation of celastrolloaded liposomes［J］. Molecules, 2011, 16(9): 7880-7892.

［10］孙帅婷,金艺,袁波,等.雷公藤甲素和雷公藤红素在大鼠体内的代谢产物分析［J］.中国医药工业杂志,2013,44(3):274-280.

［11］黄煜伦.雷公藤红素纳米脂质体的制备及抗胶质瘤的实验研究［D］.苏州:苏州大学,2009.

［12］林君容,林兵,宋洪涛.雷公藤甲素与雷公藤红素的体内药动学研究进展［J］.中草药,2016,47(3):528-532.

［13］袁菱,陈彦,周蕾,等.雷公藤红素在不同血浆中的蛋白结合率测定［J］.中国医院药学杂志,2013,33(3):175-179.

［14］刘鹏,陈莹.HPLC-超滤法测定雷公藤红素与家兔、大鼠、人血浆的蛋白结合率［J］.中国药房,2015,(1):62-65.

［15］Qiu X, Liu X, Deng Y. Prediction of drug-drug interaction due to the inhibition of specific intestinal drug-metabolizing enzymes by celastrol[J]. Latin American Journal of Pharmacy, 2012, 31(10): 1501-1504.

[16] Sun M, Tang Y, Ding T, et al. Inhibitory effects of celastrol on rat liver cytochrome P450 1A2, 2C11, 2D6, 2E1 and 3A2 activity[J]. Fitoterapia, 2014, 92(1): 1-8.

[17] 许羚, 胡玥, 丁晓霜, 等. 雷公藤红素体内与体外急性毒性试验结果的比较[J]. 环境与职业医学, 2015, 32(6): 535-538.

[18] 张锐, 李青, 刘芳, 等. LC-MS/MS法研究甘草对雷公藤内酯酮药代动力学及组织分布与排泄的影响[J]. 中国实验方剂学杂志, 2010, 16(7): 151-156.

[19] 陶其海, 杨忠东, 刘锡钧, 等. 雷公藤内酯酮在大鼠体内过程的研究[J]. 海峡药学, 1994, 6(1): 1-3.

[20] 岗艳云, 张正行, 张胜强, 等. 雷公藤内酯酮在大鼠体内的药代动力学和体内处置研究[J]. 药学学报, 1996, 31(12): 901-905.

[21] 李新秀. 代谢抑制在雷公藤活性成分致其肝肾毒性中的作用研究[D]. 济南: 山东大学, 2015.

[22] 刘建群, 余昭芬, 周立芬, 等. HPLC-TOF/MS研究雷公藤甲素及雷公藤内酯酮体内代谢产物[J]. 海峡药学, 2016, 28(5): 27-31.

[23] 刘建群, 刘一文, 王雪梅, 等. 甘草对大鼠体内雷公藤甲素和雷公藤内酯酮代谢物水平的影响[J]. 中国实验方剂学杂志, 2013, 19(13): 169-173.

[24] 刘建群, 王卓, 徐金娣, 等. 甘草对雷公藤甲素与雷公藤内酯酮体内代谢成分的影响[J]. 中国实验方剂学杂志, 2016, 22(19): 70-75.

[25] 刘建群, 张国华, 余昭芬, 等. 甘草干预雷公藤内酯酮的代谢组学分析[J]. 中国药房, 2016, 27(28): 3914-3917.

[26] 胡顺莉. 新风胶囊多效应成分分类整合药代动力学研究[D]. 合肥: 安徽中医药大学, 2015.

[27] 师萱, 阳勇, 张小梅, 等. 基于UPLC/Q-TOF-MS/MS对雷公藤次碱在小鼠体内代谢的分析[J]. 中国医院药学杂志, 2015, 35(24): 2175-2178.

[28] 谷升盼, 樊耀文, 王丽峰, 等. 基于药物仿生系统分析雷公藤双层片的释药特征[J]. 中国实验方剂学杂志, 2015, 21(15): 1-6.

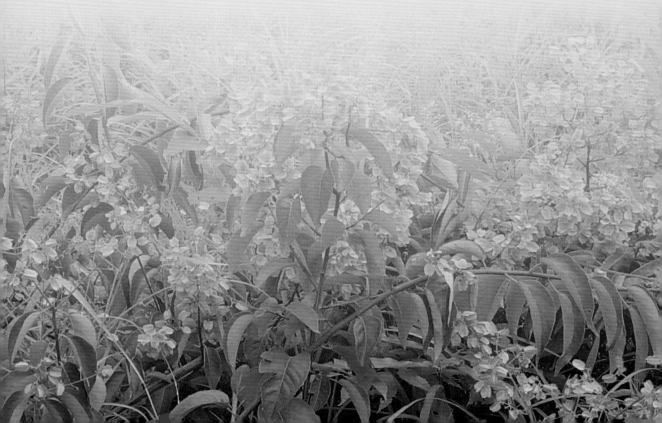

第七篇

临床应用

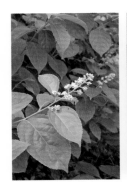

第一章
雷公藤应用概述

雷公藤近年来在临床应用较广,可以治疗许多疾病,是雷公藤研究最为活跃的领域,现作一概述。

第一节　临床应用的历史

回顾雷公藤临床应用的历史,"神农氏尝百草,医疗人疾"虽是几千年前的传说,但民间医家和现代医家为雷公藤的发掘也历尽艰辛。古籍医书和家传秘方早就有用雷公藤治疗跌打损伤及风湿顽疾的经验,如《药性赋新编》云:"雷公藤祛风湿而疗狼疮"[1]《药用本草》记载,雷公藤"祛风除湿,活血通络,消肿止痛,杀虫解毒"[2]。《湖南药物志》曰:"雷公藤用于风湿痹痛偏热痹者尤佳。"[3]而雷公藤正式在医院里的临床应用是在1962年。当时社会上有很多麻风病患者,福建省古田和白沙麻风病院根据民间用雷公藤有止痛、治疗风湿病症的经验,大胆地采用雷公藤治疗麻风反应(LR),首获成功。发现该药可使麻风反应的神经痛、关节疼痛减轻或消除,还可改善皮肤损害,这可以说是对雷公藤的开拓性贡献。经过10年多的临床应用和验证,雷公藤治疗麻风反应确是武夷山区麻风病医生的一大发明。

大概是由于"一根针,一把草"力量的推动吧,城市的医务人员也上山下乡,加之他们对民间验方的发掘,于1965年前后,福建、湖北、北京、南京、上海、天津、云南、四川等省市均有采用雷公藤属药物治疗RA的报道,效果非常满意。各地发表的雷公藤治疗RA的研究论文亦很多。当然这些见解都是各有所长。到目前为止,雷公藤作为一种有效药物,给无数RA患者带来了福音。

20世纪70年代由于医家的相互启迪,加上大胆创新的精神,雷公藤不仅用于常见病,还

作者:本章由秦万章、李明编写。

被用于治疗疑难杂症,相继对系统性红斑狼疮、免疫性肾病、血管炎的治疗获得可喜的成功。据不完全统计,雷公藤可以治疗数十种疾病。到20世纪90年代,雷公藤这一芳名不仅传遍中华,而且已登上了国际舞台,世界上约有40个国家和地区的医药人员对此发生浓厚的兴趣。相信我国医药宝库中的这一株新秀,会对世界人民做出应有的贡献。

第二节　临床研究现状

国家号召"科研要瞄准世界科学最前沿""要创造一流成果""要做原创性研究"。雷公藤的研究正符合这一要求。它具有我国医药特色和原创性,疗效立竿见影,作用机制多样,毒性可以驾驭,具有很大的发掘潜力。

一、雷公藤论文的发表

据不完全统计,现已发表18 000多篇以临床为主的雷公藤研究论文,已查阅到国外文献800多篇。近年来,每年以400～450篇的速度递增,且呈现上升趋势,研究质量也相应提高。

二、雷公藤研究专利情况[4]

从情报学角度,运用文献计量学的方法,分析雷公藤国内专利的分布特点和研究现状,到2014年为止,共有722个雷公藤相关的专利,1989～1999年发明专利数为63个(占9%),2000～2014年占91%,近年来逐渐呈上升趋势。此外,国外及中外合作的专利也屡见不鲜。从雷公藤专利研究的现状,说明雷公藤不仅取得不菲的成果,而且其研究前景亦大有提高的空间。

三、雷公藤研究成果奖

雷公藤研究如火如荼,各地区,各团队及个人都获得不同级别的成果研究奖,包括国家级、省(市)部级及全国性学会的奖项计八百余个,为雷公藤研究做出了杰出的贡献(图7-1-1)。

四、雷公藤研究理论家和实践家的涌现

随着雷公藤深入和不断地研究,涌现出众多雷公藤研究理论家和实践家,《雷公藤研究》中记载约50人,他(她)们一辈子献身于雷公藤的研究事业,对推动雷公藤研究发挥了重大作用,值得推崇(图7-1-2)。

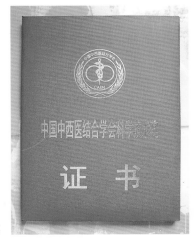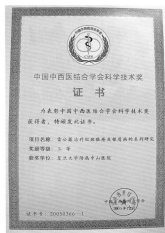

图 7-1-1　雷公藤研究成果奖

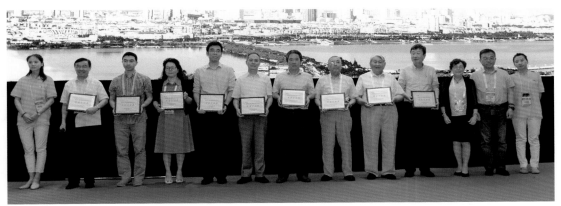

图 7-1-2　众多的雷公藤研究工作者

五、六届全国雷公藤学术会议的召开

大家知道,在全国西医、中医、中西医结合医药学界能连续召开六届雷公藤这样的全国专题研讨会是不多见的。就其规模和连续性而言,连续不断,说明它大有研究内容和研究价值。每届会议不仅是雷公藤的阶段总结,而且是促进雷公藤研究进一步发展的动力(图7-1-3)。

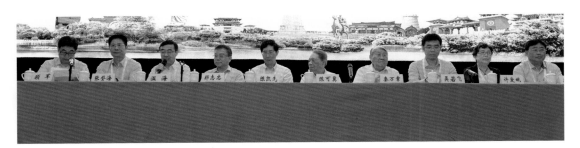

图 7-1-3　第六届雷公藤学术会议

六、雷公藤经济效益巨大

就其经济效益而言,雷公藤在防治疾病方面所产生的效益在中草药中占有重要的地位。据不完全统计,中国有50多家生产雷公藤各种制剂的药厂,据了解还有20多个新专利、新产品等待问世,约有一亿人次曾经应用过雷公藤,影响之大,经济效益之高,相当可观。

七、临床疾病的研究

在临床上,全国对雷公藤进行了全面系统的研究,从治疗RA发展到治疗红斑狼疮、皮肤病、肾炎、肿瘤等多种常见病和疑难杂症,经查询已有200多种的病种,几乎涉及内科、风湿科、肾病科、皮肤科、外科、移植科、内分泌科、眼科、神经科、肿瘤科、呼吸科、儿科、妇产科等所有生命科学领域。

(一)类风湿关节炎

我国江南民间用雷公藤治疗"风湿"已有悠久的历史,自然现代雷公藤治疗类风湿关节炎(RA)的研究已是水到渠成的事。20世纪60年代,雷公藤之乡福建省三明地区第二医院揭开了雷公藤治疗RA研究的新篇章[5],且在国内外引起了很大反响,历经半个世纪以来雷公藤治疗RA的研究已成为雷公藤治疗各种疾病的模板,可以说,雷公藤治疗RA的研究,是临床应用最早,治疗病例最多,粗略估计全国有千百万例RA患者接受过雷公藤治疗,仅湖北省洪湖市人民医院应用就达数十万RA患者。是新制剂临床使用最先,作用机制研究最深的专题研究,它的疗效,为当今国内外医药界所广泛关注。

(1)起效快,疗效好:起效时间一般在3～7天,少数病例1天就见效,迟至2周到1个月。关节疼痛减轻较早,其次为消肿和缓解晨僵,3～10天发热就可达到控制,随着关节炎症的控制,关节功能障碍也明显改善,伴有皮肤血管炎者疗效亦佳。随着关节症状体征的改善,类风湿因子(RF)滴度和血沉大幅度下降,贫血可不程度得到纠正,高于正常的白细胞计数得到降低并恢复正常。

(2)纵观近代已发表的雷公藤治疗RA的论文报告已有八百余篇,有效率多在90%上下,显效率一般在40%～50%,采用双盲、随机、对照等方法的论文报告也不少,一般均达到近期疗效显著肯定的结论。其中北京协和医院张乃峥教授及其弟子们采用(图7-1-4、图7-1-5)循证医学治疗RA,且认为雷公藤是治疗RA药物中一种不可缺少的有效药物,亦是可圈可点的事[6]。

(3)从药理作用来看,雷公藤治疗RA既有非特异性抗炎作用,又具有免疫抑制为主的调节免疫作用,还具有增强肾上腺皮质轴功能及其他多方面药理作用,药理作用全面,恰好阻断RA疾病发展的主要病理环节,针对性强,疗效显著。它不仅兼具症状缓解药与病情缓

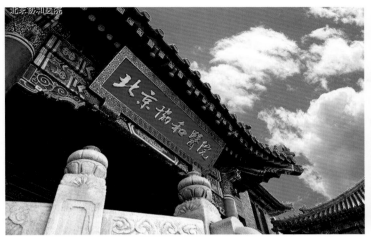

图7-1-4 北京协和医院风湿科重点研究雷公藤治疗RA

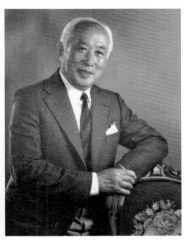

图7-1-5 类风湿研究大师北京协和医院张乃峥教授

解药的双重作用,还具有其他药物所不具备的类糖皮质激素样作用和免疫调节等作用,集多种药物的多种作用于一身,是其他抗RA西药和糖皮质激素无法比拟的。

(二)红斑狼疮(LE)

自1977年以来[8],复旦大学附属华山医院、附属中山医院首次探索雷公藤治疗LE的疗效和安全性(图7-1-6)。先后发表的15篇临床治疗论文总共系统观察雷公藤治疗1 107例各型LE,结果雷公藤对各型LE均有不同程度的疗效,1 107例中997例有不同程度的疗效,有效率为90%,其中显效538例,显效率为48.5%。包括以皮损为主的盘状红斑狼疮(DLE)、亚急性皮肤型红斑狼疮

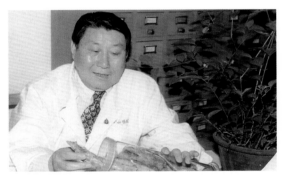

图7-1-6 秦万章教授研究雷公藤治疗红斑狼疮

(ScLE)的多形红斑、环形红斑、回旋状红斑及系统性红斑狼疮(SLE)的水肿型蝶形红斑疗效最为显著。对深部红斑狼疮(LEP)的炎症结节,斑块消退亦较快。全身症状,有关体征及其实验室观察改善也很明显。总体来看,雷公藤用于红斑狼疮治疗有近40年历史,经过推广见诸报道也不少,不下上万例。总结起来,雷公藤治疗本病具有以下优势。

(1)可较好地消除患者的临床症状及改善内脏功能,如发热,乏力,关节酸痛,手足心烦热,腰酸腿痛,头昏耳鸣,皮肤损害及肝肾功能等。

(2)可改善一般检验及免疫实验室的指标,如血沉下降,CRP减低,抗核抗体及抗ds-DNA抗体滴度下降或转阴等。

(3)可改善预后,对恢复患者的劳动力,降低病死率,延长患者寿命等方面均有较好的作用。

（4）关于"激素"的应用问题：DLE、LEP、ScLE等皮肤表现为主的LE基本不用激素，轻、中型SLE首先考虑单独应用雷公藤治疗，若有必要再用"激素"不迟。中、重型SLE可以与激素同用，以达到缓解病情骤急的情况，可相对减轻激素及免疫抑制剂引起的不良反应，减少激素或免疫抑制剂用量和维持量，未见到激素的戒断反应。

（5）从起效速度来看，一般1～2周见效，临床上把它称谓"亚快速度"，次于"激素"，而优于一般的免疫抑制剂，故其美称为"中草药激素"。

以上表明雷公藤不失为治疗红斑狼疮等自身免疫病的重要药物。

（三）免疫性肾脏病

雷公藤治疗免疫性肾脏病也是一个热门的课题，自1977年黎磊石院士等用雷公藤治疗原发性肾小球肾炎有效以来，引起肾脏病专家以及相关各科广泛而浓厚的兴趣。查阅文献，已能查到的有1 740篇之多，粗略统计早期（1981～1988年）单独应用雷公藤各种制剂治疗原发性肾小球肾炎的有14篇论文，共774例，总有效率为81.65%，可见一斑。

雷公藤治疗免疫性肾脏病的特色。

（1）雷公藤治疗原发性肾脏疾病的有效病种如下。

1）原发性肾小球肾炎：微小病变肾病、IgM肾病、系膜增殖性肾炎、IgA肾病、内皮系膜增殖性肾炎、膜系肾病、膜增殖性肾炎。

2）继发性肾小球肾炎：狼疮性肾炎、紫癜性肾炎、糖尿病肾炎。

3）肾移植排异反应：急性细胞性排异反应。

（2）其中对原发性肾小球肾炎、狼疮性肾炎、紫癜性肾炎疗效较好，对于慢性肾炎疗效较差。对病理改变属微小病型者疗效较佳，对小儿的疗效较成人为好。尤其是病程短者，年龄小，属微小病变型，以及蛋白尿为主者疗效最佳，对属混合型者，伴有高血压，肾功能减退者疗效欠佳。

（3）从雷公藤品种来看，雷公藤较昆明山海棠疗效高，近年来多采用雷公藤多苷治疗免疫性肾脏病，临床上取得相对平稳的疗效。

（4）雷公藤治疗免疫性肾脏疾病有突出疗效，重点表现在尿蛋白较快的清除和减少。此点也是我们早期观察，并增加信心的指标，除减少和清除蛋白尿独特功能外，对改善肾功能，提高血清蛋白质水平，抗炎症反应，抑制免疫反应（如抑制系膜细胞及基质的增生，抑制免疫复合物的沉积，改善肾小球电荷屏障），保护足细胞功能，减轻足细胞损伤，肾移植的抗排斥反应及改善本病的预后，均有独特的疗效。

（5）近十余年来，雷公藤治疗糖尿病性肾炎有增加的趋势，常合并厄贝沙坦、奥美沙坦脂、氯沙坦钾片等治疗。其他各型肾炎合并应用激素、环磷酰胺、环孢霉素A、他克莫斯、来氟米特、福辛普林、氯沙坦甲片及中西医结合的方法等报道也屡见不鲜。其经验有较好的协同作用，对提高疗效，减少不良反应，对雷公藤增效减毒，不失为一种治疗措施。

（四）皮肤病

雷公藤在皮肤科中的应用十分广泛，起于20世纪60～70年代，所以说是治疗最早又是最多的病种，值得一说的福建省皮肤病研究所及福州市皮肤病医院、中国医学科学院皮肤病研究所、复旦大学附属华山医院和中山医院，是采用雷公藤治疗皮肤病开拓者的三大阵营，在皮肤科领域内对雷公藤研究都做出了杰出的贡献。

雷公藤治疗皮肤病有许多特点和特色。

（1）治疗病种多疗效好：已见报道的有50种病种，雷公藤对各种免疫性和炎症性皮肤病疗效最为显著。

1）尤其对Ⅲ型变态反应引起者，如各型血管炎、过敏性紫癜、变应性结节性血管炎、结节红斑、多种大疱性皮肤病（如天疱疮）、急性发热性嗜中性皮肤病（sweet综合征）、各种结缔组织病（如LE、皮肌炎、硬皮病、Behcet综合征、干燥综合征等）。

2）对于一些由于变态反应引起的过敏性皮肤病，如药疹、特应性皮炎、湿疹、荨麻疹等。

3）红斑鳞屑性皮肤病，如银屑病、副银屑病、玫瑰糠疹、扁平苔癣、毛发红糠疹等。

4）甚至一些少见的疑难皮肤病亦有较好的疗效，如红皮病、疱疹样脓皮病、蕈样肉芽肿等。

（2）雷公藤可与糖皮质激素相媲美，有"第二激素"的美称，凡是应用激素有效的皮肤病，均可用雷公藤，故它可以替代激素治疗，帮助减少激素的用量和依赖性，对于一些禁用激素或应用激素欠佳者，使用雷公藤治疗可使病情明显缓解，且无反跳及戒断症状。

（3）雷公藤治疗皮肤病有疗效确切、疗效迅速的特点，常常成为血管炎，副银屑病的首选药物和主要药物；并对急性炎症性皮肤病疗效较为突出，对皮肤疼痛，皮肤红斑水肿消退较快而明显，如带状疱疹、光感性皮炎、玫瑰糠疹等，且有缩短病程的优点。

（4）从目前研究趋势来看，近十年来报道最多的就是与相关的药物联合应用，以其增效减毒。

1）与激素合用治疗自身免疫病，具有较好的协同作用。

2）与反应停或羟基氯喹联合应用治疗扁平苔癣等皮肤病。

3）与维甲酸等药物合用治疗银屑病。

4）与抗组胺药物联合应用治疗荨麻疹等过敏性疾病。

5）与丹参联合应用治疗硬皮病。

6）与人参、转移因子合用治疗蕈样肉芽肿等都获得很好的结果。

（5）雷公藤外用，对于皮肤病而言是一种不可忽视的用药途径。雷公藤近期疗效和远期疗效均可取，因而受到不少专家的高度评价，甚至有得心应手之感而偏爱。

（五）其他疾病

雷公藤对某些呼吸系统疾病如小儿支气管哮喘、毛细支气管炎也有确切的疗效。重症肝炎和慢性活动性肝炎疗效也很满意。它对某些妇科疾病如子宫出血、子宫肌瘤、子宫内膜异位症，以及对某些内分泌疾病如甲状腺功能亢进症、慢性淋巴细胞性甲状腺炎、糖尿病等都有成功的治疗经验。对于眼科的花粉性结合膜炎、五官科的过敏性鼻炎的治疗，雷公藤都很见长[7]。雷公藤对于抗肿瘤，脏器移植的抗排斥、神经系统性疾病如多发性系统性硬化症，以及 AD 都有很好的治疗效果[8]。

我们相信，由于它的物质基础及广泛地多靶点药理作用，雷公藤在临床上的应用会越来越广。

第三节　雷公藤毒副反应及其防治对策

一、雷公藤的毒副反应研究

雷公藤安全性用药是其临床研究的一大重点。从某种意义上来讲，药物本身同时也是毒物，尤其雷公藤更是如此。临床上产生的毒副反应，原则上都是药物的药理作用所致，当药理作用的反应过强或范围过广，以致造成人体脏器、组织的损害和功能障碍时，就会成为毒性反应，可见副反应与毒性反应不仅是程度上的差别，更重要的是存在性质上的差别，副反应在一定条件下可转化成毒性反应，在雷公藤应用过程中尤应警惕。

雷公藤的毒性是家喻户晓，古典书籍中早有记载，如《植物名实图考》："根尤毒""其叶亦毒"；《聊斋志异》"毒草也"；《中华本草》："味苦，辛，性凉，有大毒"；《湖南药物志》："苦大毒"。其恶名在外，早有"山砒霜""断肠草""八步倒"的异名。相传神农尝百草，一日而遇七十毒，结果尝"断肠草"而亡，葬于炎陵的故事。民间也有误食雷公藤七片嫩叶，一杯花蜜茶而中毒的事件。随着近半个多世纪以来临床上广泛应用，也有一定中毒报告的发生，众多文献分析，雷公藤是中医药学中发生中毒事件最多的中草药之一。相关文献报道各种不良反应发生率在25%～65%不等[9]。在国家食品药品监督管理局药品监测不良反应中心病例报告数据中有关雷公藤制剂病例报告的情况，2004～2012年涉及雷公藤多苷和雷公藤片共834件。其中严重反应者72例（占8.6%），可见一斑。主要临床表现为消化、泌尿、血液及生殖等多系统的损害[10]。雷公藤全植物均有不同程度的毒性（图7-1-7），以嫩芽及叶最

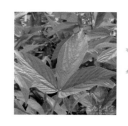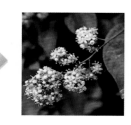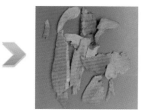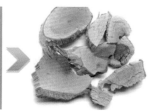

图7-1-7　雷公藤各部位毒性大小

大，花次之，根皮再次之，木质部最小，民间临床上应用都是去两层皮的根芯木质部，其毒性甚微，包括必须去皮根缝中的皮部，是用药的宝贵经验。鉴于雷公藤制剂有效成分，同时又是有毒成分，且治疗窗口比较狭窄，临床上所见毒副反应常与剂量呈正相关，与年龄呈负相关，值得引起重视[11]。

雷公藤发生毒副反应的原因主要与过量使用、过久使用、用药部位差异、煎煮方法不妥和炮制不当有关，少数亦有过敏反应者。

（一）雷公藤系统性毒性

从毒性来说，雷公藤是一个全身性系统性的毒性药物，包括消化系统、泌尿系统、生殖系统、心血管系统、血液系统、神经系统、免疫系统、皮肤黏膜系统等[12]，具有广泛的毒性。可分别产生相关脏器和组织器质性病变和功能障碍，除临床上所见的有关症状、体征及实验室指标异常外，了解其毒理表现也很重要。现就临床上常见而危害最大的肝脏、肾脏、生殖器毒性做讨论[12~16]。

1. 肝脏毒性

近年来，随着雷公藤使用的增加，因其所致的肝毒性报道也在增多，这成为半个多世纪以来，报道发生中毒事件最多的中草药之一。肝脏含有其他脏器难以比拟的丰富药酶系统，是药物性代谢的主要场所，雷公藤毒性常在代谢过程中体现，因此肝毒性出现较多。肝脏是其重要的靶器官之一。临床上表现类似于病毒性肝炎，主要为乏力、食欲不振、恶心呕吐、转氨酶升高等，少数出现黄疸，严重者可出现肝肿大和脂肪变性，甚至肝出血坏死，进而肝衰竭。

肝毒性机制具体如下。

（1）导致过氧化损伤。

（2）引起肝脏代谢紊乱。

（3）诱导凋亡性损伤。

（4）抑制肝代谢酶造成蓄积性肝毒性。

（5）超敏反应等。超敏反应是值得重视的雷公藤肝毒性，系致敏性免疫反应，是一种特异性反应，临床上常无法预测，其发生不可小觑。仅发生在一小部人身上，无规律可循，故考虑是一种超敏反应。雷公藤化学基团及其体内代谢产物作为半抗原，与肝细胞内大分子物质结合成复合体（全抗原），作为新的抗原，刺激机体产生相应的抗体，诱发变应性免疫性的超敏反应，从而发生肝损伤。临床特点多呈急性中毒性肝炎表现，发病率低，肝脏损害与服用雷公藤的剂量大小无关，但具有一定的危险性，虽无法预测，我们的经验，临床上可伴有一些过敏性红斑皮疹，值得警示。

2. 肾脏毒性

雷公藤治疗肾脏疾病有效，但其治疗量与中毒量接近，肾毒性不可小视，研究发现雷公藤肾脏毒理作用可表现为肾小管、肾间质出现明显的炎症，细胞浸润，肾小管上皮明显变性、坏死及萎缩,提示雷公藤肾毒性主要损及肾小管和肾间质。雷公藤肾毒性主要临床表现为服药后,迅速出现或逐渐发生少尿、浮肿、血尿、蛋白尿、管形尿;严重者可致急性肾功能不全、急性间质性肾炎,甚至造成急性肾功能衰竭。实验室检查可见尿素氮、血肌酐升高,肌酐清除率降低等。产生损害机制为雷公藤直接毒性作用和肾缺血,均可引起肾小管上皮细胞变性坏死,进而导致肾损害,同时休克所致的肾缺血又可加重雷公藤对肾的毒性,其机制研究认为与以下情况有关。

（1）过氧化损害。

（2）诱导细胞凋亡性损伤。

（3）改变肾近曲小管的屏障功能。

3. 生殖系统毒性[17, 18]

雷公藤对生殖系统毒副反应是临床报道最多的,需密切关注。雷公藤对男性生殖系统毒性主要表现在精子数量减少,精子活力下降到不育水平,损害呈可逆性,停药2个月可恢复。对女性生殖系统的毒副反应主要表现在闭经、月经减少、卵巢早衰,其损害可逆与否与用药剂量、疗程、患者的年龄有关。

（1）对雄性生殖系统的毒性作用。众多研究报告TP可使鼠睾丸及附睾质量减轻,附睾精子浓度和活力明显下降,干扰睾丸精母细胞DNA合成,并发现精子形成受到抑制,导致不育。这表明雷公藤是有较强的致突变的和抗雄性生育作用,其毒性机制还涉及对生精基因表达的抑制作用,促进生精细胞和精子的凋亡,最终导致雄性生殖系统毒性。

（2）对雌性生殖系统毒性作用。雷公藤对雌性生殖系统的毒性机制主要包括扰乱正常的生殖内分泌状态,如降低孕酮和雌二醇水平,升高促滤泡素和促黄体生成素,其机制为抑制cAMP/PKA依赖的雌性激素蛋白激酶全合成信号通路、基因的表达和芳香化酶的活性;破坏卵母细胞的质量和存活,进而降低卵母细胞的受精能力和存活率,诱导子宫内膜细胞过度凋亡,导致性腺抑制。

20世纪90年代左右抗生殖功能作为计划生育形成热潮,目前呼声已不大,对于青壮年及少年儿童应用问题,应权衡疾病和体质的利弊加以慎用。

二、雷公藤减毒的预防措施

雷公藤是一味矛盾的中药,既有出色的药理活性又有值得重视的毒性,如何扬长避短,使雷公藤的药理活性大幅度增加的同时,又能抑制其毒性,是当今研究十分活跃的热点,“增效减毒”或“存效控毒”总的来说离不开生药、制剂、化学、药理、药物代谢等诸多学科。

减毒的具体措施和方案:① 炮制减毒。② 改变剂型减毒,如纳米乳剂的外用剂型;缓释和控释剂型,如雷公藤胃漂浮缓释微丸、雷公藤甲素脂质体、雷公藤红素缓释滴丸[19]、雷公藤红素固体脂质纳米粒等研究[20]。③ 活性成分的结构修饰。④ 中西结合配伍及联合用药减毒(包括中西药的联合应用,针灸减毒等)。⑤ 整体生物转化[21](如曲霉菌和根霉菌转化等）。减毒措施应是全面的研究，现就目前广为关注的三个方面进行概括性叙述。

（一）雷公藤活性成分的结构修饰减毒

对化合物进行结构修饰，可以达到增强药物活性，提高生物利用度，加强疗效，增强对特定部位的选择性，增加稳定性，减少毒副反应等目的。雷公藤作为毒性中药，具有明显抗炎、抗肿瘤、免疫调节等生物活性，对其活性成分的修饰转化、改造，已吸引众多学者的广泛关注[22]。对雷公藤化学结构的修饰，近年来主要集中在TP、雷公藤红素、雷公藤内酯酮这三种具有代表性活性成分上，如TP单体化合物结构优化改造。TP是迄今研究发现的雷公藤植物活性成分中最具代表性、免疫抑制活性最强的化合物，但其生物学毒性太强，狭窄的治疗窗和强烈的毒副作用使其难以成为开发利用的临床用药。(5R)-5羟基雷公藤内酯醇（LLDT-8）是雷公藤内酯醇经过修饰优化后得到的全新结构的化合物，保留了抗炎免疫抑制活性，同时降低了难以逾越的雷公藤内酯醇类化合物的毒性堡垒。上海药物所研究证实，LLDT-8对多种免疫性疾病动物模型（RA、多发性硬化症、免疫性肝损伤、肺纤维化等）和移植排斥反应（心脏移植、骨髓移植）具有治疗作用。通过1期临床发现，LLDT-8能够成为具有我国自主知识产权，用于治疗多发性自身免疫性疾病的新型免疫抑制剂[23,24]。

（二）雷公藤炮制减毒

在临床用药中，严格中药的炮制工艺，规范雷公藤的净制标准，以减少雷公藤中毒事件的发生是很重要的。炮制是传统中药增效减毒和存效控毒的重要手段之一，自古已有通过净制法去除雷公藤根皮降低毒副作用的方法。用文火煎煮2～3 h，也是降低毒性的重要手段。近代通过比较雷公藤生品、清炒、水煮、蒸制、酒炙、醋炙、甘草炙、莱菔子炮制等不同炮制品前后TP和雷公藤红素的含量，可发现与生品比较，各炮制品TP含量均降低，除醋炙品外，各炮制品雷公藤红素含量也降低，尤以甘草炙和莱菔子炮制肝毒性降低最明显[25]。另一炮制减毒类似报告通过改良寇氏法测定LD_{50}和急慢性炎症动物模型，观测清炒品、醋炙品、甘草炮制品和莱菔子炮制品不同的炮制方法对雷公藤的急性毒性和抗炎作用的影响，寻找雷公藤炮制减毒保效的新工艺，为雷公藤的临床安全用药提供依据。据LD_{50}测定结果，将药物的急性毒性由大小排列为雷公藤生品＞雷公藤酒炙品＞雷公藤清炒品＞雷公藤醋炙品＞雷公藤蒸制品＞雷公藤甘草炮制品＞雷公藤莱菔子炮制品（图7-1-8），其中雷公藤莱菔子炮制品急性毒性降低最为明显，其次为雷公藤甘草炮制品，在抗炎方面，雷公藤生品及不同炮制品，对二甲苯致小鼠耳肿胀，角叉菜胶致大鼠足趾肿胀及大鼠棉球肉芽肿的形成均具有明显的抑制作用，提示雷公藤生品及不同炮制品均具有较好的抗急慢性炎症作用，且其作用呈量效关系，其中雷公藤莱菔子炮制品的抗炎作用优于雷公藤生品，说明雷公藤莱菔子炮制品的毒性降低最为明显，且抗炎作用最佳，达到减毒增效作用，这可能与炮制品对原有的复杂的有机物进行了分解和转化，产生了新的活性物质或改变的固有成分之间的平衡，从而导致药效和毒性发生相应的改变有关[26]。另有学者创新性地分别使用烘箱

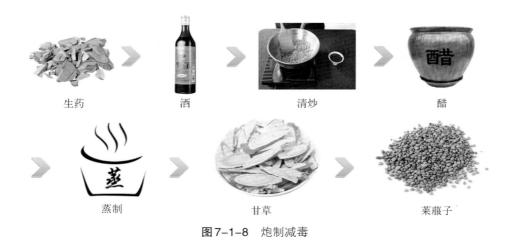

生药　　　　酒　　　　清炒　　　　醋

蒸制　　　　　　甘草　　　　　　莱菔子

图7-1-8　炮制减毒

和微波煨制雷公藤,并采用小鼠急性肝毒性模型,评价炮制前后毒性,经150℃和200℃烘箱煨制后,与生品比较,雷公藤肝毒性显著降低,且治疗佐剂性关节炎效果显著提高[27, 28]。也有经黄泥包裹,并用高功率微波炮制12 min后,雷公藤肝毒性降低,但TP含量未见减少。此外,尚有雷公藤碳酸钠提取物,双向发酵技术获得灵雷菌质等炮制减毒成功的报道。

(三)雷公藤中西结合减毒

根据临床需要,雷公藤减毒,在中西结合或综合治疗已经做了大量的工作。

(1)从西药来说,激素联合雷公藤治疗各种免疫性疾病;抗组胺药物联合雷公藤治疗过敏性疾病;维甲酸药物联合雷公藤治疗皮肤病等,屡见不鲜,近年来还有增加的趋势。

(2)中药配伍减毒的研究,重点在复方和单味药的研究,也有单体配伍的探索,如雷公藤红素、丹参素、芍药苷三种单体配伍的实验研究,也是体现在增效减毒的目的。从单味药来说,针对肝脏毒性的有白芍、甘草、丹参、凤尾草、金钱草、蛇床子等,针对生殖系统毒性有肉苁蓉、仙茅、仙灵脾、鸡血藤等。针对肾毒性有熟地黄、何首乌、黄芪、枸杞子等,在复方方面有半夏泻心汤、甘草白及复方、香砂六君丸、甘草复方、六味地黄丸、补肾毓麟汤、五子四物瓜石汤、乌鸡白凤丸等,分别对肝毒性、肾毒性、生殖器毒性减毒的报告,以上配伍减毒的报告,以临床应用的经验较多,实验和对照研究不多,值得借鉴参考。复旦大学附属中山医院多年来根据中西医结合理论指导的原则研制的三藤糖浆(雷公藤、红藤、鸡血藤),三色片(雷公藤、黄芪、丹参)等复方制剂,从临床观察应用和实验研究来看,对增效减毒,存效控毒都各有长处,深得患者欢迎。

参 考 文 献

[1] 汪毅,司晓雯.药性赋新编[M].贵阳:贵州科学技术出版社,2004:84-86.

［2］时继田.药用本草(上)［M］.天津：天津古籍出版社,2007：125,126.

［3］蔡光先.湖南药物志(第7卷)［M］.长沙：湖南科学技术出版社,2005：4895-4901.

［4］陈晓娜,张畅斌.我国雷公藤专利文献分析［J］.江苏科技信息,2014,15：8-11.

［5］福建省三明地区第二医院.雷公藤根(去二层皮)治疗类风湿关节炎的疗效初步观察［C］.三明：医药学资料(福建三明地区第二医院),1973.

［6］张乃峥,陶学濂.雷公藤多苷治疗类风湿关节炎疗效考核及临床药理作用的研究［J］.中国医学科学院中国协和医科大学年鉴,1988：60.

［7］李瑞琳,舒达夫.雷公藤的研究与临床应用［M］.北京：中国科学技术出版社,1989,362-384.

［8］秦万章.雷公藤研究的过去、现在和未来［C］.第六届全国雷公藤学术会议,徐州,2017：1-13.

［9］刘雪梅,刘志宏.雷公藤临床应用及不良反应研究进展［C］.中华中医药学会2014年医院药学分会学术年会,2014：375-379.

［10］国家食品药品监督管理局药品评审中心.关于雷公藤制剂的用药安全［J］.药品不良反应信息通报,2012,(46)：1.

［11］陈滋浚,王芳琳.雷公藤主要有毒成分的检测［J］.中国法医学杂志,2015,30(2)：156-159.

［12］吴霞,林兵.雷公藤毒性作用机制研究进展［J］.中国医院药学杂志,2015,35(16)：1519-1523.

［13］贾歌,刘畅,庞晶瑶,等.雷公藤肝毒性化学成分、毒性机制及减毒方法研究进展［J］.中国药房,2016,27(13)：1857-1861.

［14］滕光菊,梁庆升,孙颖,等.165例中草药导致药物性肝损害临床特征及病理分析［J］.中华中医药学刊,2014,32(4)：913.

［15］李进,王均宁,张成博.雷公藤的毒性考证与预防分析研究［J］.辽宁中医药大学学报,2013,15(8)：74-76.

［16］赵庆华,李晓宇.基于剂量的雷公藤抗小鼠免疫炎症"效-毒"关联性评价［J］.中国中医药杂志,2015,40(6)：1139-1143.

［17］张世应.雷公藤毒性研究［J］.湖北中医杂志,2015,37(3)：71-73.

［18］余递铧,张勇.雷公藤的毒性及减毒增效方法的研究进展［J］.医学综述,2015,21(3)：502-504.

［19］夏海建,张振海.雷公藤红素缓释滴丸的研究［J］.中草药.2013,44(7)：834.

［20］王敏,谢鹏.雷公藤红素固体脂质纳米粒的制备及理化性质［J］.中国医院药学杂志,2014,34(11)：46.

［21］马伟光,毕云.雷公藤固态生物转化产物减毒增效作用的实验研究［J］.中草药,2010,41(6)：927.

［22］韩箐婕,柳芳.雷公藤化学成分的结构修饰及其药理活性研究进展［J］.中国药房,2016,27(4)：550-562.

［23］李征,李援朝.结构多样性与构效关系：雷公藤新药研究与开发［J］.化学进展,2009,21(12)：2483.

［24］左建平,李援朝.新型免疫抑制剂(5R)-5-羟基雷公藤内酯醇(LLDT-8)作用机制研究［C］.第五届全国雷公藤学术会议.泰宁,2008.

［25］朱锡龙,李煌,张勋,等.雷公藤不同炮制品中雷公藤甲素与雷公藤红素含量高效液相色谱法测定［J］.时珍国医国药,2014,25(20)：341.

［26］南丽红,黄枚.不同炮制方法对雷公藤毒性和抗炎作用的影响［J］.时珍国医国药,2015,26(8)：1900-1902.

［27］刘建群,高俊博.烘箱煨制雷公藤药效毒性及成分变化研究［J］.亚太传统医药,2015,11(10)：7.

［28］刘建群,高俊博.微波炮制对雷公藤毒性及其化学成分的影响研究［J］.时珍国医国药,2014,25(2)：344.

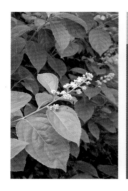

第二章
类风湿关节炎

第一节 概 述

类风湿关节炎（RA）属于系统性自身免疫性疾病，常常以对称性小关节发病，其基本病理为关节滑膜过度增殖，形成血管翳，导致关节软骨和骨侵蚀破坏。随着病情的发展，受累关节损坏程度加重，关节畸形，功能损坏乃至丧失，同时本病还可累及肺、肾、心血管、神经、胃肠道等关节外系统和器官。

在我国，RA的发病率为0.3%～0.6%，女性多发，为男性的2～3倍，20～45岁为发病高峰年龄。RA发病机制是关节内滑膜组织异常增生，大量炎性细胞浸润及软骨与骨进行性破坏，关节外以血管炎为主。在疾病过程中，滑膜组织增生、炎症、自身免疫3种病理过程相互作用、相互关联，形成了一个错综复杂的网络，但是其详细的发病机制至今仍无明确的定论。

20世纪50年代之前，医生诊断RA主要根据患者的临床表现和自身的临床经验，1958年美国风湿病学会（American College of Rheumatology, ACR）提出了第一个RA的诊断标准。但随着实验室技术进步、影像学发展及临床工作对早期RA诊断的需求，越来越需要更敏感、更客观、更早期的诊断标准，2010年ACR和欧洲抗风湿联盟制定了新的RA分类标准，该标准也是目前临床上最新和最常用的诊断标准。

RA的早期阶段尽快地给予缓解病情的抗风湿药（disease modifying anti-rheumatic drugs, DMARDs）成为普遍共识。为了更有效地实施这一策略，在大量循证医学证据支持下，近年来国外提出治疗RA的两个新概念，即目标治疗原则和严格控制（也称达标控制）策略。新的治疗思想的核心：根据病情采用单药或联合用药，早期即强化治疗，应用合理的检测指标，评价疾病活动度，并依此调整治疗方案，其目的就是尽快将RA控制到疾病缓解状态或低疾病活动度。新治疗理念的实施是保证RA患者尽快达到临床缓解，改善长期预后的重

作者：本章由涂胜豪编写。

要前提,已逐步为全球风湿病专家所广泛接纳和采用。

在民间,雷公藤作为中草药治疗关节炎、跌打损伤、皮肤病等疾病已流传很久,但因为其毒性难以控制等原因,主要被当作农药,用来杀虫、灭螺和毒鼠等,没有作为中药在临床上广泛使用。1969年福建省三明地区第二医院根据民间经验,于国内首次采用去皮雷公藤根芯木质部分水煎服,治疗155例RA患者,结果表明有效率高为87.7%,明显高于当时同类药物治疗效果,从此揭开了雷公藤治疗RA的研究新篇章。1974年,湖北省洪湖县人民医院周承明创造性地以雷公藤的带皮全根为主药,制成复方制剂"黄藤合剂",治疗RA取得了显著疗效。自此以后,不同种类的雷公藤制剂、雷公藤提取物治疗RA的临床和实验研究报道如雨后春笋般地涌现在国内外学术期刊上,绝大多数文献认为雷公藤治疗RA确有疗效。

第二节　雷公藤治疗类风湿关节炎的临床研究

一、雷公藤治疗RA文献纳入及疗效观察

经查阅文献,自1990～2017年可供分析的临床治疗观察资料共148篇,排除研究方法和结果描述不清的临床研究,共纳入48篇文献[1~37]。共有RA患者3 539例,治疗周期为1～6个月,其中2 604例(占73.6%)单独应用雷公藤制剂;935例(占26.4%)合并应用氨甲蝶呤等DMARDs或非甾类消炎药(NSAIDs)。治疗结果:其中3 170例取得不同程度的疗效,总有率为89.5%,显效1 927例,显效率54.5%,疼痛症状在1～2周减轻,4～12周达到显著疗效;关节肿胀症状减轻稍延迟。治疗后患者主观症状,客观体征及相关的实验室检查均有不同程度的改善(表7-2-1,表7-2-2)。

表7-2-1　雷公藤治疗RA症状改善情况

项　　目	观 察 例 数	改 善 例 数	有效率(%)
晨僵	3 410	3 120	85.2
关节疼痛(个)	2 475	2 277	92.0
关节肿胀(个)	2 065	1 858	90.0
关节疼痛指数	1 571	1 413	89.9
关节肿胀指数	1 636	1 456	89.0
15/20 m行走时间	1 064	910	85.6
双手握力	609	504	82.8
整体功能	615	544	88.4

（续表）

项 目	观 察 例 数	改 善 例 数	有效率（%）
关节功能评价	218	174	79.6
生活质量	68	56	82.3

表7-2-2 雷公藤治疗RA一般实验室项目的改善情况

检 验 项 目	观 察 例 数	改 善 例 数	改善率（%）
C反应蛋白	1 829	1 667	91.1
血沉	2 437	2 266	92.9

二、运用雷公藤治疗RA的策略

治疗RA的目的在于除了缓解患者症状和改善关节功能外，还应能抑制炎症关节的进行性损伤，延缓或阻止病情的进展，持久地改善关节功能。风湿病学界将具有能防止炎症关节影像学损坏的一类药物称为缓解病情的抗风湿药（DMARDs），DMARDs分为传统合成的DMARDs（如氨甲蝶呤、来氟米特、柳氮磺嘧啶）和生物DMARDs（如抗肿瘤坏死因子拮抗剂），目前对雷公藤在RA治疗中的作用还有些争议，但大部分观点认为它属于植物药类DMARDs。早期尽快运用DMARDs强化治疗，将RA病情活动度有效地控制到疾病缓解状态或低疾病活动度，是近年来RA治疗策略上的重要转变，因此根据病情的需要，采用雷公藤制剂与不同药物的联合使用，强化治疗，是目前RA治疗的最常用策略。

（一）与DMARDs的联用

由于部分RA治疗效果较差，或病情进展较快，或预后较差，因此常需要采用联合用药的方法快速有效地控制病情发展，通过两种或两种以上作用机制不同的药物联用治疗RA，即能获得更好的疗效，且副作用不一定明显增加。几乎所有的传统合成DMARDs都可以与雷公藤联合使用，与雷公藤制剂最常联用的是治疗RA的最重要的一线药物氨甲蝶呤、来氟米特等，有大量文献报道，与单药治疗RA相比，雷公藤与传统合成DMARDs联用，能更好地改善RA患者晨僵时间、关节肿痛数、关节压痛数、患者对疾病活动性的总体评价、医生对疾病活动性的总体评价、红细胞沉降率、CRP等不同的临床指标，患者达到ACR20、ACR50和ACR70等缓解标准比例数也都有不同程度的增加[38, 39]。

20世纪末，生物DMARDs的出现是RA治疗历史中具有里程碑意义重要事件，生物DMARDs具有起效快，作用靶点清晰，治疗效果好，能有效延缓关节骨质破坏等特点，尤其是对于难治性RA效果更加突出，但价格昂贵。目前国内使用的生物DMARDs主要是肿瘤坏死因子α拮抗剂(如依那西普、阿达木单抗、英夫利昔单抗)、白细胞介素6拮抗剂(托珠单抗)、B淋巴细胞单抗(利妥昔)等。雷公藤制剂与生物DMARDs联用,能迅速改善患者的晨僵、关节肿胀、关节压痛等临床症状和体征,提高生活质量,尚不增加不良反应发生率,安全性较高[40,41]。

由于生物DMARDs价格昂贵,长期使用患者经济难以承受,停药后,病情容易复发,如何既能减少乃至停用生物DMARDs,又能有效地控制病情,这是目前国内外RA治疗中面临的一个有待解决的重要课题,有报道依那西普与雷公藤制剂联用可有效降低RA患者依那西普诱导缓解后的复发率,延长复发时间[42]。由于研究周期偏短,病例数不够多,研究结果还有待更深入的探讨,但本文为拓宽雷公藤研究领域仍不失为一项有益的尝试。

(二)与中药联用

从中医学角度看,RA属于"尪痹"范畴。古人根据其遍历关节肿胀疼痛、缠绵难愈的特点,称之为"周痹""历节""白虎病""鹤膝风"等。中医认为,尪痹多因外感风寒湿邪或久居潮湿之地,内伤劳倦,情志不遂等因素导致风、寒、湿、热、痰、瘀等邪气滞留肢体筋脉、流注关节肌肉,经络闭阻,气血运行不畅,不通则痛;或因禀赋不足,或病后失养,阴虚血少,肝肾亏损,筋脉失濡,不荣则痛。基本病机是邪、瘀、虚,总的治疗原则是祛邪化瘀扶正,具体治疗方法则需根据病情特点、疾病分期、体质状态而制定。雷公藤与中药联用的方法有以下三种形式:一是以雷公藤为主药的中药复方,如新风胶囊[43](雷公藤、黄芪、薏苡仁、蜈蚣)、清络通痹方[44](雷公藤、生地黄、青风藤、僵蚕、三七)。在这些复方中,雷公藤为主药,辅以其他祛风除湿、活血止痛、补益肝肾等药物,通过君、臣、佐、使的配伍,增强雷公藤的治疗作用,同时又能最大限度地减轻雷公藤的毒副作用。通过文本挖掘方法研究发现,与雷公藤配伍的最常用的药物:黄芪、白芍、川芎、当归、制附子、桂枝、独活、青风藤等[45]。二是雷公藤制剂与常用抗风湿中成药相配伍使用,如雷公藤联合正清风痛宁、雷公藤联合益肾蠲痹丸等[46,47],与雷公藤相配伍使用的这类中成药本身具有一定的治疗作用,但作用相对偏弱,通过联合使用,相辅相成,提高了治疗RA的疗效。三是与其他中医治疗形式相结合,如结合针灸、中药膏剂外用等,通过针药结合、内外合治等不同治疗方法的联合,减少雷公藤的毒性,发挥增效的治疗作用[48]。

(三)临床使用注意事项

雷公藤的主要不良反应表现为胃肠道不适、性腺毒性、肝肾功能受损和血液系统受损。由于RA属于慢性病,患者长期服用多种药物,且常用抗风湿药物都有不同程度的消化系统不良反应,雷公藤本身也具有一定的胃肠道副作用,因此建议患者餐后服用雷公藤,甚至在进餐时服用,以尽量减少消化道不适,必要时加用胃肠道黏膜保护剂。

RA患者多为女性患者,雷公藤对性腺有一定程度的毒性作用,短期使用,多数情况下该药对性腺的影响属于可逆性,一般停药后4～12周或间断用药可使症状恢复,但是对于育龄妇女,尽量不用,若非用不可,则应充分告知患者,且建议短期使用,疗程一般不超过3个月,或配以补肾中药同时使用,以尽可能减少对性腺的影响。有生育要求的男性患者,建议慎用,临床上一般选择雷公藤使用的对象为绝经期女性或无生育要求的男性患者。

老年RA患者,由于存在潜在的肝肾功能不全、造血功能偏低的可能,尽管使用雷公藤之前检查肝肾功能和血常规均正常,但也应定期监测,一般在开始使用的前3个月,应每月检查一次,若正常,以后2～3月复查一次。若发现异常,应及时停用,必要时对症处理,一般不会造成严重的不良后果。

第三节　雷公藤治疗类风湿关节炎的作用机制

雷公藤治疗RA的作用机制主要体现在两方面:一是对免疫系统以抑制为主,这和其治疗其他自身免疫性疾病如系统性红斑狼疮、皮肌炎等作用机制相似,在此不再赘述。二是对RA病变关节的局部作用,这是重点讨论的内容。

(一)促进滑膜细胞凋亡

RA的基本病理改变是滑膜炎,急性期滑膜以渗出性和细胞浸润性为主,慢性期表现为滑膜增殖变厚,滑膜细胞层由原来的1～3层过度增生到5～10层或更多,形成许多绒毛样突起,突向关节腔内或侵入到软骨和软骨下的骨质,绒毛具有很强的破坏性,是造成关节破坏和功能障碍的病理基础。滑膜细胞增生过度而凋亡不足之间的失衡是绒毛形成的重要原因之一。我们的研究表明:TP能诱导胶原诱导的关节炎大鼠病变关节滑膜凋亡,且作用特点与环磷酰胺非常相似,即对增生活跃的细胞敏感,而对静止期的细胞不敏感[49]。Xu等研究发现雷公藤红素能显著增加Bax/Bcl-2的表达,Caspase-3、Caspase-9、PARP的蛋白水解切割和FasR的表达降低,体外诱导DNA损伤,在G2/M期诱导RA滑膜细胞周期停滞及细胞凋亡[50]。

(二)抑制基质金属蛋白酶(MMPs)

MMPs通过影响细胞外基质降解平衡而具有重要的生理和病理意义,在RA病理过程中,MMPs参与软骨细胞外基质降解,促进骨吸收,促使新生血管的形成,激活具有潜在活性的蛋白质。MMPs的活性受到特异性基质金属蛋白酶抑制剂(TIMPs)的调节。RA活动期关节内MMPs的合成及活性的异常增高,会导致MMPs/TIMPs比例平衡的失调,进一步引起关节的破坏。有研究发现,TP可明显下调经TNF-α刺激的人类滑膜成纤维细胞MH7A中MMP-9的表达[57]。还有研究表明TP能显著抑制经IL-1诱导的人滑膜成纤维细胞中MMP-1、MMP-3的产生和基因表达的同时,对MMPs的特异性抑制剂TIMP-1、TIMP-2均有增强作用,而阳性对照药地塞米松对MMPs则有抑制作用,这提示TP可能存有与糖皮质激素不同的作用机制和特点[52]。

（三）抑制血管新生产生

血管翳的形成是 RA 发生、发展的一个重要病理过程,血管翳会破坏临近关节软骨和骨组织,造成骨与关节的破坏。血管内皮生长因子(VEGF)具有明显促进血管形成的作用,有研究者以佐剂性关节炎大鼠为实验模型,研究 TP 对 RA 滑膜新生血管的抑制机制。结果显示:TP 可明显降低佐剂性关节炎大鼠滑膜组织中 VEGF 的表达,抑制大鼠滑膜中新生血管的生成,进一步抑制滑膜细胞的增殖,表明 TP 能从多环节、多途径、多靶点抑制关节滑膜新生血管[53]。进一步研究发现:TP、雷公藤红素具有下调血管生成激活因子和抑制丝裂原活化蛋白激酶(MAPK)活化的下游信号通路,在 RA 体内和体外实验中均有抗血管生成作用[54,55]。

（四）对 OPG-RANK-RANKL 系统的影响

在 RA 病理过程中,破骨细胞对骨损伤的发生起到重要作用,骨保护素(osteoprotegetin, OPG)和(或)核周因子-κB 受体活化因子(receptor activator of NF-κB, RANK)及其配体(receptor activator of NF-κB ligand, RANKL)系统是近年来发现的在破骨细胞分化过程中的一个重要信号传导通路。我们研究表明,在 RA 炎性关节滑膜、局部骨侵蚀处可见 RANKL 表达异常增高,抑制 RA 关节中 RANKL 表达和促进 OPG 表达是防治 RA 关节骨侵蚀的有效途径。我们以 AA 大鼠为研究模型,予以 TP 灌胃处理,发现治疗组大鼠骨密度明显高于模型组大鼠关节,滑膜、软骨下骨和小梁骨区域中 RANKL 表达量、OPG 关节骨组织表达量均低于模型组,大鼠外周血单个核细胞中 RANKL mRNA 表达水平及 TNF-α、IL-1β 水平下降,同时发现在关节炎起病初期给予 TP 治疗可以降低关节炎病程高峰期 RANKL 的水平,从而减缓关节骨侵蚀,作用机制可能与抑制 TNF-α 等促炎因子分泌有关[56]。

第四节　评价与体会

雷公藤药理作用全面,既具有非甾类消炎药的抗炎作用,又具有以免疫抑制为主的免疫调节作用,因此,在治疗 RA 的过程中,运用雷公藤可以发挥其消炎止痛,改善患者症状的"治标"功能,同时因为它具有更为重要的抑制免疫作用,能取得抑制病情进展的"治本"效果,达到一箭双雕的目的,因此应用雷公藤治疗 RA 时能减少非甾体抗炎药的使用剂量和使用时间,甚至不用该药,减少患者用药数量和品种,减轻患者经济负担,降低药物不良反应发生的概率。

雷公藤治疗 RA 起效快,其起效时间为 2～10 天,平均 7 天,介于非甾体抗炎药和疾病缓解药之间,与氨甲蝶呤、柳氮磺嘧啶、来氟米特、羟氯喹等传统的缓解病情抗风湿药相比,起效时间快,因此与这类慢作用药联合使用,能较快地减轻症状,抑制病情进展,使患者尽快受益。并且由于雷公藤治病机制与上述药物的作用机制不同,因此两者的联用一般不增加毒副反应的发生率,疗效却明显增加。

我国雷公藤产地分布广泛,来源丰富,价格较低,不管是应用雷公藤生药还是各种提取物,患者花费不多,以雷公藤多苷片为例,每天最大量60 mg,一个月仅花费几十元,价格特别低廉,非常适合中国国情,几乎能被所有不同经济状况的患者所接受,一般不会因经济困难而中断病情治疗,大大提高了患者治疗的依从性。

尽管雷公藤有很多不良反应,但在治疗剂量范围内出现严重者少见,且大多数可逆。雷公藤对消化系统的刺激作用,远比非甾类抗炎药轻,与其他具有免疫抑制作用的抗风湿药物相比,感染及其他毒副作用不比它们多。临床工作中,有些患者和医生误认为中药没有或很少有不良反应,长期服用雷公藤,不懂得定期监测血常规、肝肾功能,一旦出现严重的肝肾损伤才引起重视,其后果往往很严重,从而留下雷公藤毒副作用严重的印象,这也是很多医生畏惧雷公藤毒副作用的原因,其实只要我们一旦监测到轻微的不良反应,采取恰当的应对措施,一般都不会出现严重的后果。

第五节　结语及展望

自20世纪60年代以来,国内外大量的文献报道雷公藤治疗RA的临床和实验研究结果,临床上不计其数的RA患者从中获益,越来越多的多中心、双盲、随机临床研究证明了其疗效确切,不良反应可防可控,对雷公藤作用机制的研究越来越深入,大量的临床和实验表明雷公藤在RA治疗中具有重要的作用和地位,它是中药治疗RA的第一药,但它不是治疗RA的万能药。因为RA是一种异质性疾病,同样是RA,临床表现、进展速度、对治疗的反应,结局预后相隔甚远,所以非常有必要研究雷公藤对不同亚型的RA疗效差异及形成的机制,寻求雷公藤治疗RA的最佳适应证。只有这样,才能将雷公藤治疗作用发挥最大、最优,毒副作用控制在最小、最少,这既是中医个体化治疗思想的具体落实,也是未来精准医学的发展方向。

参 考 文 献

［1］ 陶学濂,孙瑛,史艳萍,等.小剂量雷公藤多苷治疗类风湿关节炎的临床观察［J］.中西医结合杂志,1990,10(5):289-291.

［2］ 李林根.自拟雷公藤汤治疗类风湿关节炎54例［J］.中医药信息,2002,19(4):39,40.

［3］ 姚万仓,年宏芳,朱建炯.雷公藤药酒治疗难治性类风湿关节炎56例分析［J］.中国药物与临床,

2004,4(5):395,396.

[4] 王英.雷公藤片治疗类风湿关节炎500例临床观察[C].第四次全国雷公藤学术会议.上海,2004:2.

[5] 伍晓旭.复方雷公藤冲剂治疗类风湿关节炎102例的临床对比观察[C].第四次全国雷公藤学术会议.上海,2004:4.

[6] 沈杰.雷公藤多苷联合小剂量甲氨蝶呤治疗老年性类风湿关节炎临床观察[C].第四次全国雷公藤学术会议.上海,2004:4.

[7] 涂胜豪,胡永红.雷公藤治疗类风湿关节炎的疗效和生活质量评价[J].湖南中医学院学报,2006,26(2):25-27.

[8] 原晋新.雷公藤片治疗类风湿关节炎36例[J].中医药临床杂志,2006,18(3):295,296.

[9] 曹炜,焦娟,姜泉.复方雷公藤外敷治疗活动期类风湿关节炎的临床疗效观察[J].中华中医药杂志,2007,22(7):433-435.

[10] 杨晓砚,张磊.雷公藤多苷片治疗类风湿关节炎60例临床观察[J].中国中医药科技,2007,14(2):130,131.

[11] 李彦民.雷公藤系列煎剂治疗类风湿关节炎50例[J].中国中医药现代远程教育,2008,22(6):619.

[12] 郭雪松,陈肖依,顾永军.两组联合用药治疗类风湿关节炎的临床观察[J].中国现代药物应用,2008,22(20):4,5.

[13] 周祖山,袁作武.雷公藤当归酒治疗类风湿关节炎的临床研究[C].湖北中医药大学学报,2013,15,suppl:80-82.

[14] 谭晴心,肖琴.雷公藤多苷联合甲氨蝶呤治疗类风湿关节炎疗效评价及对TNF-α、IL-6的影响[J].中国中医药信息杂志,2010,17(9):7-9.

[15] 陈兴华.雷公藤合剂治疗类风湿关节炎[C].全国第八届中西医结合风湿病学术会议.广州,2010:2.

[16] 焦娟,姜泉.复方雷公藤外敷降低类风湿关节炎疾病活动度的研究[J].中国中西医结合杂志,2012,32(11):1470-1472,1476.

[17] 陆洪品.中医内治外敷法治疗活动期类风湿关节炎的临床疗效分析[J].中国医学创新,2011,(29):49,50.

[18] 张娟.复方雷公藤片佐治类风湿关节炎80例的临床分析[J].中医临床研究,2012,4(14):75,76.

[19] 朱芳晓,周润华,石宇红.甲氨蝶呤联合羟氯喹或雷公藤多苷治疗抗环瓜氨酸肽抗体阳性的早期类风湿关节炎的临床研究[J].中国医药指南,2012,10(18):416-418.

[20] 余芒.雷公藤导入治疗类风湿关节炎45例临床分析[J].亚太传统医药,2012,8(3):77.

[21] 陈兴华.雷公藤膏药治疗类风湿关节炎的临床应用[C].全国第十届中西医结合风湿病学术会议.成都,2012:3.

[22] 孟彪,高立珍,赵和平.复方雷公藤药酒治疗类风湿关节炎(寒湿痹阻证)的临床观察[J].中医药信息,2013,30(1):94,95.

[23] 雷锦辉,李小广.雷公藤片治疗类风湿关节炎疗效观察[J].健康必读(中旬刊),2013,12(4):352.

[24] 吕倩雯.比较雷公藤和甲氨蝶呤治疗类风湿关节炎的有效性和安全性[D].北京:北京协和医学院,2013.

[25] 高建华.益赛普联合雷公藤多苷治疗老年类风湿关节炎的临床研究[C].全国第十一届中西医结合风湿病学术会议.西安,2013:4.

[26] 王永强.雷公藤联合甲氨蝶呤治疗类风湿关节炎的疗效观察[J].中国基层医药,2013,20(11):1678-1680.

[27] 韦隽.来氟米特联合雷公藤多苷治疗类风湿关节炎临床疗效观察[J].吉林医学,2013,34(9):1670.

[28] 朱建炯,陶霞.雷公藤药酒口服及外敷治疗类风湿关节炎的临床观察[J].宁夏医学杂志,2013,35(3):259,260.

［29］ 于德勇.雷公藤总苷治疗类风湿关节炎144例临床观察［J］.中医杂志,1982,(7):32-35.

［30］ 王雪凤,栾照家.甲氨蝶呤联合雷公藤多苷治疗类风湿关节炎的临床疗效观察［J］.国际医药卫生导报,2015,21(17):2598-2600.

［31］ 刘敏,王培蓉,马方伟,等.雷公藤多苷治疗类风湿关节炎的临床观察及对血清VEGF、VEGFR2表达水平的影响研究［J］.陕西中医,2016,37(1):72-74.

［32］ 余效福,罗江云.雷公藤药酒治疗老年性类风湿关节炎48例临床疗效观察［J］.中外营养保健,2016,26(19):362,363.

［33］ 欧秋娟,黄存军,廖湘平.甲氨蝶呤和雷公藤多苷联合对类风湿关节炎的治疗效果评估［J］.内蒙古中医药,2016,35(17):50,51.

［34］ 李凌汉,麦培根,陈宝红.雷公藤多苷联合免疫抑制剂治疗类风湿关节炎疗效及对炎性因子的影响［J］.现代中西医结合杂志,2017,26(10):1088-1090.

［35］ 郑冰.雷公藤多苷与甲氨蝶呤联合治疗类风湿关节炎临床疗效和安全性分析［J］.医药前沿,2017,7(15):360,361.

［36］ 王娟芳.雷公藤治疗类风湿关节炎的疗效观察［J］.内蒙古中医药,2017,36(4):31.

［37］ 杨竹.雷公藤片治疗类风湿关节炎74例［J］.中国药业,2011,20(14):76,77.

［38］ Zhang W, Shi Q, Zhao L D, et al. The safety and effectiveness of a chloroform/methanol extract of Tripterygium wilfordii Hook. F. (T2) plus methotrexate in treating rheumatoid arthritis［J］. J Clin Rheumatol, 2010, 16: 375-378.

［39］ 孙凤艳,冯红卫,代立友,等.雷公藤多苷联合来氟米特治疗类风湿关节炎疗效观察［J］.医学理论与实践,2016,29(8):1059,1060.

［40］ 何伟珍,尹志华,高建华,等.依那西普联合雷公藤多苷治疗老年类风湿关节炎的临床观察［J］.中国中西结合杂志,2014,34(3):267-271.

［41］ 李永吉,张挺,朱晓芳,等.雷公藤多苷片联合托珠单抗治疗类风湿关节炎临床分析［J］.中药材,2015,38(8):1775-1777.

［42］ 宋绍亮,马宏洋.雷公藤复方预防类风湿关节炎患者依那西普诱导缓解后复发效果观察［J］.山东医药,2014,54(36):97,98.

［43］ 黄传兵,刘健,谌曦,等.新风胶囊治疗类风湿关节炎疗效观察［J］.中国中西医结合杂志,2013,33(12):1599-1602.

［44］ 刘蒙竹,张新龙,潘林梅,等.清络通痹方中雷公藤配伍减毒的化学基础研究［J］.中国实验方剂学杂志,2014,20(7):107-112.

［45］ 李静,郑光,李立,等.基于文本挖掘方法探索雷公藤的用药规律.中国中医基础医学杂志［J］.2013,19(4):447-452.

［46］ 刘旭东,郭艳幸,候宏理,等.正清风痛宁片联合雷公藤多苷片治疗老年活动性类风湿关节炎52例［J］.中国中医药现代远程教育,2015,13(3):53,54.

［47］ 孙倩.雷公藤多苷片联合益肾蠲痹丸治疗类风湿关节炎的疗效评价［D］.济南:山东中医药大学,2012.

［48］ 陈昊,王艳,顾一煌,等.电针结合口服雷公藤片治疗类风湿关节炎临床研究［J］.安徽中医药大学学报,2012,31(3):40-43.

［49］ 胡永红,翁庚民,陆付耳,等.雷公藤甲素诱导胶原诱导的关节炎大鼠滑膜细胞凋亡的初步观察［J］.中华风湿病学杂志,2004,8(3):131-134.

［50］ Xu Z, Wu G, Wei X, et al. Celastrol induced DNA damage, cell cycle arrest, and apoptosis in human rheumatoid fibroblast-like synovial cells［J］. Am J Chin Med, 2013, 41: 615-628.

［51］ 张前德,时彦标,谈文峰,等.雷公藤甲素对类风湿关节炎滑膜成纤维细胞系MH7A中VEGF、

MMP-9水平变化的影响[J].南京医科大学学报(自然科学版),2008,28(7): 902-905.

[52] Lin N, Sato T, Ito A, et al. Triptolide, a novel diterpenoid triepoxide from Tripterygium wilfordii Hook. f. suppresses the production and gene expression of pro-matrix metalloproteinases 1 and 3 and augments those of tissue inhibitors of metalloproteinases 1 and 2 in human synovial fibroblasts[J]. Arthritis Rheum, 2001, 44(9): 2193-2200.

[53] 王伟东,陈如平,肖鲁伟,等.雷公藤甲素对类风湿关节炎滑膜新生血管中血管内皮生长因子、白细胞介素-6抑制机理的探讨[J].中医正骨,2012,24(2): 3-55.

[54] Kong X Y, Zhang Y Q, Liu C F, et al. Anti-angiogenic effct of triptolide in theumatoid arthritis by targeting angiogenic cascade[J]. PLoS One, 2013, 8(10): 1-10.

[55] Zhou Y X. Antiangiogenic effect of celastrol on the growth of human glioma: an in vitro and in vivo study [J]. Chin Med J (Engl), 2009, 122: 1666-1673.

[56] 王玉,胡永红,张明敏,等.雷公藤内酯醇对佐剂关节炎模型大鼠关节中核因子-κB受体激活剂配基表达的影响[J].安徽中医学院学报,2007,26(3): 28-30.

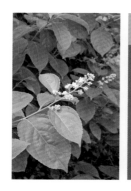

第三章
肾脏疾病

肾小球肾炎（glomerulonephritis，GN），是以肾小球损害为主的一组疾病，是临床常见病多发病，也是难治性疾病。主要临床表现为蛋白尿、血尿、水肿和高血压。肾小球疾病又分为原发性或继发性。无论是原发性肾小球疾病，还是继发性肾小球疾病，目前均无较好的治疗药物和治疗措施。

黎磊石在1977年首次成功地应用雷公藤治疗慢性肾炎，其后的研究证实雷公藤具有独特的免疫抑制作用，迅速在国内得到推广，现已被国家列入治疗肾炎的重要药物，在研究中还发现，雷公藤具有消除各种疾病（包括糖尿病及肾移植病例）蛋白尿的作用。有关成果曾在1991年获国家级科学技术进步二等奖。1995年以后，对雷公藤的提取物TP进行了系统研究，证明其作用特点与激素、环孢霉素等完全不相同，是一类新型免疫抑制药物，在肾移植急性排异反应的治疗中有良好效应。雷公藤优于其他免疫抑制剂，它的适应证广，对各种类型的肾炎都有效，是我国治疗肾炎的主要和重点药物，目前在国内外临床上广泛的应用。

第一节　原发性肾小球疾病

雷公藤是治疗原发性肾小球疾病的主要和常用的药物，这些原发性肾小球疾病主要包括原发性肾病综合征（主要病理类型包括微小病变肾病、系膜增生性肾小球肾炎、原发性局灶性节段性肾小球硬化、膜性肾病、膜增生性肾小球肾炎等）、慢性肾小球肾炎和IgA肾病等。

一、原发性肾病综合征的治疗

（一）临床观察

自1979年以来，雷公藤治疗肾病综合征现有文献报告有10 000余例患者，包括微小

作者：本章由董兴刚编写。

病变肾病1 000余例、系膜增生性肾小球肾炎3 000余例、原发性局灶性节段性肾小球硬化1 000余例、膜增生性肾小球肾炎1 000余例、膜性肾病1 000余例、其他3 000余例,均取得不同程度的临床效果。

原发性肾病综合征(nephrotic syndrome, NS)是指由多种病因引起的,以肾小球基膜通透性增加伴肾小球滤过率降低等肾小球病变为主的一组临床表现相似的综合征,NS的典型临床表现为大量蛋白尿、低蛋白血症、高度水肿和高脂血症症候群。

近40年来采用雷公藤治疗NS取得可喜成果,积累了比较丰富的临床经验。经查阅文献,自1979～2017年可供分析的临床治疗观察共210余篇。其中10篇已做了Meta分析[1~10],相关18篇以随机对照研究为主的论文做分析,NS均符合2003年《肾脏病诊断与治疗及疗效标准专题讨论纪要》和参照WHO肾小球疾病病理分类及肾小球疾病组织学分型(改良版)拟定原发性肾病综合征病理分型标准,进行诊断(表7-3-1)。[11]

从表7-3-1[12~29]可以看出,在1987～2017年的时间跨度里,系统观察了550例雷公藤治疗肾病综合征,一般需治疗1～4个疗程(每8周为1个疗程)。分别采用各种制剂的雷公藤,其中382例(占69.5%)单独应用雷公藤制剂;168例(占30.5%)合并应用中药煎剂、激素、环磷酰胺、尿激酶、蝮蛇抗栓酶或血管紧张素转换酶抑制剂等。治疗结果:其中465例取得不同程度的疗效,总有效率为84.5%,显效291例,显效率52.9%,通常1～2周见效,1～2个月达到显著疗效,随访和观察期1～5年不等。治疗后患者主观症状,客观体征及相关的实验室检查均有不同程度的改善。

表7-3-1　雷公藤治疗原发性肾病综合征的疗效观察

序号	作者	报告日期	例数	制剂	单用	合用	显效	有效	无效	总有效率(%)	显效率(%)
1	郑德灏等	1987	46	雷公藤浸膏	46		11	24	11	76.1	23.9
2	蔡辉等	1988	22	雷公藤煎剂	22		13	5	4	81.8	59.1
3	周柱亮等	1988	15	雷公藤煎剂*	15		5	9	1	93.3	33.3
4	杨桂仙	1996	42	多苷片*	42		27	9	6	85.7	64.3
5	袁美兰	1996	32	多苷片*	32		16	7	9	71.8	50.0
6	董兴刚	1999	15	多苷片*	15		9	5	1	93.3	60.0
7	肖厚勤等	2003	35	多苷片*	35		30	2	3	91.4	85.7
8	王殿尹	2005	30	多苷片*	30		28	2	0	100	93.3
9	付平等	2002	15	多苷片*	15		7	3	5	66.7	46.7
10	陈婷	2011	26	昆仙胶囊+激素*	0	26	8	9	9	65.4	30.8
11	蒋良炎	2013	41	多苷片+激素*	0	41	25	12	4	90.2	61.0
12	常雪静	2013	41	多苷片+激素*	0	41	28	10	3	92.7	68.3

（续表）

序号	作者	报告日期	例数	制剂	单用	合用	显效	有效	无效	总有效率（%）	显效率（%）
13	石焕玉等	2014	30	多苷片+激素*	0	30	10	17	3	90.0	33.3
14	周咏梅等	2014	30	多苷片+激素*	30		10	12	8	73.3	33.3
15	马丽巧等	2014	30	多苷片+激素*	30		17	7	6	80.0	56.7
16	凌俐等	2015	42	多苷片*	42		16	23	3	92.9	38.1
17	曲巍等	2016	28	多苷片*	28		11	10	7	75.0	39.3
18	徐菲等	2017	30	多苷片+激素*	0	30	20	8	2	93.3	66.7
总计	18篇	1987～2017	550	多苷片制剂为主	382	168	291	174	85	84.5	52.9

*随机对照研究。

1. 症状及体征的改善情况

具体详见表7-3-2。

表7-3-2 雷公藤治疗肾病综合征症状改善及体征改善情况

项目	观察例数*	改善例数	有效率（%）
浮肿	195	173	88.7
泡沫尿	319	300	94.0
乏力	338	322	95.3
腰酸	275	242	88.0
高血压	280	249	88.9

*治疗前异常数。

由上表看出，治疗后患者的浮肿、泡沫尿、乏力、腰酸、高血压等主客观症状均有不同程度的改善。

2. 一般实验室指标的改善情况

具体详见表7-3-3。

表7-3-3 雷公藤治疗肾病综合征一般实验室项目的改善情况

检验项目	观察例数*	改善例数	改善率（%）
尿蛋白阳性	494	490	99.2
尿隐血	295	247	83.7
红细胞尿	310	235	75.8

*治疗前异常数。

由上表看出,治疗后尿蛋白阳性、尿隐血、红细胞尿等均有较好的改善。

3. 主要实验室指标的改善情况

具体详见表7-3-4。

表7-3-4 雷公藤治疗肾病综合征主要实验室项目的改善情况

检验项目	观察例数*	改善例数	改善率(%)
24 h尿蛋白定量	457	437	95.7
尿微量白蛋白	319	298	93.5
甘油三酯	438	204	46.5
低密度脂蛋白胆固醇	320	152	47.5
血浆白蛋白	361	277	76.7
内生肌酐清除率	355	81	22.8
血清肌酐	362	67	17.5
血尿素氮	364	63	17.4

*治疗前异常数。

由上表看出,治疗后24 h尿蛋白定量、尿微量白蛋白、血浆白蛋白、甘油三酯、低密度脂蛋白胆固醇的异常均具有较好的改善。雷公藤治疗后内生肌酐清除率、血清肌酐和血尿素氮均无明显改善。

4. 关于雷公藤治疗肾病综合征疗效的Meta分析[2]

为了系统评价雷公藤多苷和环磷酰胺不同治疗方案治疗肾病综合征的有效性和安全性,为临床决策提供依据。用RevMan 5.3软件对从建库至2015年的所有包含雷公藤多苷和环磷酰胺治疗肾病综合征对照研究的文献进行Meta分析[2],结果共纳入包括453名患者在内的9个临床随机对照试验。Meta分析结果显示:在增加总有效率、降低24 h尿蛋白和增加血清白蛋白上,雷公藤多苷组和环磷酰胺组无显著性差异,但前者胃肠道不良反应和白细胞减少的风险显著低于环磷酰胺组。结论为雷公藤多苷与环磷酰胺相比,治疗效果相当,且不良反应发生少,安全性较高,值得临床推广。

5. 肾病综合征的分型治疗

关于肾病综合征中的微小病变肾病的治疗[24]、系膜增生性肾小球肾炎的治疗[30]、膜性肾病的治疗[31]、原发性局灶性节段性肾小球硬化的治疗[32]、原发性膜增生性肾小球肾炎的治疗[33],特别是对雷公藤多苷的治疗观察均做了详细叙述。结论认为,在原发性肾病综合征的上述五大常见的病理类型中,雷公藤多苷片对微小病变肾病、系膜增生性肾小球肾炎具有良好的疗效,但对于原发性局灶性节段性肾小球硬化、膜增生性肾小球肾炎、膜性肾病等分型的治疗效果评价,迄今仍缺乏设计严谨的大型随机对照研究,缺乏充足的循证医学证据。

6. 关于糖皮质激素的应用问题

在本文（表7-3-1）系统观察的NS中有382例（占69.5%）未用激素，合并应用激素者168例（占30.5%），在168例合并应用激素的患者中，入选时，病情或蛋白尿均治疗不佳时，激素原剂量不变，加用雷公藤观察，待病情稳定后逐步递减或停用激素。关于激素应用、递减、增量及停用情况：在168例合并应用激素患者中经治疗后有58例（34.5%）停用激素，85例（50.6%）递减了激素，实际是接近85%病例自应用雷公藤后递减了激素，6例因病情波动增加了激素剂量，10例未能获得递减。

7. 远期随访

远期随访的报道并不多见，在我们先后对361例肾病综合征做1～5年远期随访，并进行劳动力鉴定，其中179例（49.6%）恢复全工，25例恢复半工，38例恢复上学，40例从事一般性家务，69例全休，10例死亡。总的远期随访情况预后还是比较乐观的。

（二）体会与评价

雷公藤治疗原发性肾病综合征取得了较好的临床疗效，尤其在减少尿蛋白排泄具有显著疗效；雷公藤可以单独运用，也可以联合激素或其他免疫抑制剂运用，也可以应用在激素依赖患者、激素治疗反应不佳或无效患者等。

关于雷公藤治疗的剂量、疗程，20世纪80年代早期雷公藤多采用生药10～30 g/d水煎剂，以后用雷公藤多苷片1 mg·kg^{-1}·d^{-1}，到了20世纪90年代，胡伟新等[34]首先提出以双倍剂量的雷公藤多苷片2 mg·kg^{-1}·d^{-1}治疗，结果发现双倍剂量的雷公藤多苷片可迅速缓解（4周内）肾病综合征症状和蛋白尿，包括激素无效病例；在双倍剂量雷公藤多苷片方案后，又有间隙疗法，即4周双倍剂量后改2 mg·kg^{-1}·d^{-1}，服2周停2周，交替进行，用这种"顿挫"方式进行维持治疗，可降低复发率、减少副反应[29,35]。

二、慢性肾小球肾炎的治疗

（一）临床观察

慢性肾小球肾炎（chronic glomerulonephritis，CGN），简称慢性肾炎，系指蛋白尿、血尿、高血压、水肿为基本临床表现，起病方式各有不同，病情迁延，病变缓慢进展，可有不同程度的肾功能减退，具有肾功能恶化倾向和最终将发展为慢性肾衰竭的一组肾小球疾病。由于本组疾病的病理类型及病期不同，主要临床表现可各不相同。疾病表现呈多样化。

近40年来采用雷公藤治疗慢性肾炎取得可喜成果，积累了比较丰富的临床经验，经查阅文献，自1979～2017年可供分析的临床治疗观察资料共250余篇，其中3篇已做了Meta分析[36~38]，相关17篇随机对照研究为主的论文做分析，慢性肾炎均符合2003年《肾脏病诊断与治疗及疗效标准专题讨论纪要》和参照WHO肾小球疾病病理分类及肾小球疾病组织学分型（改良版）拟定慢性肾炎分型标准，进行诊断[11]，详见表7-3-5。

从表7-3-5[15,16,32,39-52]可以看出,在1983～2017年的时间跨度里,系统观察了521例雷公藤治疗CGN,一般需治疗1～4个疗程(每8周为1个疗程)。这些CGN患者分别采用各种制剂的雷公藤,其中491例(占94.2%)单独应用雷公藤制剂;30例(占5.8%)合并应用中药煎剂、激素或血管紧张素转换酶抑制剂等。治疗结果:其中435例取得不同程度的疗效,总有效率为83.5%,显效286例,显效率54.9%,通常1～2周见效,1～2个月达到显著疗效,随访和观察期1～5年不等。治疗后患者主观症状、客观体征及相关的实验室检查均有不同程度的改善。

表7-3-5 雷公藤治疗CGN的疗效观察

序号	作者	报告日期	例数	制剂	单用	合用	显效	有效	无效	总有效率(%)	显效率(%)
1	黎磊石等	1983	88	雷公藤提取物或生药	88		16	49	29	73.9	18.1
2	侯东会等	1995	10	雷公藤糖浆	10		4	4	2	80.0	40.0
3	杨桂仙	1996	34	多苷片*	34		15	13	6	82.4	44.1
4	袁美兰	1996	32	多苷片*	32		16	7	9	71.8	50.0
5	程晓霞	2001	30	多苷片+激素*	0	30	24	5	1	96.7	80.0
6	蔡伟兴	2003	36	多苷片*	36		22	9	14	86.1	61.1
7	张恩霖	2003	52	雷公藤煎剂	52		31	18	3	94.2	59.6
8	姚永兴	2005	28	多苷片	28		19	6	3	91.3	67.8
9	李青华	2005	30	多苷片*	30		22	4	4	13.3	73.3
10	孙雪松	2009	35	多苷片+金水宝*	35		24	7	4	88.6	68.6
11	操轩	2014	42	多苷片*	42		28	12	2	95.2	66.7
12	卓肖念	2015	35	多苷片*	35		25	7	3	71.4	38.1
13	何文婷	2016	27	多苷片*	27		16	9	2	92.6	59.3
14	崔艳和	2016	42	多苷片*	42		24	14	4	90.5	68.6
15	王益忠	2016	80	多苷片*	80		63	9	8	90.0	78.8
16	李治成	2016	58	多苷片*	58		41	6	11	81.0	70.7
17	高彩凤	2017	29	多苷片*	29		24	3	2	93.1	82.8
总计	17篇	1983～2017	521	多苷片制剂为主	491	30	286	164	86	83.5	54.9

*随机对照研究。

1. 症状及体征的改善情况

具体详见表7-3-6。

表7-3-6 雷公藤治疗CGN症状及体征改善情况

项目	观察例数*	改善例数	有效率（%）
浮肿	93	75	80.1
泡沫尿	184	175	95.3
乏力	302	27	89.4
腰酸	195	150	76.9
高血压	279	240	86.2

*治疗前异常数。

由上表看出，治疗后患者的浮肿、泡沫尿、乏力、腰酸、高血压等症状均有不同程度地改善。

2. 实验室指标的改善情况

具体详见表7-3-7。

表7-3-7 雷公藤治疗CGN实验室项目的改善情况

检验项目	观察例数*	改善例数	改善率（%）
尿蛋白阳性	217	207	95.5
尿隐血	268	215	80.2
红细胞尿	243	182	75.0
24 h尿蛋白定量	113	102	90.6
血清肌酐	189	37	19.4
血尿素氮	193	46	23.7

*治疗前异常数。

由上表看出，治疗后尿蛋白阳性、尿隐血、红细胞尿等均有较好的改善，治疗后24 h尿蛋白定量的异常均有较好的改善。雷公藤治疗后血清肌酐、血尿素氮的改善不够显著。

3. 关于雷公藤治疗CGN疗效的Meta分析[36]

为了分析雷公藤治疗CGN的疗效、适应范围、剂量与疗程、不良反应等循证医学证据。通过检索雷公藤治疗CGN的临床研究文献，8项研究符合纳入标准，共407例患者（治疗组200例、对照组207例），采用RevMan 4.2软件对总体疗效、治疗前后24 h尿蛋白定量的变化、疗程与剂量、不良反应等进行分析。结果雷公藤治疗CGN的总体疗效优于非雷公藤治疗；与非雷公藤治疗比较，雷公藤具有较好地控制蛋白尿的作用；需要引起重视的不良反应主要为肝功能损害、外周血白细胞下降及女性月经紊乱；纳入研究存在一定的发表性偏倚。

结论：雷公藤有较好地控制 CGN 蛋白尿的作用，但雷公藤对 CGN 不同肾脏病理改变无疗效差异，最佳剂量与疗程、药物不良反应的防治等有待进一步的探讨。

4. 远期随访

远期随访的报道并不多见，在我们先后对 268 例 CGN 做 1～5 年远期随访，并进行劳动力鉴定，其中 176 例（65.7%）恢复全工，30 例恢复半工，40 例恢复上学，50 例从事一般性家务，56 例全休，2 例死亡。总的远期随访情况预后还是比较乐观的。

（二）体会与评价

临床上以血尿为主的 CGN 往往是比较难治的，除小部分对激素有效外，大部分病例持续表现为肉眼血尿或镜下血尿，迁延多年，最后发展为慢性肾功能不全，甚至终末期肾病。我们认为这部分病例应用雷公藤多苷是非常合适的，它不仅可以抑制免疫反应使病变减轻，而且抗炎作用可使血尿减轻，甚至消失。雷公藤多苷可以单独运用，也可以联合激素或其他免疫抑制剂运用，也可以应用在激素依赖患者、激素治疗反应不佳或无效患者等。

关于雷公藤多苷治疗的剂量、疗程，一般用雷公藤多苷片 1 mg·kg^{-1}·d^{-1}，上海交通大学医学院附属仁济医院张庆怡教授使用雷公藤多苷治疗 CGN，具有丰富临床的经验[53]，采用雷公藤多苷片 0.5 mg·kg^{-1}·d^{-1}，合用强的松片 30 mg/d，取得较佳疗效，并可降低复发率、减少副反应。

三、IgA 肾病的治疗

IgA 肾病（IgA nephropathy）是最为常见的一种原发性肾小球疾病，病理表现的特点为肾小球系膜区以 IgA 或 IgA 为主的沉积，伴或不伴有其他免疫球蛋白在肾小球系膜区沉积的原发性肾小球病。病变类型包括局灶节段性病变、毛细血管内增生性病变、系膜增生性病变、新月体病变及硬化性病变等。其临床表现为反复发作性肉眼血尿或镜下血尿，可伴有不同程度蛋白尿，部分患者可以出现严重高血压或者肾功能不全。2016 年日本肾脏病学会发布了最新版 IgA 肾病指南[54]可做借鉴。

（一）临床观察

近 40 年来采用雷公藤治疗 IgA 肾病的临床和基础研究均取得了较大的进展，经查阅文献，自 1992～2016 年可供分析的临床治疗观察资料共 203 篇，其中 6 篇已做了 Meta 分析[55～60]，相关 17 篇以随机对照研究为主的论文做分析，全部的 IgA 肾病的诊断均需经过肾活检并结合临床表现而确诊[54]，详见表 7-3-8。

从表 7-3-9[61～77]可以看出，在先后 1992～2017 年研究的跨度里，系统观察了 653 例 IgA 肾病，一般需治疗 1～3 个疗程（每 8 周为 1 个疗程）。这些 IgA 肾病患者分别采用各种制剂的雷公藤，其中 465 例（占 79.8%）单独应用雷公藤制剂；188 例（占 23.5%）合并应用中药煎剂、激素或血管紧张素转换酶抑制剂等。治疗结果：其中544例取得不同程度的疗效，总有效率为83.3%，显效321例，显效率49.2%，通常1～2周见效，1～2个月达到显著疗效，观察期2～5年不等。治疗后患者主观症状、客观体征及相关的实验室检查均有不同程度的改善。

表7-3-8　雷公藤治疗IgA肾病的疗效观察

序号	作者	报告日期	例数	制剂	单用	合用	显效	有效	无效	总有效率（%）	显效率（%）
1	徐立军等	1992	29	多苷片	29		7	14	8	72.4	24.1
2	李晖等	1993	26	雷公藤煎剂*	26		6	14	6	76.9	23.1
3	徐明中等	2004	12	多苷片*	12		5	6	1	91.7	41.7
4	王敬妹	2007	38	多苷片*	38		22	12	4	89.5	57.9
5	杨福燕	2008	38	多苷片*	38		24	10	4	89.5	63.2
6	常靖	2011	24	多苷片+激素*	0	24	8	3	13	45.8	33.3
7	李艳玲	2012，	40	多苷片*	40		32	6	2	95.0	80.0
8	冯忖	2013	43	多苷片*	43		19	23	1	97.7	44.1
9	魏雪涛等	2014	38	多苷片*	38		10	17	11	67.5	25.0
10	项琼等	2014	30	多苷片*	30		16	10	4	86.7	53.3
11	杨娜	2015	40	多苷片+激素*	0	40	17	14	9	78.0	42.5
12	王占云	2015	75	多苷片*	75		45	20	10	86.7	60.0
13	姜敏等	2015	38	多苷片*	38		10	23	5	88.0	27.5
14	高顺清	2016	29	多苷片+激素*	0	29	17	6	6	79.3	58.6
15	王冬影	2016	50	多苷片+激素*	0	50	37	10	3	94.0	74.0
16	伍秋霞等	2016	58	多苷片*	58		15	24	19	67.2	25.9
17	刘星宇等	2017	45	多苷片+激素*	0	45	31	11	3	93.4	68.8
总计	17篇	1992～2016	653	多苷片制剂为主	465	188	321	233	109	83.3	49.2

*随机对照研究。

1. 症状及体征的改善情况

具体详见表7-3-9。

表7-3-9　雷公藤治疗IgA肾病症状及体征改善情况

项目	观察例数*	改善例数	有效率（%）
浮肿	385	349	90.6
泡沫尿	532	460	86.5
乏力	460	334	72.6

（续表）

项目	观察例数*	改善例数	有效率（%）
腰酸	360	323	89.7
高血压	504	265	52.6

*治疗前异常数。

由上表看出，治疗后患者的浮肿、泡沫尿、乏力、腰酸、高血压等症状均有不同程度改善。但高血压改善可能还与患者使用降压药物有关。

2. 一般实验室指标的改善情况

具体详见表7-3-10。

表7-3-10　雷公藤治疗IgA肾病一般实验室项目的改善情况

检验项目	观察例数*	改善例数	改善率（%）
尿蛋白	487	452	92.8
尿隐血	396	325	82.1
镜下红细胞增多	401	317	79.3

*治疗前异常数。

由上表看出，治疗后尿蛋白阳性、尿隐血、镜下红细胞增多等均有较好的改善。

3. 主要实验室指标的改善情况

具体详见表7-3-11。

表7-3-11　雷公藤治疗IgA肾病主要实验室项目的改善情况

检验项目	观察例数*	改善例数	改善率（%）
三酰甘油	519	206	39.7
24 h尿蛋白定量	573	525	91.6
尿微量白蛋白	428	423	98.8
血IgA	262	138	52.7
血浆白蛋白	506	279	55.1
血清肌酐	539	115	21.3
血尿素氮	530	104	19.6
低密度脂蛋白	518	137	26.4

*治疗前异常数。

由上表看出,治疗后24 h尿蛋白定量、尿微量白蛋白、血IgA、血浆白蛋白的异常均得到较好地改善。治疗后血清肌酐、血尿素氮、三酰甘油、低密度脂蛋白的异常均无明显改善。

4. 关于雷公藤治疗IgA肾病疗效的Meta分析[57]

为了评估使用雷公藤治疗IgA肾病的有效性及安全性,使用计算机对临床对照试验(RCT)研究的文献进行检索,找到符合纳入条件的6篇[65,78~82]随机对照试验,采用缓解率、24 h尿蛋白定量、血清肌酐等指标进行评价,6篇文献发表时间在2001～2013年,共350例患者,Meta分析结果显示:治疗组治疗6个月完全缓解率高于对照组,总缓解率高于对照组($P < 0.05$);24 h尿蛋白定量6个月时治疗组低于对照组;血清肌酐治疗组与对照组比较差异无统计学意义($P > 0.05$)。雷公藤治疗IgA肾病的总缓解率及完全缓解率均优于对照组,详见表7-3-12。

表7-3-12 雷公藤治疗IgA肾病纳入文献的基本情况

纳入文献	样本总量		干预措施		评价指标和标准(%)	
	实验组	对照组	实验组	对照组	实验组	对照组
阿达莱提	18	18	TWG 1～1.5 mg·kg⁻¹·d⁻¹,口服8周后减量,维持剂量20 mg/d	强的松24周为1个疗程,首剂0.8～1 mg·kg⁻¹·d⁻¹,减量后,维持量15 mg/d	77.8	72.2
陈英	8	7	TWG 60 mg/d+强的松0.5 mg/(kg·d)	强的松0.5 mg·kg⁻¹·d⁻¹	87.5	71.4
李明旭	20	22	TWG 2 mg·kg⁻¹·d⁻¹,口服6周后减量,1 mg·kg⁻¹·d⁻¹口服3月后减至维持剂量至1年	CTX 20 mg/d口服维持1年+强的松40 mg/d口服,8周后减量,维持1年	35.0	50.0
杨福燕	38	40	TWG 60 mg/d口服6个月+基础治疗6个月	基础治疗6个月	89.5	70.0
张馨	60	30	TWG 60 mg/d口服1年+基础治疗	基础治疗1年	90.7	61.9
周学华	30	30	TWG 60 mg/d口服1年	依那普利治疗10 mg/d口服1年	86.7	63.3

注:TWG组(雷公藤多苷组);CTX组(环磷酰胺组)。

从表7-3-12可以看出,6篇文献的对照研究中,雷公藤多苷组和对照组均有不同程度疗效的192例,经过卡方检验表明,提示雷公藤多苷治疗IgA肾病比对照组有优越性。

5. 关于激素的应用情况

在本文(表7-3-1)系统观察的IgA肾病中有465例(占71.2%)未用激素,合并应用激素者188例(占28.8%),在入选的病例中,病情或蛋白尿治疗不佳时,激素原剂量不变,加用雷公藤观察,待病情稳定后逐步递减或停用激素。关于激素应用、递减、增量及停用情况:

在188例合并应用激素IgA肾病患者中经治疗后有30例（20.0%）停用激素，72例（38.3%）递减了激素，实际是54.3%病例自应用雷公藤后递减了激素，21例因病情波动增加了激素剂量，65例未能获得递减。

（二）体会与评价

从总的评价来看，雷公藤治疗IgA肾病的疗效与临床表现、病理改变密切相关，单纯蛋白尿者疗效最佳，其次为单纯血尿者，蛋白尿伴血尿者疗效最差，血尿的疗效不如蛋白尿明显，随着尿红细胞计数的增加，缓解率逐渐下降；对有高血压、持续性蛋白尿、氮质血症者疗效较差；Lee分级＜Ⅲ级者疗效较好，Ⅳ级以上疗效较差，轻度系膜增生疗效优于中度以上系膜增生患者，增生硬化性或硬化性疗效较差，病理有较明显小管间质病变（间质区域增宽、纤维化、小管萎缩）患者疗效较差。雷公藤治疗的基础上配合中药辨证有助于提高疗效、减轻药物的不良反应。

第二节　继发性肾小球肾炎

继发性肾小球疾病（secondary glomerular diseases）的肾病变或继发于其他疾病或作为全身性疾病的一部分，如系统性红斑狼疮、过敏性紫癜等，也可以是代谢性疾病，如糖尿病等。雷公藤也是治疗继发性肾小球疾病的主要药物之一。

自1979年以来，根据现有文献，约有9 000例继发性肾小球疾病患者使用雷公藤临床治疗，包括糖尿病肾病4 000余例、狼疮性肾小球肾炎1 000余例、紫癜性肾炎1 000余例、其他3 000余例，均取得不同程度的临床效果。

一、糖尿病肾病的治疗

（一）临床观察

近年来，我国的糖尿病的发病率急速增加，根据北京大学附属第一医院[83]报道2010～2015年间入住全国范围的三甲医院的3 530万住院患者中，糖尿病肾病和慢性肾小球肾炎住院人数百分比分别为1.10%和0.75%。该研究表明，糖尿病已经是导致我国慢性肾脏病的第一位原因，其流行率高于原发性肾小球肾炎导致的慢性肾脏病。

糖尿病肾病（diabetic nephropathy，DN）是糖尿病患者最重要的合并症之一。目前已成为终末期肾脏病的第一位病因。由于其存在复杂的代谢紊乱，一旦发展到终末期肾脏病，往往比其他肾脏疾病的治疗更加棘手，因此加强对糖尿病肾病的防治研究非常重要。

近40年来采用雷公藤治疗DN取得可喜成果，经查阅文献，自1979～2017年可供分析的临床治疗观察资料共370余篇,其中10篇已做了Meta分析[60,83~91],相关16篇以随机对照研究为主的论文做分析,DN均符合WHO(1999年)糖尿病诊断标准及中华中医药学会肾病分会制定的DN诊断标准进行诊断,详见表7-3-13。

从表7-3-13[92~107]可以看出,在先后1996~2017年研究的跨度里,系统观察了648例DN,一般需治疗1~3个疗程(每8周为1个疗程)。这些DN患者分别采用各种制剂的雷公藤(表7-3-13),其中580例(占89.5%)单独应用雷公藤制剂;68例(占10.5%)合并应用中药煎剂或血管紧张素转换酶抑制剂等。治疗结果:其中553例取得不同程度的疗效,总有效率为85.3%,显效265例,显效率40.9%,通常1~2周见效,1~2个月达到显著疗效,观察期2~5年不等。治疗后患者主观症状,客观体征及相关的实验室检查均有不同程度的改善。

表7-3-13 雷公藤治疗糖尿病肾病的疗效观察

序号	作者	报告日期	例数	制剂	单用	合用	显效	有效	无效	总有效率(%)	显效率(%)
1	孙建功	1996	70	总苷片*	70		27	24	19	72.8	37.1
2	王永钧等	2000	31	复方胶囊	31		10	14	7	77.4	32.2
3	毛黎明等	2001	32	多苷片+辨证*	32		6	15	11	65.6	18.8
4	张长明	2005	30	多苷片*	30		9	20	1	96.7	30.0
5	董兴刚	2006	40	多苷片*	40		20	19	1	93.0	46.5
6	司廷林等	2008	40	多苷片+辨证	40		12	25	3	92.5	30.0
7	张连云等	2010	34	多苷片+辨证	34		17	12	5	85	50.0
8	葛永纯等	2010	29	多苷片**	29		10	11	8	72.4	34.5
9	蔡晓萍	2012	32	多苷片*	32		19	9	4	87	59.4
10	王刚等	2012	70	多苷片+辨证*	70		27	32	11	84.3	38.6
11	杨涛	2013	30	多苷片*	30		13	14	3	90.0	43.3
12	陈小燕	2013	20	多苷片*	20		13	7	0	100	65.0
13	许金来	2015	35	多苷片*	35		21	11	3	91.4	60
14	富佳杰等	2015	30	多苷片*	30		9	17	4	86.7	30.0
15	卢月月等	2016	68	多苷片+肾康丸	0	68	30	28	10	85.3	44.1
16	王荣	2017	57	多苷片*	57		22	30	5	91.2	38.6
总计	16篇	1996~2017	648	多苷片制剂为主	580	68	265	288	95	85.3	40.9

*随机对照研究。

1. 症状及体征的改善情况

具体详见表7-3-14。

表7-3-14 雷公藤治疗DN症状及体征改善情况

项目	观察例数*	改善例数	有效率（%）
浮肿	264	197	74.6
泡沫尿	519	480	92.5
多饮	118	99	83.9
多食	96	83	86.5
多尿	102	91	89.2
体重减轻	87	24	27.6
高血压	504	485	96.2

*治疗前异常数。

由上表看出，治疗后患者的浮肿、泡沫尿、乏力、腰酸、高血压等症状均有不同程度改善。但高血压的改善可能与患者同时服用降压药物也相关。

2. 一般实验室指标的改善情况

具体详见表7-3-15。

表7-3-15 雷公藤治疗DN一般实验室项目的改善情况

检验项目	观察例数*	改善例数	改善率（%）
尿蛋白阳性	625	566	90.6
尿糖阳性	442	211	47.7
尿隐血阳性	374	135	36.1
镜下红细胞增多	418	209	50.0

*治疗前异常数。

由上表看出，治疗后尿蛋白阳性、尿糖阳性、尿隐血阳性和镜下红细胞增多等均有较好的改善。

3. 主要实验室指标的改善情况

具体详见表7-3-16。

表7-3-16 雷公藤治疗DN主要实验室项目的改善情况

检验项目	观察例数*	改善例数	改善率（%）
空腹血糖	559	83	14.9
糖化血红蛋白	327	77	23.5

（续表）

检验项目	观察例数*	改善例数	改善率（%）
24 h尿蛋白定量	607	564	92.9
尿微量白蛋白	508	458	90.2
尿β₂-MG	482	386	80.1
血浆白蛋白	379	170	44.9
血清肌酐	560	90	16.1
血尿素氮	572	88	15.4
血胱抑素C	306	37	12.1
低密度脂蛋白	518	140	27.0

*治疗前异常数。

由上表看出，治疗后24 h尿蛋白定量、尿微量白蛋白、尿β2-MG、血浆白蛋白的异常均具有较好的改善。治疗后空腹血糖、糖化血红蛋白、血清肌酐、血尿素氮、血胱抑素C、低密度脂蛋白的异常均无明显影响。

4. 关于雷公藤治疗DN疗效的Meta分析

为了系统评价雷公藤多苷治疗糖尿病肾病的疗效及安全性，使用RevMan5.0.7软件进行Meta分析用雷公藤制剂单独或联合其他药物治疗糖尿病肾病的文献[88]，共12个随机对照试验[98,108～118]，含862例DN患者；Meta分析结果显示：雷公藤多苷在降低DN患者24 h尿蛋白、24 h尿白蛋白排泄率上优于常规治疗；雷公藤多苷对DN血肌酐水平、内生肌酐清除率的影响与常规治疗没有差异；雷公藤多苷对DN患者血脂、血压的影响因纳入研究较少，论证强度较低，不能确定；治疗期间尚未发现严重不良反应。结论是雷公藤多苷可能是一种相对安全和有效治疗DN的药物。

12篇文献[98,108～118]的随机对照研究中，雷公藤多苷组458例，其中有不同程度疗效的420例，对照组的治疗对象404例，有不同程度疗效的311例，提示雷公藤联合治疗的优越性。

（二）体会与评价

总的体会，雷公藤多苷治疗DN蛋白尿，降低尿蛋白的程度比血管紧张素转换酶抑制剂（ACEI）、血管紧张素受体拮抗剂（ARB）更加有效。雷公藤多苷对于ARB治疗效果不佳的大量蛋白尿DN患者有效。雷公藤多苷也用于DN患者行腹膜透析患者能有效地减少尿蛋白。雷公藤多苷亦可与ACEI或ARB联合用于DN的治疗。在一定的剂量范围内，雷公藤多苷的疗效随用药剂量的增加而增加。但由于雷公藤多苷的毒性问题，应注意其使用剂量、疗程。现有研究中，雷公藤多苷单用或与ACEI、ARB合用的常用的剂量为$1\sim 2$ mg·kg^{-1}·d^{-1}，疗程$3\sim 6$个月为主。

二、狼疮性肾炎的治疗

（一）临床观察

狼疮性肾炎（lupus nephritis，LN）是指系统性红斑狼疮合并双肾不同病理类型的免疫性损害，同时伴有明显肾脏损害临床表现的一种疾病。其发病机制与免疫复合物形成、免疫细胞和细胞因子等免疫异常有关。除SLE全身表现外，在临床上主要表现为血尿、蛋白尿、肾功能不全等。狼疮性肾炎的病理学分型对于判断病情活动度及预后、制定治疗方案具有重要价值。治疗应根据病情轻重程度不同个体化制定治疗方案。

近40年来采用雷公藤治疗LN取得不少重要进展，经查阅文献，自1979～2017年可供分析的临床治疗观察资料共130余篇，对其中相关17篇以对照研究为主的论文做分析，LN的诊断均符合美国风湿病协会1997制定和修订了SLE分类诊断标准和中华医学会风湿病学会制定和修订的我国成人SLE分类诊断标准，在确诊SLE的同时具备肾脏病变，详见表7-3-17。

从表7-3-17[39, 40, 119～133]可以看出，在先后1983～2016年研究的跨度里，文献系统观察了573例LN，一般需治疗1～3个疗程（每8周为1个疗程）。分别采用各种制剂的雷公藤（表7-3-17），其中216例（占37.7%）单独应用雷公藤制剂；357例（占62.3%）合并应用中药煎剂、激素、免疫抑制剂或血管紧张素转换酶抑制剂等。治疗结果：其中480例取得不同程度的疗效，总有效率为83.8%，显效249例，显效率43.5%，通常1～2周见效，1～2个月达到显著疗效，观察期2～5年不等。治疗后患者主观症状、客观体征及相关的实验室检查均有不同程度的改善。

表7-3-17　雷公藤治疗LN的疗效观察

序号	作者	报告日期	例数	制剂	单用	合用激素	显效	有效	无效	总有效率（%）	显效率（%）
1	黎磊石等	1983	14	雷公藤提取物/生药	7	7	6	8	0	100.0	42.9
2	蒋炜	1987	92	雷公藤+激素	0	92	16	52	24	56.5	17.4
3	唐政等	1988	34	雷公藤煎剂	34		—	31	3	91.2	—
4	侯东会	1995	22	雷公藤糖浆	22		7	15	0	100	31.8
5	陈西北	1998	19	多苷片+激素*	0	19	14	2	3	84.2	73.7
6	金聂等	2000	18	多苷片*	18		12	3	3	83.3	66.7
7	李燕红等	2002	30	多苷片*	30		15	14	1	96.7	50.0
8	刘庆林	2002	27	多苷片+激素*	0	27	13	10	4	85.2	48.1
9	王来芳等	2007	30	多苷片+激素*	0	30	18	10	2	93.3	60.0
10	刘正钊等	2008	60	多苷片+激素*	0	60	42	8	10	83.3	70.0

（续表）

序号	作者	报告日期	例数	制剂	单用	合用激素	显效	有效	无效	总有效率（%）	显效率（%）
11	高明利等	2010	24	多苷片+激素*	0	24	17	4	3	87.5	70.8
12	黄雪霞等	2011	30	多苷片*	30		9	11	10	66.3	30.0
13	陈国文	2012	27	多苷片*	0	27	7	15	5	25.9	80.0
14	刘伟敬	2013	30	多苷片+激素*	0	30	17	10	3	90	56.7
15	王晶晶	2015	26	多苷片+激素*	17	9	16	8	2	92.3	61.5
16	石峰等	2016	28	多苷片*	28		9	16	3	89.3	32.1
17	曾惠芬等	2017	62	多苷片*	30	32	31	14	17	72.6	50.0
总计	17篇	2017	573	多苷片+激素为主	216	357	249	231	93	83.8	40.3

*随机对照观察。

1. 症状及体征的改善情况

具体详见表7-3-18。

表7-3-18　雷公藤治疗LN症状及体征改善情况

项目	观察例数*	改善例数	有效率（%）
浮肿	481	362	75.3
泡沫尿	526	499	94.9
关节痛	302	264	87.4
发热	247	172	69.6
高血压	350	233	66.6

*治疗前异常数。

由上表看出，治疗后患者的浮肿、泡沫尿、关节痛、发热、高血压等症状均有不同程度的改善。

2. 一般实验室指标的改善情况

具体详见表7-3-19。

表7-3-19　雷公藤治疗LN实验室项目的改善情况

检验项目	观察例数*	改善例数	改善率（%）
尿蛋白	529	499	94.4
尿隐血	437	362	83.0
镜下红细胞增多	236	218	92.4

（续表）

检验项目	观察例数*	改善例数	改善率（%）
血C3	381	34	8.9
尿微量白蛋白	487	484	99.4
尿β$_2$-MG	369	362	98.2
血浆白蛋白	256	224	87.5
血清肌酐	264	38	14.3
血尿素氮	264	39	14.8
血胱抑素C	206	25	12.1
低密度脂蛋白	327	123	37.8

*治疗前异常数。

治疗后尿蛋白阳性、尿隐血、镜下红细胞增多等均有较好的改善。治疗后尿微量白蛋白、尿β$_2$-MG、血浆白蛋白的异常均具有较好的改善。治疗后血清肌酐、血尿素氮、血胱抑素C、低密度脂蛋白的异常均改善不明显。

3. 关于激素的应用问题

从表7-3-17可以看出系统观察的狼疮性肾炎中有216例（占37.7%）未用激素，合并应用激素者357例（占62.3%），在357例合并应用激素的患者中，病情或蛋白尿治疗不佳时，激素原剂量不变，加用雷公藤观察，待病情稳定后逐步递减或停用激素。关于激素应用、递减、增量及停用情况：在357例合并应用激素患者中经治疗后有54例（15.1%）停用激素，22例（6.2%）递减了激素，实际是21%病例自应用雷公藤后递减了激素，142例因病情波动增加了激素剂量，139例未能获得递减。

4. 远期随访

南京军区总医院肾脏病中心报告[119]对狼疮性肾炎进行了3～89个月（平均19.4个月）的随访，以观察雷公藤、激素等综合性治疗的远期疗效。结果：缓解23例（25%），改善47例（51.1%），无效16例（17.4%），恶化6例（6.5%）。92例中正常工作41例（44.6%），轻工作30例（32.6%），退休19例（20.7%），死亡2例（2.2%）。证明综合治疗的疗效较国外报道为优，而副作用明显为低。

（二）体会与评价

除了单用雷公藤制剂治疗LN，取得较好的临床效果外，近年来的多项临床观察表明，对应用CTX治疗无效的LN患者，联合雷公藤多苷治疗后，LN完全缓解率显著提高。近年来的新型免疫抑制剂（吗替麦考酚酯、他克莫司、来氟米特等）和雷公藤多苷应用于LN的治疗，患者达到完全缓解或部分缓解，并可显著地减少药物的剂量及不良反应，值得进一步研究。

三、紫癜性肾炎的治疗

（一）临床观察

过敏性紫癜性肾炎（Henoch-Schonlein purpura nephritis，HSPN），即紫癜性肾炎。以坏死性小血管炎为主要病理改变的全身性疾病，可累及全身多器官。除有皮肤紫癜、关节肿痛、腹痛、便血等临床表现外，血尿和蛋白尿是常见的表现，这些表现多发生于皮肤紫癜后1个月内，有的或可同时并见皮肤紫癜、腹痛，有的仅是无症状性的尿液检查异常。

近40年来采用雷公藤治疗HSPN在基础和临床研究均取得了重要进展，经查阅文献，自1979～2017年可供分析的临床治疗观察资料共近252篇，其中10篇已做了Meta分析[134～143]，相关17篇以随机对照研究为主的论文做分析，HSPN均符合中华医学会儿科分会肾脏病学组制定的肾小球疾病的临床分类、诊断及治疗进行诊断[144]。

从表7-3-20[39,145～160]可以看出，在先后1983～2017年研究的跨度里，系统观察了623例HSPN，一般需治疗1～3个疗程（每8周为1个疗程）。分别采用各种制剂的雷公藤（表7-3-20），其中455例（占73.0%）单独应用雷公藤制剂；168例（占27.0%）合并应用激素、中药煎剂或血管紧张素转换酶抑制剂等。治疗结果：其中576例取得不同程度的疗效，总有效率为92.5%，显效421例，显效率67.6%，通常1～2周见效，1～2个月达到显著疗效，观察期2～5年不等。治疗后患者主观症状、客观体征及相关的实验室检查均有不同程度的改善。

表7-3-20　雷公藤治疗HSPN的疗效观察

序号	作者	报告日期	例数	制剂	单用	合用激素	显效	有效	无效	总有效率（%）	显效率（%）
1	黎磊石等	1983	6	雷公藤提取物/生药	6		6	0	0	100.0	100
2	时毓民等	1985	13	雷公藤冲剂	13		11	1	1	92.3	84.6
3	李效吾	1987	50	多苷片	50		40	8	2	96.0	80.0
4	盘俨若等	1987	56	多苷片+浸膏片+激素*	48	8	48	7	1	98.2	85.7
5	时毓民等	1992	21	多苷片+激素*	8	13	15	6	0	100.0	71.4
6	高夏芬	1994	10	多苷片*	10		8	2	0	100	80
7	张雪梅	2004	22	多苷片*	22		16	5	1	95.4	72.7
8	张睿等	2004	12	多苷片*	12		9	2	1	91.7	75.0
9	丁樱等	2004	30	多苷片*	30		28	2	0	100	93.3

（续表）

序号	作者	报告日期	例数	制剂	单用	合用激素	显效	有效	无效	总有效率（%）	显效率（%）
10	张建平	2006	26	多苷片+激素*	0	26	17	7	2	92.3	65.2
11	王玉玲	2007	56	多苷片+激素*		56	41	14	1	98.2	73.2
12	秦曼	2010	39	昆仙胶囊	39		31	6	2	94.9	79.5
13	高金祥等	2010	65	多苷片*	65		19	35	11	83.1	29.2
14	吴国祥	2012	60	多苷片+激素*	30	30	27	26	7	88.3	45.0
15	赵芳等	2015	40	多苷片*	40		27	12	1	97.5	67.5
16	彭思萃	2016	82	多苷片+辨证*	82		48	19	15	81.7	58.5
17	张良	2017	35	多苷片+激素*		35	30	3	2	94.3	85.7
总计	17篇	1983~2017	623	多苷片制剂为主	455	168	421	155	47	92.5	67.6

*随机对照研究。

1. 症状及体征的改善情况

具体详见表7-3-21。

表7-3-21 雷公藤治疗HSPN症状及体征改善情况

项目	观察例数*	改善例数	有效率（%）
浮肿	317	285	89.9
泡沫尿	562	487	86.7
关节痛	127	110	86.6
皮肤紫癜	118	89	75.4
腰酸	375	314	83.7
高血压	469	397	84.6

*治疗前异常数。

由上表看出，治疗后患者的浮肿、泡沫尿、乏力、皮肤紫癜、腰酸、高血压等症状均有不同程度的改善，高血压的改善可能也与患者服用降压药物有关。

2. 主要实验室指标的改善情况

具体详见表7-3-22。

表7-3-22　雷公藤治疗HSPN主要实验室项目的改善情况

检验项目	观察例数*	改善例数	改善率（%）
尿蛋白阳性	528	502	95.1
尿隐血阳性	319	183	57.4
镜下红细胞增多	286	170	59.4
甘油三酯	437	65	14.9
总胆固醇	436	70	16.0
尿微量白蛋白	502	467	93.1
尿β_2-MG	489	405	82.8
血浆白蛋白	361	186	51.4
血清肌酐	355	51	14.3
血尿素氮	355	53	14.8
血IgA	318	172	54.1

*治疗前异常数。

　　由表7-3-22看出，治疗后尿蛋白阳性，尿隐血阳性，镜下红细胞增多，尿微量白蛋白、尿β_2-MG、血浆白蛋白和血IgA的异常均具有较好的改善；对于血清肌酐、血尿素氮、甘油三酯和总胆固醇均无明显影响。

　　3.关于激素的应用问题

　　系统观察的HSPN中有455例（占73.0%）未用激素，合并应用激素者168例（占27.0%），在168例合并应用激素的患者中，其剂量相当于强的松6～12片，在入选的病例中，病情或蛋白尿治疗不佳时，激素原剂量不变，加用雷公藤观察，待病情稳定后逐步递减或停用激素。关于激素应用、递减、增量及停用情况：在168例合并应用激素患者中经治疗后有53例（31.5%）停用激素，60例（35.7%）递减了激素，实际是67.2%病例自应用雷公藤后递减了激素，8例因病情波动增加了激素剂量，14例未能获得递减（表7-3-20）。

　　4.远期随访

　　吴莉[161]将HSPN的远期预后的定义：① 尿液检查正常和轻微异常，包括无尿液检查异常的健康患者和微量白蛋白尿患者（尿微量白蛋白/血肌酐比值为2.5～25 mg/mmol）；② 轻度持续性蛋白尿，且肾小球滤过率≥90 mL·min^{-1}·1.73 m^{-2}，伴或不伴血尿；③ 活动性肾病（高血压（平均动脉压）＞第95个百分点，和/或尿微量白蛋白/血肌酐比值为≥200 mg/mmol，和/或肾小球滤过率60～90 mL·min^{-1}·1.73 m^{-2}），伴或不伴血尿；④ 慢性肾衰竭，肾小球滤过率≤60 mL·min^{-1}·1.73 m^{-2}，或终末期肾病（ESRD，进入透析和/或肾移植）。①和②可视为疗效较佳，③和④则视为疗效不佳。

　　吴莉[161]报告的42例HSPN患儿，每天予以口服1 mg/kg雷公藤多苷片（日剂＜60 mg，疗程为3～6个月）和2 mg/kg强的松（最大日剂量为60 mg），并维持该剂量4周。此后，于6～9个月内逐渐停用强的松。根据患者在随访60～70个月后，对雷公藤多苷联用或不联用强的松疗法的远期预后进行评估。结果有1例显示转用霉酚酸酯（MMF）治疗预后不良，有2例患者经霉酚酸酯治疗后，蛋白尿及血尿均有所改善，但两者的肾小球滤过率无明显提高。有2例患者行第2次肾穿刺活检，第1例为8岁女性患者，首次肾穿刺活检为单纯性肾小球系膜增生，弥漫性（ISKDC Ⅱb级），随访2.5年后，再次行肾活检时呈单纯性肾小球系膜增生，局灶性（ISKDC Ⅱa级）。第2例为6岁男性患者，首次肾穿刺活检为ISKDC Ⅱa级，4.5年后再次行肾活检时呈肾小球系膜增生伴新月体形成＜50%，弥漫性（ISKDC Ⅲb级）。

（二）体会与评价

HSPN是由于过敏性紫癜累及肾脏引发的肾小球继发性损害，属于自身免疫系统疾病之一。临床症状主要以蛋白尿、血尿同时出现居多，甚者出现肾衰竭。年龄越小往往发病率较高。目前，因过敏性紫癜的发病机制尚不明确，紫癜性肾炎临床上以糖皮质激素为主，药物短暂性疗效明显，长期服用可出现胃肠不适、内分泌紊乱等并发症，毒副作用大，因此用药很受局限。雷公藤多苷主要作用机制是通过改善毛细血管的通透性，抑制T、B淋巴细胞的活化，阻断其增值，最终抑制炎症反应。雷公藤可不同程度地减轻血尿及蛋白尿，减轻肾损伤，毒副作用小。在常规激素泼尼松片的基础上联合服用雷公藤多苷，一方面减轻泼尼松片的用量；另一方面两药协同作用，降低泼尼松长期单独服用的副作用。

从总的来说，雷公藤治疗各种肾脏疾病，无论是原发性肾小球疾病，或是继发性肾小球疾病都有较好的疗效，其不良反应亦可驾驭。关于作用机制方面，研究亦颇多，提示抗炎、免疫调节、保护和修复肾小球滤过膜的通透性等诸多方面，亦有好的启发[162～164]。

参 考 文 献

［1］孙静,汪梅姣,温成平,等.雷公藤多苷与环磷酰胺对照治疗肾病综合征的Meta分析［J］.中华中医药学刊,2013,31(4):846-849.

［2］骆丽,雷兆锦.雷公藤多苷与环磷酰胺治疗肾病综合征有效性和安全性的Meta分析［J］.海峡药学,2016,28(7):82-85.

［3］韩立新,郭润蕊,张睿,等.环磷酰胺与雷公藤多苷片治疗难治性肾病综合征的有效性和安全性的Meta分析［C］."急诊医学临床学术探讨研究会"会议,北京,2016.

［4］熊飞,邵丹妮.雷公藤多苷治疗肾病综合征荟萃分析［J］.临床肾脏病杂志,2011,11(11):522-524.

［5］殷松江,盛梅笑.雷公藤多苷治疗特发性膜性肾病有效性及安全性的Meta分析［J］.临床肾脏病杂志,2016,16(1):12-21.

［6］胡琳弘,汪成琼,肖政,等.雷公藤多苷联合中等剂量泼尼松治疗成人原发性肾病综合征Meta分析［J］.现代医药卫生,2016,32(4):555-557.

［7］斯帕.Effect of tacrolimus in idiopathic membranous nephropathy: A Meta-analysis［D］.南京:东南大

学,2014.

[8] 冯胜刚.雷公藤多苷治疗原发性肾病综合征的疗效判定随机对照试验的系统评价[D].成都:四川大学,2003.

[9] 黄琼,曾庆明,郑义侯,等.雷公藤联合激素治疗肾病综合征疗效的Meta综合分析[J].辽宁中医药大学学报,2015,17(7):145-148.

[10] 寇长贵,吕晓珍,齐霁,等.雷公藤多苷联合糖皮质激素对肾病综合征疗效的Meta分析[J].吉林大学学报(医学版),2008,34(4):671-675.

[11] 叶任高,陈裕盛,方敬爱.肾脏病诊断与治疗及疗效标准专题讨论纪要[J].中国中西医结合肾病杂志,2003,4(6):355-357.

[12] 郑德灏,苏平,方景怡,等.雷公藤、尿激酶联合治疗肾病综合征26例疗效观察[J].武汉医学杂志1987,11(2):77,78.

[13] 蔡辉,陈林囡,于德勇,等.复方雷公藤治疗小儿肾炎33例[J].南京中医药大学学报,1988,4(2):21-23.

[14] 周柱亮,李喜泉,王亚平.老年肾病临床分析[J].临床医学杂志,1988,4(4):193-195.

[15] 杨桂仙.雷公藤治疗慢性肾炎和肾病52例报告[J].西南国防医药,1996,6(1):48,49.

[16] 袁美兰.蝮蛇抗栓酶合并雷公藤治疗顽固性肾病综合征32例疗效观察[J].医学理论与实践,1996,9(4):176,177.

[17] 董兴刚,刘守奎,宋兆峰.雷公藤多苷对肾性蛋白尿患者肾血流动力学的作用[J].中华内科杂志,1999,38(3):185,186.

[18] 肖厚勤,丁国华,张建鄂,等.雷公藤多苷与环磷酰胺治疗原发性肾病综合征的疗效比较[J].临床荟萃,2003,18(18):1039,1040.

[19] 王殿尹.雷公藤多苷、蚓激酶辅助治疗原发性肾病综合征的疗效观察[J].江西医药,2005,40(s1):694-696.

[20] 付平,雷鸣.双倍剂量雷公藤多苷治疗单纯性蛋白尿的临床研究[J].四川大学学报医学版,2002,33(2):318,319.

[21] 陈婷,李海坚,麦伟民.昆仙胶囊联合强的松治疗难治性肾病综合征的临床观察[J].中药药理与临床,2011,27(6):97-99.

[22] 蒋良炎.雷公藤多苷联合小剂量泼尼松治疗老年原发性肾病综合征临床观察[J].海峡药学,2013,25(2):76,77.

[23] 常雪静,夏宇欧.不同方法治疗肾病综合征临床疗效分析[J].中外医疗,2013,32(12):58.

[24] 石焕玉,霍长亮,赵化南.益气疏风固涩法治疗小儿复发性肾病综合征30例[J].河南中医,2014,34(12):2429,2430.

[25] 周咏梅,林元龙,沈平,等.雷公藤多苷联合吗替麦考酚酯多靶点免疫抑制治疗难治性肾病综合征的疗效评估[J].现代生物医学进展,2014,14(3):532-535.

[26] 马丽巧,董冲霄,和兴彩.雷公藤多苷片联合泼尼松治疗原发性膜性肾病疗效观察[J].临床医药实践,2014,23(4):266,267.

[27] 凌俐,魏革,陈丽,等.雷公藤多苷联合缬沙坦治疗特发性膜性肾病的临床观察[J].中国药房,2015,26(35):4997-4999.

[28] 曲巍,刘楠,陈莹,等.雷公藤多苷联合血管紧张素Ⅱ受体拮抗剂治疗特发性膜性肾病的疗效观察[J].世界临床药物,2016,37(3):194-198.

[29] 徐菲,王锋.补肾活血方联合西药治疗肾病综合征的临床疗效观察[J].临床医学研究与实践,2017,2(5):109,110.

[30] 余亚东,王风,刘干炎.中西医结合治疗表现为无症状性血尿的非IgA系膜增生性肾炎30例[J].江西中医药,2006,37(6):36.

［31］王润秀,曹春瑜,汤显湖.雷公藤多苷和环磷酰胺治疗膜性肾病的效果对比［J］.实用医学杂志2016,
32（10）:1726,1727.

［32］程晓霞,陈洪宇,楼季华,等.原发性局灶节段性肾小球硬化的中西医结合个体化治疗的疗效观察
［J］.中国中西医结合肾脏病杂志,2001,2（6）:330-334.

［33］江德文,高丽贞,周琳瑛,等.改良双倍剂量雷公藤多苷合并糖皮质激素方法治疗系膜毛细血管性肾
小球肾炎的近期疗效［J］.福建医科大学学报,2000,34（4）:369-371.

［34］胡伟新,唐政,姚小丹,等.双倍剂量雷公藤多苷治疗原发性肾病综合征的近期疗效［J］.肾脏病与透
析肾移植杂志,1997,6（3）:210-214.

［35］Sethi S, Haas M, Markowitz GS, et al. Mayo clinic/renal pathology society consensus report on pathologic
classification, diagnosis, and reporting of GN［J］. Journal of the American Society of Nephrology, 2016,
27(5): 1278.

［36］庞洁,盛梅笑.雷公藤治疗慢性肾小球肾炎临床疗效的Meta分析［J］.南京中医药大学学报自然科学
版,2011,27（6）:527-530.

［37］陈芸.雷公藤多苷治疗肾小球疾病蛋白尿临床疗效的Meta分析［D］.南京:南京中医药大学,2012.

［38］徐野夫.雷公藤治疗慢性肾小球肾炎的临床疗效的Meta分析［D］.南京:东南大学,2017.

［39］黎磊石,张训,陈慧平,等.雷公藤治疗肾炎疗效的进一步观察［J］.江苏医药,1983,13（1）:12-15.

［40］侯东会,刘云开.雷公藤治疗38例肾炎疗效观察［J］.天津医科大学学报,1995,1（4）:42-44.

［41］蔡伟兴.雷公藤多苷片治疗慢性肾炎36例［J］.实用中医内科杂志,2003,17（4）:318.

［42］张恩霖.雷公藤配合中药治疗慢性肾小球肾炎52例［J］.中国中西医结合肾病杂志,2003,4（9）:545,546.

［43］姚永兴,耿克明,方靖.双倍剂量雷公藤治疗肾脏病疗效及毒副作用［J］.中国医师杂志,2005,7（2）:
278,279.

［44］李青华,胡作祥,黄孟根.黄葵胶囊联合小剂量雷公藤多苷治疗慢性肾小球肾炎临床观察［J］.现代中
西医结合杂志,2005,14（11）:1429,1430.

［45］孙雪松.雷公藤多苷联合金水宝治疗慢性肾炎35例［J］.实用中医药杂志,2009,25（2）:79.

［46］操轩.雷公藤多苷片对慢性肾小球肾炎患者的疗效研究［J］.河北医药,2014,36（19）:2924,2925.

［47］卓肖念,欧阳钦.益肾化瘀汤联合雷公藤多苷片治疗慢性肾炎蛋白尿的疗效观察［J］.中国中医药科
技,2015,22（2）:204,205.

［48］何文婷,杨雄华,叶东梅,等.雷公藤多苷片治疗慢性肾小球肾炎的临床疗效观察［J］.深圳中西医结
合杂志,2016,26（18）:33,34.

［49］崔艳和.雷公藤多苷片联合阿魏酸钠治疗慢性肾小球肾炎的疗效观察［J］.现代药物与临床,2016,31
（1）:33-36.

［50］王益忠,刘永平.肾炎康联合雷公藤多苷治疗慢性肾炎临床观察［J］.内蒙古中医药,2016,35（10）:17,18.

［51］李治成,刘芳.雷公藤多苷片用于慢性肾炎治疗的效果评价［J］.西北国防医学杂志,2016,37（12）:
798-800.

［52］高彩凤.缬沙坦和雷公藤多苷联合治疗慢性肾小球肾炎蛋白尿的效果［J］.中国医药指南,2017,15
（3）:115,116.

［53］张庆怡.雷公藤多苷应用于肾脏病治疗的一些体会［J］.肾脏病与透析肾移植杂志,2003,12（3）:
248,249.

［54］Yuzawa Y, Yamamoto R, Takahashi K, et al. Evidence-based clinical practice guidelines for IgA
nephropathy 2014［J］. Clinical and Experimental Nephrology, 2016, 20(4): 511-535.

［55］李文文.雷公藤治疗IgA肾病临床疗效的Meta分析［D］.兰州:兰州大学,2015.

［56］李文文,刘晓丽,吴颢,等.雷公藤治疗IgA肾病疗效和安全性的Meta分析［J］.中国循证医学杂志,
2015,15（2）:206-214.

［57］ 汪力,樊均明,王少清,等.雷公藤治疗IgA肾病的系统评价［J］.实用药物与临床,2015,18(3):293-297.

［58］ 刘壮竹,林淑娴,刘旭生.具有免疫抑制作用的中成药治疗IgA肾病的系统评价［J］.中国全科医学,2012,15(2):134-138.

［59］ 刘壮竹.具有免疫抑制作用的中成药治疗IgA肾病的系统评价［J］.广州中医药大学,2012,15(2):134-138.

［60］ 孙萍萍.雷公藤及其制剂临床不良反应事件分布特点的随机对照试验的系统评价和Meta分析［D］.北京:北京中医药大学,2015.

［61］ 徐立军.中西医结合治疗肾病综合征型IgA肾病的疗效观察［J］.实用医学杂志,1992,8(4):31,32.

［62］ 李晖,陈庆荣,董德长.雷公藤治疗IgA肾病的疗效观察［J］.上海医学,1993,16(4):223,224.

［63］ 徐明中,伟新,刘志红,等.雷公藤多苷联合苯那普利和大黄素治疗IgA肾病的前瞻性临床研究［J］.肾脏病与透析肾移植杂志,2004,13(1):19-24.

［64］ 王敬姝.糖皮质激素联合雷公藤多苷治疗IgA肾病临床观察［J］.济宁医学院学报,2007,30(2):119,120.

［65］ 杨福燕,魏崇一,李超英.雷公藤多苷治疗非肾病综合征IgA肾病对照研究［J］.中华全科医学,2008,6(11):1138,1139.

［66］ 常靖,张文娟,宋修芹,等.来氟米特与雷公藤多苷治疗IgA肾病对照研究［J］.中国实用医药,2011,6(25):9,10.

［67］ 李艳玲.雷公藤多苷联合吗替麦考酚酯治疗IgA肾病的临床研究［J］.中国医药科学,2012,2(8):62.

［68］ 冯忖.雷公藤多苷联合小剂量糖皮质激素治疗IgA肾病的临床疗效观察［J］.中国中医基础医学杂志.2013,19(5):529,530.

［69］ 魏雪涛,郝玉杰,田力铭,等.黄葵胶囊联合雷公藤多苷片治疗IgA肾病临床研究［J］.河北医药,2014,36(7):1036-1038.

［70］ 项琼,宋恩峰,刘红燕.雷公藤多苷片联合替米沙坦治疗中老年IgA肾病患者疗效观察［J］.世界中西医结合杂志,2014,9(7):756-758.

［71］ 杨娜,梁祎,刘婷.雷公藤多苷片与滋阴益肾活血方联合激素治疗IgA肾病临床效果比较［J］.西部医学,2015,27(2):249-251.

［72］ 王占云.辩证分型联合西药治疗IgA肾病随机平行对照研究［J］.实用中医内科杂志,2015,29(9):87-89.

［73］ 姜敏,万廷信,李建华.肾炎康治疗IgA肾病76例的临床疗效［J］.中药药理与临床.2015,31(2):185,186.

［74］ 高顺清.老年原发性肾病综合征的病理诊断与临床治疗分析［J］.临床合理用药杂志,2016,9(26):112,113.

［75］ 王冬影.滋阴益肾活血方联合雷公藤多苷片治疗IgA肾病风湿内扰证的临床疗效［J］.中医临床研究,2016,8(34):109,110.

［76］ 伍秋霞,叶琨,熊礼佳,等.雷公藤多苷联合活性维生素D3治疗中老年IgA肾病［J］.实用医学杂志,2016,32(3):483-485.

［77］ 刘星宇,段崇毅,蔡承敏,等.激素、雷公藤多苷、前列地尔治疗IgA肾病(Ⅲ～Ⅳ级)的临床研究［J］.基层医学论坛,2017,21(4):424,425.

［78］ 阿达莱提,苏建华,汪忠诚.雷公藤多苷片治疗18例原发性IgA肾病综合征的临床随机对照观察［J］.当代医学,2008,14(10):12,13.

［79］ 陈英,覃英.三联疗法治疗中等量蛋白尿IgA肾病临床疗效观察［J］.现代医药卫生,2009,25(11):1645,1646.

［80］ 李明旭,王述平,石湘云,等.中等量蛋白尿IgA肾病的治疗［J］.临床内科杂志,2001,18(6):439-441.

［81］张馨, 鲍浩, 唐政, 等.三联疗法治疗IgA肾病尿检异常型疗效分析［J］.肾脏病与透析肾移植杂志, 2007, 16（3）：209-214.

［82］周学华, 姚春阳.雷公藤多苷治疗IgA肾病30例的临床研究［J］.中国现代医生, 2010, 48（30）：34, 35.

［83］谢海英, 李青华, 何剑零, 等.雷公藤多苷治疗早中期糖尿病肾病的系统评价［J］.中国中西医结合肾病杂志, 2012, 13（6）：536, 537.

［84］黄静, 张继强, 陈峥, 等.雷公藤多苷治疗糖尿病肾病Ⅳ期患者疗效的系统评价［J］.中国中药杂志, 2015, 40（15）：3100-3109.

［85］高飞.黄葵胶囊联合雷公藤多苷片对比单用雷公藤多苷片治疗糖尿病肾病有效性和安全性的Meta分析［J］.中国药房, 2015, 26（33）：4675-4678.

［86］陈芸, 盛梅笑, 沈水娟.雷公藤多苷治疗糖尿病肾病疗效及安全性的Meta分析［J］.中国中西医结合肾病杂志, 2013, 14（3）：245-249.

［87］梁新华, 樊平.雷公藤多苷片对糖尿病肾脏病变的临床疗效系统评价［J］.山西医科大学学报, 2016, 47（8）：751-755.

［88］吴蔚桦, 汪汉, 张茂平, 等.雷公藤多苷治疗糖尿病肾病的系统评价［J］.中国循证医学杂志, 2010, 10（6）：693-699.

［89］雒娇娇.雷公藤多苷治疗糖尿病肾病的系统评价［J］.健康前沿, 2016, 23（10）：34-36.

［90］廖志敏, 王利平.雷公藤多苷治疗糖尿病肾病的疗效及安全性评价［J］.中国民族民间医药, 2016, 25（22）：61-64.

［91］孙萍萍, 张天娇, 许可嘉, 等.雷公藤及其制剂临床不良反应分布特点随机对照试验的系统评价［J］.世界科学技术-中医药现代化, 2015, 17（9）：1899-1905.

［92］孙建功.雷公藤总苷治疗糖尿病肾病70例临床观察［J］.中医研究, 1996, 9（5）：26, 27.

［93］王永钧, 徐琳, 程晓霞, 等.复方雷公藤胶囊综合治疗糖尿病肾病31例临床观察［J］.中国中医药科技, 2000, 7（6）：399, 400.

［94］毛黎明, 俞东容, 涂晓.辨证与辨病相结合治疗糖尿病肾病32例［J］.浙江中医药大学学报, 2001, 25（6）：17, 18.

［95］张长明, 周家俊.雷公藤多苷片对糖尿病肾病患者大量蛋白尿的影响［J］.中国中西医结合肾病杂志, 2005, 6（11）：654, 655.

［96］董兴刚.雷公藤多苷治疗糖尿病肾病病人时对血脂的影响［J］.齐齐哈尔医学院学报, 2006, 27（4）：416, 417.

［97］司廷林, 陈济德, 侯慧珍.糖肾复元汤联合雷公藤多苷片治疗糖尿病肾病40例临床研究［J］.江苏中医药, 2008, 40（8）：30-32.

［98］张连云, 和青松, 郭明好, 等.黄葵胶囊联合雷公藤多苷片治疗糖尿病肾病的临床疗效观察［J］.现代中西医结合杂志, 2010, 19（2）：142, 143.

［99］葛永纯, 谢红浪, 李世军, 等.雷公藤多苷治疗糖尿病肾病的前瞻性随机对照临床试验［J］.肾脏病与透析肾移植杂志, 2010, 19（6）：501-507.

［100］蔡晓萍.ARB制剂联合雷公藤多苷治疗糖尿病肾病［J］.实用临床医药杂志, 2012, 16（23）：112-114.

［101］王刚, 边东, 任美芳, 等.糖肾保元方合雷公藤多苷片对糖尿病肾病Ⅳ期患者血脂的影响［J］.辽宁中医杂志, 2012, 39（9）：1804-1806.

［102］杨涛.雷公藤多苷片联合缬沙坦治疗早期糖尿病肾病临床疗效［J］.青岛医药卫生, 2013, 45（4）：270, 271.

［103］陈小燕.雷公藤多苷片联合贝那普利治疗糖尿病肾病蛋白尿疗效观察［J］.陕西中医, 2013, 34（8）：1016, 1017.

［104］　许金来.雷公藤多苷联合丹红注射液治疗早期糖尿病肾病［J］.河南科技大学学报（医学版），2015，33（1）：27-29.

［105］　富佳杰，朱斌，殷佳珍，等.益气补肾中药与雷公藤多苷联合缬沙坦治疗脾肾气虚型糖尿病肾病的随机对照研究［J］.中国中西医结合肾病杂志，2015，16（10）：881-883.

［106］　卢月月，谢琼，易宏锋.雷公藤多苷联合肾康丸治疗晚期糖尿病肾病的疗效观察［J］.中医药信息，2016，33（5）：85-88.

［107］　王荣，李永新，郭彩霞.芪卫颗粒联合雷公藤多苷片治疗2型糖尿病肾病Ⅳ期患者的疗效及对血清VEGF及MCP-1、hs-CRP的影响［J］.内科，2017，12（1）：30-32.

［108］　聂春岩，陈莉明，常宝成，等.雷公藤多苷对糖尿病肾病蛋白尿的影响［J］.中国实用内科杂志，2009，29（6）：517-519.

［109］　宋海翔，龚静，陈雯，等.雷公藤多苷对糖尿病肾病患者尿单核细胞趋化蛋白-1的影响［J］.中国中西医结合杂志，2005，25（5）：416-418.

［110］　冯兵，叶自林，杨旭，等.雷公藤多苷对糖尿病肾病患者微炎症反应的影响［J］.临床肾脏病杂志，2009，9（2）：82-84.

［111］　曹国富，刘海涛，陈冬.雷公藤多苷片治疗糖尿病蛋白尿的短期疗效［J］.中国康复，2007，22（5）：354.

［112］　周瑞琴，孟国政.雷公藤多苷片治疗糖尿病肾病蛋白尿疗效观察［J］.右江医学，2009，37（6）：668，669.

［113］　郭玉芹，左云华.雷公藤多苷片治疗糖尿病肾病的临床分析［J］.临床肾脏病杂志，2007，7（5）：198，199.

［114］　郑晓鹏.雷公藤多苷治疗糖尿病肾病的疗效观察［J］.临床和实验医学杂志，2009，8（7）：134，135.

［115］　范红英，石咏军.雷公藤多苷对糖尿病肾病患者转化生长因子β_1的影响［J］.中国中西医结合肾病杂志，2005，6（7）：395-397.

［116］　王芳，王臻，刘飞飞.雷公藤多苷片用于治疗糖尿病肾病临床观察［J］.中国医药导报，2007，4（31）：50.

［117］　陈秋牛，周秩权，谢安艳.雷公藤多苷治疗糖尿病肾病的临床疗效观察［J］.中国中西医结合肾病杂志，2009，10（8）：717-718.

［118］　石咏军，刘征宇，王川，等.雷公藤多苷治疗早中期糖尿病肾病的临床研究［J］.现代中西医结合杂志，2006，15（8）：987，988.

［119］　蒋炜，黎磊石，唐政，等.雷公藤、激素综合治疗狼疮性肾炎疗效的远期评价［J］.江苏医药，1987，13（12）650-652.

［120］　唐政，黎磊石，周惠忠，等.雷公藤治疗狼疮性肾炎对性激素水平的影响［J］.江苏医药，1988，14（1）：61-63.

［121］　陈西北，赵文喜，陈玉锦.强的松+双倍剂量雷公藤多苷治疗狼疮性肾炎的近期疗效［J］.现代诊断与治疗，1998，9（S）：7，8.

［122］　金聂，甘晓丹.雷公藤联合环磷酰胺治疗难治性狼疮性肾炎临床分析［J］.浙江中西医结合杂志，2002，12（6）：346，347.

［123］　李燕红，李庆怡.雷公藤多苷片治疗狼疮性炎的性激素变化及疗效关系［J］.中国中西医结合肾病杂志，2002，3（5）：278，279.

［124］　刘庆林.联用雷公藤多苷片治疗狼疮性肾炎疗效观察［J］.中国中西医结合肾病杂志，2002，3（10）：609.

［125］　王来芳，王瑞娟.雷公藤多苷片联合激素和ARB类药物治疗狼疮性肾炎［J］.临床医学，2007，27（11）：26，27.

［126］　刘正钊，胡伟新，章海涛，等.激素联合雷公藤多苷治疗Ⅴ型狼疮性肾炎的临床疗效［J］.肾脏病与透析肾移植杂志，2008，17（6）：512-516.

［127］　高明利，李晓晨，齐庆.昆仙胶囊降低狼疮性肾炎尿蛋白的临床观察［J］.中药材，2010，33（4）：651，

652.

[128] 黄雪霞.青蒿琥酯对狼疮性肾炎患者免疫功能调节作用的临床研究[J].时珍国医国药,2011,22
(7):1673,1674.

[129] 陈国文.雷公藤多苷联合小剂量泼尼松治疗狼疮性肾炎的临床观察[J].中医药导报,2012,18
(12):45-47.

[130] 刘伟敬,王刚,王淑君,等.狼疮性肾炎不同免疫抑制治疗方案疗效分析[J].中国实用内科杂志,
2013,33(12):943-947.

[131] 王晶晶,刘正钊,陈樱花,等.雷公藤多苷与硫唑嘌呤维持治疗狼疮性肾炎的长期疗效和安全性[J].
肾脏病与透析肾移植杂志,2015,24(5):429-434.

[132] 石峰,曾小兵,谢宝强.雷公藤多苷与硫唑嘌呤用于维持治疗狼疮性肾炎患者的临床疗效比较[J].
抗感染药学,2016,13(2):377-380.

[133] 曾惠芬,缪蕙,刘芳,等.白芍总苷联合雷公藤多苷片治疗狼疮性肾炎疗效观察[J].山西中医,2017,
33(1):27,28.

[134] 吴亚琴,赵静雅,陈钦,等.雷公藤治疗小儿紫癜性肾炎疗效及安全性系统评价和Meta分析[J].中
华中医药学刊,2016,34(6):1497-1503.

[135] 陈钦,吴亚琴,李娜,等.雷公藤治疗小儿紫癜性肾炎的疗效及安全性评价和Meta分析[C].中国中
西医结合学会肾脏疾病专业委员会学术年会,南宁,2015.

[136] 周添标,覃远汉,苏丽娜,等.雷公藤总苷和糖皮质激素治疗紫癜性肾炎的Meta分析[J].中华实用
儿科临床杂志,2010,25(17):1308-1312.

[137] 张汶娟.雷公藤多苷联合中药辨证治疗小儿过敏性紫癜性肾炎的系统评价[D].郑州:河南中医学
院,2013.

[138] 姚水宝,马杰,嵇宏亮.雷公藤多苷联合激素治疗紫癜性肾炎的系统评价[J].中国中西医结合肾病
杂志,2013,14(11):986,987.

[139] 马金晶.糖皮质激素联合雷公藤制剂治疗儿童过敏性紫癜性肾炎的荟萃分析[C].浙江省肾脏病学
术年会,杭州,2014.

[140] 党西强,易著文,黄丹琳,等.儿童紫癜性肾炎的治疗证据[J].中国中西医结合儿科,2010,2(4):
294-299.

[141] 党西强,张建江.小儿紫癜性肾炎的治疗证据[C].2007中国儿肾中青年学者论坛,长沙,2008.

[142] 迟姗姗.中医药治疗小儿过敏性紫癜性肾炎的系统评价与Meta分析[D].咸阳:陕西中医药大学,
2015.

[143] 王艳.中西医结合治疗过敏性紫癜性肾炎的系统评价[D].成都:成都中医药大学,2010.

[144] 杨霁云,姚勇.小儿肾小球疾病的临床分类、诊断及治疗[J].中华儿科杂志,2001,39(12):746-749.

[145] 时毓民,姚宏祥,李昆玉,等.雷公藤治疗小儿肾炎及肾病的临床观察[J].中医杂志,1985,26(12):
20-22.

[146] 李效吾.雷公藤多苷片治疗小儿紫癜性肾炎50例临床观察[J].江苏医药,1987,13(12):664,665.

[147] 潘俨若,朱传,魏珉.雷公藤治疗紫癜性肾炎[J].中国医学科学院学报,1987,9(6):463-465.

[148] 时毓民,吴倾众.中西医结合治疗小儿肾炎肾病型紫癜性肾炎远期疗效观察[J].中国中西医结合杂
志,1992,12(6):340-342.

[149] 高夏芬,孙新芳.雷公藤多苷治疗紫癜性肾炎疗效观察[J].中华肾脏病杂志,1994,10(2):128.

[150] 张雪梅.雷公藤多苷与硝苯吡啶治疗儿童紫癜性肾炎的疗效观察[J].中国热带医学,2004,4(6):
982,983.

[151] 张睿,陈国静,柳曦光,等.雷公藤多苷联合甘利欣治疗过敏性紫癜性肾炎临床观察[J].临床皮肤科
杂志,2004,33(10):633,634.

［152］ 丁樱,吴力群,黄可丹.血尿停颗粒剂联合雷公藤多苷片治疗小儿紫癜性肾炎30例[J].上海中医药杂志,2004,38(8):37,38.

［153］ 张建平,解福平,龙一成.雷公藤多苷治疗儿童过敏性紫癜性肾炎的临床探讨[J].医学临床研究,2006,23(6):952,953.

［154］ 王玉玲,张立明,辛荣贞.雷公藤多苷治疗儿童过敏性紫癜性肾炎56例临床观察[J].中国煤炭工业医学杂志,2007,10(2):161,162.

［155］ 秦曼.中医辨证加昆仙胶囊治疗小儿过敏性紫癜性肾炎[J].中医儿科杂志,2010,6(6):33,34.

［156］ 高金祥,张慧,刁汇玲,等.雷公藤多苷联合双嘧达莫治疗儿童过敏性紫癜性肾炎疗效观察[J].滨州医学院学报,2010,33(2):115,116.

［157］ 吴国祥.雷公藤多苷联合泼尼松治疗成人紫癜性肾炎[J].医药论坛杂志,2012,33(6):52,53.

［158］ 赵芳,刘伟.雷公藤多苷联合糖皮质激素治疗小儿紫癜性肾炎的临床观察[J].中国中西医结合肾病杂志,2015,16(9):822,823.

［159］ 彭思萃,吴建谷,张新树.中药方剂联合雷公藤多苷治疗小儿紫癜性肾炎的效果研究[J].中国当代医药,2016,23(6):103-105.

［160］ 张良.糖皮质激素结合雷公藤多苷小剂量用药治疗小儿紫癜性肾炎临床分析[J].医学理论与实践,2017,30(2):243-245.

［161］ 吴莉.雷公藤多苷对以大量蛋白尿为主要表现的中度紫癜性肾炎的疗效评价[D].杭州:浙江大学,2014.

［162］ Dong X G, An Z M, Duo Y, et al. Effect of triptolide on expression of oxidative carbonyl protein in renal cortex of rats with diabetic nephropathy[J]. J of Huangzhong Univ Sci Tech Med Sci, 2017, 37(1): 25-29.

［163］ 安增梅,董兴刚,过源,等.雷公藤甲素对糖尿病肾病大鼠尿微量白蛋白排泄的影响[J].南昌大学学报(医学版),2017,57(1):27-29.

［164］ Dong X G, An Z M. A Brief Review and Prospect of *Tripterygium Wilfordii*[J]. Chinese Journal of Integrative Medicine, 2005, 11(2): 91-93.

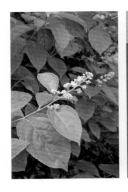

第四章
红斑狼疮

红斑狼疮为系统性自身免疫病之一,多见于年轻女性,常有光敏感,血液中有很多自身抗体等为本病特征。按其病情轻重度波谱,可分为慢性盘状红斑狼疮(discoid lupus erythematosus,DLE)、深在性红斑狼疮(LEP)、亚急性皮肤型红斑狼疮(SCLE)、系统性红斑狼疮(SLE)、重叠型红斑狼疮(OLE)及其亚型混合性结缔组织病(MCTD)等。轻者损害主要局限于皮肤,很少全身症状;重者除皮损外,尚可累及肾、心、肝、肺、神经系统等内脏器官,常伴有发热、乏力、关节疼痛等全身症状,病情缠绵,甚至凶险。近年来本病有日渐增加的趋势,国内外颇为重视。

自1977年开始,秦万章首次开展雷公藤治疗红斑狼疮的观察,1981年中华医学杂志(外文版)首先公开报道了《雷公藤治疗103例系统性红斑狼疮》的文章[1,2](图7-4-1),被国际誉为"对生命科学作出杰出贡献"的报道,引起国内外一定重视,并受邀赴美、英、日等国做关于"雷公藤治疗系统性红斑狼疮"的特邀演讲(图7-4-2~图7-4-6)。1985年由上海市卫生局批准成立上海市中西医结合红斑狼疮研究协作中心,重点开展雷公藤治疗

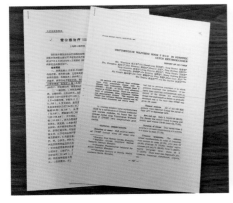

图7-4-1　1981年秦万章教授等首次在国际上发表雷公藤治疗系统性红斑狼疮专题论文

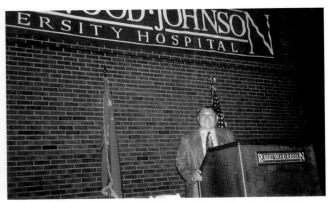

图7-4-2　秦万章教授受邀赴美国纽约做关于雷公藤治疗系统性红斑狼疮的特邀演讲

作者:本章由秦万章编写。

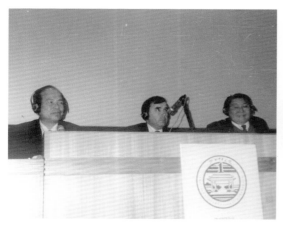

图7-4-3　秦万章教授受邀赴英国伦敦做关于雷公藤治疗系统性红斑狼疮的特邀演讲

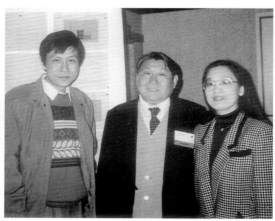

图7-4-4　秦万章教授和弟子们在英国伦敦国际大会上做关于雷公藤治疗SLE的经验介绍

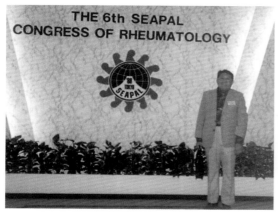

图7-4-5　秦万章教授受邀在日本东京召开的亚太地区的风湿病会议上做关于雷公藤治疗系统性红斑狼疮的演讲

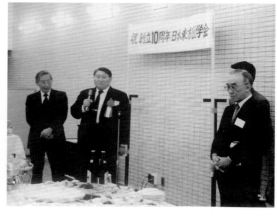

图7-4-6　日本东洋医学会为秦教授访日举行欢迎宴会

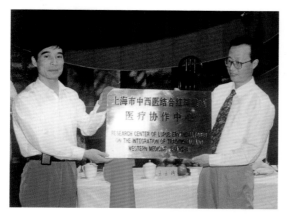

图7-4-7　卫生局方松春处长（左）和复旦大学附属中山医院王玉崎院长（右）庆祝上海市中西医结合红斑狼疮医疗协作中心成立揭牌

系统性红斑狼疮的研究工作（图7-4-7、图7-4-8）。同时复旦大学附属中山医院与日本津村株式会社中央研究所进行五年为期的雷公藤治疗红斑狼疮团队的协作研究，系统地开展雷公藤生药、种植、化学、药理、毒理和临床等全面的研究，成绩显著，过程艰辛（图7-4-9～图7-4-11）。近30年内，以复旦大学附属中山医院、华山医院为名共报道15篇论文[3]，系统观察1 107例各型红斑狼疮，取得一定疗效，先后全国各地亦有多篇关于雷公藤治疗红斑狼疮的临床及作用机制报道。

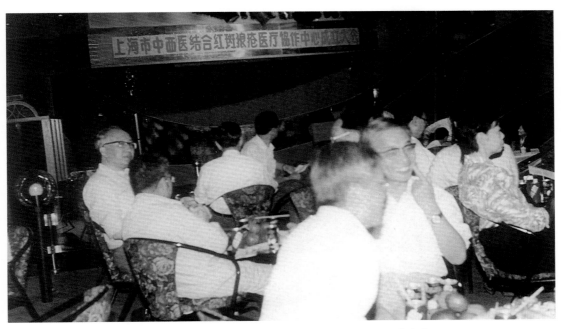

图7-4-8　上海市中西医结合红斑狼疮协作中心的专家们

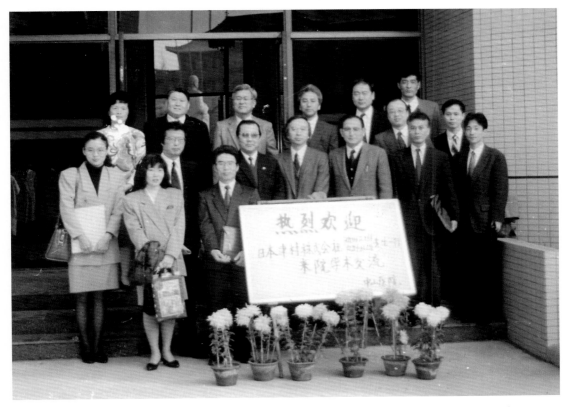

图7-4-9　欢迎日本津村株式会社代表团来复旦大学附属中山医院进行雷公藤学术交流

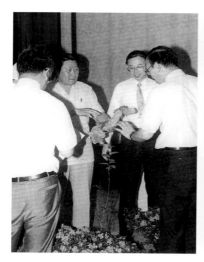

图7-4-10 秦万章教授向日本津村株式会社雷公藤研究协作同行介绍100多年野生的雷公藤——震龙根

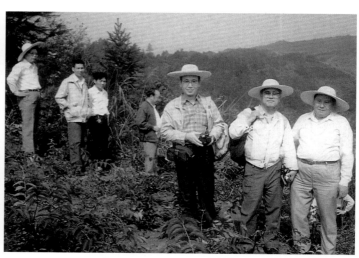

图7-4-11 与日本津村株式会社专家参观武夷山雷公藤种植基地

第一节 雷公藤治疗红斑狼疮的临床观察

自1981年以来,根据现有文献先后共观察1 706例各型红斑狼疮(SLE),其中包括SLE 1 341例、DLE 227例、LEP 15例、SCLE 35例、OLE 41例、MCTD 47例,均取得较好效果,兹汇报如下。

一、SLE的治疗

SLE是一种可累及多器官,多系统功能损害的自身免疫性疾病(图7-4-12),本病病因尚不明确,症状复杂、病情凶险,预后较差。目前认为其发生系遗传素质、环境因素、激素水平等各种因素的相互作用下,导致T淋巴细胞紊乱,T抑制细胞功能减低,B淋巴细胞过度增生,产生大量抗体,并与体内相应抗原结合形成免疫复合物,沉积在皮肤、关节、小血管、肾小球等部位,引起急、慢性炎症及组织坏死,或抗体直接与抗原作用,引起细胞破坏,从而导致多系统损害。

近40年来采用雷公藤治疗SLE取得卓越成果,经查阅文献,自1981～2015年可供分析的临床治疗观察资料共25篇,其中9篇做了Meta分析[4],余为16篇做分析。SLE诊断均按美国风湿协会1982年或1997年分类诊断标准进行诊断,详见表7-4-1。

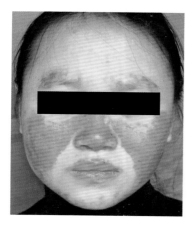

图7-4-12 SLE的蝶形表现

表 7-4-1 雷公藤治疗 SLE 的疗效观察

序号	作者	发表杂志	报告日期	例数	制剂	单用	合用激素	显效	有效	无效	总有效率(%)	显效率(%)
1	秦万章等	Chinese Med J	1981	103	糖浆、片剂*	43	60	56	38	9	91.2	54.3
2	秦万章等	中成药研究	1982	60	片剂*	45	15	32	21	7	88.3	53.3
3	薛筑云等	中华皮肤科杂志	1984	21	溶液、总苷	16	5	9	6	6	71.4	42.8
4	秦万章等	临床皮肤科杂志	1987	25	三藤糖浆	15	10	11	12	2	92.0	44.0
5	秦万章等	中西医结合杂志	1988	180	三藤糖浆**	112	68	83	88	9	95.0	46.0
6	庄景甫等	福建中医药	1992	25	煎剂+辨证	25	0	13	10	2	92.0	52.0
7	秦万章等	中国中西医结合风湿病杂志	1993	80	三色糖浆**	50	30	34	39	7	91.2	42.5
8	秦万章等	中日交流	1998	35	带皮根口服液***	20	15	16	13	6	82.8	45.7
9	秦万章等	沪卫中医	2000	180	上药颗粒剂***	47	133	73	73	34	81.1	40.5
10	蒋希勇	现代中西医结合杂志	2001	20	煎剂+辨证*	0	20	20	0	0	100.0	100.0
11	秦万章等	第四次全国雷公藤会议汇编	2004	61	三藤片***	30	31	34	20	7	88.5	55.7
12	秦万章等	第四次全国雷公藤会议汇编	2004	80	三色片**	39	41	34	39	7	91.2	42.5
13	秦万章等	中美论坛	2007	81	抗敏Ⅲ号袋泡茶	45	36	41	32	8	90.1	50.6
14	张丽萍	中国现代药物应用	2011	17	辨证合剂*	9	8	9	6	2	89.4	52.9
15	刘谓等	中华实用诊断与治疗杂志	2014	40	多苷片*	0	40	21	14	5	87.5	52.5
16	李茜等	中国当代医药	2015	44	多苷片**	0	44	26	14	4	90.9	59.0
	总计共16篇报告		1981～2015	1052	多种制剂	496	556	512	425	115	91.4	48.7

*一般对照观察；**双盲对照；***多中心双盲对照观察。

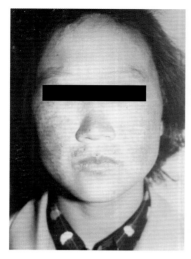

图7-4-13　SLE治疗前的面部红斑

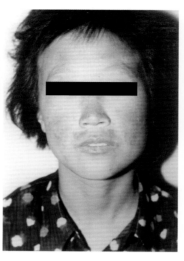

图7-4-14　SLE经雷公藤治疗后面部遗留的色素沉着

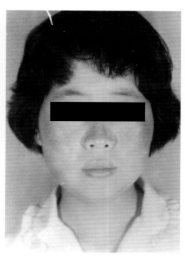

图7-4-15　SLE治疗前的蝶形红斑

在1981～2015年中共系统观察了1 052例SLE。研究中分别采用各种制剂的雷公藤，其中496例（占47.2%）单独应用雷公藤制剂；556例（占52.8%）合并应用激素或相关免疫抑制剂。一般需治疗2～5个疗程（每8周为1个疗程）。治疗结果：其中937例取得不同程度的疗效，总有效率为91.4%，显效512例，显效率48.7%，通常1～3周见效，1～2个月达到显著疗效，观察期2～4年不等。治疗后患者主观症状、客观体征及相关的实验室检查均有不同程度的改善[1,3~13]（图7-4-13～7-4-16）。

（一）症状及体征的改善情况

症状及体征的改善情况具体见表7-4-2。

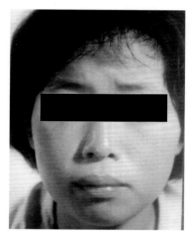

图7-4-16　SLE经雷公藤治疗后皮损消失

表7-4-2　雷公藤治疗SLE症状改善及体征改善情况

项目	观察例数*	改善例数	有效率（%）
乏力	1 001	925	92.4
关节酸痛	1 002	928	92.6
脱发	404	350	86.6
雷诺现象	410	364	88.7
发热	609	570	93.5

（续表）

项目	观察例数*	改善例数	有效率（%）
皮肤损害	830	765	92.1
肝损害	402	340	84.5
肾损害	812	706	86.9
心损害	308	256	83.1
肺损害	124	98	79.0
神经系统损害	56	46	82.1
淋巴结肿大	708	608	85.8

*治疗前异常数。

治疗后患者的乏力、关节酸痛、脱发、雷诺现象、发热、皮肤损害、淋巴结肿大，以及相关的内脏损害等症状均有不同程度改善。

（二）一般实验室指标的改善情况

一般实验室指标的改善情况具体见表7-4-3。

表7-4-3 雷公藤治疗SLE一般实验室项目的改善情况

检验项目	观察例数*	改善例数	改善率（%）
白细胞	635	590	92.9
红细胞	444	398	89.6
血红蛋白	440	396	90.0
血小板	177	165	93.2
血沉	1 011	925	92.4
CRP	384	346	90.1
尿蛋白	882	816	92.5
r-球蛋白	424	370	87.2

*治疗前异常数。

治疗后白细胞数减少、红细胞及血红蛋白异常、血小板减少、血沉增快、C反应蛋白及γ-球蛋白升高、尿蛋白阳性等均有较好的改善。

（三）一般免疫实验室指标的改善情况

一般免疫实验室指标的改善情况，具体见表7-4-4。

表7-4-4　雷公藤治疗SLE免疫实验室项目的改善情况

检验项目	观察例数*	改善例数	改善率（%）
IgG	364	318	87.3
ANA	1 002	908	90.6
抗dsDNA-ab	756	690	91.2
C_3	440	390	88.6
C_4	384	338	88.0
CIC	280	216	77.1
RF	384	346	93.4
Sm抗体	108	82	75.9

*治疗前异常数。

治疗后各种免疫抗体，包括特异性抗体（Sm及dsDNA抗体），非特异性抗体（ANA抗体），补体系统（C3、C4），免疫球蛋白（特别是IgG），类风湿因子、免疫复合物的异常均具有较好的改善。

（四）关于雷公藤治疗SLE疗效的Meta分析

应用Cochrne协作网和保存系统评价的专用分析软件RevMan 4.2进行Meta分析1982～2011年我国运用雷公藤制剂辅助或联合其他药物治疗SLE文献进行临床疗效的综合评价分析[4]。结果表明：符合纳入该次Meta分析的文献共9篇，经卡方检验表明雷公藤制剂治疗SLE与对照组相比有较为明显的效果。在9篇文献的对照研究中，雷公藤制剂组289例，其中有不同程度疗效的249例，对照组的治疗对象252例，有不同程度疗效的154例，提示雷公藤联合治疗的优越性。

二、慢性盘状红斑狼疮的治疗

慢性盘状红斑狼疮（DLE）是红斑狼疮一种慢性以皮损为主的类型，临床表现偶见关节疼痛、乏力、低热、纳差、头昏等，皮损部位以面颊、耳郭、唇、手背者为多见，亦可泛发全身，皮损有角化萎缩红斑、色素沉着、唇缘糜烂等，约5% DLE经日晒等诱因可转变为SLE，影响美容，影响健康（图7-4-17，图7-4-18）。目前，治疗较好的药物首推羟氯喹，其近期疗效为75%，但停药后复发率约50%，且不能预防复发，并可致不可逆性视网膜病变。总结雷公

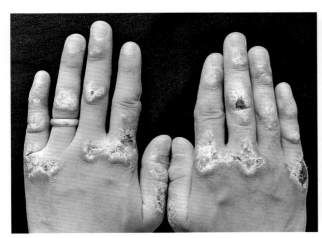

图 7-4-17 DLE 的双手背的盘状萎缩性损害

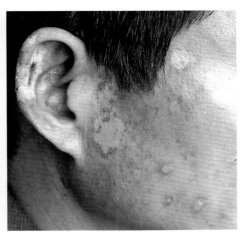

图 7-4-18 DLE 的耳面部的盘状损害

藤治疗 DLE 疗效观察情况,共 7 篇文献[14~16],自 1983 ~ 2011 年间,共治疗 277 例 DLE,其中显效(包括皮肤全部消退,临床已评估痊愈者)159 例(显效率 70.0%),有效 210 例(有效率 92.5%),具体见表 7-4-5。

表 7-4-5 雷公藤治疗 DLE 的临床观察

序号	作者	发表杂志	报告日期	例数	制剂	显效	有效	无效	有效率(%)	显效率(%)
1	秦万章等	J Trad Chinese Med	1983	26	糖浆制剂	18	6	2	92.3	69.2
2	王玉生	皮肤病与性病杂志	1998	26	多苷片	18	6	2	92.3	69.2
3	秦万章等	中西医结合杂志	1998	58	三藤糖浆	40	12	6	93.1	68.9
4	郭志飞等	福建中医药	2002	14	复方糖浆(雷公藤、黄芪、女贞子、甘草)	11	3	0	100.0	78.5
5	王玉生	四川中医	2003	26	多苷片+养阴方	18	6	2	92.3	69.2
6	康瑞花等	河北中医	2008	25	片剂+甘草片	18	6	1	96.0	72.0
7	熊树勤等	中国护理杂志	2011	52	片剂或糖浆	36	12	4	92.3	69.2

从表 7-4-5 看出,雷公藤制剂治疗 DLE,可以认为疗效是肯定的,包括皮损消退或改善,临床症状的改善或消失,一般于用药后 1 ~ 4 周见效。与目前临床治疗本病其他药物比较,有疗效好,收效快,副作用小的优点。

三、深在性红斑狼疮的治疗

深在性红斑狼疮(LEP),又称狼疮性脂膜炎,其损害是结节或斑块,位于真皮深层和皮

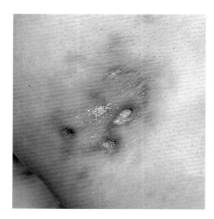
图7-4-19　LEP的结节坏死

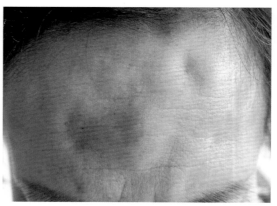
图7-4-20　LEP愈合后所遗留的凹陷性萎缩性疤痕

下脂肪层,可发生在任何部位,以颊、臂、臀部常见,股和胸部其次,结节数目不等,大小不一,小者如蚕豆,大者直径可达10 cm,质地坚实,无移动性。本症可见于SLE或DLE,其表面皮肤可以正常,微红或暗红,愈合后遗留片状或杯状皮肤凹陷萎缩(图7-4-19、图7-4-20)。

　　复旦大学附属中山医院于1977～1986年9年间共观察15例,经临床和组织学证实LEP,先后采用雷公藤糖浆和雷公藤片进行治疗,15例中显效8例,有效6例,仅1例无效,提示雷公藤治疗LEP不失为一种很好的方法。

四、亚急性皮肤型红斑狼疮的治疗

　　亚急性皮肤型红斑狼疮(SCLE)是SLE和DLE的一种中间型,主要特点是复发性、表浅性、非瘢痕性的皮肤型红斑狼疮,通常有两种类型:① 红斑丘疹鳞屑型(即银屑病样或玫瑰糠疹样型);② 环形红斑型(可呈回旋状)(图7-4-21、图7-4-22),两种类型有时同时出现在同一患者身上。它们分布于面部、颈部、肩部、躯干上部、上臂伸侧、手背及指部,常常有轻微的系统性改变,主要为关节痛或关节炎、低热、肌痛等异常。部分患者符合SLE分类标准

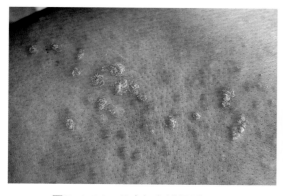
图7-4-21　丘疹红斑鳞屑型SCLE

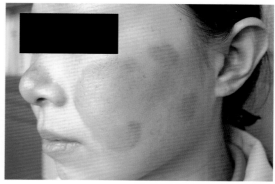
图7-4-22　环形红斑型SCLE

且预后比较好,该病通常无严重肾脏及中枢神经系统损害。1983年,秦万章等首先在国内报告本病的特色并用雷公藤治疗获得满意的疗效[17],可以说雷公藤制剂是SCLE治疗的首选药物或主要药物之一,复旦大学附属中山医院先后共观察35例。

(一) 治疗方法

治疗方法: ① 雷公藤总碱片: 每片20 mg, 3～5片,每日3次(8例持续或间断应用该药)。② 三藤糖浆(雷公藤、鸡血藤、红藤各等量),10～15 mL,每日3次(雷公藤相当于生药30～45 g),口服,27例SCLE应用该糖浆。

(二) 治疗效果

经上述方法治疗,35例SCLE均取得不同程度的疗效,其中显效20例,有效15例,起效日期为1周至1月不等。用药时间为3～6月不等。在疗效的具体情况方面,包括皮疹、关节酸痛、发热、肌痛、淋巴结肿大、肝肾损害,以及实验室等免疫指标均得到较好的改善。

(三) 副作用

雷公藤总碱片有4例服用早期有白细胞减少,加用维生素B₄,继续服用无不良反应;三藤糖浆在口服早期亦有4例轻微胃不适,3～5天后适应,4例用药在4月以上者有月经紊乱,停药后恢复正常。

从观察结果与2～3年随访情况来看,与国内外采用皮质内固醇激素、羟氯喹、免疫抑制剂、反应停常用治疗SCLE药物相比,无论从疗效、复发率、不良反应、预后等方面,均显示雷公藤制剂治疗SCLE具有优越性(图7-4-23～图7-4-26)。

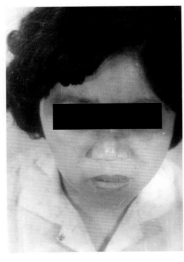

图7-4-23　环形红斑型SCLE治疗前

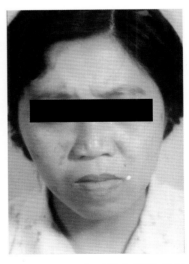

图7-4-24　SCLE雷公藤治疗后皮损消失

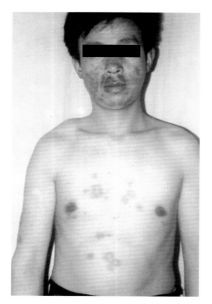 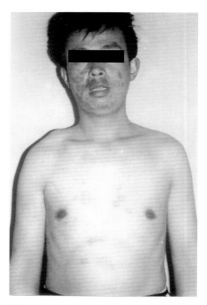

图7-4-25　SCLE治疗前面部及胸部泛发型多形红斑样损害

图7-4-26　SCLE经雷公藤治疗后皮损消失

五、关于混合性结缔组织病的治疗

　　混合性结缔组织病（MCTD）是20世纪70年代报告的病种，属于Ⅱ型重叠胶原病的代表性疾病，其特点是SLE、进行性系统硬化症（PSS）、皮肌炎（DM）或多发性肌炎（PM）症状的混合，又对以上的疾病做独立诊断不能成立（图7-4-27，图7-4-28）。其中最突出的表现：雷诺现象、关节痛或关节炎、手肿胀、面肿胀、腊肠样手指或手指的局限性皮肤硬化、无肾病

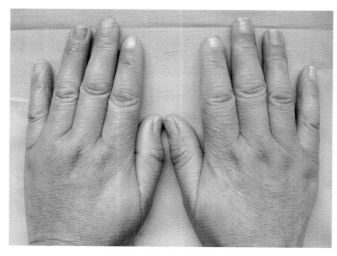 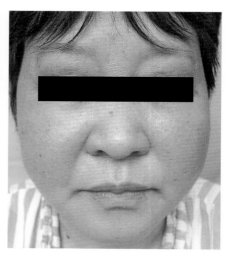

图7-4-27　MCTD的错构样手指

图7-4-28　MCTD

或轻微的肾病、免疫血清学显示斑点型荧光抗核抗体和高滴度抗可溶性核抗原（ENA）的抗体及高滴度抗UI-RNP抗体、糖皮质类激素有较好的疗效等。该病实际上是SLE的异型，自1977年以来采用雷公藤制剂为主对47例的MCTD进行了临床治疗观察[18, 19]。

（一）治疗方法

治疗方法：① 雷公藤糖浆；② 雷公藤片剂；③ 三藤糖浆，上述制剂剂量及用法见SLE治疗；④ 类固醇皮质激素：本组患者以采用雷公藤治疗为主，其中20例观察前已用激素，且病情处于活动阶段，其治疗原则在应用雷公藤制剂同时逐步递减或停用激素。总观察期3月至3年不等。

（二）治疗结果

47例MCTD中43例取得不同程度的疗效，显效者25例，总有效率91.4%，显效率53.1%，见效时间为2周至2月不等在疗效的具体情况方面，主要症状及客观表现均有不同程度改善，见表7-4-6。

表7-4-6　MCTD治疗后主要见证改善情况

临床见证	乏力	腰疼	关节疼痛	肌肉疼痛	雷诺现象	面硬肿	手硬肿	局限性皮肤硬化
治疗前例数	45	39	39	32	47	26	30	15
改善例数	39	30	36	28	47	22	26	13
改善率（%）	86.6	76.9	92.3	87.5	100.0	84.6	86.6	86.6

内脏损害的改善方面：肝、肾、心等均有不同程度的好转，好转率为85.0%～90.6%，淋巴结肿大缩小和消退者占90%。

实验室指标改善方面：12例白细胞减少，10例恢复正常，12例尿蛋白阳性，11例转阴，且反复甚少，肝损害的指标（ENT、TTT）异常者10例均获得明显改善，30例γ球蛋白升高者24例改善，6例尿肌酸升高者均恢复正常，血沉治疗前36例升高者，治疗后有32例下降或在正常范围内。

在免疫功能的改善方面：RF转阴率为84.6%，抗核抗体及抗RNP抗体改善者仅35.6%，其中多为滴度下降，而转阴者较少。

关于糖皮质激素应用，递减及停用情况：20例合用糖皮质激素，平均每人应用糖皮质激素量相当于泼尼松3.7片（每片5 mg），经治疗后随访，4例已停用，14例递减了糖皮质激素，平均每人递减量相当于泼尼松2.5片，说明以上递减激素有一定帮助。

在劳动力鉴定方面：治疗前多数病例为全休或半休，治疗后恢复工作者20例，提示以上治疗可减少休工期。总结认为雷公藤治疗MCTD是一种值得推荐的重要药物。

六、雷公藤制剂及其改革

目前,全国各地采用雷公藤治疗红斑狼疮,其制剂不尽相同,用法亦不统一,总结起来,大致可分为两个方面:一是传统制剂;二是现代制剂。

(一)雷公藤初始应用

在早期应用中,多为单一溶液(糖浆)及片剂(浸膏片)其剂量为雷公藤去皮根芯木质部,每日量30～45 g制成溶液、糖浆、复方煎剂及片剂。

(1)溶液(糖浆)用法:10～15 mL,每日3次。

(2)片剂用法:2～5片,每日3次。

(3)复方煎剂(汤药)用法:以雷公藤为主药辨证加减煎成汤药,每日量分两次服。

(二)雷公藤制剂改革

1. 化学提取片剂

(1)雷公藤多苷片,实际为雷公藤提取混合物,首先由江苏美通制药有限公司生产(现有多家药厂生产),每片10 mg,10～20 mg,每日3次。

(2)雷公藤片,亦为乙酸乙酯提取的雷公藤混合物,每片10 mg,10～20 mg,每日3次。

(3)雷公藤内酯醇片(TP片),由于毒性较大,已基本不用于红斑狼疮。

(4)(5R)-5-羟基雷公藤内酯醇片(LLDT$_8$片),系由上海药物所新研制的雷公藤内酯醇的衍生物,对红斑性狼疮很有前途,所惜尚未获得FDA批准上市。

2. 复方制剂

关于制剂改革,多年来在研究雷公藤治疗红斑狼疮有效基础上,一直对其进行制剂和内容的改革,希望提高和创新。

在制剂改革过程中,遵循以下指导原则。

(1)雷公藤原生药不变,即坚持沿用和采购福建武夷山区、大金湖地区的建宁、泰宁、光泽的雷公藤去皮根原药材,即"雷公藤之乡"的道地药材。

(2)目的是提高疗效,减少不良反应,从简、验、便、廉着眼。

(3)根据中西医结合理论指导的原则,即中医对红斑狼疮的认识,关于其病因病机,目前有两大论述:一是肾虚发病学说,亦即以"肾"为主的阴阳不平衡及其调节功能的障碍,阴虚阳亢是本病的主要表现。故有"阴虚内热""阴虚火旺""气阴两虚""阴阳两虚"等有关证治。二是血证发病学说,认为阴阳不平衡,气血失去调节,就易产生气的停滞和血的瘀积,导致血瘀、血热、血虚。按血证立说,采取调血论治有其现实意义[20]。

在30多年来沿用的制剂中,按其脉系如图7-4-29。

从改变的沿革来说,30多年来由单纯的雷公藤糖浆及片剂改革成复方三藤糖浆至而发

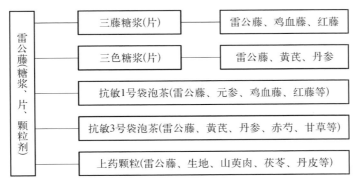

图7-4-29　雷公藤制剂改良说明

展成三藤片剂、三色糖浆至而发展成三色片剂。在此基础上，我们又开展单方颗粒和复方颗粒剂的研究，进而发展到抗敏1号袋泡茶、抗敏3号袋泡茶及上药颗粒的研制，从多年来临床观察应用来看，都各有长处，深得患者欢迎（图7-4-30）。

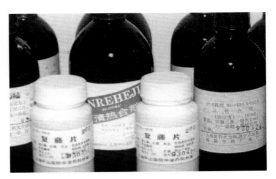

图7-4-30　雷公藤制剂改良的相关剂型

（1）三藤糖浆治疗SLE的对照观察：三藤糖浆由雷公藤、红藤、鸡血藤组成；雷公藤主要有活血化瘀、清热凉血、消炎消肿作用；红藤主要有清热凉血、活血化瘀作用；鸡血藤主要有补血行血、活血调经功能，他们均有许多化学成分及其活性，实验证明诸药相辅相成，协同作用，不仅抑制B淋巴细胞的多克隆抗体产生，对其抗体形成途径的调节亦有明显作用，更重要的还在于有增强细胞免疫的调节功能[6]。

其用法为10～20 mL，每日3次（每1 mL相当于雷公藤去皮根芯木质部生药1 g），在三藤糖浆对照观察中，具体见表7-4-7。

表7-4-7　三藤糖浆治疗SLE疗效的对照观察［例（%）］

	例数	显效	有效	无效	总有效率	X^2值	P值
三藤	180	83（46）	88（48）	9（5）	95		
雷公藤	38	17（44）	13（34）	8（21）	78	9.143	＜0.001
红藤	37	13（35）	14（37）	10（27）	77	5.980	＜0.001

从表7-4-7来看，三藤糖浆的疗效均明显优于对照组，且有疗效迅速、副作用小、服用方便的优点。

（2）三色糖浆治疗SLE的对照观察：三色糖浆以雷公藤、丹参、黄芪等为主药；雷公藤主要有清热凉血、活血化瘀、消炎消肿等作用，是治疗本病的基础；丹参自古以来即为活血养血的要药,其主要功能有活血化瘀、凉血消肿、祛瘀生新、除烦安神等功用;黄芪主要作用补气、利水、益肺肾的功能,近代研究他们均有许多有效的化学成分及其活性。上述诸药,相辅相成,发挥协同作用,不但能提高疗效,而且能减少不良反应,通过具有清热凉血、活血化瘀、养血益气作用的三色糖浆治疗,随着临床表现改善的同时,多项免疫指标亦有相应的改善,故而考虑三色糖浆治疗红斑狼疮的主要作用是影响体液免疫、细胞免疫及其有关调控紊乱[7]。

用法为10～15 mL,每日3次(每1 mL相当于雷公藤去皮根木质部生药1 g)。

在其对照观察中,同时选择病情相似的SLE患者随机分组,分别采用双色糖浆(丹参、黄芪)、清血糖浆(红藤)、养血糖浆(丹参)及雷公藤糖浆与三色糖浆进行对照观察,具体见表7-4-8。

表7-4-8　各组治疗SLE的疗效对比［例(%)］

	例数	显效	有效	无效	总有效率	X^2值	P值
三色	80	34(42.5)	39(48.8)	7(8.7)	(91.2)		
双色	40	5(12.5)	25(62.5)	10(25.0)	(75.0)	9.21	<0.01
清血	40	14(35.0)	15(37.5)	11(27.5)	(72.5)	9.21	<0.01
养血	20	1(5.0)	9(45.0)	10(50.0)	(50.0)	32.4	<0.001
雷公藤	40	15(37.5)	17(42.5)	8(20.0)	(80.0)	3.09	>0.05

结果显示:三色糖浆的疗效均明显优于双色、清色、养血糖浆,与雷公藤糖浆相比,经统计学处理$P > 0.05$,两者疗效虽无明显差异,但一般情况改善明显,且副作用明显小于雷公藤糖浆。本组三色糖浆治疗SLE的总有效率达92.1%,显效率为42.5%,且有疗效高、副作用小等优点。

(3)上药颗粒剂治疗SLE的观察:上药颗粒由雷公藤、生地黄、茱萸肉、茯苓、丹皮等组成,符合SLE多阴虚血瘀的治疗见证。由于受到速溶咖啡服用方便的启发,同时配合中药饮片改革的需要,研制上药颗粒剂,此方治疗SLE的指导思想,即在雷公藤有效的基础上,加上中医传统益肾养阴的六味地黄丸为组方,制成两种颗粒剂即合煎颗粒和分煎颗粒与饮片煎剂进行对照,每组各选60例SLE,进行规范的疗效观察,具体见表7-4-9。

表7-4-9　上药颗粒剂(雷公藤复方)治疗SLE疗效的对照观察

	例数	显效	有效	无效	显效率(%)	总有效率(%)
饮片组	60	22	26	12	36.67	80.00
饮片颗粒合煎组	60	26	23	11	43.33	81.67
饮片颗粒分煎组	60	25	24	11	41.67	81.67

注:三组之间的疗效比较,行列$X^2 = 2.025$,$P > 0.05$,无显著差别。

经对照治疗结果,三种剂型均有良好的疗效,颗粒剂不管是合煎颗粒或分煎颗粒均比饮片服用方便,而且不易霉变、易保存、质控稳定、体积小、易携带,深受患者欢迎,值得推广。

（4）抗敏袋泡茶治疗SLE的对照观察:选择颗粒剂及袋泡茶服用方便等优越性,研制抗敏袋泡茶治疗SLE的观察,共分为三种袋泡茶:抗敏1号袋泡茶（由三藤糖浆改良方雷公藤半量制成）、抗敏2号袋泡茶（不含雷公藤,主要为麻黄连翘赤小豆汤,作为对照方）、抗敏3号袋泡茶（由三色糖浆改良方为雷公藤全量制成）,治疗结果见表7-4-10。

表7-4-10　抗敏袋泡茶治疗SLE的对照观察

	例数	显效	有效	无效	显效率（%）	总有效率（%）
抗敏1号	65	29	23	13	44.6	80.0
抗敏2号	53	3	21	29	5.0	45.2
抗敏3号	81	41	32	8	50.6	90.1

以上三种袋泡茶,每包3g,用开水冲泡后口服,每次1包,日服3包,孕妇忌服,经期停服。从以上观察情况可以看出,含有雷公藤的1号、3号袋泡茶对SLE具有较好疗效,有效率分别为80.0%及90.1%,显效率分别为44.6%及50.6%,可贵的是在不良反应方面,在治疗过程中,除极少病例有轻微胃肠道不适,均在服药开始时出现,继续服药后消失,一般不影响治疗。其中特别是抗敏1号方,其疗效虽逊于抗敏3号方,但其不良反应十分轻微,究其原因,除其该方是袋泡茶剂型外,一是雷公藤采用小剂量,二是采用三藤方的鸡血藤具有调理月经,红藤具有抗炎增效作用。临床推荐治疗小儿红斑狼疮及年轻女性红斑狼疮。袋泡茶有诸多优点,是值得推广的雷公藤复方制剂。

（5）雷公藤带皮根口服液治疗SLE双盲对照观察:一般认为雷公藤根皮毒性大,以往大多采用雷公藤去皮根制剂,为了研究雷公藤药用价值,开发药源,特配制含雷公藤带皮根两种不同组分的口服液,并进行了SLE的临床双盲对照治疗观察,按三组（1、2、3）患者治疗前、治疗后平均活动指数（MAI）值比较（配对t测定）,治疗结束后揭盲观察,见表7-4-11。

表7-4-11　雷公藤带皮根口服液治疗SLE双盲对照观察

分组	治疗前	治疗后	t值	P值
空白对照组	37.1±6.20	30.20±10.68	1.89	>0.05
带皮根半量组	41.18±8.57	20.44±6.00	7.42	<0.001
带皮根全量组	37.35±6.00	16.32±6.62	8.15	<0.001

其具体疗效评价,详见表7-4-12。

表7-4-12 雷公藤带皮根口服液治疗SLE的双盲对照观察

	例数	显效	有效	无效	显效率(%)	总有效率(%)
空白对照组	12	1	3	8	8.3	33.3
带皮根半量组	17	7	7	4	41.1	82.3
带皮根全量组	18	9	6	3	50.0	88.2

从以上结果及相关不良反应观察(略)可以看出,带皮根雷公藤全量组(相当于去皮根常规量的1/2)和带皮根半量组(相当于去皮根常规量的1/4)口服液治疗SLE有起效快、疗效好、不良反应少的优点,为了节约药源,是值得进一步探索和研究的途径[21]。

(6)三藤片(胶囊)和三色片(胶囊)治疗SLE临床应用价值:三藤片(胶囊)和三色片(胶囊)是在按照三藤糖浆和三色糖浆指导思想研制的新制剂,在多年的应用中其疗效和不良反应片剂和糖浆相似,因其片剂携带、运输、储藏方便是我们当今正在研发的好制剂。

七、关于"激素"的应用问题

原则性DLE、LEP治疗不用系统激素,SCLE、MCTD不用激素或少用激素,SLE的轻、中度基本不用激素,中、重型SLE常合并应用激素,在本文(表7-4-1)系统观察的1 052例SLE中有496例(占47.1%)未用激素,合并应用激素者556例(占52.9%),在556例合并应用激素的患者中,其剂量相当于强的松2～12片(平均为强的松5.2片),在入选的病例中,病情一般处于波动或活动阶段,激素原剂量不变,加用雷公藤观察,待病情稳定后逐步递减或停用激素。关于激素应用、递减、增量及停用情况:在467例合并应用激素SLE患者中(平均强的松5.1片)经治疗后有95例(20.3%)停用激素,324例(69.3%)递减了激素,实际是接近90%病例自应用雷公藤后递减了激素,9例因病情波动增加了激素剂量,39例未能获得递减,平均每人递减量相当于强的松2.7片(13.5 mg)。又在多篇报告单用激素和激素加雷公藤制剂治疗SLE对照研究中,显示雷公藤联合激素组有疗效佳,不良反应少的特色[4,11,12]。

八、不良反应

关于不良反应,最主要有两方面的问题,一是消化道反应,主要发生在雷公藤治疗早期阶段;二是具有生育年龄的女性月经紊乱,甚至闭经,这是雷公藤治疗红斑狼疮最关切的问题。有专题报告雷公藤制剂治疗SLE有影响青年男女性的内分泌的功能,减低SLE的骨密度,骨髓抑制及中性粒细胞的减少,肝肾功能损害,以及个案的急性超敏反应等[22～28]。

实际上,随着雷公藤的制剂及疗程不同,不良反应亦各异,从40年来观察的情况来看,不良反应是可控的,很少见到明显的肝肾毒性及白细胞减少等副作用,而所担忧和常见的是女性的月经紊乱,在早期应用单一的雷公藤糖浆和雷公藤片剂及雷公藤化学粗提制剂观察中,月经紊乱的发生率占育龄妇女的20%～30%,包括月经不调、停经或闭经,但一般停药2～6个月后月经又复正常。在改用复方制剂后,如三藤糖浆的253例妇女的观察中,仅有7例发生月经紊乱,三色糖浆的72例育龄妇女治疗观察中仅仅3例发生月经紊乱,其雷公藤颗粒及复方颗粒,如抗敏袋泡茶剂则发生率很少见,与单独雷公藤治疗SLE发生月经紊乱相比,提示复方雷公藤有副作用明显减少的优越性,其他的副作用在所观察的10种制剂中,不管是单方或复方,有较少的病例的早期胃肠不适,恶心、轻微腹痛等,经几天适应后一般不影响治疗。较之激素无"满月脸""水牛背"、高血压、感染及免疫抑制剂明显骨髓抑制等不良反应。

九、远期随访

我们先后对452例SLE做6月至5年远期随访,并进行劳动力鉴定,其中262例(57.9%)恢复全工,30例恢复半工,34例恢复上学,47例从事一般性家务,71例全休,8例死亡。总的远期随访情况预后还是比较乐观的。

第二节 雷公藤治疗红斑狼疮作用机制

雷公藤治疗红斑狼疮的作用机制是多方面的。研究发现,它具有改善循环和微循环的障碍;改善血液物化特性的功能;调节N-乙酰神经氨酸(唾液酸)的水平;对女性内分泌(如雌激素)的影响;抗病毒作用;抗炎作用;免疫调节等,其中抗炎作用和免疫调节作用又是不可分割的。由于红斑狼疮是自身免疫性疾病,其病理又是以细、小血管炎为基础的炎症反应,主要涉及免疫炎症系统,免疫功能障碍是其主导作用。免疫系统由免疫器官、免疫细胞、免疫因子、免疫基因组成,因而免疫的干预和调节,以及抗炎作用是最直接的。

一、抗炎作用

(一)临床抑制炎症

红斑狼疮临床上表现有多种非感染性炎症,包括关节炎、肾炎、血管炎、皮炎、神经炎等;雷公藤相关制剂治疗红斑狼疮均显示了显著的抗炎功效。

（二）治疗红斑狼疮雷公藤制剂的传统的抗炎试验

改善二甲苯或巴豆馏油所致小鼠耳肿胀；改善甲醛所致的大鼠足肿胀；减轻大鼠佐剂性关节炎的肿胀程度；降低蛋清或角叉菜胶所致大鼠足肿胀的肿胀度；阻断组胺、5-羟色胺对离体肠的作用等。雷公藤显示有明显的抗炎作用。此外，雷公藤还有效地改善了大鼠棉球肉芽肿的质量，具有抑制小鼠腹腔毛细血管通透性的作用。

（三）对炎性细胞及细胞因子的影响

免疫炎症反应由T淋巴细胞，单核/巨噬细胞等炎性细胞在关节腔、微细血管、肾脏内等病变部位浸润，并分泌多种损伤性细胞因子，介导组织损伤；此外，这些炎性细胞及细胞因子，如IL-6、TNF-α等，又可激活组织固有细胞，使其表达各种炎症介质而直接或间接地加重组织损伤。多种研究均证实雷公藤及其化合物皆有阻断和调节上述致炎环节的影响。

（1）对炎性细胞因子的影响：雷公藤可抑制前炎症细胞因子，抑制趋化因子，抑制黏附分子，这些影响和作用皆是雷公藤抗炎的重要机制之一。

（2）对炎性介质的影响：雷公藤对炎症介质NO、前列腺素（PGs）、MMPs，明胶酶-B皆有明显的抑制作用，从而提示雷公藤具有抗炎效果。

（3）对核转录因子的影响：NF-κB是一种DNA结合蛋白质，NF-κB进入细胞核后与启动子结合，激活基因转录，诱导炎性介质相关的酶，如iNOS的基因均有NF-κB结合位点，因此，抑制NF-κB的活性就可能减少炎症介质的产生，进而发挥相应的抗炎效应，研究发现雷公藤有抑制NF-κB和iNOS表达强度的作用，提示雷公藤有显著的抗炎效果。

从总的来看，雷公藤的抗炎作用不是通过某个单一途径达到的，而应该是通过多途径、多靶点起调节作用的。

二、免疫调节作用

雷公藤相关制剂及其化学单体治疗红斑狼疮的临床及实验研究有着优良的免疫调节活性，常被认为是多靶点的免疫抑制剂，有着广阔的发展空间，为世人所瞩目。对免疫细胞的调节作用如下。

1. 对T淋巴细胞的影响

T淋巴细胞是整个免疫应答的中心环节，以T淋巴细胞为靶向的免疫干预能有效控制机体有害的免疫应答。雷公藤对T淋巴细胞的作用是其免疫抑制的中心环节，是通过抑制T淋巴细胞的活化，诱导T淋巴细胞凋亡及激活抑制性T淋巴细胞而实现的。早期研究发现SLE在临床上有迟发性皮肤试验——结核菌素试验（OT）、双链酶试验（SD-SK）、植物血凝素皮肤试验（PHA）的异常，同时亦见到代表T淋巴细胞功能总E花环和活性E花环形成细胞（T

淋巴细胞）功能障碍，经雷公藤治疗后上述免疫指标亦随着临床表现的好转而改善，因此推测雷公藤治疗SLE的作用机制，不单纯是机械地破坏免疫活性细胞的细胞毒作用，很可能主要是通过免疫细胞的调节而发挥作用的。

复旦大学附属中山医院于1988年发现雷公藤煎剂5 mg/mL能完全抑制脾细胞对conA的增殖反应。1990年观察到雷公藤根、去皮根、茎、叶水煎剂在小剂量下促进人PBMC对植物血凝素（PHA）或美洲商陆（PWM）的增殖反应，在大剂量下则呈抑制作用，故而提出雷公藤有双相调节的论点，即在低剂量下可促进T淋巴细胞对致有丝分裂诱导的PBMC增殖反应，而在高剂量下则相反。1991年还发现，雷公藤去皮根（1 mg/mL）对PHA诱导的人PBMC增殖呈抑制作用。又在1999年用SLE的PBMC体外培养并观察雷公藤对于SLE的T、B淋巴细胞功能影响，发现雷公藤治疗SLE的机制可能在于它能对SLE亢进的多个免疫环节起作用，它不仅能抑制T淋巴细胞的功能，还能直接抑制亢进的B淋巴细胞功能。其抑制IgG产生的主要作用环节可能在于抑制B淋巴细胞的活化和增殖阶段，而不是分化分泌阶段[29]。在雷公藤治疗SLE的作用机制研究中，以激活正常人外周血单个核细胞（PBMC）作为细胞模型，应用荧光激活细胞分类仪（FACS）分析雷公藤红素（TZ93）对PBMC细胞表型的影响[30]。结果显示：TZ93能显著抑制激活的PBMC中$CD4^+$、$CD8^+$、$CD25^+$的表达及NK细胞活性，说明TZ93能明显抑制PBMC表型的表达，是一种有效的免疫抑制剂。在雷公藤效煎剂对SLEPBMCCD40配体mRNA表达影响时发现，活动期SLE的CD40配体mRNA表达明显高于正常对照组，经雷公藤处理，其表达明显降低。结果显示，CD40配糖体mRNA的异常可能是SLE发病的关键环节，雷公藤抑制CD40 mRNA分子的表达，影响CD40-CD40mRNA信号的传导而发挥其免疫抑制作用。研究雷公藤对SLE肾脏疾患反抑制T细胞的影响时，显示狼疮肾患者$CD8^+VV^+$细胞高于正常对照组，服用雷公藤多苷后$CD8^+VV^+$明显下降，由此认为代表反抑制性T淋巴细胞的$CD8^+VV^+$抑制可能是雷公藤的免疫药理机制之一。在研究雷公藤内酯醇对SLE患者外周血Th17细胞的影响中发现SLE患者Th17细胞比例表达水平升高，雷公藤内酯醇有减低Th17细胞比例表达水平的调节作用。一般认为$CD4^+$T细胞介导的免疫调节异常起着关键作用，Th17细胞是$CD4^+$T淋巴细胞家族的新成员，$CD4^+$T细胞可分为4种不同的Th细胞亚型，分别为Th1、Th2、Th17及调节性T淋巴细胞。越来越多的研究表明在SLE患者中Th17细胞的升高及Th17细胞分泌的IL-17在SLE的发病机制、疾病发展及靶器官损伤中发挥了重要作用，提示Th17细胞的抑制作用是雷公藤对SLE的免疫抑制机制之一[31]。

2. 对B淋巴细胞的影响

B淋巴细胞是介导体液免疫的重要免疫细胞，一般在遇到抗原后活化增殖，并最终分化为浆细胞、产生特异性抗体，存在体液中，发挥重要的体液免疫效应。体液免疫损伤机制包括组织内原位免疫复合物形成，循环免疫复合物沉积，补体活化及其对免疫复合物、凋亡细胞的清除作用等。雷公藤及其单体对体液免疫的影响主要表现抑制B淋巴细胞增殖及抗体形成，对B淋巴细胞表面分子的影响及阻断前述的体液免疫反应的损伤环节。

（1）抑制各种免疫抗体：在本文1 052例SLE相关免疫抗体测定中，各种抗体显得十分活跃，雷公藤治疗后各种免疫抗体，包括特异性抗体（Sm及dsDNA抗体），非特异性抗体（ANA及RNP抗体），其他如类风湿因子及LE细胞、免疫复合物的异常均有较好的改善，体现了体液免疫B淋巴细胞介导的各种免疫抗体的旺盛受到抑制。又在雷公藤三种单体（TP、雷公藤红素、雷公藤碱戊）对SLE患者淋巴细胞体外分泌IgG和dsDNA抗体的影响研究中，发现雷公藤单体能强烈地抑制SLE患者细胞分泌的特异性抗体（dsDNA）和非特异性抗体（IgG），且大于甲基泼尼松龙的抑制效果[32]。在不同提取方法的三种三藤制剂对MRL/lpr狼疮鼠影响的观察，发现用三藤制剂干预后，均能不同程度改善狼疮鼠的血清dsDNA抗体水平、蛋白尿及肾脏的病理改变[33]。

（2）改善补体水平：补体降低在SLE的临床意义上大致为提示肾脏受累；提示病情活动；预示病情加重。

另外还有辅助的诊断价值。在雷公藤治疗1052例有关补体系统的测定中（C3、C4），分别有88.6%、88.0%的改善率，提示雷公藤有调节补体系统的功能。又在雷公藤对SLE补体水平的影响研究中，检测了81例SLE患者雷公藤治疗前后血清中C1q、C1INH、C4、B因子的含量变化。治疗前C1q低于正常，且活动期比稳定期更低；C1INH（即C1抑制剂）高于正常，不仅活动期比稳定器高，而且活动期肾脏损害者比非肾脏损害者更高；C4值低于正常，且具肾脏损害及活动期者更低；B因子亦低于正常。经雷公藤治疗后以上指标均比治疗前有明显改变（$P<0.01$）。可以明确雷公藤作为一种免疫抑制剂，既能抑制细胞免疫，又能抑制体液免疫。以上补体水平的改善说明雷公藤可通过抑制抗体产生，减少抗原抗体复合物的沉积，从而使补体经典途径的激活减少，降低补体消耗，以上结果可以看出雷公藤不仅能抑制补体经典途径的激活，也能抑制补体旁路的激活[34]。

（3）抑制免疫球蛋白：SLE的一般实验室观察常表现免疫球蛋白异常，特别是IgG的升高，雷公藤对其抑制具有十分明显的作用。在364例SLE治疗观察中有318例下调，改善率为87.3%。研究还发现雷公藤去皮根、雷公藤碱戊、TP均能明显抑制正常人和SLE患者分泌IgG量。另一研究还发现雷公藤对SLE患者及正常人PBMC增殖、分泌IL-6和IgG均具有抑制作用，在IgG分泌阶段，对SLE患者的抑制率明显低于正常人。上述资料显示，雷公藤对体液免疫的免疫球蛋白存在抑制作用。对IgG、IgM、IgA均呈现较明显的抑制作用，即无明显的选择性。因此可以认为，雷公藤对不同种类的免疫球蛋白的抑制作用可能存在一条共同途径。

（4）抑制Arthus反应：Arthus反应属Ⅲ型变态反应，当免疫复合物沉积于毛细血管基底膜或其间隙，通过激活补体产生炎症反应，导致沉积部位损伤、坏死或造成血小板聚集，凝血因子释放，小血栓形成而引起局部缺血或出血，即Arthus反应。SLE发病机制中存在Ⅲ型（免疫复合物）超敏反应与Arthus反应存在密切联系。雷公藤双层片对家兔Arthus反应有明显的抑制作用，使家兔循环系统免疫复合物含量及血清IL-2水平明显下降，肾上腺重量增加，血浆皮质醇水平升高，提示雷公藤治疗SLE的机制可能与它降低血清IL-2水平，抑制

Th细胞和B淋巴细胞功能导致免疫复合物减少有关,亦与其通过类激素样抗炎作用,减轻机体炎症反应有关[35]。

三、免疫因子和黏附分子的抑制

(一)对免疫因子的抑制作用

在研究11例活动期SLE患者中,10例缓解期患者和21例正常人外周血单个核细胞(PBMC)体外培养自发和受丝裂原刺激细胞增殖和IL-6产生情况。发现SLE患者PBMC经PHA和PWM刺激后,细胞增殖的刺激指数(SI)降低;用IL-6细胞依赖株检测5天培养后上清液中的IL-6,明显高于缓解期SLE患者($P<0.001$)和正常人($P<0.001$)。同时研究雷公藤体外对SLE患者PBMC的增殖及IL-6分泌具有抑制作用,而SLE患者体内的IL-1、IL-2、IL-4是降低的;IL-6是升高的,并且与病情有关。这些因子的异常既是免疫调节紊乱的产物,又是加深功能紊乱的介质,尤其是IL-6最终导致患者出现高免疫球蛋白血症和多种抗体的产生。因此,深入研究IL-6的产生,受体表达和条件,将有助于揭示雷公藤治疗SLE的发生机制。有研究还发现雷公藤内酯醇对细菌内毒素(LPS)诱导的人PBMC产生IL-6和TNF具有显著的抑制作用。雷公藤红素对狼疮鼠有抑制IL-10、NO的水平,且有改善狼疮肾病变较好的优点。雷公藤多苷对狼疮肾病血清IL-18的抑制,以及控制肾损害的活动均有一定的治疗价值。近年来对Th17细胞及IL-17研究甚欢,对雷公藤治疗红斑狼疮的作用均有较好的启发[31]。

(二)抑制黏附分子

已知促炎症细胞因子活化内皮细胞,使之表达黏附分子,从而增加对血循环中白细胞黏附力,使白细胞流速逐渐变慢,直至静止于血管内壁,并最终穿越血管,上述过程是多种急、慢性炎症的早期步骤,采用免疫学和分子生物等方法观察脐静脉内皮细胞中四种黏附分子的表达和功能影响,研究发现肿瘤坏死因子在体外可以升高外周血单个核细胞、人脐静脉内皮细胞等细胞株及其黏附分子的表达水平,而雷公藤的两种单体不但能够有效地降低肿瘤坏死因子诱导正常人和SLE患者的PBMC等的细胞株及其黏附分子的表达水平,而且还能够有效地降低上列人群的PBMC等表达的细胞株对黏附分子的黏附,穿透内皮及聚集功能。还有实验证明雷公藤T4单体可以抑制SLE患者及正常人体外培养的肾小球细胞的增殖,以及正常人PBMC和淋巴细胞株多种黏附分子的表达、PBMC与人脐静脉内皮细胞(HUVEL)间的黏附能力,在研究雷公藤红素抗炎机制发现,雷公藤红素在非毒性剂量,对多种细胞因子诱导内皮细胞合成及表面表达黏附分子有强烈抑制作用,并减少内皮细胞黏附白细胞能力。实验表明多种黏附分子对SLE患者免疫发病机制起着不可忽视作用。因此雷公藤治疗SLE的机制之一就是通过抑制黏附分子的表达而实现的。

四、对细胞信号转导的调节作用

雷公藤多苷和雷公藤化合物及其衍生物在治疗和干预RA、变应性鼻炎、蕈样肉芽肿（MF）肾小球肾炎及肿瘤动物模型过程中，观察到雷公藤对丝裂原活化蛋白激酶（MAPkS）信号传导途经的作用；对造血细胞因子受体超家族介导的信号转导途径（JAK-STAT信号途径）的作用；对NF-κB的作用及上述通路的路径均有调控和阻断功能，从而调节和抑制异常的免疫细胞及免疫因子，这可能是雷公藤治疗相关疾病的药理机制。

在研究雷公藤对SLE患者的PBMC中的NF-κB活性的影响中，采用电泳迁移率试验检测SLE患者雷公藤治疗前后和正常组PBMC中NF-κB活性；同时对活动期SLE患者的PBMC用雷公藤水煎剂处理，比较其NF-κB活性变化，结果发现SLE患者和正常对照组均有一定量的NF-κB活化，但SLE患者NF-κB活性明显高于正常对照组（$P < 0.01$），且活动期又明显高于非活动期（$P < 0.05$），经雷公藤处理后，活动期SLE患者NF-κB活性显著减低（$P < 0.01$），与非活动期SLE患者相当，但明显高于正常组（$P < 0.05$），研究证实NF-κB是炎症早期最重要的转录因子之一，NF-κB信号通路通过调节众多的免疫炎症相关基因的转录表达，在机体免疫炎症反应和免疫应答中有重要的调节作用。进而说明雷公藤有抑制SLE患者NF-κB活性的作用[36]。

第三节　雷公藤治疗红斑狼疮的体会与评价

雷公藤用于红斑狼疮已有40年历史，见诸报道的也不少，总结起来，雷公藤治疗本病具有以下优势：① 轻、中型SLE可以单独应用雷公藤治疗；中、重型SLE可以与糖皮质激素合用，以提高临床疗效。经临床分组研究观察，糖皮质激素与雷公藤结合组疗效优于单用糖皮质激素和雷公藤组，经统计学分析差异有显著性。② 可较好地消除患者的临床症状及改善内脏功能，如发热、关节酸痛、雷诺现象、皮肤损害及肝肾功能等。③ 可以改善一般检验及免疫学的指标，如血沉下降，CRP降低，抗核抗体滴度下降或转阴等。④ 可相对减轻糖皮质激素及免疫抑制剂引起的不良反应，减少糖皮质激素或免疫抑制剂的用量和维持量。⑤ 未见到雷公藤有糖皮质激素样的戒断反应。⑥ 可改善预后，对恢复患者劳动力，降低病死率，延长患者寿命等方面均有较好作用。

以上表明雷公藤不失为治疗红斑狼疮的重要药物，目前一般主张在病情活动期，有发热、关节痛、皮疹及系统损害等病情骤急状态，宜采用糖皮质激素为主，雷公藤为辅的治疗；待病情稳定后，以雷公藤治疗为主，同时撤减糖皮质激素用量，一般中、轻型的SLE，酌情少用或根本不用糖皮质激素。SCLE、LEP、DLE及MCTD轻型患者以不用糖皮质激素为宜,可单用雷公藤治疗,若有必要再用糖皮质激素不迟。从起效速度来看,使用雷公藤一般1~2周见效,我们临床上把它称为"亚快速度",次于"激素",而优于一般的免疫抑制剂。

在雷公藤治疗红斑狼疮过程中最受关注和引起我们困惑的即它的不良反应。诚然,任何药物都是有不良反应的,包括雷公藤在内,人们最关心的就是其对生殖器官的影响,包括月经不调、停经和闭经及男性的性功能减退;其次是胃肠道不适,少数还有白细胞减少、肝功能异常、骨密度减弱等。实际上,近年来为了提高疗效和减少不良反应做了大量工作。如有效剂量和临界剂量的控制,用原生药量的1/3,如带皮根的1/4~1/2量即可达到与原量相当的效果,自然不良反应就相对减少;生药部位和产区的选择,如福建武夷山区、大金湖地区的雷公藤去皮根,不仅疗效提高,不良反应也减少;此外在剂型改革上也作了不少工作,如化学提取制剂、有效单体的开发,如(5R)-5-羟基雷公藤内酯醇片;我们主张的还是雷公藤复方制剂的采用,如三色糖浆、三色片(雷公藤、黄芪、丹参等)、三藤糖浆、三藤片(雷公藤、红藤、鸡血藤等)、抗敏1号、3号袋泡茶等颗粒剂。几十年来,我们一直沿用这类自制制剂,已作为常规用药,体现疗效好,不良反应少的优点,未体会雷公藤是一"毒药"的弊端。

在治疗的作用机制方面,从临床的实验观察和实验研究等诸多方面,均体现了雷公藤治疗本病的作用是多方位、多靶点的。除了具有改善血液循环、微循环、血液流变学、血流动力学等理化特性;糖皮质醇激素样作用;内分泌(如雌激素)调节;对自由基清除系统和染色体畸变的作用以外,最主要的是抗炎作用和免疫调节等功能,后两者的作用又是不可分割的。由于红斑狼疮系自身免疫病,又是以血管炎为病理基础的炎症性疾病,因而用雷公藤对本病的免疫系统反应和炎症反应进行干预和研究。主要观察到以下作用机制:① 抗炎作用:雷公藤明显抑制急、慢性动物模型的炎症反应,包括改善相关化学物质刺激的急性足肿胀、耳肿胀等;抑制毛细血管通透性增加及慢性肉芽肿等;抑制炎症细胞及炎症因子,如白细胞介素、黏附分子、趋化因子、炎症介质、NO、前列腺素(PG_5)、NF-κB等均显示了雷公藤治疗红斑狼疮的抗炎作用效果。② 免疫抑制作用:现有雷公藤治疗红斑狼疮的实验研究中多以免疫抑制为主体,抑制T淋巴细胞,通过抑制T淋巴细胞的活化、诱导T细胞凋亡及激活抑制性T淋巴细胞而实现的;抑制B淋巴细胞,B淋巴细胞是介导体液免疫的重要免疫细胞,它是红斑狼疮发病的中心环节。雷公藤对体液免疫的影响主要通过抑制B淋巴细胞增殖及抗体形成;对B淋巴细胞表面分子影响及阻断体液免疫反应的损伤环节。临床上雷公藤能抑制红斑狼疮患者多种抗体,包括特异性抗体(Sm及dsDNA抗体)、非特异性抗体(ANA及RNP抗体)及LE细胞、免疫复合物等,改善补体水平,抑制免疫球蛋白及抑制Arthus反应,体现了体液免疫B淋巴细胞介导的多种环节受到抑制而达到雷公藤治疗红斑狼疮的有效结果。③ 抑制免疫因子和细胞信号转导的调控,早期的IL-6、TNF、γ干扰素的研究及近期的IL-17、IL-18的研究,黏附分子的下调,NF-κB的调控均显示雷公藤治疗红斑狼疮的部分作用机制。

第四节 雷公藤治疗红斑狼疮的展望

　　从以上相关雷公藤治疗红斑狼疮研究的历史和现状来看,其研究发展迅速,成绩显著,令人鼓舞(图7-4-31～图7-4-36)。回顾既往,了解国内水平,掌握国际情况[37～41],提出奋斗目标,希望在雷公藤治疗红斑狼疮的研究方面有一个质的飞跃。展望未来,雷公藤治疗红斑狼疮研究的发展方向和趋势,以下的一些问题值得我们期盼、研讨、思考和展望。

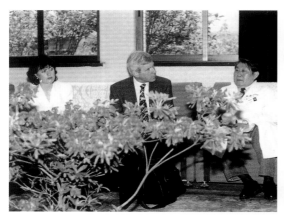

图7-4-31　英国皇家医院阿塞通教授来复旦大学附属中山医院参观交流雷公藤治疗红斑狼疮

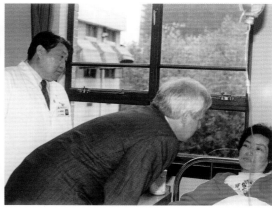

图7-4-32　英国皇家医院阿塞通教授参观复旦大学附属中山医院雷公藤治疗 SLE 患者的情况

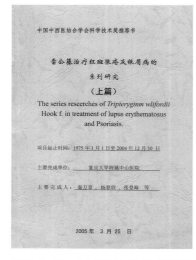

图7-4-33　雷公藤治疗红斑狼疮科学技术奖推荐书(上篇)

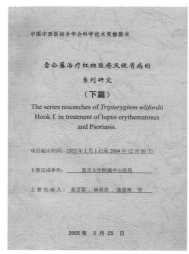

图7-4-34　雷公藤治疗红斑狼疮科学技术奖推荐书(下篇)

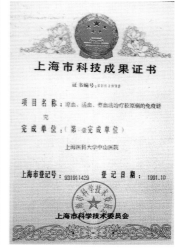

图7-4-35　获上海市科技成果奖

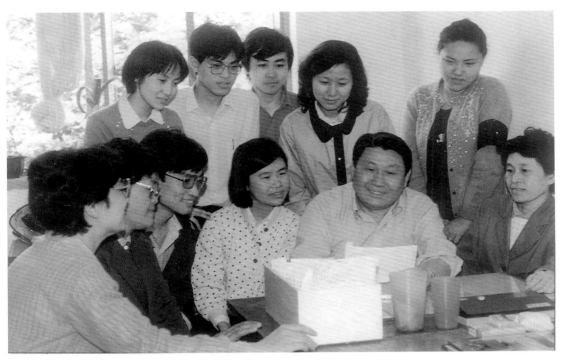

图7-4-36　雷公藤治疗红斑狼疮的团队,不断壮大,朝气蓬勃

一、提高临床研究水平

　　多年来,大量的研究工作是临床应用和验证,因此积累了丰富的经验和深刻体会,所治病例之多,在现有中草药中居首,对照的报道也不少,正是因为它在临床应用中取得的显著疗效,才有国内外医药界广泛关注,重视和高度评价的今天。尽管如此,但在文献的Meta分析中,有效文章仅1/2,可见一斑。故当前仍应努力提高临床研究水平,而不再是未经严密设计的重复验证;对初步确定有效制剂,必须采用国际上最严格的试验标准,即前瞻性、多中心、随机双盲对照检验,使这一观察得到国际认可,力求临床观察水平更为先进,更为提高;不良反应的观察也应该严格加强;尤其不能忽视的是远期疗效观察研究。

二、提高基础研究水平

　　尽管植物学家、化学家、药理学家等做了大量工作,有些成果已达到国际水平,但相比之下,基础工作仍显得较为薄弱,如雷公藤活性化学成分的研究尚无突破性进展;体内代谢过程的药代动力学缺无或不够深入等。要提高基础研究的水平,树立新观点,借鉴新技术是很重要的。如创造"一流新药非单体莫属的观点",因此雷公藤有效无毒或低毒成分阐明是当前迫切需要解决的一个重要课题,也可满足革新的药理学、毒理学、药剂等基础研究提高的需要,只有确定了有效成分,才能弄清体内过程,药代动力学才有可靠的基础,药剂学才能明确制定非常严格的质控标准,进而走入人工合成、半合成及商品化生产的道路,从而解决长期依赖自然生长植物生药的后顾之忧。由于抗炎、免疫是雷公藤重要的药理作用,密切和红斑狼疮发生机制相关联,研究很丰富,报告较多,但缺乏统一性和可比性,对免疫过程各个环节的影响,对各种炎症介质的影响,对机体主要生化物质代谢的影响,也是不十分清楚,其规律也不够透彻。免疫和炎症常同时存在,相互夹杂,如炎症时常常有免疫细胞参与,故对这两者的研究可结合起来。雷公藤治疗红斑狼疮从多条途径、多个靶点产生抗炎和免疫调节作用,对多个单条途径或通路研究之后,应试着画出雷公藤对免疫调节和抗炎通路整体和系统性的网络图,使其机制更加明朗,有助于寻找规律。

三、研究技术不断创新

雷公藤治疗红斑狼疮的研究水平需要不断创新,雷公藤研究水平的实质和灵魂的关键也在于创新,其特色归根到底要拿出成绩,拿出成果,成绩成果是什么? 疗效的肯定,本质的阐明,概括起来就是科学性、先进性和新颖性,有理论指导意义和社会实用价值。从雷公藤治疗红斑狼疮发展趋势来看,应是从原有粗制剂的研究开拓逐步走向和重视复方精制剂和单一化合物的研究,实际上也就是为我国原创性雷公藤治疗一类新药而奋斗。

------ 参 考 文 献 ------

[1] Qin W Z, Liu C H, Yang S M, et al. *Tripterygium Wilfordii* Hook f. in systemic lupus erythematosus, report of 103 cases[J]. Chin. Med. J. 1981, 94(12): 827-834.

[2] 秦万章,杨蜀嵋,朱光斗,等.雷公藤治疗103例系统性红斑狼疮[J].中华皮肤科杂志,1982,15(3):141-144.

[3] 秦万章.我院近30年用雷公藤治疗红斑性狼疮临床研究状况[J].中国中西医结合杂志,2010,16(2):180-185.

[4] 唐宁,周红霞,周东蕊.中国雷公藤制剂治疗系统性红斑狼疮疗效的Meta分析[J].南京晓庄学院学报,2012,3:68-71.

[5] 薛筑云,薛京华,汤意诚,等.雷公藤治疗21例SLE[J].中华皮肤科杂志,1984,17(3):201,202.

[6] 秦万章,向熙瑞,吴文媛,等.三藤糖浆治疗302例各型红斑性狼疮的临床观察[J].中西医结合杂志,1988,8(10):604-606.

[7] 秦万章,吴文媛,向熙瑞,等.三色糖浆治疗系统性红斑狼疮临床观察及其机制探讨[J].中国中西医结合风湿病杂志,1993,2(4):205-207.

[8] 蒋希勇.冲击疗法结合中药治疗重型系统性红斑狼疮20例[J].现代中西医结合杂志,2001,10(10):919,920.

[9] 秦万章,鲍春德.三藤片治疗系统性红斑狼疮对照性试验临床观察[C].第四次全国雷公藤学术会议,上海,2004:439-442.

［10］ 张丽萍.雷公藤治疗系统性红斑狼疮的临床观察［J］.中国现代药物应用,2011,5(19):85,86.

［11］ 刘渭,阎磊,朱清,等.雷公藤多苷联合醋酸泼尼松治疗中度活动型系统性红斑狼疮的疗效观察［J］.中华实用诊断与治疗杂志,2014,28(12):1234-1238.

［12］ 李茜,骆子牛.雷公藤多苷联合醋酸泼尼松治疗中度活动型系统性红斑狼疮的效果分析［J］.中国当代医药,2015,22(13):135-137.

［13］ 安永涛,方险峰.雷公藤多苷联合激素治疗系统性红斑狼疮的效果及其对单核细胞糖皮质激素受体的影响［J］.广西医学,2015,37(5):620-622.

［14］ Qin W Z, Zhu G D, Yang S M, et al. Clinical observation on Tripterygium Wilffordii in treatment of 26 cases of discoid lupus erythematosus［J］. J. Trad. Chin. Med. 1983, 3(2): 131,132.

［15］ 王玉生.雷公藤多苷治疗盘状红斑狼疮26例临床观察［J］.皮肤病与性病,1998,20(1):32,33.

［16］ 康瑞花,张国强,王曙霞,等.雷公藤联合复方甘草酸苷治疗盘状红斑狼疮疗效观察［J］.河北医药,2008,30(8):1175,1176.

［17］ 秦万章,吴惠莉,向熙瑞,等.12例亚急性皮肤型红斑狼疮的临床表现及中药治疗.中华皮肤科杂志,1985,18(3):165-167.

［18］ 秦万章.中医药治疗16例混合结缔组织病的观察［J］.临床皮肤科杂志,1982,2:62-65.

［19］ 秦万章,向熙瑞,吴惠莉,等.系统性红斑狼疮有关重叠综合征的临床及其实验研究.上海免疫学杂志,1985,5(5):282,283.

［20］ 秦万章.红斑性狼疮病证结合的临床研究［J］.中国中西医结合杂志,2011,31(8):1026-1028.

［21］ 朱虹,葛忠民,柳雅玲,等.雷公藤制剂治疗系统性红斑狼疮临床双盲对照观察［J］.泰山医学院学报,1998,19(4):333,334.

［22］ 乔子虹,秦万章.雷公藤抗生育作用的临床及实验研究概况［J］.中级医刊,1990,25(2):6-8.

［23］ 黄岚,冯树芳,王洪复.系统性红斑狼疮患者长期服用雷公藤对骨矿物质密度的影响［J］.中华皮肤科杂志,1998,31(1):2,3.

［24］ 邱勇龙,胡南,温贵华,等.雷公藤多苷对系统性红斑狼疮患者卵巢功能影响因素分析［J］.广东医学,2011,32(24):3214,3215.

［25］ 刘潇潇,练颖.中医干预系统性红斑狼疮使用免疫抑制剂致卵巢早衰的研究进展［J］.现代中西医结合杂志,2011,20(26):3362,3363.

［26］ 刘潇潇,练颖,雷丽华.SLE患者性激素水平的临床研究及免疫抑制剂对其影响［J］.四川医学,2013,34(4):479-481.

［27］ 肖文静.雷公藤临床应用及不良反应研究进展［J］.亚太传统医药,2016,12(10):59,60.

［28］ 李金全,运乃茹,温学红.雷公藤多苷在常见自身免疫性疾病中的临床应用及安全性［J］.医学综述,2016,22(19):3850-3854.

［29］ 虞海燕,秦万章,吴厚生.雷公藤治疗系统性红斑狼疮免疫机制的研究［J］.中国现代应用药学,1999,16(2):10-13.

［30］ 吴京海,秦万章.雷公藤单体TZ93对人外周血单个核细胞表型的影响［J］.上海医科大学学报,1997,24(3):189-192.

［31］ 薛士杰,韩俊永,陈金烟,等.雷公藤内酯醇对系统性红斑狼疮患者外周血Th17细胞的影响［J］.福建医药杂志,2014,36(6):79-82.

［32］ 夏金华,吴厚生,秦万章.雷公藤单体对SLE患者淋巴细胞体外分泌IgG和双链DNA抗体的影响(二)［J］.赣南医学院学报,1994,14(1):12-14.

［33］ 王强,封玉荣,杨春欣,等.三藤制剂的不同提取方法对MRL/lpr狼疮鼠影响的初步观察［J］.中成药,2013,35(8):1766-1770.

［34］ 吴京海,朱丽芬,秦万章.雷公藤对系统性红斑狼疮补体水平的影响［J］.上海医科大学学报,1996,3

（6）：472,473.

[35] 杨德森,丁莉,陈汇,等.雷公藤双层片对家兔 Arthus 反应的影响[J].湖北中医学院学报,2005,7（2）：25-27.

[36] 彭学标,王娜,曾抗.雷公藤对系统性红斑狼疮外周血单一核细胞 NF-κB 活性的影响[J].中国皮肤性病学杂志,2006,20（6）：336,337.

[37] 杨荣,张姝,王永福.雷公藤在常见结缔组织病中的应用研究进展[J].包头医学院学报,2015,31（8）：154-156.

[38] 张博,方险峰,安永涛.雷公藤多苷对狼疮鼠肝肾组织中 11β-羟基类固醇脱氢酶的影响[J].中国麻风皮肤病杂志,2016,32（5）：257-259.

[39] 何昱君,杨燕青,沈洁,等.从"毒"探讨中医药治疗系统性红斑狼疮的特色[J].陕西中医药大学学报,2016,39（3）：17-19.

[40] 杨晔颖,李婷,苏励.治疗系统性红斑狼疮常用中药的实验研究进展[J].中国药师,2016,19（7）：1378-1381.

[41] 吴霞.雷公藤毒性作用机制研究进展[J].中国医院药学杂志,2015,35（16）：1519-1523.

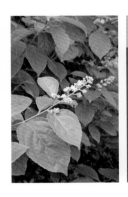

第五章
皮 肌 炎

　　皮肌炎（dermatomyositis）是一种自身免疫紊乱引起的结缔组织病，主要累及横纹肌，以淋巴细胞浸润为主的非化脓性炎症，主要表现为对称性四肢近端肌群的炎症性肌病，可伴有或不伴皮损的累及，无皮肤表现者称多发性肌炎（polymyositis）。皮肌炎是一组异质性疾病，由于人们迄今对炎性肌病的特点和病因尚不清楚，所以又称其为特发性炎性肌病。皮肌炎的发病年龄呈双峰状，儿童和成人发病是两个高峰。高达1/4的成年患者可合并恶性肿瘤，幼年型皮肌炎患者恶性肿瘤的发生率不高但伴发小血管炎和皮肤钙沉积的概率较高。部分皮肌炎患者虽发病数年，但只有典型皮损没有肌炎，有人称之为无肌病型皮肌炎。皮肌炎的皮肤损害种类多种多样：① 特征性皮损有Heliotrope征指的是双上眼睑暗紫红色水肿性红斑（图7-5-1）。② Gottorn丘疹/征可见于掌指关节、近端和远端指间关节的伸面，也可见于肘、膝、内外踝等关节的伸面暗紫红色丘疹、斑块或斑疹，表面附着糠状鳞屑，后期可有点状凹陷和萎缩、色素沉着、色素减退和毛细血管扩张（图7-5-2）。③ 胸前V字征。④ 披肩征等。

　　皮肌炎常用治疗药物有糖皮质激素、免疫抑制剂等。雷公藤治疗皮肌炎也有一定发展前途。

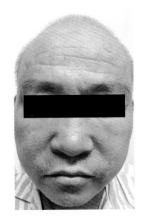

图7-5-1　皮肌炎（Heliotrope征）

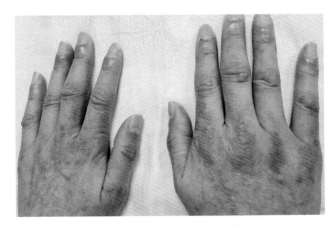

图7-5-2　皮肌炎（Gottorn征）

作者：本章由杨骥编写。

第一节 临床观察

雷公藤治疗皮肌炎的临床应用历史悠久，复旦大学附属中山医院秦万章[1]教授根据雷公藤治疗SLE的经验，于1981年应用雷公藤糖浆口服治疗6例皮肌炎，5例有不同程度的疗效，表现为皮疹消退，肌无力改善，近端肌肉疼痛消失，肌浆酶降低，24 h肌酸肌酶恢复正常，其中2例随访2～3年，未见病情反复。此后[2]又报道38例，亦证实有经得起重复的疗效。其中小儿皮肌炎疗效显著，值得思考应用。

总体看来雷公藤治疗皮肌炎疗效肯定，也是目前中药或中药提取物中具有明确改善皮肌炎临床症状和实验室指标的药物之一。但是雷公藤治疗皮肌炎的研究大多为小样本单中心研究或病例报道，缺少随机双盲多中心大样本的对照研究报道。

经查阅文献，近年来有多篇文献研究和报道了雷公藤和雷公藤提取物对皮肌炎治疗的临床观察。从表7-5-1可以看出雷公藤联合糖皮质激素或免疫抑制剂治疗皮肌炎有效[3～5]。

表7-5-1 雷公藤治疗皮肌炎的疗效观察

序号	作者	发表杂志	报告日期	例数	制剂	显效	有效	无效
1	郭再唐等	中国皮肤性病学杂志	1989	15	雷公藤冲剂+激素	4	9	2
2	武先民	中西医结合临床杂志	1991	9	雷公藤82糖浆+激素	0	9	0
3	吴向阳等	皮肤病与性病	2004	1	雷公藤多苷+激素	0	1	0
4	杨素梅等	中国中医急症	2000	2	雷公藤多苷+激素	0	2	0
5	林霓阳等	中国基层医药	2002	6	雷公藤多苷+激素+氨甲蝶呤	0	6	0
总计共5篇报道			1989～2004	33				

雷公藤治疗皮肌炎可有多种剂型的选择，在这些研究中我们可以看到有雷公藤糖浆、冲剂及多苷片，不同剂型使用方法也有所不同，具体可详见表7-5-2。

表7-5-2 雷公藤治疗皮肌炎的剂型

作者	雷公藤剂型	服用方法
武先民	雷公藤82糖浆	每次20 mL，每日3次
郭再唐等	东兰雷公藤冲剂	每次1包（每包10 g，含5 g生药），每日3次

（续表）

作者	雷公藤剂型	服用方法
吴向阳等	雷公藤多苷片	每日 40 mg
杨素梅等	雷公藤多苷片	每日 30 mg
林霓阳等	雷公藤多苷片	每日 30 mg

皮肌炎治疗过程中需要密切随访患者临床症状的改善情况包括肌痛、肌无力和四肢肌力的恢复情况；实验室指标的恢复情况包括肌酶和肝功能的恢复情况，以及血常规和血沉的变化情况。如患者有肺间质纤维化的累及，还需要定期随访肺的高分辨CT和肺的通气换气功能。而在雷公藤治疗皮肌炎的临床研究中可以看到，雷公藤联合糖皮质激素或免疫抑制剂都有效地改善了皮肌炎的临床症状和实验室指标，具体可详见表7-5-3、表7-5-4。

表7-5-3　雷公藤治疗皮肌炎的临床症状改善情况

作者	雷公藤剂型	临床症状改善
武先民	雷公藤82糖浆	联合激素治疗2月，肌痛、肌萎缩、肌无力、关节肿痛和皮疹均消失
郭再唐等	东兰雷公藤冲剂	联合激素治疗3周后，手能做握拳动作，四肢肌力恢复，吞咽困难好转
吴向阳等	雷公藤多苷片	联合激素治疗2周，后双上眼睑、颊部和双上肢红斑消退，肌力恢复不明显
杨素梅等	雷公藤多苷片	联合激素和中药治疗4周，皮肤红斑消退，肌痛不明显
林霓阳等	雷公藤多苷片	联合激素和氨甲蝶呤治疗2年后皮肤钙化灶消失

表7-5-4　雷公藤治疗皮肌炎的实验室检测指标改善情况

作者	雷公藤剂型	实验室检测指标
武先民	雷公藤82糖浆	血沉及其他各项检查均恢复正常
郭再唐等	东兰雷公藤冲剂	血沉、肌酶、血常规均恢复正常
吴向阳等	雷公藤多苷片	血沉及肌酶均恢复正常
杨素梅等	雷公藤多苷片	血沉、肌酶、血尿常规均恢复正常
林霓阳等	雷公藤多苷片	肌酶恢复正常

综上所述，雷公藤联合糖皮质激素或免疫抑制剂可有效改善皮肌炎的临床症状和实验室指标，雷公藤治疗皮肌炎可长期使用，即使突然停药，反跳也较糖皮质激素轻。副作用观察：上述文献观察中，其不良反应轻微。其中仅有1例报道有消化道刺激症状表现腹部不适

和胃痛,但能耐受,于停药3天后消失,其中6例育龄女性,服药3～5个月均未发生月经紊乱。其余未见有明确的副作用的发现。

上述文献也报道1例晚期儿童皮肌炎病例,尽管经氨甲蝶呤、泼尼松和华法林等治疗1年未见疗效。经加用雷公藤多苷片服用后,经过2年治疗后患者症状和实验室指标都恢复正常,且皮下钙化消失,提示雷公藤可能对儿童皮肌炎有较好的治疗作用。但需要扩大样本进一步验证雷公藤对儿童皮肌炎的治疗效果和安全性。

第二节　体会与展望

初步临床观察雷公藤治疗皮肌炎疗效基本明确,临床上一般联合糖皮质激素或免疫抑制剂。一方面可减少激素的使用剂量,减低长期使用激素带来的副作用,对患者的长期预后亦有较好的改善。另一方面,在中医中药中,临床体会加用益气健脾的方药,如四君子汤及重用黄芪、党参亦可增加疗效,减少不良反应等优越性。

雷公藤有较强的细胞免疫抑制作用,可以有效抑制效应性T淋巴细胞的活化和增殖,以及炎症细胞因子的释放,进而缓解炎症因子对组织对损伤。此外,近年来的研究提示雷公藤治疗可促进具有免疫抑制功能的T淋巴细胞,如Treg细胞的分化和增殖,进而通过调节性T淋巴细胞来抑制效应性T淋巴细胞的活化和减低细胞因子的分泌。因此提示雷公藤治疗皮肌炎的过程中可能具有双向的免疫调节作用。

皮肌炎是一种以细胞免疫为主的自身免疫性疾病,效应性T淋巴细胞和细胞因子在皮肌炎发病和加重过程中发挥重要作用。而雷公藤作为一种较强的免疫抑制剂对细胞免疫有较强的抑制作用,因此雷公藤对皮肌炎的治疗可通过抑制细胞免疫发挥作用。但整体来看雷公藤治疗皮肌炎的机制目前研究并不深入,近年来对雷公藤治疗机制研究并无显著进展。我们希望能在人体、动物模型和细胞三个层次,蛋白、基因和转录调控多个水平开展雷公藤及提取物治疗皮肌炎的机制研究,深入明确雷公藤治疗皮肌炎的机制可为合理和规范使用雷公藤提供保障。

此外,随着免疫学的研究进展,有众多新的免疫细胞亚群被发现,如Treg细胞、Th17细胞、Th22细胞、滤泡辅助性T淋巴细胞、滤泡调节性T细胞、调节性B细胞等,而雷公藤及其提取物是否能影响这些新发现但重要的细胞亚群并不清楚,如能明确雷公藤对这些新发现的细胞亚群的作用,可帮助更好地认识雷公藤治疗皮肌炎的机制。

临床上众多医务工作者已经广泛开展雷公藤、雷公藤制剂及其提取物治疗皮肌炎的临床应用,临床疗效肯定,副作用相对较少,但缺少科学的临床设计和论文总结和发表。尽管如上述所展示的小样本临床研究的报道,缺乏随机、双盲、多中心对照的大样本研究,同时也缺乏系统权威的研究论文在有影响力的SCI杂志发表。此外,雷公藤产地、制剂和提取物种类较多,可对其临床疗效产生不同的影响,目前尚未形成统一的雷公藤治疗规范或使用指南。因此有必要对雷公藤产地、制剂方法、提取物、使用剂量、使用时间、药理作用和毒理作用做科学的分析和系统的总结,制定出可靠的使用指南。此外雷公藤及其提取物的生殖毒性不可回避地限制了其使用的范围,因此在未来的研究中可强化该方面的研究,也可结合计算机辅助药物设计对雷公藤或其提取物进行结构设计和创新合成,开发出增效解毒的创新药物。

参 考 文 献

[1] 秦万章.雷公藤和昆明山海棠临床疗效研究进展[J].上海中医药杂志,1981,(4):46-48.
[2] 单一君,秦万章.中医中药治疗皮肌炎50例临床观察及其机理研究[J].中医杂志,1985,24(1):40-42.
[3] 武先民.雷公藤82糖浆治疗多发性肌炎皮肌炎9例报告[J].中西医结合临床杂志,1991,1(2):17,18.
[4] 郭再唐,雷清灏.东兰雷公藤冲剂治疗皮肌炎15例观察报告[J].中国皮肤性病学杂志,1989,3(1):26,27.
[5] 吴向阳,赵红梅,瞿锐.系统性红斑狼疮与皮肌炎重叠综合征1例[J].皮肤病与性病,2005,27(3):50,51.

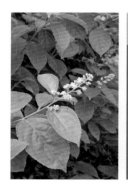

雷公藤研究

第六章
系统性硬皮病

第一节　系统性硬皮病概述

　　系统性硬皮病(SSc)是一种以皮肤硬化和内脏器官纤维化为主要特征的病因尚不完全明确的自身免疫性结缔组织病(autoimmune connective tissue disease, AI-CTD)。在自身免疫病的范畴，其与SLE、皮肌炎(DM)等都归类在系统性或全身性自身免疫病一类。鉴于SSc不仅有皮肤的硬化，也有其他多个系统的硬化，故称为系统性硬化症更为恰当。SSc在临床上主要分为弥漫皮肤型(With diffuse cutaneous scleroderma)和局限皮肤型(With limited cutaneous scleroderma)。前者除面部、肢体近端和远端受累外，皮肤硬化还见于躯干(图7-6-1，图7-6-2)。后者皮肤硬化局限于肘、膝远端部位(图7-6-3、图7-6-4)，也可

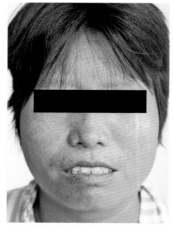

图7-6-1　SSc患者(面部肿胀硬化,色素沉着)

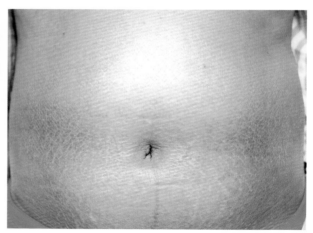

图7-6-2　SSc患者(腹部弥漫性肿胀硬化,色素沉着)
与图7-6-1同一患者

作者:本章由李明编写。

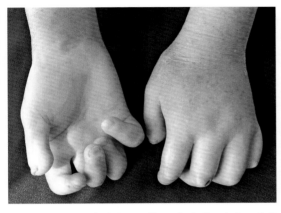

图7-6-3　SSc患者（双手指屈曲畸形，腕背、手背和指背皮肤硬化，双拇指末节缩短）

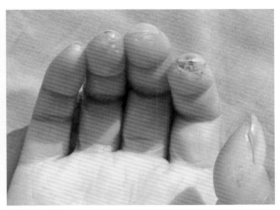

图7-6-4　SSc患者（手指指尖点状凹陷，右示指末端萎缩性瘢痕）

累及面、颈部，该型也即CREST综合征。从皮肤硬化累及的范围和进展规律来看，弥漫皮肤型SSc除面部、肢体近端和远端受累外，皮肤硬化还见于躯干。皮损累及的范围和严重程度通常在起病3年内达高峰。而局限皮肤型SSc皮肤硬化局限于肘、膝远端部位，也可累及面、颈部。皮肤硬化多呈隐匿性进展，可数年难以察觉变化。但两个亚型在疾病终末期的表现几乎没有差别。局限皮肤型SSc患者在多年后或疾病晚期，除肢体外也可有躯干等处的皮肤硬化及多脏器的受累。除皮肤表现外，SSc患者还可有骨和关节病变、肌肉病变、消化系统病变、口腔病变、食管受累、消化系统病变、肺脏病变、心脏病变、肾脏病变、内分泌系统病变、神经系统病变等。

第二节　系统性硬皮病当前的治疗

本病目前尚无特效的药物，但处置得当，能使病情缓解。此病应早期诊断，早期治疗，以延长患者的生命。LeRoy强调，应早期发现小动脉病变（在组织纤维化发生前）是治疗本病的最好时机。糖皮质激素主要用于该病的炎症性肌病、间质性肺病变的炎症期、心包积液及心肌病变发生时。短程小剂量糖皮质激素对病变早期患者的关节痛、肌痛及痛性腱鞘炎有效。其他常用的免疫抑制剂有环磷酰胺（CTX）。近年来，国内外用CTX治疗SSc已取得初步疗效，主要用于弥漫型系统性硬皮病患者皮肤硬化或肺间质病变进展迅速者[1, 2]。CTX可改善或延缓病变的发展速度，皮肤硬度和最大口距等指标也可改善。抗纤维化药物如青霉胺（D-penicillamine）是治疗该病的常用药物。国内多项回顾性研究显示该药可改善皮损，并可减少内脏器官，尤其是肾脏受累的概率，但都不是多中心、随机、双盲、对照的研究。国外一项研究认为该药无效。关于青霉胺的疗效迄今仍有争议，仍有待严格的临床试验加以确定。该药常见的副反应为发热、厌食、恶心、呕吐、口腔溃疡、味觉异常、皮疹、白细胞和血小板减少、蛋白尿和血尿等,副反应发生率约30%。血管活性药物能扩张血管,降低血黏度,改善微循环,对该病有效。国内秦万章率先用丹参注射液治疗16例SSc取得满意疗效。将丹参注射液(每毫升相当于2g生药)8～16 mL加入低分子右旋糖酐500 mL内静脉滴注,每日1次,10次为1个疗程,可使皮肤硬化、张口和吞咽困难、关节僵硬及雷诺现象得到改善。按照中医理论,该病属于"痹症"范畴,尤与"风痹"接近。SSc主要表现为肾阳虚证和血瘀症。近20年来,国内采用中医辨证治疗该病,主要有温阳补肾和活血化瘀两大治则。在临床组方时多伍用温阳补肾和活血化瘀中药[3]。治疗雷诺现象主要用钙通道阻断剂,如硝苯吡啶、硫氮卓酮、地尔硫卓等,对多数患者有效。

第三节　雷公藤治疗系统性硬皮病

一、已有的研究

　　1994年,上海虹口区中心医院(现上海中西医结合医院)硬皮病专科的苏立德等(图7-6-5)用雷公藤治疗SSc 50例[4],其中男8例,女42例;年龄18～64岁,平均38.4岁;病期2～8年,平均3.2年,其中肢端型38例,弥漫型12例。肢端型中包括CREST综合征4例。治疗药物采用江苏泰州制药厂生产的雷公藤多苷片,每片10 mg,每日60 mg(分3次口服)。这些患者均停用其他抗纤维化药物如青霉胺、秋水仙碱等6个月以上,然后连续服用1年后进行疗效评价。治疗结果:治疗前38例表现为肘以下、面部、上胸部的皮肤硬化,12例表现为全身弥漫性硬化,治疗后前者有30例、后者有9例原硬变皮肤有1/2以上范围恢复弹性;皮肤移动度异常者46例,治疗后36例好转;最大张口唇距、指距、握力异常者各为40、38、38例,治疗后好转各为19、29、29例;关节痛者37例,好转20例;雷诺现象48例,好转9例;食道吞钡异常31例,好转仅2例;X线肺纤维化35例,仅1例好转;心电图异常34例,好转3例。副反应:35例育龄女性患者中,有20例在3～6个月后先后发生闭经。7例60岁以下男性患者中,半年后复查精液,3例精子数明显减少,活动力减弱,

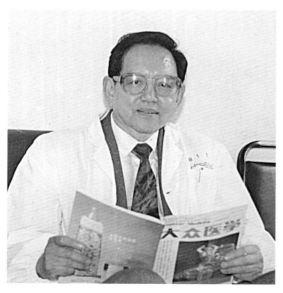

图7-6-5　苏立德

2例无精子。消化道反应包括恶心16例,腹泻6例。12例发生皮疹,多在治疗早期发生,可耐受。3例白细胞数降至$(2.5 \sim 3.0) \times 10^9$/L,2例血小板降至$(40 \sim 50) \times 10^9$/L,加用升白细胞药物后恢复而继续治疗。

二、个人的治疗经验

SSc是一种自身免疫病,该病既有细胞免疫异常,又有体液免疫紊乱,已有的成熟的治疗方法主要以纠正免疫紊乱为主。雷公藤是一种免疫抑制剂,对细胞免疫和体液免疫都有抑制作用,又兼具很好的抗炎作用,应该对该病有很好的治疗作用。但迄今,用雷公藤治疗系统性硬皮病的文献报道很少,可能与该病治疗需要的周期比较长(通常要2年),起效较慢;患者如果只用雷公藤治疗,因短期看不到明显效果,患者依从性差有关。笔者用雷公藤制剂治疗了数十例系统性硬皮病患者,主要是用复旦大学附属中山医院院内制剂三藤合剂或雷公藤多苷。对于早期肿胀期患者,用药后皮肤肿胀消退较快;对于硬化期患者,也有助于软化皮肤。通常需要2~3个月可见到明显效果,疗程需3~6个月,约半数以上患者病情趋于稳定。SSc患者的关节炎和炎症性肌病,用雷公藤也有肯定的疗效,用药后可使关节症状缓解,因关节炎导致手指关节畸形的减少。因为不是随机盲法对照试验,没有进行总结。笔者认为,雷公藤治疗系统性硬皮病应该有肯定的临床疗效,其效果大约相当于当前口服免疫抑制剂如环磷酰胺、环孢菌素或霉酚酸酯的作用。但由于SSc临床研究的特殊性,迄今,国外也少有严格的多中心、随机、双盲、对照研究的资料。笔者的上述经验和想法可供业内有兴趣从事该方面研究的人士参考。

------------------------------- **参 考 文 献** -------------------------------

[1] 李明,孙建方.结缔组织病皮肤表现图鉴与诊疗精要[M].北京:北京大学医学出版社.2009:101,102.

[2] 李明,孙建方.皮肤科结缔组织病诊治[M].北京:北京大学医学出版社.2017:232,233.

[3] 秦万章.中西医结合研究丛书-皮肤病研究[M].上海:上海科学技术出版社.1990:168-172.

[4] 苏立德,颜纪贤.雷公藤多苷治疗系统性硬皮病临床观察[J].中国中西医结合杂志,1994,14(4):234,235.

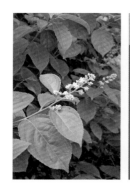

第七章
白塞病

　　白塞病，即Behcet综合征（Behcet disease, BD），又称贝赫切特综合征，是一种以细小血管炎为病理基础的慢性进行性、复发性、系统损害性疾病。1937年土耳其皮肤科医师Behcet首先报道了一组口腔溃疡、生殖器溃疡和眼色素膜炎病变的三联征,后称之为Behcet综合征。临床表现复杂多样,主要临床表现为复发性口腔溃疡、生殖器溃疡、眼炎及皮肤损害,也可累及血管、神经系统、消化道、关节、肺、肾、附睾等,缺乏实验室特异诊断标准,无有效根治方法。该病病因不明,目前倾向于系统性自身免疫性疾病。大部分患者预后良好,眼、中枢神经及大血管受累者预后不佳。本病在东亚、中东和地中海地区发病率较高,被称为丝绸之路病。我国发病率无确切资料,任何年龄均可患病,好发年龄为16～40岁。治疗方法不多,仍以类固醇皮质激素及相关免疫抑制为主。近40年来,自采用雷公藤制剂后,本病治疗有一定改观。

第一节　临床观察

一、早期的疗效及研究

　　雷公藤治疗Behcet综合征,具有悠久的历史,是雷公藤研究最早涉及的病种之一,现将早期的研究结果总结见表7-7-1[1]。

表7-7-1　雷公藤治疗Behcet综合征的临床观察[1]

作者	报告日期	制剂	病例数	缓解	显效	好转	无效
中国医学科学院皮肤病研究所	1979年	总苷	3	2	0	1	0
中国医学科学院皮肤病研究所	1982年	总苷	5	0	4	1	0

作者：本章由温海、朱红梅编写。

（续表）

作者	报告日期	制剂	病例数	缓解	显效	好转	无效
谢道孚等	1983年	总苷	13	5	5	2	1
郑际烈等	1983年	总苷、煎剂	47	0	37	10	0
徐祖森等	1985年	片剂	3	2	1	0	0
邵康蔚等	1987年	片剂	4	3	1	0	0
葛以倍等	1987年	复方冲剂	3	0	1	2	0
黄正吉	1987年	煎剂	19	2	6	11	0
钱慕竺等	1988年	煎剂	38	6	16	14	2

从表中看出，雷公藤多种制剂治疗本病135例，近期缓解20例（14.81%），显效71例（52.59%），好转41例（33.37%），无效3例，总有效率达97.78%。

二、相关制剂的临床研究

药用类型分生药和雷公藤提取物两种。生药和雷公藤提取物两种剂型疗效基本相同，但煎剂副作用较大。生药中二萜及生物碱均有相当毒性，经分离提取雷公藤总苷则副作用及毒性作用明显减少，安全范围提高1倍[2]。方剂的优势在于可以根据患者的病情，因人而异地临证加减，改善患者整体免疫功能。雷公藤提取物所制药品中，雷公藤多苷片最常用，因其使用方便、安全稳定，在临床上应用更为广泛。

（一）雷公藤多苷治疗Behcet综合征

近年来应用雷公藤多苷治疗Behcet综合征已取得较好的疗效，其主要优点为起效快、副作用小，适用于口腔生殖器溃疡及皮肤、关节病变。对有重要器官受累，尤其是累及大血管或眼色素膜炎者，在应用糖皮质激素的同时联合应用免疫抑制剂可以减少内脏受累。查阅近几年文献，报道单独用雷公藤治疗Behcet综合征的文章较少。也有单独应用雷公藤治疗2周后皮肤损害和口腔溃疡均消退的报道。

口腔溃疡严重者，加沙利度胺（100 mg/d）口服。关节痛严重者加沙利度胺（100 mg/d）或秋水仙碱（1 mg/d）口服。眼受累者，加小剂量糖皮质激素（相当于泼尼松0.3 mg·kg^{-1}·d^{-1}）及硫唑嘌呤（100 mg/d）口服。对于肠Behcet综合征患者，则不考虑使用雷公藤，建议联合应用泼尼松和环磷酰胺[3]，或者再加用秋水仙碱[4]。

用法用量：雷公藤多苷片一般用量为30～60 mg/d，根据患者临床症状可以联合用药。一般在1～3周内起效[3]。60 mg/d的剂量不常用，建议病情稳定1周后逐渐减量。

1.雷公藤多苷联合沙利度胺或左旋咪唑治疗 Behcet 综合征

以溃疡、结节为主者,多选用雷公藤多苷联合沙利度胺或左旋咪唑。

田军伟[5]、万玲[6]、吕新亮[7]的临床研究均显示雷公藤多苷和沙利度胺联合治疗 Behcet 综合征患者,总有效率达90%以上,而对照组单用左旋咪唑或单用沙利度胺,总有效率仅62%~67%。沙利度胺不仅可抑制细胞免疫,还可抑制单核白细胞产生氧中间体,从而减少血管受损。两者联合使用,可减少雷公藤多苷用量,其副作用也明显减少[5]。

对于仅有口腔溃疡及结节性红斑的轻症患者也可给予雷公藤和左旋咪唑口服。

2.雷公藤多苷联合糖皮质激素治疗 Behcet 综合征

对于病情较重患者,雷公藤需与泼尼松联合。肾上腺糖皮质激素对急性炎症疗效明显,在疾病早期,能有效地控制病情,但病变后期效果不明显,且长期服用,副作用大。

明确诊断后可给予糖皮质激素(甲强龙、强的松、琥珀酸氢考等)为主的药物治疗,根据患者不同的病情分期,适时地、选择性地加用免疫抑制剂(环磷酰胺、沙利度胺等)。用泼尼松30~45 mg/d,雷公藤多苷30~60 mg/d,患者临床症状缓解、病情明显控制时,泼尼松逐渐减量,每2周减量1次,维持治疗3~6个月,疗效显著[8]。雷公藤与强的松联合应用与单独使用雷公藤治疗相比,症状明显改善且治愈所需时间短。对于联合应用雷公藤和强的松治疗效果不佳的患者,可以考虑在两药的基础上再加用其他药物。

3.雷公藤多苷联合其他药物治疗 Behcet 综合征

研究显示丹参含有多种化合物,具有抗血栓、抗脂质过氧化、清除氧自由基等生理活性。用雷公藤多苷加丹参(注射液及片剂)治疗 Behcet 综合征,同时设立单用雷公藤多苷治疗为对照组。结果实验组的显效率及总有效率均高于单用雷公藤多苷组。该研究发现,治疗前做微循环及血液流变学检查的患者,结果均有异常。治疗组的甲皱微循环及血液流变学恢复正常时间显著短于对照组[9]

张慧智等[10]用雷公藤多苷联合维生素 AD 胶丸治疗19例 Behcet 综合征患者,有效率达88%。维生素 AD 胶丸有保护视力、维护上皮组织健康、增强对疾病的抵抗力的作用,与具有抗炎、调节免疫作用的雷公藤合用,在提高机体抵抗力和调节机体免疫方面起重要作用。

(二)雷公藤生药方剂治疗 Behcet 综合征

据文献报道,治疗 Behcet 综合征的雷公藤中药方剂很多,现举例如下:

任捷等[11]用雷公藤15克水煎2 h,陈皮10 g后下水煎,每日1剂。早、中、晚饭后分服,治疗 Behcet 综合征患者26例,总有效率达96.2%。

孙昌茂用龙雷清肝饮治疗 Behcet 综合征26例。处方:龙胆草、雷公藤、苦参、菊花、柴胡、黄芩、丹皮、陈皮、甘草各10 g,枸杞子、赤芍、白芍、生地黄各30 g。水煎服,日1剂,早中晚空腹服。10剂为1个疗程。外用苦参煎水外洗阴部,菊花煎水洗目,青黛散频吹口腔。结果总有效率92.3%。

宋芹等用复方雷公藤散(去皮根雷公藤饮片1.5 g,苦参2 g,甘草3 g,研细为一次量,红枣20枚去核炖水），饭后送服，20周为1个疗程，前10周每日3次，后10周每日2次口服，治疗Behcet综合征19例，结果总有效率为89.5%。

杨敏用补肾活血愈疡汤（熟地黄、百合、当归、知母、黄柏、玄参、麦冬、丹皮、赤芍、白芍、雷公藤、薏苡仁、陈皮、甘草）治疗Behcet综合征。用药3周与对照组（洛索洛芬钠及沙利度胺）比较，结果治疗组总有效率77.8%，高于对照组的66.7%。

王小丽等在激素治疗Behcet综合征的基础上加用雷苓解毒汤（土茯苓15 g，党参15 g，雷公藤10 g，当归15 g，丹参10 g，紫草15 g，生地黄15 g，白花蛇舌草15 g，甘草10 g）。临证加减：① 症见口舌生疮，目赤肿痛，皮肤起红斑结节，外阴溃烂同时出现，并伴口干咽燥，五心烦热，两目干涩，头晕，耳鸣，失眠健忘，盗汗遗精，腰膝酸软，舌红少津，苔少脉细数，辨证为肝肾阴虚者加熟地黄10 g，玄参10 g，枸杞子15 g。② 口腔外阴溃疡皮肤红斑结节，伴畏寒肢冷，食欲不振，大便溏薄，腰膝酸软，下肢浮肿，舌淡伴有齿痕，苔白腻，脉沉细，辨证为脾肾阳虚者，加附子10 g，桂枝10 g。③ 眼及生殖器皮损此起彼伏，交错发作，伴见头昏，视力模糊，心悸，失眠，神疲乏力，少气懒言，易出汗，食少便溏，舌淡苔白，脉弦数或沉细。辨证为气血两虚者加黄芪10 g，白术10 g。2周为1个疗程，观察2～4个疗程，发现雷苓解毒汤联合糖皮质激素组疗效优于单用糖皮质激素组。

Behcet综合征眼病的治疗较棘手，激素有效，但撤激素时易反跳，宜合用雷公藤多苷片或含雷公藤的方剂。本病初起，方剂以祛邪为主，清湿火痰毒，后期转为扶正为主，3个月为1个疗程，直至撤除激素。为防止虹膜粘连，在炎症早期使用扩瞳药是必要的。

（三）单方水煎剂和总苷片治疗Behcet综合征

郑际烈等[2]分别采用水煎剂治疗26例，总苷片治疗21例，共47例，治疗3个月，治疗前曾接受胸腺素者5例、多价卡介菌苗5例、脂多糖22例、转移因子5例、溶纤维蛋白剂（降糖灵）者4例，抗结核治疗者7例，环磷酰胺5例，结果均不理想，用药期间仍复发，未见明显改善。后又接受类固醇皮质激素治疗，仅部分病例能控制症状，但由于有的副作用大，不适宜长期使用，有的剂量越用越大，有的被迫停药后出现反跳，采用雷公藤治疗后，47例全部有效。表现为皮肤血管炎、关节炎、长期低热、乏力、结节性红斑、外阴溃疡等症状的缓解最为显著。对眼色素层炎如复发性前房积液，单纯用雷公藤治疗不理想。对复发性口腔溃疡基本上能控制复发。对血栓性静脉炎、肠道症状均有不同程度的改善。

第二节 雷公藤的不良反应及预防措施

雷公藤治疗Behcet综合征的不良反应并不多见，有关文献所记载的雷公藤的不良反应必须引起注意。

雷公藤的不良反应主要为消化道反应、性腺抑制、肝损伤、血细胞减少等。约20%患者出现厌食、恶心、呕吐、腹泻或便秘等胃肠道反应,长期使用可抑制女性卵巢功能,出现内分泌紊乱、经期紊乱、月经量减少或停经,可使男性精子数目减少,精子活力下降。对造血系统的影响主要有白细胞数减少,血小板计数减少。皮肤黏膜的反应主要为口腔黏膜溃疡、口干、眼干涩、皮疹、皮肤毛囊角化、黑色素增加等,这些症状停药后均可恢复。

使用过程中密切观察全身反应,查血、尿常规,肝、肾功能,心电图。青年男性应定期查精液,孕妇禁服,心血管严重疾病患者及小儿慎用[12]。

总体来说,雷公藤多苷按照常规剂量,还是比较安全的。有报道患者服用雷公藤多苷片,每次20 mg,每日3次,服药4年余,肝、肾功能,心电图和X线片均正常,服药期间未出现不良反应[13]。但为了避免不良反应,还是要严格控制用量,绝不能超量使用,尽可能按公斤体重给药,疗程不超过3个月[14]。

雷公藤多苷与其他药物联合治疗Behcet综合征,可有效地改善症状,亦能降低副作用。

药理研究显示:雷公藤、甘草具有糖皮质激素样的治疗作用,而没有其依赖性。张鸣鹤治疗Behcet综合征,重用甘草30 g,生、炙甘草各半,生甘草清热解毒,炙甘草健脾祛湿,同时又可缓和雷公藤的毒性及诸药之苦寒。两者对于控制和稳定病情,顺利撤减激素,都具有重要意义[15]。雷公藤多苷与复方甘草酸苷合用,也有类似的效果[16]。

第三节　作用机制研究

一、雷公藤与免疫细胞

雷公藤可以直接抑制T淋巴细胞从休止期进入增殖期,抑制B淋巴细胞细胞增殖和抗体生成。雷公藤对单核-巨噬细胞增殖具有双向调节作用,较高浓度时(0.78～3.13 μg/mL)抑制增殖,而低浓度(0.098～0.195 μg/mL)则促进增殖[17]。雷公藤中提取的活性雷公藤氯内酯醇(T_4)单体对NK细胞的影响也是呈剂量依赖性的双向调节,即小剂量可增加NK细胞百分率,大剂量时则能降低其百分率。

Behcet综合征是一种慢性炎症性的自身免疫疾病,Behcet综合征患者体内存在着细胞因子网络的失衡,促炎因子过多,而抗炎因子相对或绝对缺乏,可能是该病发生与发展的分子生物学机制。治疗Behcet综合征的雷公藤多苷可能是通过纠正患者体内IL-4、IL-6、IL-8、IL-10等细胞因子的失衡,从而发挥其治疗Behcet综合征的作用。

在Bechet综合征患者中,由单核吞噬细胞和中性粒细胞分泌的白细胞介素和趋化因子水平增加,主要有IL-1、IL-2、IL-6、IL-8、IL-12和IL-18等。IL-1主要由单核巨噬细胞分泌,在免疫反应中参与炎症部位白细胞的移行,在Behcet综合征的炎症反应中发挥重要的启动作用。在Behcet综合征患者中单核细胞大量分泌IL-8，后者能直接激活中性粒细胞，趋化T淋巴细胞和嗜碱粒细胞，并能增加血清中性粒细胞对内皮细胞的黏附。Gür-Toy等[18]发现伴有口腔溃疡、皮肤病变和眼部病变的Behcet综合征患者血清IL-8水平高于没有这些临床表现的Bechet综合征患者；血清IL-8水平与Behcet综合征的活动性呈正相关；其敏感性高于C反应蛋白和血沉。活动期Behcet综合征患者体内TNF-α、IFN-γ、IL-6、IL-8的水平亦明显升高（$P < 0.05$）。

另外，在细胞因子的网络中，还同时存在抗炎因子与之相抗衡，据葛庆曼等[19]报道，在Behcet综合征患者体内IL-4通过抑制巨噬细胞活化来防止其分泌促炎性细胞因子，还可以抑制Fc-γ受体表达；诱导巨噬细胞替代激活相关化学因子1（AMAC-1）表达，起到减轻炎症反应的作用。IL-10也有类似于IL-4的作用。Ahn等发现Behcet综合征患者用环孢霉素A和泼尼松治疗，血清IL-4水平明显增高，IFN-γ则受到抑制，血清IL-10水平增加，说明IL-4和IL-10有助于Behcet综合征病情的改善。

雷公藤多苷可能是通过降低血清IL-1β、TNF-α、IFN-γ、IL-6、IL-8水平，增加IL-4水平而达到治疗作用。宋芹等发现Behcet综合征患者血清IL-1β、TNF-α及IFN-γ水平高于正常对照组，而IL-4和IL-10水平较正常对照组无统计学差异，给予雷公藤多苷片30 mg/d，疗程3个月后，IL-1β、TNF-α及IFN-γ水平较治疗前明显下降，IL-4、IL-10的水平较治疗前明显升高（$P < 0.05$）。张丽[20]发现雷公藤治疗组治疗前IL-4明显低于健康对照组，IL-6、IL-8明显高于对照组，而雷公藤治疗后（30 mg/d，分3次服用，疗程为3个月）IL-4明显高于治疗前，IL-6、IL-8明显低于治疗前，差异有统计学意义（$P < 0.05$）。同时患者经治疗后血沉、C反应蛋白明显降低，差异有统计学意义（$P < 0.05$）。可见雷公藤多苷治疗Behcet综合征可明显调节患者的免疫失衡。

二、雷公藤与血管内皮细胞

Behcet综合征患者存在血管内皮功能异常，雷公藤多苷通过抑制免疫反应来调节血管内皮细胞功能从而治疗Behcet综合征。杨怀珠等[21]发现BD患者血浆NO、sICAM-1及sVCAM-1表达水平均高于正常对照组，差异有统计学意义；雷公藤多苷治疗（60 mg/d，分3次口服，疗程2个月）后，NO、sICAM-1及sVCAM-1表达较治疗前有不同程度下降，差异有统计学意义。

孔炳华等[22]发现火把花根片配合适量糖皮质激素可以有效地抑制BD以视网膜血管炎为主的眼后段葡萄膜炎病变。

火把花根片即昆明山海棠片，其主要成分是TP及山海棠素，由于其毒性反应低而LD_{50}剂量较雷公藤制剂高，临床上广泛用于治疗炎症性皮肤病和自身免疫性疾病。实验发现，昆明山海棠亦可通过抑制猴视网膜血管内皮细胞表达ICAM-1，降低白细胞与内皮细胞黏附来实现其抗炎作用[23]。

新型的中成药火把花根片在减轻或消除蛋白尿方面作用明显,免疫抑制作用亦较强[24]。昆明山海棠联合丹参片治疗Behcet综合征,可加快患者血管微循环功能修复,加速患者临床症状缓解[25]。

第四节　体会及展望

由于雷公藤对Behcet综合征的主要症状如口腔溃疡、外阴溃疡、皮肤血管炎、结节性红斑、关节炎等见效快、作用强、疗效确切,很多人认为它可作为目前Behcet综合征的首选药物[2]。雷公藤制剂中又以雷公藤多苷片应用治疗Behcet综合征最多、最为广泛,在有效性及安全性上是值得推荐的药物。20世纪80年代初,江苏泰州制药厂与中国医学科学院皮肤病研究所专家协作,率先开发上市国内第一代雷公藤多苷片,随着市场容量的扩大,目前国内已有数十家生产雷公藤多苷的企业。雷公藤多苷片已经世界卫生组织认定为治疗关节炎的"中国首创植物新药制剂"。

近年来,我国学者陆续从雷公藤中分离和合成出了不少具有潜在开发价值的单体成分及衍生物。通过化学修饰、剂型改变(纳米载药系统、脂质体)、中药配伍减毒等方法,雷公藤的毒性可控,疗效提高。尤其是中科院上海药物研究所对TP分子修饰后得到的(5R)-5-羟基雷公藤内酯醇,保持了较高的抗炎及抗免疫活性,而毒性大减,高效低毒的国家级一类新药即将问世,相信对Behcet综合征患者亦是一个可望的福音。

参 考 文 献

[1] 李瑞琳,舒达夫.雷公藤的研究与临床应用[M].北京:中国科学出版社,1989:200-204.

[2] 郑际烈,沈伟侠,杨军.雷公藤治疗白塞氏病的临床观察[J].中国中西医结合杂志,1983(6):346-348.

[3] 李陈婕,霍继荣,施小六,等.Behcet综合征9例临床分析[J].临床军医杂志,2004,32(3):30.

[4] 靳洪涛,邵福灵,郭惠芳,等.Behcet综合征58例临床分析[J].临床荟萃,2005,20(14):802,803.

[5] 田军伟.反应停联合雷公藤多苷治疗64例Behcet综合征临床疗效观察[J].现代诊断与治疗,2013(20):4611,4612.

[6] 万玲,赵瑞芳,周威,等.用反应停和雷公藤多苷联合治疗Behcet综合征50例疗效观察[J].实用口腔医学杂志,2006,22(5):659-661.

[7] 吕新亮,闫美凤,徐明智.沙利度胺联合雷公藤多苷治疗白塞氏病的临床研究[J].武警后勤学院学报(医学版),2013,22(6):541-543.

[8] 刘汉军,王丽娜,齐伟,等.Bechet综合征71例临床分析[J].临床皮肤科杂志,2015(10):620,621.

[9] 姚峰,赵永青.雷公藤加丹参治疗白塞氏病疗效观察[J].临床口腔医学杂志,1994,10(3):150,151.

[10] 张慧智,郭旭霞.雷公藤多苷片加维生素AD胶丸治疗白塞氏综合征19例疗效观察[J].长治医学院学报,1998,12(4):292,293.

[11] 任捷,郝文洁.雷公藤制剂治疗Behcet氏综合征26例临床疗效观察[J].天津中医药,1992,12(2):14.

[12] 王书郁,谌雪,张润莲,等.雷公藤多苷片治疗白塞氏病前后血清肿瘤坏死因子-α的检测[J].河北医药,2012,34(16):2504.

[13] 贺岭风.雷公藤多苷片治疗Behcet综合征1例[J].当代医学,2013,19(28):91.

[14] 张励,庄曾渊.庄曾渊应用清热法治疗白塞氏病经验[J].中国中医眼科杂志,2010,20(6):334-336.

[15] 娄俊东,梁辉,张立亭.张鸣鹤教授治疗Behcet综合征的经验[J].风湿病与关节炎,2013,2(1):50,51.

[16] 陈艳华,吴文育,罗燕.Bechet综合征1例[J].临床皮肤科杂志,2009,38(12):785.

[17] 冯胜刚,樊均明.雷公藤多苷对细胞免疫和临床肾脏病免疫的影响[J].西部医学,2003,1(4):367-369.

[18] Gür-Toy G, Lenk N, YalcinB, et al. Serum interleukin-8 as a serologic marker of activity in Behçet's disease [J]. Int J Dermatol, 2005, 44(8): 657-660.

[19] 葛庆曼,郑曰忠.Behcet病与细胞因子的研究进展[J].国际眼科纵览,2007,31(2):120-123.

[20] 张丽.雷公藤多苷对Behcet综合征患者免疫指标的调节作用观察[J].中国医药指南,2013(11):408,409.

[21] 杨怀珠,刘宁,戴诚.Behcet综合征患者血管内皮细胞功能检测及雷公藤多苷对其影响[J].中国中西医结合皮肤性病学杂志,2016,15(2):94-96.

[22] 孔炳华,刘中文,谢楚芳,等.中西医结合治疗Behcet病葡萄膜炎[J].中国中医药现代远程教育,2008,6(4):329,330.

[23] 万屏,王红兵,吕昭萍,等.昆明山海棠对血管内皮细胞ICAM-1表达的影响[J].中国皮肤性病学杂志,2001,15(4):238,239.

[24] 陈岚,叶岚,陈兴平,等.58例Behcet综合征回顾性分析[J].中国麻风皮肤病杂志,2003,19(1):25-27.

[25] 张磊,张依.丹参合昆明山海棠治疗白塞氏病21例临床观察[J].中国中医药科技,2001,8(4):259-261.

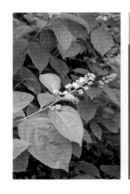

第八章
干燥综合征

干燥综合征（Sjögren's syndrome, SS）是一种主要累及外分泌腺体的慢性炎症性自身免疫病，其免疫炎症反应主要表现在外分泌腺体的上皮细胞，临床除了涎腺和泪腺受损功能下降而出现口干、眼干外，尚有其他外分泌腺及腺体外器官受累，30%～50%患者有肾损害，继而出现多系统损害的症状，SS早期以B细胞增生为主，持久B细胞异常活化，可合并恶性淋巴瘤（发病率是正常人的44倍），常有乏力、低热、关节痛及皮疹。SS患者血清中存在多种自身抗体和免疫球蛋白异常。自身抗体中抗SSA/抗Ro抗体、抗SSB/抗La抗体阳性率分别为50%～70%及40%～50%，抗SSB抗体特异性较高，由于其他结缔组织病也可见抗SSA、抗SSB抗体阳性，但阳性率无SS高，因此抗SSA、抗SSB抗体阳性首先考虑SS，75%～90%SS患者类风湿因子可阳性，近几年有研究发现8%SS患者抗环瓜氨酸抗体（抗CCP抗体）阳性。

本病分为原发性和继发性两类，原发性干燥综合征（pSS）指不具其他明确结缔组织病（CTD）诊断的SS。继发性干燥综合征是指继发于另一诊断明确的结缔组织病，如继发于SLE、RA等的SS。本病起病多隐匿，往往患者未留意到此病的发生，通常很难说出明确的起病时间，因此病情轻重差异较大。从相对稳定或慢性进展（通常局限在外分泌腺受累，伴随全身症状如乏力、疼痛）到严重的腺体外系统受累均可出现。SS患者手指肿胀，有雷诺现象（图7-8-1）；SS患者合并红斑狼疮，足底表现角化性皮肤损害（图7-8-2），组织病理损害基底层局灶空泡变性（图7-8-3），黏蛋白染色显示真皮浅层沉积（图

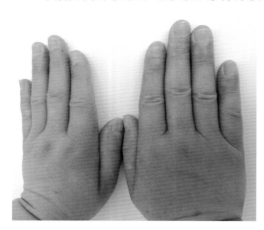

图7-8-1　手指肿胀伴雷诺现象

作者：本章由顾军、毕新岭编写。

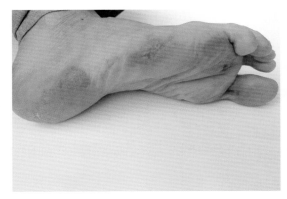

图7-8-2　SS伴DLE患者足底角化性损害

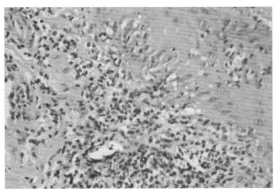

图7-8-3　基底层局灶空泡变性,真皮血管周围淋巴细胞浸润

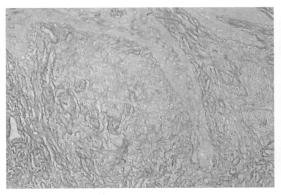

图7-8-4　真皮浅层黏蛋白沉积

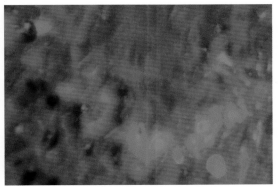

图7-8-5　真皮血管壁IgG沉积

7-8-4),直接免疫荧光(DIF)显示血管壁IgG沉积(图7-8-5)。

目前对SS的西医治疗除了改善涎液和泪液缺乏症状、预防角膜损伤外,系统用药有糖皮质激素、免疫抑制剂及相关的生物制剂治疗。中医对SS的认识早在《黄帝内经》中即有"燥胜则干"的记载,中医认为唾液的产生与脾胃密切相关,口为脾之窍,涎为脾之液,脾胃相表里,而津液的正常敷布,有赖于气的推动,脾气虚时,必然影响津液的产生和敷布,SS的中医辨证以气阴两虚为主,主要与脾、肝、肾三脏有关,近年来有关SS中医的单味药、复方药等中医治疗的临床及基础研究广泛而深入,其中雷公藤的治疗引起广泛关注,而且雷公藤与其他滋阴调血中药配伍可提高疗效。

第一节　临床应用

自1985年向熙瑞等[1]报告采用雷公藤糖浆和片剂治疗SS有效以来,关于雷公藤治疗

SS有不少文献发表,经查阅重庆维普中文数据库,自1993～2016年,可供分析的临床治疗观察资料有12篇[2～13],见表7-8-1。

表7-8-1 雷公藤治疗SS的疗效观察

序号	作者	发表杂志	日期	例数	制剂	用法	痊愈	有效显效	无效	有效率(%)
1	杨少锋等[2]	中国中西医结合杂志	1993	34	煎剂	联合	0	32	2	94.11
2	刘薛乡等[3]	山东中医药	1993	20	雷公藤片	联合	12	7	1	95.00
3	陈学宾[4]	康复与疗养杂志	1995	1	多苷片	单用		1		个案
4	黄华锋等[5]	口腔医学	1996	18	总萜片	单用	0	16	2	88.89
5	党根才[6]	陕西中医	2004	12	煎剂	联合	4	7	1	91.67
6	朱跃兰等[7]	北京中医药大学学报	2010	31	多苷片	单用	0	26	5	83.87
7	王静等[8]	临床皮肤科杂志	2012	1	多苷片	联合		1		个案
8	郭云柯等[9]	浙江中医药大学学报	2012	45	多苷片	单用	SR、CRP、RF、Ig等改善			
9	曾宪锋等[10]	武警医学	2014	46	多苷片	联合	19	26	1	97.8
10	周翠红[11]	实用中医药杂志	2015	30	多苷片	联合	0	25	5	83.33
11	侯志铎等[12]	山西医药杂志	2015	45	多苷片	单用	ESSDAI评分降低			
12	谢锐龙等[13]	新中医	2016	35	多苷片	联合	0	28	7	80.00

其中1995年陈学宾等[4]报告雷公藤多苷10～20 mg每日3次治疗1例SS患者取得良好疗效,6个月后雷公藤多苷逐渐减量至每日10 mg,持续用药两年余,病情稳定。黄华锋等[5]报告18例SS患者服用院内制剂雷公藤总苷片,40 μg每日3次,3个月为1个疗程,显效者5例(27.8%),有效者11例(61.1%),无效者2例(11.1%)。有效和显效患者口干、眼干症状明显减轻,泪液与唾液的分泌增加,关节症状有一定好转。进一步检测对免疫功能等的影响,治疗前11例血沉升高,治疗后7例恢复正常;13例IgG升高,治疗后10例恢复正常;循环免疫复合物(CIC)阳性者15例,12例恢复正常;RF阳性者11例,8例治疗后转阴;抗核抗体阳性者11例,7例治疗后转阴。王静等[8]报告1例高γ球蛋白血症型紫癜(HGP)并发SS患者服用雷公藤多苷60 mg/d联合秋水仙碱1 mg/d口服,1周后皮疹得到有效控制。郭云柯等[9]研究雷公藤多苷片治疗pSS高球蛋白血症的疗效及相关指标变化,入组女性SS高球蛋白血

症患者60例,分为治疗组45例,对照组15例,治疗组根据用药低、中、高剂量的不同随机分为三组,每组各15例,分别给予雷公藤多苷片10 mg,每次3次;20 mg,每日2次;20 mg,每日3次,口服,治疗12周;对照组给予羟氯喹0.2 g,每日1次,口服,共观察12周。结果:治疗组、对照组治疗后ESR、CRP、RF、球蛋白、IgG均较治疗前有所下降,但仅高剂量组疗效优于对照组。由此可见雷公藤多苷对pSS有效,尤其是能改善眼干和关节痛症状,有效降低IgG和急性期C反应蛋白水平,安全性较好。侯志铎等[12]报告口服雷公藤多苷治疗45例pSS患者,治疗24周并记录患者的病情评估指数(ESSDAI)、口干症状数字等级(NRS)评分、眼干症状NRS评分、关节痛NRS评分、ESR、CRP和IgG水平。结果:40例患者完成24周临床观察,与基线相比眼干和关节痛症状有不同程度地改善,ESSDA1分值明显下降,IgG、ESR和CRP升高的比率也逐步下降,不良反应发生率16%,但无严重不良反应。治疗后总体SS预后相对较好,有内脏损害者经适当治疗后大多可以控制病情达到缓解,甚至恢复日常生活和工作。如果出现进行性肺纤维化、中枢神经病变、肾小球受损伴肾功能不全、恶性淋巴瘤者预后较差。

由此可见,在近20年的临床应用中,雷公藤的制剂以多苷片为主,采用单用或者联合应用观察雷公藤的作用或者对比观察其他治疗手段的疗效。采取评分或者有效例数计数进行评价,治疗后患者口干、眼干、关节症状等有不同程度的改善;抗核抗体、ESR、免疫球蛋白等实验室检查指标的改善在一些文献中有详细的体现,归纳总结见表7-8-2和表7-8-3。因为文献中血沉、免疫球蛋白等采用计量资料表示,对不同文献治疗前后平均值的比较进行整合分析就相当困难。

表7-8-2 雷公藤治疗SS临床症状和体征的改善

症状体征	观察例数*	改善例数	有效率(%)
口干	83	76	91.57
眼干	79	71	89.87
关节痛	60	45	75
紫癜等皮损	3	2	66.67
发热	6	6	100

*治疗前异常病例数。

表7-8-3 雷公藤治疗SS实验室指标的改善

症状体征	观察例数*	改善例数	有效率(%)
ESR	62	48	77.42
IgG	56	35	62.5

（续表）

症状体征	观察例数*	改善例数	有效率（%）
CRP	20	12	60
RF	46	31	67.39
ANA	56	14	25

*治疗前异常病例数。

第二节　基 础 研 究

SS是以B细胞增殖、功能异常为主的自身免疫疾病。为观察雷公藤多苷对其治疗作用机制，陈娟等[14]以pSS模型NOD（non-obese diabetic）小鼠为对象，分为模型组（NOD组）、雷公藤多苷干预组（TWG组），并以BALB/c小鼠为正常对照组（Control组）。TWG组小鼠接受雷公藤多苷治疗（0.07 mg/kg，隔日腹腔注射，12周），其余两组生理盐水处理，观察雷公藤多苷对NOD小鼠唾液腺炎及周围神经的治疗效果及机制。结果TWG组小鼠的唾液流率低于对照组，但显著高于NOD组小鼠。TWG组小鼠唾液腺中具有调节功能的水通道蛋白AQP1、AQP5表达也高于NOD组小鼠。TWG组小鼠唾液腺内炎症细胞凋亡比例高于对照及NOD组小鼠，进一步检测TNF-α、IL-6及IL-1β水平也显著高于对照组小鼠，但低于NOD组小鼠，差异均具有统计学意义。Mir-155可促进TNF-α、IL-6等炎症因子的表达。磷酸酶SHIP-1表达升高可抑制Mir-155水平，研究结果显示TWG组小鼠唾液腺SHIP-1表达显著高于NOD组小鼠，而Mir-155表达低于NOD组小鼠。TWG组小鼠神经传导潜伏期及神经传导速度优于NOD组小鼠，作者认为雷公藤多苷可以通过激活SHIP-1/Mir-155信号通路减轻靶器官炎症反应、改善唾液腺和周围神经功能。胡旭君等[15]开展了相似的研究，通过比较NOD小鼠外周血TNF-α、IL-1β表达量及颌下腺组织AQP5表达、颌下腺腺体病理分级，观察氨甲蝶呤（MTX）联合TWG、MTX和TWG各组的效应，结果显示联合治疗组病理组织形态学分级最低。各治疗组TNF-α、IL-1β的表达低于对照模型组，而且联合治疗组降低最明显；各治疗组间AQP5的表达量升高趋势。进一步相关性分析显示TNF-α、IL-1β、AQP5 mRNA与病理分级呈直线相关；交互作用分析显示MTX和TWG联用有协同作用。羟氯喹是治疗SS的常用药物，为比较两者的作用效果，研究者将27只小鼠随机分为羟氯喹组、TWG组和对照组，羟氯喹组给予50 mg/kg/d，TWG组给予雷公藤多苷5 mg·kg⁻¹·d⁻¹，对照组给予同样体积的生理盐水，持续使用16周，该剂量与人体使用的剂量相当，雷公藤多苷治疗后其唾液流率和Treg细胞比率明显上升，抗SSA/Ro抗体及组织学检查下唇腺病理示淋巴细胞灶与对照组相比明显偏低，证明雷公藤多苷可抑制淋巴细胞浸润、保护唾液腺功能,在NOD小鼠模型其治疗效果与羟氯喹相似,且并未发现明显副作用。

第三节　雷公藤治疗干燥综合征应注意的问题

查阅雷公藤治疗SS及相关疾病的临床研究,发现由于雷公藤的过量或者特殊的体质可能引起消化、造血、生殖、泌尿及心血管等多个系统的不良反应[16,17],见表7-8-4。症状轻微停药后可逐步恢复,个别可发生严重的不良反应。因此雷公藤多苷片通常每日每千克体重1～1.5 mg,分3次服用,症状控制后逐步减量或间歇应用。

表7-8-4　雷公藤治疗SS可能引起多系统不良反应

受累系统	不良反应表现
消化系统	恶心、呕吐、食欲不振、腹痛、腹泻、便秘等,严重者消化道出血ALT、AST升高,黄疸,肝肿大、出血和坏死
生殖系统	男性:精子数量减少、活力下降,长期用药男性乳房增大、睾丸萎缩、性欲减退 女性:月经紊乱、闭经、不孕不育或者生育能力下降 儿童:性腺发育障碍
骨髓造血系统	白细胞、红细胞或者血小板减少,甚至引起再生障碍性贫血
泌尿系统	肾损伤,表现为少尿、无尿、血尿、蛋白尿、管型尿,出现浮肿、腰痛或肾区痛 严重者血肌酐、尿素氮明显增高,甚至发生急性肾衰竭
心血管系统	少见,胸闷、心悸、乏力症状,可有心电图改变

消化系统不良反应相对常见,主要表现为恶心、呕吐、食欲不振、腹痛、腹泻、便秘等,严重者消化道出血,肝脏损伤引起转氨酶升高不少见,严重者出现黄疸、肝肿大、肝脏出血和坏死。谢锐龙等[13]在应用雷公藤多苷片治疗老年人SS时发现2例腹部不适及纳差症状加重,其中1例ALT及AST升高。因此用药前和用药后2～4周建议肝功能检查,长期应用注意减量和定期复查,也要注意雷公藤引起的肝损伤和SS本身的肝脏受累鉴别。侯志铎等[12]在应用雷公藤多苷片治疗的45例患者中出现2例带状疱疹、2例月经紊乱、2例胃肠道反应、1例肝酶异常。郭云柯等[9]在观察雷公藤多苷片治疗高球蛋白血症中,发现除了肝功能异常、闭经外,有1例患者发生白细胞减少,说明雷公藤对骨髓有抑制作用。雷公藤引起心血管系统的不良反应相对少见,但谢锐龙等[13]在老年患者发现1例患者出现头晕、心悸、乏力症状。皮肤的药物不良反应并不常见,包括红斑、糜烂、溃疡、水肿、色素沉着、脱发、变应性血管炎等表现,要注意排除其他合并用药引起的药物反应。鉴于雷公藤的治疗量与中毒剂

量比较接近,因此在SS患者应用过程中要结合患者年龄、基础疾病等情况,定期复查血、尿常规,肝、肾功能等[18]。

第四节 体 会

近30年来,有8 000余篇与雷公藤相关的中文科技论文发表(重庆维普数据库收录),应用非常广泛,包括RA、红斑狼疮、SS、肾炎、心血管疾病、哮喘、银屑病、过敏性紫癜等免疫相关疾病的治疗和研究[19~21]。文章类型包括病例报告、阳性药物对照试验等,但缺乏严格的多中心随机对照研究,文章质量和证据级别低。输入"Tripterygium Wilfordii Hook"查阅PubMed也有近500篇文献,但没有雷公藤用于SS的英文报道。这也反映出我们有必要在雷公藤的制剂、临床研究方面做出更科学的工作,更严格的统计数据,才能推动雷公藤被世界所接受。

参 考 文 献

[1] 向熙瑞,秦万章.雷公藤等治疗19例眼、口干燥综合征[J].中西医结合杂志,1985,5(3):163.

[2] 杨少锋.继发性口眼干燥综合征34例疗效分析[J].中国中西医结合杂志,1993,13(4):230,231.

[3] 刘薛乡.润燥六黄汤合雷公藤制剂治疗干燥综合征20例[J].山东中医杂志,1993,12(2):13,14.

[4] 陈学宾.雷公藤多苷治疗风湿性疾病20例疗效分析[J].康复与疗养杂志,1995,10(4):170,171.

[5] 黄华锋.雷公藤对口眼干燥综合征的疗效观察[J].口腔医学,1996,16(3):139,140.

[6] 党根才.自拟滋阴调血汤治疗干燥综合征12例[J].陕西中医,2004,25(10):918.

[7] 朱跃兰,韦尼,侯秀娟.活血解毒方治疗干燥综合征63例临床观察[J].北京中医药大学学报:中医临床版,2010,(5):1-3.

[8] 王静,涂亚庭,黄长征,等.Waldenstrom高γ球蛋白血症型紫癜并发干燥综合征[J].临床皮肤科杂志,2012,41(5):296-298.

[9] 郭云柯,马成功,纪伟.雷公藤多苷片治疗原发性干燥综合征高球蛋白血症的疗效分析[J].浙江中医药大学学报,2012,36(7):770-772.

[10] 曾宪锋,李莉,曾育梅.中药联合治疗原发性干燥综合征46例[J].武警医学,2014,(7):739-741.

[11] 周翠红.中西医结合治疗原发性干燥综合征30例观察[J].实用中医药杂志,2015,31(11)1015,1016.

[12] 侯志铎.雷公藤多苷治疗原发性干燥综合征的初步观察[J].山西医药杂志,2015,44(14):1598-1600.

[13] 谢锐龙,李华锋,谭永振.麦门冬汤合芍药甘草汤加减治疗老年人干燥综合征短期临床观察[J].新中医,2016,48(1):53,54.

[14] 陈娟,郑龙,孟祥武,等.雷公藤多苷对NOD小鼠唾液腺炎及周围神经损害的治疗作用及可能机制[J].中国免疫学杂志,2015,31(11):1524-1527.

［15］　胡旭君.雷公藤多苷联合甲氨蝶呤对干燥综合征NOD小鼠治疗作用及TNF−α、IL−1β、AQP−5的表达［J］.中华中医药杂志,2014,29(7): 2362−2366.

［16］　姚骥如,孙莹.雷公藤多苷的临床应用进展［J］.中国新药与临床杂志,2010,29(3): 179−182.

［17］　杨荣,张姝,王永福.雷公藤在常见结缔组织病中的应用研究进展［J］.包头医学院学报.2015,(8): 154−156.

［18］　窦建卫,雷莹,王嗣岑.雷公藤毒性的研究现状［J］.陕西中医,2006,27(4): 485−487.

［19］　柳芳,鞠海.我院门诊雷公藤多苷片的使用分析［J］.中国药房,2015,26(23): 3173−3175.

［20］　曹宏伟.雷公藤治疗免疫系统疾病研究概况［J］.山西中医,2014,(7): 56,57.

［21］　刘冬舟,刘翠莲,洪小平,等.雷公藤内酯醇对系统性红斑狼疮患者树突状细胞Toll样受体−9表达的影响［J］.实用医学杂志.2011,27(11): 1911−1913.

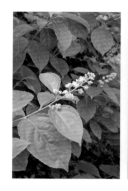

第九章
血管炎

　　血管炎分类方法有多种,目前公认的是2012年美国Chapel Hill研讨会上制定的分类方法(表7-9-1)。

表7-9-1　2012年美国Chapel Hill会议血管炎分类标准[1]

大血管炎(LVV)		大动脉炎 巨细胞动脉炎
中血管炎(MVV)		结节性多动脉炎 川崎病
小血管炎(SVV)	ANCA相关性血管炎(AAV)	显微镜下多血管炎 肉芽肿性多血管炎 嗜酸性肉芽肿性多血管炎
	免疫复合物性小血管炎(Immune complex SVV)	抗肾小球基底膜病 冷球蛋白性血管炎 IgA性血管炎 低补体血症性荨麻疹性血管炎
变应性血管炎(VVV)		白塞病* 科根综合征
单器官性血管炎(SOV)		白色萎缩 皮肤动脉炎 原发性中枢神经系统性血管炎 孤立性主动脉炎
与系统性疾病相关的血管炎		狼疮性血管炎 类风湿性血管炎 结节性血管炎

作者:本章由李斌、李福伦、李欣、华亮编写。

* 白塞病,即Bechet综合征,下同。

（续表）

与可能的病因相关的血管炎	丙型肝炎病毒相关性冷球蛋白血症性血管炎 乙型肝炎病毒相关性血管炎 梅毒相关性主动脉炎 血清病相关性免疫复合物性血管炎 药物相关性免疫复合物性血管炎 药物相关性ANCA相关性血管炎 肿瘤相关性血管炎 其他血管炎

（1）大血管炎（LVV）：大动脉炎（TAK）和巨细胞动脉炎（GCA）。

（2）中血管炎（MVV）：结节性多动脉炎（PAN）和川崎病（KD）。

（3）小血管炎（SVV）：① ANCA相关性血管炎（AAV）——显微镜下多血管炎（MPA）、肉芽肿性多血管炎（原韦格纳肉芽肿，GPA）和嗜酸性肉芽肿性多血管炎（原Churg-Strauss综合征，EGPA）。② 免疫复合物性小血管炎——抗肾小球基底膜病、冷球蛋白性血管炎、IgA性血管炎（过敏性紫癜，IgAV）和低补体血症性荨麻疹性血管炎（抗C1q性血管炎，HUV）。

（4）变应性血管炎（VVV）：Bechet综合征和科根综合征（CS）。

（5）单器官性血管炎（SOV）：皮肤白细胞碎裂性血管炎、皮肤动脉炎、原发性中枢神经系统性血管炎及孤立性主动脉炎。

（6）与系统性疾病相关的血管炎：狼疮性血管炎、类风湿性血管炎和结节病性血管炎。

（7）与可能的病因相关的血管炎：丙型肝炎病毒相关性冷球蛋白血症性血管炎、乙型肝炎病毒相关性血管炎、梅毒相关性主动脉炎、血清病相关性免疫复合物性血管炎、药物相关性免疫复合物性血管炎，药物相关性ANCA相关性血管炎和肿瘤相关性血管炎和其他血管炎。

血管炎轻者损害主要局限于皮肤，可见瘀点、紫癜性损害或见丘疹及结节，可伴有发热、乏力、皮疹、疼痛等全身症状；重者可见斑块表面水疱乃至糜烂、坏死；侵犯其他系统，导致胃肠道出血、心力衰竭、视网膜出血、神经系统异常等疾病。在临床上血管炎多以肺、肾损害为主，症状较多且多为非特异性症状。

血管炎并无笼统的中医病名，根据其症状及在不同系统的表现，命名如下：过敏性紫癜属"葡萄疫"，色素性紫癜性皮病归属于"血疳"，变应性肉芽肿性血管炎归属"梅核火丹"的范畴，多形红斑及急性痘疮样糠疹属"猫眼疮"，而结节性红斑为"瓜藤缠"。其病因多归于风、湿、热、毒、瘀，秦万章教授将病理诉诸血热、血毒和血瘀，治则以清热解毒、清热凉血和活血化瘀为主，其中医药作用机制复杂，研究亦呈逐渐增多趋势[2,3]。

1979年中国医学科学院皮肤病研究所雷公藤研究组，在中国医学科学院学报发表题为《雷公藤总苷治疗一些皮肤病的临床观察》[4]的论著首次提出雷公藤用于治疗皮肤血管炎。1983年福建省皮肤科学会研究协作组邵康蔚教授等整理论著《雷公藤治疗皮肤性血管炎的疗效观察》[5]发表于中医杂志,首次将皮肤血管炎作为专题研究公开报道,开创了应用雷公藤制剂治疗血管炎的先河。1985年中国医学科学院皮肤病研究所徐文严教授、郑家润教授等在 *International Journal of Dermatology* 上发表 *Tripterygium in dermatologic therapy*[6] 综述,在国际期刊上首次提出雷公藤用于治疗皮肤血管炎(包括变应性血管炎、过敏性紫癜、嗜中性皮病、Bechet综合征等)。此后,关于雷公藤治疗血管炎的临床研究进入了蓬勃发展时期。1999年原上海医科大学华山医院皮肤科黄正吉教授等发表于中华皮肤科杂志的论著《皮肤变应性结节性血管炎1 100例分析》[7]将血管炎临床研究推向新高度,该研究通过大样本临床观察,客观证实了雷公藤治疗血管炎的有效性。截至目前,公开发表雷公藤治疗血管炎的临床研究已近百篇,涉及小血管炎、ANCA相关性血管炎、变应性血管炎、单器官性血管炎及与可能病因相关的血管炎等(表7-9-2)。雷公藤制剂的抗炎、抗过敏反应、类糖皮质激素、免疫调节等作用不断被证实,其在治疗皮肤血管炎中的显著作用,使学界更加关注,已被公认为是一种存在巨大潜力的药物[8]。

表7-9-2　雷公藤制剂应用于血管炎的种类

小血管炎(SVV)	过敏性紫癜 变应性血管炎 荨麻疹性血管炎 持久性隆起性红斑 色素性紫癜性皮病 嗜中性皮病	
	ANCA相关性血管炎(AAV)	肉芽肿性多血管炎 变应性肉芽肿性血管炎 面部肉芽肿
变应性血管炎(VVV)		Bechet综合征 多动脉炎 闭塞性血栓性脉管炎 动脉硬化闭塞症 血栓性静脉炎 血小板减少性紫癜
单器官性血管炎(SOV)		白色萎缩
与可能的病因相关的血管炎		坏疽性脓皮病 急性痘疮样糠疹 结节性红斑

　　本文从循证医学角度,对雷公藤在血管炎治疗方面的疗效和安全性进行客观评价,并对雷公藤治疗血管炎作用机制进行分析。

第一节　临床观察

一、过敏性紫癜

过敏性紫癜(anaphylactoid purpura,AP)是一种侵犯皮肤和其他器官细小动脉、毛细血管及其后静脉的过敏性血管炎,发生机制是由于抗原与抗体结合形成免疫复合物在血管壁沉积,激活补体,导致毛细血管和小血管壁及其周围产生炎症,使血管壁通透性增高。常伴腹痛、关节痛和肾损害,但血小板不减少。此病好发于儿童及青少年,开始可有发热、头痛、关节痛、全身不适等症状。皮损表现为皮肤及黏膜紫斑或荨麻疹样皮疹(图7-9-1),偶以腹绞痛或关节痛为表现,可不出现皮肤损害。

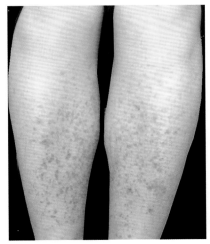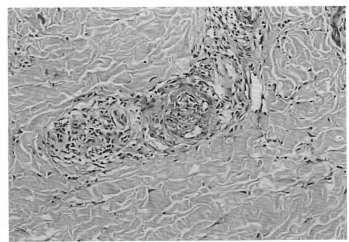

图7-9-1　过敏性紫癜(AP)

雷公藤制剂治疗AP的临床对照试验(表7-9-3)、单臂临床试验(表7-9-4)显示:经过雷公藤制剂干预的治疗组好转天数明显缩短,且好转率高于对照组;雷公藤多苷片应用剂量在$0.5 \sim 1 \, mg \cdot kg^{-1} \cdot d^{-1}$范围内时,副反应较轻。与治疗本病的其他药物相比,雷公藤制剂有疗效好、收效快、副反应小的优点。

表7-9-3　雷公藤制剂治疗AP的临床对照试验(评价指标为有效率)

作者	报告日期	例数	治疗方法	雷公藤组有效率(%)	对照组有效率(%)
张挺勋等	1996	34	复方丹参注射液+雷公藤片	100	100
刘应波等	2000	32	雷公藤多苷片	100	72.4

（续表）

作者	报告日期	例数	治疗方法	雷公藤组有效率（%）	对照组有效率（%）
陈衍杰等	2000	40	雷公藤片+强力宁注射液	95.0	79.5
孟庆军等	2002	48	对症治疗+雷公藤多苷片+双嘧达莫	95.8	80.0
白海涛等	2002	37	对症治疗+雷公藤多苷片	91.9	73
F Deng等	2010	24	甲强龙+雷公藤多苷片	100	42.9
林鸣	2010	43	对症治疗+雷公藤多苷片+川芎嗪注射液	90.7	72.1
马春利等	2014	62	雷公藤多苷片	88.7	73.2

表7-9-4　雷公藤制剂治疗AP的单臂临床试验

作者	报告日期	治疗方案	病例数	总有效率（%）	显效率（%）
邵康蔚	1987	雷公藤片	12	91.7	83.3
田丰华	1991	桃红四物汤+雷公藤生药	16	93.7	68.7
刘瑞莲等	1995	山莨菪碱+雷公藤多苷片	42	100	95.2
崔融等	1996	西咪替丁+雷公藤多苷片	28	96.4	89.3
蔡润学	1996	雷公藤多苷片+潘丁生+对症治疗	36	97.2	91.7
卢书芳	2013	雷公藤多苷片	26	96.2	61.5

　　临床对照试验结果提示：雷公藤制剂单用或联合传统药物疗效优于对照组；雷公藤制剂组皮疹消退时间、消化道症状消退时间及关节症状消退时间均明显缩短。单臂临床试验结果证实：雷公藤制剂单用或联合传统药物治疗AP疗效确切。从随访结果看，雷公藤制剂单用或联合应用均可有效预防过敏性紫癜肾炎的发生。

　　不良反应方面：雷公藤制剂组2例患者出现肝酶轻度升高，经处理后继续给药，肝功能恢复正常；17例患者早期出现消化道不适症状（如轻微纳差、恶心、呕吐、腹胀、口干等），停药后自行消失；2例患者在治疗1周后白细胞下降，未做处理，2周时复查恢复正常。

　　总体上看，雷公藤制剂与其他药物联合应用，可提高疗效，缩短病程，加速缓解皮疹、关节和消化道症状；短期应用雷公藤制剂治疗血管炎对消化系统、造血系统有一定影响，但停药后症状消失。因此认为，雷公藤制剂是治疗AP安全、有效的药物[9~23]。

二、变应性血管炎

　　变应性血管炎（ACV）是主要累及毛细血管、微动脉、静脉的小血管坏死性血管炎，以组

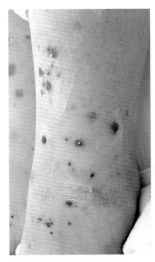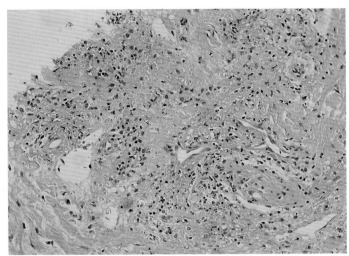

图7-9-2　变应性血管炎（ACV）

织病理有白细胞核破碎的血管炎表现,故现一般指皮肤白细胞碎裂性血管炎(CLV)。临床表现为可有不规则发热、肌痛和关节痛等。皮损呈多样性,损害多包括下肢斑丘疹、丘疹、紫癜、风团、结节或溃疡等(图7-9-2),可伴有内脏损害。

1. 病例观察

具体内容详见表7-9-5。

表7-9-5　雷公藤制剂治疗ACV临床研究

作者	报告日期	研究类型	例数	制剂	评价指标
中国医学科学院皮肤病研究所雷公藤研究组	1979	病例系列	7	雷公藤总苷	痊愈率85.7%
徐丽英	1986	病例系列	3	雷公藤糖浆	临床症状改善有效率100%
邵康蔚	1987	病例系列	8	雷公藤片	有效率62.5%
范志莘等	1998	病例报告	1	强的松+雷公藤多苷片	皮损消失
李明鑫等	2010	对照分析	48	泼尼松+雷公藤多苷片	30天总有效率97.9%[1]
彭希亮等	2015	对照分析	73	丹参注射液+雷公藤多苷片	总有效率78.08%[2]

注:① 与对照组相比 $P<0.05$,较反应停+泼尼松组效佳;② 与对照组相比 $P<0.05$,较口服西替利嗪+吲哚美辛组效佳。

2. 治疗方法

（1）雷公藤多苷片：剂量 $1 \sim 1.5 \ mg \cdot kg^{-1} \cdot d^{-1}$，分3次饭后服用。

（2）雷公藤糖浆：剂量 15 mL，每日3次。

（3）雷公藤片剂：剂量 $1 \sim 2$ 片，含生药 10 g，每日3次。

3. 治疗结果

140例变应性血管炎患者中有117例取得了不同程度的疗效，起效时间5天至1月不等。

4. 副反应

5例患者出现白细胞降低，3例出现肝功能异常，减量服药并予相应处理，30天时复查血常规、肝功能恢复正常；2例女性患者出现月经异常，1例出现胃部不适，停药后恢复正常。对照组6例出现头晕、便秘、口干，症状轻微，未影响治疗，停药后症状消失。

5. 疗程与有效率的关系

李明鑫等[22]观察雷公藤多苷片联合小剂量糖皮质激素治疗ACV（表7-9-6），治疗组在第5天皮疹能得到控制，而对照组（反应停+泼尼松）在第10天仍有5例存在新发皮疹。各疗程阶段的有效率方面，治疗组均高于对照组；提示雷公藤多苷片与泼尼松两药的药理作用具有互补性，两者联合，可使抗炎、免疫抑制效果增强，30天整体疗效较好，且疗程30天有效率较第5、10、20天佳。

表7-9-6 雷公藤治疗ACV疗程与疗效的关系

组别	例数	疗程（天）	痊愈	显效	有效	无效	治愈率（%）	有效率（%）
雷公藤多苷片+泼尼松	48	5	1	13	15	19	2.1	60.4
		10	9	17	14	8	14.6	83.3
		20	32	8	6	2	66.7	95.8
		30	42	4	1	1	87.5	97.9

6. 实验室指标

彭希亮等[24]评价雷公藤多苷片联合丹参注射液治疗ACV血清 β_2 微球蛋白（β_2-MG）水平变化情况：治疗组（73例）患者与对照组（69例）治疗前后对比，血清 β_2-MG 下降程度差异均有统计学意义。该研究提示雷公藤多苷片与丹参注射液联合应用，能有效改善ACV患者的皮肤及肾脏病变。

总之，雷公藤制剂治疗ACV疗效肯定。一般于用药后5天至1月起效，与目前临床治疗本病其他药物比较，雷公藤制剂有疗效好、收效快、副反应小等的优点[24~28]。

三、雷公藤制剂治疗荨麻疹性血管炎

荨麻疹性血管炎（urticarial vasculitis，UV）为真皮内小静脉炎，临床表现以风团最常见，其次为环状红斑、丘疹、坏死,可偶见网状青斑、多形红斑及大疱等;风团可持续24 h以上,甚至持续3～5天,消退后亦可遗留色素沉着或瘀斑。全身症状可见关节炎及腹部不适,并伴低补体血症。炎性介质可损伤血管内皮细胞,病理表现可见白细胞碎裂性血管炎的表现。本病病因不明,一般抗组胺药物无效,但也有认为可减少水肿和风团样损害。

雷公藤制剂治疗UV的临床研究仅有4篇病例报告/病例系列。在1981～2016年间共观察56例患者,采用三藤糖浆、理气调血方、雷公藤多苷片、雷公藤片或联合治疗,评价指标包括皮损消失等临床表现,55例患者均有一定疗效,少数复发病例再用雷公藤治疗仍然有效。研究提示雷公藤治疗UV临床疗效确切[27, 29～31]。

四、闭塞性血栓性脉管炎和动脉硬化闭塞症

闭塞性血栓性脉管炎(thromboangitis obliterans, TO)是一种主要累及四肢远端中、小动静脉及其伴行的静脉和浅静脉的慢性复发性血管炎。受累血管病理变化呈现血管壁的节段性、血管壁全层的非化脓性炎症,管腔内有血栓形成,管腔呈现进行性狭窄以至完全闭塞,引起肢体缺血而产生疼痛,严重者肢端可发生不易愈合的溃疡及坏疽。该病多发生于青壮年男性,多有重度嗜烟史。动脉硬化闭塞症(arteriosderosis obliterans, AO)是一种由动脉粥样硬化病变引起的慢性动脉狭窄或闭塞,继而引发缺血症状和体征的血管疾病,可累及大、中动脉。由于动脉粥样硬化性斑块、动脉中层变性和继发血栓形成,导致管腔闭塞,故会逐渐出现间歇性跛行症状,这是下肢AO的特征性症状。组织病理检查显示血管内膜主要为不规则粥样硬化斑块、钙化和纤维化,粥样硬化的内膜可发生坏死和溃疡。

一项雷公藤制剂治疗TO的队列研究[32]纳入60例受试者,通过测量趾端皮肤温度(TTS),检测IL-1、IL-10、内皮素(ET)、NO、血管内皮生长因子(VEGF)评价疗效。研究显示雷公藤治疗TO能够减轻血管炎症反应,提高患肢趾端温度,延缓疾病进展。

于化龙等[33]研究者应用Meta分析评价雷公藤与基础治疗在糖尿病AO中的可行性及有效性。研究纳入13篇文献共2441例患者,其中随机对照研究4篇,观察性研究9篇。结果显示雷公藤治疗糖尿病AO可提高治愈率、减轻血管炎症反应、提高患肢趾端温度、延缓疾病进展,雷公藤治疗糖尿病AO具有明显较好的优势。

五、血小板减少性紫癜

血小板减少性紫癜(thrombocytopenic purpura, TTP),是一种以血小板减少为特征的出血性疾病,主要表现为皮肤及脏器的出血性倾向及血小板显著减少,可分为特发性血小板减少性紫癜、继发性血小板减少性紫癜和血栓性血小板减少性紫癜。

雷公藤制剂治疗TTP随机对照试验(表7-9-7)和单臂临床试验(表7-9-8)提示:雷公藤制剂治疗组有效率高于激素对照组;与临床治疗本病的其他药物相比,雷公

藤制剂具有疗效好、见效快、副反应小的优点；雷公藤制剂与传统药物联合，亦能取得良好疗效[34~38]。

表7-9-7 雷公藤制剂治疗TTP的对照观察

作者	报告日期	雷公藤组（例）	治疗方法	雷公藤组（%）	对照组（%）
徐希昭等	1993	37	雷公藤总苷+激素	97.2	96.0
王吉如	2004	18	干扰素+雷公藤多苷片	83.3	60.7

表7-9-8 雷公藤制剂治疗TTP的单臂临床试验

作者	报告日期	治疗方案	病例数	改善例数	无效例数	有效率（%）
黄上贡	1998	激素+雷公藤总苷	36	32	4	88.9
叶斌等	2000	雷公藤多苷片	20	18	2	90.0
陆小霞等	2004	雷公藤多苷片	28	21	7	75.0

六、白色萎缩

白色萎缩（atrophie blanche，AB）又名为Milian，亦称青斑血管炎，旧称节段性透明性血管炎，为根据形态学描述而来的名称。病理显示该病为真皮小血管的慢性复发性节段性透明性血管炎皮肤萎缩，真皮有硬皮病样改变，乳头层下方血管扩张，中下部小血管内皮细胞增生，伴纤维蛋白栓塞和血栓形成，周围血管可见出血，但无真正血管炎表现，因此形成局部皮肤白色萎缩性瘢痕和溃疡。临床多见于女性，好发于双下肢踝关节内外侧和足背，病情轻时，出现红斑、网状青斑，严重时在原皮损的基础上出现溃疡，疼痛，愈合后留下白色萎缩性瘢痕。

1. 雷公藤制剂治疗白色萎缩的临床研究

2006年，冯素英等首先报告使用雷公藤制剂治疗本病，并取得较好的临床疗效（表7-9-9）。

表7-9-9 雷公藤制剂治疗白色萎缩的临床研究

作者	报告日期	研究类型	例数	制剂	评价指标
冯素英等	2006	病例系列	14	泼尼松+己酮可可碱+雷公藤多苷片	疼痛缓解、溃疡愈合
沈晓峰	2006	病例报告	1	雷公藤片	溃疡好转
彭刚	2007	病例报告	1	血塞通+雷公藤多苷片+潘生丁+消炎痛	疼痛减轻、溃疡缩小

2. 治疗方法

雷公藤多苷片 20 mg，每日 2～3 次（2 周后减为 20 mg，每日 2 次；1 月后减量至 10 mg，每日 3 次或 2 次）。

3. 治疗结果

雷公藤制剂联合对症治疗，16 例白色萎缩患者临床症状均取得了不同程度的改善。一般用药 2 周后起效，1 月左右病情能得到较好的控制。评价指标具体为溃疡疼痛的缓解与溃疡创面的缩小与愈合。预后方面，其中 7 例患者减药后维持治疗的时间依次为 2 例 2 月，2 例 4～5 月，3 例 5 月，停药 1 年半病情未复发；5 例患者小剂量维持治疗 3 月停药，第 2 年夏季病情复发时，用小剂量上述方案仍然有效。

4. 副反应

有 2 例女性患者服用雷公藤多苷片 2 个月后，出现经期延期，减药后恢复正常；1 例患者肝功能异常，雷公藤多苷片减量后，同时予以甘草酸二铵对症治疗，2 周后恢复正常。

综合临床疗效与随访情况，与糖皮质激素、免疫抑制剂等治疗白色萎缩的常规药物相比，雷公藤制剂在疗效、复发率、不良反应和预后等方面，均具有临床优势[39～41]。

七、坏疽性脓皮病

坏疽性脓皮病（pyoderma gangraenosum，PG）是一种坏死性血管炎，特征表现为慢性、坏死性、瘢痕性、疼痛性的单发或多发的反应性炎症性皮肤溃疡（图 7-9-3），可有其他器官受累，临床少见；皮损为炎症丘疹、脓疱、结节，迅速形成潜行性溃疡，疼痛剧烈。

治疗药物：① 雷公藤片剂；② 雷公藤多苷片；③ 雷公藤浸膏片。

自 1994 年起，共有 12 篇文献报道雷公藤制剂治疗坏疽性脓皮病，均为病例报告。除 1 项研究[42]未明确提及雷公藤治疗有效外，其余均显示雷公藤制剂单用或联合激素可有效治疗坏疽性脓皮病。创面开始愈合时间为 7 天，创面完全愈合时间最短 30 天，最长 90 天。

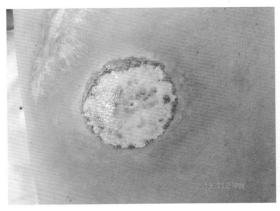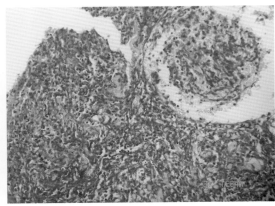

图 7-9-3 坏疽性脓皮病（PG）

副反应可见消化道反应,如厌食、恶心,多可未经治疗而耐受;肝功能异常者,停药后亦恢复正常;服药前有蛋白尿者,服药后蛋白尿无明显改变[42]。

八、急性痘疮样糠疹

急性痘疮样糠疹(Pityriasis lichenoides et varioliformis acuta,PLEVA),又名痘疮样型副银屑病、急性点滴状副银屑病和急性苔藓样糠疹。临床好发于青少年,皮疹为鳞屑性多形性损害,可见急性炎症和灶性坏死,预后可留下痘疮样瘢痕的自限性疾病。病理检查可见真皮层淋巴细胞性血管炎的变化。

雷公藤制剂治疗PLEVA的临床研究应用雷公藤片及雷公藤多苷片联合其他药物或物理治疗,可在2~4周内改善皮损,停药复发后续前治疗仍然有效,未见明显不良反应。此研究提示雷公藤制剂单用或联合激素及免疫抑制剂治疗PLEVA,临床疗效确切[43,44]。

此外,秦万章等[45]1985年观察雷公藤糖浆、片剂治疗副银屑病 *22例,除1例无效外,其余均有不同程度疗效(其中10例痊愈)。其主要副反应为服药后胃部不适感,多能耐受。故认为雷公藤制剂可作为治疗副银屑病的有效药物和首选药物。

九、结节性红斑

结节性红斑(erythema nodosum,EN)是常见的炎症性脂膜炎,临床可见突然发生对称分布的红色结节,斑块;结节略高于皮面(图7-9-4)。组织病理检查可见脂肪小叶间隔型脂膜炎,脂肪间隔内的中小血管,管壁不同程度水肿,内膜增生,管腔可部分闭塞、出血,有血管炎的表现。

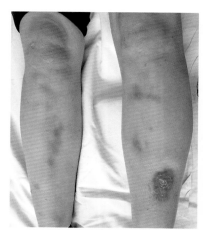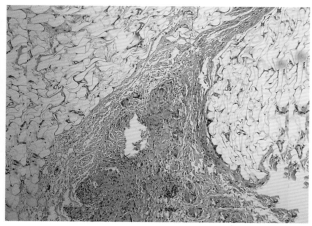

图7-9-4　结节性红斑(EN)

---

* 副银屑病的类型有时属血管炎。

雷公藤制剂治疗结节性红斑的临床研究（表7-9-10，共治疗268例，有效250例，总有效率为93.28%）应用雷公藤片、雷公藤多苷片、雷公藤糖浆或雷公藤草药单用均可取得一定临床疗效。部分研究[46,47]发现，雷公藤制剂的平均治疗时间为2～4周，临床症状大部分消失，随访2年未见复发。不良反应仅见恶心、食欲不振。此研究提示雷公藤制剂单用或联合对症治疗结节性红斑，临床疗效肯定[23,46～53]。

表7-9-10　雷公藤制剂治疗结节性红斑的临床研究

作者	报告日期	研究类型	例数	制剂	改善情况
邵康蔚等	1983	单臂临床试验	15	雷公藤糖浆	总有效率73.3%，平均17.4 d，临床症状全部消退
邵康蔚	1987	单臂临床试验	20	雷公藤片	总有效率80%，治愈病例一般在用药后1个月左右症状消退
张存	1989	病例系列	5	昆明山海棠水煎剂	随访1～2年无复发
曹萍等	1997	临床对照试验	54	雷公藤多苷片+赛庚啶+维生素E	总有效率96.3%，较复方丹参片组更好。副反应可见恶心、食欲不振，停药后消失
朱应玉等	1998	单臂临床试验	70	雷公藤多苷片	总有效率97.14%，6例患者有轻度恶心，食欲减退，但均能耐受
蔡煜声	1998	单臂临床试验	28	雷公藤片	总有效率89.29%，血沉增高、抗链球菌溶血素"O"增高者均改善
王晓琴等	2000	单臂临床试验	40	雷公藤多苷片	总有效率95.0%，副反应胃肠道轻度不适、白细胞减少、月经失调，停药后恢复
司徒忠等	2008	病例报告	1	雷公藤生药+中药汤剂	中药汤剂加减治疗3月余，结节性红斑消退
吴敬云等	2015	病例系列	35	雷公藤多苷片+复方丹参注射液+吲哚美辛片	总有效率100%，皮疹消退明显

十、持久性隆起性红斑

持久性隆起性红斑（erythema elevatum diutinum，EED）是一种有纤维化的白细胞碎裂性血管炎，其特点为肢体伸侧多发性持久性红色、紫色及黄色的丘疹、纤维化与结节，常对称分布（图7-9-5）。临床上不常见，诊断主要依靠临床表现、组织病理及免疫组织病理检查的结果。

雷公藤制剂治疗持久性隆起性红斑的临床研究应用雷公藤多苷片联合其他药物治疗，多为个案报道，一般可在5天至3月内改善皮损，缩小溃疡面，且在治疗期间未见明显不良反应。此研究提示雷公藤制剂联合其他药物治疗持久性隆起性红斑，临床疗效确切[68～70]。

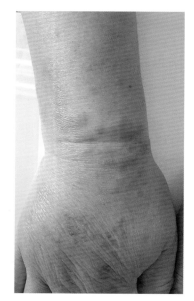

图7-9-5　持久性隆起性红斑（EED）

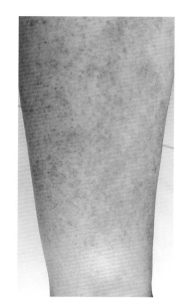

图7-9-6　色素性紫癜性皮病（PPD）

十一、色素性紫癜性皮病

雷公藤制剂治疗色素性紫癜性皮病（pigmentary purpuric dermatosis，PPD）（图7-9-6）多应用雷公藤多苷片联合其他药物或中草药汤剂，均可取得一定临床疗效。研究发现，加用雷公藤制剂组的平均住院为14～16天，皮损大部分消失；较未使用雷公藤多苷片组短[56]；雷公藤多苷片联合中药汤剂，治疗总有效率达86.49%[57]。部分患者用药期间有胃脘不适感，予护胃对症治疗后消失；有2例女性患者月经减少，停药2月后恢复。此研究提示雷公藤制剂单用或联合对症治疗PPD，临床疗效肯定。

十二、嗜中性皮病

急性发热性嗜中性皮病（acute febrile neutrophilic dermatosis，NDH），又名SWEET综合征。是由于中性粒细胞增多，广泛浸润真皮浅、中层引起的皮肤疼痛性隆起性红斑，同时伴有发热及其他器官损害。该病多急性起病，好发于夏、秋季，中年以上女性多见。在发病前1～2周常有流感样上呼吸道感染、支气管炎、扁桃体炎等先驱症状。

马东来等[58]报告左手背水肿性红斑伴胀痛2周患者1例，结合临床表现和组织病理学特点，诊断为手部嗜中性皮病，予雷公藤多苷每日60 mg，口服1周，皮损改善，将雷公藤多苷剂量减至每日30 mg，继续口服3周，皮损完全消退，雷公藤多苷逐渐减量至停药，随访未复发。

其他雷公藤治疗有效的血管炎尚有肉芽肿中性血管炎[59,60]、变应性肉芽肿血管炎[61]、面部肉芽肿[62]、结节性多动脉炎[63]、血栓性静脉炎[64]等均有报道。

第二节　体会与讨论

一、雷公藤治疗血管炎的作用机制

雷公藤治疗血管炎的作用机制复杂,主要涉及如下三个方面:① 阻断炎症反应关键位点;② 抑制 T 淋巴细胞亚群异常分化;③ 诱导淋巴细胞凋亡。

二萜类的代表 TP,又名雷公藤内酯醇。TP 在炎症发生过程中,可减少如 IL-6、IL-1β、TNF-α、IFN-α 等炎症细胞因子的表达及血管细胞黏附分子-1(VCAM-1)、细胞间黏附分子-1(ICAM-1)等黏附分子的呈递,从而切断内皮细胞和白细胞的反应途径,早期阻断炎症反应的关键位点。在免疫系统研究中发现,TP 能诱导增殖期(S+G2/M 期)细胞发生凋亡。同时 TP 可诱导淋巴细胞凋亡,诱导 T 杂交瘤细胞生长抑制和凋亡,诱导外周血 T 细胞的凋亡,使氧自由基恢复正常[65,66]。

二、雷公藤治疗血管炎的不良反应

观察雷公藤治疗相关疾病其副反应可集中反映为三个方面:① 消化系统毒性;② 生殖系统毒性作用;③ 肝毒性三个方面。

消化系统毒性主要症状表现为恶心呕吐、腹痛腹泻、消化道出血等。杨静娴等[67]在研究雷公藤引起的消化系统毒性时发现雷公藤在治疗量时对小鼠肠推进有显著的抑制作用,导致其食欲下降,消化功能降低,体质量明显减轻。在应用雷公藤治疗血管炎的临床研究中,该不良反应报告比例较高,但短期应用后停药后可完全恢复。截至目前,雷公藤胃肠道毒性机制研究鲜有报道,值得进一步深入研究。

生殖系统毒性:男性主要表现为精子活力下降或少精、无精;女性主要表现为月经减少、紊乱和闭经等。研究发现,雷公藤总碱能够干扰大鼠睾丸合成初级精母细胞的 DNA[68]。对雌性生殖系统的毒性作用,主要通过扰乱正常的生殖内分泌状态,导致性腺功能降低[69]。

雷公藤导致的肝毒性表现为皮肤及巩膜黄染、乏力、纳差、恶心呕吐等。实验室检查可见丙氨酸转氨酶、天冬氨酸转氨酶升高,碱性磷酸酶及总胆红素改变等。一项机制研究[70]表明,TP 通过抑制肝代谢酶造成蓄积性肝毒性,且 TP 为 CYP3A 抑制剂,对 CYP3A 呈时间和剂量相关性抑制,从而造成雷公藤在肝脏蓄积,增加肝毒性。根据上述雷公藤治疗血管炎的报道,雷公藤按照常规制剂、常规剂量、常规用法,其不良反应甚少,如在各型雷公藤制剂治疗 771 例各型血管炎不良反应观察中,其中仅有 26 例发现消化道反应,包括恶心、轻度腹泻、腹痛症状,均出现在服药早期,3 例出现肝功能异常。少数出现头昏、头晕。育龄妇女用药超过3个月可出现月经异常，多见于单独应用雷公藤制剂者，雷公藤复方制剂则少见。雷公藤制剂配伍甘草制剂治疗血管炎亦是减少不良反应较好措施[71]。

第三节 展 望

从雷公藤制剂治疗血管炎的研究现状可以看出，作为治疗皮肤血管炎的一线临床用药，雷公藤发展迅速、方兴未艾，以下问题值得我们深入思考。

一、临床研究亟待提高

雷公藤治疗血管炎的临床研究，最早可追溯至20世纪70～80年代，临床中的大量应用，使该药拥有丰富的受试者资源，其临床疗效肯定，短期应用不良反应较少。但我们在循证医学证据质量评价中发现，除过敏性紫癜（1b）、变应性血管炎（2b）、Bechet综合征（1b）、闭塞性血栓性脉管炎（2b）、动脉硬化闭塞症（1a）和血小板减少性紫癜（2b）外，其余病种临床证据均处于牛津大学循证医学中心证据质量新五级标准的4级（表7-9-11）。如何优化临床研究设计，提高证据质量等级，是雷公藤治疗血管炎临床研究面临的关键问题。规范不良反应和安全性监测，通过对剂型、量效与不良反应关系的深入研究，逐步扩展雷公藤临床治疗血管炎领域，造福广大患者。

表7-9-11 雷公藤治疗血管炎循证医学证据质量

小血管炎（SVV）	过敏性紫癜（1b） 变应性血管炎（2b） 荨麻疹性血管炎（4） 持久性隆起性红斑（4） 色素性紫癜性皮病（4） 嗜中性皮病（4）	
	ANCA相关性血管炎（AAV）	肉芽肿性多血管炎（4） 变应性肉芽肿性血管炎（4） 面部肉芽肿（4）
变应性血管炎（VVV）		Bechet综合征（1b） 多动脉炎（4） 闭塞性血栓性脉管炎（2b） 动脉硬化闭塞症（1a） 血栓性静脉炎（4） 血小板减少性紫癜（2b）

（续表）

单器官性血管炎（SOV）	白色萎缩（4）
与可能的病因相关的血管炎	坏疽性脓皮病（4） 急性痘疮样糠疹（4） 结节性红斑（2b）

二、机制研究不断深入

近年来雷公藤作用机制及相关不良反应基础研究大量涌现，由于其对机体免疫功能的作用多表现为单向调节，毒副反应较大，所以临床适应人群及长时程治疗受限。众所周知，一些雷公藤发挥药理作用的活性成分，同时也是毒理机制的主要参与者（如TP和雷公藤红素）。因此深入、系统地研究雷公藤作用和毒性分子机制，充分了解其毒理，并通过其他途径达到减毒目的成为基础研究的重要方向。联合拮抗毒性药物，或者通过中医辨证、七情配伍，达到增效减毒的目的，这些都是值得研究者进一步深入研究的领域与方向。由此，继续发掘传统医药理论，不断加强雷公藤有效成分的药理学研究，必将进一步推进雷公藤从中国走向世界。

参 考 文 献

［1］ Jennette J C, Falk R J, Bacon P A, et al. 2012 revised International Chapel Hill Consensus Conference Nomenclature of Vasculitides［J］. Arthritis Rheum, 2013, 65(1): 1−11.

［2］ 韦子卓. ANCA相关血管炎中医证候观察［D］. 北京：北京中医药大学，2013.

［3］ 谢国乾，田万里，赵青. 变应性皮肤血管炎治疗及分析［J］. 海军医学杂志，2010，31（3）：230，231.

［4］ 中国医学科学院皮肤病研究所雷公研究组. 雷公藤总苷治疗一些皮肤病的临床观察［J］. 中国医学科学院学报，1979，1（2）：136−138.

［5］ 邵康蔚，庄希泉，张君坦. 雷公藤治疗皮肤血管炎的疗效观察［J］. 中医杂志，1983，1（9）：9.

［6］ Xu W Y, Zheng J R, Lu X Y. Tripterygium in dermatologic therapy［J］. Int. J. Dermatol, 1985, 24(3): 152−157.

［7］ 黄正吉，石慧莉，余碧娥，等. 皮肤变应性结节性血管炎1 100例分析［J］. 中华皮肤科杂志，1999，32（1）：31−33.

［8］ 赵俊文. 皮肤科应用雷公藤的作用［J］. 中国卫生产业，2014，1（12）：195，196.

［9］ 杨英，王景会. 不同剂量雷公藤多苷治疗过敏性紫癜及预防肾脏损害的疗效观察［J］. 中国实用医药，2015，10（15）：162，163.

［10］ 马春利，杜青爱，唐瑾，等. 雷公藤多苷片联合氯雷他定片治疗小儿过敏性紫癜62例临床观察［J］. 河北中医，2014，36（6）：882，883.

［11］ 卢书芳. 中药合雷公藤多苷片治疗小儿难治性过敏性紫癜26例［J］. 国医论坛，2013，28（4）：37.

［12］ 王景会，刘霞. 雷公藤多苷治疗过敏性紫癜临床研究［J］. 中医学报，2011，26（4）：490，491.

［13］ 林鸣. 雷公藤多苷联合川芎嗪治疗小儿过敏性紫癜的疗效观察［J］. 中国现代医生，2010，48（33）：53−64.

［14］ 白海涛，杨达胜，郑玉娟. 雷公藤多苷治疗过敏性紫癜37例疗效观察［J］. 新乡医学院学报，2002，19

(4): 282,283.

[15] 孟庆军,吴敏.双嘧达莫与雷公藤多苷联合治疗过敏性紫癜48例临床分析[J].齐鲁医学杂志,2002,
17(2): 164.

[16] 陈衍杰,张萍.强力宁、雷公藤多苷联合治疗过敏性紫癜40例疗效观察[J].临床儿科杂志,2001,19
(2): 179,180.

[17] 刘应波,徐舒.雷公藤多苷片治疗过敏性紫癜疗效观察[J].河北医药,2000,1(12): 899.

[18] 刘瑞莲,渐怀平.山莨菪碱与雷公藤多苷合用治疗过敏性紫癜42例临床观察[J].中国皮肤性病学杂
志,1999,1(5): 53.

[19] 崔融,娄兆标.西咪替丁雷公藤多苷治疗难治性过敏性紫癜28例[J].医师进修杂志,1996,1(8): 14.

[20] 张挺勋,张春霞,刘霞.丹参加雷公藤治疗过敏性紫癜54例[J].中国厂矿医学,1996,1(3): 198,199.

[21] 蔡润学,丰培玲,蔡文超.雷公藤多苷、潘生丁治疗过敏性紫癜36例疗效观察[J].中国农村医学,
1996,1(3): 39,40.

[22] 田丰华.雷公藤合桃红四物汤加减治疗过敏性紫癜16例[J].新乡医学院学报,1991,1(4): 334,335.

[23] 邵康蔚,杨进修,阮希元,等.雷公藤治疗皮肤血管炎性疾病113例[J].福建中医药,1987,1(4): 17,18.

[24] 李明鑫,王红梅,毛云靖,等.雷公藤多苷片联合小剂量糖皮质激素治疗变应性皮肤血管炎临床分析
[J].中国误诊学杂志,2010,10(31): 7653.

[25] 彭希亮,倪文琼,张永红.雷公藤多苷联合丹参注射液治疗变应性血管炎及对血清β_2-MG影响[J].
中国中西医结合皮肤性病学杂志,2015,14(3): 154,156.

[26] 徐丽英.雷公藤治疗变应性皮肤血管炎3例报告[J].上海医学,1986,1(5): 300.

[27] 吴怡峰,秦万章.秦万章教授3年来用雷公藤治疗皮肤血管炎的经验和体会[C].第六届全国雷公藤
学术会议,徐州,2017: 513-516.

[28] 范志莘,董淑通.变应性皮肤血管炎并发过敏性紫癜1例报告[J].皮肤病与性病,1998,1(3): 42,43.

[29] 张凡,武玲慎,涂平,等.荨麻疹性血管炎1例[J].中国皮肤性病学杂志,2007,2(15): 308.

[30] 李晓霞,王合,王德辉,等.荨麻疹性血管炎15例临床和病理分析[J].中国皮肤性病学杂志,2008,22
(12): 726-728.

[31] 张运华,田春生.手掌形荨麻疹性血管炎2例[J].中国麻风皮肤病杂志,2007,23(2): 163.

[32] 张建勇,刘琴,马建军,等.雷公藤免疫调节治疗下肢流出道动脉硬化闭塞症的疗效观察[J].新疆中
医药,2010,28(6): 12-14.

[33] 于化龙,张建勇.雷公藤在糖尿病动脉硬化闭塞症中的可行性与有效性Meta分析[J].新疆中医药,
2015,33(6): 6-9.

[34] 陆小霞,王莹,董宗琪,等.雷公藤多苷联合强的松治疗小儿难治性特发性血小板减少性紫癜[J].中
国实验血液学杂志,2004,12(1): 98-100.

[35] 王吉如.雷公藤、干扰素治疗难治性原发性血小板减少性紫癜的临床研究[J].医学研究通讯,2004,
33(5): 42-44.

[36] 叶斌,张世珍.雷公藤多苷治疗难治性血小板减少性紫癜20例[J].浙江临床医学,2000.2(1): 54.

[37] 黄上贡.雷公藤、地塞米松冲击治疗原发性血小板减少性紫癜36例[J].赣南医学院学报,1998,18(2): 41.

[38] 徐希昭,吴兴.小剂量雷公藤多苷加泼尼松治疗原发性血小板减少性紫癜37例疗效观察[J].苏州医
学院学报,1993,13(4): 278,279.

[39] 彭刚.节段性透明性血管炎1例报道[J].现代医药卫生,2007,23(7): 1105,1106.

[40] 冯素英,靳培英.20例青斑血管炎患者的临床特点和治疗分析[J].中华皮肤科杂志,2006,39(10): 571-573.

[41] 沈晓峰.白色萎缩3例[J].中国皮肤性病学杂志,2006,20(10): 580.

[42] 艾茜,雷淑英,吕君,等.坏疽性脓皮病11例临床分析[J].中国麻风皮肤病杂志,2011,27(7): 520.

[43] 封常霞,韩娜娜,周江峰,等.急性痘疮样苔藓样糠疹64例临床分析[J].中国麻风皮肤病杂志,2014,

30(8):470-472.

[44] 黄莉宁,罗光浦,薛汝增,等.急性痘疮样苔藓样糠疹28例临床分析[J].皮肤性病诊疗学杂志,2014,21(5):380-382.

[45] 秦万章,吴向东.雷公藤治疗副银屑病临床观察[J].中医杂志,1985,1(8):44.

[46] 朱应玉,杨雯.雷公藤多苷片治疗结节性红斑临床观察[J].时珍国医国药,1998,9(6):21.

[47] 张存.粉背雷公藤治疗结节性红斑[J].湖南中医杂志,1989,1(4):40.

[48] 吴敬云,明清平,潘海涛.雷公藤多苷与丹参注射液联合运用治疗结节性红斑的临床体会[J].中国实用医药,2015,10(23):154,155.

[49] 司徒忠,谢冠群,谢志军.范永升运用雷公藤治疗难治病经验[J].浙江中医杂志,2008,43(6):318.

[50] 王晓琴,刘汉绂.雷公藤多苷治疗结节性红斑40例疗效观察[J].辽宁药物与临床,2000,3(3):118,119.

[51] 蔡煜声.雷公藤片治疗结节性红斑28例[J].苏州医学院学报,1998,18(7):764.

[52] 曹萍,王芳.雷公藤多苷与复方丹参治疗结节性红斑疗效对比观察[J].云南医药,1997,18(1):53.

[53] 邵康蔚,庄希泉,张君坦.雷公藤治疗皮肤血管炎的疗效观察[J].中医杂志,1983,1(9):9.

[54] Keyal U, Bhatta AK, Liu Y. Erythema elevatum diutinum involving palms and soles: a case report and literature review[J]. Am J Transl Res, 2017, 9(4):1956-1959.

[55] 刘越阳,陈晴燕,孙田,等.以水疱、脓疱、血疱为特殊表现的持久性隆起性红斑1例[C],2013全国中西医结合皮肤性病学术年会,厦门,2013.

[56] 刘彤云,李谦,柴燕杰,等.进行性色素性紫癜性皮病27例临床分析[J].中国皮肤性病学杂志,2011,25(6):448,449.

[57] 单霄,翟晓翔.荆芥炭方联合雷公藤多苷片治疗进行性色素性紫癜性皮肤病37例[J].福建中医药,2013,44(5):29,30.

[58] 马东来,张涛,刘跃华,等.手部嗜中性皮病[J].临床皮肤科杂志,2007,36(11):682-684.

[59] 顾湘,顾建华.肉芽肿性多血管炎的鼻部表现和治疗分析[J].临床耳鼻咽喉头颈外科杂志,2014,28(20):1577,1578.

[60] 周利平,陈红英,陈柳青.Wegener肉芽肿病1例[J].中国皮肤性病学杂志,2008,22(4):240,241.

[61] 楼剑.变应性肉芽肿血管炎的临床表现和长期随访15例[D].北京:中国协和医科大学,2008.

[62] 张建霞,马刚.面部肉芽肿1例[J].中国皮肤性病学杂志,2010,24(4):383.

[63] 房晓祎,许立德.皮肤型结节性多动脉炎1例[J].实用儿科临床杂志,1997,12(3):206.

[64] 徐振华,王晓梅.中西医结合治疗血栓性静脉炎的体会[J].内蒙古中医药,1996,1(3):22,23.

[65] Kong X, Zhang Y, Liu C, et al. Anti-angiogenic effect of triptolide in rheumatoid arthritis by targeting angiogenic cascade[J]. PLoS One, 2013, 8(10):e77513.

[66] Liu B, Zhang H, Li J, et al. Triptolide downregulates Treg cells and the level of IL-10, TGF-beta, and VEGF in melanoma-bearing mice[J]. Planta Med, 2013, 79(15):1401-1407.

[67] 杨静娴,韩国柱,徐红,等.五子四物瓜石汤对抗雷公藤多苷所致消化系统毒性的研究[J].中药药理与临床,2002,18(2):35-37.

[68] Ni B, Jiang Z, Huang X, et al. Male reproductive toxicity and toxicokinetics of triptolide in rats[J]. Arzneimittelforschung, 2008, 58(12):673-680.

[69] Zhang J, Liu L, Mu X, et al. Effect of triptolide on estradiol release from cultured rat granulosa cells[J]. Endocr J, 2012, 59(6):473-481.

[70] Shen G, Zhuang X, Xiao W, et al. Role of CYP3A in regulating hepatic clearance and hepatotoxicity of triptolide in rat liver microsomes and sandwich-cultured hepatocytes[J]. Food Chem Toxicol, 2014, 71(8):90-96.

[71] Tsuruoka N, Abe K, Wake K, et al. Hepatic protection by glycyrrhizin and inhibition of iNOS expression in concanavalin A-induced liver injury in mice[J]. Inflamm Res, 2009, 58(9):593-599.

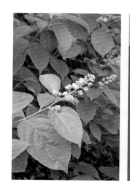

第十章
大疱性皮肤病

第一节　天　疱　疮

　　天疱疮（pemphigus）一词来源于希腊语 *pemphix*，意为水疱，描述一组累及皮肤及黏膜的自身免疫性大疱性皮肤病。临床有以下特点：① 组织病理学上，角质形成细胞间黏附的丧失，造成表皮内水疱形成。② 免疫病理学上，可以发现结合在皮损及血循环中的IgG抗体，这些抗体直接作用于角质形成细胞表面。天疱疮分为三个主要类型：寻常型天疱疮、落叶型天疱疮和副肿瘤性天疱疮。IgG抗体抑制了在角质形成细胞间黏附中起重要作用的桥粒芯蛋白的功能，从而导致水疱的形成。寻常型天疱疮患者和落叶型天疱疮患者中分别存在抗桥粒芯蛋白3和桥粒芯蛋白1的IgG抗体。副肿瘤性天疱疮患者中除了存在桥粒芯蛋白的IgG抗体外，还存在抗斑蛋白分子的IgG抗体。寻常型天疱疮和落叶型天疱疮是最先描述的天疱疮经典类型。所有寻常型天疱疮患者存在黏膜糜烂，半数以上患者还有皮肤大疱及糜烂。寻常型天疱疮的疱发生于表皮深层，在基底细胞层上。落叶型天疱疮患者仅有皮肤受累而无黏膜损害。裂隙发生在表皮浅层，大多数在颗粒层。增殖型天疱疮（pemphigus vegetans）是寻常型天疱疮的一种变型，红斑型天疱疮（pemphigus erythematous）和巴西落叶型天疱疮（fogo selvagem）分别代表落叶型天疱疮的局限型和地方型。副肿瘤性天疱疮是一种不同于经典天疱疮的疾病。副肿瘤性天疱疮患者存在已知或潜在的肿瘤，通常为淋巴组织肿瘤。疼痛、严重的口腔及结膜糜烂是此病的主要特点（图7-10-1～图7-10-4）。IgA天疱疮以抗角质形成细胞表面的抗体为IgA（而非IgG）为特点，有两种主要亚型：表皮内嗜中性皮病（intraepidermal neutrophilic dermatosis，IEN）型，在整个表皮有脓疱形成；角层下脓疱性皮病（subcorneal pustular dermatosis，SPD）型，脓疱大多在表皮上部[1,2]。

作者：本章由李铁男、韩宪伟、孙晓冬编写。

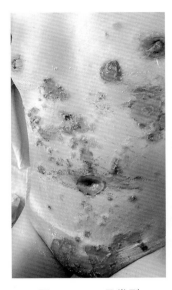

图7-10-1 寻常型

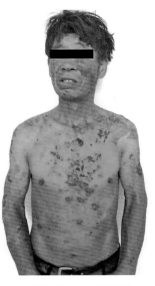

图7-10-2 落叶型

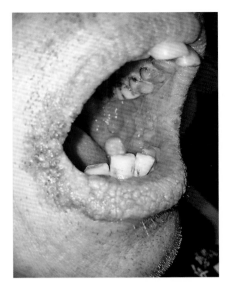

图7-10-3 增殖型

目前天疱疮的治疗首选系统应用糖皮质激素,同时联合硫唑嘌呤和吗替麦考酚酯作为一线免疫抑制剂;环磷酰胺、氨甲蝶呤及环孢素作为二线免疫抑制剂。另外生物制剂、静脉注射免疫球蛋白,以及血浆置换等均可用于常规治疗无效的顽固型天疱疮[3]。天疱疮属中医学"天疱(泡)疮""火赤疮"的范畴,中医中药治疗有较好的疗效,而且其安全性较高[4]。尤其近年来,中药有效成分的开发和应用越来越受到人们的关注。其中雷公藤单体制剂作为中药雷公藤的有效成分,在皮肤科研究十分广泛。雷公藤制剂具有免疫调节、抗炎作用[5,6],一些临床研究显示雷公藤制剂联合或单独应用治疗天疱疮效果较好[7~10]。

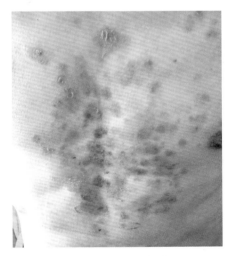

图7-10-4 红斑型

一、雷公藤治疗天疱疮的临床观察

(一)临床疗效

经查阅文献,自1981~2017年可供分析的临床治疗观察资料共5篇[7~10],见表7-10-1(A)。总结雷公藤治疗天疱疮疗效观察情况,共5篇文献,自2001~2013年间,共治疗天疱疮155例,其中痊愈52例(治愈率33.5%),有效75例(有效率81.5%),详见表7-10-1。5篇文献中有2篇对照研究[8,9],雷公藤制剂组32例,其中有不同程度疗效的31例,对照组的治疗对象35例,有不同程度疗效的32例,提示雷公藤联合激素治疗的一定优越性,详见表7-10-2。

表7-10-1　雷公藤治疗天疱疮的临床观察

序号	作者	发表杂志	例数	制剂	痊愈	有效	无效	有效率（%）
1	王月华等	华中医学杂志	75	糖浆制剂	6	50	19	74.7
2	丁朗	临床口腔医学杂志	26	总苷片	17	5	4	94.6
3	陈红君	国际医药卫生导报	24	多苷片	10	13	1	95.8
4	余立萍等	现代中西医结合杂志	8	多苷片	5	3	0	100.0
5	张秉新	辽宁中医杂志	22	多苷片+中药	14	4	4	81.8

表7-10-2　雷公藤治疗天疱疮类型及用药情况

序号	天疱疮类型	样本总量		干预措施		评价指标和标准（%）	
		雷公藤制剂组	对照组	雷公藤制剂组	对照组	雷公藤制剂组	对照组
1	寻常型红斑型落叶型疱疹型增殖型	75	—	强的松雷公藤糖浆 45 mL/d	—	74.7	—
2	—	26	—	雷公藤片 150 mg/d	—	84.6	—
3	寻常型	24	24	强的松：中度：60 mg/d，重度：80 mg/d，无效加量50%雷公藤多苷片：40 mg/d	强的松：0.5 mg·kg^{-1}·d^{-1}硫唑嘌呤：100 mg/d	41.7	37.5
4	—	8	11	激素，雷公藤 30 mg/d	激素	100	100
5	红斑型	22	—	雷公藤 60 mg/d	—	81.8	—

（二）症状改善情况

如王月华等[7]报道，合用雷公藤无论对轻、中症或重症，病情稳定或波动的天疱疮均有相似的疗效，皮损控制时间、激素撤减时间与纯皮质激素组无显著差异，雷公藤在合并皮质激素治疗天疱疮中能部分替代或减少皮质激素的用量。

（三）不良反应

王月华等[7]报道，在治疗过程中出现恶心、腹痛等消化道反应轻度者2例，严重者1例予终止治疗。血常规1～2周检查一次，若其中血小板下降者为10%，只需将雷公藤制剂减量至20～30 mL/d后即可恢复正常。

（四）与中医辨证分型相结合

张秉新报道[10]，天疱疮中医分型：毒热炽盛型、湿热交阻型、气阴两伤型。雷公藤尤其对湿热交阻型患者有较好疗效；而气阴两伤型患者常变化不著。

二、雷公藤治疗天疱疮的作用机制

（一）中医对天疱疮的认识

中医学称天疱疮为"天泡"，此名最早记载见于汉代，传统古籍对此病病因病机的论述比较丰富；明·薛己《外科枢要·论天泡疮》曰："天泡疮属元气不足，邪气所乘……受症在肝肾二经……"；明·张介宾《景岳全书·天泡疮》中论述："天泡疮，形如水泡……乃太阴阳明风热所致……宜清血凉血，热解则愈。"总的认为因湿、热、毒三邪致病。雷公藤对其中医的病因具有针对性，雷公藤性苦、辛、寒，能祛风湿，清热除湿，泻火解毒，活血通络，消肿止痛。天疱疮的中医病因病机为湿热火毒，应用具有辛寒之性的雷公藤能清热除湿，泻火解毒，实属治疗该病良药。

（二）雷公藤治疗天疱疮现代机制研究

雷公藤对天疱疮作用机制研究不多根据相关自身免疫病的研究，雷公藤具有抗炎、免疫抑制、抗肿瘤等作用[13~15]。有报道显示雷公藤能使外周血 $CD3^+$、$CD4^+$ 细胞比例及 $CD4^+/CD8^+$ 比值均下降，而 $CD8^+$ 细胞比例则升高，改善 T 细胞亚群比例[11]。雷公藤能降低血清中 TNF-α、IL-6 并调节 Th1、Th2 免疫失衡，下调 IL-2、IL-4、INF-γ 的表达[12]，可能与其作用机制有关。

三、体会

天疱疮是一种自身免疫性疾病，也是一种临床上病情较为严重的大疱性皮肤病，治疗较为棘手，一般预后较差。在急性发作期间，激素仍是首选或必选药物，并且需长期的较大剂量的使用。但是大剂量长时间使用激素，副作用和合并症常成为威胁患者生命的原因，因此最好采用中西医结合治疗。中药可以减少激素的用量，可更快的撤减激素，使其毒副作用降低，并降低并发症，有利于提高疗效，缩短疗程，降低死亡率。雷公藤作为天疱疮中西医结合治疗的重要药物，已经彰显其独特的作用和价值。目前雷公藤制剂治疗天疱疮的机制尚未完全明确，但推测与雷公藤制剂的免疫调节和抗炎作用有关，有研究显示它能抑制天疱疮患者外周血 T、B 淋巴细胞对丝裂原的母细胞转化，并且有抑制天疱疮患者外周血 B 淋巴细胞产生自身抗体的作用。由于天疱疮病情大多较为严重，所以雷公藤一般不作为单一药物应用，而是作为激素治疗的协调药物，或在激素撤减和维持治疗时联合应用。抗生育是雷公藤最主要的副作用，常引起女性闭经，男性精子异常，进而导致不孕不育。雷公藤制剂治疗天疱疮的确切机制尚有待进一步研究,并且在临床广泛应用雷公藤制剂的同时如何正确地规避其副作用,也值得医务工作者们深入思考和研究的问题。

第二节 大疱性类天疱疮

大疱性类天疱疮(bullous pemphigoid, BP)是一种比较少见的自身免疫性大疱性疾病,以正常皮肤或红斑基础上出现大疱为特点,少数患者可在口腔、咽喉、外阴等黏膜处发生水疱和糜烂,本病常发生于老年人,多伴有瘙痒症状。组织学上表现为以嗜酸细胞浸润为主的表皮下水疱。直接免疫荧光检查可见以IgG及C3沿基底膜带呈线状沉着。该病可持续数月到数年,缓解与复发交替发生。其治疗大多凭临床经验,主要依据皮损范围和病情进展程度而定。治疗BP一般来说以糖皮质激素为首选,并且可配合免疫抑制剂的使用,主要有硫唑嘌呤、环磷酰胺、环孢素、氨甲蝶呤,也包括中药雷公藤制剂。很多研究已表明了它们治疗BP的有效性,并指出因为免疫抑制剂发挥作用较慢,其起效时间需要2~3周,因此在治疗BP初期即应与糖皮质激素同时使用,这样对于病情较重、糖皮质激素用量大,对激素不敏感或有禁忌证的BP患者,可以较好地控制病情、减少糖皮质激素的总用量,从而降低并发症和病死率。大疱性类天疱疮属于中医学"天疱疮""火赤疮"等范畴,中医认为本病多属实证、热证,治疗多应用清热解毒、健脾利湿的药物。近年来雷公藤制剂作为一种皮肤科治疗的热点药物,越来越受到皮肤科医师的重视。其具备较强的抗炎及免疫抑制作用,在治疗结缔组织疾病、皮肤血管炎等皮肤病方面疗效独特,几乎没有可以替代的类似中药。虽然皮质激素与其作用相似,并且药效更高,但由于雷公藤制剂无皮质激素的一些副作用,如水钠潴留、排钾、高血压、精神反应、满月脸、药物依赖性等,因此日益受到皮肤学界的重视和青睐。

一、雷公藤治疗大疱性类天疱疮的临床观察

自1974年以来,朱学骏教授观察[13]雷公藤治疗BP的临床疗效,于1996年在《临床皮肤科杂志》发表相关文章《大疱性类天疱疮111例治疗经验总结》,并在2000年《临床皮肤病杂志》发表相关综述性文献中提出[14]:在使用类固醇皮质治疗本病同时并用免疫抑制剂有多种方案,除了氨甲蝶呤外,还可应用雷公藤多苷、硫唑嘌呤、环磷酰胺或环孢素等。

多年来,北京大学第一医院、中国人民解放军空军总医院等相关医院共报道文献10篇,系统观察133例BP,同时国内亦有多篇关于雷公藤治疗BP的临床及作用机制报道,均取得较好效果。

从表7-10-3可以看出,在1976~2013年研究的跨度里,系统观察了122例BP。分别采用各种制剂的雷公藤,其中7例(占5.74%)单独应用雷公藤制剂;115例(占94.26%)合并应用激素或相关免疫抑制剂。治疗结果:其中97例取得不同程度的疗效,总有效率为79.51%,

治疗后患者主观症状、客观体征及相关的实验室检查均有不同程度的改善（表7-10-4）。

表7-10-3　雷公藤治疗BP的疗效观察

序号	作者	例数	制剂	单用	合用激素	治愈	好转	无效	总有效率（%）
1	袁鲁生等	1	煎剂+辨证	1	0	1	0	0	100.0
2	朱学骏等	5	片剂	2	3	2	3	0	100.0
3	王月华	25	糖浆	0	25	1	16	8	68.0
4	庞晓文等	4	片剂	0	4	2	2	0	100.0
5	李习梅等	20	片剂	0	20	14	4	0	90.0
6	许庆芳等	14	片剂	0	14	9	4	0	92.8
7	马寒等	7	片剂	0	7	0	6	0	85.7
8	曹学	42	片剂	0	42	18	11	13	69.0
9	张祥月等	4	片剂	4	0	4	0	0	100.0

表7-10-4　雷公藤治疗BP症状的改善情况

项目	观察例数	改善例数	有效率（%）
水疱、大疱	46	35	76.1
瘙　痒	70	67	93.5

注：治疗后患者的水疱、大疱，瘙痒等主客观症状均有不同程度改善。

二、关于激素的应用问题

自糖皮质激素一直作为治疗BP的首选药物。一般应用激素剂量相当于泼尼松 $1 \text{mg} \cdot \text{kg}^{-1} \cdot \text{d}^{-1}$，病情控制后逐渐递减至维持用药。维持量因个体差异而不同，平均周期为2年左右。由于本病患者以老年人居多，同时该药具有相当多副作用，故不适合长期、大量、不规范应用此药。数位国外学者对BP治疗进行的回顾性研究后指出，应用大剂量糖皮质激素在某种程度上可以导致BP患者的高死亡率；并指出因BP病程具有某种程度的自限性，在老年人皮损范围小时应考虑将外用强效糖皮质激素作为一线治疗方案，当患者病情较重需要系统应用糖皮质激素时，泼尼松的起始剂量不宜超过 $0.75 \text{mg} \cdot \text{kg}^{-1} \cdot \text{d}^{-1}$，同时可配合其他方案控制疾病发展，如免疫抑制剂、免疫调节剂、静脉内注射免疫球蛋白等。

在雷公藤研究观察中BP患者仅有7例（占5.74%）未用激素，合并应用激素者115例（占94.26%），从临床病例来看，对于部分已应用大剂量糖皮质激素而病情控制仍不满意的中、重症BP患者，即使成倍加大糖皮质激素也不能奏效，反而增加危险性。在此情况下，若患者肝功能、血常规正常,可加用雷公藤制剂,由此可以减少激素的用量,减轻激素副反应的发生,而且未用激素单独应用雷公藤的7例亦取得了较好的疗效,亦证实雷公藤治疗BP的优势。

三、雷公藤治疗BP的机制研究

（一）对细胞因子的影响

雷公藤对Th1、Th2及其细胞因子的多种调节作用,有助于改善炎症损伤,从而起到治疗BP的作用。

（二）对核转录因子的影响

发现雷公藤内酯能使CIA大鼠NF-κB和COX-2下调,即对炎性介质、炎性因子、核转录因子都起作用。因此,抑制NF-κB的活性,减少炎性介质的产生,进而发挥相应的抗炎效应可能是雷公藤干预BP的有效机制之一。

（三）对T淋巴细胞的影响

雷公藤多苷能抑制辅助性$CD4^+$T细胞功能,改善$CD8^+$T细胞功能,下调$CD4^+/CD8^+$的比例而产生临床效应,这也印证了雷公藤通过对T淋巴细胞的影响改善BP病情。

（四）对体液免疫的影响

雷公藤能明显抑制早期未分化的免疫球蛋白合成细胞,使早期出现的IgM和晚期出现的IgG水平降低。由此可能分析出雷公藤对抗BP体液免疫异常致病性的相应机制。

四、体会与展望

BP的治疗方案主要是依据皮损范围和病情的进展程度而定。目前,尽管已有一些指南、共识出台,但几乎所有具体的治疗方案均依据临床经验决定。雷公藤用于BP,见诸报道的不多。基于目前的证据,虽效果尚可,且安全性较好,但仍缺乏更多高质量的研究,导致目前还不能得到更为可靠的结论,但治疗方面的一些优势已经彰显,主要是该药的应用可以减少激素用量,并且在撤减激素及维持用药方面可以更快捷,同时降低激素的应用总量,因此能在某种程度上减轻激素及其他免疫抑制剂副作用对患者身体的伤害,方便撤减激素用量。目前一般主张在发热、大疱、糜烂、渗出等病情骤急状态以糖皮质激素治疗为主,辅助雷公藤制剂;对于较轻微的BP患者,也可尝试单纯应用雷公藤制剂或再配合其他药物治疗,如复方甘草酸苷制剂、盐酸米诺环素胶囊、烟酰胺等。从起效速度来看,雷公藤制剂一般10～14天见效,由此掌握其单用或联合用药应用、递减、增量节点,可帮助临床医生更好地应用该药治疗本病,缓解患者病痛折磨,对于改善其生活及生存质量具有极大裨益。

参 考 文 献

［1］赵辨.中国临床皮肤病学［M］.南京:江苏科学技术出版社,2010:833-843.

［2］朱学骏,王宝玺,孙建方,等.皮肤病学［M］.2版.北京:北京大学医学出版社,2015:475-488.

［3］晋红中.寻常型天疱疮诊断和治疗的专家建议［J］.中华皮肤科杂志,2016,49(11):761-765.

［4］宋业专.寻常型天疱疮的药物治疗现状及展望［J］.临床合理用药,2016,9(4C):180,181.

［5］樊垒垒,王幼平.雷公藤多苷的抗炎作用研究进展［J］.中国现代医生,2016,54(8):161-164.

［6］王宝娟,付滨,张童燕,等.雷公藤甲素免疫调节机制研究进展［J］.河北中医,2015,37(3):463-465.

［7］王月华,叶红,余兰仙,等.雷公藤合并皮质激素在治疗天疱疮、类天疱疮中的作用［J］.中华中医学杂志,2001,25(2):65,66.

［8］陈红君.雷公藤多苷片联合强的松治疗寻常型天疱疮的疗效观察［J］.国际医药卫生导报,2006,12(16):90,91.

［9］余立萍,覃桓,谭德福,等.糖皮质激素和雷公藤多苷联合治疗天疱疮疗效观察［J］.现代中西医结合杂志,2009,18(3):268.

［10］张秉新.中药辨证联合雷公藤多苷治疗红斑型天疱疮疗效分析［J］.辽宁中医杂志,2013,40(11):2294,2295.

［11］李红林,熊霞.雷公藤多苷片联合窄谱紫外光子对寻常银屑病患者T淋巴细胞亚群和细胞因子的影响分析［J］.现代预防医学,2015,42(13):2415-2418.

［12］赵岩.雷公藤多苷对糖尿病大鼠肾组织的保护作用及相关炎症因子表达的影响［J］.中医临床研究,2016,8(19):7,8.

［13］朱学骏,李冠群.大疱性类天疱疮111例治疗经验总结［J］.临床皮肤科杂志,1996(4):213-216.

［14］朱学骏.天疱疮与类天疱疮的治疗［J］.临床皮肤科杂志,2000,29(6):381,382.

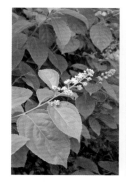

第十一章
银屑病

第一节　银屑病概述

銀屑病（psoriasis）是一种常见的以炎症细胞浸润、表皮细胞过度增殖和分化异常为病理特征的慢性复发性炎症性皮肤病，典型皮损为红色丘疹或斑块上覆有多层银白色鳞屑，局限或广泛分布。发病率在世界各地差异较大，与种族、地域、环境等因素有关。其病程慢性顽固，复发率高，多数患者冬重夏轻，目前尚不能根治，严重影响患者生活质量。

一、银屑病的病因和发病机制

銀屑病的确切病因与发病机制迄今未明，国内外学者普遍接受的观点认为该病是遗传与环境等多种因素相互作用的多基因遗传病。遗传、免疫学异常、代谢紊乱等在银屑病的发病中均起到重要作用。流行病学资料、HLA分析及全基因组关联研究均支持银屑病的遗传背景，但仅有遗传因素仍不足以引发疾病，环境因素在诱发和加重银屑病中起重要作用，常见的有感染、应激事件、神经内分泌紊乱、妊娠、酗酒及某些药物等，正是在这种多基因遗传的背景下，通过细胞与分子水平的调控，包括银屑病中异常表达的免疫细胞、免疫分子、炎症介质等，造成患者体内一系列的生化代谢障碍与免疫异常，目前的共识是以Th1型占主导的T淋巴细胞失常。寻常型银屑病皮损处T淋巴细胞和树突状细胞在表皮和真皮浸润是重要病理特征，在皮损局部高表达的细胞因子也主要为Th1型的IL-2、IL-12、IFN-γ等，某些天然免疫细胞因子、黏附因子如ICAM-1、TNF、TGF、血管内皮生成因子（VEGF）等刺激角质形成细胞增殖，促进真皮血管新生，共同参与及促进银屑病的发病。

作者：本章由隗祎、顾军编写。

二、银屑病的临床特点

根据皮损的特点,临床上银屑病分为四种类型,即寻常型、关节病型、红皮病型和脓疱型。

(一)寻常型

大部分患者都是寻常型,特征性损害为红色丘疹或斑块上覆有多层银白色鳞屑或云母样鳞屑,鳞屑容易刮除,刮除后基底可见一层发亮的淡红色薄膜即薄膜现象,继续下刮红斑表面出现小出血点,即点状出血,又称为Auspitz征。此病好发于四肢伸侧、头皮和背部,常对称分布,本病病程长,可持续数年至数十年,期间可反复发作。寻常型银屑病皮损可呈现多种形态,常见形态有点滴状、地图状、钱币状、蛎壳状等(图7-11-1)。

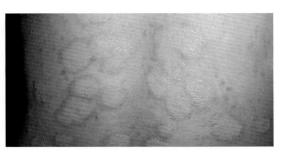

图7-11-1 寻常型银屑病

(二)红皮病型

红皮病型银屑病临床特征为全身皮肤弥漫大片红斑、水肿、脱屑,以红斑最为明显,常有边界清楚的小片正常皮肤存在,可累及几乎所有的部位,往往伴有发热、寒战、疲乏、情绪低下等系统症状。患者可有白细胞增加及核左移、电解质紊乱、低蛋白血症、脱水,偶有肝功能异常,可为突然发病或慢性银屑病逐渐发展而来。寻常型银屑病突然停止外用强效糖皮质激素、系统应用糖皮质激素或MTX、伴发其他系统疾病、感染或情绪压抑时及泛发性脓疱型银屑病均易发展为红皮病型银屑病(图7-11-2)。

(三)脓疱型银屑病

急性泛发型(图7-11-3)临床特征为患者突然发生持续数天的高热、全身不适和关节肿胀,随后出现全身皮肤红斑、水肿、泛发性密集黄白色浅在性的无菌性针头至粟粒大小的小脓疱。脓疱一般位于明显发

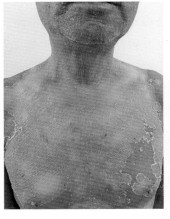

图7-11-2 红皮病型银屑病

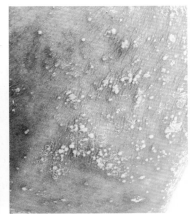

图7-11-3 泛发型脓疱型银屑病

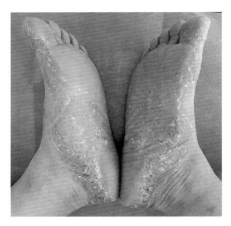

图7-11-4　局限型脓疱型银屑病

红的皮肤上，开始为小片状，以后融合成脓湖，围绕脓疱的红斑常扩展、融合，可导致红皮病样改变。掌跖脓疱型银屑病（图7-11-4）好发于女性患者，发病年龄通常为40～60岁。表现为对称发生于掌跖部位的红斑、鳞屑性斑块伴反复发作的持续性无菌性脓疱，脓疱分批出现，1～2周内转变为褐色脱屑性斑疹。本病病程呈慢性经过，反复发作。

（四）关节病型银屑病

一般在银屑病患者中的发病率为5%～8%，发病年龄一般为35～45岁，上肢关节受累较多见为其特征，成人发生破坏性关节炎的可能性较大，预后较差，但儿童的关节炎常为良性病程。通常缓慢发病，全身症状者罕见。临床上根据患者骨关节受累情况，目前将银屑病性关节炎分为5种临床类型，即主要累及远端指趾关节型、残毁性关节炎型、对称性多关节炎型、非对称性少关节炎型和脊椎炎（伴有或不伴有周围性关节炎）。

第二节　雷公藤治疗银屑病

雷公藤治疗银屑病也日益受到重视，在临床可靠疗效基础上，也进行了许多实验研究来阐明其作用机制。

一、临床研究

自20世纪70年代开始，雷公藤即用于银屑病的治疗；1975年，福建省皮肤病防治院潘伙玉院长首先用雷公藤片治疗银屑病并获得1978年福建省科学大会奖；1979年，中国医学科学院皮肤病研究所靳培英教授首先报道了雷公藤总苷治疗银屑病等皮肤病的临床观察。随后各地陆续使用雷公藤制剂治疗银屑病均取得肯定疗效。常用为口服制剂，其中又以复方或联合用药为主，单方、验方较少。

（一）内服

詹庆霞等[1]经过Meta分析，符合要求的9个临床研究，共治疗374例银屑病患者，证实TP、雷公藤多苷和雷公藤生药三种剂型对银屑病的疗效，通过对各研究基线分析，证实雷公藤对进行期寻常型（点滴状、斑块状）、脓疱型、关节病型、红皮病型银屑病都有效。

丁佩军等[2]采用Cochrane系统评价方法,对雷公藤治疗寻常型银屑病的随机对照临床研究进行系统分析,结果14个雷公藤治疗寻常型银屑病的随机对照试验纳入研究,共1219例患者,分别对2个雷公藤联合维A酸试验、3个雷公藤联合复方氨肽素片试验用固定效应模型进行合并后的9个研究(表7-11-1)。结果显示应用雷公藤治疗寻常型银屑病有效,单用雷公藤即可取得较好的疗效,与复方氨肽素片、维A酸等药物使用可以增加疗效,也可与NB-UVB联合使用增加有效率。与传统的治疗银屑病药物比较,雷公藤疗效优于复方青黛丸;与复方甘草注射液疗效差异无统计学意义,但有效率低于阿维A。

表7-11-1 雷公藤治疗寻常型银屑病的随机对照研究

作者	干预措施		评价指标	有效例数/治疗例数	
	雷公藤组	对照组		雷公藤组	对照组
张福仁	雷公藤	安慰剂	有效率	21/25	3/27
秦小卫	雷公藤多苷片	阿维A酯	有效率	34/64	45/65
亓玉青	雷公藤多苷片	复方甘草酸苷	有效率	36/47	39/48
马永宾	雷公藤生药	复方青黛丸	有效率	42/50	32/50
赵娟	雷公藤多苷片+复方甘草酸苷	复方甘草酸苷	有效率	34/45	24/40
任建新	雷公藤片+红霉素+鳞屑多肽	红霉素+鳞屑多肽	有效率	30/40	7/13
杨雪源	雷公藤片+红霉素+甘草甜素	红霉素+甘草甜素	有效率	40/54	24/48
杨志波	雷公藤片+溶栓酶	溶栓酶	有效率	27/33	17/32
周兆坤	雷公藤多苷片+NB-UVB	NB-UVB	有效率	53/60	38/60

(1)片剂:福州市皮肤病防治院[3]应用雷公藤片治疗100例银屑病,每片含生药1.8 g,每日3次,每次3～4片,有效率61%,有效病例一般在用药1周内起效,病程短者疗效较好,但不能防止复发。中国医学科学院皮肤病研究所[4]采用雷公藤总苷治疗掌跖脓疱病8例,7例基本痊愈,治疗银屑病关节炎5例,4例基本痊愈,1例有效,给药方法为饭后口服,剂量为成人40～60 mg/d。杨竹生等[5]单独使用雷公藤多苷片治疗红皮病型银屑病79例,每次20 mg,每日3～4次,有效率62.01%,住院天数10～47 d。赵路颖等[6]用雷公藤片剂内服及外涂水杨酸火棉胶或土茯苓醋剂治疗61例寻常型银屑病每日给药2～3次,总有效率84%,一般1～15 d见效,30～60 d显效。何秋波等[7]单独使用雷公藤多苷片治疗寻常型银屑病30例并与阿维A胶囊疗效进行比较,发现治疗第2、4、6周雷公藤组PASI评分下降明显高于阿维A组,阿维A组的治疗总有效率为47.4%,明显低于雷公藤组(80%),且阿维A组不良反应发生率高于雷公藤组。曹萍等[8]对194例寻常型银屑病分3组治疗,2个疗程后(1个月为

1疗程)结果显示口服雷公藤的总有效率高达94.36%,服药15 d左右就见效,平均见效时间为15.49±2.57 d,虽然在总有效率上与复方青黛丸无显著差异,但复方青黛丸治疗无效者服雷公藤治疗仍有效,与复方丹参组比较差异显著。故提出寻常型银屑病患者用雷公藤治疗能明显改善症状的结论。此外,袁慧英[9]应用雷公藤多苷片治疗寻常型银屑病87例,疗效明显,出现3例不良反应(恶心及月经失调)经雷公藤减量后恢复,故认为雷公藤制剂治疗寻常型银屑病疗效肯定,尤其是首次发病或处于进行期的病例;而那些病程短、未经类固醇皮质激素及免疫抑制剂治疗的病例更可首选雷公藤进行治疗(表7-11-2)。谷雪虹等[10]采用雷公藤多苷片治疗10例银屑病关节炎,临床治愈5例,显效4例,有效1例,获得较好疗效,显示雷公藤多苷片不论长期或短期服药都可以使关节病症状减轻,且停药后无反跳现象,值得推广应用。

表7-11-2　雷公藤片剂和煎剂治疗银屑病的临床研究

作者	病种	例数	治疗方案	有效率(%)
福州市皮肤病防治院	银屑病	100	雷公藤片	61.0
中科院皮肤病研究所	掌跖脓疱病、银屑病关节炎	13	雷公藤总苷片	100.0
杨竹生	红皮病型银屑病	79	雷公藤多苷片	62.0
赵路颖	寻常型银屑病	61	雷公藤片	84.0
何秋波	寻常型银屑病	30	雷公藤多苷片	80.0
曹萍	寻常型银屑病	194	雷公藤片	94.4
谷雪虹	银屑病关节炎	10	雷公藤多苷片	100.0
沈云章	寻常型银屑病	112	雷公藤合剂	86.6
张良	寻常型银屑病	70	雷公藤去皮根煎剂	85.7
陈昭海	寻常型银屑病	20	雷公藤干根煎剂	95.0
吴国勤	各型银屑病	190	雷公藤糖浆	90.6

(2)煎剂:沈云章等[11]采用自制的雷公藤合剂治疗寻常型银屑病,每次25 mL,每日2次,同时外用哈西奈德乳膏,每日1次;对照组仅外用哈西奈德乳膏每日1次,疗程4周。以皮损面积严重指数评分法(PASI)计分,对疗程前后PASI总分进行比较,结果治疗组治愈率45.54%,有效率86.61%;对照组治愈率11.46%,有效率39.58%,均有显著性差异($P < 0.05$)。不良反应较少,治疗组有11例胃肠道反应,3例经期延长,1例白细胞轻度减少。张良等[12]将120例寻常型银屑病患者分成治疗组(雷公藤去皮根煎剂)70例与对照组(复方青黛丸)50例,60 d为1个疗程,结果显示治疗组痊愈率42.9%,显效率25.7%,总有效率85.7%;对照组总有效率70.0%($P < 0.05$)。主要不良反应为轻度胃肠不适和月经紊乱。研究显示雷公藤治疗寻常型银屑病见效快、作用强、疗效肯定。陈昭海[13]采用雷公藤干根煎剂治疗20例

寻常型银屑病,每日20～30g,其中19例取得不同程度的疗效,随访1年,少数病例复发。吴国勤等[14]用雷公藤糖浆治疗190例各种类型的银屑病,其中寻常型165例,关节炎型8例,脓疱型12例,红皮病型5例,每日3次,每次相当于生药10～15g,总有效率达90.6%,病程短及初发者疗效较好,复发者,再用仍有效(表7-11-2)。

(3)复方:在单味药治疗有效的基础上,进一步以雷公藤为主组成复方,不仅提高疗效,也减少了副作用。管汾[15]报道用雷公藤、鸡血藤、甘草配成复方治疗193例寻常型银屑病,1个月为1个疗程,其中乙醇浸剂治疗116例,有效率为86.2%,水煎剂治疗77例,有效率为72.7%,复旦大学附属中山医院将雷公藤、红藤、鸡血藤各等分制成三藤糖浆口服,治疗银屑病86例,取得90.7%疗效。并自拟"润肤饮"治疗150例银屑病患者,1个月为1个疗程,结果显示对各型银屑病均有效,其中122例寻常型银屑病患者的有效率高达90.1%,且对于久病及复发者也依然有效,治疗过程中未出现明显胃肠道反应及闭经等毒副作用。吴良章[16]采用昆白合剂(昆明山海棠、白术、鸡血藤、丹参、甘草)治疗银屑病,临床分3组,60例中西医结合组口服昆白合剂,外用芥子气软膏,20例中药组单服昆白合剂,50例西药组内服乙亚胺或大静脉封闭,外用芥子气软膏,结果显示三组有效率分为100%、85%、90%,中西医结合组疗效最好,且疗程短,复发少。复旦大学附属中山医院将374例银屑病分成血瘀型、血虚型、血热型三组,分别采用雷公藤复方制剂抗银糖浆、润肤饮、清热饮治疗,每日3次,每次10g,1个月1个疗程,结果显示总有效率达92.0%。秦万章教授还主持研制了数种以雷公藤为主的复方,如三藤糖浆、三色糖浆、抗银糖浆等,广泛应用于银屑病都有较好疗效。

近年来雷公藤制剂的剂型也向便于携带、方便服用的方向发展。复旦大学附属中山医院研制的抗敏3号袋泡茶、三藤片、三色片等治疗寻常型银屑病,均获得较好效果。

(4)联合用药:马福生等[17]将雷公藤多苷片联合复方甘草酸单铵治疗56例寻常型银屑病,治疗4周后,发现按病情分期比较,进展期与稳定期寻常型银屑病患者总有效率分别为92.15%、55.16%,前者明显大于后者,差异有统计学意义,且副作用小,故提出雷公藤多苷片联合复方甘草酸单铵是治疗寻常型银屑病可选择及推广的疗法。邹兴梅等[18]采用雷公藤多苷片口服联合甘草酸二铵胶囊注射液30mL静脉滴注治疗寻常型银屑病,有明显的近期疗效,证实雷公藤多苷片和甘草酸二铵胶囊合用具有协同作用,能缩短疗程,还可以减少雷公藤引起的肝损伤。采用雷公藤多苷片联合复方氨肽素片治疗寻常型银屑病与单纯口服复方氨肽素片相对照,发现治疗组与对照组临床总有效率差异具有显著性。在服药第7～14d皮损即开始明显减轻、消退,尤其对初发进行期点滴状银屑病效果较为显著。进一步研究发现复方氨肽素片常规用量的一半既可避免单用时的副作用,又与雷公藤多苷片起协同作用,可作为寻常型银屑病有效治疗方案之一。靳隽等[19]应用雷公藤多苷片和阿奇霉素联合治疗有细菌感染诱发银屑病倾向的患者65例(27例患者发病前有上呼吸道感染史),对照组64例用红霉素治疗(26例患者发病前有上呼吸道感染史)。观察表明,治疗组和对照组对点滴型银屑病治疗均有较好效果,并由此推测点滴型银屑病诱发因素可能与细菌感染有关,且治疗组使用雷公藤多苷片联合阿奇霉素疗效明显优于对照组,故提出雷公藤多苷片和阿奇霉素联合应用是治疗寻常型银屑病的有效方法,尤其对点滴型,疑有感染因素诱发者。朱英华等[20]采用阿维A联合雷公藤多苷片及甘草酸二铵等药物治疗脓疱型、红皮病型及重症寻常型银屑病36例(其中对于脓疱性银屑病伴发热者加用红霉素或头孢类药物,病情好转即停用)。结果12例脓疱型患者均于1～5 d内病情控制,红皮病型银屑病一般1周后才逐渐起效。显示阿维A联合雷公藤多苷片、甘草酸二铵等药物治疗重症银屑病疗效满意,尤其对脓疱型银屑病患者效果最佳,以控制脓疱及发热为著,故认为三药合用不失为治疗脓疱型银屑病的有效方法之一。

(二)外用

外用药物通过皮肤吸收而发挥作用,既可避免口服药物的毒副作用,又可使用方便,只针对病变部位而不累及正常皮肤。而且大部分银屑病患者皮损面积小于体表面积的5%,单独外用药物通常十分有效,在较重患者中也可有助于皮损的消退,具有重要作用。

复旦大学附属中山医院等七家医院采用随机对照法,应用0.002%雷公藤内酯醇软膏治疗303例银屑病,除1例为关节病型,余均为寻常型,以0.1%维A酸软膏作为对照,每日外涂2次,1个月为1个疗程。结果显示,内酯醇软膏组总有效率为85.1%,优于维A酸组($P < 0.05$)。但内酯醇组局部刺激发生率较高(98例),刺激症状也较维A酸组严重,停用2～3 d后再用,症状较前有所减轻,大多能耐受。治疗前后随访血、尿常规,肝功能,心电图均无异常改变。

另外,复旦大学附属中山医院报道采用随机双盲自身对照法用雷公藤单体去甲泽拉木醛霜治疗银屑病45例,按药物浓度分为1号、2号、3号三组,每日外用2次,2个月为1个疗程,结果显示2号、3号有效率分别达66.7%、75.0%,与对照组相比,有显著性差异,可改善银屑病的皮损浸润程度和减少鳞屑。

(三)雷公藤的不良反应及其对策

各地报道的雷公藤口服制剂治疗银屑病的临床观察中,出现的毒副作用主要表现为胃肠道不适与月经紊乱,停药后均能自行恢复。雷公藤不良反应临床主要表现在消化、生殖、血液、心血管、神经、免疫等系统,雷公藤临床不良反应事件中胃肠道反应最为常见,而生殖系统毒性最为严重,女性患者主要表现为月经减少、闭经、卵巢早衰,男性患者主要表现为精子活力降低、数目减少、睾丸体积缩小、性欲减退;长时间用药使男性不育、女性闭经等均应借鉴和警示。

雷公藤的减毒增效研究是一个古老而又现实的课题,目前常用的减毒对策:与中西药配伍减毒、改变剂型、活性成分的结构修饰、整体生物转化、联合用药等。在临床应用和中药新药开发研究中,针对有毒药物的具体毒性正确选用减毒方法,可获取减毒增效的实际效果。中西药配伍以减轻雷公藤对消化系统及生殖系统的毒性为主,同时注意兼顾其他不良反应。临床报道雷公藤引起的不良反应,可选择相应功效的中药对抗,如对抗雷公藤消化道不良反应配伍陈皮、党参、当归、甘草等具有健脾和胃理气功效的中药;对抗肝肾损害配伍生、熟地黄,枸杞子,何首乌等;对抗精子减少可选用鹿角胶、巴戟天、仙茅、狗脊;从西医理论方面考虑,可能选择具有免疫增强药理作用的中药如黄芪、何首乌、冬虫夏草、甘草等来对抗雷公藤免疫抑制过强作用。在银屑病治疗中,雷公藤与甘草、丹参配伍最为常见。

(1)甘草具有清热解毒、调和诸药的功效。以甘草组成的复方可减少雷公藤对胃肠道黏膜的刺激,对抗雷公藤所致的胸腺、睾丸萎缩。研究表明,甘草复方可对抗雷公藤乙酸乙酯提取物所致的大鼠肝、睾丸组织中脂质过氧化物 MDA 含量升高,肝组织中血糖含量降低,血清中丙氨酸氨基转移酶(ALT)、γ-谷氨酰转移酶(GGT)升高。适量的甘草、白及和雷公藤组成的复方能对抗雷公藤所致胃黏膜刺激和免疫抑制作用。

(2)丹参对肝细胞和胃黏膜的保护作用可能与其改善血液循环的作用有关。在全身及局部组织血液循环改善的基础上,使门脉血流增加,改善肝脏供血和营养,可能是促进肝脏再生的重要因素。丹参酮 II-a 能改善肝功能、抑制肝星状细胞活化、减少胶原 I 和纤黏连蛋白生成、减少肝细胞凋亡,具有抗肝纤维化和保护肝细胞作用。

(3)白芍具有抗炎及免疫调节作用,其中主要有效成分白芍总苷对化学性肝损伤的保护作用,这与抗脂质过氧化和提高机体的抗氧化酶活性有关,并且可以加速诱导氧自由基的清除,从而防止雷公藤对肝脏的损害。

二、实验研究

近年来,对雷公藤治疗银屑病的作用机制开展多项实验研究,显示其具有多方面的药理作用。雷公藤内酯醇是雷公藤的抗癌有效成分,有肯定的细胞毒作用,可以控制银屑病异常的细胞增殖。雷公藤红素对体液免疫、细胞免疫及炎症反应均有明显的抑制作用,是雷公藤的主要活性成分。

(一)抗炎作用

临床及动物实验证明雷公藤总苷对蛋清性关节炎和甲醛性关节炎有明显的消炎作用,能降低炎症时毛细血管通透性,减少渗出,抑制增生。雷公藤多苷阻断组胺、5-羟色胺对豚鼠离体回肠的作用,复旦大学附属中山医院研究发现雷公藤煎剂或单体对小鼠足肿胀模型及大鼠佐剂关节炎模型均有明显的抗炎作用。雷公藤的抗炎作用为非特异性,雷公藤总碱、雷公藤总苷的抗炎作用与雷公藤生药相同,对非细菌性关节炎效果较好,对免疫性疾病的抗炎效果可与激素相比拟,止痛作用与对抗炎症致痛介质有关。孙联文等[21]研究提示雷公藤内酯醇可抑制5-羟基二十碳四烯酸和白三烯B4的生成,对抗银屑病的治疗发挥靶位作用。Xu Fei 等[22]报道,TP能够有效地减轻集落因子抗原(CFA)引起的炎症性疼痛,可能的机制为通过调节 ERK 信号转导途径,抑制脊髓胶质细胞激活,而后降低促炎症细胞因子如 IL-1β、IL-6 和 TNF-α 的表达水平。Gu Gyo-Jeong 等[23]研究表明 TP 能够抑制多聚次黄嘌呤胞嘧啶核苷酸(即 TLR3 受体激动剂)、脂多糖(即 TLR4 受体激动剂)、巨噬细胞活化脂肽(即 TLR2、TLR6 受体激动剂)诱导的 iNOS 表达,而失活的 iNOS 和某些症性疾病紧密相关,因此推论 TP 能够调节 TLR 信号转导通路及随后发生的慢性炎症反应。涂红琴[24]等研究显示雷公藤内酯醇可分别通过抑制 HaCaT 细胞中 IFN-γRa 表达、Janus 激酶 2(JAK2)磷酸化及上调细胞因子信号抑制分子 1(SOCSl)表达,从不同时相的 3 个环节。共同抑制 HaCaT 细胞中信号传导及转录激活因子-1(STAT-1)磷酸化,从而抑制 IFN-γ 信号所诱导的多种炎症相关基因转录,这种抑制作用可能是雷公藤治疗银屑病等 IFN-γ 依赖性炎症性皮肤病有效的重要机制之一。

(二)对血液流变学的影响

肢体血流图及脑血流图研究证实雷公藤可以使周围小动脉舒张及血流量增加。此外,雷公藤有一定的抗凝作用,可以纠正纤溶障碍。对银屑病患者雷公藤制剂治疗前后进行检查,出现治疗后红细胞压积、全血黏度、红细胞电泳时间、血浆黏度、红细胞变形能力均得到明显改善。

(三)纠正代谢异常

实验测定银屑病患者治疗前 cAMP 明显降低,cAMP/cGMP 比值降低,经雷公藤治疗后 cAMP/cGMP 比值回升。刘毅钧[25]等报道证实雷公藤内酯可抑制银屑病皮损细胞间黏附因子 1(ICAM-1)、基质金属蛋白酶 9(MMP-9)的表达。

(四)调节免疫

早期通过二硝基氯苯(DNCB)皮肤测验、溶血素测验、血液凝集试验、溶血空斑及淋巴细胞参与体外溶血作用等实验,显示雷公藤及其提取物有调节机体免疫功能的作用,推测雷公藤以抑制免疫异常中的亢进方面起作用。TP 能诱导 CD_4^+ T 细胞的凋亡并减少其细胞数量,进而减少其细胞因子的分泌和表达,是其免疫调节作用的重要机制。复旦大学附属中山医院研究证实雷公藤 T_4 单体对银屑病患者及正常人 PWM 诱导的外周血单一核细胞(PBMC)分泌 IgG 均有抑制作用。雷公藤红素和去甲泽拉木醛单体能够以浓度依赖的方式降低 LPS 诱导的正常人成纤维细胞和角朊细胞表达和分泌 IL-6 和 IL-8 水平,降低正常人 PBMC 培养上清中 IL-6 的表达分泌及 HUVEC 细胞 LCAM-1 的表达和分泌,此外两者对 ConA 引起的角朊细胞的增殖也有显著的抑制作用。进一步的研究显示去甲泽拉木醛和雷公藤红素可以显著降低 LPS 诱导的成纤维细胞 IL-6 mRNA 及 IL-8 mRNA 表达水平的升高,雷公藤红素对多种正常人角朊细胞银屑病相关细胞因子 mRNA 表达均有一定的影响作用。冯文莉[26]等报道进行期银屑病患者治疗前外周血 $CD4^+$、$CD4^+/CD8^+$、$CD3^+$ 均较正常对照组显著降低,而CD8[+]升高,在治疗后CD3[+]、CD4[+]、CD4[+]/CD8[+]较为正常,而CD8[+]无明显变化,提示T淋巴细胞亚群CD4[+]、CD8[+]在银屑病发病中具有重要作用,雷公藤多苷治疗进行期银屑病的可能是通过抑制T细胞活化而实现的。姜一化[27]等研究证实不同浓度的雷公藤煎液对角朊细胞的增殖均有显著抑制,培养物上清液中,IL-2、IL-6随着雷公藤煎液浓度的增加而减少。从银屑病患者外周血分离单一核细胞(PBMCs),与角质形成细胞系HaCat混合培养,用雷公藤预处理HaCat细胞,利用流式细胞仪分析培养体系核因子NF-κβ表达,结果银屑病患者培养体系及HaCat中NF-κβ和细胞因子的水平均高于健康对照($P<0.01$),经雷公藤预处理HaCat后,可抑制核因子的表达,提示雷公藤可能通过下调NF-κB的活化而改善银屑病的症状。

(五)治疗银屑病动物模型

据复旦大学附属中山医院报道,将雷公藤霜、去甲泽拉木醛霜、雷公藤红素霜外涂小鼠尾部,每日2次,20天1个疗程,观察鼠尾鳞片表皮颗粒层出现情况,结果显示TZ-89霜、雷公藤霜、去甲泽拉木醛霜对实验动物模型均治疗作用,疗效与0.1%维A酸软膏相当。

第三节　体会与评价

雷公藤化学成分复杂,生理活性较多,药理作用也是多方面的。从中医药性来看,有活血化瘀、清热解毒及消炎消肿的功能。从现代医学的角度来看,雷公藤及其提取物具有调节免疫作用,可以纠正银屑病患者免疫异常,还可影响环核苷酸代谢,纠正由于cAMP/cGMP比值降低引起的代谢紊乱和表皮细胞增殖。雷公藤内脂醇是雷公藤的抗癌有效成分,有肯定的细胞毒作用,从而控制银屑病中异常的细胞增殖。另外,雷公藤可以改善血液物化特性,改善银屑病中的微循环障碍。因此,无论从西医理论还是中医角度来评价雷公藤的作用,都是行之有据的。并且经大量的临床应用,证实其疗效肯定且经得起重复的,而相比细胞毒药物来说,其毒副作用又较小,作为单味中草药来说并不多见,有着很高的临床实用价值。

第四节　展　望

雷公藤是一味疗效显著且毒性较大的有代表性的药物,和其他植物药一样,走中药的现代化及中西医结合之路是雷公藤研究今后的发展方向。从临床研究来看,应该不断开发疗效优、安全性高、经济便捷的新配方新剂型并逐渐形成产业化,以适应临床医疗的需要。雷公藤的"量效关系"与"量毒关系"之间如何,以及在最大程度保证其疗效的基础上将其毒副作用降到最小等如何保持其生物活性,降低其不良反应也是有待解决的问题。从基础研究来说,利用现代医学的技术平台,如合适的转基因动物模型、干细胞技术、基因芯片技术等进一步阐述雷公藤治疗银屑病的分子机制及调控水平,并将药物遗传学研究成果应用临床治疗,根据基因差异进行个体化药物选择,使其达到疗效最佳而副作用最小的目标,期望在不久的将来达到彻底治愈的最终目的。

参 考 文 献

[1] 詹庆霞,徐丽敏.雷公藤治疗银屑病的系统评价[J].中国中西医结合皮肤病性病学杂志,2007,6(3):192-196.

[2] 丁佩军,徐平,张慧敏.雷公藤治疗寻常型银屑病随机对照试验系统评价[J].中国中医药信息杂志,2013,20(3):22-25.

[3] 福州市皮肤病防治院.雷公藤治疗100例银屑病的临床观察[J].赤脚医生,1987,4:28.

[4] 中国医学科学院皮肤病研究所雷公藤研究组.雷公藤总苷治疗一些皮肤病的临床观察[J].中国医学科学院学报,1979,1(2):136.

[5] 杨竹生,林麟,崔盘根,等.红皮病性银屑病193例分析[J].中华皮肤科杂志,2007,40(10),634-636.

[6] 赵路颖,赵乃强.雷公藤治疗银屑病的探讨[C].全国首届银屑病学术会议,上海,1997:149.

[7] 何秋波,尹光文,于建斌.阿维A与雷公藤多苷治疗寻常型银屑病疗效比较[J].中国麻风皮肤病杂志,2004,20(4):342,343.

[8] 曹萍,王芳,后毕仙,等.250例银屑病临床分析及疗效探讨[J].云南医药,1997,18(3):212,213.

[9] 袁惠英.雷公藤多苷治疗银屑病87例[J].中国校医,2001,15(1):46-47.

[10] 谷雪虹,苗钢,龙振华.雷公藤多苷片治疗银屑病关节炎疗效分析[J].中华皮肤科杂志,2006,39(3):173,174.

[11] 沈云章,王景权,徐新美.雷公藤合剂治疗寻常型银屑病的疗效观察[J].现代中西医结合杂志,2008,17(23):3597-3598.

[12] 张良,张群英,熊斌.雷公藤治疗寻常型银屑病临床疗效分析[J].海峡预防医学杂志,2007,13(4):106.

[13] 陈昭海.雷公藤根治疗银屑病20例[J].福建医药杂志,1985,7(4):23.

[14] 吴国勤,吴文媛,金岚,等.雷公藤及其复方制剂治疗银屑病的临床及实验研究[C].全国首届银屑病学术会议,上海,1997:3-6.

[15] 管汾.雷公藤制剂治疗银屑病的疗效观察[J].临床皮肤科杂志,1981,10(2):91.

[16] 吴良章.昆白合剂治疗银屑病的临床和免疫状态观察[J].临床皮肤科杂志,1985,14(1):19.

[17] 马福生,谭以和,刘显勤.复方甘草酸单铵联合雷公藤多苷治疗寻常型银屑病疗效分析[J].中华热带医学,2007,7(6):1054,1055.

[18] 邹兴梅,梁东.甘利欣注射液联合雷公藤多苷片治疗寻常型银屑病疗效观察[J].岭南皮肤性病科杂志,2005,12(3):233,234.

[19] 靳隽.雷公藤多苷和阿奇霉素治疗寻常型银屑病65例[J].医药论坛杂志,2007,28(14):60,61.

[20] 朱英华,李明鑫,王玲,等.阿维A联合雷公藤多苷及甘草酸二铵治疗重症银屑病36例临床分析[J].中华皮肤科杂志,2007,40(3):187,188.

［21］孙联文,郑家润,李新宇,等.抗银屑病药物在花生四烯酸脂氧合酶途径上的作用靶位［J］.中国麻风皮肤病杂志,2004,20(4):339,340.

［22］Xu F, Li Y, Li S, et al. Complete Freund's Adjuvant(CFA) induced acute inflammatory pain could be attenuated by triptolide via inhibiting spinal glia activation in rats［J］. Journal of Surgical Research, 2014, 188(1): 174-182.

［23］Gu Gyo-Jeong, Eom Sang-Hoon, Youn Hyung-Sun. Triptolid inhibits inducible nitric oxide synthase expression induced by toll-like receptor agnnists［J］. Joumal of Toxicology and Environment Health, 2013, 5(1): 15-19.

［24］涂红琴,李新宇,顾恒,等.雷公藤内酯醇对HaCaT细胞IFN-γ信号转导途径的影响［J］.中华皮肤科杂志,2009,42(3):167-170.

［25］刘毅钧,阳泽彬,吕宁,等.雷公藤内酯软膏对银屑病皮损ICAM-1、MMP-9表达的影响［J］.中国中西医结合皮肤性病杂志,2007,6(4):213-215.

［26］冯文莉,张荣丽,王丽,等.雷公藤多苷对银屑病患者T淋巴细胞亚群的作用及意义［J］.山西医科大学学报,2002,33(5):453-455.

［27］姜一化,郑义.雷公藤煎液对银屑病ABKMA模型影响的研究［J］.湖北中医杂志,2001,23(6):47,48.

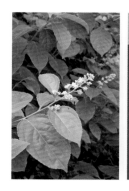

第十二章
湿疹皮炎

　　湿疹英文名称为"eczema"，源于公元543年从希腊词ekzein而来，意为"沸腾"（boiling out）、"冒气泡"（effervesce）。历史上，皮肤病学家是从形态学的描述来命名并认识皮肤病的，而且绝大多数的命名仍沿用至今，"湿疹"就是其中之一。"皮炎"和"湿疹"是两个不同的概念，皮炎可考虑为"皮肤炎症"，可以感染性也可以是非感染性的，而湿疹是一个特定的病名。历史上曾把"皮炎、湿疹"作为一个"垃圾桶"，诊断不清的皮肤病都归在其中，随着科学的发展和临床经验的积累，许多像湿疹样表现的疾病，逐渐从"湿疹"中独立出来，如"接触性皮炎""异位性皮炎（特应性皮炎）"等；而有些不像"湿疹"的疾病如"白色糠疹"由于其病因的缘故也不能把它归于"湿疹"；但仍有模糊如特应性皮炎又称特应性湿疹。湿疹是由多种内、外因素引起的，与变态反应（主要是IV型变态反应）有关的一种具有明显渗出倾向的皮肤炎症反应，病因复杂，皮疹多形性、对称性或泛发性，慢性期则局限而有浸润和肥厚，呈苔藓化，瘙痒较剧，易反复。

　　福建省皮肤病防治研究所的阮希元等[1]于1988年在《福建中医药》杂志上报告了《雷公藤治疗播散性神经性皮炎的观察》的文章（图7-12-1），用雷公藤煎剂治疗了60例播散性神经性皮炎患者，取得了86.7%的疗效。王强等[2]于1996年在《上海医科大学学报》上，发表了关于《雷公藤糖浆、"787"胶囊和黄芩苷治疗异位性皮炎的疗效》的文章（图7-12-2），此后陆续有大量的文献关于雷公藤的不同制剂治疗各型皮炎和湿疹的报道。

　　查阅了1983～2017年期间，国内、外有关雷公藤制剂治疗湿疹（图7-12-3）、皮炎等相关皮肤病，共100余篇文献，主要在1988年后发表

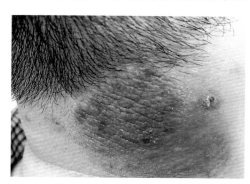

图7-12-1　神经性皮炎

作者：本章由王强编写。

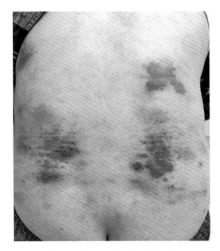

图 7-12-2　异位性皮炎

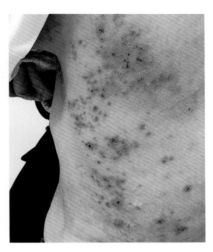

图 7-12-3　湿疹

的,现对其中一些有代表性的文章进行归纳、分析,主要涉及不同的雷公藤制剂(单方、复方和单萜类)的内服、外用和联合应用及基础方面的研究。

第一节　雷公藤治疗湿疹的临床和基础研究

一、雷公藤制剂内服治疗湿疹的情况

在治疗湿疹中,不同雷公藤制剂如雷公藤多苷片和三藤汤(雷公藤 15 g,何首乌藤 45 g,鸡血藤 45 g,甘草 10 g)等,内服治疗各型湿疹,均取得了不同的疗效,详见表 7-12-1。

表 7-12-1　雷公藤制剂内服治疗各型湿疹的临床应用

作者	报告时间	例数	研究方法	实验组	对照组	痊愈	显效	有效	无效	有效率(%)	P 值
冯景春	1995	41	对照观察	雷公藤多苷每日 40～60 mg	强的松每日 20～40 mg	22	16	3	0	92.68	$P > 0.05$
刘冰	1997	30	随机对照	雷公藤多苷每日 10～20 mg	扑尔敏	17	11	2	0	93.3	$P < 0.05$
王召昆	1999	30	病例报告	雷公藤多苷每日 40～80 mg	/	24	2	2	2	86.6	/
马洪明	2000	98	病例报告	湿疹煎	/	80	0	13	5	81.6	/

（续表）

作者	报告时间	例数	研究方法	实验组	对照组	痊愈	显效	有效	无效	有效率（%）	P值
陈丹	2006	36	对照观察	雷公藤多苷每日60 mg	西替利嗪	5	27	4	0	88.9	$P < 0.05$
高南	2006	30	随机对照	三藤汤每日1剂	氯雷他定	15	8	4	3	73.3	$P < 0.05$
黄辉云	2013	45	对照观察	雷公藤多苷每日60 mg	环孢素	/	/	/	/	64.4	$P < 0.01$

湿疹煎：雷公藤10 g,黄芪30 g,丹参20 g,白术15 g,苍术15 g,柴胡15 g,防风15 g,五味子15 g,白鲜皮30 g,泽泻15 g,蝉蜕15 g,蛇床子15 g,蒺藜15 g,苦参30 g,甘草10 g。每日1剂,水煎2次,煎液混匀分早晚2次服用。

从表7-12-1可以看出,在1983～2017年间,雷公藤对照治疗了171例湿疹患者[3～6],主要为慢性湿疹患者,均取得很好的疗效,其中以雷公藤多苷片（tripterygium glycosides）观察治疗较多,每日60～80 mg;其次是应用雷公藤汤剂,均连续应用,一般4～8周为1个疗程,最早得到控制的就是渗出和瘙痒。其中刘冰[3]报道雷公藤多苷片每日10～20 mg治疗4～12岁小儿泛发性湿疹（包括急性、亚急性和慢性湿疹）30例,服药7～75天后停药,平均疗程27.3 d;起效时间2～8 d,平均3.82 d;进行了6～18个月（平均10.4个月）的追踪观察,有3例出现白细胞下降但仍在正常范围内,4例出现胃部不适、恶心和厌食,而进行减药或停药,都能得到改善;治疗前后肝、肾功能都在正常范围。总之,应用雷公藤治疗各型和各年龄段的湿疹患者（儿童以上）,剂量合理,疗程在3个月内,都是比较安全的。

二、雷公藤制剂联合应用治疗湿疹的情况

在临床治疗湿疹中,常常联合其他的一些药物或方法,详见表7-12-2。

表7-12-2　雷公藤制剂联合其他药物或方法治疗各型湿疹的临床应用

作者	报告时间	研究方法	例数	制剂和剂量	合用药物	对照药物	痊愈	显效	有效	无效	有效率（%）	P值
张丽萍*	2002	随机对照	100	雷公藤片每日3～6片	抗组胺药	抗组胺药	58	31	11	0	100.0	/
卢艳红	2007	对照观察	36	雷公藤多苷每日20～30 mg	西替利嗪	西替利嗪	6	25	5	0	86.1	$P < 0.005$
郑将跃	2007	随机对照	55	雷公藤多苷每日60 mg	复方氨肽素片	确炎松尿素软膏	23	20	2	0	100.0	$P < 0.01$

（续表）

作者	报告时间	研究方法	例数	制剂和剂量	合用药物	对照药物	痊愈	显效	有效	无效	有效率（%）	P值
张良#	2007	随机对照	82	雷公藤饮片每日40～60 g	肤痒颗粒	西替利嗪	69	10	2	1	96.34	P＜0.01
戴向农	2009	随机对照	65	雷公藤片每日6片	多西环素	多西环素	/	/	/	/	98.5	P＞0.05
戴向农	2009	开放对照	156	雷公藤片每日6片	窄谱中波紫外线	雷公藤片	/	/	/	/		P＜0.05
陈晓峰	2010	/	90	雷公藤多苷每日30 mg	复方甘草酸铵	/	46	21	5	8	74.4	/
韩雪松	2011	/	30	雷公藤多苷每日60 mg	复方甘草酸单胺	西替利嗪	11	17	2	0	93.34	P＜0.01
刘玮	2011	随机、开放、平行对照	40	雷公藤多苷每日60 mg	曲安奈德益康唑软膏	尿素脂						P＜0.01
高永军	2011	对照	50	雷公藤片每日3～6片	蜈黛软膏	蜈黛软膏	24	20	5	1	88.0	P＜0.05
王培	2012	/	30	雷公藤多苷每日30～60 mg	复方甘草酸单铵		18	7	4	1	83.3	/
岳致丰	2013	随机对照	40	雷公藤多苷每日60 mg	西替利嗪	复方甘草酸苷片	4	21	12	3	92.5	P＞0.05
刘军麟	2014	随机对照	33	雷公藤多苷每日60 mg	泼尼松+复方甘草酸苷	泼尼松	18	12	3	0	100.0	P＜0.01
巫艳芬	2016	随机对照	69	雷公藤多苷每日60～90 mg	咪唑斯汀	咪唑斯汀	39	22	5	3	95.65	P＜0.01

*雷公藤片；#雷公藤饮片。

从表7-12-2可以看出，雷公藤联合其他药物或方法对照治疗了876例湿疹患者[7～16]，其中主要为慢性湿疹患者，不少为随机、开放、平行对照的研究观察，都取得了比较好的治疗效果，以雷公藤多苷（tripterygium glycosides）观察治疗较多，每日60～90 mg；其次是应用雷公藤片，每日3～6片；雷公藤饮片，每日40～60 g，一般3～4周为1个疗程，连续应用。起效时间3～7天，多数患者在用药2周后，症状明显缓解，无明显全身不良反应，但因雷公藤对血液系统和肝功能有一定的不良反应，应定期复查，出现异常后应立即停用，症状好转后应逐渐减量，本组研究总疗程均未超过8周，因此出现的副反应均不明显。我们平常在临床中，也常采用雷公藤联合用药，一方面提高雷公藤的疗效，缩短病程；另一方面也可以减少雷公藤的用量及其所引起的不良反应。

三、外用雷公藤制剂治疗湿疹的情况

除了雷公藤制剂内服治疗湿疹外，为了避免雷公藤内服对人体造成的毒副作用及对雷公藤再开发利用，许多专家陆续研究雷公藤外用治疗湿疹的效果，如陆树柏等[17]报道雷公藤根外皮煎液浸泡治疗手足部位湿疹56例，4周为1个疗程，总有效率为96.43%，未发现因吸收而引起毒副反应。姜志业[18]用雷公藤煎剂冷湿敷治疗婴幼儿湿疹45例，年龄7 d～2岁，15 d为1个疗程，1个疗程后评定疗效，并观察局部出现的副作用，总有效率97.78%，未见毒副反应。有作者用1%复方雷公藤多苷酊（医院自制）治疗慢性湿疹38例与外用醋酸地塞米松软膏（皮炎平），均联合赛庚啶治疗3周，结果治疗组与对照组总有效率分别为89.47%和60.53%（$P < 0.05$），明显优于对照组，两组均无不良反应事件发生。因此，用雷公藤制剂外用治疗湿疹虽然文献不多，仍不失为一种可取的方法。

四、雷公藤制剂治疗湿疹的基础研究

随着雷公藤制剂在临床上的广泛应用和对其研究的深入，有专家对其治疗湿疹方面的基础研究做了一些探讨，如杨怀珠[19]用流式细胞仪检测30例湿疹患者用雷公藤多苷治疗前后T淋巴细胞亚群的变化，湿疹患者外周血中CD3+、CD4+、CD4+/CD8+均比健康人组低，治疗后均有不同程度的改善。这方面的研究不多，值得今后深入探讨。

第二节 雷公藤治疗各型皮炎的临床应用和基础研究

一、雷公藤制剂治疗各型皮炎的临床应用情况

文献中，雷公藤制剂内服主要治疗面部激素依赖性皮炎（图7-12-4），它是由于某些皮肤病患者长期外用含有激素类药膏所导致的皮炎，以接触部位出现红斑、丘疹或/和毛细血管扩张，边缘欠清，在面部多见。近年来，这种皮炎已愈来愈多见；其他的有异位性皮炎、郁（"淤"）积性皮炎、播散性神经性皮炎、夏令皮炎和药物性皮炎等，临床上常常联合应用其他的一些药物或方法，详见表7-12-3～表7-12-6。

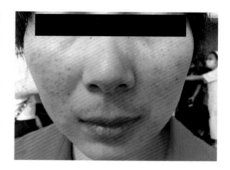

图7-12-4 面部激素依赖性皮炎

表7-12-3 雷公藤制剂内服联合其他药物或方法治疗面部激素依赖性皮炎的临床应用

作者	发表时间	观察方法	例数	制剂和剂量	联合药物	对照药物	痊愈	显效	有效	无效	有效率（%）	P值
王俊伟	2005	随机对照	72	雷公藤多苷每日60～40 mg	中药消炎汤	扑尔敏	15	11	6	6	68.4	$P < 0.01$
张艰	2006	随机对照	38	雷公藤多苷每日60～40 mg	氟芬那酸丁酯软膏	扑尔敏	16	12	7	3	73.8	$P < 0.01$
何静	2008	随机对照	28	雷公藤多苷每日60～40 mg	甘草酸二铵胶囊	西替利嗪片	15	9	3	1	85.7	$P = 0.00$
李近人	2009	随机对照	42	雷公藤多苷每日60～30 mg	氟芬那酸丁酯软膏	咪唑斯汀	21	12	5	2	82.5	$P < 0.01$
钟淑霞	2011	随机对照	45	雷公藤多苷每日60 mg	强脉冲激光+羟氯喹	羟氯喹	31	11	3	0	93.3	$P < 0.05$
王洁君	2011	随机对照	21	雷公藤多苷每日60 mg	栀子金花丸	西替利嗪	11	5	4	1	76.2	$P < 0.05$
张昕博	2012	随机对照	15	雷公藤多苷每日60 mg	甘草酸二铵胶囊	左西替利嗪片	8	5	2	0	86.7	$P < 0.05$
翟成	2012	随机对照	45	雷公藤多苷1 mg·d⁻¹·kg⁻¹	光子嫩肤技术	/	15	23	5		84.4	$P < 0.05$
赵玉凤	2013	随机对照	39	雷公藤多苷1 mg·d⁻¹·kg⁻¹	他克莫司软膏	复方甘草酸苷	17	10	8	4	89.7	$P < 0.01$
张玉献	2013	随机对照	30	雷公藤片1 mg·d⁻¹·kg⁻¹ 3片	复方甘草酸苷片	氯雷他定片	11	13	6	0	100.0	$P < 0.05$
李敬果	2013	随机对照	35	雷公藤多苷1 mg·d⁻¹·kg⁻¹	他克莫司软膏	他克莫司软膏	16	12	5		80.0	$P < 0.05$

消炎汤：黄芩、茯苓、防风、菊花、蒲公英各30 g，黄柏20 g，水煎，每日2次，冷敷面部，每次30 min。栀子金花丸：栀子、黄连、黄芩、黄柏、大黄、金银花、知母、天花粉各9 g，每日1次。

表7-12-4 雷公藤制剂内服联合其他药物或方法治疗神经性皮炎的临床应用

作者	发表时间	观察方法	例数	制剂和剂量	联合药物	对照药物	痊愈	显效	有效	无效	有效率（%）	P值
阮希元	1988	随机对照	60	雷公藤煎剂每日25 g	反应停	/	3	37	12	8	86.7	$P < 0.05$
廖新茂	1998	随机对照	50	雷公藤糖浆	皮炎宁酊	"新克银"煎每日1剂	42	0	6	2	96	$P < 0.05$
张良	2007	随机对照	15	雷公藤饮片每日20 g	肤痒颗粒	西替利嗪片	6	5	2	2	72.3	$P < 0.05$

"新克银"煎：雷公藤（去皮根）、红藤、鸡血藤、黄芪、黄精各20 g，每日1剂，水久煎，分2次服。

表7-12-5　雷公藤制剂内服联合其他药物或方法治疗异位性皮炎的临床应用

作者	发表时间	观察方法	例数	制剂和剂量	联合药物	对照药物	痊愈	显效	有效	无效	有效率（%）	P值
张良	2007	随机对照	21	雷公藤饮片每日20 g	肤痒颗粒	西替利嗪片	8	7	4	2	71.4	P<0.05
赖新平	2010	随机对照	30	雷公藤多苷每日40 mg	1%的氢化考的松霜	开瑞坦	5	13	9	3	60.0	P<0.01
厉秀玲	2015	随机对照	80	雷公藤多苷每日40 mg	/	开瑞坦每日10 mg	0	70	8	2	97.5	P<0.05

表7-12-6　雷公藤制剂内服联合其他药物或方法治疗其他皮炎的临床应用

作者	发表时间	观察方法	例数	皮炎种类	制剂和剂量	联合药物	对照药物	痊愈	显效	有效	无效	有效率（%）	P值
王瑛	1996	对照研究	61	夏令皮炎	雷公藤多苷每日60 mg	抗组胺药物	抗组胺药物	39	14	7	2	96.72	P<0.05
刘训荃	1997	开放对照	70	自家敏感性皮炎/过敏性紫癜	雷公藤片每日4片	强的松每日4片	强的松每日6片 或雷公藤片每日8片	68	2	0	0	100.0	P>0.05
胡随报	2007	/	78	药物性皮炎	雷公藤多苷每日30 mg	地塞米松针	/	78	0	0	0	100.0	/
张良	2007	随机对照	32	脂溢性皮炎	雷公藤饮片每日20 g	肤痒颗粒	西替利嗪片	17	9	4	2	81.25	P<0.01
李敏	2008	/	48	药物性皮炎	雷公藤多苷每日30 mg	抗组胺药物	/	48	0	0	0	100.0	/
周敏	2012	随机对照	32	郁积性皮炎	昆明山海棠煎剂每日20 g	复方黄柏液	3%硼酸液	/				96.9	P<0.05

从表7-12-3～表7-12-6看出,雷公藤联合应用对照治疗987例各种皮炎患者[1, 9, 20~29],主要为面部激素依赖性皮炎患者,大多采用随机对照的方法观察,取得了比较好的治疗效果,以雷公藤多苷片观察治疗最多,每日40～60 mg。其他的有昆明山海棠煎剂、雷公藤饮片和雷公藤煎剂等零星报告,一般3～4周为1个疗程,连续应用。总之,雷公藤制剂治疗急性炎症性皮炎起效快,服药后最短4 d见效,治疗1个月后皮疹消退,复发率低,观察疗程一般8周。进入21世纪以来,由于新药物、新治疗手段的出现及对湿疹、皮炎等皮肤病的病因、病机的研究,临床上多采用联合治疗,在起效时间、缩短病程、预防复发等方面均取得更加满意的疗效。我们曾经用雷公藤制剂,单用或联合应用氨苯砜(DDS)、类固醇皮质激素(如强的松等)治疗了一组嗜酸细胞增多性皮炎(hypereosinophilic dermatitis, HED)(图7-12-5)和嗜酸性细胞增多综合征(hypereosinophilic syndrome, HES)的患者,发现它们在改善HED和/或HES的皮疹方面

有显著的疗效,并且可减轻患者的瘙痒程度,以及减少氨苯砜(DDS)或强的松的用量等,其远期疗效有待于进一步观察和总结。另外,我们还用雷公藤制剂治疗了一些面部日光性皮炎、多形性日光疹及慢性光化性皮炎(chronic actinic dermatitis, CAD)(图7-12-6)等疾病,发现雷公藤在减轻临床症状和改善皮疹方面均有明显效果,并且能减少硫酸羟基氯喹、β-胡萝卜素的用量等,起到了一些激素无法起到的作用。

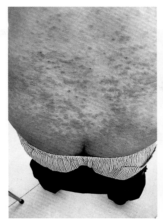

图7-12-5 嗜酸细胞增多性皮炎(HED)

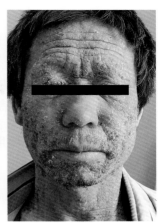

图7-12-6 慢性光化性皮炎(CAD)

二、外用雷公藤制剂治疗皮炎

随着对雷公藤制剂的开发和利用,欧阳忠辉[30]报道了用雷公藤煎剂(雷公藤生药20 g加水1 000 mL)与3%硼酸溶液随机对照湿敷治疗28例面部接触性皮炎的患者,每次30 min,每日2次。每疗程6 d。痊愈16例,显效9例,无效3例,有效率为89.29%,与对照组相比,差异也无显著性($P > 0.05$)。这方面研究文献报道不多,其疗效值得进一步评估。

第三节 作用机制的研究

一、异位性皮炎

异位性皮炎(atopic dermatitis, AD)是以剧烈瘙痒为主要临床症状的慢性炎症性皮肤病。全世界儿童患病率为10%~20%,成人1%~3%,过去的30年间,工业化国家患病率上升了2~3倍,随着我国工业化进程的加速,将有更多的儿童和成人受累。其与遗传、免疫、生理和药理有关。70%有家族遗传过敏史。存在着细胞免疫功能低下、中性粒细胞和单核细胞功能异常,体液免疫亢进,异常的免疫球蛋白IgE升高和淋巴细胞数增多,IL-2产生低下,免疫细胞Th2、Treg细胞和Th17的调控失常。

(一)雷公藤糖浆作用机制研究

王强等[2]用雷公藤糖浆、"787"胶囊(蛇毒胶囊)和黄芩甙对照治疗了96例AD患者,经4个月的治疗,雷公藤糖浆对各阶段、各类型的AD患者均有治疗作用;"787"胶囊对慢性、苔藓样变明显的异位性皮炎,黄芩甙基本无效;并且发现雷公藤糖浆治疗组在治疗后嗜酸性细胞绝对计数(AEC)、IgE等明显下降,差异有统计学意义($P < 0.01$);而IL-2和二硝基氯苯(DNCB)等提示细胞免疫功能方面则有明显改善,差异也有统计学意义($P < 0.01$);体现了雷公藤糖浆能够改善AD患者的细胞免疫和体液免疫,临床治疗效果明显。副作用少,且可控。

(二)雷公藤多苷作用机制研究

在雷公藤多苷治疗异位性皮炎患者的研究中,作者[29, 31]主要从细胞免疫和体液免疫方面进行观察分析,共观察159例AD患者,治疗后与体液免疫相关的IgE、IL-4、胸腺和活化调节趋化因子(TARC)、趋化因子受体4(CCR4)水平明显下降,差异有统计学意义($P < 0.01$);而与细胞免疫相关的指标IFN-γ则升高,差异也有统计学意义($P < 0.01$)。之所以雷公藤制剂可降低异位性皮炎患者血液中嗜酸性细胞、IgE和IL-4水平,降低趋化分子CCR4,提高IL-2、INF-γ和DNCB水平,说明雷公藤能降低异位性皮炎的体液免疫,认为雷公藤对异位性皮炎的作用可能与该药降低B细胞多克隆抗体的产生、对抗体形成途径的调节、提高细胞免疫功能、增强细胞活性等作用及抗炎作用有关,同时又能提高细胞免疫的能力。

另外,张玉环等[32]在细胞水平上对雷公藤多苷采用高、中、低三种不同浓度对AD患者外周血单核细胞进行了体外联合培养,观察了IL-2、IL-4、IFN-γ、IL-10 mRNA表达的影响。结果表明,雷公藤多苷可以抑制体外培养的AD患者PBMC中IL-2、IL-4、IFN-γ、IL-10 mRNA的表达,虽然雷公藤多苷在高浓度时对Th1和Th2细胞因子的表达均有抑制作用并无特异性,但雷公藤多苷在低、中浓度对高表达的细胞因子具有明显的抑制作用。对低表达的细胞因子作用不显著。无选择性抑制高表达的细胞因子,可能是雷公藤多苷治疗AD的机制之一。

二、变应性接触性皮炎作用机制研究

变应性接触性皮炎(allergic contact dermatitis, ACD)是由T淋巴细胞介导的抗原特异性皮肤过敏反应,以抗原刺激后皮肤出现一系列的皮肤炎症细胞浸润、炎症介质释放为特征,在接触的部位甚至以外部位发生皮肤炎症,表现为红斑、肿胀、丘疹、水疱,甚至大疱。在ACD的发病机制是属于接触超敏反应(contact hypersensitivity, CHS),是针对半抗原发生的T细胞介导的皮肤免疫反应。虽然其属于迟发型超敏反应(delayed type hypersensitivity, DTH)的一种,但也有所区别;应用雷公藤多苷及其他制剂治疗ACD收到很好的效果。

(一)雷公藤多苷作用机制研究

1. 对ACD患者的治疗观察

在ACD患者的研究中,主要从细胞免疫和体液免疫方面进行观察分析,共观察152例

AD患者,归纳如下。

（1）作者[33]治疗后与细胞免疫相关的指标Treg细胞则升高,差异也有统计学意义($P<0.05$),治疗ACD的临床疗效较好,与其具有抑制免疫反应和促进活化淋巴细胞凋亡等生物学作用有关。

（2）作者[34]在细胞水平上对雷公藤多苷采用高、中、低三种不同浓度对ACD患者外周血单核细胞进行了体外培养,观察了IL-2 mRNA、IL-4 mRNA、IFN-γ mRNA、IL-10 mRNA表达的影响。结果表明,雷公藤多苷可以抑制体外培养的ACD患者PBMC中IL-2、IL-4、IFN-γ、IL-10 mRNA的表达,但雷公藤多苷在低、中浓度对高表达的细胞因子具有明显的抑制作用,对低表达的细胞因子作用不显著。雷公藤多苷在高浓度时对Th1和Th2细胞因子的表达均有抑制作用,其抑制Th1、Th2细胞因子的作用并无特异性。无选择性地抑制高表达的细胞因子,可能是雷公藤多苷治疗ACD的机制之一。

（3）作者[35,36]在细胞水平上对雷公藤多苷采用高、中、低三种不同浓度对ACD患者外周血单核细胞进行了体外培养,观察了趋化因子γ干扰素诱导蛋白10（interferon-gamma-inducible protein-10,IP-10）、嗜酸性粒细胞趋化因子（eosinophil chemoattractant chemokine,Eotaxin）mRNA、趋化因子受体3（CXCR3）表达的影响。结果表明,雷公藤多苷含药血清高、中、低3个浓度组体外培养的ACD患者PBMC中IP-10 mRNA的表达明显低于对照组,差异均有统计学意义（$P<0.05$）;雷公藤多苷含药血清3个浓度组之间比较,IP-10 mRNA表达差异均无统计学意义（$P>0.05$）;雷公藤多苷含药血清3个浓度组之间及与对照组比较,体外培养的ACD患者PBMC中Eotaxin mRNA的表达差异均无统计学意义（$P>0.05$）。推测雷公藤多苷治疗ACD的机制之一,可能是通过调节IP-10、Eotaxin等趋化性细胞因子水平,改变细胞因子的表达,促进Th1/Th2平衡来实现的。

2. 对ACD小鼠模型的观察

在ACD模型小鼠中,研究者获取小鼠脾淋巴细胞,并与雷公藤多苷低、中、高剂量（1 μmol/L、2 μmol/L、4 μmol/L）进行培育,并对淋巴细胞的亚类进行检测。结果发现,雷公藤多苷各浓度组体均可以显著降低体外培养的ACD小鼠Th淋巴细胞含量（$P<0.01$）,雷公藤多苷可以降低ACD小鼠体外培养的Tc淋巴细胞数量,抑制Tc细胞的表达。雷公藤多苷高浓度情况下抑制Tc细胞表达与对照组比较差异具有显著统计学意义（$P<0.01$）。这种对T淋巴细胞亚群非选择性、非平衡性的抑制作用,可能使患者机体内存在的各免疫细胞亚群之间的病理性平衡产生改变,使免疫系统紊乱得以纠正。

另外,有研究者[37]获取ACD模型小鼠脾淋巴细胞,并与雷公藤多苷低、中、高剂量（5%、10%、20%）进行培育,用流式细胞仪对淋巴细胞表面的趋化因子受体CXCR3、CCR3进行检测。结果发现,雷公藤多苷含药血清可以明显地抑制体外培养的ACD小鼠淋巴细胞CXCR3的表达,但与浓度高低无明显关系。而其对体外培养的ACD小鼠淋巴细胞CCR3的表达影响不明显,可能与实验药物浓度与刺激时间有关。这些结果提示抑制淋巴细胞表面CXCR3的表达可能是雷公藤多苷治疗ACD的机制之一。

（二）雷公藤内酯酮的作用机制

雷公藤内酯酮（triptonide，简称Tri）是从雷公藤中提取的环氧二萜内酯单体化合物之一。研究者[38]以ACD小鼠为模型，观察了不同Tri浓度（1 mg/kg/d、2 mg/kg/d、5 mg/kg/d）对炎症的抑制（以耳朵肿胀程度为观察模型）和脾淋巴细胞IL-2活性，以及不同Tri浓度（0.02 mg/L、0.1 mg/L、0.5 mg/L）对淋巴细胞增殖的影响。结果发现，雷公藤内酯酮对变应性接触性皮炎、淋巴细胞增殖均具有较强的抑制作用，并呈一定的剂量效应关系。

（三）TP的作用机制

TP是从卫矛科雷公藤属雷公藤、昆明山海棠，以及苍山雷公藤等植物中分离出来的一种含有3个环氧基的二萜内酯化合物。由于它的生理活性强，具有显著的抗炎、抗肿瘤、抗生育及免疫调节作用，作为免疫抑制药物，TP可应用于许多自身免疫性疾病的治疗。该研究团队[39~41]在获取ACD模型小鼠脾淋巴细胞后，分别以0.1 μmol/L、1.0 μmol/L、10 μmol/L（低、中、高浓度组）TP作用后，观察① Fas、Bax mRNA表达和Caspase-8浓度；② 细胞周期及细胞凋亡。结果发现：不同3个TP浓度组体外培养的ACD小鼠淋巴细胞Fas表达均高于对照组，且随浓度增加，Fas表达水平逐渐升高。高浓度组及中浓度组TP对体外培养ACD淋巴细胞Caspase-8表达均高于对照组及低浓度组。TP组ACD小鼠体外培养的淋巴细胞Bax表达显著高于对照组，药物各浓度组间差异缺乏规律性。结论：TP可以通过提高Fas表达、升高胞浆内蛋白水解酶的活化Caspase-8水平的浓度、诱导Bax mRNA基因的表达，诱导细胞的凋亡。另外，ACD模型脾淋巴细胞细胞周期及细胞凋亡的观察也获得了相似结果，TP三个浓度组对G1、S期细胞的影响与对照组比较差异均具有统计学意义（$P < 0.01$），对G2期及亚二倍体细胞的影响只有高、中浓度组与对照组之间的差异具有统计学意义（$P < 0.01$）。同时高浓度组对G1、S、G2和亚二倍体的影响与低浓度组比较差别也具有统计学意义（$P < 0.01$）。三个浓度组凋亡细胞比率与对照组比较差异均有显著性（$P < 0.01$）；其中高浓度组凋亡细胞比率高于低浓度组及中浓度组（$P < 0.01$），而中浓度组与低浓度组比较差异无统计学意义（$P > 0.05$）。诱导体外培养的ACD小鼠淋巴细胞凋亡，调节淋巴细胞周期，可能是TP治疗ACD的机制之一。

（四）雷公藤红素的作用机制

雷公藤红素[42]是从雷公藤根部提取的三萜类物质，是目前值得关注的雷公藤天然活性产物之一。研究者雷公藤红素高、中、低浓度组（0.1 μmol/L、1.0 μmol/L和10 μmol/L）对ACD小鼠模型的脾淋巴细胞凋亡及其对Caspase-8表达进行观察。结果发现，雷公藤红素对体外培养ACD淋巴细胞凋亡细胞比率均高于对照组。其中除中、高浓度组凋亡细胞比率高于低浓度组且具有统计学意义（$P < 0.05$、$P < 0.01$）。雷公藤红素对体外培养ACD淋巴细胞Caspase-8表达与对照组比较差异均具有统计学意义（$P < 0.05$、$P < 0.01$），但三个浓

度药物组之间比较无统计学意义。作者研究提示雷公藤红素可以升高胞浆Caspase-8的表达，而雷公藤红素对Caspase-8的影响无明显的剂量效应趋势。本研究结果提示雷公藤红素可以升高胞浆内Caspase-8表达，从而诱导ACD淋巴细胞的凋亡。

以上研究看出，雷公藤糖浆、雷公藤多苷及其雷公藤的单体（包括雷公藤内脂酮、TP和雷公藤红素）治疗异位性皮炎和变应性接触性皮炎后均可以改善患者的细胞免疫功能，降低体液免疫反应；并降低变应性接触性皮炎小鼠模型动物的细胞免疫方面，抑制了S期和G2期淋巴细胞周期，减少Th细胞、CD3$^+$细胞和Tc细胞，降低细胞趋化分子CXCR3、IP-10、IL-2、IL-4、IFN-γ、IL-10 mRNA的表达，提高G1期淋巴细胞周期和细胞凋亡（Fas、Caspase-8和Bax）水平，呈现出一定的"量-效"关系，这说明雷公藤对于皮炎、湿疹类疾病的各个方面都有一定作用，以高浓度的雷公藤制剂效价更好。

第四节　不良反应及防范

雷公藤制剂内服应用的不良反应，早期有胃肠道不适，长期应用可能会有血常规、肝肾功能异常，以及生育期男女患者的生殖问题等。本文共分析了2 074例皮炎、湿疹患者，其中有胃部不适、呕心和厌食者共81例，占3.9%，一般在服药后4 d出现；肝功能异常者（丙氨酸转氨酶升高）共39例，平均12 d出现，占1.88%；肾功能异常共2例，平均15 d出现，占0.09%；白细胞下降共39例，占1.88%；月经紊乱者共51例，占2.4%，一般在服药6 d后出现；其他少见的有口唇糜烂、性欲下降、自觉睾丸缩小、脱发等。一旦出现以上这些副作用，只要进行减药或停药，都能得到改善；总之，应用雷公藤治疗各型和各年龄段的湿疹患者（儿童以上），剂量合理，疗程在3个月内，都是比较安全的。

第五节　体　会

雷公藤制剂单用或联合其他药物或方法、内服或外用治疗各种各样皮炎、湿疹类疾病具有明显的疗效，且不良反应少见，并可防范，是值得进一步研究的药物，在作用机制方面具有抗炎、止痒、免疫调节等多方面的功能，部分作者用雷公藤单体对小鼠皮炎模型的研究也证实了雷公藤免疫调节能力，对于细胞免疫和体液免疫都能起作用；因此，随着雷公藤的药理学、免疫学方面研究的深入，以及雷公藤单体在动物皮肤、肾脏移植方面研究的成功，为雷公藤生药或单体在科研和临床应用方面必定会带来更广阔的应用前景。但是多数文章中其临床治疗设计未采用严格的前瞻性、多中心、随机双盲的研究，而且对于使用各种雷公藤制剂后,引起湿疹、皮炎类疾病的加重及反复的问题,均未进行长期的随访,因此,对于雷公藤的观察治疗研究有待于进一步的提高,对雷公藤的研究更具科学性和先进性,更好地造福于患者。

参 考 文 献

[1] 阮希元,邵康蔚,张君坦.雷公藤治疗播散性神经性皮炎的观察[J].福建中医药,1988,19(5):53,55.

[2] 王强,陈蕾,田润梅,等.雷公藤糖浆、"787"胶囊和黄芩甙治疗异位性皮炎的疗效[J].上海医科大学学报,1996,23(5):399,400.

[3] 刘冰,王文博.雷公藤多苷治疗小儿泛发性湿疹30例疗效分析[J].北京中医,1997,16(1):27,28.

[4] 马洪明,张新洁,乔嘉伟.自拟湿疹煎治疗急性、亚急性湿疹98例临床观察[J].中国麻风皮肤病杂志,2000,16(3):147.

[5] 陈丹,毛舒和.雷公藤多苷治疗泛发性湿疹疗效观察[J].天津医学,2006,34(9):598.

[6] 高南.三藤汤治疗肛周慢性湿疹30例[J].福建中医学院学报,2006,16(5):17,18.

[7] 张丽萍.雷公藤治疗慢性湿疹疗效观察[J].现代中西医结合杂志,2002,11(4):313,314.

[8] 卢艳红.雷公藤多苷治疗泛发性湿疹疗效观察[J].包头医学院学报,2007,23(4):388,389.

[9] 张良,张群英,庄宝松.雷公藤合肤痒颗粒治疗皮炎湿疹类皮肤病临床观察[J].光明中医,2007,22(7):47,48.

[10] 戴向农,叶兴东,肖常青,等.雷公藤联合多西环素治疗手部湿疹疗效观察[J].中国麻风皮肤病杂志,2009,25(8):603.

[11] 陈晓峰.复方甘草酸铵联合雷公藤多苷治疗泛发性湿疹90例[J].中国中西医结合皮肤性病学杂志,2010,9(4):231.

[12] 韩雪松,岳致丰,周向昭.复方甘草酸单胺S联合雷公藤多苷治疗慢性湿疹引起嗜酸性粒细胞增多疗效观察[J].实用临床医药杂志,2011,15(9):105-107.

[13] 刘玮,孙钢.雷公藤多苷联合糖皮质激素长疗程间歇疗法治疗局部慢性湿疹疗效观察[J].中国中西医结合皮肤性病学杂志,2011,10(3):179,180.

[14] 高永军.雷公藤联合蜈黛软膏治疗慢性泛发性湿疹疗效观察[J].实用医院临床杂志,2011,8(6):162,163.

[15] 岳致丰,韩雪松,刘晓丹,等.复方甘草酸苷与雷公藤多苷治疗慢性湿疹[J].贵阳医学院学报,2013,38(5):541,542.

[16] 刘军麟,袁丞达.小剂量泼尼松联合雷公藤多苷、复方甘草酸苷治疗湿疹的疗效观察[J].海南医学,2014,25(17):2615-2617.

[17] 陆树柏,赵庚.雷公藤外皮煎液浸泡治疗手足湿疹56例[J].中国皮肤性病学杂志,1996,10(5):304.

[18] 姜志业.雷公藤煎剂冷湿敷治疗婴幼儿湿疹45例[J].吉林中医药,2003,23(10):22.

[19] 杨怀珠.雷公藤多苷对湿疹患者T淋巴细胞亚群的影响[J].中国中西医结合杂志,2007,27(7):592.

[20] 刘训荃,靳培英,贾虹,等.雷公藤与强的松联合治疗自家敏感性皮炎及过敏性紫癜疗效观察[J].临床皮肤科杂志,1997,(3):177-179.

[21] 廖新茂.中药"新克银"煎治疗泛发性神经性皮炎50例[J].浙江中西医结合杂志,1998,8(1):43,44.

[22] 王俊伟.雷公藤多苷联合消炎汤治疗面部激素依赖性皮炎疗效观察[J].中国皮肤性病学杂志,2005,

19(2): 114,121.
[23] 张舣,庄宝松.雷公藤多苷和氟芬那酸丁酯软膏联合治疗面部激素依赖性皮炎疗效观察[J].中国麻风皮肤病杂志,2006,22(12): 1043,1044.
[24] 赖新平.雷公藤多苷片治疗异位性皮炎的临床研究[J].海南医学院学报,2010,16(8): 1060-1062.
[25] 钟淑霞,李珊山,郑华,等.强脉冲光联合药物治疗面部皮炎的临床疗效评价[J].吉林大学学报(医学版),2011,37(3): 545-547.
[26] 王洁君,孙钧.栀子金花丸联合雷公藤多苷治疗面部糖皮质激素依赖性皮炎临床观察[J].甘肃医药,2011,30(2): 91,92.
[27] 翟成.光子嫩肤技术联合雷公藤多苷治疗面部激素依赖性皮炎90例[J].武警后勤学院学报(医学版),2012,21(4): 277,278.
[28] 赵玉凤,马立娟,孙楠.复方甘草酸苷、雷公藤多苷联合他克莫司软膏治疗面部激素依赖性皮炎疗效观察[J].中国麻风皮肤病杂志,2013,29(1): 75,76.
[29] 厉秀玲.用雷公藤多苷治疗异位性皮炎的效果及对相关指标的影响[J].当代医药论丛,2015,13(10): 277,278.
[30] 欧阳忠辉.雷公藤煎剂湿敷治疗面部接触性皮炎28例[J].江西中医药,2007,38(8): 35.
[31] 杨艳,周欣,罗育武,等.雷公藤多苷对特应性皮炎患者PBMC中TARC与CCR4表达的影响[J].中国麻风皮肤病杂志,2011,27(9): 611,612.
[32] 张玉环,邢艳玲,刘艳华,等.雷公藤多苷对特应性皮炎患者细胞因子表达的影响[J].天津医药,2009,37(7): 574-577.
[33] 罗育武,李嘉彦,黄振明,等.雷公藤多苷对变应性接触性皮炎患者外周血调节性T细胞的影响[J].岭南皮肤性病科杂志,2009,16(4): 218-220,227.
[34] 张玉环,廉信,邢艳玲,等,雷公藤多苷对变应性接触性皮炎患者细胞因子表达影响的研究[J].中国中西医结合皮肤性病学杂志,2008,7(4): 210-213.
[35] 邢艳玲,张玉环,廉信.雷公藤多苷对变应性接触性皮炎患者趋化因子IP-10、Eotaxin mRNA表达的影响[J].中国中西医结合皮肤性病学杂志,2013,12(4): 220-223.
[36] 李艳华,许建,于腾.雷公藤多苷对变应性接触性皮炎患者干扰素诱导蛋白10及其受体表达的影响[J].中国中西医结合皮肤性病学杂志,2016,15(5): 273-275.
[37] 张玉环,喻桃,陈保疆.雷公藤多苷含药血清对变应性接触性皮炎小鼠淋巴细胞表面CXCR3、CCR3表达的影响[J].中国中西医结合皮肤性病学杂志,2007,6(3): 138-141.
[38] 周平,陈学荣,李世荫.雷公藤内脂酮对小鼠变应性接触性皮炎的抑制作用及其机制探讨[J].首都医科大学学报,1996,17(1): 52-54.
[39] 张玉环,陈保疆,王萍,等.雷公藤甲素对变应性接触性皮炎小鼠淋巴细胞凋亡机制研究[J].天津医药,2008,36(9): 692-694.
[40] 陈保疆,张玉环,王萍.雷公藤甲素对变应性接触性皮炎小鼠淋巴细胞周期及凋亡的影响[J].中国中西医结合皮肤性病学杂志,2007,6(3): 133-135.
[41] 陈保疆,王萍,李晓莉,等.雷公藤甲素对体外培养的变应性接触性皮炎小鼠Th细胞Fas表达的影响[J].时珍国医国药,2008,19(2): 443,444.
[42] 陈保疆.雷公藤红素对体外培养变应性接触性皮炎小鼠淋巴细胞凋亡及Caspase-8表达的影响[J].吉林医学,2011,32(16): 3173,3174.

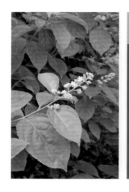

第十三章
麻风反应

麻风反应（lepra reaction, LR）为当代雷公藤用于临床治疗最早的有效病种之一。我国民间应用雷公藤作为植物源杀虫剂防治害虫有着源远传统，但也有渔户用做毒鱼虾[1]，亦常成为乡间自杀者的服毒之物[2]。20世纪60年代初期，鉴于其祛风除湿、通络止痛之效，临床率先试用治疗LR效果显著，开始广泛进行全面系统研究。20世纪90年代后，对雷公藤在生物、化学、药理、免疫和毒理等方面的研究不断深入，被更广泛地用于临床各科，制剂研究迅猛发展，多种剂型相继问世。雷公藤逐步从治疗LR、风湿性关节炎等方面发展到治疗多种常见病和疑难杂症，成为世界瞩目的药用植物资源[3]。

第一节　麻风与麻风反应

一、麻风

麻风（leprosy）又称汉森病（Hansen's disease, HD）。它是由麻风分枝杆菌（mycobacterium leprae, ML）侵犯易感个体引起的慢性传染病。该病主要涉及皮肤、黏膜和周围神经，表现为皮肤麻木及溃疡，严重者可累及深部组织、骨骼和内脏器官。该菌侵袭周围神经系统并有在其内繁殖的特性，产生的神经病变是造成该病恐惧和致残后果的原因。我国历代医籍中，曾有称之为疠、疠风、大风、恶病大风、癞疾、癞风、天刑、大麻风和麻风等。古代疾病命名变化反映出医学发展过程中，对麻风病状、病因等认知不断深化的演进过程。中医认为本病主要是由正气不足，外感风湿虫毒之邪；或接触麻风患者及其用品，毒邪乘虚而入所致。现今中西医通用"麻风"为病名，以"麻"为麻木不仁言其证，"风"为病源示其因[4]，其名本身并无"偏见""歧

作者：本章由江澄、姜文成编写。

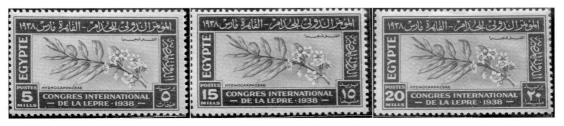

图7-13-1　1938年，埃及为第四届国际麻风大会在开罗举行发行的纪念邮票，展现了大风子树叶与花

视"之意。近年来的基因测序研究表明，麻风是人类历史上最古老的传染病[5,6]，一直成为全球关注的公共卫生和社会问题[7]。

麻风的发病机制至今仍然不很明确。目前一般的共识：外因是ML，内因是宿主的易感性，而社会和环境因素在疾病的传播方面也起着重要作用。关于治疗如早期应用大风子油（番油），1938年3月，在埃及开罗举行的第四届国际麻风大会，推颂大风子为当时治疗麻风之特效疗法，被一直应用到20世纪50年代（图7-13-1）。20世纪40年代初普洛明（砜类药物）的问世，才开创了麻风化学治疗的新纪元。

目前麻风药物治疗主要以世界卫生组织（WHO），为现场实施推荐的麻风联合化疗（multidrug therapy，MDT）方案，即利福平（rifampicin，RIF）、氯法齐明（clofazimine，Cfz，原称氯苯吩嗪，B_{663}）和氨苯砜（dapsone，DDS）三联的12个月多菌型（MB）方案；RIF和DDS两联的6个月少菌型（PB）方案[8]。

二、麻风反应

麻风患者在疾病过程中，存在的重要问题是发生麻风反应（LR）。LR是指在麻风的慢性病程中，机体对ML抗原产生的一种急性或亚急性超敏反应。它可以发生在治疗前、治疗期间，甚至完成治疗之后。此类患者若在临床识别、处理不当或未能及时有效防治，神经炎的危险可能引起神经不可逆损害，导致患者畸残和神经功能障碍。因现代医学对LR较久尚无特效疗法，成了临床经常遇到的棘手难题。患者往往痛不欲生，失却治疗信心，影响整个治疗过程。

根据超敏反应的性质，LR在临床上通常分为Ⅰ型和Ⅱ型。Ⅰ型LR是一种迟发超敏反应（DHR），属于机体对ML抗原的细胞免疫反应。主要发生于免疫状态不稳定的界线类（BT、BB、BL）麻风患者。其反应发生慢，消退也慢。临床主要表现为皮损部分或全部红肿、浸润、局部发热，多无全身症状、神经肿胀、有疼痛或触痛及四肢浮肿等症状。临床表现随患者细胞免疫反应增强或减弱而变化：一种是经过化疗者，反应后病情往往向结核样型（TT）端转化，发生"逆向反应"（reversal reaction，RR）亦称为"升级反应"（upgrading reaction，UR），临床上多见；另一种是反应后病情向瘤型（LL）端转化，称为"降级反应"（downgrading reaction，DR），临床上较少见。Ⅱ型LR又称麻风性结节性红斑（erythema nodosun leprosum, ENL)反应,是一种免疫复合物反应,属于抗原和相应抗体相结合的体液免疫反应。根据临床和组织病理学的表现,Ⅱ型LR通常发生于治疗或尚未治疗的MB(LL、BL及少数BB)患者[9]。临床呈现皮肤病变(红、痛和触痛性皮下病变),主要表现是ENL,同时伴有发热、神经肿痛、骨关节痛、淋巴结炎、睾丸炎、虹膜睫状体炎、蛋白尿及头痛、乏力、全身不适等症状。Ⅱ型LR除ENL外,尚有多形红斑样反应和Lucio现象[10]。另外,还有Ⅰ、Ⅱ型两者兼而有之的混合型LR,主要见于界线类(BT、BB、BL)患者。

20世纪50年代,国内外对LR认识有限。1963年9月巴西里约热内卢召开的第八次国际麻风大会上首次讨论了LR问题。1973年8月挪威卑尔根举行的第十次国际麻风大会上,认为两种LR在免疫学上是迥然不同的,并进一步认识到LR是导致畸残的危险因素。20世纪五六十年代,临床上多试用斯锑黑克、亚砷酸钾、普鲁卡因封闭、盐酸氯喹、苯海拉明、解热镇痛剂、钙剂或免疫抑制剂等治疗LR。上述药物虽有一定疗效但不显著,且锑剂、砷剂毒性较大。20世纪60年代以后,治疗药物主要转为类固醇皮质、沙利多胺(thalidomide, Thd,原称反应停,酞咪哌啶酮)、CFZ,以及雷公藤等药的单用或联用。由于类固醇皮质价贵、长期应用副作用多、停药后的反跳或长期依赖,以及Thd可致妊娠女性畸胎等副作用的限制,有应用己酮可可碱、环孢素、秋水仙碱、硫唑嘌呤及甲胺蝶呤等免疫抑制剂替代治疗。目前较可靠证据显示Thd为治疗ENL首选药物,CFZ、己酮可可碱也为有效药物;类固醇皮质可改善全身症状,对Ⅰ型LR首选,治疗ENL的有效性尚需设计良好的随机对照试验证明[11]。据最近印度一所三级医院中LR类型和药物使用的回顾性研究:Ⅱ型LR比Ⅰ型更常见(6:4)。泼尼松龙、氯喹,以及Thd是LR治疗最常用的药物,另有镇痛剂(扑热息痛)、抗炎剂、抗酸性药物、抗组胺剂、抗菌剂和维生素[12]。

因此,随着医学对LR认识的不断深入,仍需要寻求来源丰富、价格便宜、副作用少的治疗LR的新药和方法。鉴于近年来发现若干合成药毒副作用较大的缺点,因此"重归大自然",世界上又重现从天然动植物中研究开发新药的热潮。

近七十年来,在对麻风治疗的众多中医中药探索中,个中翘楚当以草药雷公藤对各型LR的临床应用莫属。正是"一根针,一把草"群众力量的推动,构成了雷公藤能在麻风领域临床应用的基础[3]。

第二节　雷公藤治疗麻风反应的历史

麻风反应(LR)尤其是神经痛,给患者带来了很大痛苦。用于治疗它的药物和方法尽管很多,但都不太理想。如皮质激素副作用很多,长期应用可使患者皮质功能减退,以后更难处理。Thd对Ⅱ型反应有效,但对Ⅰ型反应欠佳,孕妇服用,可产生畸胎,其他副作用也不少[13]。因此,需要寻求来源丰富、价格便宜、副作用少的治疗LR新药。1962年福建古田县麻风防治院老中医徐致鋆,受民间用雷公藤治疗"风湿病"有效的启迪。认为LR引起的结节和疼痛与"风湿"病机相同,症状相似。取"异病同治",首先应用单味草药雷公藤干根水煎剂,内服治疗LR和神经痛效果显著。它不但使神经、关节疼痛减轻或停止,且能使ENL消退。从而,揭开我国雷公藤率先应用于临床治疗的序幕[3]。古田县槐门村的麻风院山上即产雷公藤(图7-13-2),曾经李永佑教授及原福建省药品检验所检定,为TWH的近似种[14]。该院因1964年偶发一起张姓患者不遵医嘱,自误用茎叶燉服过量中毒致死事件[14],而暂时中止使用[15](图7-13-3)。

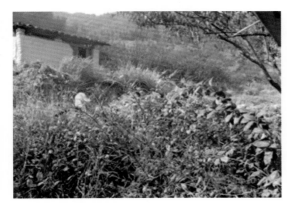

图7-13-2　古田县槐门村山区的县麻风防治院(现槐门康复村)周围生长的雷公藤

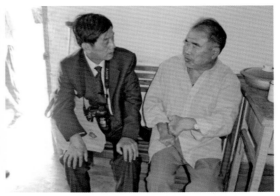

图7-13-3　中国医科院皮研所江澄(左),在古田县槐门康复村(1962年时的县麻风防治院)现场考察(2007年)

福建省白沙防治院(省皮肤病研究所)的郭仁贤,深感麻风患者因神经痛的严重痛苦后果,1964年,去古田做实地调查,带回雷公藤做动物毒性试验及LD₅₀测定。经动物试验后,郭仁贤与齐廷干、林应增、赵宝莲医生等,对去皮与不去皮的根、不同剂量的煎剂,志愿进行试药,掌握雷公藤用药部位及适宜剂量的第一手研究资料。1965年5月起,福建省白沙防治院在该省组织对LR治疗的临床验证[15],均未发现严重毒性反应,由于疗效良好颇受患者欢迎。1969年古田县麻风防治院总结了经验教训,再次将雷公藤用于临床。仅从1969年10月至1971年12月,服药达2 569人次,成为临床治疗LR的常用药物,同时大大减少了锑剂和激素的使用[15]。

1972年10月,在全国麻风病防治经验交流学习班上,福建巫光宗代表古田县麻风病防治院及省白沙防治院,以"草药雷公藤治疗麻风反应的观察报告"为题,介绍了试用雷公藤治疗LR 123例次,有效率98.3%[15]。报告受到各地与会代表的重视,并发表在当年创办的《皮肤病防治研究通讯》第4期("全国麻风病防治经验交流学习班资料选编专辑")(图7-13-4)。会议期间,江苏皮肤病防治研究所(原中国医学科学院皮肤病研究所)吕燮余药师随即与福建巫光宗接触,取得巫医师带来的建宁雷公藤药样,着手在化学、药理和临床等方面进行初步摸索。进行制剂研制,推动LR的临床试用(图7-13-5)。

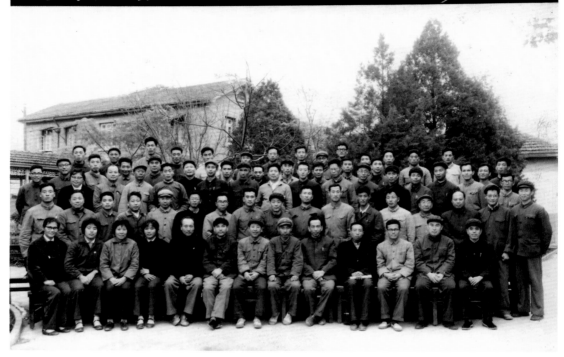

图 7-13-4　在江苏扬州举办的全国麻风病防治经验交流学习班学员参观皮研所时合影（1972年,泰州）

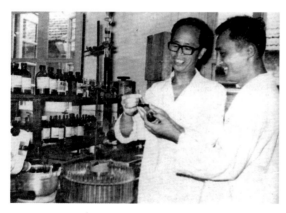

图 7-13-5　中国医科院皮研所吕燮余（左）与马道铭（右）在实验室开展雷公藤研究（1980年）

1973年,由江苏皮研所牵头,组织福建、江苏两省共同进行采用雷公藤制剂治疗LR的临床研究,开创雷公藤跨地区、多学科攻关研究的先河。

1974年,福建、江苏雷公藤研究协作组在验证雷公藤煎剂治疗Ⅰ型和Ⅱ型LR的疗效基础上,应用总生物碱及各自制备的雷公藤初级提取物等治疗LR,且与国外创用的Thd进行临床对比研究。该协作组发表了《雷公藤制剂治疗麻风反应临床初步观察报告》（1974）[13]。1974～1977年间,福建、江苏雷公藤研究协作组组织有20多个麻风及皮肤病防研单位参与治疗LR协作研究。协作组织包括福建的省白沙防治院、古田县麻防院、宁化县麻防院、南平县麻防院、龙海县大田坑医院、莆田县麻防院、建宁县皮防院、建瓯县麻防院、仙游县麻防院和福州市皮肤病防治院;江苏的泰兴县滨江医院、泰县溱湖医院、高邮县第二人民医院、金湖县新康医院、宝应县运西医院、无锡县胶山医院、海安县创新医院、沭阳县万山医院、江宁县洪幕医院、东台县黄海医院、南通县海防医院和盐城县康复医院等。中心人物有先后担任江苏皮肤病防治研究所负责人、江苏省卫生厅副厅长的盛天任、福建省白沙麻风防治院邵康蔚院长、中国医学科学院皮研所杨理合及叶干运教授等。他们对调研、组织、协调两省协作研究，保证研究成功都发挥了很大作用（图7-13-6）。

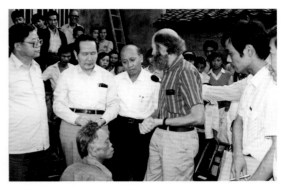

图7-13-6 当年福建、江苏省雷公藤研究协作组主要组织者叶干运（左二）、邵康蔚（左一）及杨理合（左三）教授与WHO专家在麻风现场考察（1991年，湖北）

1978年6月，卫生部在北京召开全国医药卫生科学大会，奖励1949～1977年的重大医药卫生科技成果。江苏皮肤病防治研究所、福建古田县麻风院、福建省白沙防治院等的"草药雷公藤治疗麻风病反应"项目获全国医药卫生科学大会成果奖（图7-13-7）。多年来，中国医学科学院皮肤病研究所领衔的福建、江苏两省雷公藤研究协作组，为寻求治疗LR的新药对中药雷公藤进行的协作研究，由邵康蔚、杨理合等总结整理成《雷公藤治疗麻风反应的临床观察》，1979年9月在《中国医学科学院学报》创刊号首页发表（图7-13-8）[16]。该文认为雷公藤对LR疗效不亚于Thd，且对Ⅰ型LR疗效可能优于Thd。

1984年2月，新中国麻风学者首次出席国际麻风大会。在新德里举行的第十二届国际麻风大会上，福建的邵康蔚代表中国医科院皮研所和福建、江苏雷公藤研究协作组宣读了 *Clinical researches of TWH in the treatment of leprosy reaction*（《雷公藤治疗麻风反应的临床研究》）一文[17]（图7-13-9），获得较好赞誉。另外，中国医学科学院皮肤病研究所等研制的雷公藤多苷片，获得1982年度江苏省科技三等奖（图7-13-10）。

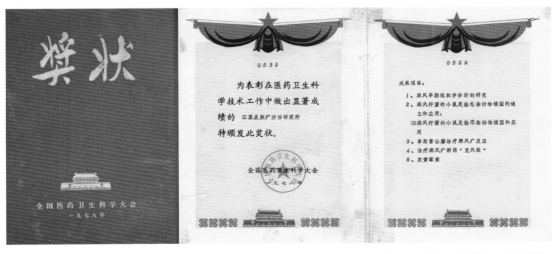

图7-13-7 江苏皮肤病防治研究所等的"草药雷公藤治疗麻风病反应"项目获全国医药卫生科学大会成果奖

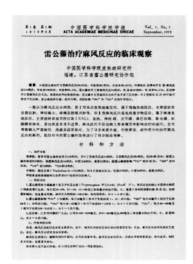

图7-13-8　刊载在《中国医学科学院学报》创刊号头版《雷公藤治疗麻风反应的临床观察》一文

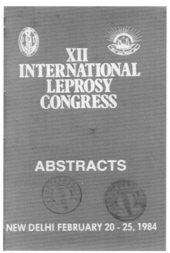

图7-13-9　中国代表在第12届国际麻风大会(新德里)上做了《雷公藤治疗麻风反应的临床观察》报告,图为《第12届国际麻风大会论文汇编》封面

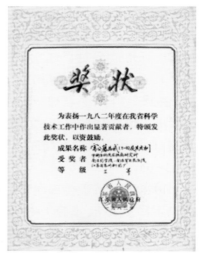

图7-13-10　中国医学科学院皮肤病研究所等研制的雷公藤多苷片获1982年度江苏省科技三等奖

第三节　雷公藤治疗麻风反应的临床观察

一、雷公藤煎剂等初级提取物及总碱治疗麻风反应的临床疗效

1962年,福建古田县中医徐致銮首用单味草药雷公藤干根水煎剂治疗LR和神经痛,效果显著,1965年在全省麻风会议上交流[14]。同年,福建省白沙防治院组织该省临床验证,共91例次,有效83例次,有效率91.2%,均未发现严重毒性反应。结果表明,雷公藤并不是神经痛的止痛药,而是较理想的治疗LR药物,包括对反应性神经痛亦有显著效果[18]。

其后,福建古田县麻风病防治院及省白沙防治院(1972年)[15],以"草药雷公藤治疗麻风反应的观察报告",介绍试用雷公藤单味去根皮(纯木质)的水煎剂、合剂、糖浆(干根片2～3钱[合10～15 g]/d),治疗LR 76例(其中,瘤型54例、结核样型20例、界线类2例),共123例次。结果有效121例次,总有效率98.3%(其中,ENL 51例次,有效率98.0%;神经痛53例次,有效率98.1%;ENL合并神经痛19例次,有效率100%)。反应症状一般在服药后第2天即开始见效,第6～7天后症状消失,并对反应引起的关节痛,以及睾丸、淋巴结肿痛均有明显疗效。但对严重的LR(高热、坏死性ENL、神经剧痛),有的效果较差。经嗜伊红细胞计数减少及尿17-酮固醇检查增高的实验提示,雷公藤的治疗作用是否与肾上腺皮质功能有关,值得进一步探讨。由于此草药疗效高,价格低廉,服用方便,副作用少,已成为临床治疗

LR的常用药物,因而大大减少了锑剂和激素的使用。

　　湖北省洪湖康乐医院(1973年)[19]也介绍采用"黄藤露"治疗LR有效。他们用雷公藤(湖北称之"黄藤")的带皮干根与水蜈蚣(球头草)的复方煎剂"黄藤露",治疗瘤型LR 13例(急性3例,亚急性7例,慢性3例)。20%干黄藤根制成的"黄藤露",日服生药10～20 g。10天为1个疗程,一般服2个疗程,重者3个疗程。对曾用多种药物处理不能控制者,改用本方后有控制反应的作用。对ENL效果尤为显著,一般5天即消退;对神经痛7天内即减轻或消失。仅1例3个月后复发。

　　福建、江苏省雷公藤研究协作组(1974年)[13]报告分析了雷公藤总碱和雷公藤煎剂治疗LR的疗效。用福建建宁县所产卫矛科雷公藤,制成雷公藤总碱、盐酸雷公藤总碱和雷公藤煎剂三种制剂。治疗69例患者的105人次LR(其中,Ⅰ型11人次,Ⅱ型94人次;雷公藤总碱39人次,盐酸雷公藤总碱17人次和雷公藤煎剂49人次)。雷公藤总碱与煎剂治疗两型LR的疗效比较,见表7-13-1。

表7-13-1　雷公藤总碱与煎剂治疗两型LR的疗效比较

型别	药物	疗效判定					总有效率(%)	消退率(%)
		消退	有效	无效	恶化	合计		
Ⅰ型	雷公藤总碱	—	3	2	1	6	50.0	—
	雷公藤煎剂	—	3	1	1	5	60.0	—
Ⅱ型	雷公藤总碱	6	19	12	13	50	50.0	12.0
	雷公藤煎剂	33	9	2	—	44	95.5	75.0
合计	雷公藤总碱	6	22	14	14	56	56.0	10.7
	雷公藤煎剂	33	12	3	1	49	91.8	67.3

注:本表依据福建、江苏省雷公藤研究协作组(1974年)[13]资料汇总。

　　雷公藤总碱与煎剂治疗Ⅱ型LR主要症状疗效的比较,详见表7-13-2。

表7-13-2　雷公藤总碱与煎剂治疗Ⅱ型LR主要症状的疗效比较

症状	药物	疗效判定					总有效率(%)	消退率(%)
		消退	有效	无效	恶化	合计		
ENL	雷公藤总碱	6	12	9	18	45	40.0	13.3
	雷公藤煎剂	25	6	0	2	33	93.9	75.8
发热	雷公藤总碱	7	4	7	10	28	39.3	25.0
	雷公藤煎剂	19	3	1	0	23	95.7	82.6
神经痛	雷公藤总碱	8	8	5	7	28	57.1	28.6
	雷公藤煎剂	13	8	0	1	22	95.5	59.1

（续表）

症状	药物	疗效判定					总有效率（%）	消退率（%）
		消退	有效	无效	恶化	合计		
关节痛	雷公藤总碱	2	7	1	1	11	81.8	18.2
	雷公藤煎剂	6	4	2	0	12	83.3	50.0
淋巴结痛	雷公藤总碱	6	1	1	0	8		
	雷公藤煎剂	3	0	0	0	3		
睾丸痛	雷公藤总碱	2	0	0	0	2		
	雷公藤煎剂	1	0	0	0	1		
虹膜睫状体炎	雷公藤总碱	0	0	0	2	2		
	雷公藤煎剂	3	0	0	0	3		
总疗效	雷公藤总碱	6	19	12	13	50	50.0	38.0
	雷公藤煎剂	33	9	2	—	44	95.5	75.0

注：本表依据福建、江苏省雷公藤研究协作组（1974）[13]资料汇总。

通过临床初试，可以认为雷公藤煎剂对LR疗效显著，有效率95.5%；雷公藤盐酸总碱和雷公藤总碱的疗效远不如煎剂，有效率分别为53%和48.6%。

江苏省雷公藤研究协作组（1976年）[20]报告用雷公藤煎剂与Thd治疗LR的对照研究。以雷公藤煎剂治疗80例（129人次），其中，Ⅰ型LR 26人次，Ⅱ型LR 103人次；以Thd治疗34例（50人次），均为Ⅱ型LR（由于国内外多数作者认为Thd对Ⅰ型LR，疗效很差，因此没用Ⅰ型作对照，以免耽误治疗，造成畸形残疾）。从发热、皮损、神经痛、血沉四个指标的比较表明：雷公藤煎剂治疗Ⅰ型反应26人次，有效率92.4%；Ⅱ型反应103人次，全部有效。Thd治疗Ⅱ型反应50人次，有效者49人次（有效率98%）。看出雷公藤煎剂对Ⅱ型LR的疗效不亚于Thd。煎剂对Ⅰ型LR的皮损见效时间平均4.7 d，明显消退时间平均19.6 d；神经痛见效时间平均6.5天，疼痛和触疼基本消失时间平均17.4 d；其中4例面部和四肢畸形明显改善。由此认为雷公藤煎剂对Ⅰ型LR可能有很好的作用。

福建、江苏省雷公藤研究协作组（1977年）[21]为进一步比较雷公藤与Thd临床上的优缺点，采用病例随机抽样，进行了雷公藤煎剂与Thd两组临床疗效对比研究。由于Thd副作用较多，有些患者拒服，故煎剂组病例多于Thd组。又因一般报告Thd对Ⅰ型LR无效，故未用Thd治疗作Ⅰ型LR对照。临床观察Ⅱ型LR共200例（318例次。其中雷公藤205例次，Thd 113例次），Ⅰ型LR反应（仅用雷公藤）32例（34例次）。剂量：按LR轻、中、重程度，分别为雷公藤（生药）10～20 g/d、21～40 g/d和41～60 g/d；Thd 100～250 mg/d、275～400 mg/d和400 mg/d以上。结果，对Ⅱ型LR，雷公藤煎剂组有效率100%，显效率99.5%，消退率96.1%；Thd组有效率96.5%，显效率91.2%，消退率85.8%。两者均有明显作用，而有效率无明显差异。但从消退率及见效、消退时间来看,雷公藤煎剂似优于Thd。雷公藤煎剂对Ⅱ型LR各种症状均有效,但Thd组有少数病例的症状无效或恶化。两组对ENL、发热、和神经痛等症状的消退率,均无显著性差异。而雷公藤对Ⅱ型LR的各种常见症状,无论见效或消退时间均快于Thd。对Ⅰ型LR,雷公藤煎剂治疗34例次,显效率64%,有效率94.1%。初步观察疗效良好。

中国医学科学院皮肤病研究所和福建、江苏两省雷公藤研究协作组(1979年)[22]发表的《雷公藤治疗麻风反应的临床观察》一文。研究对象为福建、江苏两省13个麻风医院的住院患者,共计431例次。用雷公藤煎剂及糖浆等多种制剂(观察组,318例次)与Thd(对照组,113例次)进行治疗LR的对照研究。该文系基于1977年福建、江苏两省雷公藤研究协作组报告[21]的352例次(其中,Ⅱ型LR318例次,Ⅰ型LR反应34例次);加上1974年5月至1975年3月,福建省雷公藤治疗LR研究组(郭仁贤整理)[23],应用雷公藤初级提取物"741"治疗Ⅱ型LR的32例次及江苏省雷公藤研究协作组曾用"420""104""284"等初级制剂治疗Ⅱ型LR的47例次。不含1974年福建、江苏省雷公藤研究协作组报告[13]中,已明确不是有效成分的应用雷公藤总碱的56例次(即雷公藤总碱39例次及盐酸雷公藤总碱17例次)数据。

该文中雷公藤观察组318例次(其中,Ⅰ型反应34例次,Ⅱ型反应284例次);Thd对照组113例次(均为Ⅱ型反应。因已知Thd对Ⅰ型LR无效,而未设"对照")。结果,治疗Ⅱ型LR,雷公藤制剂284例次,有效率98.9%,显效率90.5%;Thd 113例次,有效率96.5%,显效率85.8%(表7-13-3)。

表7-13-3　雷公藤多种制剂与Thd对Ⅱ型LR的疗效比较[22]

治疗分组		消退	进步	无效	恶化	共计	有效率(%)	显效率(%)
实验组(雷公藤制剂)	例次	257	24	2	1	284	98.9	90.5
	%	90.5	8.5	0.7	0.3	100.0		
对照组(Thd)	例次	97	12	3	1	113	96.5	85.8
	%	85.8	10.6	2.7	1.4	100.0		

对Ⅱ型LR主要反应症状的见效及消退时间比较(表7-13-4),两组无显著差异[21]。

表7-13-4　雷公藤煎剂与Thd对Ⅱ型LR主要症状的疗效比较

疗效	治疗分组	ENL	发热	神经痛	关节痛	淋巴结痛
见效时间(平均天数)	实验组(雷公藤煎剂)	1.7	1.5	2.2	2.5	2.2
	对照组(Thd)	2.3	2.4	2.8	3.0	1.5
消退时间(平均天数)	实验组(雷公藤煎剂)	4.9	2.5	5.7	5.3	6.0
	对照组(Thd)	5.4	4.2	7.6	7.0	4.5

治疗Ⅰ型LR，雷公藤煎剂34例次，有效率94.1%；反应症状平均见效时间：皮损4.5 d，神经痛6.3 d，浮肿3 d，发热4 d。

根据临床和实验室检查表明：从对多种雷公藤制剂治疗Ⅱ型LR和Thd疗效比较，无论其有效率，症状见效和消退时间，还是患者血沉的变化，两者都无显著差异，说明雷公藤制剂疗效不亚于Thd；Thd本对Ⅰ型LR疗效很差或无效，而雷公藤制剂有效率达94.1%，说明疗效优于Thd。因此，认为雷公藤是一种很有希望的治疗Ⅱ型LR的新药；对治疗Ⅰ型LR，值得进一步扩大病例观察研究。

福建省雷公藤治疗LR研究组（1979年）[18]以《雷公藤治疗麻风反应的初步研究》一文，追溯自1962年古田县试用雷公藤治疗LR取得初步疗效后，该省进行的六次临床验证概况。第一次（1965年）共91例次，按麻风病型分类为瘤型LR及结核样LR。第二次（1970～1971年）按反应症状分类为ENL及神经痛反应或两者兼有，共123例次。第三次（1972～1973年）也按麻风病型分类为瘤型LR、界线类LR及结核样LR，共210例次。第四次（1974年）按免疫学分类为Ⅰ型反应和Ⅱ型反应，用雷公藤及其提取物治疗Ⅰ型反应15例次，Ⅱ型反应201例次；用Thd治疗Ⅱ型反应64例次。第五次（1974～1975年）按免疫学分类，用雷公藤及其提取物治疗Ⅰ型反应15例次，Ⅱ型反应201例次；用Thd治疗Ⅱ型反应64例次。第六次（1975年）按免疫学分类，用雷公藤及其提取物治疗Ⅰ型反应15例次，Ⅱ型反应201例次；用Thd治疗Ⅱ型反应64例次。

陕西省汉中疗养院惠明（1987年）[25]报告过一例BL型住院麻风患者，出现Ⅱ型LR伴发少见的LR型咽神经麻痹。后经联用雷公藤煎剂、类固醇激素和Thd治疗而愈。

云南省勐腊县防疫站马金福（2003年）[26]对在家进行MDT中突发Ⅱ型LR的36例患者，采用雷公藤与CFZ联合治疗。雷公藤煎剂用去粗皮根茎干生药20～30 g/d，每日分3次服，7剂为1个疗程，连续可用1～3个月，煎剂制备由其家属在专业医师指导下进行；CFZ在常规MDT基础上加100 mg/d，（即150 mg/d）。ENL和疼痛消退后，即可停用雷公藤，CFZ减至50 mg/d。36例患者治疗7～30 d结果显示，97.2%痊愈，100%有效；平均起效时间3 d。

浙江省皮肤病防治研究所沈云章等（2012）[27]，观察煎煮的雷公藤合剂（25 mL，每日2次）治疗37例Ⅱ型LR，并用Thd（片剂，50 mg，每日3次）30例作随机对照研究。结果雷公藤较Thd在治愈率和有效率上均有显著差异。雷公藤在控制皮损炎症及消除神经疼痛方面效果均显著，ENL消退时间比Thd组快一倍，神经疼痛消退时间比Thd组缩短了1/3。但发热消退时间比Thd组长；睫状体充血消退时间相当。

另外，曾有过报告用雷公藤治疗麻风本病者。如江西永丰县皮肤病院（1976年）[24]报告，用雷公藤糖浆内服或自制雷公藤注射液肌内注射试治麻风本病13例。① 雷公藤糖浆：采用雷公藤去皮干根切片加水煎熬制成糖浆。用量合生药39 g/d。按剂量服用，尚未发现中毒病例。② 雷公藤注射液：雷公藤去皮干根切片加水煎熬浓缩后，以其乙醇提取液加苯甲酸止痛，4 mL/d，分两次肌内注射。结果：7例可比的瘤型患者，治疗后细菌指数下降，认为"雷公藤不但是处理LR较理想的药物，而且对治疗麻风病菌本身也有一定疗效"。其中对11例有LR者控制良好，即用其他各种药物（包括糖皮质激素类）系统治疗无效者，改用雷公藤仅服药2～3 d起效，3～5 d反应均控制或消失。又据湖北省洪湖县康乐医院（1973年）报告[19]，他们用黄藤煎剂治疗麻风本病，也取得了一定疗效。但据武汉李延林等（1979年）[28]用鼠麻风感染模型，观察黄藤及异烟肼、RIF、CFZ、二乙酰氨苯砜（DADDS）等其他四种药物的疗效，实验结果证实黄藤对鼠麻风感染也有一定疗效。但比较来看，它的疗效远差于异烟肼、RIF及CFZ。

二、昆明山海棠治疗麻风反应的临床疗效

我国临床使用的卫矛科雷公藤属药用植物，主要是雷公藤及其同种亚种昆明山海棠。昆明山海棠在我国主要分布于西南的云南、贵州、四川及浙江等地。四川省皮肤病研究所胡鹭芳等（1980年）首先报告[29]用昆明山海棠治疗LR亦取得良好疗效。研究者虽未进行临床对照，但较详细观察了昆明山海棠煎剂治疗27例的疗效（其中Ⅰ型反应4例，Ⅱ型反应23例；重度反应1例，中度反应7例，轻度反应19例）。经治疗27例两型LR中，23例症状消退，4例显效，其中对ENL和神经痛有明显疗效。Ⅱ型LR中的18例有麻风ENL，平均服药1.3 d后初见疗效，局部ENL颜色变淡、缩小，触痛减轻，平均4.2 d ENL即完全消退。Ⅰ型LR神经痛4例和Ⅱ型LR神经痛9例，服药1 d后，均能见到浅神经干疼痛和触痛明显减轻；平均3.8 d神经痛即完全消失。对睾丸炎及淋巴结肿胀也有一定的疗效。

云南文山县皮防站柏朝林（1994年）[30]用昆明山海棠治疗LR的短篇报道[29]：2例LR患者用激素和Thd治疗无效，改服昆明山海棠片2个疗程后，反应症状逐渐消失。

湖南省益阳市大福防治站曹世清等（2010年）[31]，应用昆明山海棠片联合类固醇皮质治疗重症Ⅰ型LR的个案报告，患者表现为较典型的升级反应，神经炎症状非常严重，若处理不及时，极易发生不可逆神经损害。本例临床处理后却避免了永久性功能损害。

陕西省商洛疗养院许政（2014年）[32]观察了用昆明山海棠结合西药治疗重症Ⅰ型LR的随机对照研究。将收治的30例重症Ⅰ型LR患者，随机分成各15例的两组。观察组用昆明山海棠加西药的中西医结合治疗（昆明山海棠，每片0.28 g，每次2片，每天3次，并加西药强的松等）；对照组单纯用西药治疗（主要为强的松口服，50 mg/d，每月递减10 mg/d，3个月后减少5 mg/d）。治疗半年后，两组患者皮疹均有消退，反应得到有效控制，神经炎症出现消失。对比结果见表7-13-5。

表7-13-5 昆明山海棠中西医结合治疗重症Ⅰ型LR的疗效对比

组别	例数	治愈	显效	有效	无效	总治愈率（%）
观察组	15	9	2	3	1	93.3
对照组	15	3	2	2	8	46.7

观察组总有效率为93.3%；对照组总有效率为46.7%。两组相比具备显著差异。结论认为：对重症Ⅰ型LR在临床上值得使用中西医结合疗法，能够起到较好的治疗效果。雷公藤结合强的松治疗重症Ⅰ型LR，明显减少类固醇皮质激素的用量，有效地缓解皮损炎症，并使水肿的神经组织在脱髓鞘之前得到了有效和控制，减轻神经炎，防止了对患者造成的永久性损伤，在临床上值得借鉴。

三、雷公藤多苷治疗麻风反应的临床疗效

江苏省雷公藤多苷临床科研协作组用雷公藤多苷片对LR进行了临床验证。江苏泰兴县滨江医院冯璧（1981）[33]报告用雷公藤多苷治疗LR 25例（43人次：其中Ⅰ型12人次，Ⅱ型31人次；严重反应15人次，中等反应23人次，轻度反应5人次）。Ⅰ型反应中，BT 9人次，BB 2人次，BL 1人次；Ⅱ型反应中，BL 3人次，LL 28人次。雷公藤多苷用量，一般 $1.4 \sim 1.7 \ mg \cdot kg^{-1} \cdot d^{-1}$，高者达 $2.7 \ mg \cdot kg^{-1} \cdot d^{-1}$。疗程：Ⅰ型反应 $12 \sim 82 \ d$，平均 $41.7 \ d$；Ⅱ型反应 $4 \sim 70 \ d$，平均 $20.1 \ d$。总有效率97.66%，显效与消退79.07%。1985年，冯璧增加观察人次，做过《雷公藤总苷治疗麻风反应50例疗效观察》的短篇报道[34]。结果认为，雷公藤多苷对各型反应均有效，特别是对Ⅰ型反应疗效显著。

江苏泰县溱湖医院张永发等（1981年）[35]报告用雷公藤多苷治疗LR 9例（14人次：其中Ⅰ型4人次，Ⅱ型10人次；严重反应3人次，中等反应11人次）。9例患者中，LL 2例，BL 6例，BB 1例。雷公藤多苷用量，一般 $1.4 \sim 2.0 \ mg \cdot kg^{-1} \cdot d^{-1}$，高者达 $2.5 \ mg \cdot kg^{-1} \cdot d^{-1}$。疗程：Ⅰ型反应 $45 \sim 97 \ d$；Ⅱ型反应 $4 \sim 17 \ d$。总有效率85.7%，显效率78.6%。

江苏泰兴、泰县两地用雷公藤多苷共计治疗LR 24例，57例次，其中Ⅰ型反应16例次，有效率100.0%，显效率62.5%；Ⅱ型LR 41例次，有效率92.7%，显效率85.4%（表7-13-6）。

表7-13-6　雷公藤多苷治疗两型LR的疗效观察

LR型别		疗效判定					有效率（%）	显效率（%）
		消退	显效	进步	无效	合计		
Ⅰ型	例次	9	1	6	-	16	100.0	62.5
	百分比（%）	56.25	6.25	37.5	-	100.0		
Ⅱ型	例次	32	3	3	3	41	92.7	85.4
	百分比（%）	78.04	7.32	7.32	7.32	100.0		
合计	例次	41	4	9	3	57	94.7	79.7
	百分比（%）	71.9	7.0	15.8	5.3	100.0		

注：表7-13-6、表7-13-7，均系依据冯璧[33]及张永发等[35]两资料汇总。

雷公藤多苷、雷公藤煎剂与Thd治疗Ⅱ型LR主要症状的疗效比较,见表7-13-7。

表7-13-7 雷公藤多苷、煎剂与Thd治疗Ⅱ型LR主要症状的疗效比较

疗效	治疗分组	ENL	发热	神经痛	关节痛	淋巴结痛
见效时间 (平均天数)	TWP	1.3	0.7	1.8	2.2	2.0
	雷公藤煎剂	1.3	1.4	2.0	3.0	
	Thd	4.3	2.5	5.6	7.0	
消退时间 (平均天数)	TWP	5.0	2.0	8.7	8.5	4.0
	雷公藤煎剂	4.3	2.5	5.6	7.0	
	Thd	5.3	5.5	7.0	9.0	

注:治疗Ⅱ型LR例数及药物用量为雷公藤多苷41例次(1.3~2.0 mg/kg/d);雷公藤煎剂75例次(生药20~40 g/d);Thd 8例次(200~300 mg/d)。

雷公藤多苷与雷公藤煎剂治疗Ⅰ型LR症状的疗效比较,见表7-13-8。

表7-13-8 雷公藤多苷与煎剂治疗Ⅰ型LR症状的疗效比较

治疗药物	雷公藤多苷(1981年)		雷公藤煎剂(1975年)	
反应症状	皮损充血水肿	神经痛	皮损充血水肿	神经痛
见效时间(平均天数)	4.7	4.3	5.4	7.1
消退时间(平均天数)	40.6	23.3	32.1	20.5

注:治疗Ⅰ型LR例数及药物用量为雷公藤多苷16例次(1.3~2.0 mg·kg^{-1}·d^{-1});雷公藤煎剂16例次(生药20~50 g/d)。

由于雷公藤对Ⅰ型与Ⅱ型LR都有效,特别对治疗Ⅰ型反应优于Thd(后者无效),可以认为本品是目前抗LR的首选药物。治疗LR,应用本品的剂量较其他病种为大,且症状不同剂量也有所不同。急性神经痛用量要加大到1.4~1.7 mg·kg^{-1}·d^{-1},而关节炎和ENL一般只需1.2~1.4 mg·kg^{-1}·d^{-1}。疗程:Ⅰ型反应平均41.7 d,Ⅱ型反应平均20 d即可控制[36]。奠定了雷公藤是目前治疗LR较理想药物的临床基础,亦标志着Ⅰ型LR治疗突破的状况。从而,中国医学科学院皮肤病研究所、南京药学院、南京军区总医院及江苏省泰州制药厂等单位研制的雷公藤多苷片获得1982年度江苏省科技成果三等奖(图7-13-10)。

江苏盐城市皮肤病防治所吴育珍(1986年)[37]报告,应用雷公藤多苷治疗4例麻风严重的多发性神经痛,效果满意。4例BB~BL麻风患者,1例Ⅰ型反应,3例混合型反应。其ENL等症状轻微,持续性神经痛明显,累及尺神经和腓总神经等,历时10个月至9年。入院后用三联化疗,ENL等症状较快消退,而神经痛仍未缓解。4例都用激素等治疗,均未奏效,予以雷公藤多苷片40~60 mg/d,达初效后先渐减激素量,再渐减雷公藤多苷的量。用药平

均2周开始见效,4～5周效果显著,用药时间最长9周。除1例因故停药有反跳外,其余3例效果稳定。因而认为雷公藤多苷可作为麻风神经痛的有效治疗药物。

中国医学科学院皮研所沈建平(2013年)等[38]认为,尽管Thd和类固醇皮质治疗ENL(即Ⅱ型LR)有效,但在一些伴有慢性反复发作的ENL患者中处理较困难。鉴于雷公藤多苷对人类免疫系统有与类固醇皮质相似的抑制作用,作者再次系统观察雷公藤多苷对Ⅱ型ENL反应的疗效和副作用。此研究得到该所李文忠教授的悉心指导及国际知名麻风专家、法国佛勒豪麻风基金会秘书长纪宝宏教授的大力支持。采用开放性研究,将入选的34例患者分成雷公藤多苷单独治疗组(A组,18例)及雷公藤多苷加服类固醇皮质联合治疗组(B组,16例)。治疗观察期间患者临时收入云南省文山州皮肤病防治研究所病房住院治疗4周,A组患者口服雷公藤多苷片60～80 mg/d,治疗4周,然后停药或减量出院继续治疗2～4周;B组治疗方法为在A组基础上加服类固醇皮质。用药均由护士监服。所有患者出院后每隔2周来门诊复查或医生登门随访,观察治疗的远期效果。由于两组患者入选时在临床ENL病情程度不同,没有可比性,所以该研究目的是观察雷公藤多苷对ENL的疗效,不是比较A、B两组的疗效。对ENL在治疗前、治疗中和治疗后的临床评分,采用Dr. Diana Lockwood设计的评分表(修改)。结果:治疗4周后,临床平均评分显示,A组18例患者从疗前的10.94下降到0.94;B组16例患者从疗前的13.19下降到1.63。两组分别在治疗2周时即见到临床改善,与治疗前比较差异有统计学意义。研究证明:雷公藤多苷在治疗Ⅱ型LR方面有显著疗效;它与类固醇皮质合用治疗ENL时,具有减少类固醇皮质剂量的作用。尽管两组在药物减量或停药后有一半出现ENL复发,但与Thd和类固醇皮质相比,雷公藤治疗的复发症状较轻,重服原来剂量的雷公藤多苷仍可控制症状。作者指出,雷公藤多苷在治疗麻风Ⅱ型反应方面有显著疗效,药物副作用轻微,是一个可选择的有效药物。但对停药或减量过快出现的ENL复发,需要研究制定出一个针对不同个体、缓慢减量的治疗方案,以便更好地控制。

第四节　雷公藤治疗麻风反应的作用机制

福建、江苏省雷公藤研究协作组(1974年)[13]指出,鉴于有人认为LR是免疫反应综合征,而雷公藤不但对两型LR应都有效,而且对某些自身免疫病如RA也有明显的疗效。因此,雷公藤中是否有某种免疫抑制剂值得进一步研究。

江苏省雷公藤研究协作组(1976年)[20]认为雷公藤的作用机制和Thd不同,它对两型LR应都有效,证明其抗炎作用比Thd更广,尤其是雷公藤煎剂对急性神经反应效果明显,其作用机制值得研究。

实验研究如北京热带医学研究所翁小满(2004年)[39]。通过雷公藤免疫调节的体外研究,对免疫表现型的分析揭示,雷公藤可能与LPS竞争结合CD14受体。该研究为雷公藤可作为抗炎剂治疗LR提供了基本依据。另有实验研究显示,雷公藤多苷具有抗炎作用和免疫抑制作用[40]。这些是其药理活性的主要代表,也是目前临床应用雷公藤最广泛的一个方面。

第五节　雷公藤治疗麻风反应的临床不良反应

雷公藤作为植物药,其根、茎、叶、花均剧毒。而既往文献发现,凡用雷公藤后导致严重后果危及患者生命的病例均有不正确使用的因素,如自杀、误服、擅自加大用量、煎煮时间过短、使用时间过长等[3]。麻风学界因1964年即有过古田县麻风防治院偶发患者误服中毒致死事件之教训,故一开始就谨慎对待,虽广泛应用但引起中毒的报告寥寥。其出现的负面效果应该属于临床不良反应或副作用,主要在消化、泌尿生殖、造血、心血管、神经系统及皮肤黏膜损害。其有效治疗量与最小中毒量比较接近,治疗安全范围较窄。因此,作为慢性病的麻风在用于LR时,较长期服用后可能出现的临床不良反应,也是医患共同关注的热点。

一、雷公藤煎剂等初级提取物的临床不良反应

福建古田县麻风病防治院等(1972年)[15]指出:此药的根皮及茎叶均有剧毒,药用其去皮的干根木质,则毒性较小。临床最常出现的副作用为消化道刺激症状,但不严重,经一般处理或停药后均能消退。

湖北洪湖康乐医院(1973年)[19]采用"黄藤露"治疗LR时,出现有口干、嗜渴和肢端发胀等副作用,可自行消失。

福建、江苏省雷公藤研究协作组(1974年)[13]分析雷公藤总碱和煎剂治疗LR的时指出,副作用主要是胃肠道反应,轻者腹胀、肠鸣、上腹部不适,重者上腹部疼痛、恶心、腹泻,严重者腹痛如急腹症,腹泻可日达28次,可有肠黏膜脱落。比较而言,雷公藤总碱副作用较少;煎剂副作用较多,剂量愈大愈明显,有的比较严重。一般对症处理停药,一周左右即可恢复正常。血常规指标变化:在服煎剂20例患者中,有白细胞减少5例,中性白细胞也减少。白细胞总数下降至4 000/mm³以下者2例,下降至3 000/mm³以下者3例。作者认为,血常规指标改变和胃肠道反应,可能不是一种物质所引起。另外,可能对肝脏有影响,如有1例发生轻度肝损害。作者指出,就普通剂量雷公藤煎剂9.4～15.6 g/d而言,对严重的LR疗效较差;对重度LR所用剂量较大(如50～60 g/d),也能获得良效,但副作用较多,认为其毒性物质需进一步研究剔除。

江苏省雷公藤研究协作组(1976年)[20]在《草药雷公藤治疗80例(129人次)麻风反应疗效观察报告》中,观察到主要副作用有胃肠反应(46.5%)和白细胞减少(至4 000/mm³以下者9.3%)。胃肠反应严重者需停药对症处理,白细胞减少一般停用雷公藤5～7 d后即可自行恢复

正常。肝肾功能检查患者未见明显变化。胃肠反应和患者胃肠功能有一定关系,脾胃虚弱者发生较多。且已证明药物提取可减轻胃肠反应。白细胞减少可能和服药时间长短有关系。白细胞减少是否和雷公藤里含二萜环氧化合物有关系,尚待进一步研究。

中国医科院皮研所和福建、江苏省雷公藤研究协作组(1979年)[22]观察表明,副作用主要是胃肠道反应和白细胞减少。雷公藤煎剂治疗Ⅱ型LR 205例次中,62例次(30.24%)出现副作用,常见的是胃肠道反应(如恶心、呕吐、纳减、胃部烧灼感、便稀、腹痛、腹泻),头晕和乏力等;治疗前后检查血液白细胞195例次,7例次(3.6%)疗后降至4 000以下者。对照组Thd治疗Ⅱ型LR 113例次中,出现副作用47例次(41.6%),常见的有头晕、嗜睡、疲乏、口干、上腹部闷痛、便秘、腹泻及肢端浮肿等,副作用且随剂量而增大。雷公藤煎剂治疗Ⅰ型LR 34例次中,16例次(47.1%)出现胃肠道反应;治疗前后检查白细胞22例次,6例次(27.3%)疗后降至4 000以下。年老体弱者胃肠道反应较多,用药时间较长者白细胞减少较多,这提示我们对长期服药的患者,必须定期检查血常规指标。作者指出,较雷公藤煎剂而言,雷公藤提取物的副作用一般较少、较轻。提取物中的雷公藤总碱、"741"及"420"的副作用较多,而"104"及"124"的副作用较少、较轻,未见一例发生严重的胃肠反应和白细胞减少,但是,因治疗Ⅱ型LR服药时间较短,雷公藤的毒性物质是否可以完全剔除,需要进一步研究。

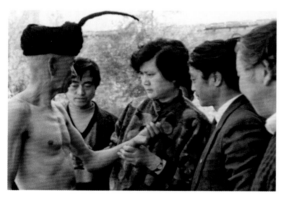

图7-13-11 四川省皮研所胡鹭芳所长(中,女),在凉山彝族地区对麻风化疗患者监测随访

胡鹭芳(1980年)等[29]也观察到昆明山海棠有与雷公藤类似的副作用,主要为头晕及胃肠刺激症状,27例中有5例头晕,1例恶心,1例腹痛、肠鸣,1例上腹疼痛较重,停药后即逐渐消失。另有4例患者白细胞数明显减少(4/23),停药后恢复正常(图7-13-11)。

钱惟君(1982年)报告[41],在江苏吴江县慢性传染病防治院发生两例雷公藤治疗LR引起的弥漫性脱发,以期引起注意。1例瘤型患者Ⅱ型LR,反复持续一年余,依赖糖皮质激素及Thd仍无法控制;另1例BB患者Ⅰ型LR,持续二年余、反复增恶,长期依赖糖皮质激素控制。1975年遂改用中草药雷公藤煎剂试治,30 g/d,2周为1个疗程。服药7 d后,反应明显缓解或基本控制,服完2周LR消退,且未再复发。但患者除出现较严重肠胃道反应及白细胞减少外,曾发生弥漫性脱发,停药半年后,头发均重生、恢复正常。

马金福(2003年)[26]对在家进行MDT中突发Ⅱ型LR患者,联用雷公藤煎剂与CFZ在家治疗36例,未见报告有严重毒副作用发生。

沈云章等(2012年)[27]用雷公藤合剂治疗Ⅱ型LR的对照研究显示,副作用主要表现为胃肠道反应,雷公藤13.5%发生,Thd 10%有胃肠道不适,但均可耐受。由于Ⅱ型反应多数为轻型、急性型反应,治疗时间较短(一般不超过2周)。因此,作者认为该药物所致的不良反应不会影响治疗,较Thd有更多的优势。

二、雷公藤多苷的临床不良反应

冯璧（1981年）[33]及张永发（1981年）等[35]两文报告，雷公藤多苷的副作用较煎剂小，但仍有8例发生白细胞减少（8/57）；另有皮肤色素沉着及轻度肠胃道等反应者。雷公藤多苷的副作用是可逆的，停药后可很快恢复正常。

徐文严（1981年）等[40]指出，雷公藤多苷的副作用与雷公藤生药大致相同，但发生率约较后者低1倍，程度也较后者轻。

沈建平（2013年）等[38]的研究中，雷公藤多苷的副作用非常轻微，大多数患者能够耐受，对症治疗后均好转。除2例患者在研究初因服药后出现恶心呕吐退出研究外，其他患者对药物耐受良好。另有1例患者服药时有轻度恶心和欲呕吐感，改在饭后服用药物后症状缓解。另1例患者在服药第2、3周感到皮肤瘙痒，服用抗组胺药后缓解。治疗前，有26例患者血沉增快，至治疗4周时，19例血沉恢复或接近正常；有22例患者中性白细胞数量升高，至治疗2周时均恢复正常；有6例患者有蛋白尿，至治疗4周时均阴转。研究中所有患者检查肝肾功能指标都在正常范围内（图7-13-12）。

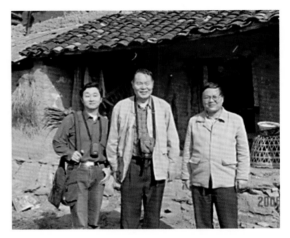

图7-13-12　中国医科院皮研所雷公藤研究组专家李文忠（中）、沈建平（右）等，于云南随访TWP对麻风ENL疗效后，在农家门前留影（2006年）

第六节　雷公藤的制剂、剂量、用法和禁忌

一、制剂、剂型及给药途径

福建古田县麻风病防治院等（1972年）[15]报告，使用雷公藤单味水（煎）剂、合剂及糖浆等不同剂型口服，疗效无明显差别。但郑家润等（1982年）[42]曾指出：需注意的是，煎剂煎熬时间过长可以破坏有效成分，雷公藤用乙醇萃取可减少杂质及胃肠道刺激（图7-13-13）。

福建省雷公藤治疗麻风反应研究组（1979年）[18]观察到，雷公藤煎剂、糖浆、冲剂三种剂型口服，对LR都同样有效。由于糖浆剂服用方便，较受患者欢迎，但剂量比煎剂大。

中国医科院皮研所，福建、江苏两省雷公藤研究协作组（1979年）[16]报告指出，雷公藤盐酸总碱和雷公藤总碱的疗效远不如煎剂，初步认为雷公藤治疗LR的有效组分不在

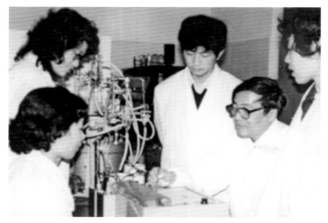

图7-13-13　中国医学科学院皮肤病研究所郑家润（右二）与同事们在实验室

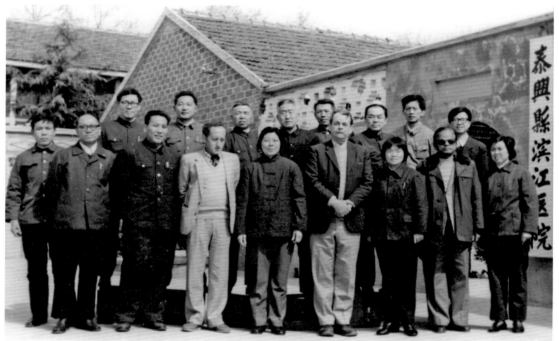

图7-13-14　江苏泰兴县滨江医院冯璧院长（前中，女）与来访的国际麻风协会主席勒夏（前右四）等WHO麻风考察组一行合影，后排右二为本文作者之一江澄，前左二为杨理合

雷公藤总碱里，而在其他雷公藤提取物中。因此其有效成分及药理作用有必要进一步研究。江苏省雷公藤多苷临床科研协作组分离出雷公藤多苷后，1979年起正式试用雷公藤多苷片剂。冯璧（1981年）[33]认为，雷公藤多苷与煎剂的疗效不分上下，但副作用较煎剂小（图7-13-14）。

　　江西永丰县皮肤病院（1976年）[24]报告，除将雷公藤制成糖浆内服外，曾尝试过用乙醇提取制成注射液，用于肌内注射。作者认为两者疗效一致；糖浆用量较大，针剂用量小，但患者反映局部有痛感，唯能忍受。其后，则鲜见有应用注射剂之报告者。

二、剂量

福建、江苏省雷公藤研究协作组（1974年）[13]发现，雷公藤煎剂对一般LR患者9.4～15.6 g/d，有效率可达90%左右，而坏死性ENL要50～60 g/d才可奏效，可见药物剂量可能与LR程度有一定关系。同时，有7例以往长期需用糖皮质激素的LR患者，试用雷公藤煎剂逐步把糖皮质激素撤下，均获成功。

江苏省雷公藤研究协作组（1976年）[20]报告指出，雷公藤煎剂的剂量一般30～40 g/d即有明显效果；慢性ENL减至10 g/d以下便容易复发；少数坏死性ENL维持剂量需20 g/d以上才能巩固疗效。

福建、江苏省雷公藤研究协作组（1977年）[21]提及雷公藤均可根据LR轻重程度不同，采用大、中、小不同剂量治疗。给药方法一般认为开始给以较大剂量，见效后改用中、小剂量控制为佳。

福建省雷公藤治疗LR研究组（1979年）[18]在雷公藤临床验证中，分为三个等级剂量治疗Ⅱ型反应，比较其消退率和平均消退时间，发现剂量大小与疗效高低并不成正比关系，因此不必强求用大的剂量治疗，而剂量的大小与副作用出现频率似成正比关系。

冯璧（1981年）[33]认为，雷公藤多苷治疗LR总的来说，剂量要较其他病种为大。反应症状不同，用量亦不同。急性神经炎用量比ENL和关节炎用量大。神经痛一般用量1.4～1.7 mg·kg^{-1}·d^{-1}，而ENL只需1.2～1.4 mg·kg^{-1}·d^{-1}就能获得满意的效果。并体会到开始用量要足，一般不宜从小剂量开始逐渐加量。否则，疗效差疗程长。

张永发等（1981年）[35]报告雷公藤多苷用量，一般1.4～2.0 mg·kg^{-1}·d^{-1}，高者达2.5 mg/kg/d。作者认为，雷公藤多苷对Ⅰ型与Ⅱ型LR均有效，优于Thd，但似逊于煎剂。而雷公藤多苷的副作用较煎剂轻，使用较方便。

雷公藤多苷保留生药的疗效，副作用显著下降，虽然剂量需要高于其他病种，但比生药安全得多。雷公藤多苷对两型LR的各种症状都有效。特别是对Ⅰ型反应疗效显著。对神经炎的疗效优于糖皮质激素。两者并用又优于单用，这对控制LR所致的畸形有很重要的作用[40]。

三、用法

冯璧（1981年）[33]指出，治疗LR在某些神经反应病例还显示雷公藤多苷优于糖皮质激素；糖皮质激素与雷公藤多苷联合使用，对神经炎效果较单用更佳。

福建泉州市皮防院黄悦祥等（1987年）报告[43]，采用雷公藤煎剂（15～30 g/d）加用Thd（100～200 mg/d）联合治疗Ⅱ型LR，并与单用雷公藤煎剂（生药30～50 g/d）或单用Thd（150～300 mg/d）比较。研究结果，雷公藤和Thd联合使用的效果优于两者单独应用者，治愈和显效率从29.4%提高到75%。参照其他的研究结果可以认为，雷公藤可减少Thd的用量和提高其治疗效果。

福建三明市皮防院宁化门诊部张族祥在1997年[44]及1998年[45]，先后两次报告了以中西医结合治疗ENL反应的观察结果。对中西医结合的实验组（73例次）根据中医理论，将ENL反应辨证分为血瘀、湿热、寒湿三型（26、32及15例次），均以雷公藤去皮干根（20～30 g/d）分别与活血化瘀（桃红四物汤合失笑散加减）、清热利湿解毒（四妙勇安汤加味）及健脾除湿散寒通络等三法施方；并加消炎痛对症处理。同时，以52例次单用西药作为对照组，即用强的松或Thd或酒石酸锑钾（1985年以前）、CFZ（1985年以后），以及消炎痛对症处理。结果：中西医结合组（73例次）的总有效率94.5%，消退率69.9%；对照组（52例次）的总有效率92.3%，消退率65.3%。雷公藤为主的实验组与对照组疗效无显著差异。但辨证论治着眼于调整患者整体功能，具有见效迅速，副作用少，停药后再发时间延长的优点。与对照组比较，见效时间平均缩短0.8 d，消退时间平均缩短1.2 d。

马金福（2003年）[26]采用雷公藤与CFZ联合治疗，认为CFZ虽具有抗麻风及抗炎作用，但作用缓慢，在服药1～2个月后逐渐显效；但此药副作用较少，用药较为安全。采用雷公藤煎剂和CFZ联合治疗Ⅱ型LR能取得较好疗效。

四、禁忌

雷公藤制剂孕妇禁服。老年有心血管严重疾患者，以及育龄和儿童患者宜慎用[42]。

第七节　评价与展望

一、LR是破坏麻风慢性病程和临床稳定的标志

麻风作为一种古老的慢性传染病，LR是破坏其慢性病程和临床稳定的标志。LR导致的神经病变，通常是引起麻风致残后果和疾病隐喻、恐惧的主要原因。半个世纪以来，中草药雷公藤率先用于对LR的控制，从临床试治走向实验研究，从粗制研究走向单体研究，从分散研究走向协同研究，从试治数种疾病走向多元化研究，取得堪称满意及可载入史册的成果。

LR的临床控制，历经从锑剂、氯喹、糖皮质激素过渡到Thd、CFZ和雷公藤的过程。目前，Thd尚是治疗ENL的首选药物，但它对Ⅰ型反应几乎无效；糖类固醇皮质为中、重度Ⅰ型LR首选，但有停药反跳及长期应用的药物依赖与不良反应之忧。长期的临床研究及应用经验表明，植物药雷公藤（含昆明山海棠）对治疗Ⅰ型与Ⅱ型LR都有效（有效率可达92%以上，治愈率85%以上）。Ⅱ型反应的疗效不亚于Thd，特别对Ⅰ型反应优于Thd，这有益于防控麻风的残疾与畸形。

二、需有设计良好的随机对照实验

正如济南王晓东等（2010年）[46]，在评价"目前较可靠证据显示 Thd 为治疗 LR 的首选药物"的同时，所指出的："本文认为 Thd 为治疗 ENL 首选药物，但包括的文献质量较差，患者较少，只是基于目前证据得出的结论，证据可靠强度不高。对照临床实验结果显示：雷公藤治愈率达 90.49%（257/284）优于 Thd 85.8%（97/113），值得进一步研究。糖皮质激素可改善全身症状，对 Ⅰ 型 LR 首选，治疗 ENL 的有效性尚需设计良好的随机对照试验证明。"

同样，鉴于诸多历史原因之限制，雷公藤治疗 LR 研究的质量总体上也难尽人意，尤其是对 Ⅰ 型反应专项研究的样本量偏小。虽有临床研究显示雷公藤治疗 LR 有显效，但鲜有无异质性的文献可用来合并分析疗效的结果。基于目前的研究得出的结论，证据可靠之强度尚显不足，值得进一步研究。尽管，现今麻风发病日益减少，麻风的病程慢性，住院治疗观察对象减少，研究病例的来源及对照研究难度日趋增加。但是，今后治疗 LR 的有效性研究，尚仍需有设计良好的随机对照实验，合理选择有效样本，提高观察结果的科学性，来进一步加以证实。

三、对机体潜在的不良反应不容忽视

虽然雷公藤及其制剂在 LR 临床应用上疗效明显，但安全范围小的基本特点，极大地限制了临床的广泛运用。因为 LR 需较长时间服药，故其对机体潜在的不良反应不容忽视。因此，一方面，临床应用需要在有经验的医师指导下使用，严格掌握适应证、剂量（尽可能按公斤体重给药）及疗程。进一步规范包括药物的剂量、疗程、病情控制后如何维持疗效等治疗方法，以期进一步提高疗效。另一方面，深入对雷公藤及相关制剂进行化学结构修饰，使其减毒增效，最大限度地发挥其药理作用，是防治研究人员广为关注的重要问题。

四、加强药理、药化及生产工艺研究

雷公藤具有多种药理活性，成分复杂，加强对其有效单体的分离及结构阐明，推动药理及临床研究的进一步深入，以便对这一药物的开发利用。当前市售各种雷公藤制剂，原料、工艺、质控标准都欠统一，故进一步研究、完善其质量控制技术方法及手段，尤为必要。同时，加强药理、药化及生产工艺等研究，为研究人工合成及扩大生产及供应。以利消除麻风危害，造福人类文明。

参 考 文 献

［ 1 ］ 禁雷公藤药鱼.宁波市档案馆.《申报》宁波史料集－1.宁波：宁波出版社,2013：37.

［ 2 ］ 王克辉.民间药与验方续编［J］.北京：中医月刊,1954,(11)：19.

［ 3 ］ 江澄.植物药雷公藤从民间到明星之路－关于雷公藤研究初中期历史拾零［C］.第5届全国雷公藤学术会议,泰宁,2008：143－151.

［ 4 ］ 禤国维.皮肤性病中医治疗全书［M］.广州：广东科技出版社.1996：88,89.

［ 5 ］ Han X Y, Seo Y H, Sizer K C, et al. A new mycobacterium species causing diffuse lepromatous leprosy［J］. Am J Clin Pathol, 2008, 130: 856～864.

［ 6 ］ Xiang Y Han, Silva Francisco J. On the Age of Leprosy［J］. PLOS Neglected Tropical Diseases, 2014, 8(2): 1～8.

［ 7 ］ 江澄.麻风病学简史［C］//李文忠.现代麻风病学［M］.上海：上海科学技术出版社,2006：1.

［ 8 ］ 国家卫生计生委办公厅.全国消除麻风病危害规划（2011－2020）［DB/OL］.www.nhfpc.gov.cn/jkj/s3589/201603/b55b2e68ce5d48a7b456528c2ac0e4d4.shtml.［2018－12－31］.

［ 9 ］ 卫生部政策法规司.WS 291－2008 麻风病诊断标准［S］//中华人民共和国卫生标准汇编 2008年度(中).北京：中国标准出版社,2010：287.

［10］ Cuevas J, Rodriguez-Perlto J L, Carrillo R, et al. Erythema nodosun leprosum: reactional leporsy. Semin Cutan Med Susg, 2007, 26: 126－130.

［11］ 王晓东,贾洪,闫军,等.药物治疗麻风性结节性红斑随机对照临床试验的评价［J］.中国麻风皮肤病杂志,2010,26(5)：327－330.

［12］ M Kulkarni, A Patil, S Aathawale. Retrospective analysis of prescriptions in the management of lepra reactions: Results of a single center study from tertiary hospital in Maharashtra［J］. Asian Journal of Pharmaceutical & Clinical Research, 2017, 10(5): 191.

［13］ 福建、江苏省雷公藤研究协作组.雷公藤煎剂治疗麻风反应临床初试观察报告.皮肤病防治研究通讯,1974,3(3)：219－224.

［14］ 曾昭鸿,等.福建麻风防治(内部资料)［M］.福州：福建省卫生厅,1998：158,163,164.

［15］ 福建省古田县麻风病防治院,省白沙防治院.草药雷公藤治疗麻风反应的观察报告［J］.皮肤病防治研究通讯,1972,1(4)：351,352.

［16］ 中国医学科学院皮肤病研究所,福建、江苏省雷公藤研究协作组.雷公藤治疗麻风反应的临床观察［J］.中国医学科学院学报,1979,1(1)：71－74.

［17］ Shao K W, Yang L H, Ye G Y. Clinical researches of TWH in the treatment of leprosy reaction［Abstracts］(C). XII ILC, New Delhi, 1984: 140.

［18］ 福建省雷公藤治疗麻风反应研究组.雷公藤治疗麻风反应的初步研究［J］.福建医药杂志,1979,1(6)：27,28.

［19］ 洪湖县康乐医院.黄藤露治疗麻风反应［J］.湖北科技(医药部分),1973,(2)：59.

［20］ 江苏省雷公藤研究协作组.草药雷公藤治疗80例(129人次)麻风反应疗效观察报告［J］.医学研究通讯,1976,5(4)：23－28.

［21］ 福建、江苏省雷公藤研究协作组.雷公藤与酞胺哌啶酮治疗麻风反应临床对比观察结果［J］.皮肤病防治研究通讯,1977,6(4)：213－217.

［22］ 中国医学科学院皮肤病研究所,福建、江苏省雷公藤研究协作组.雷公藤治疗麻风反应的临床观察［J］.中国医学科学院学报,1979,1(1)：71－74.

［23］ 福建省雷公藤治疗麻风反应研究组.雷公藤提取液74-1临床试验观察［A］.福州：福建白沙防治院.麻风病科研论文集7（1972～1978）［C］.1979：57-61.

［24］ 江西省永丰县皮肤病院.雷公藤治疗麻风的临床观察［J］.新医实践,1976,（Z1）：72-74.

［25］ 惠明.雷公藤、类固醇和反应停联用治疗麻风反应性咽麻痹一例报告［J］.中国麻风杂志,1987,3（3）：164.

［26］ 马金福.雷公藤煎剂与氯苯吩嗪联合治疗Ⅱ型麻风反应［J］.中国麻风皮肤病杂志,2003,19（2）：197,198.

［27］ 沈云章,于小兵,贺悦,等.雷公藤合剂治疗37例Ⅱ型麻风反应疗效观察［J］.中国麻风皮肤病杂志,2012,28（5）：365,366.

［28］ 李延林,卢健民,黄凤香.黄藤等药物对鼠麻风感染治疗效果的实验研究［J］.皮肤病与性病,1979,（Z1）：9-14.

［29］ 胡鹭芳,杨廉德,周丕常,等.昆明山海棠治疗麻风反应27例疗效报告［J］.四川医学,1980,1（2）：95,96.

［30］ 柏朝林.昆明山海棠治疗麻风反应［J］.中国麻风杂志,1994,10（2）：117.

［31］ 曹世清,蔡晋.中西医结合治疗重症Ⅰ型麻风反应1例［J］.临床和实验医学杂志,2010,9（19）：1516.

［32］ 许政.中西医结合治疗重症Ⅰ型麻风反应探讨［J］.中国地方病防治杂志,2014,29（S2）：92.

［33］ 冯璧.雷公藤总苷治疗麻风反应43例疗效观察［A］.南京：江苏省雷公藤科研协作组.雷公藤总苷鉴定会资料（二）临床部分［C］,1981：125-130.

［34］ 冯璧.雷公藤总苷治疗麻风反应50例疗效观察［J］.临床皮肤科杂志,1985,7（4）：211.

［35］ 张永发,彭贤玉,马步宽.雷公藤总苷（TⅡ）治疗LR临床观察［A］.南京：江苏省雷公藤科研协作组.雷公藤总苷鉴定会资料（二）临床部分［C］,1981：131-137.

［36］ 戴惠珍.治疗免疫性疾病新药雷公藤总苷［J］,江苏医药.1982,17（6）：39.

［37］ 吴育珍.雷公藤总苷治疗麻风反应神经痛［J］.中华皮肤科杂志,1986,19（4）：217,218.

［38］ 沈建平,周敏,严良斌,等.雷公藤多苷治疗麻风结节性红斑的疗效观察［J］.皮肤性病诊疗学杂志,2013,20（3）：164-168.

［39］ 翁小满,Atkinson S,Gorak-Stolinska,等.雷公藤免疫调节的体外研究［J］.中华微生物学和免疫学杂志,2004,24（12）：946-949.

［40］ 徐文严,等.雷公藤总苷（TⅡ）临床试治554例各种疾病小结［A］.南京：江苏雷公藤科研协作组.雷公藤总苷鉴定会资料（二）临床部分［C］,1981：1-9.

［41］ 钱惟君.草药雷公藤治疗麻风反应引起弥漫性脱发两例报告［J］.皮防战线（昆明）,1982,5（1～2）：46,47.

［42］ 郑家润,吕燮余.雷公藤的临床和实验研究（综述）［J］.中医杂志,1982,23（9）：77.

［43］ 黄悦祥,卢丽娘,邵康蔚.联用雷公藤和反应停治疗Ⅱ型麻风反应［J］.中国麻风杂志,1987,3（3）：163,164.

［44］ 张族祥.中西医结合治疗麻风结节性红斑反应15例［J］.福建中医药,1997,28（4）：37.

［45］ 张族祥.中西医结合治疗麻风结节性红斑反应疗效观察［J］.实用中医药杂志,1998,（4）：8.

［46］ 王晓东,贾洪,闫军,等.药物治疗麻风性结节性红斑随机对照临床试验的评价［J］.中国麻风皮肤病杂志,2010,26（5）：327-329.

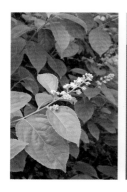

第十四章
消化道疾病

　　雷公藤在消化系统疾病的应用开始于20世纪90年代,最先应用于炎症性肠病的临床治疗,后在其他免疫相关消化系统疾病如自身免疫性肝炎等疾病的治疗中也开始应用。目前,消化系统肿瘤、胰腺炎、小肠移植物抗宿主病等疾病尚无临床研究的文献报道,但近年来已开展了相关基础研究。这些研究所采纳的研究方法、研究的疾病及程度、研究的样本量及研究的治疗时间各不相同,但其结果均显示出雷公藤对某些消化系统疾病,尤其是对自身免疫异常相关疾病具有确切疗效。

第一节　炎　症　性　肠　病

　　炎症性肠病(inflammatory bowel disease, IBD)是一组累及肠道的慢性非特异性炎症疾病,包括溃疡性结肠炎(ulcerative colitis, UC)和克罗恩病(Crohn's disease, CD),主要临床表现为反复发作的腹痛、腹泻和黏液脓血便等。流行病学数据显示,全球范围内IBD的发病率均呈逐年上升趋势,且发病年龄逐渐减小。其病因及发病机制目前尚未完全清楚,一般认为与环境、遗传、微生物感染及免疫等多种因素有关,其中,免疫因素在炎症性肠病发病机制中尤为重要[1,2]。

一、临床观察

　　目前为止,关于雷公藤在炎症性肠病临床应用方面的研究较少,且多为干预性研究;根据现有文献资料,先后共观察了361例炎症性肠病患者,其中包括UC 75例,CD 286例;剔除部分不符合要求的病例外,兹归纳如下。

作者：本章由钦丹萍编写。

（一）雷公藤多苷对炎症性肠病肠道炎症改善的临床研究

在TWP抑制炎症性肠病炎症活动的临床研究中，研究者选择了类固醇激素抵抗或依赖或使用其他免疫抑制剂后出现不良反应不能耐受的IBD患者32例，包括CD 19例，UC 13例。

1. 治疗方法

在原有氨基水杨酸（4 g/d）治疗基础上给予雷公藤多苷（60 mg/d）口服治疗，疗程24个月，完成疗程者进行自身前后对照比较分析，观察临床表现、内镜下肠黏膜病变、组织炎症及纤维化、血液指标的变化；并对雷公藤多苷治疗后IBD患者的黏膜愈合、应答程度及毒副反应进行分析。

2. 治疗结果

（1）临床表现改善情况：本研究中雷公藤多苷对IBD患者腹痛、腹泻、便血等症状具有显著的改善作用，差异均具有统计学意义（$P < 0.05$）。

（2）内镜下肠黏膜病变评分及内镜黏膜愈合：本研究中雷公藤多苷治疗后IBD患者内镜下克罗恩病简化内镜（SES-CD）、Mayo内镜评分（MES）显著下降（$P < 0.01$），CD患者溃疡数量减少或消失，程度减轻或缓解；UC患者黏膜溃疡、糜烂减轻或缓解，黏膜转光整。IBD患者经雷公藤多苷治疗后，CD患者内镜黏膜愈合7例，黏膜愈合率36.84%，UC患者内镜黏膜愈合8例，黏膜愈合率61.54%。

（3）组织病理学评分：在黏膜炎症损伤方面，本研究中IBD患者治疗后黏膜炎症损伤评分下降（$P < 0.05$），炎症细胞浸润程度明显减轻；在纤维化方面，本研究中治疗前纤维化程度CD较UC明显，经雷公藤多苷治疗后，CD及UC患者肠纤维化评分均下降（$P < 0.05$），以CD改善较为显著（$P < 0.01$）。

（4）显微镜下黏膜愈合：19例CD患者中，5例患者达到显微镜下黏膜愈合，中性粒细胞仅见少量或消失；13例UC患者，6例患者达到显微镜下黏膜愈合，中性粒细胞仅见少量或消失。

（5）血液检查指标：该研究中雷公藤多苷对于IBD患者实验室指标具有一定的改善作用，包括炎症活动指标红细胞沉降率（ESR）、C反应蛋白（CRP）、白细胞计数（WBC），营养状况改善指标如血红蛋白（Hg）、血小板计数（PLT）、血清白蛋白（ALB）。雷公藤多苷对CD患者ESR、CRP、Hb、PLT、ALB水平具有改善作用（$P < 0.05$），而以ESR、CRP改善为显著（$P < 0.01$）；雷公藤多苷对UC患者ESR、CRP、PLT、Hb、ALB均具有改善作用（$P < 0.05$），而以ESR改善最为显著（$P < 0.01$）。

（6）激素依赖者停用激素情况：纳入本研究的激素依赖者（共21例），在应用雷公藤多苷12周左右顺利停用激素，并对雷公藤多苷治疗具有应答反应。

（7）雷公藤多苷治疗免疫应答：纳入本研究的32例IBD患者中，雷公藤多苷治疗后完全应答患者25例，部分应答7例。

3. 副作用

该研究中毒副反应主要为生殖腺抑制，男女均可出现，但均有停药后功能恢复，并正常生育患者,提示停用雷公藤多苷后男女生殖腺抑制情况可以得到恢复;并分别见1例轻度骨髓抑制、2例轻度肝功能损害,在雷公藤多苷减量使用后恢复正常。

研究表明,雷公藤多苷作为免疫抑制剂应用可明显缓解IBD临床表现,缓解肠道炎症,并对肠纤维化可能具有某种抑制作用,同时,雷公藤多苷对激素依赖者能使激素顺利减量至停用,并使其获得对治疗的应答与缓解。在治疗剂量范围内,雷公藤多苷生殖腺抑制可恢复正常,肝毒性低,未发现雷公藤多苷有明显骨髓抑制副反应,且雷公藤多苷与5-氨基水杨酸(5-aminosalicylic acid,5-ASA)联用时也无明显骨髓抑制副应用的发生,提示雷公藤多苷在IBD的治疗上可能具有更广泛的前景[3]。

(二)肠内营养(enteral nutrition,EN)联合雷公藤多苷诱导CD缓解的相关临床研究

有研究者回顾性分析了62例活动期CD患者的临床资料,其中对照组(20例)单用雷公藤多苷治疗;治疗组(42例)EN联合雷公藤多苷治疗。通过相关分析评价EN和雷公藤多苷联合给药策略诱导成人CD缓解的疗效,并与雷公藤多苷单药诱导缓解的治疗方案进行比较。

1. 治疗方法

(1)对照组:口服雷公藤多苷片剂($1.0 \sim 1.5$ mg·kg^{-1}·d^{-1});常用剂量为60 mg/d。

(2)治疗组:在口服药物的同时,给予全肠内营养(total enteral nutrition,TEN)支持,EN途径均为管饲喂养,其中27例行经皮内镜下胃造口/空肠造口术(PEG/J),15例置鼻饲管予以EN(1例治疗过程中无法耐受鼻饲管而改为PEG/J)。

2. 治疗结果

(1)治疗过程中病变活动度的变化:给药4周和12周后,两组患者的活动疾病指数(CDAI)评分、CRP水平和ESR水平均有不同程度的下降;给药4周后,治疗组CDAI评分显著低于对照组($P < 0.05$),给药12周时治疗组ESR亦显著低于对照组($P < 0.05$)。治疗组治疗4周及12周时临床有效率和缓解率均显著高于对照组。

(2)治疗前后内镜下病变活动度的变化:15例(治疗组10例,对照组5例)在治疗前和治疗后12周行内镜检查。治疗组中,8例内镜严重程度指数(CDEIS)评分明显好转(80.0%),1例无变化(10.0%),1例加重(10.0%);对照组中,3例CDEIS评分明显好转(60.0%),2例无变化(40.0%);治疗组和对照组治疗后平均CDEIS评分均显著下降。

(3)治疗前后患者营养状况的变化:治疗4周时治疗组白蛋白、前白蛋白、转铁蛋白水平均高于对照组($P < 0.05$);而12周时治疗组的身体质量指数(BMI)、白蛋白、前白蛋白、转铁蛋白和血红蛋白水平亦均高于对照组($P < 0.05$)。治疗组在治疗4周及12周营养学指标均较治疗前显著改善,而雷公藤多苷单药治疗对改善营养学指标作用不大。

3. 副作用

62例患者中共7例出现雷公藤多苷相关的不良反应。其中4例女性患者出现月经紊乱(停经2例);1例出现脱发和皮肤色素沉着;2例患者出现短暂白细胞计数降低,予以药物减量(减至30 mg/d)后好转;尚未观察到患者出现雷公藤多苷相关的肝脏和肾脏功能损害。

因此,研究者认为EN联合雷公藤多苷治疗可使活动期CD获得有效缓解,在改善患者营养状态的同时可避免激素治疗的副作用[4]。

(三)雷公藤多苷预防CD术后复发的相关临床研究

1.临床对照研究

CD病理特征是非干酪性肉芽肿和透壁性炎症,可累及从口腔到肛门的整个消化道。最常被累及的部位是回肠和升结肠,大多病例于手术切除大体病变后仍会复发。南京军区南京总医院全军普外科研究所研究人员采用了临床随机对照的方法观察了雷公藤多苷对CD术后患者的维持临床缓解作用及预防CD术后复发的疗效。在研究中分别按照相关选入及剔除标准纳入病例,随机分组后分别予雷公藤多苷及柳氮磺吡啶(SASP)、美沙拉嗪(mesalazine)、硫唑嘌呤(azathioprine, AZA)等对照药物治疗,于术后3个月、半年和1年或出现临床症状时进行疾病活动度指数(CDAI)评价,并在术后1年或复发时行肠镜检查和Rutgeert术后内镜复发评分,相关文章归纳详见表7-14-1。

表7-14-1 雷公藤多苷预防CD术后复发的相关临床研究归纳

纳入文献	发表年份	样本总量		干预措施(治疗方法)		复发评价(术后1年内复发率)			
		雷公藤多苷组	对照组	雷公藤多苷组	对照组		雷公藤多苷组	对照组	P
廖南生等	2009	21	18	60 mg/d	柳氮磺吡啶4 g/d	临床复发	5.6%	25%	<0.05
						内镜复发	22.2%	56.2%	
陶庆松等	2009	22	23	60 mg/d	美沙拉嗪1 g/d	临床复发	31.8%	39.1%	>0.05
						内镜复发	45.5%	60.9%	
谢颖等	2012	24	14	60 mg/d	硫唑嘌呤2 mg/kg/d	临床复发	8.3%	7.1%	>0.05
						内镜复发	69.2%	63.6%	

副作用:① 在与SASP的临床对照研究中,两组患者均没有出现严重的不良反应,有9例患者出现白细胞下降(低于4×10^9/L),雷公藤多苷组5例,SASP组4例;谷丙转氨酶(ALT)升高在雷公藤多苷组和SASP组各1例;3例出现腹泻,雷公藤多苷组1例,SASP组2例。② 在与AZA的临床对照研究中,雷公藤多苷组的副作用率为8/24(33%),AZA组为3/14(21%),两组间副作用发生率无明显差异;副作用主要有胆红素、转氨酶的升高,白细胞降低,脱发,皮疹,月经不调。

上述研究表明:① 与SASP相比,雷公藤多苷预防CD术后复发的疗效较好,而且不良反应较轻,耐受性较好,可以用来维持静止性CD缓解及预防术后复发;② 与美沙拉嗪从短期效应数据比较来看,雷公藤多苷在维持CD缓解中是有效的;③ 雷公藤多苷用于治疗术后CD的有效性不亚于传统药物AZA,且副作用更少[5~7]。

2.观察性研究

一组回顾性研究收集了87例成年CD患者的临床资料分析研究,纳入研究的87例患者均已行肠切除吻合或造口并于术后1月内服用雷公藤多苷（20 mg，每日3次）维持缓解；治疗过程中4例患者于6月内停药，其中3例转氨酶升高，1例白细胞减少；最终共有83例患者纳入分析。所有患者至少每3个月按时来门诊或电话随访，每次的临床症状、实验室检查和目前药物治疗情况都被记录，每年或有症状复发时都复查肠镜。

有随机研究报道AZA治疗组的术后1年临床和内镜复发率分别是34%～50%和42%～44%；5-ASA的临床和内镜复发率分别是24%～58%和63%～66%[8,9]。该研究观察到切除吻合的患者术后1年的临床和内镜复发率是5/55（9.1%）和4/44（9.1%），而造口的患者分别是7/28（25%）和9/28（32.1%）；术后5年的手术复发率分别是8/55（14.5%）和4/28（14.3%）。

22例患者在随访中出现了副作用，最常见的是转氨酶升高；白细胞减少发生于4例患者，胆红素升高发生于3例患者，5例女性患者出现了月经不调。以上患者的不良反应在暂时性剂量减少或暂时性撤药后均可恢复。

因此，研究认为雷公藤多苷对于预防CD术后复发是有效且安全的，且复发率低于文献报道的传统药物（如5-ASA、AZA）的复发率[7]。

二、关于作用机制研究

（一）溃疡性结肠炎

1. 雷公藤多苷片作用机制研究

在有关雷公藤多苷对UC作用机制的动物实验研究中，研究者将雄性Wistar大鼠随机分为正常对照组、模型对照组及雷公藤多苷低、中、高剂量（3 mg/kg、6 mg/kg、12 mg/kg）组、AZA组（6 m/kg），采用三硝基苯磺酸（TNBS）/乙醇灌肠法建立UC大鼠模型，各组分别给予相应药物连续灌胃14 d，观察各组大鼠疾病活动指数（DAI）；14 d后解剖所有大鼠，留取相应结肠组织观察各组大鼠结肠组织大体及镜下病理表现，对其进行评分，并运用相应检测手段对相关指标进行检测。

研究发现，治疗14 d后，模型对照组大鼠DAI、大体形态损伤及组织学评分明显高于正常对照组（均$P<0.01$）；雷公藤多苷高剂量组、AZA组结肠炎症评分均低于模型对照组（均$P<0.01$）；而雷公藤多苷高剂量组与AZA组相比结肠炎症评分差异无统计学意义。通过对TLR4、MyD88、TRAF-6、NF-κB、TNF-α、IL-1β、TRAM、TRIF、IFN-γ在mRNA和蛋白水平的表达情况，以及miR-199a、miR-146a和miR-146b表达水平的分析统计，研究者认为雷公藤多苷可能通过以下途径在UC的治疗中发挥了相关作用，总结如下[10～16]。

（1）对TLR4信号通路的影响：Toll样受体（toll-like receptors，TLRs）是膜蛋白家族中的一员，能够识别病原相关分子，并介导固有免疫应答，与UC的发病密切相关。在UC患者体内，肠上皮固有层细胞中Toll样受体4（toll-like receptor4，TLR4）表达大幅度增加，而TLR4恰好是TLRs中的一种膜蛋白受体。因此，TLR4信号通路在UC发病中扮演了重要角色。外来刺激因子与TLR4受体绑定是激活固有免疫系统的第一步，TLR4信号通路按是否需要接头蛋白髓样分化因子 88(myeloid differentiation factor,MyD88)介导分为 MyD88 依赖和非依赖的信号通路。

1)TLR4/MyD88 依赖信号通路:近年来,越来越多的研究表明 TLR4/MyD88 依赖途径在 UC 的发生发展中扮演重要角色,其过度激活会触发一系列促炎细胞因子介导的病理生理反应,从而导致 UC 患者肠黏膜的炎症反应。有研究表明,健康人的肠道上皮细胞中 TLR4 很少表达,而 UC 患者管腔固有层细胞中 TLR4 表达却大幅度增加[17,18]。MyD88 作为 TLR4 信号转导途径中的主要接头蛋白,在 TLR 信号通路中起关键作用。TLR4 被病原相关分子激活后,启动 MyD88 进行细胞内信号转导,激活 IL-1 受体相关激酶(interleukin-1 receptor-associated kinase,IRAK)。接头蛋白募集肿瘤坏死因子受体相关因子 6(tumor necrosis factor receptor related-associated factor 6,TRAF6)与磷酸化的 IRAK 结合后形成活化的 TRAF6,通过转化生长因子 β(transforming growth factor-β,TGF-β)激活相关激酶 1(TGF-β activated kinase 1,TAK1)。TAK1 可以与 NF-κB 拮抗剂激酶(IKK)复合物结合,引起 IKK 复合体的激活,从而导致 NF-κB p65 亚基的磷酸化,使得 NF-κB 能够定植于细胞核,活化并启动包括 TNF-α 和 IL-1β 在内的多种末端炎症介质的表达。因此,TLR4、MyD88、TRAF-6、NF-κB 是 TLR4/MyD88 依赖途径中的重要上游节点分子。此外,各种炎症细胞因子、黏附分子等相互协同作用导致炎症的发生和发展,TLR4/MyD88 信号通路的末端炎症因子 IL-1β、TNF-α 也同样在 UC 肠道黏膜炎症扩大的过程中发挥了关键的作用。

研究发现,UC 大鼠模型中 TLR4/MyD88 信号通路的上游分子 TLR4、MyD88、TRAF-6、NF-κB 及末端炎症因子 IL-1β、TNF-α 无论在蛋白水平还是 mRNA 水平均上调;而雷公藤多苷呈剂量依赖性地抑制信号通路的上游分子及末端炎症因子。

2)TLR4/MyD88 非依赖信号通路:在 TLR4/MyD88 非依赖信号通路中,TLR4 直接或间接通过一种 Mal 蛋白、Toll 样受体相关分子(toll-like receptors associated molecule,TRAM)激活 TIR 域含适配器诱导 β-干扰素(TIR-domain-containing adapter-inducing interferon-β,TRIF),TRIF 立即与 TRAF6 绑定,激活下游 TRNK 结合激酶 1(TANK-binding kinase 1,TBK1),TBK1 紧接着激活丝裂原激活的蛋白激酶(mitogen-activated protein kinase,MAPK)和 NF-κB,而 NF-κB 可以激活干扰素调节因子 3(interferon regulatory factor 3,IRF3),IRF3 是诱导 IFN 家族释放 IFN 的重要激活因子。因此,TLR4、TRAM、TRIF、NF-κB 是 TLR4/MyD88 非依赖信号通路中的重要上游节点分子。

TLR4/MyD88 非依赖信号通路的末端炎症因子 IFN-γ 是一种强有力的且具有多向性的促炎症细胞因子,执行众多免疫调控功能。IFN-γ 可以激活一系列具有免疫活性的细胞,包括巨噬细胞、内皮细胞、淋巴细胞。同时,它又是抗原递呈细胞表面表达主要组织相容性复合体 Ⅱ(MHC Ⅱ)分子的重要刺激因子。另外,IFN-γ 还能降低上皮细胞屏障功能,它可以通过上调表达某些趋化因子及自身受体,促进中性粒细胞迁移,引起炎症反应。在许多 Th1 细胞介导的实验性结肠炎模型中,肠黏膜上 IFN-γ 的表达水平明显增高。在 IBD 患者中,Th1 细胞表型在免疫反应中起到重要作用,同时 IFN-γ 在 IBD 患者肠黏膜上的表达也明显增加[19]。

研究表明,在UC大鼠模型中TLR4/MyD88非依赖信号通路的上游分子(TLR4、TRAM、TRIF、NF-κB)及末端炎症因子IFN-γ的表达均显著升高;而雷公藤多苷呈剂量依赖性地抑制该信号通路的上游分子及末端炎症因子IFN-γ。此外,雷公藤多苷对TLR4、TRAM、TRIF、NF-κB这4点组成的级联反应无论在mRNA及蛋白水平,其抑制作用呈现随剂量增加而增强的趋势。

(2)对MicroRNA(miRNA)的调控作用:MicroRNA(miRNA)是一种由19～22个核苷酸组成的非编码微小内源性RNA,它可以作用于3'非编码区(3'untranslatedregion,3'UTR),最终通过抑制mRNA转录或目标mRNA降解的方式参与基因的转录后调控。miRNA与靶基因mRNA形成了一个复杂的调控网络,在细胞增殖、凋亡、分化、代谢、发育等多种生物学过程中发挥着重要的作用。因miRNA绑定方式的多样性,miRNA在UC发病过程中扮演重要角色。最新研究发现,miRNA在IBD的发病中发挥重要作用,抑制IBD相关基因的表达[20]。同时,肠道相关miRNA表达的缺失已被证实可以破坏肠上皮细胞及上皮屏障功能,最终导致急性炎症[21]。此外,相关研究对TNBS/乙醇UC大鼠结肠组织进行miRNA芯片分析发现,有73个miRNA的表达量发生变化,其中47个miRNA表达量在模型组中有上升,26个表达量有下降[16];通过对这些miRNA下游可能靶标的筛选,研究者发现,部分miRNA的下游靶标的确和IBD有关,研究的工作尚在进行中,对其中的miR-199a初步研究显示其在UC活动时有显著的上调表达,靶基因FASL存在与miR-199a相对应的变化,而雷公藤多苷能够下调miR-199a的表达,从而影响靶基因FASL介导的MAPK信号通路,而雷公藤多苷的这种作用可能是其抗炎作用的机制之一[14]。

2. 雷公藤多苷栓作用机制研究

(1)对SOD和髓过氧化物酶(myeloperoxidase,MPO)的影响:SOD是体内最重要的自由基-超氧阴离子自由基的天然清除剂,它广泛存在于生物体各组织中,能催化超氧阴离子发生歧化反应生成H_2O_2和O_2,消除超氧阴离子,可以保护细胞免受损伤。通过SOD活力的检测可以间接了解自由基在体内的状况和机体清除氧自由基的能力。UC大鼠发生炎症反应时,NO和超氧阴离子大量产生,造成SOD的耗竭,合成减少,血清及组织中SOD水平下降。MPO是主要存在于中性粒细胞嗜天青颗粒中的一种酶,其活性反映了中性粒细胞的浸润数目和活性,已被公认为评价炎症严重程度的一个指标。对于它的检测能较好地反映本病急性炎症期中性粒细胞浸润情况,作为评价本病的急慢性病理改变和炎症程度具有重要意义。

在雷公藤多苷栓剂对UC大鼠SOD和MPO影响的研究中发现:经用栓剂后,UC大鼠血清及组织中SOD的水平升高,雷公藤多苷可能是通过清除氧自由基和清除NO而治疗UC;同时MPO含量显著降低,说明雷公藤多苷对UC具有抗炎作用,其机制可能是减少中性粒细胞的数量,从而减少MPO的释放[22]。

(2)对TNF-α和IL-8的影响:TNF-α由巨噬细胞产生,具有多种生物效应,主要是介导抗肿瘤及调节机体的免疫功能,并且也参与炎症病变的多方面病理生理变化,是最早引起全身炎症反应的因子。而IL-8是由单核细胞、巨噬细胞、血管内皮细胞和T淋巴细胞等多种细胞产生的一种多肽因子。其作用主要是趋化和激活中性粒细胞,并参与中性粒细胞与内皮细胞黏附过程的调节。IL-8是UC发生过程中必不可少的炎症介子,UC患者的IL-8含量均明显增高。

在雷公藤多苷栓剂对UC大鼠TNF-α和IL-8影响的研究中发现,雷公藤多苷能够降低UC大鼠血清中TNF-α及IL-8的含量,其作用机制可能是减少巨噬细胞分泌细胞因子TNF-α和IL-8,或通过抑制T细胞的增生,从而减少T淋巴细胞释放IL-8而起到抗炎和调节免疫的作用[23]。

3. 雷公藤红素 (tripterine,celastrol,南蛇藤素) 作用机制研究

近年研究证实多种细胞因子表达异常参与了IBD的病理损伤过程,其中TNF-α和IL-1β是较受关注的细胞因子。TNF-α在IBD发病中的作用为吸引循环中的炎性细胞聚集到局部炎症组织、激活血液凝固瀑布、诱导水肿并参与肉芽肿的形成;而IL-1β则通过促进中性粒细胞等炎性细胞的局部浸润和活化、激活T、B淋巴细胞及上调其他促炎因子的表达而在IBD发病早期发挥重要作用;此外,NF-κB通过对细胞因子、黏附因子、趋化因子和其他炎症递质的调控在IBD炎症反应中起重要作用。研究发现IBD患者NF-κB活性增高,伴TNF-α、IL-1、IL-6等表达上调,且IL-1和TNF-α可促进NF-κB进一步活化,通过正反馈使炎症过程得到放大和持续,因此NF-κB可能是IBD细胞因子网络失调的中心环节之一。在雷公藤红素对TNBS诱导的大鼠结肠炎的保护作用研究中发现,雷公藤红素能够通过抑制NF-KB下调促炎因子IL-1β和TNF-α的表达,从而减轻实验性结肠炎的肠道损伤[24]。

4. 雷公藤内酯醇 (triptolide) 作用机制研究

中次级淋巴组织趋化因子(secondary lymphoid tissuechemokine, SLC)是一种起源于内皮的CC类趋化因子,可趋化T淋巴细胞、B淋巴细胞、活化的自然杀伤细胞和树突状细胞到外周淋巴组织或器官,密切参与淋巴归巢及抗瘤免疫应答,在UC的发生和进展中起重要作用。CC趋化因子受体-7(chemokine receptor 7, CCR7)是SLC的受体,SLC的绝大多数生物学作用都是与CCR7结合才可产生,其作用的强弱与CCR7表达水平密切相关。SLC首先形成较稳定的化学浓度梯度,靶细胞发生极化后,SLC和表达在靶细胞上的CCR7结合,促使整合素在细胞的表面聚合,活化胞浆内的耦联G蛋白,Ca^{2+}快速动员,激发信号转导,重组细胞内的骨架蛋白,使细胞与周围的介质发生黏附或脱离,使靶细胞运动并且产生高效的趋化作用,参与机体的各项免疫活动。在雷公藤内酯醇抑制SLC表达对小鼠实验性结肠炎影响的研究中观察到雷公藤内酯醇能下调SLC的表达,从而调节免疫反应[25]。

(二) 克罗恩病

1. 雷公藤多苷对TGF-β1/Smad信号通路的干预作用

TGF-β1是一种多效生长因子,是细胞外基质(extracellular matrix, ECM)生成和沉积的重要调解因子之一。TGF-β1有如下作用:直接刺激黏膜层、黏膜下层、固有层间质细胞对Ⅰ、Ⅳ、Ⅴ、Ⅵ等多型胶原的mRNA表达增高;促进成纤维细胞表达α-平滑肌蛋白,使之活化,转化为肌成纤维细胞,合成分泌大量胶原;增加ECM受体的表达,刺激肠间质细胞

过度表达黏附分子及血管内皮生长因子(vascular endothelial growth factor, VEGF)、结缔组织生长因子(connective tissue growth factor, CTGF)等促纤维化因子;降低抑制基质金属蛋白酶(matrix metalloproteinases, MMPs)和纤溶酶原蛋白酶的活性,同时增加组织抑制因子组织金属蛋白酶抑制物(tissue inhibitor of metalloproteinases, TIMP−1)表达,导致大量ECM沉积。TGF−β1与其受体结合后,可激活启动性Smads即Smad2和Smad3,与共同通路性Smad即Smad4形成三聚体转位到核内,上调一些与ECM合成、分泌相关的基因表达,导致ECM的沉积增加;而Smad7则可抑制Smad2和Smad3的磷酸化,起负反馈调节作用。Smads分子异常,特别是Smad2、Smad3、Smad7比例、功能失衡导致TGF−β1信号通路受损,可能是CD发病的重要原因。在雷公藤多苷对CD大鼠模型治疗作用的机制研究中发现,雷公藤多苷能够通过下调TGF−β1/Smad信号通路中关键信号分子Smad3、Smad4、p−Smad2、p−Smad3核酸或蛋白的表达,上调Smad7 mRNA的表达,干预TGF−β1/Smad信号通路的信号转导,从而发挥治疗作用[26]。

2. 雷公藤多苷、雷公藤内酯醇、雷公藤红素对炎性因子的调节作用

炎性因子在CD的疾病进程中发挥了重要作用,多项研究发现[27~29]:① 雷公藤多苷能够调节局部免疫环境的炎症因子的表达水平,使促炎因子TNF−1α水平下降,抑炎因子IL−10的水平上升。② TL能够抑制肠黏膜IL−6/STAT3信号通路、抑制Th17型免疫反应、促进固有层T淋巴细胞的凋亡从而抑制炎症介质的释放;也能够通过干扰TNF−α/TNFR2−NF−κB信号通路,抑制肠道炎症的发生发展。③ 雷公藤红素可通过抑制NF−κB,下调促炎细胞因子TNF−α、IL−1β和黏附分子VCAM−1的基因转录。

3. 雷公藤内酯醇对CD肠道纤维化的抑制作用

(1)雷公藤内酯醇对肠道浆膜纤维细胞黏附分子(ICAM1)的抑制作用:肠道纤维化、肠管狭窄引发的肠梗阻是CD的一个重要病理特征,CD患者ICAM1的表达显著高于健康人群,并且在CD患者中,发生纤维化和狭窄的肠道,ICAM1的表达显著高于正常肠道。因而认为CD肠道浆膜纤维细胞表达ICAM−1水平是CD发生病变的重要因素。在雷公藤内酯醇抑制CD肠道浆膜纤维细胞黏附分子表达的研究中,首次将雷公藤内酯醇作用于IL−1β活化的CD患者肠浆膜纤维细胞,发现雷公藤内酯醇对IL−1β诱导的ICAM1增高具有显著抑制作用,并呈浓度依赖性,这可能是其抑制CD纤维化的作用机制之一[30]。

(2)雷公藤内酯醇对肠道内TNF−α/miR−155轴的抑制作用:miR−155由Bic基因编码,其与多种免疫相关性疾病关系密切,可调控多种炎性因子的表达,有关研究结果显示miR−155与囊性纤维化、特发性肺纤维化、酒精性肝炎导致的纤维化密切相关。此外,TNF−α也与肠道纤维化的关系非常密切,CD肠道纤维化往往被认为是由于患者肠道内成纤维细胞的过度增殖所致,而TNF−α可以促进这一过程,并且当成纤维细胞迁移至炎症中心后,TNF−α可以减缓成纤维细胞的迁移,从而导致成纤维细胞的定植,并且TNF−α还参与了上皮−间充质转化和内皮−间充质转化等过程。

雷公藤内酯醇对炎症性肠病模型小鼠吻合口纤维化及TNF−α/miR−155轴影响的研究

显示，经过雷公藤内酯醇的治疗，IL-10基因敲除小鼠吻合口的纤维化水平较对照组明显下降，吻合口组织内前胶原α1的含量明显下降，吻合口内miR-155、TNF-α的水平较对照组也明显下降，与纤维化密切相关的细胞因子IL-6及TGF-β的水平亦明显下降，提示可能与雷公藤内酯醇抑制了肠道内TNF-α/miR-155轴的表达有关[31]。

第二节　自身免疫性肝病

自身免疫性肝炎（autoimmunehepatitis，AIH）是一种主要由免疫介导的慢性肝炎，常见于中老年女性人群，主要临床特点包括出现自身抗体阳性、血清转氨酶升高、高γ-球蛋白血症及肝组织汇管区出现淋巴细胞和浆细胞浸润、界面性肝炎等特征性改变。该疾病的主要目标为改善患者肝功能、缓解临床症状及减少肝细胞损害和肝脏组织学炎症等，最终达到无须药物治疗即能够控制病情的目的。

一、雷公藤多苷、硫唑嘌呤联合甘草酸二铵治疗自身免疫性肝炎

研究者将68例AIH患者随机分为对照组和观察组，每组34例：予对照组患者硫唑嘌呤片联合甘草酸二铵治疗（AZA片，3 mg/kg口服，每日1次；甘草酸二铵胶囊，3粒口服，每日3次）；观察组在对照组治疗的基础上接受雷公藤多苷治疗（1 mg/kg口服，分3次于饭后服用），各组治疗时间均为3个月。观察两组治疗前后血清丙氨酸氨基转移酶（ALT）、天冬氨酸氨基转移酶（AST）、碱性磷酸酶（ALP）和总胆红素（TBIL）、血清免疫球蛋白IgG、IgA和IgM，以及肝纤维化指标Ⅲ型前胶原（PCⅢ）、透明质酸（HA）和层黏蛋白（LN）的变化以进行临床对照研究。

经过3个月的治疗后，观察组ALT、AST、ALP及TBIL等肝功能指标明显低于对照组；观察组IgG、IgA、IgM等血清免疫球蛋白含量及PCⅢ、HA、LN等肝纤维化指标含量均明显低于对照组患者，提示雷公藤多苷的使用可有效提高AIH患者的肝脏功能、减少机体自身免疫反应，并缓解由于疾病所导致的肝脏纤维化，对于疾病的缓解和恢复均具有重要的意义，且雷公藤多苷、AZA联合甘草酸二铵治疗AIH患者临床疗效优于AZA联合甘草酸二铵治疗者。此外，在治疗期间尚未观察到两组患者发生严重不良反应[32]。

二、雷公藤多苷治疗强的松依赖型自身免疫性肝炎

有研究者在1992～1996年期间用雷公藤多苷治疗强的松依赖型自身免疫性肝炎30例，并进行了临床观察研究。

（一）治疗方法

雷公藤多苷口服，20 mg，每日3次；1周后减强的松2.5 mg，以后每1周减量1次，每次减2.5 mg，直至停用；继服雷公藤多苷治疗。1个月后，对症状消失者复查肝功能、免疫学检查，正常或接近正常的患者雷公藤多苷减量为10 mg口服，每日3次，1个月后减至20 mg/d，再服1个月后，如无病情变化（包括复查血尿常规、心电图、血糖、肝肾功能及免疫学检查）停服。治疗前后分别测定血总皮质醇的含量。以后6个月内每月复查1次，如有病情变化随诊。

（二）治疗结果

替代治疗后30例患者显效21例，占70%；有效9例，占30%，总有效率为100%；其中复发5例用雷公藤多苷治疗仍有效；4例需用20 mg/d 雷公藤多苷长期维持，总有效率100%。30例停用强的松后柯兴氏综合征表现逐渐消失；6例合并糖尿病者停用强的松后3～7个月血糖正常，尿糖阴性；4例合并精神症状者停用强的松后0.5～1.5个月相关精神症状消失；2例合并高血压者停用强的松后1～3个月后血压恢复正常；30例患者血总皮质醇治疗后均上升达正常范围。

（三）副作用

雷公藤多苷治疗期间有8例出现轻度胃肠功能反应，改为饭后服药反应消失，有2例出现月经紊乱，经对症处理后月经正常，未发现心、肾及血常规指标改变等毒副作用。

研究者认为雷公藤多苷可替代强的松治疗自身免疫性肝炎，并且可避免皮质激素所引起的副作用[33]。

第三节　消化系统肿瘤

目前对于消化系统肿瘤的研究主要集中在基础研究方面，临床研究尚未开展，故在此主要对目前有关雷公藤在消化系统肿瘤的基础研究做简要概述。

一、对肿瘤瘤体体积抑制的研究

在肝癌相关的多项研究中，研究者发现雷公藤内酯醇对人肝癌细胞 HcpG2、SMMC-7721及肝癌侧群细胞接种后移植瘤的生长及瘤体的体积均有明显的抑制作用[34～36]；雷公藤红素的相关研究也表明雷公藤红素对 HepG2、SMMC-7721细胞的移植瘤也同样具有明显抑制作用[37,38]。对于结肠癌细胞SW-480、HT-29接种后移植瘤的生长，雷公藤内酯醇显示了明显的抑制作用[39]；此外，研究发现雷公藤内酯醇的半合成衍生物（MC002）也能有效地抑制人结肠癌HCT-8细胞移植瘤的生长[40]。

二、对肿瘤抑制作用机制的研究

（一）诱导肿瘤细胞凋亡

Caspase家族在细胞凋亡的过程中扮演着非常重要的角色，大多数已知的凋亡通路均需要caspase家族的参与，现已确定至少存在14种caspase，其中caspase-2、caspase-8、caspase-9、caspase-10参与细胞凋亡的起始；caspase-3、caspase-6、caspase-7参与执行细胞凋亡。其中caspase-3通过降解底物PARP、DFF-45、laminB，导致DNA修复的抑制并启动DNA的降解。依据细胞凋亡发生过程中信号转导通路的不同，将凋亡分为两类：线粒体途径和死亡受体途径，也分别被称为外在凋亡途径和内在凋亡途径。Caspase-3、caspase-8与caspase-9在caspase级联反应中作为起始者与执行者处于核心地位，是细胞凋亡发生的关键步骤及一切凋亡信号传导的共同通路。caspase-8是死亡受体通路的关键蛋白酶，caspase-9是线粒体通路的关键蛋白酶，处于caspase"瀑布式"激活的顶端，它的活化对整个内源性凋亡通路的激活尤为重要。Caspase-3可以通过外在和内在两个信号通路激活，通过以下途径使细胞凋亡：它可以灭活凋亡的抑制物（如Bcl-2）；水解细胞的蛋白质结构，导致细胞解体，形成凋亡小体；在凋亡级联反应中水解相关活性蛋白，使该蛋白获得或丧失某种生物学功能从而在细胞凋亡信号传导的途径中发挥重要的功能。NF-κB是由复杂的多肽亚单位组成的转录因子家族，在静止期细胞常以p50/p65异二聚体形式存在于细胞浆中，当细胞受到一些炎症或某些化疗药物等刺激作用后，NF-κB磷酸化降解并活化进入核内，与DNA特定序列结合而启动抗损伤和抗凋亡功能，这种机制可使肿瘤细胞抵抗各组刺激诱导的细胞凋亡。此外，在TNF-α诱导的凋亡通路中，RIP1蛋白的去泛素化是其中的关键步骤；当TNF-α与其受体结合后，细胞中的RIP1蛋白会发生去泛素化，继而形成RIP1依赖的死亡受体复合物，该复合物能进一步活化caspase-8最终导致凋亡的发生。根据现有文献资料[41~49]，在关于消化系统肿瘤（包括肝癌、大肠癌、胃癌、食管癌、胰腺癌等）的相关研究中发现，雷公藤内酯醇及雷公藤红素能够活化caspase-3、caspase-9，促进RIP1蛋白的去泛素化，加强TNF-α诱导作用，增强线粒体通透性；通过抑制NF-κB、Bcl-2表达，抑制STAT3通路，诱导自噬等途径诱导肿瘤细胞凋亡。

（二）阻滞肿瘤细胞周期

多项研究表明雷公藤红素及雷公藤内酯醇可通过阻滞肿瘤细胞周期诱导细胞凋亡：① 雷公藤红素能够以剂量依赖性方式使肝癌细胞SMMC-7721细胞的增殖下降和克隆形成减少，使细胞周期阻滞在G2/M期[50]；② 雷公藤内酯醇能抑制人胃癌细胞SGC-7901增殖，并且使细胞周期阻滞在 S 期及 G0/G1 期[51,52]；③ 雷公藤内酯醇能使大肠癌 SW480 细胞阻滞在 S 期，使细胞增殖受到抑制[53]；雷公藤内酯醇对大肠癌 SW480 细胞有明显的增殖抑制作用，可阻止 SW480 细胞 G1 期向 S 期的转化进程并诱导 SW480 细胞凋亡及超微结构改变[54]；④ 雷公藤内酯醇能诱导胆囊癌 UBC-SD 细胞停滞于 G0/G1 期，并诱导细胞凋亡，从而发挥对胆囊癌细胞的抑制增殖作用[55]。

（三）抑制肿瘤细胞侵袭和转移

1. 雷公藤内酯醇对肝癌转移的抑制作用

肝癌转移是一个多因素、多步骤相互作用的复杂生物学过程，包括癌细胞的黏附、降解和移动等多个环节，每一环节都有不同因素的影响和调控，与多个信号通路及基因有关。ERK1/2 和 p38 是丝裂原活化蛋白激酶（mitogenactivatedproteinkinase，MAPK）家族的重要成员，磷酸化为其活化形式，它们被上游信号激活后可停留在胞质中，激活一系列其他蛋白激酶，也可进入细胞核激活特定的核内转录因子，再调节转录因子的靶基因，促进有关蛋白质的合成和通道改变，完成对细胞外刺激的反应，介导了机体细胞的生长、分化、分裂、死亡等多种过程，对肿瘤细胞的发生、凋亡、转移具有非常重要的作用。研究发现，雷公藤内酯醇能够抑制 ERK 信号通路，使 p-ERK 表达下调，活化 p38 信号通路，使 p-p38 表达上调，从而抑制肝癌细胞的转移[56]。

2. 雷公藤红素对食管癌转移的抑制作用

在肿瘤发展早期阶段，肿瘤细胞能重塑其周围基质，包括基底膜、免疫细胞、毛细血管、成纤维细胞和细胞外基质（extra cellular matrix，ECM）等。在肿瘤转移和侵袭过程中，其关键性的一步是癌细胞通过整联蛋白家族黏附到 ECM 上。整联蛋白是一类异源 I 型跨膜糖蛋白，由一个 α 和一个 β 亚基组成。迄今，已确定 24 种不同的 α、β 异二聚体。有研究表明，整联蛋白能够和 ECM 相互作用，从而激活细胞内的信号通路。在食管癌研究中发现，雷公藤红素能够抑制下调整联蛋白家族整联蛋白 β1、β4、αv 基因和蛋白的表达，而且能够下调 Wnt 信号通路中 β-Catenin、LRP6 蛋白的表达从而抑制食管癌细胞的黏附、迁移和侵袭[57]。

（四）抑制肿瘤新生血管生成

血管内皮生长因子（vascular endothelial growth factor，VEGF）是目前发现的最为重要的促血管生成因子之一，具有促进血管内皮细胞分裂和增殖的作用，进而导致肿瘤血管新生；VEGF 还能以自分泌的形式促进肿瘤细胞生长，从而在肿瘤的发生、发展过程中起重要的作用。多项研究发现[58,59]，雷公藤内酯醇可抑制胃癌、胰腺癌肿瘤细胞中 VEGF 的表达，抑制肿瘤新生血管的生成，从而发挥抗肿瘤作用。

（五）其他相关机制

此外，其他研究发现，雷公藤内酯醇能导致结肠癌细胞基因表达谱的改变，这些基因改变可能参与了细胞增殖、分化、凋亡等过程[60]；雷公藤红素可以抑制结肠癌细胞内蛋白酶体活性，导致p27、Bax蛋白降解受阻，从而抑制肿瘤细胞生长诱导凋亡[61]；雷公藤内酯醇能够抑制胰腺癌干细胞功能，从而抑制胰腺癌[62]；雷公藤内酯醇能够抑制5-LOX代谢通路的活性，在体外诱导胰腺癌细胞增殖抑制和细胞凋亡[63]。

三、雷公藤与抗肿瘤药物的联合应用

（一）5-氟尿嘧啶（5-fluorouracil，5-FU）

5-FU是细胞周期特异性药物，通过阻断脱氧尿嘧啶核苷酸转变为脱氧胸腺嘧啶核苷酸，抑制细胞DNA合成，抑制肿瘤细胞增殖，最终引起肿瘤细胞崩解、坏死、液化。研究发现：雷公藤内酯醇能够增强5-FU对肝癌细胞SMMC7721诱导凋亡作用[64]；雷公藤红素和5-FU联合应用时对结肠癌HCT-116细胞的抑制具有较好的协同效应，且药物效应与给药顺序无关[65]。

（二）顺铂（cisplatin，DDP）

DDP为临床一线肝癌化疗药，具有较强的广谱抗癌作用。相关研究表明，雷公藤内酯醇能增强顺铂对人肝癌HepG2细胞化疗敏感性[66]，也能提高胃癌SGC7901细胞对DDP的敏感性[67]；雷公藤内酯醇联合DDP能够增加对食管癌ECA-109细胞的抑制作用[68]。

（三）奥沙利铂（oxaliplatin）

奥沙利铂是第3代铂类化合物，能明显延长复发、转移性结肠癌患者的生存期，是治疗晚期结直肠癌的临床一线药物。研究发现雷公藤内酯醇和奥沙利铂联合应用能协同抑制SW480细胞增殖，其作用机制有可能是通过阻滞细胞周期引起的[69]。

第四节　消化系统其他疾病

一、胰腺炎

目前对于胰腺炎的研究也仅局限于动物实验研究，临床尚未开展相关研究。

在急性胰腺炎（severe acute pancreatitis，SAP）合并胰外器官损伤机制中，肺、肝、肾是SAP时损伤的主要靶器官，研究发现：① 雷公藤内酯醇抑制能抑制CXCL11表达、下调ICAM-1及PMNCD11b/CD18的表达进而抑制PMN在肺组织的聚集、激活，对重症急性胰腺炎肺损伤具有一定保护作用[70,71]；② 雷公藤内脂醇可通过抑制NF-κB活性，减少炎症介质释放，减轻急性胰腺炎肝损伤[72]；③ 雷公藤多苷可上调重症急性胰腺炎大鼠糖皮质激素受体的表达,从而减轻SAP胰腺及胰外器官的病理损害[73];④ 雷公藤多苷联合生长抑素的治疗可减轻急性坏死性胰腺炎(acute necrotizing pancreatitis,ANP)大鼠胰腺和肠道损伤,加强肠道的生物学屏障,降低肠源性细菌及内毒素移位发生率,阻止ANP的发展[74]。

二、小肠疾病

与其他器官移植相比,小肠移植排斥反应发生较早、较严重、易于复发,且不易用免疫抑制剂控制;而一些免疫抑制剂(如CsA、AZA等)本身就具有较大的毒副作用。再者,由于小肠移植手术过程中造成移植肠淋巴回流中断,影响移植肠对脂溶性物质的吸收,使得通过口服脂溶性CsA途径难以达到有效的血药浓度。研究发现,术前输注雷公藤修饰的树突状细胞(DC),可抑制大鼠小肠移植后的排斥反应,延长小肠移植物的存活时间[75];此外,雷公藤多苷联合环孢素对小鼠小肠移植物有保护作用[76];雷公藤多苷结合小剂量CsA(免疫抑制剂)可有效地控制排斥反应的发生[77]。

第五节　体会与评价

(1)雷公藤多苷作为免疫抑制剂应用于炎症性肠病具有确切的抗炎效果,其疗效类似于AZA,但是在骨髓抑制副反应上低于AZA,并且雷公藤多苷与5-ASA联用并不会增加骨髓抑制作用。

(2)雷公藤多苷抗炎机制与TLR4/MyD88依赖及非依赖信号通路相关。可通过抑制TLR4的表达,影响MyD88引发信号通路下游的TRAF-6表达,从而抑制NF-κB的活化,减少炎症因子TNF-α、IL-1β的释放;通过抑制TLR4/MyD88非依赖信号通路抑制IFN-γ的释放,发挥抗炎作用。此外,对miRNA的调节作用也可能是其抗炎作用的机制之一。

(3)对生育期患者,雷公藤多苷对生殖腺具有抑制作用,在停用雷公藤多苷后生殖腺功能可得以恢复,但是目前对雷公藤多苷长期(>2年)应用对生殖腺抑制的恢复尚缺乏大数据研究的支撑,提示在目前临床中对具有生育要求的患者应给予知情告知,并在严密观测下应用。

第六节　展　　望

雷公藤作为免疫抑制剂应用于IBD,已显示出良好的疗效,进一步的多中心、随机双盲的临床研究有助于提供更多有益的材料。目前研究提示其对于肠道纤维化可能具有抑制作用,这种作用对于防治CD患者因肠道纤维化发生肠道狭窄无疑是具有积极作用的,值得深入研究。雷公藤对于炎症性肠病作用机制的研究也有待于深化,积极研究发现雷公藤成分中具有高效低毒作用的化合物对雷公藤的进一步推广应用会具有重要意义。与炎症性肠病一样,自身免疫性肝炎、自身免疫性胰腺炎等疾病也具有免疫异常的发病机制,而雷公藤具有免疫调节作用,因此雷公藤在该领域也应获得治疗的疗效,值得进一步深入研究。目前,雷公藤内酯醇、雷公藤红素显示了对胰腺癌、肝癌、胃癌、大肠癌、食管癌等多种消化系统肿瘤多元化的干预抑制作用,显示雷公藤复杂成分在临床上应用的多元性,提示在临床上雷公藤具有广泛的应用前景。

参 考 文 献

［1］ Zhu H, Li Y R. Oxidative stress and redox signaling mechanisms of inflammatory bowel disease: updated experimental and clinical evidence［J］. Exp Biol Med (Maywood). 2012, 237(5): 474−480.

［2］ Hisamatsu T, Kanai T, Mikami Y, et al. Immune aspects of the pathogenesis of inflammatory bowel disease ［J］. Pharmacol Ther. 2013, 137(3): 283−297.

［3］ 钦丹萍,王耀东,倪桂宝,等.雷公藤多苷抑制炎症性肠病炎症活动的临床研究［J］.中国中西医结合杂志,2018,38(7): 779～785.

［4］ 龚剑峰,钮凌颖,魏晓为,等.肠内营养联合雷公藤多甙诱导克罗恩病缓解的研究［J］.中华外科杂志,2009,47(16): 1213−1217.

［5］ 廖南生,任建安,范朝刚,等.雷公藤多甙预防克罗恩病术后复发［J］.中华胃肠外科杂志,2009, 12(2): 167−169.

［6］ 陶庆松,任建安,嵇振岭,等.雷公藤多甙在维持术后克罗恩病临床缓解中的作用［J］.中华胃肠外科杂志,2009,12(5): 491−493.

［7］ 谢颖.预防克罗恩病术后复发的研究［D］.南京: 南京大学,2012.

［8］ Abre M T, Taylor K D, Lin Y C, et al. Mutations in NOD2 are associated with fibrostenosing disease in patients with Crohn's disease［J］. Gastroenterology, 2002, 123(3): 679−688.

［9］ Akollcar P N, Gulwani-Akolkar B, Lin X Y, et al. The IBD1 locus for susceptibility to Crohn's disease has a greater impact in Ashkenazi Jews with early onset disease［J］. The American journal of gastroenterology, 2001, 96(4): 1127−1132.

［10］ 钦丹萍,孙佩娜,周毅骏,等.雷公藤多苷对溃疡性结肠炎大鼠模型炎症及TLR4/MyD88信号通路的作用［J］.中华医学杂志,2016,96(18): 1444−1449.

［11］ 钦丹萍,周毅骏,孙佩娜,等.雷公藤多苷对溃疡性结肠炎大鼠TLR4/MyD88非依赖信号通路的作用研究［J］.中国中药杂志,2016,41(6): 1093−1099.

［12］ 钦丹萍,张绍珠,周毅骏,等.雷公藤多苷对三硝基苯磺酸/乙醇溃疡性结肠炎大鼠炎性反应的作用［J］.中华消化杂志,2016,36(9): 626−629.

［13］ Qin D P, Zhou Y J, Zhang S Z, et al. Anti-inflammation of *Tripterygium wilfordii* polycoride on macrophages and its regulation to inflammation via TLR4/NF-KB［J］. Chinese Herbal Medicines, 2015, 7(2): 155−161.

［14］ 钦丹萍,杨新艳,周毅骏,等.miR−199a在2,4,6−三硝基苯磺酸/乙醇溃疡性结肠炎大鼠中的表达及雷公藤多苷的作用研究［J］.中国药学杂志,2016,51(22): 1934−1940.

［15］周毅骏,钦丹萍,杨新艳,等.雷公藤多苷片对溃疡性结肠炎大鼠miR-146a、miR-146b及TLR4/MyD88依赖信号通路的调控作用研究［J］.中草药,2016,47(10):1723-1730.

［16］钦丹萍,周毅骏,杨雪静,等.TNBS/乙醇溃疡性结肠炎大鼠模型差异表达miRNA与mRNA共表达分析［J］.中华微生物学和免疫学杂志.2015,35(10):741-748.

［17］Meena N K, Verma R, Verma N, et al. TLR4 D299G polymorphism modulates cytokine expression in ulcerative colitis［J］. J. Clin. Gastmenterol. 2013, 47(9): 773-780.

［18］Mohammadi M, Zahedi MJ, Nikpoor AR, et al. Interleukin-17 serm lewels and TLR4 polymorphisms in ulcerative colitis［J］. Iran J Immunol, 2013, 10(2): 83-92.

［19］Dongarra M L, Belvedere A, Ferlazzo G, et al. Clinical drug response to thiopurines is associated to a lower interferon-γ production by IBD patient's T lymphocytes［J］. J Crohns Colitis, 2013, 7(10): e497, e498.

［20］Zwiers A, Kraal L, van de Pouw Kraan T C, et al. Cutting edge: a variant of the IL-23R gene associated with inflammatom bowel disaease induces loss of microRNA regulation and enhanced protein production ［J］. J Immunol, 2012, 188(4): 1573-1577.

［21］McKenna L R, Schug J, Vourekas A, et al. MicroRNAs control intestinal epithelial differentiation, architecture, and barrier function［J］. Gastroenterology, 2010, 139(5): 1654-1664.

［22］周泠,刘卓志.雷公藤多甙栓对溃疡性结肠炎大鼠SOD和MPO的影响［J］.医学动物防制,2006,22(6):403-405.

［23］周泠,刘卓志.雷公藤多甙栓对溃疡性结肠炎大鼠TNF-α和IL-8的影响［J］.遵义医学院学报,2006,29(1):31-33.

［24］周鋆,吴叔明,陈晓宇,等.雷公藤红素对三硝基苯磺酸诱导的大鼠结肠炎的保护作用［J］.胃肠病学,2007,12(3):144-147.

［25］张霞,周国雄,张海峰,等.雷公藤内酯醇抑制次级淋巴组织趋化因子表达对小鼠实验性结肠炎的影响［J］.世界华人消化杂志,2014,22(20):2893-2899.

［26］郑宇,陶庆松,嵇振岭,等.雷公藤多甙对克罗恩病大鼠模型治疗作用的机制研究［J］.中国普通外科杂,2013,22(12):1650-1654.

［27］李冠炜.雷公藤多苷上调克罗恩病病人局部肠黏膜Treg细胞及调节炎症因子的分泌［D］.南京:南京大学,2014.

［28］李毅.雷公藤甲素对炎性肠病(克罗恩病)肠黏膜免疫系统IL-6/STAT3信号通路的干预机制［D］.南京:南京大学,2011.

［29］周鋆.雷公藤红素对实验性克罗恩病的保护作用及机制的研究［D］.上海:上海交通大学,2007.

［30］陶庆松,任建安,黎介寿.雷公藤内酯醇抑制克罗恩病肠道浆膜纤维细胞黏附分子的表达［J］.肠外与肠内营养,2007,14(2):70-72.

［31］吴茸,王栋,张志刚,等.雷公藤甲素对炎症性肠病模型小鼠吻合口纤维化及肿瘤坏死因子-α/微小RNA-155轴的影响［J］.中华实验外科杂志,2015,32(9):2182-2184.

［32］尚瑞,吴军.雷公藤多甙、硫唑嘌呤联合甘草酸二铵治疗自身免疫性肝炎患者初步临床研究［J］.实用肝脏病杂志,2017,20(3):290-293.

［33］刘卫兵,韩树堂.雷公藤多甙治疗强的松依赖型自身免疫性肝炎30例［J］.中西医结合肝病杂志,1998,8(1):47,48.

［34］尹亮,王亮,蒋维维,等.雷公藤甲素对人肝癌细胞株HepG2体内外作用的研究［J］.南京医科大学学报(自然科学版),2011,31(2):170-174.

［35］吴世成,丁虹,吴世义,等.雷公藤内酯醇抗人肝癌SMMC7721细胞活性研究［J］.中国药师,2004,7(11):837-839.

［36］华小黎,杨锐.雷公藤甲素对肝细胞癌中侧群细胞的影响［J］.华中科技大学学报(医学版),2014,43
　　　(5):554-556,576.

［37］李景源,吴刘成,郑波,等.雷公藤红素对裸鼠肝癌皮下移植瘤抑制作用的研究［J］.中国癌症防治杂
　　　志,2014,6(3):230-234.

［38］张乙川,刘峰,王俊,等.雷公藤红素诱导人肝癌SMMC-7721细胞凋亡研究［J］.中国普外基础与临
　　　床杂志,2016,23(1):48-51.

［39］俞萍丽,陈元仲,许建华.雷公藤内酯醇对人结肠癌细胞株SW-480、HT-29体内外作用的研究［J］.
　　　中国药学杂志,2010,45(1):28-31.

［40］苏丹,郭姗姗,金亚宏,等.雷公藤内酯醇半合成衍生物对人结肠癌细胞系荷瘤小鼠肿瘤抑制作用的
　　　研究［J］.中国实验方剂学杂志,2009,15(11):58-60.

［41］王连青,刘剑,钱文斌,等.雷公藤内酯醇对肝癌细胞株HepG2的影响及作用机制［J］.肿瘤学杂志,
　　　2013,19(12):959-963.

［42］罗晓霞,石红梅,肖兵.雷公藤红素对肝癌细胞株HepG2的影响及作用机制［J］.广东医学,2016,37
　　　(17):2563-2565.

［43］赵林,吴鹏,章平贵,等.雷公藤甲素对人结肠癌HCT116细胞Bcl-2/Bax和活性Caspase 3表达的影响
　　　［J］.世界华人消化杂志,2016,24(24):3580-3586.

［44］张天娇,韩森,张玮,等.雷公藤甲素通过诱导细胞自噬促进结肠癌CT26细胞死亡［J］.解剖学报,
　　　2016,47(6):774-778.

［45］谢勇,闫燕艳,尉杰忠,等.雷公藤红素诱导胃癌细胞株MGC803凋亡作用研究［J］.中药药理与临床,
　　　2010,26(5):31-33.

［46］胡昇庠,武正山.雷公藤甲素诱导胰腺癌PANC-1细胞凋亡［J］.江苏医药,2013,39(1):42-45.

［47］孙运良,马建霞,吴红玉,等.雷公藤内酯醇对人胰腺癌PANC-1细胞的抑制作用及其可能的机制
　　　［J］.中国肿瘤生物治疗杂志,2013,20(4):432-437.

［48］夏旭芬,王伟,鲍亚萍,等.雷公藤内酯醇对结肠癌细胞COX-2和iNOS表达的抑制作用［J］.中国药
　　　学杂志,2008,43(10):758-761.

［49］徐烨,郁峰,崔焌辉,等.雷公藤红素促进RIP1蛋白的去泛素化增强TNF-α对结肠癌细胞的凋亡诱导
　　　活性的研究［J］.中国现代应用药学,2017,34(1):43-48.

［50］许阳贤,宋海燕,季光.雷公藤红素对肝癌细胞SMMC-7721凋亡和周期的调控作用及机制［J］.中成
　　　药,2015,37(6):1153-1157.

［51］肖婧薇,江振洲,刘晶,等.雷公藤甲素对人胃癌细胞株SGC-7901增殖的抑制作用及其机制［J］.中
　　　草药,2011,42(6):1174-1176.

［52］余炜,谢瑞祥,陈娟,等.雷公藤内酯醇对胃癌细胞增殖、凋亡及上皮间质转化的影响［J］.临床肿瘤学
　　　杂志,2016,21(10):883-888.

［53］郭伟健,何敏毅,孙学刚,等.雷公藤甲素对大肠癌细胞细胞周期的调控作用［J］.贵阳医学院学报,
　　　2012,37(2):141-144.

［54］孙鹏达,房学东,朱甲明.雷公藤内脂醇对SW480细胞的生长抑制作用［J］.中国热带医学,2010,10
　　　(3):287,288.

［55］史继荣,赵建勋,张寰,等.雷公藤内酯醇对胆囊癌GBC-SD细胞株增殖与凋亡的影响［J］.解放军医
　　　学杂志,2010,35(12):1462-1464.

［56］陈永安,程蕾,苗洁琼,等.雷公藤甲素抑制人肝癌MHCC97H细胞侵袭转移的实验研究［J］.福建中
　　　医药大学学报,2012,22(2):22-24.

［57］徐佳,伍春莲.雷公藤红素抑制食管癌细胞转移及其机制［J］.生理学报,2015,67(3):341-347.

［58］王国平,尹成进,欧阳曙明,等.雷公藤内酯醇对人胃癌细胞SGC7901增殖及表达血管内皮生长因子

的影响[J].实用医学杂志,2008,24(1):17-19.

[59] 丁晓凌,周国雄,黄介飞,等.TL对人胰腺癌细胞裸鼠移植瘤的治疗作用及抑制血管生成的研究[J].中国肿瘤临床,2007,34(19):1121-1125.

[60] 刘娟娟,王栋,李宇华,等.雷公藤甲素对结肠癌细胞SW480的基因表达谱的影响[J].现代生物医学进展,2012,12(25):4805-4808,4815.

[61] 罗伟,陈卫昌.雷公藤红素对结肠癌细胞株HCT-116生长的影响及其作用机制[J].苏州大学学报(医学版),2009,29(5):874-877.

[62] 盛健,吴峰,夏甘霖,等.雷公藤甲素对胰腺癌干细胞的影响[J].医药导报,2014,33(3):315-317.

[63] 丁晓凌,周国雄,周晓荣,等.雷公藤内酯醇对5-LOX代谢通路和胰腺癌细胞凋亡的影响[J].世界华人消化杂志,2008,16(34):3835-3839.

[64] 徐秀利,李新丰,柴林.雷公藤甲素增强5-FU对肝癌细胞SMMC 7721诱导凋亡作用的实验研究[J].黑龙江医学,2011,35(7):495-499.

[65] 罗伟,陈卫昌.雷公藤红素联合5-氟尿嘧啶在人结肠癌细胞中的相互作用[J].中国现代医药杂志,2008,10(12):4-7.

[66] 刘养岁,孔连宝,蒋维维,等.雷公藤甲素对肝癌细胞株HepG2顺铂化疗敏感性的影响[J].江苏医药,2010,36(3):249-252.

[67] 龙璐璐,许文林,沈慧玲,等.雷公藤甲素通过抑制microRNA-21的表达提高SGC7901/CDDP细胞顺铂敏感性[J].江苏大学学报(医学版),2012,(3):213-217.

[68] 申雅静,冯晨露,路平.雷公藤内酯醇联合顺铂对食管鳞癌细胞ECA-109增殖的影响[J].新乡医学院学报,2016,(10):864-867.

[69] 任丽琴,王成枫,王金海.雷公藤内酯醇联合奥沙利铂抗人结肠癌细胞SW480增殖的体外研究[J].海峡药学,2014,26(8):127-129.

[70] 陈海生,张海峰,陈海琴,等.雷公藤内酯醇抑制CXCL11表达对大鼠重症急性胰腺炎急性肺损伤的影响[J].交通医学,2012,26(3):209-212.

[71] 李兴旺,尚游,张冰,等.雷公藤内酯醇对大鼠重症急性胰腺炎肺损伤的保护作用[J].中国临床药理学与治疗学,2009,14(1):57-61.

[72] 赵永福,翟文龙,张水军,等.雷公藤内脂醇对大鼠重症急性胰腺炎肝损伤的保护作用[J].中华实验外科杂志,2005,22(6):689-691.

[73] 冯文明,鲍鹰,朱鸣,等.雷公藤多甙对重症急性胰腺炎大鼠糖皮质激素受体的上调影响[J].中国中西医结合外科杂志,2008,14(2):135-137.

[74] 汪洁,蔡端,马保金.雷公藤多甙联合生长抑素治疗对大鼠急性坏死性胰腺炎肠道细菌移位的影响[J].肝胆胰外科杂志,2006,18(5):274-277.

[75] 陈涛.雷公藤多甙联合白细胞介素10修饰树突状细胞诱导大鼠小肠移植免疫耐受的研究[D].南京:南京医科大学,2006.

[76] 逯宁,王军,王鹏志.雷公藤多甙联合环孢素对小鼠小肠移植抗排斥作用的研究[J].中国中西医结合外科杂志,2002,8(3):192-194.

[77] 李元新,李宁,吴波,等.雷公藤多甙对大鼠小肠移植急性排斥反应治疗作用的研究[J].中华小儿外科杂志,2000,21(1):49-51.

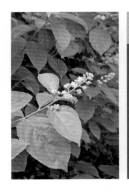

第十五章
儿科疾病

　　受20世纪80年代南京军区南京总医院黎磊石院士等[1]将雷公藤多苷片用于肾小球疾病治疗的启发,儿科亦开始了用雷公藤制剂治疗儿童肾病和相关其他儿科疾病的探索。

　　近30年来,河南中医药大学第一附属医院儿科医院致力于雷公藤制剂对儿童过敏性紫癜(Henoch-Schonlein purpura, HSP)、紫癜性肾炎(Henoch-Schonlein purpura nephritis, HSPN)、乙型肝炎病毒相关性肾炎(hepatitis B virus associated glomerulonephntis, HBV-GN)等多种疾病的临床疗效观察,率先提出雷公藤多苷在小儿肾病应用1.5 mg/kg的儿科新剂量,并将雷公藤多苷对小儿性腺发育的毒副作用进行了19年的临床随访,并对此开展了基础实验研究。同时又在中药补肾、活血方面干预雷公藤多苷导致小儿性腺损伤的减毒增效机制进行了研究。

　　随着儿科临床病例不断积累,基础研究不断深入,雷公藤在儿科的药学地位应进一步研究。

第一节　临床观察

　　检索国内文献,自1987年以来共有227篇有关儿童应用雷公藤制剂的文献报道,其中治疗HSP及HSPN 82篇,肾病综合征23篇,HBV-GN 4篇,系统性红斑狼疮及狼疮性肾炎2篇,肾性血尿2篇,支气管哮喘7篇,难治性全身型幼年特发性关节炎(Still病)2篇,脓疱型银屑病3篇,泛发型湿疹2篇,特发性血小板减少性紫癜1篇,慢性淋巴细胞甲状腺炎1篇。有关雷公藤副作用的报道97篇。

一、泌尿系统疾病

(一)HSPN

　　HSP是儿童常见的血管变态反应性疾病(图7-15-1,图7-15-2),由机体对某些致敏

作者:本章节由丁樱、韩姗姗编写。

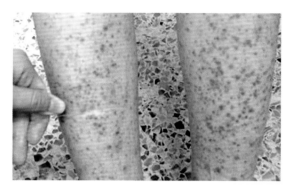

图7-15-1　过敏性紫癜图片

物质产生变态反应导致,因毛细血管脆性及通透性增加,可引起皮肤紫癜、腹痛、肾炎、关节痛等症状。20%～55%的HSP可累及肾脏而表现为HSPN[1,2],病理表现以肾小球系膜细胞增生、系膜区IgA沉积为特征,其肾脏损害的程度决定了HSP的预后。

检索近30年文献(1987～2017年),发现报道雷公藤治疗小儿HSPN且可供分析的临床资料80篇。

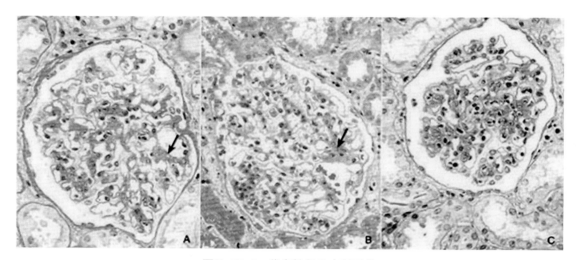

图7-15-2　紫癜性肾炎病理图片

1. 关于雷公藤治疗小儿HSPN的Meta分析

马金强[3]报告了糖皮质激素联合雷公藤制剂治疗儿童HSPN的Meta分析。他共检索到相关文献235篇,最终纳入可供研究的随机对照试验(RCT)为5篇,共354例HSPN患儿纳入本研究,其中联合治疗组193例,对照组161例。结果显示联合治疗能提高儿童HSPN的治愈率和有效率,却不能提高儿童HSPN的缓解率,在控制病情复发方面,联合治疗组优于糖皮质激素组。

陈钦、吴亚琴等[4]发表了关于雷公藤治疗小儿HSPN的疗效及安全性评价的Meta分析,共1 086例。结果表明雷公藤制剂可在一定程度上缓解HSPN的血尿及蛋白尿,联用糖皮质激素能提高对HSPN的疗效且可降低疾病复发率。就肝功能损害及血白细胞下降等不良反应而言,雷公藤总体安全。

2. 临床研究

检索1987～2017年间,雷公藤在儿童HSP和HSPN中的应用文献共80篇,总计6 377

例HSPN患儿纳入研究,其中3 904例患儿服用了雷公藤,3 075例均有改善,总有效率91.6%。其中有345例(9.06%)患儿为单独使用雷公藤,813例(21.36%)合并应用激素,273例(7.17%)合并口服中药,252例(6.62%)联合口服激素和中药,437例(11.48%)联合使用激素与双密达嗼,460例(12.09%)合并应用香丹注射液,224例(5.89%)联合应用低分子肝素钙针,274例(7.2%)合并应用丹参注射液,441例(11.59%)患儿合并其他常规治疗,另有385例患儿还联合应用环磷酰胺、甘利欣、霉酚酸酯、长春新碱、硝苯吡啶、潘生丁、川芎嗪针、氯雷他定等[5~84],疗效肯定。

(二)肾病综合征

肾病综合征(nephrotic syndrome, NS)是由多种原因导致肾小球滤过膜对血浆蛋白通透性增高,致使大量血浆蛋白从尿中丢失引起的临床综合征。以"三高一低"为主要表现,即大量蛋白尿、低蛋白血症、高胆固醇血症及不同程度水肿。该病可见于任何年龄,儿童时期发病多属原发性肾病,2~5岁为发病高峰,此病复发率高,病程迁延,可严重影响儿童身心健康。临床上以应用糖皮质激素为主,但由于使用的剂量、时间掌握不恰当,易导致医源性皮质醇增多症(图7-15-3)。经检索文献发现对激素无效的难治性肾病,雷公藤仍有效果,两药合用可加强疗效,且对病理表现为微小病变及系膜增生性肾炎两型的疗效显著。

检索近30年文献,雷公藤应用于儿童NS的文献报道有23篇,818例中有效患者676例,总有效率74.6%。其中314例(38.4%)患儿为单独用雷公藤治疗。432例(52.8%)为联合激素治疗,其余为联合激素和环磷酰胺治疗[85~107]。

以上文献说明,雷公藤单独或与激素、免疫抑制剂联合使用,均有一定的治疗效果。

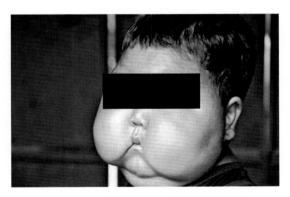

图7-15-3　肾病综合征使用激素后库欣貌

(三)HBV-GN

1971年Combes等首次报道1例感染乙型肝炎病毒(hepatitis B virus, HBV)导致的膜性肾病后,HBV与肾小球肾炎之间的关系已就被流行病学、临床及免疫学资料所证实。近年来,随着肾脏组织穿刺技术和肾脏病理检查的普及,虽对HBV-GN病理方面的研究已取得重大进展,但仍无特效治疗。现代医学虽然能在一定程度上缓解病情,但尚有不足之处。因此,寻求简单易行且经济有效的方法为儿科临床亟待解决的课题。

HBV-GN目前国内外尚无法造模,对其研究主要集中于临床,因此,制定出切实有效、经济实用的治疗方案有重要的现实意义。河南中医药大学第一附属医院儿科医院在临床中采用雷公藤多苷联合肝肾宝方治疗小儿HBV-GN,取得较好的临床疗效,并提出了

$1.5\ mg \cdot kg^{-1} \cdot d^{-1}$ 为初始剂量的治疗方案。

检索国内文献,近年来雷公藤治疗小儿HBV-GN的临床报道有4篇[108~111],总病例数95例,2篇为单独使用雷公藤治疗,总有效率89.82%(表7-15-1)。

表7-15-1　雷公藤应用治疗小儿HBV-GN的疗效观察

序号	作者	发表年份	病例数	合并用药	有效	无效	总有效率(%)
1	郭庆寅	2003	16		16	0	100.0
2	丁樱	2005	12		12	0	100.0
3	庄永泽	2007	7	拉米夫定	6	1	86.0
4	杨炳中	2008	60	拉米夫定、蝮蛇抗栓酶	49	11	81.7

(四)系统性红斑狼疮及狼疮性肾炎

系统性红斑狼疮(SLE)是一种自身免疫异常引起的多器官、多系统功能损害性疾病,病因尚不明确,在遗传、环境、雌激素水平等各种因素的相互作用下,T淋巴细胞紊乱,T抑制细胞功能减低,B淋巴细胞过度增生,产生大量抗体,并与体内相应抗原结合形成免疫复合物,沉积在皮肤、关节、小血管、肾小球等部位,引起急、慢性炎症及组织坏死;或抗体直接与抗原作用,引起细胞破坏,从而导致多系统损害。该病往往症状复杂、病情凶险,预后较差。

狼疮性肾炎(lupus nephritis, LN)是SLE最重要的伴发疾病,亦是小儿常见的继发性肾小球疾病之一。经过检索发现2篇雷公藤治疗儿童LN的报道。1999年彭培杰[112]将20例LN患儿随机分为两组:治疗组以雷公藤多苷片、复方丹参片、强的松联合口服,4~8周后逐渐减量。对照组用强的松,用法同治疗组。结果治疗组临床治愈率20%,总有效率90%;对照组总有效率50%。雷公藤多苷片能显著降低尿蛋白定量、血尿素氮和肌酐,亦能改善补体。2002年章惠彬[113]对11例狼疮肾患儿采取了环磷酰胺“水化疗法”,配合强的松、雷公藤与清热凉血为主的中药服用,并进行随访。结果发现,随访中8例完全缓解,3例部分缓解,且不良反应少。

(五)肾性血尿

儿童肾性血尿可因急性肾炎演化而来。常规的中西药物治疗均不佳。雷公藤制剂治疗肾性血尿有一定效果,对于防止其演化为慢性肾病具有重要的临床意义。

有关雷公藤治疗迁延型血尿有效的报道中,傅文录[114]用雷公藤多苷片、肾炎专方和环磷酰胺冲击三联疗法治疗儿童迁延性血尿40例,总有效率为92.5%。张海生[115]采用环磷酰胺+雷公藤多苷+生脉饮+云南白药治疗40例血尿患儿,总有效率为90%。

二、免疫系统疾病

（一）支气管哮喘

支气管哮喘（broncahial asthma）是儿童期最常见的慢性呼吸道疾病，以反复发作性喘息、呼吸困难、胸闷或咳嗽等为主要临床症状[116]。儿童哮喘发病率近年来逐年上升，严重威胁儿童的身心健康，目前尚无特殊的根治方法。Th1、Th2细胞亚群比例和功能失衡，是免疫学哮喘发病的经典机制[117]。雷公藤多苷片因其良好的抗炎与免疫调节作用广泛用于变态反应性与自身免疫性疾病，其在临床上对于难治性哮喘的治疗有较好疗效。

通过查询，7篇文献[118~124]服用雷公藤多苷者210例，有效数200例，总有效率95.56%，单独应用雷公藤40例，合并激素170例，均取得一定效果（表7-15-2）。

表7-15-2　雷公藤多苷片治疗支气管哮喘文献分析

序号	作者	年份	病例数	服用雷公藤多苷例数	合并用药	有效	无效	总有效率（%）
1	来茶云	1987	31	31	激素	31	0	100.0
2	曾炯权	1993	37	37	激素	33	4	89.0
3	雷来茶	1993	30	30	激素	30	0	100.0
4	赵杰东	1995	40	40		38	2	95.0
5	吴曙粤	1996	57	14	激素	14	0	100.0
6	叶新民	1997	20	20	激素	18	2	90.0
7	祝伟	2015	80	38	布地奈德及速效β2受体激动剂、川芎嗪	36	2	95.0

（二）儿童难治性全身型幼年特发性关节炎

难治性全身型幼年特发性关节炎（Still病）属儿科临床疑难病症，目前尚缺乏特异的治疗方法。雷公藤多苷由于有明显的抗炎作用和免疫抑制作用，对儿童Still病有一定疗效。

2004年曲政海[125]采用前瞻性对比分析的方法研究小剂量雷公藤多苷对Still病患儿的治疗作用。对照组16例仅采用基础治疗（泼尼松+非甾体抗炎药），治疗组26例在基础治疗的同时加用小剂量雷公藤多苷（0.5 mg·kg^{-1}·d^{-1}）。结果发作期治疗组临床缓解率为80.8%，与泼尼松联合非甾体抗炎药组相比，无统计学差异；缓解期治疗组临床完全缓解率为80.0%，复发率为12.0%，对照组临床完全缓解率为60.0%，复发率为33.3%。结果表明雷公藤多苷在缓解期配合基础治疗，能有效降低复发率，提高缓解率。

（三）皮肤病

1. 脓疱型银屑病

泛发型脓疱性银屑病（GPP）是银屑病中最严重的类型，是一种多因素介导下的免疫异常性皮肤病，病因复杂，涉及遗传、免疫、感染、药物、环境等多方面。临床表现为在全身弥漫性红斑的基础上，出现密集粟粒大小黄白色浅表无菌性脓疱，相互融合，同时伴有高热，皮损，常周期性反复发作，可发展为红皮病或导致肝肾功能损伤，甚者危及生命。儿童中尤为常见。但一般治疗药物存在不同程度的副作用，加之GPP病情反复、顽固，可能出现红皮病等严重并发症，因此治疗风险大。雷公藤多苷可使CD4$^+$细胞减少，CD8$^+$细胞增加，改善T淋巴细胞功能，抑制B淋巴细胞功能，降低毛细血管通透性，抑制炎症及炎症递质释放，控制异常细胞增殖，从一定程度上减缓病情进展。

检索文献发现有3篇雷公藤治疗小儿脓疱型银屑病的治疗[126~128]，使用雷公藤者19例，分别为同时合并应用激素、阿奇霉素、激素与丙种球蛋白，取得较好疗效（表7-15-3）。

表7-15-3 雷公藤治疗小儿脓疱型银屑病

序号	作者	发表年份	例数	合并用药	有效	无效	总有效率（%）
1	周宝泉	1994	6	激素	5	0	100.0
2	高　鹏	2011	12	阿奇霉素	11	1	92.0
3	张俊红	2014	1	激素、丙球	1	0	100.0

2. 泛发型湿疹

湿疹病因复杂，目前认为可由多种因素引起，属第Ⅳ型变态反应。治疗上过去常应用抗组胺药物、类固醇皮质激素、某些中草药及部分外用药物，但疗效并不十分满意。

冯景春等[129]报道了雷公藤多苷治疗41例泛发性湿疹和皮炎类皮肤病，有效率达92.7%，复发率39.5%，取得满意疗效。

刘冰[130]用雷公藤多苷片10～20 mg/d治疗2～14岁小儿泛发性湿疹30例，并与扑尔敏6～12 mg/d做随机对照研究。结果显示雷公藤多苷组疗效明显高于扑尔敏组，有效率为93.3%。雷公藤多苷组复发率较扑尔敏组低。治疗过程未见明显副作用。提示小剂量、短疗程雷公藤多苷治疗小儿泛发性湿疹安全性好，疗效满意。

（四）其他疾病

特发性血小板减少性紫癜（ITP）是小儿常见的出血性疾病，大多数患儿常规治疗有效，但少数患儿常规治疗效果差，激素耐药，反复发作，病程迁延，成为难治性病例。陆小霞等[131]对28例难治性ITP患儿进行雷公藤多苷联合强的松治疗，随访1年以上。结果显示总有效率达75%。患者耐受治疗，未发现严重不良反应。治疗有效病例骨髓产血小板巨核细胞增加，外周血血小板抗体下降。说明雷公藤多苷联合强的松治疗小儿难治性ITP有良好疗效。

第二节　不良反应

雷公藤有毒的记载,最早见于《本草纲目拾遗》:"出江西者力大,土人采之毒鱼,凡蚌螺之类亦死,其性暴烈。"这指出雷公藤其叶大毒、茎中毒、根次之,要求以根块入药。可见对雷公藤毒副作用自古就有明确的认识。目前临床以原药根块入药者需久煎2 h以上,因煎煮方法及剂量难以把握,儿科较少使用。现临床使用较多的主要为雷公藤原药经加工提取后的制剂,其毒性大大减少,如雷公藤多苷片、雷公藤总萜片、雷公藤片、昆仙胶囊等,临床中雷公藤多苷片、昆仙胶囊在肾脏病中使用较多。雷公藤及其制剂的副作用主要见于以下几个方面。① 消化系统反应:胃肠道反应、肝功能异常,其中以肝酶增高较常见。② 血液和造血系统反应:雷公藤可导致血小板、红细胞和白细胞减少,临床表现为贫血、皮肤瘀斑、发热,严重者可出现粒细胞缺乏症、再生障碍性贫血等。③ 肝毒性作用:雷公藤导致的肝毒性多为急性,临床表现为乏力、纳差、恶心、呕吐、皮肤及巩膜黄染等。血清学检查ALT、AST升高,碱性磷酸酶(ALP)及总胆红素(TBil)改变等。④ 性腺损伤:长期应用可出现可逆性性腺损伤,如青春期女性患儿月经紊乱、闭经,成年男性的精子数量减少,临床使用过程中值得重视。至于对儿童的性腺发育损害究竟是否持续存在的问题,仍有待长期随访观察研究和商榷。⑤ 肾脏毒性:雷公藤肾毒性的主要表现为服药后迅速出现或逐渐发生的少尿、血尿、蛋白尿、浮肿。重者可见急性肾功能不全、急性间质性肾炎,甚至急性肾衰竭。实验室检查可见尿素氮(BUN)、血肌酐(Scr)升高,肌酐清除率(CCr)降低等。⑥ 心血管系统毒性作用:心血管系统的不良反应临床可表现为胸闷、心动过缓、心悸、心律失常等,严重者可致心源性休克,心电图检查可见窦性、频发性早搏,部分有二联率等。有研究推测血钾降低可能为其心脏急性毒性的原因之一。⑦ 其他副作用:有报道,长期使用雷公藤煎剂、雷公藤片或雷公藤多苷片可发生口腔溃疡、皮肤色素沉着、面部红斑、结节性红斑、多形性红斑药疹或固定性药疹、皮肤变应性血管炎、皮疹,甚至脱发的报告,但发生率不高,停药后消失,且临床发现面部色素沉着的出现与其对月经的影响有平行关系。

1987～2017年间,提及儿童疾病应用雷公藤制剂产生不良反应的文献共97篇[132],共观察到应用雷公藤制剂病例4 261例,报道产生副作用354例,副作用总发生率8.3%。副作用主要为白细胞减少(20.1%)、血小板减少(0.6%)、肝酶升高(26.8%),胃肠道反应(36.4%)、皮肤色素沉着(7.9%)、月经紊乱(1.7%)、精液异常(4.0%)等。

一、关于儿童应用雷公藤多苷的情况

查询国内文献,在2012年前有关儿童使用雷公藤多苷的不良反应报道共45篇,未见到有严重不良反应的报道。其中单用雷公藤多苷治疗的报道17篇,其余均为与其他免疫抑制剂联合使用。报道大多以临床疗效研究为主,兼顾近期副作用的分析。在单用雷公藤多苷的17篇报告中,其收录病例数767例,其副作用发生率2%～24%不等,悬殊较大,平均总发生率11.9%。在有近期副作用报道的92例中,程度大多较轻,无1例因其副作用而停药,其副作用分别为白细胞减少18例(2.35%),血小板轻度减少2例(0.26%),肝酶增高44例(占5.74%,谷丙转氨酶均40～100 u),胃肠反应23例(3.0%),月经紊乱2例(0.26%),其与临床最常用的红霉素、阿奇霉素的副作用发生率无多大区别。在采用多中心(北京儿童医院、江苏省中医院、南京军区总院、河南中医学院第一附属医院)随机、模拟单盲对照的方法对该产品在小儿时期的治疗作用和副作用进行了严密观察,结果显示雷公藤多苷组与激素组的近期副作用差异无统计学意义。

近30年来国内使用雷公藤多苷应用于儿童的情况:经咨询北京协和医院儿科、南京市南京总医院儿科、南京儿童医院、湖南大学湘雅医学院、江苏省中医院儿科、北京儿童医院等20余家省级以上医院,发现雷公藤多苷肝损伤、血液白细胞下降和血小板降低等副作用的发生率明显比环磷酰胺、来氟米特等其他免疫抑制剂低,而且是可逆的,减量或停药后即可恢复。以上单位在长期使用雷公藤多苷的过程中未见有严重不良反应事件发生。这均提示雷公藤多苷对儿童近期的副作用并不大,且是可逆可控的。总的来说,治疗儿童疾病时在医务人员观察下应用雷公藤多苷不失为一种好的对策。

二、有关儿童性腺毒性的问题

性腺损害是家长及医生最关注的问题,据国内研究报道暨我们的经验,GTW确实可导致部分女性月经紊乱,男性精液异常等近期性腺损伤,但这些副作用在停药以后能较快恢复。国内研究也表明其性腺损害大多是"可逆"的。

对儿童的远期性腺影响以往研究较少,仅有2篇[133,134]报道对157例既往用过GTW的患儿进行了6～17年追踪随访,女性90例月经周期全部正常,结果无差异。男性结论差异较大。在67例中已生育20例(均未注明结婚例数),精子轻度异常者14例,其中2篇与国内报道原发不育症的发生率(10%～15%)无差异。

查阅文献,我们发现近30年来的研究存在以下问题:① 动物实验造模大多采用近期性腺损害的观察,缺乏远期性腺损害尤其是生育能力的研究。② 临床报道以性腺损害为远期副作用的观察,其监测指标基本上女性以月经周期,男性仅以一次精液的检查结果为准,能否仅凭借此就妄下"生育障碍"的结论,值得探讨。

马腾[135]等以使用雷公藤多苷对生育能力的影响为研究目标进行了动物实验,其模拟临床用量及疗程,对大鼠的幼鼠期使用雷公藤多苷。结果显示雷公藤多苷组与空白组的大鼠产仔率无差别,其子鼠生长发育均正常。另外,曾有一名男性患儿因未遵医嘱持续服用雷公藤多苷达11年之久,曾3例年龄＞14岁男性患儿因未遵医嘱持续服雷公藤多苷达7年之久,现均已结婚生子,子代健康。据此认为,雷公藤多苷对生育能力的影响还有待进一步研究。

三、有关雷公藤副作用的思考

主要从三方面进行考虑:① 药学问题:药品不合要求,药源及药用部位不同,毒性有明显差异。古代医药早已说明雷公藤根皮有大毒,叶子能致命。以往根皮、叶子不入药,原研产品雷公藤多苷则是从雷公藤去皮的根中的提取物,研制工艺及质量标准也是针对根的提取物而制定。目前国内生产的雷公藤制剂有多种,厂家较多,据初步了解,因其价格低廉,有些厂家为降低成本把不该入药的茎、叶子和皮一并入药,使毒性增加,我们曾用过3个不同厂家的雷公藤多苷,其不良反应发生率有明显差别,此是否为国内报道副作用差别较大的原因?另外,传统工艺、新型工艺加工的不同是否会造成药品质量的区别?均值得我们进一步研究。② 医学问题:临床上用药不规范,如用药时间及剂量把握不当、治疗前后均未进行安全监测、医生经验不足等均可导致副作用的产生和加重。③ 个体差异:不同体质对药物耐受不同。

四、雷公藤副作用的预防和处理

值得思考的是,出现严重毒性反应的病例几乎都可以找到原因,如误服、超量使用或用法不当等。应要在有经验的医生的指导下正确使用,则其不良反应的发生率微乎其微。南京军区总医院肾脏病科近20年来用雷公藤多苷治疗了数以十万计的肾脏病患者,即便是后来的倍量疗法也未出现过严重的不良反应。况且常见的副作用在停药或对症处理后也都可以恢复,一般不影响治疗。作者在儿科应用雷公藤多苷近30年,并未发生过严重的不良反应。这说明雷公藤的毒副作用只要做到心中有数、严密观察,是可防可治的。可谓"大毒者有奇效",只要正确的认识雷公藤的免疫抑制作用和毒副作用,就能够正确使用雷公藤制剂。只有这样才能够充分发挥雷公藤多苷的治疗作用,并最大限度地防止其不良反应的发生。过分夸大与有意弱化其毒副作用都是不科学的态度。

(一)剂型改良

近年国内正在通过剂型改良,结合生物技术使药物在体内的选择性增强;或利用化学方法对雷公藤主要活性成分——TP和雷公藤红素进行结构修饰。通过结构修饰,可达到增加水溶性、增强活性和降低毒性等目的。此一系列雷公藤的减毒增效研究为如何科学、合理、有效控制制剂质量及保证用药的有效性、安全性等提供了有益参考。

(二)中药配伍

用药过程中,应参考中药配伍理论,将雷公藤制剂与其他减毒成分合用,可减少其毒性。如国内研究报道配伍中药甘草、生地黄可减少如肝酶增高等不良反应;疏肝理气药如柴胡、郁金、砂仁、鸡内金可减少胃肠反应；养血滋阴药如黄精、当归、生地黄可减少造血系统损害；补益肝肾药如菟丝子可保护性腺功能等。

（三）剂量

用药开始剂量不宜过大。治疗1～2周内密切观察血常规及肝功能的变化。若无胃肠道症状、血常规及肝功能异常等不良反应，再根据病情需要增减剂量。用药过程中一旦出现以上不良反应，轻者应减少用药剂量或配合中药辨证治疗，重者则需尽快停药。

（四）常规检查

用药后第1周应常规检查：① 血常规检查时注意观察白细胞、红细胞、血小板有无下降；② 肝功能检查时注意肝酶有无增高。以后可根据病情每间隔1～2周复查。

总之，雷公藤在临床运用中须严格掌握用药指征，防止滥用；密切观察用药反应，监测血常规，尿常规，肝、肾功能变化，以及心电图；体弱者应适当减少药物剂量；长期用药者应以小剂量维持治疗为宜；及时调整药物剂量和疗程，并积极对症处理。

第三节　儿科应用剂量、疗程探索

雷公藤多苷是从植物雷公藤根中提取、精制而成的一种脂溶性成分混合物，它既保留了雷公藤中的免疫抑制等作用，又除去了许多毒性成分，是目前临床使用最多的雷公藤制剂。

雷公藤多苷用量一直缺乏标准，研究儿科雷公藤多苷应用剂量、疗程，最大限度地降低副作用是值得探讨的问题。儿科采用雷公藤多苷，目前沿袭成人使用的剂量与疗程，即 $1 \mathrm{~mg} \cdot \mathrm{kg}^{-1} \cdot \mathrm{d}^{-1}$，3～6个月。而成人推荐的双倍剂量疗法同样在儿科临床中施行，即起始剂量 $2 \mathrm{~mg} \cdot \mathrm{kg}^{-1} \cdot \mathrm{d}^{-1}$，分3次餐后口服，使用4周后改为 $1.5 \mathrm{~mg} \cdot \mathrm{kg}^{-1} \cdot \mathrm{d}^{-1}$，继用4周，即减至 $1 \mathrm{~mg} \cdot \mathrm{kg}^{-1} \cdot \mathrm{d}^{-1}$ 维持。总体来说，成人使用雷公藤多苷的方法，基本适用于小儿。但随着雷公藤多苷在儿科应用范围的拓宽，接受治疗的儿科病例逐渐增加。我们发现小儿使用双倍剂量 $2 \mathrm{~mg} \cdot \mathrm{kg}^{-1} \cdot \mathrm{d}^{-1}$，出现副作用的概率略有增加，尤以肝损伤（肝酶增高）的发生率较高，且大多在用倍量1～2周后出现。当把雷公藤多苷剂量减至 $1.5 \mathrm{~mg} \cdot \mathrm{kg}^{-1} \cdot \mathrm{d}^{-1}$ 以下时，副反应很快减轻或消失，也有部分患儿继续用药，肝酶自然下降至恢复正常。但若剂量过早减至 $<1 \mathrm{~mg} \cdot \mathrm{kg}^{-1} \cdot \mathrm{d}^{-1}$ 时，病情常会有波动。故笔者近年临床常采用的方案是对各种原发性、继发性肾炎的轻度蛋白尿或兼血尿者以常规剂量 $1 \mathrm{~mg} \cdot \mathrm{kg}^{-1} \cdot \mathrm{d}^{-1}$ 3个月进行治疗。对原发性肾病、HSPN、IgA肾病、LN、HBV-GN的中等或大量蛋白尿者，起始剂量多用 $1.5 \sim 2 \mathrm{~mg} \cdot \mathrm{kg}^{-1} \cdot \mathrm{d}^{-1}$ 维持4～6周，后改为 $1 \mathrm{~mg} \cdot \mathrm{kg}^{-1} \cdot \mathrm{d}^{-1}$ 6～8周；或停药或减量至 $0.6 \sim 0.8 \mathrm{~mg} \cdot \mathrm{kg}^{-1} \cdot \mathrm{d}^{-1}$，维持2～3个月后停药。

　　雷公藤多苷的总疗程因病情轻重不同、病理改变各异而有较大差别。一般而言,病情轻、对雷公藤多苷敏感、病情无反复的病例,其疗程在3个月左右即可。但病情重、治疗反应好而无不良反应的病例,可在严密监护下适当延长疗程以巩固疗效。

第四节　体会与评价

　　20世纪80年代,当时国内虽已有雷公藤制剂的疗效及相关研究的报道,但因担心其副作用的问题未敢使用。后因遇到很棘手的肾病、结缔组织病,或常规治疗效果不尽人意,或用药禁忌证,或不能承受免疫抑制剂价格的人群,无奈之下开始尝试使用雷公藤制剂。先后笔者用过多种不同剂型的雷公藤产品,均有疗效,尤其使用雷公藤多苷的原创产品疗效最明显,多年使用下来解决了许多临床难题,且未发现明显的不良反应,这一临床发现使我对雷公藤在儿科的应用产生研究兴趣。20余年来,我们通过对HSP、HSPN、HBV-GN等多种疾病的临床疗效观察,率先提出雷公藤多苷在小儿肾病应用1.5 mg/kg的儿科新剂量。并将雷公藤多苷对于小儿性腺发育的毒副作用问题进行了19年的临床随访及配套的基础实验。同时又在中药干预雷公藤多苷所致的小儿性腺损伤的减毒增效方面进行了系列研究。多年来我们对雷公藤从初步探索到常规使用,有以下几点体会。

一、雷公藤多苷在中国儿童免疫性疾病的治疗中有时是西药不可替代的

　　雷公藤多苷作为一种新的免疫抑制剂,确切的疗效使它广泛应用于治疗成人和小儿多种免疫性疾病,奠定了重要的药学地位。儿科临床曾对许多用西药各种免疫抑制剂不耐受或无效的患儿,采用雷公藤多苷治疗而获得缓解,故认为该药对儿童免疫性疾病的治疗作用是独特的。此外,少年RA患儿中有部分表现为血白细胞持续增高的类型恰是雷公藤多苷的最佳适应证型。

二、雷公藤多苷使用方便、价格低廉

　　目前临床使用的免疫抑制剂除糖皮质激素、环磷酰胺外,其余大多是价格昂贵的进口药物,致使许多平民百姓家庭因经济不支而中断治疗。雷公藤多苷使用方便、价格低廉,与中国广大民众的经济承受能力相适应,也迎合了国家儿童医疗保险改革政策需要。

三、雷公藤多苷的近期不良反应发生率并不高,且大多数副作用可逆

　　近30年来,国内使用雷公藤多苷的儿童虽无确切的数字,但仅北京协和医院儿科、南京

军区南京总医院儿科、南京儿童医院、湖南大学湘雅医学院、江苏省中医院儿科、北京儿童医院、河南中医药大学第一附属医院儿科等20余家省级以上医院,应用该药的患儿人次粗略估算就达数十万人次。从长期的临床观察中发现,雷公藤多苷虽有肝损伤、血液白细胞下降和血小板降低等副作用,但发生率并不比环磷酰胺、来氟米特等其他免疫抑制剂高,而且是可逆的——减量或停药后即可恢复。以上单位在长期使用雷公藤多苷的过程中均未见严重不良反应事件。据此可知雷公藤多苷对儿童近期副作用并不大,且是可逆可控的。

四、雷公藤多苷对儿童生育能力的影响还有待进一步研究证实

性腺损害是家长及医生最关注的问题,据国内研究报道暨我们的经验,雷公藤多苷可导致如女性月经紊乱、男性精液异常等近期性腺损伤,但国内的研究又表明其性腺损害大多是可逆的;此外,成年人月经不调、精液短期异常,是否影响最终的生育能力,既往研究过少。总结近30年来的研究成果,我们尚发现存在以下问题亟待进一步研究。

(1)动物实验性腺损害造模大多采用超临床20～30倍的剂量进行实验,与临床实际用药量悬殊。

(2)以性腺损害为远期副作用的临床报道,其监测指标基本上女性以月经周期,男性仅以一次精液的检查结果为准,能否以此就得出"生育障碍"的结论,值得探讨。且至今仍未见大样本、多中心的设计严谨的相关临床随访报道。

五、雷公藤多苷的不良反应不仅与剂量、疗程有一定关系,还与个体差异,尤其是药品的不同制剂也有关系

根据以上儿科多年持续使用该药的经验认为,其副作用与剂量、疗程相关,但与个体差异、药品的不同制剂关系甚为密切。国内生产雷公藤多苷厂家较多,不同产品或同一产品的不同批次,其副作用发生率常有区别,应统一品控,完善药材鉴定标准,才能规范临床用药,减少副作用。

第五节　展　　望

雷公藤制剂是疗效显著、具有广阔发展前景的药物。然而目前仍存在一些问题:不少厂家雷公藤多苷产品的主要成分含量波动很大,造成其疗效不稳定、副作用发生率增加;雷公藤多苷对儿童远期副作用(生育能力影响)缺乏药物流行病学的研究;中药增效减毒的机制研究数量仍较少。但我们坚信随着临床合理用药规范的日渐成熟,高效低毒的新制剂不

断问世及减毒增效作用研究的不断深入,它必将为儿童免疫性疾病的治疗,乃至为世界医药学的进步作出巨大的贡献。

-------------------------------- 参 考 文 献 --------------------------------

[1] Jauhola O, Ronkainen J, Koskimies O, et al. Renal manifestations of henoch-schonlein purpura in a 6-month prospective study of 223 children[J]. Arch Dis Child, 2010, 95(11): 877-882.

[2] Narchi H. Risk of long term renal impairment and duration of follow up recommended for henoch-schonlein purpura with normal or minimal urinary findings: a systematic review[J]. Arch Dis Child, 2005, 90(9): 916-920.

[3] 马金强.糖皮质激素联合雷公藤制剂治疗儿童过敏性紫癜性肾炎的荟萃分析[A].浙江省医学会肾脏学会.2014浙江省肾脏病学术年会论文汇编[C].杭州:浙江省科学技术协会,2014:244.

[4] 陈钦,吴亚琴,李娜,等.雷公藤治疗小儿紫癜性肾炎的疗效及安全性评价和Meta分析[A].中国中西医结合学会肾脏疾病委员会.中国中西医结合学会肾脏疾病专业委员会2015年学术年会资料汇编[C].上海:中国中西医结合学会,2015:1198.

[5] 李效吾.雷公藤多苷片片治疗小儿紫癜性肾炎50例临床观察[J].江苏医药,1987,12:664,665.

[6] 时毓民,吴倾众.中西医结合治疗小儿肾炎肾病型紫癜性肾炎远期疗效观察[J].上海医科大学儿科,中国中西医结合杂志,1992,12(6):340-342.

[7] 皮质激素及雷公藤对小儿紫癜性肾炎的疗效评价[J].温州医学院学报,1994,4:208,209.

[8] 刘爱民,魏同田,杨诚,等.中西医结合治疗小儿紫癜性肾炎10例[J].浙江中西医结合杂志,1994,4(3):10,11.

[9] 方琪玮,吴宝铮,王素梅.中西医结合治疗过敏性紫癜肾炎58例疗效观察[J].山西医药杂志,1999,28(5):425,426.

[10] 高大汉,李继红.联用雷公藤多苷雷公藤多苷治疗儿童紫癜性肾炎的临床疗效观察[J].河南医学研究,2000,9(4):337,338.

[11] 张艳,李海芳,孙慧清,等.雷公藤多苷佐治紫癜性肾炎50例[J].河南医药信息,2002,10(23):37.

[12] 周逊,朱辟疆,华雪艳,等.中西医结合治疗紫癜性肾炎疗效分析[J].中国中西医结合肾病杂志,2004,5(8):460,461.

[13] 周建华,黄爱霞,刘铜林,等.火把花根片治疗儿童过敏性紫癜肾炎的临床研究[J].中国中西医结合杂志,2004,24(5):418-421.

[14] 张雪梅.雷公藤多苷与硝苯吡啶治疗儿童紫癜性肾炎的疗效观察[J].中国热带医学,2004,4(6):982,983.

[15] 张建平,解福平,龙一成.雷公藤多苷治疗儿童过敏性紫癜性肾炎的临床探讨[J].医学临床研究,2006,23(6):952,953.

[16] 徐达良.中西医结合治疗小儿紫癜性肾炎临床观察[J].现代中西医结合杂志,2006,15(16):2211,2212.

[17] 朱辟疆,周逊,赵华.中西医结合治疗紫癜性肾炎39例临床观察[J].江苏中医药,2006,27(4):39,40.

[18] 周太光,邓正华,黄善文.雷公藤总苷对肾病型紫癜性肾炎患儿糖皮质激素受体的影响及其临床意义[J].实用儿科临床杂志,2007,22(17):1315,1316.

[19] 王玉玲,张立明,辛荣贞,等.雷公藤多苷治疗儿童过敏性紫癜性肾炎56例临床观察[J].中国煤炭工

业医学杂志,2007,10(2):161,162.

[20] 任献青,丁樱,翟文生.雷公藤多苷联合肝素钠治疗儿童过敏性紫癜性肾炎76例[J].中医研究,2008,21(5):24,25.

[21] 沈涛,刘永春.儿童过敏性紫癜221例分析[J].实用全科医学,2008,6(4):337,338.

[22] 杨燕,王春连,李歆,等.中药与雷公藤多苷联合治疗小儿紫癜性肾炎临床研究[J].中国中医急症,2008,17(11):1535,1536.

[23] 黄庆益.低分子肝素联合雷公藤多苷治疗儿童过敏性紫癜性肾炎疗效观察[J].中外医疗,2009,28(7):72.

[24] 王树祥,马洪波,路群.雷公藤多苷治疗儿童过敏性紫癜性肾炎的临床疗效及其对Th1、Th2细胞因子的影响[J].山东医药,2009,49(21):67,68.

[25] 郭庆寅.辨证论治儿童过敏性紫癜性肾炎(肾病型)62例疗效观察[J].中国中西医结合儿科学,2010,2(4):313-315.

[26] 高金祥,张慧,刁汇玲.雷公藤多苷联合双嘧达莫治疗儿童过敏性紫癜性肾炎疗效观察[J].滨州医学院学报,2010,33(2):115,116.

[27] 林鸣.雷公藤多苷联合川芎嗪治疗小儿过敏性紫癜的疗效观察[J].中国现代医生,2010,48(33):53,54.

[28] 王俊宏,丁樱,任献青,等.中医综合方案治疗小儿紫癜性肾炎40例对照研究[J].北京中医药大学学报,2010,33(9):641-645.

[29] 胡国华,易著文,党西强,等.雷公藤多苷治疗小儿紫癜性肾炎的临床疗效研究[J].中外医疗,2011,30(12):128,129.

[30] 郭蕴琦,裴利宏.雷公藤总苷对紫癜性肾炎患儿血清肿瘤坏死因子-α和白细胞介素-8水平的影响[J].实用儿科临床杂志,2011,26(23):1831,1832.

[31] 王玉娟,张立明,门光国,等.雷公藤多苷联合激素治疗儿童紫癜性肾炎的临床观察[J].儿科药学杂志,2012,18(6):24-26.

[32] 丁樱,翟文生,任献青,等.雷公藤多苷联合清热止血方、香丹注射液治疗小儿紫癜性肾炎疗效观察[J].中国中西医结合杂志,2012,32(9):1290-1292.

[33] 侯林毅,闫慧敏,赵骞.中西医结合治疗儿童过敏性紫癜肾病40例临床观察[J].中国中医急症,2012,21(5):783.

[34] 程雁.中医辨证治疗小儿过敏性紫癜性肾炎临床观察[J].中华中医药学刊,2012,30(5):1167-1169.

[35] 陈官进.中医辨证配合雷公藤多苷片治疗小儿过敏性紫癜性肾炎临床观察[J].中华中医药学刊,2012,30(11):2586-2588.

[36] 文圆,孙嫱,伏利兵.儿童紫癜性肾炎140例临床和病理分析[J].中华临床医师杂志(电子版),2012,6(16):4854,4856.

[37] 侯萍,丁樱.活血化瘀中药联合雷公藤多苷片对小儿紫癜性肾炎尿NAG酶、尿mALB、尿IgG的影响[J].国医论坛,2013,28(4):24-26.

[38] 林源.激素联合雷公藤多苷片治疗过敏性紫癜肾炎35例临床观察[J].山西医药杂志,2013,42(2):207,208.

[39] 曾令丽.雷公藤多苷联合激素治疗儿童紫癜性肾炎疗效及对凝血功能的影响[J].辽宁中医药大学学报,2013,15(6):182,183.

[40] 晏红清,曾金.雷公藤多苷治疗儿童紫癜性肾炎的临床观察[J].药物与临床,2013,20(28):86,87.

[41] 卢书芳.中药合雷公藤多苷片治疗小儿难治性过敏性紫癜26例[J].国医论坛,2013,28(4):37.

[42] 丁樱,范淑华,任献青,等.中医综合治疗小儿紫癜性肾炎59例[J].河南中医,2013,33(9):1468,

1469.

［43］徐文平,刘江海,陈铮铮.雷公藤多苷联合化瘀通络方治疗小儿过敏性紫癜肾炎临床观察［J］.新中医,2014,46(4):128,129.

［44］朱秀兰.雷公藤多苷治疗紫癜性肾炎疗效观察［J］.基层医学论坛,2014,18(17):2299,2300.

［45］拜尔娜.雷公藤多苷联合肝素在紫癜性肾炎患儿中的联合应用研究［J］.中国现代药物应用,2014,8(6):171,172.

［46］华苏米.雷公藤多苷联合清热止血方、香丹注射液治疗小儿紫癜性肾炎的效果观察［J］.中国地方病防治杂志,2014,29:187,188.

［47］朱忠社,张菊梅.雷公藤多苷联合清热止血方、香丹注射液治疗小儿紫癜性肾炎疗效观察［J］.内蒙古中医药,2014,33(28):33.

［48］向明.雷公藤多苷联合糖皮质激素治疗儿童紫癜性肾炎的临床疗效观察［J］.上海医药,2014,35(17):25,26.

［49］商艳朝,张漪青.雷公藤多苷联合香丹注射液对小儿过敏性紫癜性肾炎的疗效及凝血机制的影响［J］.中国生化药物杂志,2014,4(34):137,138.

［50］马春利,杜青爱,唐瑾,等.雷公藤多苷片联合氯雷他定片治疗小儿过敏性紫癜62例临床观察［J］.河北中医,2014,36(6):882,883,889.

［51］李兵娜.雷公藤多苷治疗儿童过敏性紫癜肾炎的疗效分析［J］.临床医学,2014,34(1):122,123.

［52］李平,皇甫春荣,汤春辉.雷公藤多苷治疗小儿紫癜性肾炎疗效及对患儿免疫功能的影响［J］.中国临床药理学杂志,2014,30(10):895-897.

［53］吴慧,陈小红,周胜,等.小剂量雷公藤多苷联合糖皮质激素治疗小儿紫癜性肾炎的疗效及安全性评价［J］.中国农村卫生事业管理,2014,34(1):104,105.

［54］温玉玲,金福厚.中西医结合治疗小儿紫癜性肾炎疗效观察［J］.现代中西医结合杂志,2014,23(35):3927-3929.

［55］杨英,王景会.不同剂量雷公藤多苷治疗过敏性紫癜及预防肾脏损害的疗效观察［J］.中国实用医药,2015,10(15):162,163.

［56］张斯时,张艳.雷公藤多苷、泼尼松联合中药治疗儿童过敏性紫癜性肾炎临床观察［J］.武警后勤学院学报(医学版),2015,24(5):389,390.

［57］孙政敏,王华,魏巍,等.雷公藤多苷联合贝那普利及肝素对小儿过敏性紫癜性肾炎24 h尿蛋白及尿红细胞水平的影响［J］.中国现代医生,2015,53(28):69-71.

［58］孟秀荣.雷公藤多苷联合常规治疗对紫癜性肾炎患儿血清学指标的影响［J］.海南医学院学报,2015,21(7):957-960.

［59］刘伟.雷公藤多苷联合甘利欣治疗过敏性紫癜疗效观察［J］.中国麻风皮肤病杂志,2015,31(5):317,320.

［60］赵芳,刘伟.雷公藤多苷联合糖皮质激素治疗小儿紫癜性肾炎的临床观察［J］.中国中西医结合肾病杂志,2015,16(9):822,823.

［61］刘守娟.雷公藤多苷片联合低分子肝素钙治疗102例小儿紫癜性肾炎的临床疗效分析［J］.中国现代药物应用,2015,9(24):129,130.

［62］陈晶晶,赵巧萍.雷公藤多苷片联合低分子肝素钙治疗小儿紫癜性肾炎的临床疗效及免疫调节机制研究［J］.儿科药学杂志,2015,21(6):32-35.

［63］黄文龙.小儿紫癜性肾炎血尿兼蛋白尿型中医阶梯治疗方案的临床观察研究［D］.石家庄:河南中医学院,2015.

［64］蒋淑珍.小剂量激素联合霉酚酸酯与雷公藤多苷治疗儿童紫癜性肾炎34例［J］.临床医学,2015,35(10):114,115.

［65］ 王樱谚.小剂量雷公藤多苷联合糖皮质激素治疗小儿紫癜性肾炎的临床分析［J］.世界最新医学信息文摘,2015,15(65):89,90.

［66］ 闫平,姚晓燕,任翠铮,等.中西医结合治疗小儿过敏性紫癜肾炎30例［J］.陕西中医,2015,36(2):162-164.

［67］ 李娟.低分子肝素联合雷公藤多苷治疗儿童过敏性紫癜性肾炎的临床观察［J］.河南医学研究,2016,25(4):719,720.

［68］ 王洪刚.雷公藤多苷联合肝素钠治疗儿童过敏性紫癜性肾炎临床疗效分析［J］.世界最新医学信息文摘,2016,16(3):128,129.

［69］ 杨培花,范娟.雷公藤多苷对儿童紫癜性肾炎TGF-β和IL-21表达的影响以及临床价值研究［J］.中国中西医结合肾病杂志,2016,17(4):341,342.

［70］ 张晓钿,李立佳,符清宇,等.雷公藤多苷对小儿紫癜性肾炎CXCL9、CXCR3及IL-8水平变化的影响［J］.生物技术世界2016(2):211,212.

［71］ 朱廷富,褚祝飞,李精华.雷公藤多苷联合丹参注射液对过敏性紫癜性肾炎患儿凝血机制的影响［J］.中国中药杂志,2016,41(11):2162-2167.

［72］ 张彦洁.雷公藤多苷联合香丹注射液对小儿过敏性紫癜性肾炎凝血机制的影响及疗效分析［J］.中国处方药,2016,14(6):60,61.

［73］ 孟庆军,华青.雷公藤多苷联合香丹注射液治疗小儿过敏性紫癜性肾炎［J］.长春中医药大学学报,2016,32(5):1025-1027.

［74］ 杨黎,王春成.雷公藤多苷联合香丹注射液治疗小儿过敏性紫癜性肾炎的疗效评价［J］.2016,25(8):196,197.

［75］ 周红霞,赵丽萍,葛婷婷.雷公藤多苷用于紫癜性肾炎患儿的疗效分析及对相关指标的影响［J］.中国药房,2016,27(36):5085-5087.

［76］ 刘元靖,宫玉晶,曾庆海.雷公藤多苷治疗小儿紫癜性肾炎的疗效及安全性评价［J］.中外女性健康研究,2017(3):149,150.

［77］ 张国伟.雷公藤多苷治疗小儿紫癜性肾炎疗效及对患者免疫功能的影响分析［J］.世界最新医学信息文摘,2016,16(69):105,108.

［78］ 李建木.雷公藤多苷治疗紫癜性肾炎对患儿免疫功能的影响［J］.北方药学,2016,13(3):92.

［79］ 刘雪艳.探讨雷公藤多苷联合糖皮质激素治疗儿童紫癜性肾炎的临床疗效及安全性［J］.世界最新医学信息文摘,2016,16(58):82,83.

［80］ 银宏伟,王坷.糖皮质激素联合雷公藤多苷治疗儿童紫癜性肾炎的临床分析［J］.医药论坛杂志,2016,37(10):141,142.

［81］ 李晓冰,何德根,彭通,等.小儿过敏性紫癜性肾炎采用香丹注射液联合雷公藤多苷治疗对凝血机制和疗效影响［J］.中国现代药物应用,2016,10(5):263-265.

［82］ 陈万国.中西医结合对儿童过敏性紫癜性肾炎的临床疗效观察［J］.内蒙古中医药,2016,35(2):88,89.

［83］ 彭思苹,张新树,吴建谷.中药方剂联合雷公藤多苷治疗小儿紫癜性肾炎的效果研究［J］.中国当代医药,2016,23(6):103,104.

［84］ 张良.糖皮质激素结合雷公藤多苷小剂量用药治疗小儿紫癜性肾炎临床分析［J］.医学理论与实践,2017,30(2):243-245.

［85］ 丁培植,刘爱民.雷公藤多苷加小剂量激素治疗15例难治性肾病疗效分析［J］.浙江中西医结合杂志,1994,4(2):34.

［86］ 姜新猷,胡明昌,蔡毅,等.儿童原发性局灶节段性肾小球硬化症的治疗研究［J］.南方医科大学学报(中文版),1994,14(3):293,294.

［87］ 王素梅,郝文,蔡琪,等.小儿频繁复发型肾病综合征治疗探讨［J］.山西医药杂志,1996,25(4):251,252.

［88］ 刘光陵,高远赋,夏正坤,等.雷公藤多苷治疗儿童肾病综合征85例［J］.江苏中医,1998,19(12):13,14.

［89］ 张建涛.雷公藤多苷合激素治疗儿童肾病综合征［J］.广东医学,1998,19(3):227.

［90］ 刘光陵,夏正坤,高远赋,等.双倍剂量雷公藤多苷治疗儿童原发性肾病的探讨［J］.山西医科大学学报,1999,30(3):264,265.

［91］ 刘光陵,王兆全,夏正坤,等.雷公藤多苷治疗儿童难治性肾病的探讨［J］.天津医药,2000,28(2):103,104.

［92］ 刘光陵,高远赋,夏正坤,等.雷公藤多苷治疗儿童肾病综合征的机制探讨［J］.医学研究生学报,2000,13:9-11.

［93］ 宋昭英,王艳红.强的松和雷公藤多苷联合治疗肾病综合征32例体会［J］.济宁医学院学报,2000,(3):49.

［94］ 刘爱民,王亚萍,戴宇文,等.延长激素疗程合雷公藤多苷治疗儿童肾病综合征［J］.浙江中西医结合杂志,2003,13(11):678,679.

［95］ 刘光陵,高远赋,夏正坤,等.雷公藤总苷治疗儿童难治性肾病综合征的研究［J］.医学研究生学报,2003,16(7):518-520.

［96］ 胡国华.雷公藤多苷片对小儿肾性蛋白尿的影响［J］.中国临床药理学与治疗学,2003,8(3):336-338.

［97］ 刘爱民,王亚萍,戴宇文,等.儿童原发性肾病综合征复发后再治疗的临床观察［J］.浙江中医杂志,2003,(8):334.

［98］ 黄文彦,徐虹,周利军,等.儿童激素耐药性肾病综合征临床、病理及预后分析［J］.临床儿科杂志,2005,2(4):217-220.

［99］ 胡国华,易著文,肖建武.双倍剂量雷公藤多苷治疗儿童难治性肾病35例［J］.中国中西医结合肾病杂志,2005,6(10):604,605.

［100］ 郭补林,张杰,张大涛.中医辨证治疗小儿肾病综合征32例［J］.陕西中医,2005,26(5):409-411.

［101］ 何展荣,贺湘玲.儿童难治性肾病综合征34例临床与病理分析［J］.医学临床研究,2006,23(4):525-527.

［102］ 庞隐.氦氖激光穴位照射结合雷公藤多苷治疗儿童难治性肾病［J］.现代医药卫生,2007,23(12):1755,1756.

［103］ 宋兵.环磷酰胺与雷公藤多苷治疗儿童难治性肾病综合征疗效比较［J］.中国实用医药,2008,3(14):7,8.

［104］ 胡国华,易著文,王井和,等.雷公藤多苷对儿童复发性肾病Th1,Th2细胞因子影响的研究［J］.中国中药杂志,2008,4:441-443.

［105］ 拜尔娜.小儿肾病综合征49例分析［J］.中国误诊学杂志,2010,10(25):6236.

［106］ 黄慧姿.强的松联用雷公藤多苷治疗儿童原发肾病综合征疗效观察［J］.中国初级卫生保健,2012,26(4):90,91.

［107］ 刘伦志.多靶点免疫抑制治疗儿童难治性肾病综合征的疗效及安全性［J］.临床儿科杂志,2012,30(4):325-328.

［108］ 郭庆寅,丁樱.乙肝肾宝联合雷公藤多苷治疗小儿乙型肝炎病毒相关肾炎16例临床观察［J］.四川中医,2003,21(6):63-65.

［109］ 丁樱,郭庆寅.雷公藤多苷治疗小儿乙型肝炎病毒相关肾炎12例疗效观察［J］.陕西医学杂志,2005,34(1):100.

［110］ 庄永泽,叶礼燕,张明炜,等.LTAA方案治疗呈肾病综合征的儿童乙型肝炎病毒相关性肾炎［J］.中

国中西医结合肾病杂志,2007,8(6):338-340.

［111］杨炳中,何杨帆,谭中友,等.拉米夫定、雷公藤总苷联合蝮蛇抗栓酶治疗乙型肝炎病毒相关性肾炎［J］.实用儿科临床杂志,2008,23(5):379-381.

［112］彭培杰.雷公藤多苷、复方丹参片加皮质激素联合治疗儿童狼疮性肾炎的临床观察［J］.临床儿科杂志,1999,17(5):287,288.

［113］章惠彬,刘爱民.环磷酰胺静脉冲击治疗狼疮肾11例随访观察［J］.浙江临床学,2002,4(6):463.

［114］傅文录.中西医结合治疗儿童迁延性血尿40例［J］.上海中医杂志,2002,(5):20,21.

［115］张海生,傅文录.中西医结合治疗儿童肾炎血尿40例临床观察［J］.中医与中西医结合,2008,24(11):1099,1100.

［116］沈晓明,王卫平.儿科学［M］.7版.北京:人民卫生出版社,2008:266,267.

［117］Hamid Q, Tulic M. Immunobiology of asthma［J］. Annu Rev Physiol, 2009, 71(14): 489-507.

［118］来茶云,杨朝喜,黄彤.雷公藤多苷治疗重型、偏重型小儿支气管哮喘的临床疗效观察［J］.实用儿科杂志,1987,2(1):28,29.

［119］曾炯权,梁晓燕,赵波,等.雷公藤多苷片怡疗小儿哮喘疗效及其免疫作用机理的研究［J］.中国病理生理杂志,1993,9(4):454-456.

［120］雷来茶,朱炳法.雷公藤多苷治疗儿童哮喘时T细胞亚群及IgE的变化［J］.临床儿科杂志,1993,11(2):127,128.

［121］赵杰东,雷玉,刘文彬,等.雷公藤多苷治疗儿童哮喘的临床疗效及T细胞亚群观察［J］.大理医学院学报,1995,4(3):20-22.

［122］吴曙粤.儿童哮喘分级治疗57例［J］.实用儿科临床杂志.1996,11(4):207,208.

［123］叶新民,张祖贻.雷公藤多试对哮喘患者的免疫调节作用及其临床疗效观察［J］.江苏医药,1997,23(9):617-619.

［124］祝伟,田浩.川芎嗪联合小剂量雷公藤治疗儿童哮喘急性发作期患儿38例［J］.西部中医药,2015,28(2):102-104.

［125］曲政海.小剂量雷公藤多苷治疗儿童难治性Still病的对比研究［J］.中国中西医结合急救杂志,2004,1(3):156-158.

［126］周宝泉,朱文元.小儿泛发性脓疱型银屑病(附6例报告)［J］.江苏医药,1994,20(2):87,88.

［127］高鹏,白厚桥.12例儿童脓疱型银屑病治疗分析［J］.中国实用医药,2011,6(1):160.

［128］张俊红,毕淑英,蔡瑞康,等.大剂量丙种球蛋白联合雷公藤治疗婴儿泛发性脓疱型银屑病一例［J］.空军医学杂志,2014,30(4):245,246.

［129］冯景春,俞宝田.雷公藤多苷治疗泛发性湿疹和皮炎类皮肤病—附41例临床分析［J］.医学研究通讯,1995:24(1):28,29.

［130］刘冰,王文博.雷公藤多苷治疗小儿泛发性湿疹30例疗效分析［J］.北京中医,1997,(1):27,28.

［131］陆小霞,王莹,董宗琪,等.雷公藤多苷联合强的松治疗小儿难治性特发性血小板减少性紫癜［J］.中国实验血液杂志,2004,12(1):98-100.

［132］丁樱,韩姗姗.雷公藤在儿童疾病中的应用［C］.第六届全国雷公藤学术会议,徐州,2017:756-777.

［133］张维真,王淑华,王蒙,等.雷公藤对小儿性腺的远期影响［J］.实用儿科临床杂志,1994,9(5):263,264.

［134］耿海云,曹力,陈朝英,等.环磷酰胺和雷公藤多苷对儿童性腺的远期影响［J］.中国循证儿科杂志,2011,(6)5:391-394.

［135］丁樱,马腾,等.临床高剂量雷公藤多苷对幼年大鼠生育能力的影响［J］.中国中西医结合杂志,2012,32(9):1290-1292,61-63.

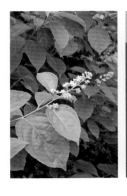

第十六章
昆明山海棠的临床应用

昆明山海棠与雷公藤为同属植物,为卫矛科雷公藤属植物的根或去皮的根部木心,又名六方藤、火把花根、粉背雷公藤等,具有活血通络、祛风除湿、消肿止痛、抗炎、免疫调节等作用。临床应用较广,《中华人民共和国药典》示其功能与主治为"祛风除湿、舒筋活络、清热解毒,用于类风湿关节炎、红斑狼疮"[1],此外,目前在无菌性脓疱病、甲状腺功能亢进、血管炎、光敏性皮肤病、银屑病、Behcet综合征、关节炎、肾炎、荨麻疹、激素依赖性皮炎等免疫功能异常性疾病及过敏性疾病都有较好的疗效,对病毒性疾病、肿瘤等也有一定疗效。

昆明山海棠在临床上的应用非常广泛,如昆明山海棠片和火把花根片,常用剂量为每次2片,每日3次。1982~2016年经文献检索昆明山海棠片在临床上的应用报道有162篇,火把花根片的应用报道有158篇。此外,还有以昆明山海棠为主的复方制剂,如我们为降低昆明山海棠的副作用,提高其疗效,根据中医"主、辅、佐、使"理论,以昆明山海棠主药,辅以黄芩、地肤子、女贞子、法半夏、甘草等制成的复方昆明山海棠颗粒剂。

第一节　昆明山海棠的临床应用

一、结缔组织病

结缔组织病是泛指结缔组织受累的疾病,包括RA、红斑狼疮、硬皮病、皮肌炎、结节性多动脉炎、韦格纳肉芽肿、巨细胞动脉炎及干燥综合征等一系列疾病,昆明山海棠配合其他药物或单用均有较好疗效。

作者:本章由何黎、农祥编写。

（1）RA：THH是治疗RA的传统用药，从20世纪70年代至今有大量文献报道THH治疗RA有显著疗效，症状改善，临床血液生化检验结果可见部分患者血沉、抗"O"类风湿因子、黏蛋白等指标也有改善或转阴，血红蛋白、白细胞、血小板等也相应上升至正常值，X线检查可见软组织肿胀、骨质脱钙、关节间隙狭窄均有不同程度好转[2]。王君采用中西医结合治疗RA 120例，治疗组60例（昆明山海棠片＋来氟米特＋硫酸羟氯喹＋双氯芬酸钠缓释片），对照组60例（来氟米特＋硫酸羟氯喹＋双氯芬酸钠缓释片），治疗组显效49例，有效8例，无效3例，总有效率95%；对照组显效38例，有效10例，无效12例，总有效率80%。两组比较有显著差异（$p < 0.05$），治疗后治疗组ESR、CRP改善优于对照组（$p < 0.05$），提示昆明山海棠片联合西药治疗RA临床疗效明显优于单用西药[3]。

（2）红斑狼疮：THH治疗系统性红斑狼疮也有较好疗效，治疗后可见患者各症状、体征有不同程度水肿的改善，皮损消退，内脏损害及各实验室检查指标也有好转，如部分患者白细胞增至正常，血沉速度减小，狼疮细胞、抗核抗体转阴，γ-球蛋白含量下降，尿蛋白转阴，血液流变学测定可见患者用药后舌、甲床等微循环障碍改善，全血或血浆黏度、红细胞电泳时间、纤维蛋白含量等得到改善或恢复正常[2]。王丽用火把花根片联合泼尼松治疗系统性红斑狼疮30例，治疗组15例，口服火把花根片4片，每日3次，连用6月，泼尼松20 mg，每日1次，连用6周后逐渐减量至10 mg/d维持。对照组15例口服泼尼松60 mg，每日1次，连用6周后逐渐减量至20 mg/d维持，两组临床显效率分别为86.6%和60.0%，有显著性差异（$p < 0.05$），火把花根片联合小剂量泼尼松治疗SLE较单纯应用泼尼松安全有效，不良反应少，可明显减轻临床症状，控制病情[4]。对其他结缔组织病如强直性脊柱炎、混合结缔组织病、重叠综合征等也有一定的疗效[2]。

二、银屑病、无菌性脓疱病

银屑病是一种常见的慢性复发性炎症性皮肤病，特征性损害为红色丘疹或斑块上覆有多层银白色鳞屑，好发于四肢伸侧、头皮和背部，严重皮损可泛发全身。无菌性脓疱病是指主要以无菌性脓疱为临床特征的一组炎症性皮肤病，昆明山海棠配合其他药物或单用均有较好疗效。王亚美等用火把花根片治疗银屑病患者50例，进行期有效率为88%，静止期有效率为84%[5]；王正文用THH治疗32例无菌性脓疱病，总有效率达93.5%，且认为THH水煎剂比片剂疗效好[6]。马洪明用昆明山海棠治疗掌跖脓疱病96例，治疗组口服昆明山海棠片每次2片，每日3次，外用复方地塞米松软膏，对照组口服四环素片0.5 g，每日3次，外用药同治疗组，两组病例疗程均为8周，治疗组48例，痊愈30例，显效11例，有效5例，无效2例，有效率85.42%；对照组48例，痊愈21例，显效8例，有效12例，无效7例，有效率60.42%[7]。王红兵等用昆明山海棠治疗无菌性脓疱性皮肤病35例，以昆明山海棠去皮根30～50 g/d，分3次煎服，并用水煎药液浸泡患处共4周，治愈率为60%，总有效率为97.4%[8]。孙兴进等用异维A酸胶丸联合昆明山海棠片治疗掌跖脓疱病24例，口服异维A酸胶丸，每日2次，每次 10 mg,同时口服昆明山海棠片,每日 3 次,每次 2 片,治愈率 75.0%[9]。可见,THH 对银屑病及无菌性脓疱病等有较好疗效。

三、血管炎及血小板减少性紫癜

血管炎是血管的炎性病变导致相应的组织器官供血障碍、组织坏死,临床上由于受累血管的大小、类型、部位不同而表现各异,可局限于单个器官,也可累及全身多个系统,过敏性紫癜、结节性红斑为血管炎中常见的疾病,昆明山海棠治疗血管炎有较好疗效,对血小板减少性紫癜也有较好疗效。安胜利用火把根片结合相关药物治疗过敏性紫癜71例,治疗组:火把花根片 0.25 g,每日 3 次,饭后半小时口服,合并扑尔敏 4 mg,每日 3 次,口服;芦丁 20~40 mg,口服,每日 2 次;维生素 C 2~3 g,每日 1 次,静脉注射或加入葡萄糖液中静脉滴注;氢化考地松 100~200 mg 或氟米松 10~20 mg 每日静脉滴注,连续3~5 d,病情好转后改口服,一般需 1~3 个月;对照组不加火把花根片,治疗组总有效率为 81.25%,对照组总有效率为 51.72%,两组间有显著差,治疗组优于对照组[10]。周雅用火把花根片治疗 42 例结节性红斑,显效快,副作用少,有效率为 92.86%[11]。陈永平用火把花根联合强的松治疗难治性免疫性血小板减少性紫癜,取得了类似于环孢菌素 A 或丙种球蛋白治疗此病的疗效[12]。

四、皮炎、湿疹、荨麻疹

皮炎、湿疹、荨麻疹是最常见的过敏性疾病,昆明山海棠治疗治疗这一系列过敏性疾病均有较好疗效。严昆用火把花根片治疗激素依赖性皮炎84例,治疗组口服火把花根片(饭后每次 5 片,每日 3 次,好转后减量为每次 3 片),阿司咪唑每日 10 mg,外用保湿霜,治疗 6 个月,对照组不用火把花根片,治疗组疗效优于对照组[13]。田蓉使用昆明山海棠(口服昆明山海棠每次 2 片,每日 3 次)联合 1% 吡美莫司治疗面部激素依赖性皮炎 72 例,获得满意疗效,且无明显不良反应[14]。范霞等用昆明山海棠联合复方松馏油糊治疗慢性湿疹58例,亦获得疗效好,不良反应少的优点[15]。周君武用昆明山海棠联合咪唑斯汀治疗慢性荨麻疹的疗效 120 例,未出现明显副作用,用昆明山海棠联合咪唑斯汀治疗慢性荨麻疹疗效优于单用咪唑斯汀[16]。

五、口腔扁平苔藓、复发性阿弗他溃疡、Behcet综合征

口腔扁平苔藓、复发性阿弗他溃疡、Behcet综合征为一系列累及黏膜及皮肤的疾病,使用昆明山海棠治疗治疗也有较好疗效。张沁用昆明山海棠治疗糜烂型口腔扁平苔藓166例,观察组应用昆明山海棠口腔膜治疗,对照组应用醋酸地塞米松粘贴片治疗,每日 2 次,连续治疗4周,对比分析两组患者治疗效果。结果:观察组临床总有效率为 88.10%,显著优于

对照组的75.61%,差异具有统计学意义($P<0.05$),临床疗效显著[17]。耿建华等用昆明山海棠联合强的松龙治疗重症复发性阿弗他溃疡总有效率92%[18]。有报道用THH片和丹参片治疗21例Behcet综合征有良好疗效。

六、甲状腺功能亢进、肾炎及肾病

甲状腺功能亢进、肾炎及肾病为一系列免疫功能异常的相关疾病,昆明山海棠治疗这一类疾病也有较好的疗效。周谅用THH治疗12例Graves甲状腺功能亢进,症状缓解,血清T_3、T_4恢复正常水平,有效率为75%[19],林文谋用THH和他巴唑治疗甲状腺功能亢进87例,甲状腺功能亢进症状缓解,血清T_3、T_4降低,有效率为91.6%[20]。用THH治疗肾炎、肾病的报道也比较多,其中李夏玉用THH治疗IgA肾病60例,有效率为75%,与雷公藤相比,有"低毒"的优势[21]。赵君妍用THH片治疗慢性肾小球肾炎也取得很好疗效。

七、病毒性疾病

付玉环用THH治疗寻常疣12例,尖锐湿疣71例,治愈率分别为75%和51%[22],何黎等用复方昆明山海棠配合自体疣种植术治疗扁平疣41例,治愈率为78.0%,有效率为92.6%[23]。以上都显示THH对病毒性疾病有一定的疗效。

八、肿瘤

THH水提取物能诱导包括Jurkat、HL-60白血病细胞、NIH_3T_3细胞在内的多种细胞凋亡,提示THH可能发展为一种新型的抗癌药物[24],目前关于THH治疗肿瘤的报道还不多,有报道其粗提取物对L_{615}白血病有明显的治疗作用[2],赖松青用THH治愈1例皮肤淋巴细胞瘤[25]。

第二节　昆明山海棠毒副作用

一、遗传毒性

THH在微生物回复突变试验(Ames试验)中具有基因突变效应,导致培养的人外周血淋巴细胞的SCE(姊妹染色单体交换)频率显著升高;THH在哺乳动物体细胞、生殖细胞具有明显的分裂抑制效应,为体细胞非整倍体诱发剂[26]。THH可能含有与秋水仙素类似的纺垂体毒性成分,存在诱发哺乳动物生殖细胞非整倍体的现实性与诱发人类生殖细胞非整倍体可能性[27]。因此,在应用于人类疾病的治疗时应当考虑其可能的副作用,对生育龄期的人群更应考虑其生殖毒性,以避免遗传缺陷的后代产生。

二、消化道症状及生殖系统症状

消化道症状表现为胃脘不适、胃痛、食欲减退、恶心、呕吐、腹泻或便秘等,生殖系统症状表现为月经减少至闭经或少精、无精等[2],建议服用昆明山海棠最好在饭后服用,孕妇禁用。

三、其他副作用

有报道服用THH茎枝每次100 g(水煎),每日2次,共服500 g引起急性肾衰竭,后经治愈;曾有寻常银屑病患者,因求治心切,3 d半内服下THH生药500 g的水煎剂,导致呼吸衰竭而死亡;1例服用THH片后,出现全身红色丘疹,并逐渐增多,瘙痒剧烈的皮肤过敏反应;1例服用THH片后引起药源性肝损害。建议昆明山海棠治疗疾病按常规剂量使用,对昆明山海棠及雷公藤过敏者禁用。

第三节　复方昆明山海棠颗粒剂的研究

昆明山海棠胃肠反应较大,有致畸、抗生育作用,具有一定毒性,限制了它在临床上的广泛使用。为克服昆明山海棠的缺点,发挥其优点,采用辨证复方制剂,以降低其毒性,增强其疗效。昆明医学院第一附属医院皮肤科在何黎教授的带领下,结合中医的组方原则,采用以黄芩、甘草、女贞子、地肤子、青蒿等中药与昆明山海棠组成复方颗粒(CTHHG),经急性毒性试验[28]、迟发性变态反应研究[29]、光变态反应研究[30,31],以及相关的抗炎与免疫调节研究[32,33]等均证实其有较好的抗过敏、抗炎、免疫调节作用。且复方昆明山海棠颗粒剂在临床推荐的一定剂量范围内,对大鼠神经精神系统、心血管系统无明显影响;对麻醉大鼠的呼吸肌张力有轻度降低作用。此外,本实验研究亦未发现CTHHG对肝肾功能有无急性毒副作用[34]。

在临床应用中我们运用复方昆明山海棠颗粒剂在治疗与变态反应及免疫功能异常有关的多形性日光疹、慢性光化性皮炎、湿疹等12种常见皮肤病均取得较好的疗效,对湿疹、过敏性紫癜、掌跖脓疱病治疗有效率达90%以上,对多形性日光疹、慢性光化性皮炎、慢性荨麻疹、结节性红斑、角层下脓疱病、疱疹样脓疱病等疾病治疗有效率在80%以上,且未发现明显的副作用(表7-17-1)。

表7-16-1 复方昆明山海棠颗粒剂治疗12种皮肤病的疗效观察

病名	例	痊愈（例）	显效（例）	有效（例）	无效（例）	显效率（%）	有效率（%）
多形性日光疹	61	24	18	9	10	68.85	83.61
慢性光化性皮炎	50	9	22	10	9	62.00	82.00
湿疹	36	12	14	8	2	72.22	94.44
慢性荨麻疹	32	6	12	10	4	56.25	87.50
过敏性紫癜	35	10	15	7	3	71.45	91.43
色素性紫癜性皮病	14	2	4	4	4	42.85	71.43
结节性红斑	16	3	7	4	2	62.50	87.50
角层下脓疱病	22	2	9	8	3	50.00	86.36
疱疹样脓疱病	14	3	6	3	2	64.29	87.51
掌跖脓疱病	32	12	14	5	1	81.25	96.87
银屑病	38	8	14	8	8	57.89	78.94
Behcet综合征	32	9	7	9	7	50.00	78.13

复方昆明山海棠颗粒剂以THH为主药，方中青蒿有抗炎、调节免疫功能；白鲜皮有显著的抗炎作用；黄芩有抗变态反应、抗光敏、抗氧化作用；延胡索、法半夏有降逆止呕、镇静、止痛作用；甘草有免疫调节、解毒、保护胃黏膜作用。诸药合用起到相辅相成、取长补短作用，既降低毒副作用又具有较好的抗炎、抗过敏、抗变态反应作用[35]。特别云南、贵州等高原地区高发的光敏性疾病多形性日光疹、慢性光化性皮炎有优良的疗效（图7-16-1、图7-16-2）。

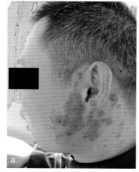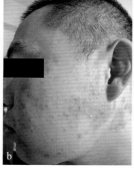

图7-16-1 多形性日光疹
a.治疗前 b.治疗后

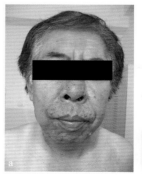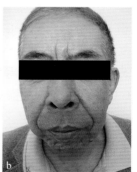

图7-16-2 慢性光化性皮炎
a.治疗前 b.治疗后

第四节　昆明山海棠主要药理作用

　　THH与雷公藤所含化学成分颇相似,但两者也有不同,它的急性毒性比雷公藤要小,昆明山海棠和雷公藤乙醇提取液的LD_{50}分别为34.84 g/kg和16.31 g/kg[36]。因此安全性较大,且药源丰富,广泛分布于我国西南地区,云南省尤为多见,具有广泛的发展前景。

一、抗炎作用

　　THH有明显的抗无菌性炎症和非特异性炎症的作用。动物实验表明,根的去皮木心的水煎剂灌胃,对二甲苯、组胺或鸡蛋清所致小鼠皮肤毛细血管通透性增高有明显抑制作用,并能抑制腹腔注射醋酸所引起的染料从血管内向腹腔的渗出;对于大鼠的蛋清性及甲醛性足跖肿胀也有显著的抑制作用,20～40 g/kg煎剂的作用与50 mg/kg醋酸可的松相当;在大鼠巴豆油性肉芽肿试验中,THH能明显抑制渗出,对于棉球肉芽肿也有显著的抑制作用;THH的总提取物腹腔注射对松节油所致大鼠足跖肿胀及组胺耳郭毛细血管通透性增高也有明显抑制作用[2]。昆明山海棠对RA大鼠模型有较好的抗炎作用,和地塞米松对照组无明显差异[37],其抗炎机制可能是通过抑制炎性介质TNF-α及NO的生成,降低促炎因子IL-12和IL-23、增高抑炎因子IL-37含量,抑制炎性细胞浸润及血管增生、下调MMP-13蛋白表达、降低MMP-13活性来发挥其抗炎作用[38,39]。

二、对免疫功能的影响

　　THH对机体细胞免疫和体液免疫有双向或多种调节作用,但以免疫抑制为主。THH的免疫调节作用的机制目前尚不完全清楚,目前认为可能有以下几方面:① 抑制黏附分子的表达,THH能抑制细菌内毒素脂多糖(LPS)刺激猴视网膜血管内皮细胞ICAM-1的表达[40],能使肺源性心脏病中性粒细胞表面黏附分子CD11a/CD18、CD11b/CD18、CD54及单核细胞表面CD11a/CD18、CD54的表达下调,使白细胞与内皮细胞的黏附下降[41];② 抑制某些炎性因子的释放,可抑制脂多糖(LPS)诱导的外周血单核细胞IL-8、TNF-α释放及IL-8 mRNA表达,提示昆明山海棠可从转录水平抑制细胞因子表达,从而实现其抗炎机制[44];THH还能使大鼠佐剂性关节炎血清中IL-1、TNF-α、IL-6、IL-8水平明显降低,腹腔巨噬细胞分泌细胞因子(IL-1、TNF-α、IL-6、IL-8)的能力,以及脾淋巴细胞分泌IL-6、IL-8的能力显著受到抑制;关节液内炎症细胞因子的水平明显下降[42];THH能使无菌性脓疱病患者血栓素B_2和6-酮-前列腺素F1a分泌下降[8]。上述结果表明THH能抑制某些黏附分子的表达和抑制某些炎性因子的释放,从而干预白细胞在血管内皮细胞的黏附及穿行内皮,减轻白细胞趋化、活化等多个环节而起到抗炎、免疫调节作用。

三、抗肿瘤作用

THH水提取物能诱导包括Jurkat、HL-60白血病细胞、NIH3T3细胞在内的多种细胞凋亡,提示THH可能发展为一种新型的抗癌药物,另外,从细胞凋亡角度看,自身免疫病的发病是由于细胞凋亡不足,这也可能是THH治疗自身免疫性疾病有效的原因[24]。在THH的多种成分中,总生物碱具有较强的诱导HL-60白血病细胞凋亡的能力,是诱导凋亡的有效成分之一[43]。在研究昆明山海棠对人白血病细胞HL-60 HPRT位点的影响中,用THH水溶液对HL-60细胞进行浓度梯度染毒,THH染毒细胞的突变频率,在处理剂量3.35~20.10 mg/mL范围内,具有明显的剂量-反应关系,说明其对HL-60细胞具有肯定的致突变性,但只是在一定的剂量范围内遵循剂量反应规律[44]。

四、抗病毒作用

THH具有一定的抗病毒作用,从THH中新提取的生物碱具有较好的抗HIV的作用,临床上THH能治疗寻常疣、尖锐湿疣、扁平疣等病毒性疾病[22,23]。

参 考 文 献

[1] 中华人民共和国药典委员会[M].中华人民共和国药典(一部).广州:广东科技出版社,2000:494.
[2] 王浴生,邓文龙,薛春生.中药药理与应用[M].第二版.北京:人民卫生出版社,1998,688-696.
[3] 王君.中西医结合治疗类风湿关节炎疗效观察[J].山西中医,2016,32(1):22,23.
[4] 王丽.火把花根片联合泼尼松治疗系统性红斑狼疮15例[J].山东中医杂志,2009,28(8):536,537.
[5] 王亚美,李忠青.火把花根片治疗银屑病患者50例[J].中华皮肤科杂志,2000,33(2):128.
[6] 王正文,纳强.昆明山海棠治疗32例无菌性脓疱性皮肤病的疗效观察[J].皮肤病与性病,1990,12(1):6,7.
[7] 马洪明.昆明山海棠治疗掌跖脓疱病疗效观察[J].皮肤病与性病,2012,34(5):280.
[8] 王红兵,万屏,王正文.昆明山海棠治疗无菌性脓疱性皮肤病35例疗效观察[J].中国皮肤性病学杂志,2002,16(1):27,28.
[9] 孙兴进,张壤之.异维A酸联合昆明山海棠治疗24例掌跖脓疱病[J].岭南皮肤性病科杂志,2008,15(2):78,79.
[10] 安胜利.火把根片治疗过敏性紫癜的临床探讨[J].中国医药指南,2010,8(8):73,74.
[11] 周雅,范秀芝,姚林春.火把花根片治疗结节性红斑疗效观察[J].皮肤病与性病,2001,23(1):11,12.
[12] 陈永平,苟正英.火把花根联合强的松治疗难治性免疫性血小板减少性紫癜:附27例报告[J].广西医学,2002,24(3):409,410.
[13] 严昆.火把花根片治疗面部激素依赖性皮炎的治疗效果[J].中国社区医师,2016,32(18):94,95.

［14］ 田蓉,乔丽.昆明山海棠联合1%吡美莫司治疗面部激素依赖性皮炎疗效观察［J］.武警医学,2013,24 (9):777～779.

［15］ 范霞,张禁,石琼.昆明山海棠联合复方松馏油糊治疗慢性湿疹疗效观察［J］.中国医学文摘·皮肤科学,2012,29(6):339,340.

［16］ 周君武.昆明山海棠联合咪唑斯汀治疗慢性荨麻疹的疗效观察及安全性分析［J］.北方医药,2012,9 (4):10,11.

［17］ 张沁.观察昆明山海棠口腔膜对糜烂型口腔扁平苔藓的临床疗效［J］.中国现代医药,2016,10(9): 163,164.

［18］ 耿建华,刘兴国,管泽民.昆明山海棠强的松龙治疗重症复发性阿佛他性溃疡［J］.医药论坛杂志, 2005,26(24):67,68.

［19］ 周谅,吴诠.昆明山海棠片治疗Graves.眼病的临床探讨［J］.上海铁道大学学报,1998,19(增刊): 32,33.

［20］ 林文谋.昆明山海棠与他巴唑治疗甲亢87例［J］.四川中医,1995,13(9):21.

［21］ 李夏玉,林维勤.火把花根片治疗IgA肾病60例临床观察［J］.中国中西医结合肾病杂志,2001,2 (9):83.

［22］ 付玉环,路秀珍,刘寿全.昆明山海棠治疗寻常疣和尖锐湿疣［J］.临床皮肤科杂志,2002,31(3):177.

［23］ 何黎,王正文,刘惠慧,等.复方昆明山海棠配合自体疣种植术治疗扁平疣［J］.皮肤病与性病,2000, 22(4):26.

［24］ 曹佳,Michael Nusse.昆明山海棠诱导Jurkat等3个细胞株发生细胞凋亡［J］.科学通报,1999,44 (11):1169-1173.

［25］ 赖松青.火把花根片治愈皮肤淋巴细胞瘤1例［J］.中华皮肤科杂志,2000,33(6):437.

［26］ 汪旭,和智君,李晓琼.昆明山海棠对中国仓鼠V79细胞核/质分裂协调性的影响［J］.云南师范大学学报,1998,18(4):1-4.

［27］ 王晓燕,丁银润,汪旭,等.昆明山海棠诱发小鼠精子8号染色体不分离的研究［J］.遗传学报,2002, 29(3):217-220.

［28］ 农祥,何黎,万屏,等.复方昆明山海棠及昆明山海棠水提和醇提取物的毒性试验［J］.中医杂志, 2004,45(增刊):34-36.

［29］ 农祥,何黎,万屏,等.复方昆明山海棠抗光接触性变态反应皮炎的研究［J］.中华皮肤科杂志,2004, 37(10):592-594.

［30］ 李贤光,何黎.复方昆明山海棠颗粒剂抗小鼠光变态反应的药效学研究［J］.中国中西医结合皮肤性病学杂志,2007,6(1):1-3.

［31］ 舒虹,何黎.复方昆明山海棠颗粒剂治疗豚鼠光变应性接触皮炎的药效学研究［J］.中国皮肤性病学杂志,2007,21(10):586-589.

［32］ 马珊珊,何黎,赵远,等.复方昆明山海棠颗粒对花生四烯酸致大鼠炎症模型的初步研究［J］.云南中医中药杂志,2012,33(2):57,58.

［33］ 徐艳,何黎,郑永唐.复方昆明山海棠颗粒对小鼠淋巴细胞体外增殖活化影响的研究［J］.中华中医药学刊,2008,26(7):1488-1492.

［34］ 农祥,何黎,舒晔,等.复方昆明山海棠颗粒剂的一般药理实验研究［J］.皮肤病与性病,2008,30(2): 1-3.

［35］ 何黎,王正文,万屏,等.复方昆明山海棠治疗12种皮肤病临床疗效评价［J］.皮肤病与性病,2002,24 (4):4-6.

［36］ 雷晴,万屏.昆明山海棠与雷公藤急性毒性试验对比研究［J］.中国麻风病杂志,2009,25(4): 259-261.

［37］邹惠美,张帆,张国英,等.类风湿关节炎大鼠模型在昆明山海棠作用下关节炎指数的评分改变［J］.中外医学研究,2014,12(23):14,15.

［38］姜晓,敖林,崔志鸿,等.昆明山海棠总生物碱对LPS诱导的小鼠RAW264.7细胞分泌TNF-αNO的影响［J］.中医药导报,2011,17(3):82-84.

［39］母传贤,刘国玲.昆明山海棠对CIA大鼠足爪组织MMP-13蛋白表达及血清和足爪组织中IL-12、IL-23和IL-37水平的影响［J］.中国病理生理杂志,2015,31(11):2090-2095.

［40］万屏,王红兵,吕昭萍,等.昆明山海棠对血管内皮细胞ICAM-1表达的影响［J］.中国皮肤性病学杂志,2001,15(4):238,239.

［41］陈宇洁,赵杰,李德荣,等.白细胞黏附分子在慢性阻塞性肺疾病及肺心病发病中作用的探讨［J］.中华结核和呼吸杂志,2002,25(2):94-97.

［42］唐瑛,王伟莉,郑有顺.山海棠胶囊对大鼠佐剂性关节炎治疗作用的研究［J］.中国中医骨伤科杂志,2000,8(6):1-9.

［43］敖琳,曹佳,徐颖,等.昆明山海棠总生物碱诱发HL-60细胞凋亡的观察［J］.第三军医大学学报,2001,23(11):1273-1275.

［44］刘胜学,曹佳,安辉.昆明山海棠对人白血病细胞HPRT位点的影响［J］.第三军医大学学报,1999,21(2):113-115.

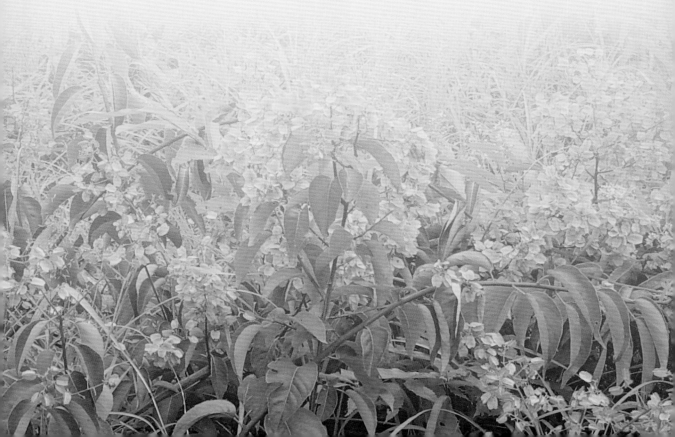

第八篇

不良反应及其对策

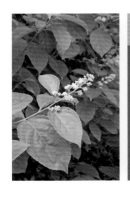

第一章
雷公藤不良反应及对策

雷公藤,又称黄藤、红药、断肠草,是卫矛科雷公藤属植物雷公藤的根,具有祛风除湿、活血通络、消肿止痛的功效。许多研究证实雷公藤及其制剂具有抗炎、免疫调节、抗肿瘤、抗生育等药理活性,因而在临床上广泛应用于RA、肾病综合征、系统性红斑狼疮等免疫相关疾病的治疗。目前已上市的雷公藤制剂包括雷公藤多苷片、雷公藤片、雷公藤双层片和雷公藤总萜片等。

然而雷公藤亦是一味毒药,《本草纲目拾遗》中早有记载"出江西者力大,土人采之毒鱼,凡蚌螺之类亦死,其性暴烈"。随着雷公藤制剂在临床应用范围的扩大,其不良反应报道也逐渐增多,雷公藤已成为近半个世纪以来发生中毒事件最多的中草药之一,其毒性在传统中草药中排第3[1],仅次于洋金花及乌头类。国家食品药品监督管理局亦提示需关注雷公藤制剂的用药安全性[2]。

诚然雷公藤及其制剂在临床上存在其不可替代性,但严重的不良反应不仅导致组织或器官的功能、形态发生显著或永久性损伤,还可引起致畸、致癌或出生缺陷等,严重时甚至可引起死亡。因此,关注和研究雷公藤的不良反应,对指导临床合理用药具有重要意义。

第一节　雷公藤的毒性成分

雷公藤全株均有不同程度的毒性,嫩芽及叶最大,木质部最小,药用部分主要是去二层皮的根木质部。研究表明,雷公藤的许多活性成分既是有效成分又是有毒成分。按照毒性大小依次:TP、雷公藤内酯二醇等二萜类,雷公藤碱、雷公藤宁碱等生物碱类,雷公藤三萜酸A、雷公藤红素等三萜类及苷类。二萜类化合物主要损伤心、肝、胃肠道及骨髓;生物碱类主要

作者:本章由黄岚、杨勤萍编写。

损害肝脏并可破坏红细胞,引起进行性贫血,甚至诱发肾小管缺氧性损害,吸收后损伤中枢神经系统,可导致严重营养不良性改变[3]。

第二节　雷公藤的不良反应分类

药品不良反应(adverse drug reaction,ADR),是指合格药品在正常用法用量下出现的与用药目的无关的有害反应,是药品固有特性所引起的。雷公藤的ADR有多种类型:① 潜伏期短的慢性中毒,主要表现为皮肤损害,其发病机制可能为过敏反应,发生率较少;② 潜伏期长的慢性中毒,潜伏期为数月,若治疗剂量连续服用时,可引起蓄积性中毒,在用药过程中出现某些脏器损害,其中肝、肾、骨髓功能的损害发生率高,且进行缓慢;③ 急性中毒,这是雷公藤不良反应中最严重的一类,一般中毒后24 h左右死亡,病程最多不超过4 d[4]。

第三节　雷公藤致各系统不良反应及处理对策

雷公藤所致ADR主要累及消化系统、泌尿系统、生殖系统、血液系统,其次是心血管系统和皮肤黏膜。其中,消化系统不良反应的发生率最高,泌尿系统和生殖系统的损害最严重。以下详述雷公藤所致各系统不良反应的临床表现、机制及处理对策。

一、消化系统不良反应及处理对策

雷公藤所致消化系统不良反应最为常见,发生率为29.8%[5],治疗剂量范围内即可发生,主要表现为消化道症状,如恶心、呕吐、腹痛、腹泻,少数出现肠炎等,严重者可表现为溃疡出血性结肠炎、急性胃肠炎,顽固性呕吐、消化道出血等[4,6]。张敬之[7]报道了58例口服雷公藤多苷片引起消化系统不良反应的病例,给药剂量30～60 mg/d,疗程均小于4周,即出现消化道症状,经停药处理后,均恢复正常。其机制与药物刺激胃肠道黏膜,引起平滑肌痉挛有关[4]。杨静娴等通过动物实验证实[8]雷公藤在治疗量即可显著抑制小鼠小肠推进性蠕动功能($P < 0.01$),导致小鼠食欲下降,消化功能降低,体质量明显减轻($P < 0.01$)。停药后亦可恢复。基础研究方面,目前对雷公藤胃肠道毒性机制的研究较少,但消化道症状在雷公藤制剂不良反应中最为常见,应当引起重视。

此外,雷公藤常可累及肝脏,临床表现类似于急性病毒性肝炎,发生于用药6～180 d

后，多数发生于用药后的1个月内，临床主要表现为黄疸和肝功能异常，伴有乏力、纳差、厌油、恶心、呕吐、肝大等[9]。部分患者起病缓慢（＞6个月），出现重症胆汁瘀积性肝脏损害[10]。但至今人们对雷公藤肝毒性的机制了解尚不透彻，普遍认为雷公藤所致肝损伤以肝实质细胞损伤为主[11]，主要与TP的毒性作用有关。可能的机制：肝脏Kupffer细胞被激活，释放大量TNF及NO，引起急性肝损伤[12]；雷公藤在肝内经代谢转化为亲电子基、自由基及氧基，产生大量脂质过氧化物导致肝细胞坏死[3, 13]；雷公藤肝毒性作用与P450酶系代谢能力降低有关，P450酶系的遗传多态性是指少数特异性体质的患者服用雷公藤后更易发生肝毒性[14]；基因芯片研究亦发现雷公藤所致肝损可能与免疫应答、代谢、细胞凋亡及肝细胞骨架变化有关[15]。

雷公藤消化系统不良反应大多可在停药后恢复，但大剂量引起的消化道不良反应一般较严重，应在停用雷公藤后及时导泻，排除残存毒物，维持酸碱平衡等对症支持治疗[16]。肝损伤患者应给予保肝、降酶、退黄等治疗。临床应用时应从小剂量开始，并定期检查肝功能。

二、泌尿系统不良反应及处理对策

雷公藤所致肾损害大多表现为服药后迅速出现或逐渐发生少尿、浮肿、血尿、蛋白尿、管型尿；严重者可致药物性急性肾功能不全、急性药物性间质性肾炎，甚至造成急性肾功能衰竭[11]。实验室检查可发现血肌酐、尿素氮明显增高，肌酐清除率明显降低。患者肾小球上皮细胞变性，毛细血管基底膜增厚，脂肪坏死，少数患者并发肾乳头病变[17]。其可能机制：雷公藤的直接毒性作用和肾缺血均可引起肾小管上皮细胞变性坏死，导致肾损害[18]。亦有研究发现雷公藤的肾毒性主要损及肾小管和肾间质[19]，病理上可表现为肾小管、肾间质出现明显的炎症性细胞浸润，肾小管上皮明显变性、坏死及萎缩。

雷公藤致肾损害的分子机制研究证实与过氧化性损伤、诱导凋亡性损伤、肾近曲小管的屏障功能改变有关。Yang F等[20]对雌性SD大鼠按1 mg/kg腹膜注射TP后，检测到肾脏SOD、GSH-Px活性明显降低，MDA含量明显增加（$P < 0.05$），提示出现氧化性应激。还发现大鼠肾脏中细胞凋亡相关蛋白Bax、Bid和Bad蛋白的表达量显著增加（$P < 0.01$），Bax与Bcl-2蛋白表达量的比值也呈上升趋势；Fas和FasL蛋白表达显著增强，且均与剂量呈正相关（$P < 0.01$），说明雷公藤可通过激活Fas/FasL介导的凋亡途径诱发肾小管上皮细胞凋亡。Sun L等[21]通过观察灌胃TP的大鼠肾脏近曲小管的病理学改变，发现近曲小管上皮细胞之间的紧密连接出现变化，近曲小管上皮细胞的标志蛋白定位改变、近曲小管流动相内吞作用减弱，提示雷公藤引起近曲小管损伤。

因此，雷公藤治疗肾脏疾病有效，但其肾毒性也很明显，且治疗量与中毒量接近。临床应用时应定期复查肾功能，一旦发现急性肾损害，立即停药，并给予对症治疗（补液、抗炎、纠酸、利尿），必要时行血液透析治疗。

三、生殖系统不良反应及处理对策

雷公藤制剂致生殖系统毒性发生于用药3～210 d后[22]，发生率为17.9%[23]，长期使用雷公藤所致生殖系统毒性更为严重，生殖系统损害在雷公藤不良反应事件中最为严重。女性主要表现为月经减少、月经紊乱、闭经、卵巢早衰、功能失调性子宫出血、子宫萎缩；实验室检查显示女性子宫小于正常，性激素水平明显降低。男性主要表现为少精、死精、精子活率下降到不育水平，导致生育能力下降、性欲减退等。

雷公藤所致生殖系统损害的机制研究较多。雷公藤对雌性生殖系统的主要毒性机制：① 通过抑制cAMP/PKA依赖的雌性激素蛋白激酶合成信号通路、基因的表达和芳香化酶的活性，扰乱正常的生殖内分泌状态导致孕酮和雌二醇水平降低，卵泡刺激素和黄体生成素水平升高[24, 25]；② 动物实验证实雷公藤可破坏卵母细胞的质量和存活，进而降低卵母细胞的受精能力和存活率而影响小鼠的生殖能力[26]；③ 促进子宫内膜Bax基因表达，抑制Bcl-2基因表达，诱导子宫内膜细胞过度凋亡，抑制性腺功能[27]。

雷公藤所致雄性生殖系统不良反应的可能机制：① 雷公藤干扰支持细胞分泌抑制素B（INHB）的功能，从而影响生殖内分泌功能[28]；② 动物实验证实雷公藤总碱能够干扰大鼠睾丸初级精母细胞的DNA合成[27]；③ 雷公藤能使精子产生及功能密切相关的基因*Herc4*、*Mrto4*、*Ipo11*的表达水平下降，影响生精功能[29]；④ 雷公藤还可通过诱导*Fasl*基因和*Bax*基因的表达及抑制睾丸组织NF-κB的表达，导致睾丸组织凋亡相关基因如*Wnt4*、*c-Jun*基因表达上调，促进生精细胞和精子的凋亡，最终导致雄性生殖系统毒性[25]。

雷公藤所致生殖系统不良反应，一般情况下停用药物即可恢复正常。但长期大剂量使用可导致女性不孕。雷公藤所致女性生殖系统损害可逆与否与用药的剂量、疗程，患者的年龄有关。因此，育龄男女要慎用雷公藤。一旦出现不良反应立刻停药，并按需给予雌、孕激素周期治疗，按中医辨证论治的原则周期性选方用药[30]。

四、血液系统不良反应及处理对策

雷公藤制剂致血液系统不良事件发生率平均为61‰[31]。主要表现为重度贫血、鼻衄、皮肤瘀斑等，严重者可致急性再生障碍性贫血、纯红再生障碍性贫血、粒细胞缺乏症、骨髓抑制、类白血病反应等。实验室检查中可见白细胞、红细胞、血小板减少，以粒细胞减少最常见。

雷公藤引起血液系统毒性的可能机制：① 雷公藤可使骨髓细胞G0/G1期阻滞，抑制细胞进入S期进行DNA合成，从而抑制细胞的分裂增殖；② 雷公藤可以通过诱导caspase 9活化，引起级联反应使效应因子caspase 3活化，启动骨髓细胞的内源性凋亡途径引起细胞凋亡；③ 雷公藤可使骨髓造血微环境中的细胞因子粒-巨噬细胞集落刺激因子、促红细胞生成素和血小板生成素的含量下降，从而造成血细胞成熟障碍[32]。

发现血液系统不良反应后，停服雷公藤制剂，给予输注新鲜血液、血小板、血细胞等，同时给予糖皮质激素及中药治疗后，大部分患者可恢复[4]。

五、心血管系统不良反应及处理对策

雷公藤所致心血管系统不良反应的临床表现轻重不一，大多表现为胸闷、心动过缓、心悸、心律失常等，心电图检查可见窦性、频发性早搏，部分二联率等[4]，症状较轻的患者及时停药或予对症治疗即可恢复正常。口服大剂量雷公藤的患者可出现心源性休克、中毒性心肌炎、心力衰竭等严重不良反应。值得关注的是，雷公藤引起的心血管不良反应，在早期因血压、心率正常或合并心血管系统的基础疾病，往往被患者忽视，但随着损害的加重，患者可迅速出现心率加快、血压下降和心功能障碍。

雷公藤所致心血管系统不良反应可能的机制：① 动物实验证实，雷公藤可影响血钾水平，使得血钾降低，影响细胞代谢，使心肌结构破坏，导致心电图指标异常，是产生心脏急性毒性的原因之一[33]。② TP引起的过氧化损伤，活性氧（ROS）的蓄积都能引起线粒体膜去极化，增加Bas/Bcl-2比值，释放细胞色素C，激活caspase3，进而激活心肌细胞的程序性凋亡，引起心脏组织的病理学改变[34]。

使用雷公藤过程中发现心血管系统不良反应后应停用雷公藤，并采取相应的解毒措施。同时，应根据病情给予山莨菪碱、西地兰、利多卡因、阿托品等药物，防止心律失常发作。药物治疗无效，患者反复出现晕厥，可考虑安放人工起搏器。对出现心源性休克的患者，应立即抗休克治疗[35]。

六、皮肤黏膜不良反应及处理对策

雷公藤制剂引起皮肤黏膜损害的发生率约在10%，可能是药物引起全身综合征的症状之一，也可能是皮肤的局限性反应。皮肤的不良反应多发生在用药后2～10 d，一般停药后即可恢复，再次服药时症状可再次出现[36]。主要临床表现为色素沉着、皮肤瘙痒、糜烂、溃疡、荨麻疹等[37]，亦有固定性药疹、结节性红斑、多形性红斑型药疹、口腔黏膜损害伴皮疹、脱发、皮肤变应性血管炎等少见皮肤不良反应的报道[38]。

皮肤黏膜不良反应的可能机制：局部刺激实验结果提示TP对完整皮肤和破损皮肤均可造成明显的红斑和水肿，病理组织学检查显示表皮真皮呈炎症反应，提示雷公藤所致皮肤黏膜不良反应与免疫反应密切相关[39]。药物引起皮肤色素改变和对毛发的影响则与药物毒性及其在体内的蓄积作用有关[38]。

因此，临床应用雷公藤及其制剂要注意个体过敏体质，并注意保护口腔黏膜；长期或大量服用时,应防止蓄积中毒。发生皮肤黏膜不良反应时,应立即停药,并给予抗组胺药、糖皮质激素等抗过敏治疗。

七、神经系统不良反应及处理对策

研究发现雷公藤口服吸收后可引起神经细胞变性,导致中枢神经系统损伤。主要表现为头昏、乏力、失眠、嗜睡、复视,还可以引起周围神经炎、不宁腿综合征,表现为双下肢及双腿膝关节以下有难以忍受的酸胀麻木感[32]。雷公藤的神经系统不良反应多为个案病例报道,处理上以及时停药和对症治疗为主。

第四节 小结及展望

雷公藤是一味疗效显著且毒性较大有代表性的药物,其不良反应不容忽视。雷公藤有确切的疗效,也有确切的脏器损伤作用,正所谓"大毒者有奇效",实践表明,正确使用雷公藤,雷公藤的不良反应是可以防治的,常见防治手段有以下几点。

(1)雷公藤治疗剂量与中毒剂量接近,因此规范用药剂量以及用药时间,适当间歇用药以减轻雷公藤制剂的毒副作用。

(2)预防性联合应用保肝保肾药物,预防不良反应发生。

(3)应用配伍中药降低毒性。

(4)提高制备工艺,探索减毒剂型,雷公藤剂型不同,疗效和毒性也不尽相同,如滴丸剂与片剂疗效相当,但毒性明显降低。

(5)定期检测患者心电图、肝肾功能及血尿常规等指标,一旦出现不良反应,应立即采取相应措施,积极对症处理。

总之,只有正确认识雷公藤的治疗作用和毒性反应,才能够合理应用雷公藤制剂,在治疗疾病时最大限度地发挥其优势。因此,进一步研究雷公藤不良反应的分子机制与减毒方法,可以为雷公藤的临床应用提供更广阔的空间。

参 考 文 献

[1] 童静,马瑶,吴建元,等.雷公藤长期毒性作用及其时间节律性研究[J].中药材,2004,27(12):933-935.
[2] 国家食品药品监督管理局.国家食品药品监督管理局提醒关注雷公藤制剂用药安全[J].世界临床药物,2012,4:240.

［3］　薛璟,贾晓斌,谭晓斌,等.雷公藤化学成分及其毒性研究进展［J］.中华中医药杂志,2010,5: 726－733.

［4］　李原丽,覃筱芸.雷公藤294例不良反应的文献调查与分析［J］.山西医药杂志,2011,40(1): 88－90.

［5］　孙凤,杨兴华,马冬梅,等.雷公藤用药者消化系统不良事件发生率的Meta分析［J］.中国新药杂志, 2014,7: 843－852.

［6］　印成霞.55例雷公藤多苷片/雷公藤多苷片致不良反应文献分析［J］.中国药物警戒,2013,8: 478－482.

［7］　张敬之.雷公藤多苷联合红霉素治疗急性滴型银屑病临床观察［J］.浙江中西医结合杂志,2013,5: 373,374.

［8］　杨静娴,韩国柱,徐红,等.五子四物瓜石汤对抗雷公藤多苷所致消化系统毒性的研究［J］.中药药理 与临床,2002,18(2): 35－37.

［9］　梁伟坤,邝俊健.雷公藤及其制剂相关肝损害国内文献分析［J］.中国药物应用与监测,2011,8(3): 169－172.

［10］　王建英,王臻,赵军.雷公藤治疗肾病综合征引起重症胆汁淤积性肝脏损害1例［J］.中国中西医结合 肾病杂志,2003,4(2): 81.

［11］　张世应.雷公藤的毒性研究［J］.湖北中医杂志,2015,3: 71－73.

［12］　丁虹,吴建元,童静,等.雷公藤甲素急性毒性及其机制研究［J］.中药材,2004,27(2): 115－118.

［13］　梁伟坤,邝俊健.雷公藤及其制剂相关肝损害国内文献分析［J］.中国药物应用与监测,2011,8(3): 169－172.

［14］　柴智,周文静,高丽,等.雷公藤肝毒性及其作用机制的研究进展［J］.中国实验方剂学杂志,2011,17 (7): 243－246.

［15］　Chen Y, Zhang X M, Han F M, et al. Gene expression profile analyses of mice livers injured by Leigongteng［J］. World J Gastroenterol, 2007, 13(26): 3619－3624.

［16］　莫惠平,潘秋荣,谭柳群.雷公藤多苷的不良反应及防治措施［J］.中国中西医结合杂志,2003,23 (5): 386,387.

［17］　肖文静.雷公藤临床应用及不良反应研究进展［J］.亚太传统医药,2016,12(10): 59,60.

［18］　毕可波.雷公藤中毒所致急性肾功能衰竭20例分析［J］.中国现代应用药学,2000,17(6): 502.

［19］　李波,周昕欣,梁茂新,等.雷公藤配伍减毒增效研究与展望［J］.中国中西医结合杂志,2006,26 (11): 1045－1048.

［20］　Yang F, Ren L, Zhuo L, et al. Involvement of oxidative stress in the mechanism of triptolide-induced acute nephrotoxicity in rats［J］. Exp Toxicol Pathol, 2012, 64(7－8): 905－911.

［21］　Sun L, Li H, Huang X, et al. Triptolide alters barrier function in renal proximal tubular cells in rats［J］. Toxicol Lett, 2013, 223(1): 96－102.

［22］　张玉萌,朱丽萍.雷公藤制剂致肝毒性、生殖毒性和血液系统毒性不良反应回顾性分析［J］.中国药物 应用与监测,2014,3: 173－176.

［23］　孙凤,杨兴华,马冬梅,等.雷公藤用药者生殖毒性发生率的Meta分析［J］.中国药物警戒,2014,11 (2): 94－99.

［24］　Zhang J, Liu L, Mu X, et al. Effect of triptolide on estradiol release from cultured rat granulosa cells［J］. Endocr J, 2012, 59(6): 473－481.

［25］　Liu J, Jiang Z, Liu L, et al. Triptolide induces adverse effect on reproductive parameters of female Sprague-Dawley rats［J］. Drug Chem Toxicol, 2011, 34(1): 1－7.

［26］　王君,于智勇,薛庆於,等.雷公藤多苷对小鼠卵母细胞成熟和体外受精的影响［J］.生物学杂志, 2009,26(5): 48,49.

[27] 袁玉丽,周学平.雷公藤生殖毒性研究进展[J].中华中医药杂志,2013,10:2997-3000.

[28] 杨阿民,刘保兴,张圣强,等.五子衍宗丸改善肾精亏虚大鼠支持细胞功能的机理研究[J].北京中医药大学学报,2010,33(6):378-380.

[29] 黄迪,李颉,何立群.雷公藤多苷对小鼠生精功能相关基因Herc4、Ipo11和Mrto4表达的影响[J].遗传,2009,31(9):941-946.

[30] 黄郑隽,阙慧卿,朱惠,等.雷公藤甲素对生殖系统毒性的研究进展[J].药物评价研究,2013,36(3):224-227.

[31] 李志霞,马冬梅,杨兴华,等.雷公藤用药者血液系统不良事件发生率的Meta分析[J].中国中药杂志,2015,40(2):339-345.

[32] 吴霞,王忠震,林兵,等.雷公藤毒性作用机制研究进展[J].中国医院药学杂志,2015,35(16):1519-1523.

[33] 李慧.雷公藤提取物的血清药物化学及其对大鼠心脏毒性的实验研究[D].石家庄:河北联合大学,2011.

[34] Zhou J, Xi C, Wang W, et al. Triptolide-induced oxidative stress involved with Nrf2 contribute to cardiomyocyte apoptosis through mitochondrial dependent pathways[J]. Toxicol Lett, 2014, 230(3):454-466.

[35] 贾春伶.雷公藤不良反应的文献调查与分析[J].北京中医,2006,25(1):45-48.

[36] 高丽,白赟,柴智,等.雷公藤毒性反应研究进展[J].中国中医药信息杂志,2012,19(4):107-110.

[37] 运乃茹,甘井山.雷公藤及其制剂临床不良反应概述[J].天津药学,2012,24(1):18,19.

[38] 窦忠东,刘迎恩.雷公藤的皮肤黏膜不良反应及防治[J].时珍国医国药,1998,4:8.

[39] 林建峰,朱惠,郑幼兰.雷公藤内酯醇的局部刺激作用[J].中国临床药理学与治疗学,2000,5(2):131-134.

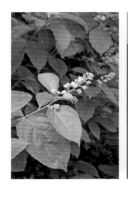

第二章
雷公藤的增效减毒

　　随着药理、化学和临床方面的深入研究,雷公藤制剂已经广泛应用于RA、肾小球肾炎、红斑狼疮和部分癌症的防治中。但是,雷公藤的治疗剂量与中毒剂量非常接近,且疗效与剂量呈明显的量效关系,因而雷公藤的应用过程中容易出现中毒事件和不良反应,尤其是严重的肝、肾毒性。正是因为雷公藤能造成多器官急慢性的毒性损害而又缺乏合理的减毒增效方法,大大限制了其在临床上的应用,所以对其减毒增效方法的研究就显得尤为重要。

　　雷公藤的减毒增效是一个古老而现实的课题。传统的减毒增效方法:产地选材、炮制方法、剂型改革、药物配伍等。随着现代科学技术,尤其分子生物技术的发展,雷公藤活性成分的结构修饰、现代制剂减毒、生物转化技术,以及其相互的联合应用等已成为雷公藤及其制剂减毒增效的新方法。本篇将介绍雷公藤减毒增效的方法。

第一节　产地选材

　　雷公藤的毒性来源于其复杂的化学成分及生理活性成分。不同种类、入药部位、采收季节、生药产地等各方面的差异都能影响雷公藤的药效和毒力。

　　我国雷公藤属植物总共有3种:雷公藤、昆明山海棠、东北雷公藤,3种植物临床均作雷公藤入药。目前,研究人员已从雷公藤中成功分离出200多种化学成分,主要分为二萜类、三萜类和生物碱类。其中二萜类的TP已被证实为是雷公藤中抗炎、抑制免疫的主要活性成分,但也是其主要毒性成分。已有多名学者运用各种方法测定不同品种雷公藤中TP的含量,证实了3种植物不同群体和个体中TP相差悬殊,最高值与最低值相差约50倍[1]。还有学者研究了全国7个省份,34个不同种源、不同部位雷公藤,运用高效液

作者:本章由杨勤萍、黄岚编写。

相色谱法证实了不同产地 TP、雷公藤内酯甲、雷公藤红素含量均不同[2]。因此,加强管理雷公藤的产地、品种来源是减毒增效的第一步。

在取材部位方面,雷公藤毒性成分主要在地上部分和地下部分的根皮部,以嫩芽和花毒性最大,其次是叶、茎、根茎及根皮,其木质部含量较少。因此,现代雷公藤及其制剂大多采用根部,且严格剥净皮部,去除毒性部分,保留活性部分。目前,临床常用的雷公藤多苷片由根芯部分用水和氯仿提取,色谱分离而成,在制作中去除了大量毒性较大的二萜类和生物碱等化合物,明显提高了雷公藤的安全性[3]。

第二节 炮 制 方 法

传统炮制工艺为了进一步降低其毒性,通常弃去毒性稍大的根皮部分,取毒性稍小的木质部分。但是,运用现代的检测方法发现,根皮部所含的主要成分为生物碱、二萜类化合物及少量三萜类化合物;而木质部分所含的主要为三萜类化合物、少量生物碱和二萜类化合物,如果弃除根皮就会造成有效成分的浪费,并发现通过合适的炮制方法,可以起到明显的减毒增效作用。

一、传统加热减毒法

通过延长煎煮时间可降低雷公藤毒性,说明加热可对雷公藤的毒性产生影响。有研究表明通过蒸法炮制的雷公藤全根,其毒性明显降低,甚至比根木质部的毒性还小,而与去根皮的雷公藤比较,其抗炎作用效果相似[4]。有研究表明通过延长煎煮时间可明显降低 TP 的含量,从而降低雷公藤毒性,且水煮时间越长,毒性降低越明显,水煮 1 h 后根的毒性和药理活性均可达到与根芯相近的结果[5]。

二、羊血炮制法

有学者尝试采用羊血炮制雷公藤[6],在急性和亚急性毒性实验中均观察到炮制后的雷公藤毒性有所降低,其中急性毒性实验中发现,炮制品的醇提取物比原生药醇提取物毒性降低约 3 倍,同时抗炎作用反而优于原生药,减毒增效效果明显。

三、新型炮制方法

田磊磊等[7]根据传统炮制经验和炮制减毒理论自创了雷公藤蒸制工艺,取生雷公藤蒸至透心、颜色变深后,检测TP含量,减少了40%,减毒效果明显。

刘建群等[8]尝试了微波减毒法,用黄泥均匀包裹雷公藤根部,置于微波炉中微波炮制12 min,发现炮制后尽管TP含量基本不变,但各化学成分比例改变,且在急性肝损伤模型的小鼠试验中,炮制后雷公藤毒性明显降低。

此外,研究发现与雷公藤生品相比,采用酒炙、清炒、醋炙、蒸制、甘草炮制、莱菔子炮制等不同方法炮制后的雷公藤制剂,毒性均降低,而抗炎等药效未受影响[9]。

上述新型炮制方法给雷公藤减毒带来新的思路,但尚未得到大规模验证,其减毒机制亦有待进一步研究以明确。

第三节　服药方法

除炮制方法外,遵循医嘱以正确方法服药,亦能起到一定的增效减毒作用。雷公藤对胃肠刺激较大,可以餐中或餐后服用以减少胃肠道不适,也可在睡前服用。如果服用煎剂,则应结合上文的炮制减毒方法,延长煎煮时间,使有效成分能充分提出,增加疗效;同时使毒性成分分解,消除或降低毒性。

由于雷公藤的治疗剂量与中毒剂量非常接近,用药剂量也是影响雷公藤毒性与疗效的重要因素。不同入药部位、不同剂型、不同成分及不同年龄都有不同的用量。一般全根煎汤内服成人每日10～15 g,每日不得超过20 g。雷公藤多苷片日用量为1～1.5 mg/kg,当用量增至5 mg/kg时具轻微毒副反应,用量为15 mg/kg时,毒副作用明显增加[7]。

第四节　剂型改革

雷公藤的剂型不同,毒性与疗效也不同。目前临床上雷公藤以多种剂型入药,如汤剂、冲剂、糖浆剂、片剂、胶囊剂、丸剂、软膏剂等。近年来又有一些新剂型问世,如雷公藤缓释片、胃漂浮缓释制剂、滴丸、微乳凝胶制剂、巴布剂、脂质体等。

一、缓释剂

雷公藤缓释片内含雷公藤醋酸乙酯提取物,并添加了固体分散剂和阻滞剂,30%在胃内吸收,70%在肠内缓慢吸收,减少了雷公藤对胃的刺激,降低了胃肠道副作用,同时生物利用度较普通雷公藤片提高了20%,疗效更佳[10]。胃漂浮缓释制剂通过采用多元定时释药技术和多元胃漂浮制剂技术相结合制备而成[11]，胶囊中的微丸在释放介质中可于不同时间依次胀破释药，确保各成分达到同步释放，减少药物毒性，提高患者用药顺应性。

二、滴丸剂

滴丸剂利用固体分散体技术制备，可采用舌下给药，使药物有效成分通过黏膜上皮细胞吸收，不经过胃肠道和肝脏直接进入循环系统，具有起效迅速、生物利用度高和副作用小的特点[12]。

三、微乳凝胶制剂

微乳凝胶制剂属于透皮吸收缓释制剂。采用凝胶化技术将雷公藤内酯包裹于微乳内相，可减低毒性。研究显示，雷公藤微乳凝胶制剂经皮给药后12 h内血药浓度趋于平稳，且能维持较长时间，能减轻毒副反应，且对皮肤刺激性小[13]。

四、脂质体制剂

脂质体是将药物封包于类脂质双分子层内形成的微型泡囊体，脂质体运载系统具有靶向性和淋巴定向性，可以减少药物的不良反应及增强疗效。居星耀[14]采用注入法制备TP脂质体静脉制剂，体内抗肿瘤试验显示其具有较好的活性，且不良反应较小。除了静脉给药，用于经皮给药系统可以减少对药物的刺激性，增强药物的稳定性。

五、其他新型制剂

实验室研究已经证实雷公藤的纳米脂质体、聚乳酸纳米粒、凝胶微乳液等新型制剂等可以起到增效减毒作用，如梅之南等[15]观察到雷公藤甲素固体脂质纳米粒能减少TP在小鼠体内脂质过氧化反应的发生，显著降低TP对肝脏的损伤；刘明星等[16]采用改良的自乳化溶剂蒸发法制备雷公藤甲素聚乳酸纳米粒，并发现纳米粒显著降低了肝毒性和肾毒性；Xu L等[17]研究了TP的凝胶微乳液（TP-MTH），并通过动物实验发现TP的凝胶乳液可以减轻对皮肤的局部刺激；王丽娟等[18]采用乳化溶剂挥发法制备雷公藤甲素缓释微球，动物实验证实雷公藤甲素缓释微球关节腔内注射不良反应小。

上述新型制剂虽尚未正式进入临床，但可以看到其广阔的前景。

第五节 中药配伍减毒增效

传统医学中医方剂学的理论认为雷公藤通过与具有不同功效的药物配伍,可制约其毒烈偏颇之性。正如《医学源流论方药离合论》有云:"圣人为制方,以调剂之,或用以专攻,或用以兼治,或以相辅者,或以相反者,或以相用者,或以相制者。故方之既成,能使药各全其性,亦能使药各失其性。"中医学者据此提出中药复方配伍"异类相制"减毒的假说,并指出"异类相制"配伍减毒的主要方式有气味相制、异效相制和扶正制毒[19]。此外还有功用相同,相须为用的增效理论。

一、气味相制

四气五味不仅是中药药性理论的重要组成部分,也是指导临床辨证组方的理论基础。运用气味相制关系可以抑制或减弱中药毒性,即气味相制配伍减毒,其主要的配伍方式有苦甘相制、辛酸相制、辛甘相制、寒热相制。

(一)苦甘相制

苦味能泻火燥湿破气,而甘味之滋补可制约苦味之攻泻。雷公藤性味辛苦,在使用之时以甘味药相配:一可缓雷公藤之毒性,二可增强其祛风除湿、活血通络之功,三可扶助人体正气以抗邪,使之攻不伤正。苦甘配伍,相辅相成。

甘草是最常见的雷公藤配伍药材,在RA、湿疹等疾病的治疗中观察到良好的增效减毒效果。传统医学认为甘草具有和中缓急、解毒、调和诸药的功效,实验研究表明,雷公藤与甘草配伍减毒增效的可能机制:甘草的主要成分甘草酸铵通过与TP络合的方式降低了TP的最大血药浓度,同时通过缓慢释放TP方式,延长了TP的作用时间,达到降低毒性增加疗效的目的[20]。

何首乌亦是常用的雷公藤配伍药,其性甘,具有"益肝,敛血,滋阴"的功效。临床研究表明雷公藤配伍何首乌制成复方雷公藤冲剂的胃肠道毒性明显低于雷公藤总苷。动物实验亦表明该配伍方案对大鼠胸腺、睾丸萎缩有对抗作用,还可改善肝功能并减轻生殖毒性[21]。

(二)辛酸相制

辛味可发表散邪宣通,此类药大多辛燥,易耗,气伤阴,佐入酸收药可固护阴液,以免发散太过,达到祛邪而不伤正的目的。白芍"酸入味,养肝柔肝,敛津液而益荣",雷公藤与之配伍,宣中有敛,散中有收,一开一合,相辅相成,在治疗风湿免疫疾病时还可协同增效。临床上常用白芍总苷与雷公藤多苷片配伍使用。动物实验证实白芍总苷可减轻雷公藤多苷片造成的肝毒性,同时两者联合对模型小鼠肾功能及肾脏病理的改善优于单用雷公藤多苷片[22]。

(三)寒温相制

寒温相制是中药寒温配伍法则中极其重要的一种类型,可以改变大部分方剂配伍中性能的单一性,以避免药性过偏。温热药物往往以补益为主要功效,故而雷公藤治疗寒湿痹证时,常配伍温热药物,如当归、桂枝等,以辛温降低雷公藤辛寒之性,同时药物的补益温通之效也可增强雷公藤祛风通络之功,有协同增效的作用。动物实验证实,当归注射液与雷公藤多苷片联合应用,可显著降低雷公藤多苷单独给药所致小鼠食欲减退、腹泻、体重下降及动情周期紊乱,明显改善雷公藤所致的卵巢早衰现象[23]。

二、异效相制

每味中药均有多种功效和主治,有毒中药通过与不同功效其他中药的配伍,既可消除或减缓药物的毒性和偏性,又能增强药物的疗效。雷公藤功效祛风除湿、消肿止痛、杀虫止痒,在临床上经常配伍利湿解毒、活血化瘀药物以减毒增效。

(一)配伍清热利湿药

常配伍金钱草、凤尾草。金钱草甘、咸,微寒,《湖南药物志》称其"解百药毒",并有金钱草杀雷公藤毒的记载。临床上在治疗肾病时两者配伍,其利水消肿之效可增雷公藤药效,作为佐药又可抑制方中雷公藤毒性,发挥增效减毒作用[24]。实验研究也证实,金钱草乙醇提取物可降低雷公藤所致小鼠肝损伤,减少氧化应激。凤尾草微苦,凉,其清热利湿之效可助雷公藤治疗湿热痹证之功,同时可降低TP的肝毒性,并且对TP的抗炎镇痛作用和免疫抑制活性基本无影响[25]。

(二)配伍清热解毒药

中医认为雷公藤肝损害具有药毒内蕴、湿热内生的特点,常用黄芩、连翘、败酱草、胡黄连、板蓝根、甘草等组成清热解毒饮,实验研究证实,该方可通过减少TNF-α释放、抑制凋亡基因 $Bcl-2$ 的表达,减轻肝细胞变性坏死、促进肝细胞修复;同时还可提高肝脏SOD活性,降低细胞色素P450 CYP2E1含量,提高肝细胞抗氧化能力的作用,减轻肝细胞的损伤[26]。

(三)配伍活血化瘀药

瘀血阻滞于关节经络是导致RA发病的主要病因之一,故雷公藤配伍丹参等活血化瘀药可增加其疗效。有研究表明[27]丹参酮ⅡA对TP所致小鼠急性肝损伤的有保护作用,可降低小鼠血清肝酶水平、减轻肝组织病理改变。

三、扶正制毒

雷公藤治疗的药力虽强,但易伤气耗精,使实者转虚或虚者更虚,故临床使用时常配伍补肝益肾、调肝理脾、滋阴养血之品,不仅可扶正固本,还可有效制约其生殖、泌尿、消化等系统的毒性。

(一)补肝益肾以制毒

雷公藤具有明显的生殖毒性、肾脏毒性。景晓平、倪张俊等[28, 29]分别通过动物实验发现,菟丝子黄酮、六味地黄丸可对抗雷公藤多苷对雄性大鼠生精毒性;减味寿胎丸(菟丝子、桑寄生、续断)通过补肾、调肝、健脾可早期拮抗雷公藤对雌性大鼠的生殖毒性,保持健康雌性大鼠卵巢结构完整。李春庆等[30]将雷公藤多苷与二至丸联用制成雷至胶囊,配伍女贞子、墨旱莲滋阴补肾以扶正。实验研究证实,该方可有效治疗大鼠的肾病,同时改善肝功能。中药复方新药昆仙胶囊(昆明山海棠、淫羊藿、枸杞子、菟丝子)减少了雷公藤制剂对大鼠的生殖毒性、肝损伤和骨髓抑制等不良反应,其中的淫羊藿提取物具有双向免疫调节作用和骨保护作用,且抗炎效果明显强于传统雷公藤制剂[31]。

(二)疏肝和胃以制毒

在临床应用中,雷公藤致消化系统不良反应发生率最高。杨静娴等[32]用自拟五子四物瓜石汤(以瓜蒌、石斛为君药)对抗雷公藤所致大鼠消化系统毒性,实验结果表明该方可显著对抗雷公藤所致大鼠小肠推进的抑制作用,改善消化功能,增进食欲,解除雷公藤对胃肠道的不良刺激。

(三)滋阴化瘀以制毒

RA的发病及病情演变过程中,常表现出瘀热相搏征象,其病机以肝肾亏虚、阴血不足为本,瘀热互结为标,临证常以雷公藤与生地黄、何首乌、黄精等补益肝肾、滋养阴血等药配伍治疗,标本兼顾。有学者发现雷公藤分别与生地黄、三七配伍后大鼠肝损伤状况改善明显,SOD活性升高。生地黄和三七配伍的滋阴化功效,可能在该方减毒作用中占主要地位[33]。

四、功用相同,相须为用

雷公藤属祛风湿药,配伍时与性能功效相类似的药物配合使用,起到增强疗效的作用。在治疗风湿免疫类疾病时,雷公藤常与威灵仙、木瓜、川乌、防己等祛风湿药同入一方,以起到增强疗效的目的。钱国忠等[34]用雷公藤、生川乌、生草乌、木瓜等治疗RA,总有效率达到95%。可见雷公藤与川乌、草乌等同用相得益彰,更好地发挥药物的协同作用。

第六节 联用西药减毒增效

一、联用免疫抑制剂

雷公藤的各种提取物及有效成分在各类免疫性疾病中得到了广泛应用并取得了很好的疗效,但不良反应发生率高。来氟米特作为一种常用免疫抑制剂,对RA也有良好疗效,其缺点就是起效慢,不良反应明显,患者长期坚持服用较困难。研究发现将两者联合使用,可使两者的用量减少,不良反应小,并能减少炎性因子分泌,调节T淋巴细胞亚群辅助性T淋巴细胞Th1和Th2的平衡,从而更好地治疗RA[35]。

二、联用抗组胺药

雷公藤及其提取物均有明显的抗过敏作用,但鉴于其不良反应,应用受到限制。有研究表明[36]雷公藤多苷片联合地氯雷他定治疗慢性特发性荨麻疹可以提高药物有效性,降低停药复发可能性,且不良反应轻微。

三、联用CYP酶诱导剂

TP主要由CYP3A代谢。因此使用CYP3A诱导剂加快TP代谢或减小其毒性。研究证实[37]将CYP3A诱导剂——地塞米松与TP联用,发现地塞米松可以明显降低TP引起的小鼠肝毒性和肾毒性。

第七节 结构修饰增效减毒

TP是雷公藤的主要活性成分,也是主要毒性成分,对药物进行结构修饰可以提高活性,降低毒性,并改善生物利用度,因此采用结构修饰TP也是雷公藤增效减毒的手段之一。

雷公藤靶向制剂是近年来热门的研究方向,让雷公藤与具有特异性识别某些细胞部位的标志物,如叶酸、转体蛋白、玻璃酸、溶菌酶结合,改变雷公藤在体内的分布途径,使得雷公藤能够在特定细胞或部位中蓄积、延长药物在靶部位的滞留时间,因此可以达到减毒增效的目的。从目前研究的总体效果来看,4种生物靶向给药系统对TP的减毒增效作用以雷公藤内酯醇-溶菌酶结合物最好。

有学者对近年来TP C14位羟基的结构修饰进行总结,发现包括酯化、环氧化、铵盐取代、乙酰化、氟取代等在内的化学修饰,可以解决TP难溶性问题,使之在生物体中转化为母体化合物,发挥前药的作用。还有学者发现C14 α取代物不仅会保留其生物活性,还可显著地降低TP的毒性。TP的C12,C13-环氧经过修饰得到的雷公藤氯内酯醇,以及TP通过结构修饰得到的同分异构体(5R)-5-羟基雷公藤内酯醇都能在保留其生物活性的基础上增加溶解性、降低毒性[38]。

此外,合成甲素类似物也可达到减毒的目的,国内外许多医药研究机构和制药公司对TP进行有针对性的新药研究开发,也得到了一系列以TP为先导化合物的高效低毒型TP衍生物。

第八节　其他增效减毒方法

针灸减毒也是传统医学在雷公藤减毒方面的新应用。研究发现采用电针刺激和艾灸可以降低雷公藤对白细胞的毒副作用,且强度越大,减毒效果越明显,但对脏器的损伤方面则以中等强度的效果较为明显[39,40]。

生物发酵技术是近年来提出的新概念,是生物技术发展为雷公藤增效减毒带来的新思路。药用真菌的现代固态发酵(双向固体发酵)技术[41]是以植物药为药性基质,由筛选出的药用真菌对其进行固态发酵,得到药物性质成分和功能主治与原药材不完全相同的"药性菌质"。这种发酵技术既可以使药材为真菌提供充分的营养物质促进其生长,又能使药材中原有的化学成分在真菌体内各种酶的催化下发生一定的转变,因而被称为"双向发酵"。最终确定灵芝为首选菌种,将灵芝接种在雷公藤基质上,即可获得灵雷菌质。许多试验结果显示,灵雷菌质的毒性明显减小,并增强了雷公藤原有的抗炎、免疫抑制的作用[42]。

综上所述,针对雷公藤成分复杂、毒副作用严重且多发的缺点,从古至今已探索了多种减毒增效方法。通过精细选材、改变炮制方法、改进服药习惯、优化给药剂型、合理应用配伍中西药、运用现代生物化学技术改造药物结构等均能起到减轻毒副作用,增强疗效的目的。然而,尽管在减毒方式上出现多样化,但是各种方式的减毒机制都有待进一步的探究,减毒和增效结果也有待更大范围实验进一步证实。因此,继续研究雷公藤药理、毒理作用机制,探究雷公藤结构、理化性质与药性、毒性的关系,能帮助我们进一步完善雷公藤减毒增效的方法,更好地服务于广大患者。

参 考 文 献

［1］ 黄文华,郭宝林,斯金平,等.雷公藤属3种植物不同群体和个体中雷公藤甲素的研究［J］.中草药,
2005,36(7):110-113.

［2］ 张敏.不同产地雷公藤根、叶的主要活性成分研究［D］.福州:福建农林大学,2012.

［3］ 李晶,刘霞.雷公藤的毒副反应及减毒方法研究进展［J］.河南中医学院学报,2008,23(4):102-104.

［4］ 李春庆,孙伟,邵家德,等.雷公藤减毒研究述评［J］.中国实验方剂学杂志,2011,17(10):263-265.

［5］ 李红茹,李淑芬,段宏泉.雷公藤复杂提取物脂质体的制备及稳定性研究［J］.中国中药杂志,2007,32
(20):2128-2131.

［6］ 刘锡钧,王宝奎.雷公藤经羊血炮制可降低毒性［J］.药学情报通讯,1986,(4):73-75.

［7］ 田磊磊,谭鹏,李飞.雷公藤炮制前后雷公藤甲素的含量比较研究［C］.2010中药炮制技术、学术交流
暨产业发展高峰论坛,成都,2010.

［8］ 刘建群,高俊博,舒积成,等.微波炮制对雷公藤毒性及其化学成分的影响研究［J］.时珍国医国药,
2014,25(2):344,345.

［9］ 南丽红,郑燕芳,徐伟,等.不同炮制方法对雷公藤的急性毒性和抗炎作用的影响［J］.时珍国医国药,
2015,26(8):1900-1902.

［10］ 李丽红.雷公藤的剂型及不良反应研究概况［J］.黑龙江中医药,2006,6:52,53.

［11］ 张伟,宋洪涛,张倩.采用多元定时释药技术制备雷公藤胃漂浮缓释胶囊的研究［J］.中国中药杂志,
2009,34(22):2867-2871.

［12］ 张少燕,石森林.雷公藤及其提取物的制剂新技术与新剂型研究进展［J］.海峡药学,2012,24(10):
9-12.

［13］ 管咏梅,赵益,陈丽华,等.雷公藤微乳凝胶释药性能研究［J］.中国实验方剂学杂志,2010,16(17):1.

［14］ 居星耀.雷公藤甲素脂质体制备及体内抗肿瘤实验研究［J］.中国现代应用药学杂志,2007,24(4):
271-274.

［15］ 梅之南,杨祥良,杨亚江,等.雷公藤内酯醇固体脂质纳米粒经皮渗透及抗炎活性的研究［J］.中国药
学杂志,2003,38(11):854-857.

［16］ 刘明星,董静,杨亚江,等.雷公藤甲素聚乳酸纳米粒的制备及毒性［J］.药学学报,2004,18(4):
305～308.

［17］ Xu L, Pan J, Chen Q, et al. In vivo evaluation of the safety of triptolide-loaded hydrogel-thickened microemulsion
［J］. Food Chem Toxicol, 2008, 46(12):3792-3799.

［18］ 王丽娟,车坷科,张如超.关节腔注射用雷公藤甲素微球的制备与毒性评价［J］.中国当代医药,2016,
23(30):4-12.

［19］ 周学平,周玲玲,王旭.基于"异类相制"理论探讨中药复方的配伍减毒作用［J］.中医杂志,2013,54
(4):271-273.

［20］ 马哲.雷公藤配伍甘草减毒增效研究［D］.沈阳:辽宁中医药大学,2011.

［21］ 胡祖光,刘劲,刘惠纯,等.中药对抗雷公藤提取物毒性的研究Ⅱ.对雷公藤提取物致毒大鼠若干生化
指标的影响［J］.中药药理与临床,1994,3(4):37,38.

［22］ 李振彬,王志强,宫彩霞,等.白芍总苷对雷公藤多苷治疗狼疮肾炎减毒增效作用的实验研究［J］.中
药新药与临床药理,2009,20(6):513～516.

［23］ 万晶,田舸,田燕,等.当归注射液关元穴给药拮抗雷公藤多苷所致生殖系统毒性的实验研究［J］.大
连医科大学学报,2010,32(3):265-269.

［24］ 李波,宋顺鹏,吴美兰.复方雷公藤汤对肾病大鼠肝脏减毒增效作用的实验研究［C］.2015全国中西

医结合皮肤性病学术年会,长沙,2015.

[25] 刘建群,洪沁,张维,等.凤尾草对雷公藤甲素的减毒作用[J].中国医院药学杂志,2010,30(6):443-446.

[26] 李大可.解毒饮防治雷公藤所致药物性肝损害作用机制的实验研究[D].济南:山东中医药大学,2008.

[27] 关翠雯,金晶,李佳,等.丹参酮ⅡA激活Nrf2/ARE通路保护雷公藤甲素所致急性肝损伤[J].药学学报,2013,48(9):1397-1402.

[28] 景晓平,丁樱,何丽.补肾中药对雷公藤多苷所致雄性幼鼠生殖损伤的保护作用及最终生育能力的影响[J].中国实验方剂学杂志,2013,(20):230-233.

[29] 倪张俊.雷公藤致大鼠药源性卵巢功能耗损模型建构与补肾法干预研究[D].广东:广州中医药大学,2013.

[30] 李春庆,孙伟,邵家德,等.雷至胶囊对嘌呤霉素氨基核苷肾病的减毒增效作用[J].中国实验方剂学杂志,2011,17(22):172-177.

[31] Zhu X, Zhang J, Huo R, et al. Evaluation of the efficacy and safety of different Tripterygium preparations on collagen-induced arthritis in rats[J]. J Ethnopharmacol, 2014, 158 Pt A: 283-290.

[32] 杨静娴,韩国柱,徐红,等.五子四物瓜石汤对抗雷公藤多苷所致消化系统毒性的研究[J].中药药理与临床,2002,18(2):35-37.

[33] 周聪,周玲玲,柳璋璞,等.基于肝毒性的雷公藤复方配伍减毒作用及机制研究[J].中药药理与临床,2013,29(5):106-109.

[34] 钱国忠,蔡建成.雷公藤合剂治疗类风湿关节炎150例疗效观察[J].浙江中医学院学报,1996,20(6):11,12.

[35] 屈飞,崔艳茹,徐镜.雷公藤多苷联合来氟米特对佐剂性关节炎大鼠的治疗及机制研究[J].中国实验方剂学杂志,2012,18(3):128-131.

[36] 余南生.雷公藤多苷片联合地氯雷他定治疗慢性特发性荨麻疹的临床疗效[J].中国医药指南,2012,10(18):630,631.

[37] Ye X, Li W, Yan Y, et al. Effects of cytochrome P4503A inducer dexamethasone on the metabolism and toxicity of triptolide in rat[J]. Toxicol Lett, 2010, 192(2): 212-220.

[38] 韩菁婕,柳芳,张相林,等.雷公藤主要活性成分的结构修饰及药理活性研究进展[J].中国药房,2016,27(4):560-562.

[39] 李守栋.艾灸的不同刺激量对雷公藤甲素毒副作用的影响[J].甘肃中医,2007,20(1):49,50.

[40] 李守栋.不同刺激量电针拮抗雷公藤甲素毒性反应的实验研究[J].中医药学报,2007,35(1):37,38.

[41] 庄毅,谢小梅.药用真菌新型(双向性)固体发酵工程对雷公藤解毒持效的初步研究[J].中国中药杂志,2009,34(16):2083-2087.

[42] 谢小梅,贺婧,罗闳丹,等.灵芝双向发酵雷公藤的解毒持效作用[J].中草药,2009,40(12):1925-1929.

第九篇

未来方向

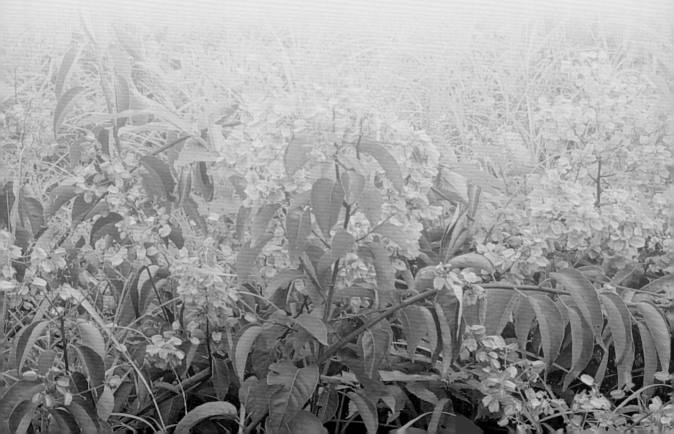

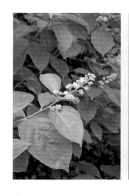

第一章
基础研究和转化

　　应用转化是基础研究的重要目的之一。从20世纪80年代,雷公藤有效成分药理作用研究逐渐展开,所取得成果与中国民间使用雷公藤的经验相结合,推动了雷公藤,特别是以其有效成分为主要组分的药物在多种疾病的临床试验。在国际期刊上,已经发表了雷公藤及其成分类风湿治疗关节炎、肾脏移植、成人慢性荨麻疹、克罗恩病、糖尿病肾病和特发性膜性肾病、艾滋病等多种疾病治疗的论文。在临床研究注册网站(https://ClinicalTrials.gov/)进行登记注册、但还未在国际期刊上报告结果的雷公藤治疗病种包括IgA肾病、早期强直性脊柱炎、多囊肾。雷公藤临床转化的应用病种和规模将会随着雷公藤研究逐步深入而得到进一步发展和扩大。

　　基础研究对雷公藤临床转化有重要推动作用。将传统植物药中的有效成分开发成现代临床药物,一般需要4个步骤[1]:① 当代医学对治疗效果的再"发现",也就是对传统植物药治疗作用的现代再认可;这项工作对雷公藤来说已经大量开展,上面所提到的论文及正在进行的临床试验都属于这方面工作。② 通过相对经济(成本较低)的方式获得大量有效成分。③ 明确有效成分的确切作用机制。④ 对有效成分进行规范的临床试验。对雷公藤而言,第②和第③方面工作是基础研究下一阶段需要重点关注的。

第一节　分子生物学技术提高雷公藤有效成分的产出

　　萜类化合物是雷公藤中起药理作用的主要化学成分,也是研究较多的化学成分,特别是TP和雷公藤红素(见本书雷公藤化学成分药理作用部分)。萜类化合物对合成它的植物来说有一个重要作用,即参与植物对昆虫和病毒的防御反应。植物在受到植食性昆虫攻

作者:本章由张登海、李援朝、徐莉敏编写。

击后会释放一些挥发性萜类吸引天敌,从而形成其对攻击者的间接防御反应;萜类化合物能增强植物抗病能力,植物倍半萜抗毒素如脱氧-6-甲氧基棉酚等对真菌有显著的抑制作用。植物的防御和昆虫及微生物的突破防御是一对矛盾。从进化角度看,是一种竞争,植物要长期保持萜类化合物的防御作用,所合成的萜类化合物必须具有不能被轻易模仿和合成的特点。事实也正如此,萜类化合物化学结构比较复杂,很难实现从头合成,如,至今未能实现对雷公藤红素人工合成;雷公藤中其他一些化合物即使能人工合成,其过程复杂导致成本高。因此,如何能用更为经济的方式得到大量雷公藤有效成分,是未来基础研究需要关注的。

除了探索新的化学合成方法外,使用分子生物学技术,特别是基因工程技术,提高雷公藤有效成分,特别是结构复杂的萜类化合物产出,是未来研究的方向之一。一种值得尝试的策略是克隆萜类化合物生物合成过程中的关键性酶基因,将之转染到酵母等低等生物中,利用这些酶合成萜类化合物或其前体。植物萜类化合物通过两个途径独立合成,即位于细胞质中的甲羟戊酸(mevalonate pathway, MVA)途径和位于质体中的脱氧木酮糖-5-磷酸途径(1-deoxy-D-xylulose-5-phos-phate pathway, DXP)或甲基赤藓醇4-磷酸途径(methylerythritol 4-phosphatepathway, MEP)。这两个途径大体上可分为3个阶段,即中间体异戊烯基焦磷酸(isopentenyl pyrophosphate, IPP)及其双键异构体二甲基烯丙基焦磷酸(dimethylallyl pyrophosphate, DMAPP)的生成、直接前体物质的生成和萜类生成及其修饰阶段。到目前为止,雷公藤植物中上述两条途径上关键性酶的克隆工作基本完成,如已经克隆了雷公藤植物MVA途径的3-羟基-3-甲基戊二酰辅酶A合成酶(HMGS)、异戊烯基焦磷酸异构酶、焦磷酸法呢酯合成酶和萜烯合酶TPS,以及MEP途径的1-脱氧-D-木酮糖-5-磷酸合成酶(DXS)和1-脱氧-D-木酮糖-5-磷酸还原异构酶(DXR)、香叶基二磷酸合成酶、橙花叔醇合酶(NES)和香叶基芳樟醇合酶(GES1, GES2)和4-羟基-3-甲基丁-2-烯基二磷酸还原酶(HDR)的基因。另外,用酵母作为载体,表达所克隆的酶基因,生产萜类前提工作也已经取得初步成功[2]。

第二节　雷公藤有效成分作用确切机制研究

上面所提传统植物药有效成分向当代药物转化的第③点,即有效成分的确切作用机制研究,是基础研究的重点,也是基础研究的重大挑战。一般说来,需要以下几个步骤: ① 通过体内外研究,发现有效成分的生物学效应。② 通过对生物学效应相关通路和关键蛋白影响的研究,发现有效成分的候选靶点。如通过生物信息学分子对接分析,发现通路上可能和有效成分结合的蛋白[3]。③ 在分子水平获得雷公藤有效成分和候选靶点结合的证据。该类研究方法较多,如用同位素标记的雷公藤有效成分和细胞蛋白组分分析相结合,证实有效成分和候选靶点结合[4]；将雷公藤有效成分进行修饰，使之带上可以被捕捉的"挂钩"，将修饰过的有效成分与细胞裂解液混合，通过"挂钩"回收有效成分及与之结合的蛋白，然后通过质谱分析或电泳等，确认与有效成分结合的蛋白[5]；在无细胞体系中观察雷公藤有效成分对蛋白活性直接影响，确认有效成分是否直接作用于相关蛋白[6]；在无细胞体系中，观察雷公藤有效成分对蛋白结合配体或形成复合物的影响，确认有效成分是否直接作用于蛋白，并明确雷公藤是否影响蛋白与配体的结合或蛋白复合体形成[7,8]；在无细胞体系中，通过热量变化或核磁变化，测定有效成分是否和蛋白反应[9,10]等。通过这些技术，目前已经获得了雷公藤有效成分的一些分子靶点（见本书化学成分药理研究部分）。④ 有效成分和蛋白结合（晶体）结构学证据。上面提到的靶点研究方法，都属于功能学（细胞水平或分子水平）研究，而结构学证据是最有力的证据。化学成分和靶蛋白的结构学研究，还能为改造化学成分提供指导。

即使获得了雷公藤有效成分的直接靶点，这些靶点和有效成分何种药理效应对应，仍然是个问题，还需要做大量工作。例如，TP或雷公藤红素都有多个蛋白靶点，又都有多种药理作用，建立靶点和药理作用之间对应关系，将是巨大挑战。

第三节　其他工作

一、雷公藤其他疗效发现

基础研究提示，除已经报道有效的疾病外，雷公藤对另外一些疾病可能也有治疗效果（见本书化学成分药理研究章节），特别是其中的一些传染性疾病。对这些疾病进行动物模型验证，是基础向临床转化的又一个领域。

另外，雷公藤有效成分彼此作用差异及相互影响，也需要研究。

二、雷公藤对正常器官和组织影响的体内研究

目前，缺乏雷公藤特别是有效成分在体内对正常组织和器官长期影响的资料，而这些资料对雷公藤及其有效成分临床转化，具有决定性影响。

三、雷公藤在非医学领域应用

雷公藤在民间主要作为杀虫剂使用，西方学术界最先了解的也是雷公藤杀虫作用[11]。但在雷公藤基础研究中，其杀虫作用基本被忽视。考虑到杀虫剂在农业生产中的重要作用，

以及人工合成杀虫剂对环境的危害,雷公藤杀虫效果及机制研究,可能转化为新型杀虫剂,值得基础研究重视。

------------------------------ 参 考 文 献 ------------------------------

[1] Corson T W, Crews C M. Molecular understanding and modern application of traditional medicines: triumphs and trials[J]. Cell, 2007, 130 (5): 769-774.

[2] Forman V, Callari R, Folly C, et al. Production of putative diterpene carboxylic acid intermediates of triptolide in yeast[J]. Molecules, 2017, 22 (6): pii: E981.

[3] Kim Y, Kim K, Lee H, et al. Celastrol binds to ERK and inhibits FcepsilonRI signaling to exert an anti-allergic effect[J]. European Journal of Pharmacology, 2009, 612 (1-3): 131-142.

[4] Leuenroth S J, Okuhara D, Shotwell J D, et al. Triptolide is a traditional chinese medicine-derived inhibitor of polycystic kidney disease[J]. Proceedings of the National Academy of Sciences of the United States of America, 2007, 104 (11): 4389-4394.

[5] Klaic L, Morimoto R I, Silverman R B. Celastrol analogues as inducers of the heat shock response. Design and synthesis of affinity probes for the identification of protein targets[J]. ACS chemical biology, 2012, 7 (5): 928-937.

[6] Lee J H, Koo T H, Yoon H, et al. Inhibition of NF-kappa B activation through targeting I kappa B kinase by celastrol, a quinone methide triterpenoid[J]. Biochemical Pharmacology, 2006, 72 (10): 1311-1321.

[7] Lee J Y, Lee B H, Kim N D, et al. Celastrol blocks binding of lipopolysaccharides to a toll-like receptor4/myeloid differentiation factor2 complex in a thiol-dependent manner[J]. Journal of ethnopharmacology, 2015, 172: 254-260.

[8] Cao F F, Xu L M, Zhang X, et al. IP-FCM platform detects the existence and regulator-caused dissociation of components in naturally assembled HSP90 complex[J]. Cytometry Part A, 2014, 85 (4): 359-367.

[9] Peng B, Gu Y J, Wang Y, et al. Mutations Y493G and K546D in human HSP90 disrupt binding of celastrol and reduce interaction with Cdc37[J]. FEBS Open Bio, 2016, 6 (7): 729-734.

[10] Sreeramulu S, Gande S L, Gobel M, et al. Molecular mechanism of inhibition of the human protein complex Hsp90-Cdc37, a kinome chaperone-cochaperone, by triterpene celastrol[J]. Angewandte Chemie, 2009, 48 (32): 5853-5855.

[11] Swingle W T, Haller H L, Siegler E H, et al. A chinese insecticidal plant, *tripterygium wilfordii*, introduced into the united states[J]. Science, 1941, 93 (2403): 60, 61.

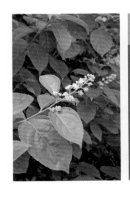

第二章
临床应用展望

从以上相关雷公藤研究的历史和现状来看,雷公藤临床研究和基础研究一样,它不仅促进雷公藤基础研究的发展,临床研究本身发展迅速,成绩显著。回顾既往,了解国内水平,掌握国际情况,提出奋斗目标,希望在雷公藤临床研究方面有一个质的飞跃。展望未来,雷公藤临床研究的发展方向和趋势,以下的一些问题值得我们研讨、思考和提高。

第一节　提高对雷公藤研究的认识

随着广大医护人员对雷公藤研究的临床实践的增多,对其研究的意义和价值的认识将会不断深入和提高:① 坚信雷公藤研究有广阔的发展前景。② 坚信研究队伍会不断壮大,研究领域不断扩展,研究成果会不断增多,相信会出几个重大成果,为中国人民和世界人民造福。③ 坚信雷公藤毒性可以驾驭:雷公藤是毒草还是奇葩,一直是争论的话题,实际上是如何看待雷公藤的毒性问题。古人说"是药三分毒""以毒攻毒"。诚然雷公藤的毒副反应是客观存在的,一个药物的利弊,最核心问题是有益/风险比,而不是有毒无毒的问题。许多学者研究与"糖皮质激素"和免疫制剂对比发现,雷公藤制剂整体毒性显然较轻,而且现今有许多增效减毒和存效减毒的预防措施。随着研究的进展,人们不应再有"谈虎色变"的思想,坚信雷公藤的毒性一定可以驾驭。逐渐消除对雷公藤"有毒无用"的错误的思想认识、行为和措施。

作者:本章由秦万章、顾军编写。

第二节　加强雷公藤行政管理措施

当今雷公藤药品市场较为混乱，对雷公藤科学研究带来很多隐患：① 生药原药材的混淆销售。以昆明山海棠充数雷公藤时有发生；药用去二层皮根芯木质部，时有去皮未尽；更有甚者，将其他木柴如猕猴桃根、金樱根掺杂混用的不良的手段。② 雷公藤相关的雷公藤制剂产品仿制过滥。目前市场上就有30余家生产雷公藤多苷片和20余家生产昆明山海棠片的企业，其中以TP为指标的质控标准竟有几十倍甚至于几百倍差距。③ 新的优良的品种审批过程漫长。因此，行政管理部门应该提高相关管理措施或法规法律，以减少或杜绝类似现象的发生。④ 加强药品上市后不良反应的监督并积极开展质量和工艺方面的研究，指导临床合理用药，保障公众用药安全。此外，也要规范有毒成分的检测，因此，建立一个简单、快捷、准确的分析检测方法已成为当务之急。

第三节　壮大雷公藤研究队伍

没有人才就没有成果，雷公藤研究发展是大趋势，国家需要就会重视，加上综合国力及管理层的加强，雷公藤的研究队伍一定会不断壮大。回顾雷公藤研究几项重大成果，无不是中西结合大协作的结晶。我们主张"大兵团作战"，大兵团多学科攻关是当代解决重要科学与应用问题的高效模式。将研究效率推向一个新的台阶，大家扭成一股绳，专家发挥个人的聪明才智，集体发挥协作智慧。在相关学会及研究团队大协作的前提下，未来一定会有更多成果。

第四节　提高雷公藤临床研究水平

多年来，大量的研究工作主要是临床应用和验证，因此积累了丰富的经验和深刻的体会，所治病种之广，积累病例之多，在现有发掘出的中草药中居首。正是因为它在临床应用中取得了显著疗效，才引起国内外医药界广泛关注、重视和高度评价。但我们也应清醒地看到所存在的问题，文献不少，但质量不高。故当前仍应努力提高临床研究的水平，而不再是未经严密设计的重复验证。对初步确定有效病种，必须采用国际上公认的试验标准，采用多中心、随机双盲对照试验，使这一药物得到国际认可。力求临床观测水平更为先进，尤其不能忽视的是远期疗效观察研究，同时深入地探索并揭示对各种有效疾病的作用机制，也是十分重要的。

第五节　提高临床与基础结合的研究水平

现有临床研究已经做了大量工作，有些成果已达到国际水平，但相比之下，基础研究工作仍显得较为薄弱。如新制剂的研究，尚无突破性的进展，药代动力学研究缺少或不够深入。要提高临床基础研究的水平，树立新观点，借鉴新技术是很重要的。如"创造一流的药物非单体莫属"的观点。因此，雷公藤有效减毒成分研究是当前迫切需要解决的一个重要课题，也可满足药理学、毒理学、药剂学等基础研究提高的需要。只有确定了有效成分，才能搞清楚体内过程，药代动力学才有可靠的基础，药剂学才能制定严格的质控标准，进而走入人工合成、半合成及商品化生产的道路，从而解决长期依赖自然生长植物生药的后顾之忧。由于临床上治疗的有效病种，多为炎症性疾病和免疫性疾病，雷公藤主要的药理作用又是抗炎和免疫，因而抗炎和免疫的作用机制研究得最为丰富，报告也最多，但缺乏统一性和可比性。对免疫过程各个环节的影响，对各种炎症介质的影响及对于机体主要生化物质代谢的影响，也不是十分清楚。免疫和炎症常同时存在，相互重叠，如炎症时常常有免疫细胞参与，故对这两者的研究可结合起来。雷公藤具有多途径，多靶点抗炎和免疫调节作用，在对多个单条途径或通路研究之后，应试着勾画雷公藤对免疫调节和抗炎通路整体和系统的网络图。当然，受人们临床所关注的雷公藤双向调节作用的实质等都是值得开拓的研究领域。

第六节　提高科学技术水平

提高研究水平必须掌握近代科学技术，如近代生物学技术包括免疫学及基因工程等发展迅速，并已广泛应用到医学科学各个领域。既往的雷公藤研究已经抓住这一特点，充分应用这些先进技术，如基因芯片、蛋白质图谱和微量分析鉴定技术，以及蛋白质数据库和信息网络集成系统等。最近已有人用计算机模拟分子蛋白结合技术（Docking技术）进行雷公藤红素与相关蛋白质作用的亚分子靶点的研究，初步证实，雷公藤红素作用HSP90分子的C端，并且和中间段也存在作用可能性，提示雷公藤红素是一种新的HSP90调节剂。我们也希望用这种技术来找到雷公藤新的靶蛋白及分析出雷公藤红素与蛋白作用的结构域特点。这些都为促进雷公藤红素在临床上的应用提供了新的实践支持和理论依据。此外值得一提的，目前已有学者致力于纳米乳-凝胶技术的雷公藤甲素纳米载体的制备及其药效学的研究，发现纳米乳可提高透皮率，凝胶可缓释，这种新型的载体还能降低对胃肠道黏膜的损伤，深入对此新型长效外用制剂的研究，能够促成雷公藤相关临床给药新途径及制剂，更好地服务于广大患者。

第七节　雷公藤研究水平不断创新

　　科技的发展,知识的创新,越来越决定着一个国家一个民族发展的进程,创新是不断进步的灵魂,中华民族自古以来就具有自强不息,锐意创新的光荣传统,如果不能创新,不去创新,一个民族难以发展起来,难以屹立于世界民族之林。雷公藤研究水平高低的关键在于创新,其特色归根到底要拿出成绩,拿出成果。成绩成果是什么? 疗效的肯定,本质的阐明,概括起来就是科学性、先进性和实用性,有理论指导意义和社会实用价值。从雷公藤发展趋势来看,已从原来粗制剂的研究开拓逐步走向和重视单一化合物的研究,实际上也是为我国原创性新药用于临床而奋斗。

第八节　提高雷公藤研究学术水平

　　可以肯定,通过医药学界几代人的广泛而深入的努力研究,预知不久的将来几件现实的事可以达到: ① 一本关于雷公藤研究的专著和大家见面。② 一本有关雷公藤研究的专刊杂志会在我国发行。③ 有更多可行性、有效性、实用性新专利被批准和推广。④ 有更多的雷公藤研究新理论、新成果、新发现会在国内国际讲坛上,一流的杂志上发表。⑤ 有几个我国原创性的,一类新药被批准上市,更好地造福于人民。⑥ 预知国际雷公藤学术交流大会不久会举行。⑦ 新一届我国雷公藤研究会换届成立,更好地发挥协作精神,更好地推动雷公藤研究的发展。⑧ 会出几个或更多的雷公藤研究著名的大师、理论家和实践家。

　　中国的医药事业在发展,雷公藤研究也在发展。雷公藤探索永无止境,雷公藤攻关任重而道远,相信今后会有更大的突破,取得更大的成绩。

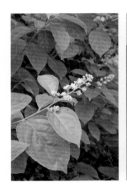

第三章
雷公藤进一步研究的思考

  基于雷公藤植物成分的复杂性，活性的多样性，疗效的广泛性，毒副作用与药理作用如影随形，天然药物自身的难题和瓶颈，以及对雷公藤药用的利益/风险的平衡和评估，促使研究工作欲罢不能，从方兴未艾发展到一个集结医药基础与临床领域的综合性大课题。

  国内自1936年与药用植物雷公藤结缘至今已80多年，从20世纪70年代药用研究至今亦过去40多年。雷公藤研究已经取得不容置疑的丰硕成果，经几十年累积的实践和经验，雷公藤的治疗价值被临床誉为瑰宝和奇葩，作为药用植物被列为宝藏，实属当之无愧。事实上，很少或几乎没有一个天然药物能获有雷公藤那样的属性和赞誉。

  另外，回眸历史，在成就面前再思考一下，还存在什么问题？症结何在？下一步如何设想，下一步能做些什么？或有裨益。

  雷公藤药用有特色和优势，现今研究已全方位展开。特别是近年来，研究的环境和条件大为改善，研究者的水平亦大为提高。研究目标化合物已不限于环氧二萜类，或做结构改造与衍生；目标适应证也从早年集中于免疫炎症相关疾病走向多元化。化学、药学、药理、毒理、临床的研究目的、领域、环节和手段在横向扩大和增多，战线显著拉长。这无疑刺激了研究者的兴趣，激活了研究者的思维，有利于知识的沟通和信息的交流，研究论文的数量也大幅增加，这是不争的事实。

  但同样不可忽视的是，研究量变达不到质变，并无显著突破，而且突破点也日趋模糊，兴趣盖过目的，这也是不争的事实。

  问题首先是来自天然产物自身的困惑，来自药物研究环节自身的相互制约、造成研究进展的不均衡性，形成瓶颈。无论从事那个领域、专业、目标、环节，或是那个成分及活性的研究，也无论从攻关或兴趣出发，如果不首先及共同面对这些困惑和瓶颈，最后必然殊途同归，都将被卡在同样的、共同的困惑和瓶颈上。

  纵观半个多世纪以来的雷公藤药用研究历程，只在前半阶段、在处女地上收获了第一

作者：本章由郑家润编写。

代产品,其后半阶段在创新和质量上的超越,就乏善可陈了。因此,雷公藤研究的时间-成果曲线,是由快速陡升折为持续平坦的形状。这都是因为处女地是肥沃的,但在深度开垦之后,就会遇到从药材、原料直到产品更新换代全过程出现固有的、共同的困惑和瓶颈。现状可以归纳为全面展开,花多果少,未见突破,未越高峰,难度升高,直面瓶颈。这在药物发展史上也是很特殊的。

形象地说,雷公藤研究就像条大船,起航半个多世纪以来,一直航驶在途中,在前进,但负载重,航速慢,迄今未见彼岸,且越来越不确知彼岸在何处,以及何时能到达彼岸。

因此,航船要继续往前走,就要回顾、思考一下这些问题:雷公藤药用研究的目的是什么? 当前存在什么问题? 如何改进和突破? 下一步该做什么和能做什么。

第一节 研 究 目 的

应无疑问,雷公藤药用研究的目的是成药性,反过来说,雷公藤的属性和地位是由其成药价值决定的;另外,雷公藤植物作为一个宝库,可以提供许多领域的理论研究或人类药用以外的许多研究线索和热点,但这应当不是本平台、本领域讨论的话题。因此,首先要明确成药性是唯一的目的,而成药性的内涵,是由特定成分的有效性、安全性、可控性三方面来标示的,而且三者缺一不可。

第二节 存 在 问 题

当前存在的问题,可以先从最终的、权威性的临床实践的意见来分析。

一、临床

无论对雷公藤的治疗价值有何不同看法,在临床上,下述3点意见是共同的,即雷公藤的临床适应证多种多样;雷公藤有糖皮质激素样作用;雷公藤治疗伴有较多的毒副作用。

从临床方面着手对雷公藤的改良企图,几乎都是针对雷公藤的安全性的抗衡与平衡,所用措施不外在给药剂量、给药方法、对症治疗、辅助治疗、联合用药或根据适应证的严重性和危害性作用药的利/弊权衡等方面。

临床学科为应用学科,它对药物评价有最大的发言权,但临床的对策无法改变药物的本质,因而上述临床措施,对成药的影响仅限于暂时的对症或避短,此外则无能为力。但其中联合用药是例外。联合用药与复方制剂相似,即雷公藤制剂与其他药物共用,利用药物的差异产生的"相加""协同""拮抗""相抵"的原理,对雷公藤的生物属性进行结构外修饰,达到某种"减毒"或"增效"的目的。雷公藤与糖皮质激素的联合用药是先例,对临床治疗学的推陈出新有理论及实践意义。

二、药剂学

药剂学研究涉及药材、工艺、结构、成分、制剂、剂型,以及质量控制和标准制订,理应在改进成药质量上有所作为。药剂学的技术发展包括改变工艺、改变制剂和剂型、改变给药途径、研制复方制剂。

雷公藤第一代产品,在药材、工艺、成分、制剂、剂型已显示出药剂学的改良作用,但也止步于"天然药物自身的难题和瓶颈"无法再施展。至于改变给药途径,基于目的和依据、非单一成分、理化特性、药代动力学等方面都缺乏支持,以及其药用成分对皮肤、黏膜、血管壁的刺激性,事实上,除口服途径外,肌肉、静脉、皮肤等给药途径,已证明有一定难度。至于研制复方制剂,在单一有效成分新药上市前,与第一代雷公藤制剂组成复方,有技术及审批上的困难(中药组方则例外),而且口服复方制剂比联合服用单方药物并无特殊优势,这当然不是当前研发之需要。

雷公藤第一代产品受限于非单一成分,且药剂学本身无法改变构-效关系、构-毒关系的实质,因此,药剂学研究只能起修饰作用,可能引起某些量变。

三、药效学

药效学研究与化学提取、分离、合成、衍生物研究结合紧密,与临床适应证能互动,这是雷公藤研究最活跃的领域,发表的论文也最多。

雷公藤的生物活性多种多样,且不断有新发现,这与临床适应证多种多样是必然的因果关系。通常,药物的多活性,提示着药物的多用途,这是药理学家及临床医师都喜见乐闻的事。迄今,雷公藤各类结构的生物活性研究的每个新发现,通常都被津津乐道。但这里应当特别强调指出,雷公藤的生物活性"多种多样"未必是件好事情。以当前药用雷公藤的代表性结构环氧二萜化合物类为例,其代表性活性为抗免疫-炎症、抗增殖、抗生精作用。与一般药物的多活性不同,这几个活性的特征:个个强大,互不相容,且共同存在于同一结构中。这正是造成临床上疗效与毒副作用"两头冒尖"及无法回避的原因,以及是天然产物先天性弊端的成因之一。二萜环氧化合物类如此,其他拟研发及拟利用的化合物又如何,可拭目以待。

早期雷公藤化合物的构-效关系研究已发现,雷公藤具有"结构多元、活性重叠;不同结构、相同活性;同一结构、多种活性;作用广泛、选择性低"的特性。其引起的实验和临床后果,在学界关注最多、影响最大;但其构-效关系的结构性成因,在医、研、患中了解最少。因此,"增效减毒"的努力一直在持之以恒,但多半是效果甚微或愿望落空。这个结构性难题,半个世纪的雷公藤研究进程并未解决,甚至未掺入研发者的理念中。这是雷公藤研究未从量变到质变、航程尚在途中的结论的主因。

四、毒理学

雷公藤药用环氧二萜化合物主要活性结构的毒性等级都属超毒(supertoxic)级化合物,其 LD_{50} 值都 < 2 mg/kg。其量-效反应曲线较陡,治疗指数和安全指数较低。因此,临床应严格按公斤体重给药,控制在服药患者的耐受范围内。

雷公藤毒性的另一个特点是靶点的选择性低,在同一结构内多个互不相容的生物活性重叠,在构-效关系上的不可分性,造成病理靶点与生理靶点同时受累,决定着其作用的低选择性和毒性无法避免的特性。因此,毒性在临床正常剂量下即可发生,毒副作用始终与药效、疗效相伴随,迄今所有雷公藤制剂无一幸免。

现认为雷公藤制剂涉及面最大的毒性是由细胞毒性(抗增殖或抗肿瘤活性)所致,它与临床所有不良反应的发生都不脱干系。雷公藤天然结构的细胞毒性,目前尚不能被直接利用(如抗肿瘤);即使被作为药理活性之一的抗增殖作用用于治疗银屑病,其弊亦大于利,因为雷公藤缓解银屑病的原理主要是抗免疫-炎症,细胞毒性带来的只是得不偿失的毒副反应的伴随。

抗免疫-炎症治疗是目前雷公藤制剂主要及唯一的临床用途,它已被认为有糖皮质激素的作用,而没有糖皮质激素的副作用,这个结论已被大量临床实践所证实,也是被誉为瑰宝和奇葩的依据。但不容忽视的是,雷公藤制剂有自身固有的毒副作用。此外,雷公藤制剂对免疫-炎症相关靶点存在打击面过宽,特别是剂量过大或疗程过长的情况下,这会产生另一种的毒副反应表现。

五、安全性

安全性(safety)是危险性(risk)的反义词,是"个体'可接受'的危险性的反义,低于这个可接受的危险性就是安全,否则就是不安全"。显然,安全性的定义是相对的,无法定量阐明,但临床安全用药是首要的事。

高效而伴有显著毒副作用的雷公藤制剂用药的安全性,是在不同水平上的疗效与毒性的安全性/危险性的权衡的结果。但是,在医患中,权衡的得失的观点和依据不可能相同,这就是对雷公藤制剂褒贬不一的原因。如果从现实和发展的观念出发,遵循最终对患者有利的临床药理学原则,承认雷公藤制剂可与糖皮质激素媲美,可联合或取代糖皮质激素,有特色、有优势,不求全责备,那么权衡结果无疑应当是正面占优的评价。这里应强调的是安全用药,应努力的是更新换代、有朝一日有新产品从天然产物中脱颖而出。

认识到研究雷公藤的目的是成药性,而成药性必需包括特定成分的有效性、安全性、可控性,因此,在研究雷公藤化合物及其活性时,不能孤立地、仅凭发现了有效性就认为有了一切，或是发现了多活性就认为会更好，这是个很普遍的认识误区，如果进一步在原点扩大研究，而忽视其他方面问题，会就走很长的弯路或返程路。

六、药理与毒理的关系

这是可利用的和不可利用的生物活性的关系。雷公藤药用环氧二萜化合物的主要生物活性都向成药性做过尝试，都做过"疗效与毒性的安全性/危险性的权衡"。其抗免疫-炎症、抗增殖、抗生精的生物活性都具备作用明确、强效、快速的特征，如果能单独分别利用，其在抗免疫-炎症疾病、抗肿瘤、男性避孕药的成药前景中，可能都是佼佼者。但实践证明，雷公藤天然产物，在安全性/危险性的权衡中，仅抗自身免疫、抗免疫-炎症的活性或用途能成药，其他的实践，都因结构内生物活性互不相容而以失败告终，这不是任何人为或主观因素能决定的。

在每个雷公藤环氧二萜活性化合物中共同存的3类主要活性。

抗免疫-炎症活性当前已广泛用于临床自身免疫性、免疫-炎症性疾病的治疗，功效卓著；缺点同样是对免疫-炎症靶点选择性不高，抑制面过宽；且不可避免的是，同时必须承受细胞毒活性和抗生精活性的损伤。但是，在大多数的情况下，在不同水平上的利弊平衡，抗免疫-炎症治疗几乎还是利大于弊。

抗增殖活性用于抗肿瘤，与公认的抗癌药比较，其强度、效价、安全指数、选择性、作用机制、毒副作用等指标并不具备全面的优势和特色，却同时必须承受抗免疫-炎症活性的巨大威胁，对免疫系统损伤更严重，这可解释为何雷公藤最早被发现的抗肿瘤活性迄今未能成药的原因。

环氧二萜活性化合物的抗生精活性效价最高，它发生于亚临床剂量下；最敏感的靶位在附睾成熟精子；它影响生精过程中精子细胞的发育，抑制精子获能、顶体反应和精卵融合；它对睾丸间质细胞和支持细胞的损伤作用轻。其作用强度、效价、机制、效果均较棉酚为佳。但在"可接受的危险性"的利/弊比率下，它依然无情地被淘汰。这是由于生殖调节药对毒副反应的零容忍，不用说是免疫抑制和细胞毒性了。

雷公藤天然环氧二萜活性化合物的经典实例，已经提供了药理与毒理的关系，以及成药可能性的答案，其他化合物能否一概而论，要看适应证，要看具体的安全性/危险性的权衡的结果，经结构改造是例外。

新药研究程序中的"安全药理"研究内容，指在药理剂量下出现、作用于适应证相关病理靶点以外的其他生物活性的研究，这项内容对评估拟进一步研究的雷公藤新化合物或新活性的成药可能性及命运有极其重要和决定性的意义，应早期列入研究项目的"立题依据"之中。

七、药代动力学

药代动力学在成药过程的重要性不必赘言。但第一代成药产品几乎无法利用这项定量及质量控制的技术。只能利用代表性活性化合物（TP）做模拟研究。但后者不是实用的单一活性化合物,不能进行实用的药用评价。

没有药代动力学参数作依据,药物的有效性、安全性、可控性就无法量化。迄今所有雷公藤制剂都缺乏科学、实用的含量指标和质量标准,临床剂量的确定主要凭经验,缺乏体内药物代谢动力学的定量依据。制剂研制亦大受限制。

一旦进入剂量盲区,所有实验和临床研究结果和结论的实用价值可靠性及可信度大为下降,甚至可起误导作用。

八、天然药物化学

经近半世纪的努力,雷公藤天然产物的结构和活性已基本清楚,环氧二萜活性化合物的研究趋向是立足于降低毒性、提高选择性的衍生物及新药研究;其他类别的结构及其新活性和新用途亦在探索中。迄今任何一个天然的单一化合物难以成药,内在的结构性成因及由此决定着的安全性问题,是药用可能性的瓶颈。

通过水煎、醇提、层析、吸附等工艺已制成浸膏及有效组分两类制剂的成药,雷公藤第一代(G1)产品全面地代表和显示出雷公藤天然产物的药用特性,虽不全尽人意,但近40年来未被更替。由于疗效确实,工艺不复杂,成本相对不高,性价比相对不低,比较实用。估计有效部位的直接利用,还有存在的条件和必要。

但从发展趋势看,雷公藤没有单一结构的第二代(G2)产品问世,则难以标志雷公藤研究的进步,如果雷公藤在成药研究的所有环节中都交不出科学、精准的定性、定量数据,则在药物学分类中都难以定位,成了盛名之下,其实难副的异类。

九、合成化学

面对天然产物的特点,雷公藤的发展前景,似乎非依赖衍生物研究莫属。其实这个结论在早期对雷公藤天然化合物的结构-活性有了认识后就可以断定。从长远目光来看,投入越早、越大,就越早发生质变和突破,能少走许多弯路,减少很多损失。雷公藤男性生殖调节药曾经历部委级"七五""八五"攻关,如果一开始把力量投入结构改造和筛选上,而不是以一个天然活性结构去急功近利地发展男性避药,就不会徒手而归。

当然,衍生物研究是个方法和手段,还要看目标化合物及目标适应证是什么,还有原料、路线、工艺、得率、稳定性、难易及成本等问题,需要听专家道来。

十、药材

雷公藤G1产品利用植株木质部做药材,本质上是选择毒性稍低、治疗指数相对较高的、TP以外的其他环氧二萜活性化合物作有效部位。另外,废弃部分或非利用部分的根皮及叶子却富集活性及毒性最强的TP,后者却是合成化学最主要的原料。经半个世纪来的无计划地采伐,植物资源已显著弱化。由此可见,如果有计划地综合利用,对GI及G2产品开发都将有利。这是一个漫长的研发和过渡过程,药材是个重要的、不能忽视的源头环节,这应当阻止其发展成为一个新的、固有的内在矛盾。

十一、天然产物自身的困惑

综上所述,对雷公藤药用现状分析的表象下面显然存在着共同的天然产物自身的困惑:由于研究环节的相互制约,致使研制进展的不均衡,形成新药研发各环节的瓶颈。例如,G1产品由于其活性成分非单一结构,因此,药代动力学难以介入研究,质量难以控制、标准难以制定;更成问题的是成分复杂、活性不能分离、选择性低、导致药效、毒性共存,安全药理指标必然提示众多安全性警示。这些瓶颈是无法克服的,这是研究和应用G1产品必须面对的困惑。又如,G2产品由于其活性成分为单一结构,因而药物代谢、质量代谢、标准问题即时解决。但其减毒增效效果则依赖结构被修饰后的构-效、构-毒关系如何改变,特别是能否引起质变(如显著减轻或消除某项毒性)而决定,因而除了治疗指数指标之外,安全药理的检测在这里起更重要的、决定性评价作用。

第三节　今后研究设想

在初步了解雷公藤药用研究现状之后,在认识到当前的阶段性、局限性的基础上瞻望未来,指望明确目标、抓住重点、提高效率、加快速度,促使研究有质的突破。

一、临床

临床研究不能改造雷公藤的特性,但可以把雷公藤用得更好。临床研究是发现、探索问题的最有利、最具权威性的环节。

雷公藤与糖皮质激素联合用药的实践,就是一个创见,它以另外一个药物去修饰雷公藤,进行互补,各自改善,这是一个最直接见成效的结果。但需要基础医学进一步从理论上阐明,这种互动研究不但实用,而且有利于促进质变。

联合用药必须从发病机制与作用机制关系中找到依据,需要理论和实验证明,不只是经验和推测,要求证“相加”“协同”“拮抗”“相抵”的实验依据,只有这样才能确证,才能应用自如,举一反三。不仅如此,正如研究复方一样,联合用药会带来药学、药效、药代、毒理一系列相互影响的问题,多活性、高毒性的雷公藤化合物更是如此,尤其是与其他药物之间的代谢性相互作用,对肝药酶的可能影响,必须交代清楚,这是单纯临床研究解决不了的。

当然,最终的结论还需靠临床药理学研究才能评定。

二、实验研究

几乎所有医学、药学的应用基础学科都可以被雷公藤研究所利用。临床暴露或发现了现象,能以应用基础实验去证明和阐明。当然,实验研究通常是临床研究的先驱。

雷公藤与糖皮质激素联合用药,是利用两者相同或相似的药效作用,以及完全不同的不良反应和毒副作用的特点,通过"相加"作用,降低两者剂量、减轻毒副作用,维持高效,从而改善利/弊比率。但亦有报告两者联合用药效能可增强,在一些糖皮质激素依赖、耐药、无效的病例可用雷公藤替代,特别是一些糖皮质激素难治、无效,而雷公藤有效的病例,似乎不能单纯使用联合用药降低了两者剂量,减轻了毒副作用来解释,这种"协同"和/或"替代"作用,理论上只能是利用两药的差异性来互补。因此,联合用药应当回答两者药效的共性与差异的机制分别是什么?事实上,雷公藤与糖皮质激素对免疫-炎症分子靶点的作用的差异性还未充分研究清楚,仅停留在有糖皮质激素样作用的"样"字上。

又如雷公藤的生殖毒性,动物实验已发现其为非细胞毒性反应,它高选择性早期作用于附睾精子,通常剂量下它不损伤精原细胞,对间质细胞和支持细胞毒性也很低。其后,临床儿童性腺毒的研究对性腺毒性反应及耐受性又有了新的认识,提出应当重新评估儿童用药的效益/风险比,事关儿科领域雷公藤治疗价值、用药安全及政策法规(儿童禁用)的敏感的大问题,这是临床研究的经验。如果能在幼龄生殖腺发育的生理、病理生理上进行内在成因的实验研究,或可直接取得最有说服力的证据,做出更大的创新性成果。

传统医药已提到雷公藤根皮毒性大、叶子能致命;现代药物化学研究已确定根皮及叶子富集TP,药理毒理研究已证明TP活性及毒性最强、治疗指数相对最低。TP还有一个显著特征是具有极强的皮肤黏膜刺激性,它的挥发气体即可致实验者产生剧烈的刺激性接触性皮炎。因此,TP在药用制剂中的存在与含量与临床上毒副反应的严重性必然有相关性,其特别显著的刺激性是否构成其毒副反应的一个独立因素,始终是个悬念。临床已发现雷公藤产品的毒副作用与原料是否选用根皮及叶子有关;是否利用根皮,涉及TP含量的多少及去留。准入TP、工艺简单、得率高、成本低、毒副反应较明显;摒弃TP,则相反。这就是提取的浸膏制剂与进一步层析或吸附分离的组分制剂本质上的差别。

因此,进一步对TP与其他环氧二萜活性化合物的药理-毒理特性做比较研究,弄清质的差别,进行实质性的利弊权衡,可能对制剂的改良带来显著的效益。

雷公藤的作用机制研究已进入分子水平,虽然主要针对环氧二萜化合物方面及以活性

TP为代表性化合物进行研究,但已可见一斑。靶点、受体、基因、信号、途径……的定性、定量、定位,对认识雷公藤的作用机制及反过来进一步认识适应证的发病机制,起到巨大的促进作用。当前更应当把分子机制的研究重点放在毒性研究方面,因为"增效"不是雷公藤治疗学的主要问题,"减毒"却是雷公藤治疗的急待解决的需要,这方面已见有实验研究报告。但更重要的是要立足解决实际问题,如利用联合用药的原理,在其他药物干预下,降低或拮抗雷公藤的毒副反应。这在G1类产品上就可发挥作用。

当前的实验研究,似乎更多地见到对天然结构及其活性的用途开拓和机制探索方面,这无可非议。但应当注意雷公藤天然结构及其活性有其共同的自身困惑和研发瓶颈,不排除殊途同归与环氧二萜化合物一样的遭遇。因此,一开始就应当把成药性和安全药理两项任务放在立题目的、依据、意义上去优先考虑。

三、植物化学

雷公藤是含多结构、多活性、多用途的天然植物,同时存在结构性的难题及依赖着的安全问题,直接利用有很大的限制性。尽管如此,它仍像个聚宝盒,另类结构、新活性研究的热度不减,而较少考虑最终成药的可能性。另外,天然G1产品基于实用性、性价比的优势及相当时间内不会被取代。因此,雷公藤天然产物的实用上能维持现状及有被进一步利用的可能。担心应是植株弱化和药材供应的问题。

四、合成化学

构-效、构-毒关系是上述所有困局的关键原因,打破困局必由之路当然只能是结构改造和衍生物研究。尽管谈何容易,但迄今无其他选择。雷公藤的生物活性,如能个别化则都具优良的品质:作用强、快、明确,机制优良,迄今少有其他的活性化合物可与之比较。合在一起则互不相容,形成固有的毒副反应,这就是现实。

衍生物研究,目标适应证和目标化合物是首先要认定的问题;降低毒性是首要、甚至唯一的考虑;路线、工艺、得率、稳定性,是成败因素;成本是最终的现实问题。不容忽视的是在审评上,要求安全性应有质的改变,那么安全的标准是什么? 是现实的? 或是理想的? 应有共识,不能因人而异。实际上,这可能是漫长的逐步升级、更新换代及认知的过程。

五、开拓思维

多一条思路,多一条活路。雷公藤还有其他许多活性,如雷公藤化合物的皮肤-黏膜刺激性,其中TP尤甚。剧烈的炎症刺激,不仅使发展皮肤-黏膜局部用药成为可能性很小,也使改用肌肉、静脉途径引起肌肉及静脉炎症而使给药途径成为难题,也是胃肠道给药出现高发和显著的恶心、呕吐、腹痛、腹泻、便血等不良反应的原因,也是"多样性"的雷公藤,唯给药途径为单一性的原因。刺激性的机制尚未弄清,推测与细胞毒活性有关联。

如果衍生物研究能降低雷公藤化合物的刺激活性,则皮肤局部应用的设想成立。以TP为代表的环氧二萜化合物,它们的免疫抑制抗炎活性和抗增殖活性,对于许多免疫-炎症皮肤病共同具有的局部免疫-炎症、增殖、肥厚的皮损,或都可能起到相辅相成(而不是互不相容)的药理作用,而生殖毒性局部不能起效。雷公藤的非甾体糖皮质激素样作用可能在局部再现,而且没有系统给药引起的毒副作用。这也是毒性利用和转化的一种设想。

六、破解难题

(一)研究目标

雷公藤研究题目广泛,现实需要集中研究目标。在认清轻重缓急及现实可行性之后,应首先在项目立题的目的、依据、意义及可行性论证上下功夫,成药前景是先导,不能只从愿望、功利或单纯的兴趣出发。

(二)基本思路

G1代研究首要解决的是降低毒性问题,它的研究价值体现在治疗免疫炎症疾病上,因为这是唯一的、利大于弊的选择,已被正反面实践证明;G2代是解决雷公藤研究的瓶颈的唯一出路,它的研究充满憧憬,可能给未来重现一片新的处女地,这是寄望所在。围绕明确目标和思路,创新性、开拓性的研发思维才能有效率地起推动作用。

(三)面向成药

雷公藤被誉之为瑰宝和奇葩,在于它的临床药用价值。研究离开了成药性和成药目的,则毫无意义。目前的研究有较多的部分努力聚焦于新、老结构上寻找新活性、新机制。新结构和新活性从来都是新药发现的支柱,机制研究通常有理论上的意义。问题是,有了结构-活性或者机制新颖优良不等于有了一切。成药性包含有效性、安全性、可控性3个要素,特别是在雷公藤研究系列,忽视后两者,则失败的概率会很高。

(四)成果认定

研究的成果及贡献的准入标准是发现问题和解决问题。雷公藤的药用研究,有从临床为起点,因病寻药,事实上临床也是发现新药的途径之一,从临床实际问题出发,目的明确,雷公藤研究史有比比皆是的实例。也有从结构寻找活性,和(或)从活性求证疗效,比较间接。这都是途径和方法问题,并无孰先孰后、孰优孰劣之分。但对药用目的非常明确、研制途中困惑及瓶颈不少、满载待解决难题的雷公藤,显然,以疾病治疗需要为重点和从实际问题提出研究题,符合现状,有利于出成果。雷公藤研究不乏人力、条件和热点,而在于研究理念的提升和研究目标的集中,这有利于克服研究十多年来"量在增加,质无突破"的开花不结果的局面,加快硕果产出。

(五)实用价值

结构的活性的筛选结果,可有"阳性""有效""有用"3种可能。国内外许多文献、包括学位论文研究,常见到以雷公藤给药组在模型上取得与空白对照有统计学差异的"阳性"结果为依据,以P值论事,以此发表论文,津津乐道;更多的是在相关病理模型上取得了可喜的"有效"结果,就认定其结构和或活性的药用前景。须知实验评价和新药评价有很大的不同,理由已上述,且雷公藤环氧二萜活性化合物的药用的命运及转归已充分警示在先:再强的活性、再优的机制最终还得俯首于安全性考虑之下,在做出利弊评估之后。因此,雷公藤药用的单一的、孤立的结构−活性研究,风险很大。

只有能成药,才能称为"有用",只有预测"有用",才值得进一步深入研究。雷公藤化合物或制剂是治疗作用与毒副反应都很突出的"两头冒尖"的药物,而且通过G1产品有例在先。因此,是否"有用",要全盘考虑。例如,首先,适应证是什么? 它事关效益/风险权衡,不同的适应证有不同的效益,放在相同的毒副作用分母上,其利弊比率差异是很大的;其次,要考虑本结构和(或)活性与雷公藤内外其他的已知的治疗药物相比,有何特色和优势? 这是新药研发立论的前提。因此,现阶段就必须具备研制中的结构−活性资料与一般毒性和安全药理的过筛试验及对比资料试验的资料,进行综合分析,才能立足。但在通常发表的论文中看不到,甚至在讨论中都不被论及。

以此回顾历史和环视现状,再提本文伊始为何称雷公藤研究尚"在途中",为何将雷公藤研究想象为一条负荷很重、航速很慢、尚看不到彼岸的大船,就不难理解。

大船上的负荷物是什么? 已知雷公藤的"有效性"通常是不难求的,如果该化合物无活性、无效,则早被扔进大海里;如果该化合物"有用",则早应在市场上见到,但遗憾的是近四十年来未见更新换代或新产品。能见到的、大量的研究论文都属"有效"但不能确定"有用"的中间产物,尽管有许多新发现,但始终未见实用,是否能实用,几乎都未论及。这些产物正是大船沉重、缓慢、看不到前景的原因。当然,今后研究的重点应是从"有效"到"有用"的转化,应是破解共同的难题、排除共同的瓶颈、清理项目、聚焦重点,还要舍得放弃:不能成药的研究,应适可而止。

围绕着上述的实用毒理、结构改造、成药目标,服务于G1、G2代产品的改造和出新,医学、药学、临床、基础各学科都可以找到许多研究工作可做。

对雷公藤的研究,要看到其阶段性、局限性和前瞻性。前瞻未来,药用雷公藤无愧于瑰宝、奇葩的美誉,但此刻还未真正体现,还有极大的局限性待克服。当前雷公藤的研究,不仅要在学术上进行更多的交流,更需要在理念、策略上更多的思考,在认知上集思广益(brainstorm),才能全面提升的雷公藤的研究的质量。

七、结语

（1）成药目标的实施是一个集大成的综合工程，其历程的每一步都相互促进、又相互制约，都需相关认知和技术的互通、协同和共进。

（2）明确自己的专业在其中的先后和主从的作用，能有相应的配合和作为，无疑极其重要和有效，并是成事的关键；忽略了这一点，即使组成形式上的攻关大协作，亦将事倍功半或一事无成。

（3）应用基础研究、临床研究各学科都能找到研究分题，但有轻重、缓急、环扣和依附的规律，并受其制约。

（4）首先应确立研究目的、依据和意义，从大视野、全方位发力，最为重要。作坊式的思维方式和工作模式，对现今的雷公藤研究，已于事无补，毫无意义。